消化器病診療

第2版

監修　一般財団法人 日本消化器病学会
編集　「消化器病診療（第2版）」編集委員会

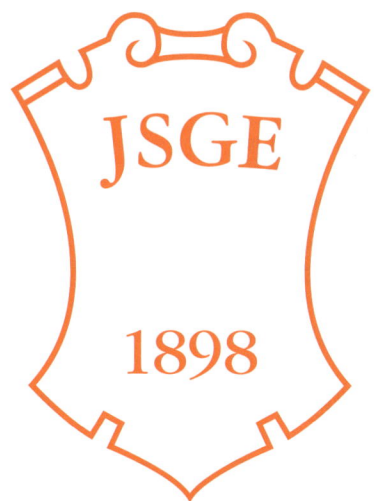

The Japanese Society of Gastroenterology
Tokyo Japan

医学書院

消化器病診療

発　行	2004 年 5 月 1 日　　第 1 版第 1 刷
	2009 年 9 月 1 日　　第 1 版第 3 刷
	2014 年 10 月 31 日　第 2 版第 1 刷Ⓒ
	2020 年 8 月 1 日　　第 2 版第 2 刷
監　修	一般財団法人　日本消化器病学会
編　集	「消化器病診療（第 2 版）」編集委員会
発行者	一般財団法人　日本消化器病学会
	理事長　下瀬川　徹
	〒104-0061　東京都中央区銀座 8-9-13　K-18 ビル　8 階
	電話　03-3573-4297
制作・販売	株式会社　医学書院
	代表取締役　金原　俊
	〒113-8719　東京都文京区本郷 1-28-23
	電話　03-3817-5600（社内案内）
印刷・製本	三美印刷

ISBN978-4-260-02016-9

本書を無断で複製する行為（複写，スキャン，デジタルデータ化など）は，「私的使用のための複製」など著作権法上の限られた例外を除き禁じられています．大学，病院，診療所，企業などにおいて，業務上使用する目的（診療，研究活動を含む）で上記の行為を行うことは，その使用範囲が内部的であっても，私的使用には該当せず，違法です．また私的使用に該当する場合であっても，代行業者等の第三者に依頼して上記の行為を行うことは違法となります．

第2版 発刊に寄せて

　日本消化器病学会監修『消化器病診療』の第1版は，その副題である「良きインフォームド・コンセントに向けて」に示されているように，日本消化器病学会の会員が，患者に対し消化器疾患について説明すべき要点，検査・治療行為のリスクとベネフィット等を簡潔に記し，より良い医師-患者関係を構築することを願って，当時の学会理事長，故藤原研司先生の企画のもと2004年に出版され，会員全員に配布された．その編集委員長は学会理事長を藤原先生から引き継がれた跡見裕先生が当たられ，私も編集委員の一員として参画させていただいた．

　藤原先生が本書の必要性を強く認識されたのは，先生が主催された第89回日本消化器病学会総会で，「直面する医療の課題を問う」という特別企画シンポジウムを開催され，医療事故とそれに伴う医療訴訟が激化しつつある状況に対し，当事者である医療者・患者・社会がどのように対処すべきかについて熱い議論を行ったこと（その記録は2003年に医学書院から発行された『新しい医療を拓く』として残されている）に原点があると思われる．これは，医療が，不十分な情報に基づいて不十分なシステムのもとで行われるという必然性を有している以上，患者と医療者が医療の限界を相互に理解し合い，その了解のもとに補完関係を保ちながらより良いアウトカムを目指すことが必要であると考えられたからである．

　しかし，残念ながらその後現在にいたるまで，医療者側のインフォームドコンセントの欠如，不十分な医療記録記載による医療紛争事例は絶えない．その背景にある，安全性の基盤となる医療体制の脆弱性，すなわち医師の過重労働と貧弱なサポート体制のなかで辛うじて医療が維持されているという問題にも改善の兆しが見られない．一方，医療がこのように不完全で多くの危険を孕んでいることについての社会や患者側の認識も不十分であり，安全を高めるために必要な医療コスト負担の議論は置き去りになっている．急速な高齢化が進行し多重疾患を有するハイリスク患者が急増していることを考えると，わが国における医療は，一層危機的な状況に向かっていくことが危惧される．このような高齢化に伴う急激な疾病構造の変化とともに，新しい医療技術や治療法の開発，新たな疾患概念の提唱，診療ガイドラインの改訂も続いている．藤原先生が目指された「良きインフォームド・コンセントに向けて」という本書の趣旨を生かすためには，これらの変化に対応した改訂を行うことが必要と考え，私の理事長時代に，編集委員長を恩地森一先生にお願いし，改訂に着手した．

　このたび，内容の刷新された第2版が上梓されることとなり，編集委員長の恩地先生を

はじめ，編集，執筆に当たられた学会員の諸先生に厚く御礼を申し上げるとともに，第1版を企画・発刊され，また改訂が継続されることを願われた故藤原研司先生に本書を捧げるものである．

日本消化器病学会前理事長　菅野健太郎

第2版 序

　2013年1月に，菅野健太郎日本消化器病学会理事長（当時）から『消化器病診療』の改訂（第2版の出版）の下命をいただき，社会貢献の評価・改善検討委員会の中でその作業を開始した．2004年に出版された第1版は副題にあるように，インフォームドコンセント（IC）について学会員の理解を徹底することが目標であった．その後10年を経過し，消化器病の診療には大きな進歩があり，またICも日常的に使用されている状況に鑑み，内容を一新するとともに，第1版の精神を継承して倫理に関する事項を大幅に増やした．また，従来型の本だけではなく，学会ホームページ（会員専用ページ）に載せるという新しい方式を採用し，大きな進歩にも逐次，容易に対応できる形式とした．

　消化器病診療では過去40年間の成果により，pathogen-orientedな診療が可能となった．A・B・C・D・E型肝炎ウイルスや*Helicobacter pylori*の発見とその駆除は人類に大きな恩恵をもたらしている．小腸内視鏡などの消化器内視鏡や各種画像医療の開発により診断と治療に大きな進歩がみられた．また，IgG4関連疾患，囊胞性膵腫瘍，機能性ディスペプシア，過敏性腸症候群，生活習慣病としての脂肪性肝疾患，急性自己免疫性肝炎や門脈圧亢進症型原発性胆汁性肝硬変の存在などの新しい疾患概念も導入された．栄養療法の開発や肝移植を中心とした移植医療も普及しつつある．胃酸分泌抑制剤は胃潰瘍の治癒と消化管出血治療に劇的な貢献をした．また，分子標的薬の開発が進み，がんや炎症性腸疾患などの難治性疾患に大きな福音がもたらされた．

　最近10年間の医療倫理に関して国民の要望にも大きな変化が生じるとともに，医療人による受け入れと対応が進んできた．医療スタッフによるチーム医療，がんを中心とした医療の均てん化，医療施設の層別化やケアの普及なども，消化器病診療に大きな影響をもたらした．卒後研修制度の大幅な変革により，各医師が倫理的なことも含めて全人的医療に大きな責任をもつ時代となっている．また，日本の高い医療レベルの海外への普及を視野に入れたグローバリゼーションにも迫られている．

　以上のような大きな診療の進歩や変化を学会員に理解していただくことを目標に，第2版の出版ができたことを喜びとするものです．今回の出版には，大変ご多用な先生方に短期間で簡潔に執筆していただいたことに感謝申し上げます．本書の刊行には学会事務局と出版社の方々に大きなお力添えをいただきました．編集委員を代表して深謝いたします．

2014年9月

編集委員を代表して　恩地森一

第1版 発刊に寄せて

　現代は近代科学の所産である技術文明による人間性喪失を見直すべき時代である．わが国の医療では，患者個々人の死生観を尊重して標準化した良質な医療技術を安全に提供することが課題とされている．しかし，医療行為における客観的共同世界は，社会が想像するほど単純には成立しない．患者の病・悩み・背景は複雑多様で，個別の医療技術は専門性が高く，また，医療者と患者との信頼関係も人間観を異にした知情意の非対称な人間どうしが向き合った対話を通して構築されるものだからである．

　消化器病は，時代や地域を越えて最も発生頻度が高く，しかも各年齢層の患者をかかえる領域である．このため消化器病に携わる医師は，多忙な日常診療を背負ううえに，豊かな感性と悟性を涵養していかねばならない．一方，医学・医療の進歩は著しく，特に消化器病は消化管，肝臓，膵臓，胆道系疾患など多岐の分野にわたるため，それら全てを最先端レベルで常に習熟し続けることは，消化器病専門医といえども至難の業である．しかし，社会はこれを医療水準として求めており，また，患者の自己決定権に資するためのインフォームド・コンセントも今や医療行為の基本となっている．

　インフォームド・コンセントは「説明と同意」とされるが，医師にとっては容易な所為ではない．わが国では自我の確立が未成熟で医師への依存心の強い患者がいまだ多数を占めているからである．そのため医師は，患者にわかりやすい言葉で疾患について詳細に解説し，医療技術を受けることによる利点を科学的根拠に基づいて示し，そのうえ，それらに伴って起こりうる合併症やまれな偶発症についても十分に説明しなければならない．そもそもインフォームド・コンセントは，医師の責務ではあるが，患者の同意にも自己責任が伴うべき知的交流である．これを目指すことが肝要である．

　医学会は専門性を同じくする医師が学術性を高めるための場として設立された組織体であり，日本消化器病学会こそはこれを自認する医師集団である．そのため本学会員はプロフェッショナルとして消化器病学の全領域を熟知し，医療水準の確保に努めなければならない．ここに本学会が本書を企画した意図がある．新たな医療技術は増補として定期的に加え，また，改訂版も重ねていけるよう望んでいる．

　本書は編集委員を中心とする多数の会員の努力と協力の賜として成立した．本学会の全会員にとって，日常診療における「制振〜免震装置」になるものと確信する．

日本消化器病学会理事長　藤原研司

第1版 序

　一口に消化器疾患といってもその範囲はきわめて広く，消化器病の専門医といえどもすべての疾患に適切な対応をすることは必ずしも容易ではない．本書『消化器病診療―良きインフォームド・コンセントに向けて』は，消化器病の日常臨床に忙しい方々を念頭に置き，特に初期診療の際に役立つ書として企画された．疾患についての概念や疫学，発生機転，診断上の留意点，治療法とその成績などを簡潔に示し，さらに患者さんに説明をするうえでの注意点などがわかるような本を目指したものである．できるかぎり箇条書きとし，内容は著者の業績に偏らないように，また文献も最小限にとどめたのもそのためである．

　本書は"良きインフォームド・コンセントに向けて"となっているが，インフォームド・コンセントのためには，この書ですべてが事足りるのではないことは自明であろう．インフォームド・コンセントとは，医療側が十分な説明をしたうえで，患者さん側が納得できる医療の内容をともに形成していくプロセスを指すとされる．もっともインフォームド・コンセントは，1960年代の後半に米国を中心に普及してきたきわめて概念的な用語である．これは患者さんによる自己決定権の考えとともに，一方では医療従事者側が訴訟対策に必要であるとの認識から，それこそ燎原の火のごとく世界中に広まった．古代のヒポクラテスは「素人には決して決定権を与えてはならない」と述べたとされる．今日では，まさに「ヒポクラテスは死んだ」〔森岡恭彦：新医学概論．産業図書，2003〕ということなのであろうか．

　いずれにせよ医療の現場にいる私たちは，医療そのものや医療界をとりまく状況の劇的な変化を実感し，そのような厳しい現状のなかで精一杯の努力をしている．毎日が戦場のような日々を過ごしている臨床現場の方々に，本書が少しでもお役に立てれば望外の喜びである．

　今回の刊行に際しては，大変多忙な先生方にご執筆をお願いした．執筆期間も短く各項目のページ数も少ないなどの無理な注文にもかかわらず，短期間にご脱稿いただいた．また，本書の刊行は日本消化器病学会事務局と出版社の方々のお力添えがなければ不可能であった．編者を代表して心から感謝の意を表したい．

2004年2月

編者を代表して　跡見　裕

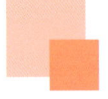

監修・編集者一覧

(五十音順,所属・肩書・役職は 2014 年 10 月 1 日現在)

監修　一般財団法人　日本消化器病学会

理事長

下瀬川　徹　東北大学病院長

理　事

上村　直実　国立国際医療研究センター国府台病院長
岡崎　和一　関西医科大学教授・内科学
恩地　森一　済生会今治医療福祉センター長
金子　周一　金沢大学教授・内科学
川崎　誠治　順天堂大学教授・外科学
木下　芳一　島根大学教授・内科学
具　　英成　神戸大学教授・外科学
小池　和彦　東京大学教授・内科学
白鳥　敬子　東京女子医科大学教授・内科学
杉山　政則　杏林大学教授・外科学
滝川　　一　帝京大学教授・内科学
茶山　一彰　広島大学教授・内科学
坪内　博仁　鹿児島市立病院長
中尾　昭公　名古屋セントラル病院長
藤井　秀樹　山梨大学教授・外科学
三浦総一郎　防衛医科大学校長
渡辺　純夫　順天堂大学教授・内科学
渡辺　　守　東京医科歯科大学教授・内科学

監　事

青栁　　豊　JA 新潟医療センター・消化器病センター長
篠村　恭久　札幌医科大学教授・内科学
田中　雅夫　九州大学大学院教授・外科学
平石　秀幸　獨協医科大学病院長

編集 「消化器病診療(第2版)」編集委員会

委員長

恩地　森一　　済生会今治医療福祉センター長

委　員

阿部　雅則　　愛媛大学大学院准教授・消化器・内分泌・代謝内科学
河本　博文　　川崎医科大学教授・総合内科学2
喜多　宏人　　帝京大学教授・内科学
中本　安成　　福井大学教授・内科学(2)領域
花﨑　和弘　　高知大学教授・外科学講座外科1
兵頭一之介　　筑波大学教授・消化器内科学
八橋　　弘　　国立病院機構長崎医療センター・臨床研究センター長
山本　博徳　　自治医科大学大学院教授・消化器内科学

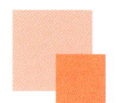

執筆者一覧

(執筆順)

正宗　淳	東北大学大学院准教授・消化器病態学分野
下瀬川　徹	東北大学病院長
奥新　和也	東京大学医学部附属病院消化器内科
森屋　恭爾	東京大学大学院教授・感染制御学
宮原　良二	名古屋大学医学部附属病院消化器内科
中村　正直	名古屋大学医学部附属病院消化器内科
後藤　秀実	名古屋大学大学院教授・消化器内科学
有本　純	横浜市立大学附属病院肝胆膵消化器病学
日暮　琢磨	横浜市立大学附属病院肝胆膵消化器病学
中島　淳	横浜市立大学大学院主任教授・肝胆膵消化器病学
竹山　康章	福岡大学講師・消化器内科学
向坂　彰太郎	福岡大学教授・消化器内科学
足立　経一	島根県環境保健公社総合健診センター所長
三代　知子	島根県環境保健公社総合健診センター医長
田中　志乃	島根県環境保健公社総合健診センター副所長
柏木　秀幸	富士市立中央病院副院長・外科
郷田　憲一	東京慈恵会医科大学講師・内視鏡科
小山　恒男	佐久総合病院佐久医療センター・内視鏡内科部長
岩切　勝彦	日本医科大学千葉北総病院病院教授・消化器内科
井上　晴洋	昭和大学江東豊洲病院消化器センター長・教授
佐藤　千晃	昭和大学江東豊洲病院消化器センター
小原　勝敏	福島県立医科大学附属病院教授・内視鏡診療部
峯　徹哉	東海大学領域主任教授・消化器内科学
久保田　英嗣	名古屋市立大学大学院病院講師・消化器・代謝内科学
片岡　洋望	名古屋市立大学大学院准教授・共同研究教育センター・内視鏡部
城　卓志	名古屋市立大学大学院教授・消化器・代謝内科学
加藤　元嗣	北海道大学病院診療教授・光学療法診療部
小野　尚子	北海道大学病院光学医療診療部
間部　克裕	北海道大学大学院講師・がん予防内科学
春間　賢	川崎医科大学教授・消化管内科学
鎌田　智有	川崎医科大学講師・消化管内科学
塩谷　昭子	川崎医科大学准教授・消化管内科学
富田　寿彦	兵庫医科大学講師・内科学消化管科
大島　忠之	兵庫医科大学講師・内科学消化管科
三輪　洋人	兵庫医科大学主任教授・内科学消化管科
村上　和成	大分大学教授・消化器内科学
八尾　建史	福岡大学筑紫病院・内視鏡部診療部長
三上　公治	福岡大学筑紫病院准教授・外科
赤松　泰次	長野県立病院機構長野県立須坂病院副院長
下平　和久	長野県立病院機構長野県立須坂病院・消化器内科部長
宮林　秀晴	国立病院機構まつもと医療センター松本病院・消化器内科部長
杉山　敏郎	富山大学大学院教授・消化器造血器腫瘍制御内科学
梅垣　英次	神戸大学大学院特務教授・消化器内科学
東　健	神戸大学大学院教授・消化器内科学
河合　雅也	順天堂大学下部消化管外科
杉本　起一	順天堂大学下部消化管外科
坂本　一博	順天堂大学教授・下部消化管外科
石塚　隆充	藤田保健衛生大学消化管内科
平田　一郎	藤田保健衛生大学教授・消化管内科
江村　隆起	山形県立中央病院・小児外科部長
三井　啓吾	日本医科大学講師・消化器内科学
坂本　長逸	日本医科大学教授・消化器内科学
大宮　直木	藤田保健衛生大学准教授・消化管内科

矢野 智則	自治医科大学特任講師・消化器センター
金子 建介	東京大学腫瘍外科学
田中 敏明	東京大学腫瘍外科学
渡邉 聡明	東京大学教授・腫瘍外科学
緒方 裕	久留米大学医療センター教授・外科
松井 敏幸	福岡大学筑紫病院教授・消化器内科
大川 清孝	大阪市民病院機構十三市民病院長
金井 隆典	慶應義塾大学教授・消化器内科
長沼 誠	慶應義塾大学専任講師・内視鏡センター
鈴木 康夫	東邦大学医療センター佐倉病院教授・消化器内科分野
松本 主之	岩手医科大学教授・消化器内科消化管分野
仲瀬 裕志	京都大学医学部附属病院講師・内視鏡部
加藤 公敏	日本大学教授・医学研究企画・推進室
石井 敬基	日本大学主任教授・医学研究企画・推進室
松橋 信行	NTT東日本関東病院・消化器内科部長
福土 審	東北大学大学院教授・行動医学
高山 哲治	徳島大学大学院教授・消化器内科学
高岡 慶史	徳島大学大学院消化器内科学
正木 忠彦	杏林大学教授・消化器・一般外科
田中 信治	広島大学大学院教授・内視鏡医学
冨樫 一智	福島県立医科大学会津医療センター教授・小腸大腸肛門科学
五十畑則之	福島県立医科大学会津医療センター講師・小腸大腸肛門科学
遠藤 俊吾	福島県立医科大学会津医療センター教授・小腸大腸肛門科学
原 賢康	名古屋市立大学講師・消化器外科学
高橋 広城	名古屋市立大学講師・消化器外科学
竹山 廣光	名古屋市立大学教授・消化器外科学
船橋 公彦	東邦大学准教授・一般・消化器外科学
小出 欣和	藤田保健衛生大学講師・下部消化管外科学
前田耕太郎	藤田保健衛生大学教授・下部消化管外科学
樫田 博史	近畿大学教授・内科学(消化器内科部門)
岩下 明徳	福岡大学筑紫病院教授・病理部
八橋 弘	国立病院機構長崎医療センター・臨床研究センター長
持田 智	埼玉医科大学教授・消化器内科・肝臓内科
田中 榮司	信州大学教授・内科学第二教室
榎本 信幸	山梨大学教授・第1内科
大平 弘正	福島県立医科大学主任教授・消化器・リウマチ膠原病内科
上野 義之	山形大学教授・内科学第二講座
白築 祥吾	山口大学大学院消化器病態内科学
坂井田 功	山口大学大学院教授・消化器病態内科学
松﨑 靖司	東京医科大学茨城医療センター病院長
堀江 義則	国際医療福祉大学教授・消化器内科
齋藤 英胤	慶應義塾大学教授・薬物治療学
橋本 悦子	東京女子医科大学教授・消化器内科
原田 大	産業医科大学教授・第3内科学
佐藤 直樹	北海道大学病院手術部診療教授・消化器外科Ⅰ
柿坂 達彦	北海道大学大学院消化器外科Ⅰ
武冨 紹信	北海道大学大学院教授・消化器外科Ⅰ
四柳 宏	東京大学大学院准教授・生体防御感染症学
菅野 啓司	広島大学病院講師・総合内科・総合診療科
大屋 敏秀	中国労災病院・消化器内科部長
田妻 進	広島大学病院教授・総合内科・総合診療科
須山 正文	順天堂大学医学部附属浦安病院教授・消化器内科
土谷 薫	武蔵野赤十字病院・消化器科副部長
黒崎 雅之	武蔵野赤十字病院・消化器科部長
泉 並木	武蔵野赤十字病院副院長・消化器科部長
有泉 俊一	東京女子医科大学講師・消化器外科
山本 雅一	東京女子医科大学主任教授・消化器外科
荒牧 修	日本大学消化器外科
高山 忠利	日本大学教授・消化器外科
大場 大	東京大学大学院肝胆膵外科学
長谷川 潔	東京大学大学院准教授・肝胆膵外科学
國土 典宏	東京大学大学院教授・肝胆膵外科学
飯島 尋子	兵庫医科大学教授・肝胆膵内科・超音波センター長
二川 康郎	東京慈恵会医科大学講師・肝胆膵外科
矢永 勝彦	東京慈恵会医科大学教授・消化器外科
露口 利夫	千葉大学大学院講師・消化器腎臓内科学
横須賀 收	千葉大学大学院教授・消化器腎臓内科学
小川 貴央	仙台市医療センター仙台オープン病院・消化器内科副医長
藤田 直孝	仙台市医療センター仙台オープン病院副院長
河本 博文	川崎医科大学教授・総合内科学2
後藤 大輔	川崎医科大学総合内科学2
梅田 純子	東京医科大学消化器内科学

執筆者一覧

糸井　隆夫	東京医科大学准教授・消化器内科学
森安　史典	東京医科大学主任教授・消化器内科学
羽鳥　　隆	東京女子医科大学准教授・消化器外科
菅原　　元	名古屋大学大学院講師・腫瘍外科学
梛野　正人	名古屋大学大学院教授・腫瘍外科学
平井　一郎	山形大学准教授・外科学第一講座
木村　　理	山形大学主任教授・外科学第一講座
神澤　輝実	東京都立駒込病院・消化器内科部長
来間佐和子	東京都立駒込病院消化器内科
田畑　拓久	東京都立駒込病院内視鏡科
橋本　真治	筑波大学講師・消化器外科
大河内信弘	筑波大学教授・消化器外科
中村　早人	産業医科大学・進路指導部副部長
笹平　直樹	がん研究会有明病院・肝胆膵内科部長
中沢　貴宏	名古屋市立大学大学院病院教授・消化器・代謝内科学
内藤　　格	名古屋市立大学大学院病院講師・消化器・代謝内科学
大原　弘隆	名古屋市立大学大学院教授・地域医療教育学
原　　太郎	千葉県がんセンター・内視鏡科部長
元井　冬彦	東北大学大学院准教授・消化器外科学
海野　倫明	東北大学大学院教授・消化器外科学
肱岡　　範	愛知県がんセンター中央病院・消化器内科医長
山雄　健次	愛知県がんセンター中央病院・消化器内科部長
蜂須賀丈博	市立四日市病院外科・中央手術部長
倉田　信彦	市立四日市病院外科
宮内　正之	市立四日市病院外科・副院長
松本　　尚	日本医科大学教授・救急医学
横田　裕行	日本医科大学大学院教授・救急医学
國崎　主税	横浜市立大学附属市民総合医療センター教授・消化器病センター外科
遠藤　　格	横浜市立大学大学院教授・消化器・腫瘍外科学
松川　正明	昭和大学江東豊洲病院教授・消化器内科
野村　憲弘	昭和大学江東豊洲病院講師・消化器内科
浦上　尚之	昭和大学江東豊洲病院准教授・消化器内科
加藤　智弘	東京慈恵会医科大学准教授・内視鏡科
山野　泰穂	秋田赤十字病院・消化器病センター長
山本　博徳	自治医科大学大学院教授・消化器内科学
松木　　充	近畿大学准教授・放射線診断学
村上　卓道	近畿大学教授・放射線診断学
角谷　眞澄	信州大学教授・画像医学
波多野悦朗	京都大学准教授・肝胆膵・移植外科
東　　達也	滋賀県立成人病センター研究所・画像研究部門統括研究員
上本　伸二	京都大学教授・肝胆膵・移植外科
花田　敬士	JA広島厚生連尾道総合病院・消化器内科診療部長
平野　巨通	JA広島厚生連尾道総合病院・救急総合診療科主任部長
岡崎　彰仁	JA広島厚生連尾道総合病院・消化器内科部長
小林　　隆	藤田保健衛生大学坂文種報徳會病院講師・消化器内科
芳野　純治	藤田保健衛生大学坂文種報徳會病院教授・消化器内科
乾　　和郎	藤田保健衛生大学坂文種報徳會病院教授・消化器内科
南　　哲弥	金沢大学附属病院講師・放射線科
山城　正司	福井県済生会病院・放射線科医長
蒲田　敏文	金沢大学教授・経血管診療学（放射線科）
德本　良雄	愛媛大学大学院講師・消化器・内分泌・代謝内科学
阿部　雅則	愛媛大学大学院准教授・消化器・内分泌・代謝内科学
宮部　勝之	名古屋市立大学大学院地域医療学寄附講座
大原　弘隆	名古屋市立大学大学院教授・地域医療教育学
山中　健一	自治医科大学附属さいたま医療センター消化器科
田村　洋行	自治医科大学附属さいたま医療センター救急科
吉田　行雄	自治医科大学附属さいたま医療センター教授・消化器科
岩田　正己	藤田保健衛生大学講師・外科・緩和医療学
東口　髙志	藤田保健衛生大学教授・外科・緩和医療学
森　　直治	藤田保健衛生大学准教授・外科・緩和医療学
佐藤　秀樹	日本大学消化器肝臓内科学
水野　滋章	日本大学准教授・消化器肝臓内科学
森山　光彦	日本大学教授・消化器肝臓内科学
松本　英男	川崎医科大学准教授・消化器外科

平井　敏弘	川崎医科大学教授・消化器外科
赤星朋比古	九州大学大学院講師・先端医療医学・消化器・総合外科
川中　博文	九州大学大学院准教授・消化器・総合外科
橋爪　　誠	九州大学大学院教授・先端医療医学
島田　英雄	東海大学医学部付属大磯病院教授・外科
小澤　壮治	東海大学教授・消化器外科
幕内　博康	東海大学伊勢原校舎・付属病院本部・本部長
河野　辰幸	東京医科歯科大学大学院教授・食道・一般外科学
川田　研郎	東京医科歯科大学大学院・食道・一般外科学
中島　康晃	東京医科歯科大学大学院准教授食道・一般外科学
鼻岡　　昇	大阪府立成人病センター・消化管内科医長
飯石　浩康	大阪府立成人病センター副院長
斎藤　　豊	国立がん研究センター中央病院・内視鏡科科長
松田　尚久	国立がん研究センター中央病院・内視鏡外来医長
藤井　隆広	藤井隆広クリニック理事長
山本　貴嗣	帝京大学准教授・内科学
久山　　泰	帝京大学教授・内科学
岡　　政志	埼玉医科大学教授・消化器内科・肝臓内科
前谷　　容	東邦大学医療センター大橋病院教授・消化器内科
新後閑弘章	東邦大学医療センター大橋病院消化器内科
斎藤　友隆	東京大学消化器内科
伊佐山浩通	東京大学准教授・消化器内科
小池　和彦	東京大学教授・消化器内科
斉田　芳久	東邦大学医療センター大橋病院教授・外科
真口　宏介	手稲渓仁会病院・消化器病センター長
潟沼　朗生	手稲渓仁会病院・消化器病センター主任医長
高橋　邦幸	手稲渓仁会病院・消化器病センター主任医長
安田　一朗	帝京大学溝口病院教授・消化器内科
土井　晋平	帝京大学溝口病院講師・消化器内科
玉田　喜一	自治医科大学准教授・消化器内科
住江　修治	久留米大学内科学講座消化器内科部門
新関　　敬	久留米大学内科学講座消化器内科部門
佐田　通夫	久留米大学客員教授・先端癌治療研究センター
椎名秀一朗	順天堂大学教授・消化器内科
近藤　祐嗣	東京大学消化器内科
建石　良介	東京大学特任講師・消化器内科
山本　智支	藤田保健衛生大学坂文種報德會病院講師・消化器内科
三好　広尚	藤田保健衛生大学坂文種報德會病院講師・消化器内科
末次　　淳	岐阜大学医学部附属病院臨床講師・肝疾患診療支援センター
森脇　久隆	岐阜大学長
矢田部智昭	高知大学麻酔科学・集中治療医学
横山　正尚	高知大学教授・麻酔科学・集中治療医学
尾山　勝信	金沢大学大学院がん局所制御学
藤村　　隆	金沢大学大学院講師・がん局所制御学
太田　哲生	金沢大学大学院教授・がん局所制御学
並川　　努	高知大学講師・外科学講座外科1
田村　精平	須崎くろしお病院・院長
花﨑　和弘	高知大学教授・外科学講座外科1
筒井　敦子	北里大学外科学
中村　隆俊	北里大学講師・外科学
渡邊　昌彦	北里大学教授・外科学
須田　康一	藤田保健衛生大学准教授・上部消化管外科学
石田　善敬	藤田保健衛生大学講師・上部消化管外科学
宇山　一朗	藤田保健衛生大学教授・上部消化管外科学
岩上　志朗	熊本大学大学院消化器外科学
吉田　直矢	熊本大学大学院講師・消化器外科学
馬場　秀夫	熊本大学大学院教授・消化器外科学
能城　浩和	佐賀大学教授・一般・消化器外科学
加藤　広行	獨協医科大学教授・第一外科
里村　仁志	獨協医科大学第一外科
中島　政信	獨協医科大学准教授・第一外科
山下　裕玄	東京大学大学院講師・消化管外科学
瀬戸　泰之	東京大学大学院教授・消化管外科学
大辻　英吾	京都府立医科大学大学院教授・消化器外科学
岡本　和真	京都府立医科大学大学院准教授・消化器外科学
小西　博貴	京都府立医科大学大学院消化器外科学
平井健次郎	京都大学消化管外科
長谷川　傑	京都大学講師・消化管外科
坂井　義治	京都大学教授・消化管外科
河野　　透	札幌東徳洲会病院・先端外科センター長
笠井　章次	札幌東徳洲会病院・外科医長

執筆者一覧

北川　真吾	札幌東徳洲会病院副院長
勝野　秀稔	藤田保健衛生大学講師・下部消化管外科学
塩田　規帆	藤田保健衛生大学下部消化管外科学
近藤　喜太	岡山大学病院低侵襲治療センター
藤原　俊義	岡山大学大学院教授・消化器外科学
新田　浩幸	岩手医科大学講師・外科
高原　武志	岩手医科大学外科
若林　剛	岩手医科大学教授・外科
黒田慎太郎	広島大学大学院消化器・移植外科学
小林　剛	広島大学大学院消化器・移植外科学
大段　秀樹	広島大学大学院教授・消化器・移植外科学
松山　隆生	横浜市立大学講師・消化器・腫瘍外科学
森　隆太郎	横浜市立大学消化器・腫瘍外科学
川井　学	和歌山県立医科大学講師・第2外科
山上　裕機	和歌山県立医科大学教授・第2外科
曽山　明彦	長崎大学大学院移植・消化器外科
高槻　光寿	長崎大学大学院講師・移植・消化器外科
江口　晋	長崎大学大学院教授・移植・消化器外科
浦上　淳	川崎医科大学附属川崎病院講師・総合外科
高岡　宗徳	川崎医科大学附属川崎病院講師・総合外科
猶本　良夫	川崎医科大学附属川崎病院教授・総合外科
味村　俊樹	三慶会指扇病院・排便機能センター長
兵頭一之介	筑波大学教授・消化器内科学
佐藤　温	弘前大学大学院教授・腫瘍内科学
野村　基雄	愛知県がんセンター中央病院薬物療法部
室　圭	愛知県がんセンター中央病院・薬物療法部部長
小泉和三郎	北里大学教授・消化器内科学
谷山　智子	聖マリアンナ医科大学病院腫瘍内科
朴　成和	聖マリアンナ医科大学病院教授・腫瘍内科
池田　健次	虎の門病院・肝臓内科部長
古瀬　純司	杏林大学教授・内科学腫瘍内科
奥坂　拓志	国立がん研究センター中央病院・肝胆膵内科科長
西田　俊朗	国立がん研究センター東病院長
土井　俊彦	国立がん研究センター東病院副院長
内藤　陽一	国立がん研究センター東病院乳腺腫瘍内科
伊藤　鉄英	九州大学大学院准教授・病態制御内科学
五十嵐久人	九州大学大学院講師・病態制御内科学
川添　彬人	国立がん研究センター東病院消化管内科
志真　泰夫	筑波メディカルセンター病院副院長・緩和医療科
寺野　彰	学校法人獨協学園理事長
福井　博	奈良県立医科大学教授・消化器・内分泌代謝内科
児玉　安司	弁護士・東京大学特任教授
原田　敬介	札幌医科大学消化器・総合，乳腺・内分泌外科学/救急医学
成松　英智	札幌医科大学教授・救急医学
平田　公一	札幌医科大学教授・消化器・総合，乳腺・内分泌外科学
清水　哲郎	東京大学大学院特任教授・臨床倫理・死生学
福嶋　義光	信州大学教授・遺伝医学・予防医学
石橋　大海	国際医療福祉大学教授・福岡保健医療学部
伊藤　澄信	国立病院機構本部総合研究センター・臨床研究統括部長
谷水　正人	国立病院機構四国がんセンター副院長
村上　貴俊	済生会今治病院・内科医長
銭谷　幹男	東京慈恵会医科大学大学院教授・消化器内科
藤谷　幹浩	旭川医科大学准教授・消化器・血液腫瘍制御内科学
高後　裕	旭川医科大学教授・消化器・血液腫瘍制御内科学
松浦　文三	愛媛大学大学院教授・地域生活習慣病・内分泌学
安藤　朗	滋賀医科大学教授・消化器内科
藤山　佳秀	滋賀医科大学副学長

目次

I 症候

腹痛 …………………………………… 2	便通異常 ………………………………… 10
腹部膨満 ………………………………… 5	黄疸 …………………………………… 13
吐血・下血 ……………………………… 7	

II 疾患

1 消化管

胃食道逆流症（GERD）………………… 18	小腸血管性病変 ………………………… 77
食道裂孔ヘルニア ……………………… 21	腸閉塞（イレウス）……………………… 80
Barrett 食道・腺癌 …………………… 23	虫垂炎 …………………………………… 83
アカラシア ……………………………… 25	腸結核 …………………………………… 85
食道癌 …………………………………… 28	その他の感染性腸炎 …………………… 89
食道・胃静脈瘤 ………………………… 30	Crohn 病 ………………………………… 93
特発性食道破裂 ………………………… 35	腸管 Behçet 病，単純性潰瘍 ………… 98
Mallory-Weiss 症候群 ………………… 36	その他の小腸潰瘍 ……………………… 102
急性胃炎・AGML ……………………… 38	潰瘍性大腸炎 …………………………… 104
慢性胃炎 ………………………………… 40	薬剤性腸炎 ……………………………… 109
機能性ディスペプシア ………………… 43	虚血性大腸炎 …………………………… 112
消化性潰瘍 ……………………………… 46	過敏性腸症候群 ………………………… 114
胃癌 ……………………………………… 49	大腸憩室症 ……………………………… 118
胃 MALT リンパ腫，胃悪性リンパ腫 … 55	大腸ポリープ …………………………… 120
胃粘膜下腫瘍（GIST，その他）……… 57	大腸癌 …………………………………… 123
胃良性腫瘍（ポリープ，腺腫）……… 61	Lynch 症候群（遺伝性非ポリポーシス大腸癌）
上腸間膜動静脈閉塞症 ………………… 63	……………………………………… 126
吸収不良症候群 ………………………… 66	S 状結腸軸捻転症 ……………………… 128
Meckel 憩室 …………………………… 68	直腸脱 …………………………………… 130
小腸腫瘍 ………………………………… 70	痔核・痔瘻・裂肛 ……………………… 132
小腸良性腫瘍 …………………………… 75	消化管ポリポーシス …………………… 135
	消化管カルチノイド …………………… 138

2 肝

- 急性肝炎 ………………………………… 141
- 急性肝不全（劇症肝炎，LOHF） ……… 144
- B 型慢性肝炎 …………………………… 149
- C 型慢性肝炎 …………………………… 153
- 自己免疫性肝炎 ………………………… 156
- 原発性胆汁性肝硬変 …………………… 160
- 肝硬変 …………………………………… 165
- 薬物性肝障害 …………………………… 169
- アルコール性肝障害 …………………… 173
- 脂肪肝 …………………………………… 176
- 代謝性肝障害 …………………………… 178
- 肝寄生虫症 ……………………………… 182
- 肝膿瘍 …………………………………… 185
- 肝内結石症 ……………………………… 187
- 肝囊胞 …………………………………… 189
- 肝細胞癌 ………………………………… 190
- 肝内胆管癌 ……………………………… 195
- 肝門部胆管癌 …………………………… 198
- 転移性肝癌 ……………………………… 200
- 肝良性腫瘍 ……………………………… 203
- 肝硬変以外の門脈圧亢進症 …………… 209

3 胆膵

- 胆石症 …………………………………… 213
- 胆囊炎 …………………………………… 217
- 急性胆管炎 ……………………………… 219
- 胆囊ポリープ，胆囊腺筋腫症 ………… 222
- 胆囊癌 …………………………………… 224
- 胆管癌 …………………………………… 227
- 十二指腸乳頭部癌 ……………………… 230
- 膵胆道の先天性形成異常 ……………… 232
- 原発性硬化性胆管炎 …………………… 236
- 急性膵炎 ………………………………… 240
- 慢性膵炎 ………………………………… 244
- 自己免疫性膵炎 ………………………… 247
- 膵囊胞，囊胞性膵腫瘍 ………………… 251
- 膵癌 ……………………………………… 255
- 膵神経内分泌腫瘍 ……………………… 259

4 腹膜・外傷・他

- ヘルニア ………………………………… 264
- 腹部外傷 ………………………………… 267
- 腹膜疾患 ………………………………… 270

III 検査手技

- 消化管造影（上部・下部）……………… 276
- 上部消化管内視鏡 ……………………… 279
- 下部消化管内視鏡 ……………………… 281
- 小腸内視鏡 ……………………………… 284
- 腹部超音波検査 ………………………… 287
- 腹部の CT ……………………………… 290
- 腹部の MRI ……………………………… 292
- PET ……………………………………… 294
- 内視鏡的逆行性膵胆管造影（ERCP）… 296
- 超音波内視鏡検査（FNA を含む）…… 300
- 血管造影検査 …………………………… 302
- 腹腔鏡検査，肝生検 …………………… 305
- 経皮的生検（肝生検を除く）…………… 307

IV 治療

1 処置および治療

胃洗浄，胃管・イレウス管留置	312
経腸栄養，経管栄養	314
浣腸，高圧浣腸	317
腹腔穿刺およびドレナージ	319
食道バルーンタンポナーデによる止血	321
バルーン拡張術	323
食道・胃静脈瘤の内視鏡的治療	326
内視鏡的粘膜切除術（EMR），内視鏡的粘膜下層剝離術（ESD）—食道	328
内視鏡的粘膜切除術（EMR），内視鏡的粘膜下層剝離術（ESD）—胃	331
内視鏡的粘膜切除術（EMR），内視鏡的粘膜下層剝離術（ESD）—大腸	333
内視鏡的止血処置—上部消化管	336
内視鏡的止血処置—下部消化管	338
経皮内視鏡的胃瘻造設術（PEG）	340
経乳頭的治療手技およびドレナージ	343
内視鏡的ステント療法—消化管	346
内視鏡的ステント療法—胆道	348
超音波内視鏡下治療	350
経皮的ドレナージ（胆道，膿瘍，囊胞）および除石	353
肝動脈塞栓化学療法，肝動注化学療法	355
経皮的局所療法（PEIT, PMCT, RFA）	358
体外衝撃波結石破砕療法（ESWL）	361
血液浄化療法	363

2 手術手技

麻酔	366
術中合併症	368
術後合併症	370
腹腔鏡下手術	374
ロボット手術	377
高齢者の手術	380
食道癌の手術	382
逆流性食道炎，食道裂孔ヘルニアの手術	386
胃癌の手術	388
胃・十二指腸潰瘍穿孔に対する手術	392
大腸癌の手術	393
炎症性腸疾患の手術	397
人工肛門，腸瘻造設術	401
虫垂切除術	402
肝切除	404
胆囊摘出術	407
胆管癌の手術	409
膵癌の手術	412
肝移植	415
鼠径ヘルニア手術	419
肛門疾患の手術	421

3 がんの薬物療法・緩和医療

がん薬物療法の基礎	425
支持療法	427
食道癌	429
胃癌	432
大腸癌	435
肝癌	438
胆道癌	440
膵癌	443
消化管間質腫瘍（GIST）	445
神経内分泌腫瘍（消化管および膵）	448
MALTリンパ腫，悪性リンパ腫	450
緩和医療	451

V 倫理に関する事項

- 医療事故取り扱い …………………… 456
- 利益相反 ……………………………… 458
- 個人情報の取り扱い方 ……………… 460
- 急性期医療（救急）………………… 462
- 慢性期医療・高齢者医療 …………… 465
- 先端医療―臓器移植・再生分野 …… 467
- 先端医療―遺伝子医療分野 ………… 469
- 検体，診療情報と臨床研究への利用 ……… 471
- 臨床試験における倫理と関連委員会 ……… 474
- セカンドオピニオン ………………… 478
- インフォームドコンセント ………… 480

VI 知っておきたい重要事項

- 消化器感染症の取り扱い …………… 486
- 肥満と消化器疾患 …………………… 490
- 腸内細菌叢と消化器疾患 …………… 494

索引 …………………………………… 497

I 症候

腹痛

- 腹痛（abdominal pain）は，日常診療において最も頻繁にみられる症状の1つである．良性で軽症のものから，重篤でただちに生命にかかわるもの，緊急手術を必要とするものまで非常に多岐にわたる．このため，初診時の医療面接，身体診察，検査の進め方が非常に重要となる．

腹痛の分類

- 腹痛は，以下の3つに大きく分類される．実際にはこの3種類の疼痛が組み合わされて自覚されることも少なくない．

1. 内臓痛

- 管腔臓器の狭窄，閉塞による平滑筋，臓側腹膜，腸間膜の過伸展，拡張，収縮や実質臓器の腫脹による被膜の伸展が疼痛発生の刺激となる．"キリキリ"といった局在性に乏しい間欠的な鈍痛や，"シクシク"といった灼熱感として自覚され，時に疝痛となる．その自覚部位は腹部正中を中心とし，限局しない．原因臓器の局在とは必ずしも一致しない．

2. 体性痛

- 壁側腹膜や腸間膜，横隔膜の圧迫，摩擦などの物理的刺激や炎症により生じる．知覚される部位の腹膜に炎症が及んだことを示唆する．支配神経が体表に分布する体性知覚神経と同じため，"ギリギリ"あるいは"ズキーン"といった持続的で鋭い限局した痛みとして感じられることが多い．刺激の増強により圧痛，反跳痛（炎症の臓側腹膜への波及），さらに筋性防御（罹患部位に対応する腹直筋の緊張亢進）が生じる．

3. 関連痛

- 高度の内臓痛を生じた際，脊髄後根内で隣接する神経線維に刺激が波及した結果，その対応する皮膚分節に体性痛と同様の疼痛を自覚するものである．

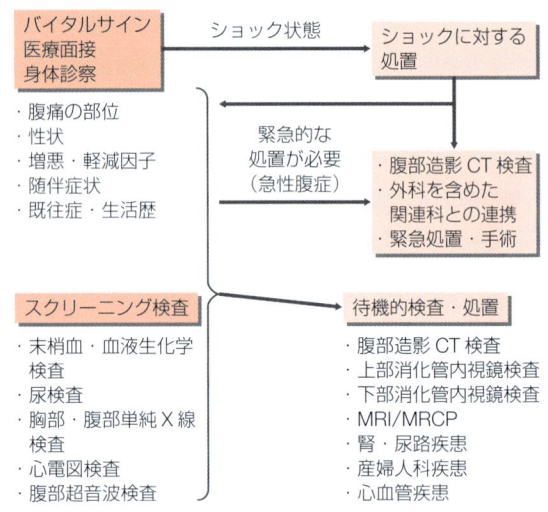

図 I-1　診断の進め方

診断の進め方（図 I-1）

- 腹痛の診断において最も重要なことは，重篤で生命にかかわるもの，緊急手術を必要とするような疾患を，迅速かつ適切に診断することである．全身状態が悪く，早急に治療を開始しなければならない患者に対しては，適切な応急処置を行いながら，迅速に診断を進める．
- 医療面接や身体診察により，腹痛の原因や緊急処置の必要性が，ある程度判断できる．
- 腹痛は，あくまでも主観的であり，その感受性には個人差がある．高齢者や糖尿病，免疫不全などの患者では，症状や炎症所見が軽度であっても緊急性を要する患者が含まれている場合があるので，注意が必要である．
- 鎮痛薬の安易な使用は，診断の遅れを招くことがあり避ける．
- 外科をはじめ，関連他科と十分な連携を行う．

1. 全身状態（ショックの有無）の把握

- バイタルサインや顔面蒼白，冷汗の有無などにより全身状態を把握し，緊急対応の必要性を判

断する.

2. 医療面接（表 I-1）

- 腹痛の部位と性状：どこが（部位：限局性か汎発性か），いつから（時期），どのように（性状：鋭いか鈍いか，間欠的か持続的か），どのくらい（程度）痛いのかを聴取する．急性虫垂炎のように腹痛の部位が移動することもある．
- 発症状況や増悪・軽減因子：発症の契機（食事や飲酒，排便，外傷，ストレスなど）や体位での疼痛変化の有無を確認する．腹膜炎では歩行や咳嗽によって疼痛が悪化する．胃・十二指腸潰瘍では空腹時痛が多く，食事で改善する．胆石・胆嚢炎や膵炎では，食後，特に脂分の多い食事の後に症状が増悪することが多い．
- 随伴症状：発熱，嘔気・嘔吐，吐下血，下痢・便秘，体重減少，血尿，不正性器出血などがあるかを確認する．特に発熱と排便の有無は腹膜炎などの鑑別に重要である．高齢者で下血を伴う急な腹痛は虚血性腸炎を，若年者で体重減少や下痢，粘血便を伴う場合には炎症性腸疾患を疑う．
- 既往歴：消化性潰瘍や胆石など消化器疾患を含めた既往歴，手術歴や輸血歴．検診で異常を指摘されたことがないかも参考になる．
- 併存疾患の有無：現在治療中の疾患や内服薬（NSAIDs やステロイドには特に注意）など．動脈硬化や高血圧，心疾患，糖尿病などは臓器虚血を示唆する．
- 生活歴：飲酒歴，喫煙歴．女性の場合は月経の異常と妊娠の可能性の有無を聴取する．家族歴にも注意が必要である．
- すでに他院を受診している場合，その検査や治療内容，症状が改善したかなどについて聴取する．

3. 身体診察

- 視診：腹壁の膨隆，蠕動不穏，手術痕の有無などを確認する．
- 聴診：腸雑音の亢進や減弱，金属音，血管雑音の有無など．

表 I-1　医療面接のポイント

腹痛の部位
・どこが，いつから
・関連痛の有無
・移動性の有無（急性虫垂炎：初期は心窩部痛→右下腹部に限局）

強さと性状
・間欠的鈍痛：内臓痛（胆石，尿路結石など）
・持続的激痛：体性痛（管腔臓器の穿孔，腹膜炎など）

発症状況
・突発性（管腔臓器の穿孔・虚血，大動脈瘤破裂・解離，異所性妊娠破裂など）
・徐々に発症

増悪・軽減因子
・食後の心窩部痛（胃潰瘍），空腹時痛で食後に軽快（十二指腸潰瘍）
・排便や排ガスにより軽快（大腸疾患）
・脂肪食摂取後に増悪（胆石，膵炎）
・飲酒後に増悪（膵炎，急性胃粘膜病変）
・前屈位で軽減（膵炎）

随伴症状
・発熱（炎症性疾患）
・吐血・下血（消化管疾患）
・黄疸（肝胆膵疾患）
・下痢（腸炎）
・血尿（尿路結石など泌尿器疾患）
・月経異常や不正性器出血（婦人科疾患）

既往歴
・消化器疾患のみならず全般に聴取
・腹部手術歴（癒着性イレウス）

併存疾患
・動脈硬化症，高血圧症，糖尿病，心疾患など（虚血性腸炎）
・鎮痛薬や副腎皮質ステロイド内服の有無（胃・十二指腸潰瘍，急性胃粘膜病変）

生活歴
・大量飲酒（アルコール関連疾患）
・妊娠の有無（異所性妊娠）

- 打診：叩打痛，腹水の有無．
- 触診：腹痛の場所が，疾患部位とは限らないが，体性痛では疼痛の部位に近い臓器に異常がある可能性が高い．痛みを訴える部位は最後に行う．圧痛，反跳痛，Blumberg 徴候，筋性防御の有無を確認する．
- その他：直腸診による Douglas 窩の圧痛の有無，血便や腫瘤の有無など．

検査の選択

- ショック状態にある場合は，まずその治療を行

表 I-2 急性腹症の原因となる代表的な疾患

- 胃・十二指腸潰瘍の穿孔
- 急性膵炎
- 急性胆嚢炎・急性胆管炎
- 急性虫垂炎
- 腸閉塞
- 上腸間膜動脈血栓症
- 腹部大動脈解離・大動脈瘤破裂
- 異所性妊娠（破裂）
- 卵巣嚢腫茎捻転

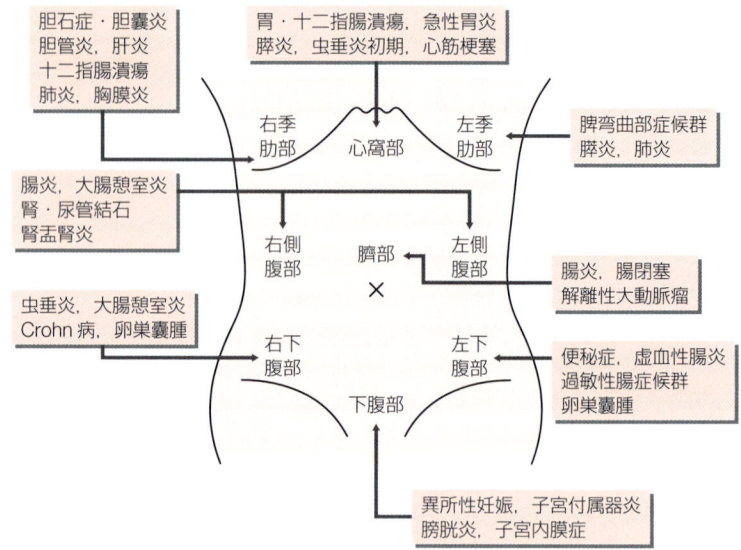

図 I-2 疼痛部位と代表的疾患

い，ショック状態からの離脱を図る．
- 医療面接や身体診察の所見，さらに全身状態や緊急性を考慮しながら，基本的なスクリーニング検査を行う．器質的疾患が疑われた場合，診断の確定や重症度の判断をするために，臓器系統別に精密検査を追加する．
- 血液検査：炎症の程度や臓器障害の有無，合併症の存在を評価する．末梢血，CRP，肝胆道系酵素，アミラーゼ，血糖，腎機能，電解質など．
- 尿検査：尿潜血や蛋白，白血球や細菌の有無などを確認する．妊娠の可能性がある場合，妊娠反応検査も忘れない．
- 胸腹部 X 線検査：縦隔，心陰影の拡大，腸管ガスの分布，ニボーや遊離ガスの有無，結石や石灰像（膵臓や腎臓など）．骨の異常にも注目する．
- 心電図検査：循環器疾患が疑われる場合や全身状態不良，急性腹症の場合には，心電図を行う．手術が考えられる場合に，術前検査としての意味合いもある．
- 腹部 CT 検査：急性腹症の場合，可能であれば造影 CT を撮影する．腎機能や造影剤アレルギーの有無，ビグアナイド系の糖尿病薬内服の有無に注意が必要である．結石像，管腔臓器の腫大や拡張，実質臓器の腫大や内部の異常所見，液体貯留の有無などを確認する．
- 上部・下部内視鏡検査：消化性潰瘍，消化管の悪性腫瘍など．
- MRI 検査：胆膵疾患が疑われた場合，MRCP も行うとよい．
- その他：下痢の場合には，便培養を行う．

鑑別のポイント

- 緊急性の判断が最も重要である．すなわち，患者の全身状態が良好で，医療面接，身体診察，諸検査と手順を踏んで診断を進めることが可能な場合と，疼痛が高度でバイタルサインなどの全身状態が悪く，早急に診断を進め迅速な治療が要求される，いわゆる"急性腹症"の鑑別である（表 I-2）．
- 腹痛の原因はさまざまで，腹腔内臓器以外にも原因がある可能性を忘れてはならない．消化器疾患のみならず，泌尿器科疾患，婦人科疾患，心血管系疾患など多彩な疾患が原因となる．したがって，関連他科との十分な連携が重要である．
- 該当する部位の解剖学的な背景を考えること

と，腹痛の性状により，鑑別診断の絞り込みがある程度可能である（図 I-2）．

文献
1) 江藤和範：腹痛．カラー版消化器病学―基礎と臨床．pp 140-143，西村書店，2013
2) 小関一英（訳）：急性腹症の早期診断―病歴と身体所見による診断技能をみがく（第 2 版）．MEDSI，2012

〔正宗 淳，下瀬川 徹〕

腹部膨満

診断の進め方

- 腹部膨満は，消化器の日常診療においてよく遭遇する症候の 1 つである．
- 結果として心因性の場合も多く認められるが，まずは器質的疾患を念頭に診療を行っていく．
- 腹部に存在するあらゆる臓器の異常から腹部膨満は出現しうるため，臓器ごとの検討が求められる．
- その際に病因の所在を，① 管腔臓器，② 実質臓器，③ 腹腔内と大別して考える．
- 同時に，時間経過（比較的長期間症状が持続しているのか，短期間で急に出現してきたのか）を組み合わせたアプローチが有用である．

検査の選択

- 最初に問診を行い，発症時期をはじめ，寛解・増悪因子（食事との関係や体位），体重の増減や浮腫の有無，嘔気・嘔吐や便秘の有無，腹痛の有無やその位置について確認する．同時に，腹部手術歴や輸血歴，併存疾患（肝疾患，腎疾患，心疾患），妊娠の可能性についても確認する．生活歴（アルコール多飲など）や家族歴の聴取も行う．
- 次に身体診察を行うが，腹部診察の際には特に女性ではタオルケットなどを適宜用い，女性医療者と同伴で行うなど，羞恥心への配慮が必要である．
- まず視診で，腹部膨満の程度を確認する．腹部膨満感を訴えるものの，腹部所見に乏しいことはしばしばあるが，「大した所見はないですね」などとは決して述べてはならない．中等量以上の腹水の場合は，仰臥位で両側腹部が膨隆し，立位で下腹部に移動する所見が認められる．腹水を疑う場合，黄疸や手掌紅斑，クモ状血管腫，腹壁静脈怒張などの有無を確認し，肝硬変の可能性について確認する．同時に下腿浮腫も確認する．
- 次に，聴診を行い，腸蠕動音の亢進や減弱について確認する．腸蠕動音の亢進は単純性イレウス（金属音）を示唆し，一方で減弱は種々の原因による麻痺性イレウスを示唆する．
- 打診・触診は，腹痛の有無を確認し腹痛のない部位から診察を開始する．
- 打診では，鼓音を呈すれば空気の貯留を，濁音を呈すれば液体貯留や肝脾を考える．体位変換による濁音界の移動（shifting dullness）は腹水貯留を示唆する．
- 最後に触診を行うが，腹水貯留であれば波動が認められる．肝脾腫も触診で判断可能な場合がある．そのほかに，肝脾腫においては叩打痛を呈することもある．腹腔内の腫瘤（GIST など）や多発性囊胞腎，卵巣腫瘍なども触知可能なことがある．
- 管腔臓器の疾患を疑う際には，腹部単純 X 線撮影をまず行う．臥位・立位の撮影で，ニボー形成の有無，胃泡や腸管ガスの量・分布を確認する．イレウスのみならず，消化管運動障害や便塊の状態から便秘の診断まで有用性は高い．胸部単純 X 線は，腹痛所見に乏しい消化管穿孔での遊離ガスや肝性胸水の診断に有用なことがある．

表 I-3　腹部膨満を主訴とする緊急対応が必要な消化器疾患

病巣	疾患	注意点など
管腔臓器	上部消化管出血	胃内の血液により吐血の前に腹満感を訴えることがある
	絞扼性イレウス	高齢者などで腹痛症状が乏しい場合や発症時の激烈な痛みの後には，腹満感が主訴となることがある
	急性腸間膜動脈閉塞症	
	消化管穿孔	高齢者などの場合や，穿孔部位の被包化や後腹膜への穿通により，腹膜刺激徴候が乏しいことがある
実質臓器	急性膵炎	重症例での死亡率は30％である
	急性胆嚢炎・胆管炎	心窩部の鈍痛や圧迫感，腹満感を主訴とすることがある
腹腔内	肝細胞癌破裂	free spaceへの出血により急速にショックに陥りやすい
	特発性細菌性腹膜炎	予備力の低下した肝硬変患者に生じることが多く，容易にショック状態に陥る．腹水検査が有用である

- 実質臓器・腹腔内の異常を疑う際には，腹部超音波検査が簡便で非侵襲的であり有用性が高い．無エコー帯（echo free space）として認められる腹水の有無，同時に腹腔内出血の可能性についても確認する．実質臓器では，肝脾腫や腫瘍，急性膵炎での膵腫大や周囲の腹水など診断できる疾患は多い．麻痺性イレウスにおいては，拡張した小腸やKerckring 皺襞によるkeyboard sign，内容物の to-and-fro movement が認められる．
- 必要に応じて，造影・単純CTや上下部消化管内視鏡を追加していく．絞扼性イレウスを疑う場合は，造影CTの撮影が必須である．同時に血液検査（炎症所見や肝・腎機能，アルブミンなど），尿検査（尿蛋白の有無）も有用である．
- 腹水貯留を認めた際には，原因の検索を引き続き行っていく．腹水の性状から漏出性と滲出性に分けられる．血性腹水アルブミン濃度勾配（serum-ascites albumin gradient；SAAG）が有用で，SAAG≧1.1 g/dl は漏出性，＜1.1 g/dl は滲出性と考えられる．
- 漏出性腹水は，低アルブミン血症（肝硬変のほか，ネフローゼ症候群や蛋白漏出性胃腸症，低栄養など）による血漿膠質浸透圧の低下，門脈圧亢進（肝硬変や心不全，肺高血圧症）などにより引き起こされる．滲出性腹水の原因としては，癌性腹膜炎や消化管穿孔による汎発性腹膜炎，急性膵炎，結核性腹膜炎，特殊なものとしては肝硬変に合併する特発性細菌性腹膜炎などが挙げられる．
- 腹水試験穿刺により，腹水中の血算，総蛋白，アルブミン，LDH，アミラーゼ，中性脂肪，糖，細胞診，腫瘍マーカー，細菌検査（結核を疑う場合は抗酸菌培養も）を精査する．

鑑別のポイント

- 病歴と身体診察が何よりも肝要である．
- その際に，緊急対応が必要な状態なのか，待機的な精査が可能な状態なのかの見極めが求められる．
- 緊急対応が必要な病因としては，消化管穿孔や肝細胞癌破裂，絞扼性イレウスや急性腸間膜動脈閉塞症などが挙げられる（表 I-3）．
- 高齢者や糖尿病罹患者などでは，病状に比して強い腹痛を伴わず持続する腹部膨満感を主訴に受診することもあるので注意を要する．
- バイタルサインに異常はないか，腹痛の性状や程度，反跳痛や筋性防御の有無などを素早く判断して，状態の悪化が疑われるときは病因検索と並行して初療を行う必要がある．
- 一方で，内視鏡検査や造影CTなど，一連の検査を施行してもはっきりとした器質的疾患を指摘できない場合も多く，上部消化管症状優位の場合は機能性ディスペプシア（functional dyspepsia；FD）として，便通異常など下部消化管症状優位の場合は過敏性腸症候群（irritable bowel syndrome；IBS）と診断し，生活習慣の見

直しから投薬や精神心理学的なアプローチまで行っていく.

文献
1) 五藤忠：腹部膨満, 腹水. 小池和彦, 他（編）：臨床消化器内科マニュアル. 南江堂, pp 81-83, 2011

（奥新和也, 森屋恭爾）

吐血・下血

症候

- 吐血・下血は消化管出血に由来する症候であり, 出血性ショックから死に至る危険があるため全身状態の把握と出血の病態生理を理解し, 迅速かつ適切な診断と治療が必要である.
- 下血と血便の使い分けは, 主として上部消化管由来の出血で認められる粘稠な黒い便を下血とし, 下部消化管由来の出血に認められる血液の混じった赤い便を血便とされるが, わが国では血便あるいは下血をお互いの総称として用いられることも少なくない.

診断の進め方（図Ⅰ-3）

- ショックの有無を判断する：全身状態を把握するため, バイタルサインを確認して治療の緊急性および優先順位を判断する.
- ショック状態ではショックからの離脱を最優先させる：意識障害, 顔色不良, 頻呼吸, 頻脈, 血圧低下は非常に危険な状態であり, 循環動態の安定を第一に行う. 気道確保, 酸素吸入, 血管確保, 大量輸液, 輸血など必要な処置を行い, ショックからの離脱を図る. ショック状態でない場合でも高度貧血, 代謝性アシドーシスの存在はショックへ移行する可能性があるため迅速な対応を要する.
- 問診から出血部位や原因疾患を推測する：吐物や便の色調, 発症経過などの病歴に加え, 基礎疾患, 既往歴, 全身症状の有無, 内服薬などの聴取により鑑別診断を進める.
- 理学的診察からは治療の緊急性も判断する：理学所見からショックの有無を含む全身状態の評価を行い緊急性の判断をすると同時に, 出血の程度, 部位の推定につながる鑑別診断を挙げる.
- 血液生化学検査は慎重に解釈する：急性出血の初期段階ではヘモグロビンの低下が表れないことから過小評価しないように注意が必要である. 血小板低下は, 肝硬変以外に播種性血管内凝固症候群（DIC）に伴う消化管出血の可能性もあり基礎疾患と併せて慎重に判断する. 生化学検査では尿素窒素（BUN）, クレアチニン（Cr）に注目する. BUN/Crの乖離は上部消化管および空腸からの出血で認めるが, ヘモグロビンと同様に急性出血では乖離が認められないとされる.
- 消化管内視鏡検査の挿入ルートを選択する：出血源が上部消化管由来か下部消化管由来かを問診, 理学所見, 血液生化学検査をもとに推測し, 上部消化管内視鏡検査もしくは下部内視鏡検査を選択する. 判断に迷った場合は上部消化管内視鏡検査をまず行う.
- 出血源を同定した場合は, 内視鏡下で止血処置が可能かを判断し実施する.
- 止血法は, クリップ法, 高張ナトリウム・エピネフリン（HSE）や純エタノールの薬剤局注止血法, アルゴンプラズマ凝固法（APC）, 止血鉗子による高周波凝固法などがある. これらの止血率はいずれも高く, どの処置法を選択するかは画一的なものとはなっていない. またいくつかの止血法を組み合わせる場合もある. 止血処置から24〜48時間後には再度内視鏡検査（セカンドルック）を施行し, 止血確認を行う

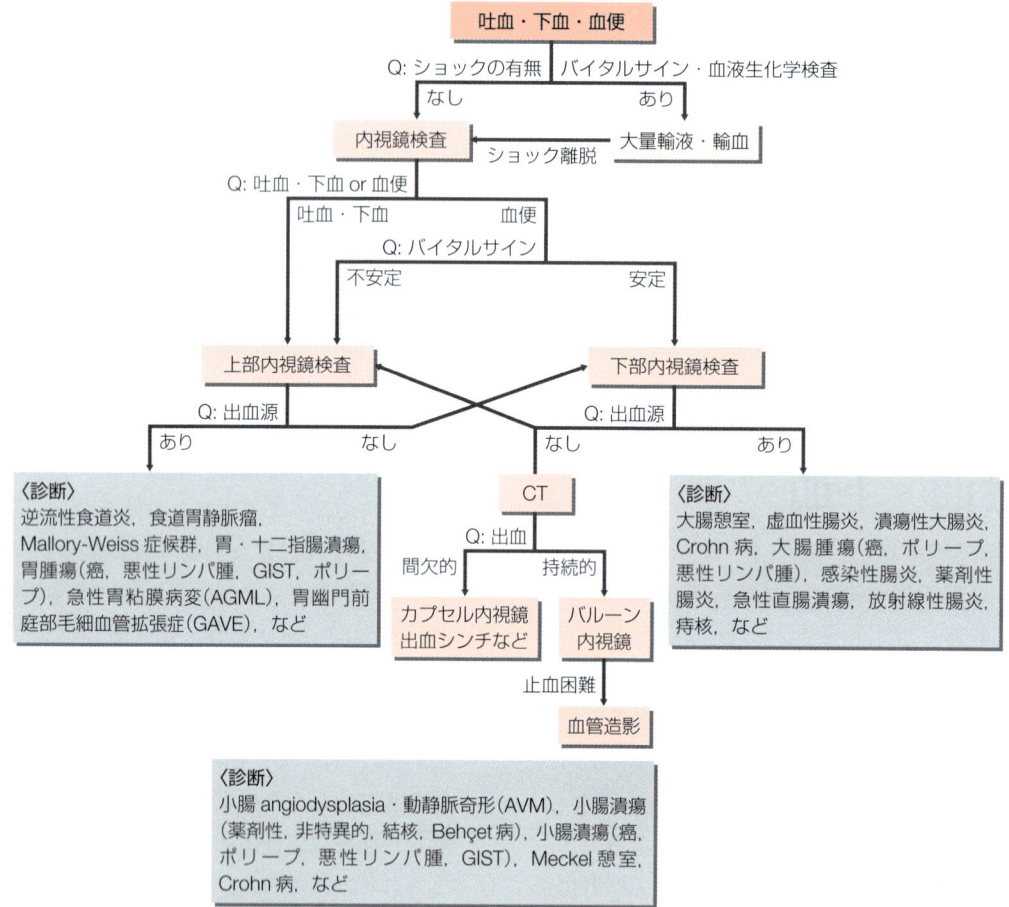

図 I-3 消化管出血診断のフローチャート

ことが重要である．
- 食道静脈瘤破裂に対しては，内視鏡的結紮術や内視鏡的硬化療法が行われる．一期的な止血が困難な場合は S-B チューブにより圧迫止血をして，12～24時間以内に再度内視鏡的治療を試みる．
- 止血困難例や再出血例では内視鏡的止血法以外の治療法を検討する：止血困難例や頻回の再出血例では，interventional radiology（IVR）や外科治療が必要となる．内視鏡的止血に固執することなく，状況に応じた判断が求められる．
- 上部・下部消化管内視鏡検査を繰り返し行っても出血源が不明な場合は，小腸出血を視野に入れてカプセル内視鏡もしくはバルーン内視鏡を行う．深部十二指腸もしくはトライツ靭帯周囲からの出血で特に内腔狭窄を伴った場合は吐血を認めるが，上部消化管のチェックを行っても原因が不明であることが多いので，小腸内視鏡と CT を用いて深部十二指腸から上部空腸を調べる．血便で下部消化管内視鏡検査を繰り返しても出血源が不明であれば小腸出血を疑うとともに，出血状態によって検査法を選択する．すなわち持続出血であれば治療を見据えてバルーン内視鏡を選択し，出血がいったん落ち着いたのであればカプセル内視鏡で小腸出血部位の同定をする．

検査の選択

1. 上部消化管内視鏡検査
- 吐・下血の場合，第一選択となる検査法であ

る．内視鏡検査によって，出血源の同定や止血処置が可能となる症例も多い．
- 検査の前にあらかじめ経鼻胃管を挿入しておくと，胃の洗浄や内容物の確認に有用なことがある．
- 検査中は血管確保したうえで，心電図モニターやパルスオキシメーターなどを用いて患者の状態を注意深く観察する．また，胃内の食物残渣や凝血塊を嘔吐することにより誤嚥や窒息を起こす可能性もあるため，注意を要する．
- 出血源が同定され，噴出性出血や湧出性出血，血餅付着や露出血管を認めた場合には内視鏡的止血術を行う．止血法には，クリップ法，HSEや純エタノールなどの局注法，APC，止血鉗子による高周波凝固法などがある．また，食道静脈瘤破裂に対しては内視鏡的結紮術や内視鏡的硬化療法が行われる．
- 止血困難例に対しては，内視鏡的止血術に固執することなく，速やかにIVRや外科治療など，他の治療法を考慮する必要がある．

2．下部消化管内視鏡検査
- 血便の場合，第一選択となる検査法である．出血性ショックをきたす病変や止血可能な病変が上部消化管ほど多くないため，緊急内視鏡検査を行わず，保存的治療によって自然止血を図る選択もある．
- 検査を行う場合には前処置として，浣腸もしくは経口腸管洗浄液などが選択できる．前処置を行う場合は出血を誘発しショックをきたす場合もあるため，全身状態と併せて判断すべきである．判断できない場合は，無処置か浣腸もしくは微温湯による洗浄のみが原則である．
- 内視鏡検査にて出血源を同定し，診断を行う．止血術としてクリップ法，APC，それに止血鉗子による高周波凝固法などがある．

3．腹部CT検査
- 腹部造影CT検査は，出血源となりうる腫瘍性病変の有無や血管性病変の血流の評価などに有用である．
- 消化管穿孔や腹膜炎を疑う場合，内視鏡検査前に施行する．腹腔内遊離ガスの存在は，消化管穿孔の診断に有用である．

4．カプセル内視鏡検査
- 上部および下部消化管内視鏡検査を行っても原因不明の消化管出血（obscure gastrointestinal bleeding；OGIB）に対して選択される．なるべく出血から短時間で行うことが重要である．責任病変を同定できなくても，出血を確認できれば出血部位を予測することが可能で，バルーン内視鏡検査の挿入経路を選択するのに参考となる．
- 注意点としてカプセル滞留の危険性があるため，消化管閉塞や狭窄，瘻孔がないことを必ず確認する．また腹部症状や内服歴・腹部手術歴・放射線治療歴を問診で確認することも重要である．

5．バルーン内視鏡検査
- 全小腸の観察と小腸出血に対する診断および治療を可能にした．経口的と経肛門的アプローチが選択できるため，カプセル内視鏡や腹部造影CTなどであらかじめ出血部位を確認する．
- 判断困難な場合は，便色を参考にルートを決定する．黒色便であれば経口的アプローチを，鮮血便や暗赤色便であれば経肛門的アプローチを選択する．活動性出血時は，前処置不良で血液が充満した大腸を経由する経肛門的アプローチよりも経口的アプローチが優先される．治療法はAPC，クリップ止血法などが行える．

6．腹部血管造影検査
- 内視鏡的止血術が奏効しない症例や大腸出血によるショック時に選択される．血管内治療は血管外への造影剤漏出に対して，金属コイルなどを用いた血管塞栓術が行われる．ただし血管造影時に出血してない場合は，出血源を特定できないこともある．

7．手術
- 内視鏡的止血術，血管内治療で止血が得られない場合や何度も出血を繰り返す場合に選択され

る．切除範囲の決定のために，術前に出血部位を確認する必要があるが，確認できていない場合には術中内視鏡検査を考慮する．

鑑別のポイント

- 消化管出血では出血性ショックから死に至る危険があり，ショックの有無について，定時的にバイタルサインを測定するなど全身状態の把握に努める．
- 問診にて，出血時の状況，吐・下血の色調，基礎疾患，感染症（B型肝炎，C型肝炎，結核など），潰瘍歴，常用薬（抗血栓薬，消炎鎮痛薬など），飲酒歴については必ず確認する．
- 出血の性状から出血部位を推測し，内視鏡検査にて出血原因の特定を行う．鑑別すべき疾患は多岐にわたり，各疾患の病態・症状・診断・治療について理解している必要がある．
- 頻回の嘔吐の後に新鮮血を吐血した場合にはMallory-Weiss症候群を疑う．
- 大酒家や肝疾患のある患者では，食道・胃静脈瘤を考慮する．
- 下血や血便では，便の色調が出血部位の推定に有用である．黒褐色であれば主として「上部消化管〜空腸」，暗赤色であれば主として「下部回腸〜肛門側」，赤褐色〜鮮血であれば主として「右側結腸〜肛門側」，鮮紅色であれば主として「下行結腸〜肛門側」からの出血を疑う．ただし，腸管での停留時間にも大きく左右されるため，循環動態が不安定な鮮血便では十二指腸や小腸からの活動性出血も鑑別に挙がる．

〔宮原良二，中村正直，後藤秀実〕

便通異常

- 便通異常は，主に下痢と便秘に大別される．

下痢

- 下痢とは水分含有量の多い便を頻回に排泄する状態と定義される．通常の便の水分含有量は60〜70％程度であるが，80％以上が下痢と定義される．
- 下痢はその持続期間により，2週間以内の急性下痢，2週間以上の遷延性下痢，4週間以上の慢性下痢に分類される．

診断の進め方

- 下痢の診断を進めるうえでは，急性か慢性かの判断が重要である．
- 急性下痢の約90％以上は感染に由来すると言われている．
- 慢性下痢の原因は多様であるが，過敏性腸症候群，炎症性腸疾患，吸収不良症候群，腸管慢性感染症，大腸腫瘍などが挙げられる．各種画像診断（腹部超音波検査，腹部CT検査，消化管造影検査，消化管内視鏡検査など）が必要となる．これらの検査を施行したうえで器質的疾患の存在や食事・薬剤の影響などが否定された場合には，機能性の消化管障害を考えて過敏性腸症候群を鑑別に挙げる必要がある．主な下痢をきたす疾患を図I-4[1]に示す．

検査の選択

- 急性下痢は感染に由来する可能性が高く，迅速診断キット，便培養，生検，PCRなどを適宜行う．
- 慢性下痢の診断は，原因が多彩であり困難であ

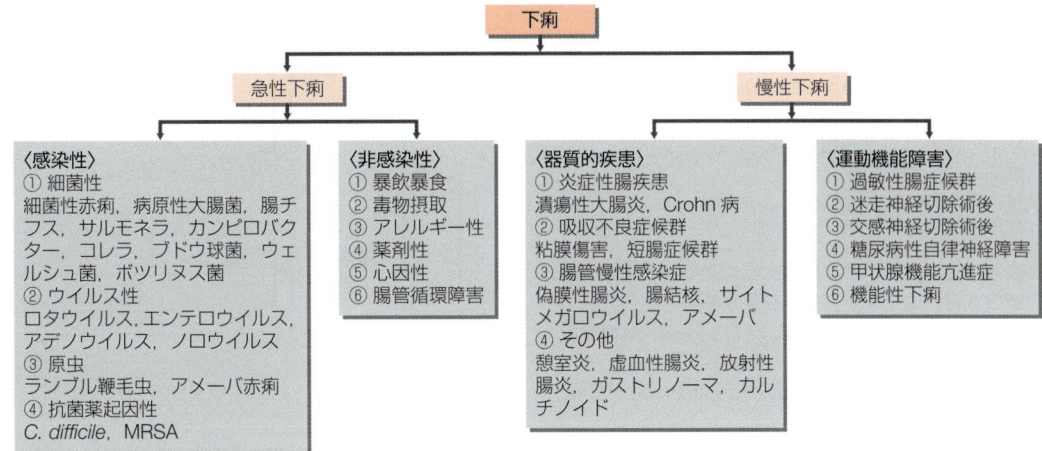

図 I-4　下痢をきたす疾患〔文献1〕より作成〕

ることも多い．糖尿病や膠原病，甲状腺機能亢進症などの鑑別も念頭に置く．

鑑別のポイント

- 急性下痢は，ウイルス性，細菌性，原虫性などの感染性が多くを占める．
- ウイルス性ではノロウイルスやロタウイルスの頻度が高い．ノロウイルスは主に冬期にみられ，通常2～3日で軽快する．ロタウイルスは主に春期にみられ，通常3～7日で軽快する．
- 細菌性ではカンピロバクター，細菌性赤痢，ウェルシュ菌，サルモネラ，コレラなどが挙げられる．カンピロバクターや細菌性赤痢では粘血便を，ウェルシュ菌では水様性下痢を，サルモネラでは黒緑色下痢便を，コレラでは米のとぎ汁様下痢を特徴とする．
- 非感染性の急性下痢は，暴飲暴食，心因性下痢，薬剤副作用などで起こる．
- 慢性下痢の原因として，炎症性腸疾患，吸収不良症候群，腸管慢性感染症，過敏性腸症候群などがある．
- 炎症性腸疾患では潰瘍性大腸炎やCrohn病が重要で，これらの経過中に下痢が増悪した際には，*C. difficile*やサイトメガロウイルス感染などを考慮して便培養，採血，内視鏡などを施行する．
- 吸収不良症候群は，原発性吸収不良症候群，腸管アミロイドーシス，腸切除術後，放射線性腸炎などで起こりうる．
- 腸管慢性感染症としては腸結核やサイトメガロウイルス腸炎などがある．腸結核は輪状潰瘍が重要で，診断には生検組織を用いた培養や乾酪性肉芽腫の証明が必要となる．サイトメガロウイルス腸炎では粘膜の打ち抜き所見が重要で，生検による核内封入体の証明やPCRでのウイルスの証明が診断に必要となる．
- 過敏性腸症候群は，腸管に器質的異常がないにもかかわらず，便通異常と腹部症状を呈する症候群である．男性では下痢型が多く，女性では便秘型が多い．Rome III 基準により診断される（表 I-4）．

便秘

- 便秘とは排便回数減少，排便の困難さ，硬便，不完全な排便の感覚，腹痛，腹部膨満感などを呈する状態と定義される．
- 国民の約30%が罹患しているコモンディジーズであるにもかかわらず，正しい病態理解に基づいた適切な治療が行われていないことが多い．一般的な慢性機能性便秘は結腸通過時間正常型，遅延型，排泄障害型の3タイプに分類される．さらに

表 I-4 Rome III 診断基準

腹痛, あるいは腹部不快感が,
- 最近3か月の中の1か月につき少なくとも3日以上あり
- 下記①～③のうち2項目以上の特徴を示す
  ① 排便により改善する
  ② 排便頻度の変化で始まる
  ③ 便形状(外観)の変化で始まる

※1：少なくとも診断の6か月以上前に症状が出現し, 最近3か月間は基準を満たす必要がある.
※2：腹部不快感とは, 腹痛とはいえない不愉快な感覚を指す.

〔Rome III：The Functional Gastrointestinal Disorders, 2006 より引用〕

腸管の病的拡張を伴う難治性便秘として慢性偽性腸閉塞(chronic intestinal pseudo-obstruction；CIPO)や巨大結腸症(megacolon)などがある.

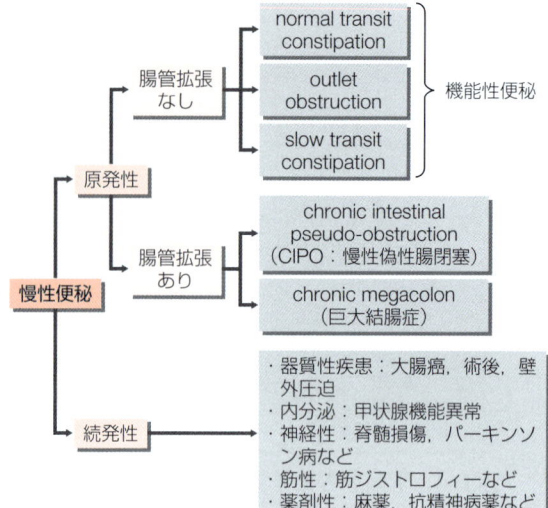

図 I-5　便秘をきたす疾患〔文献2)より作成〕

診断の進め方

- 便秘は成因により, 原発性(特発性)と続発性に大きく分類される. 鑑別診断の進め方を図 I-5[2)]に示す.
- 原発性は結腸の病的拡張の有無で分類する. 病的な結腸拡張がある場合は巨大結腸症やCIPOなどを考える. 結腸の拡張を認めない場合が一般に定義される慢性機能性便秘である.
- 機能性便秘の病態は, 結腸通過時間の異常と便排出障害の有無により3つの病態〔normal transit type(結腸通過時間正常型), slow transit type(結腸通過時間遅延型), outlet obstruction type(便排泄障害型)〕に分類される.
- 続発性として大腸癌などの器質性疾患によるもの, オピオイドや抗精神病薬による薬剤性のもの, 全身性硬化症やアミロイドーシス, 甲状腺機能低下症などの全身疾患によるものがある.

検査の選択

- 便秘は原発性と続発性に大別でき, 続発性の否定がまず重要である. 採血, 便潜血検査, 腹部X線検査, 腹部CT検査, 大腸内視鏡検査などを行い, 大腸腫瘍の有無や甲状腺機能, 薬剤歴などを確認する.
- 続発性が否定され, 腹部X線検査や腹部CT検査にて結腸の拡張がなければ慢性機能性便秘(いわゆる便秘症)である. 慢性機能性便秘では, 結腸通過時間の測定が重要である. わが国ではやや使用が限られるが, 欧米では消化管シンチグラフィーやX線不透過マーカー法が用いられている.
- 一方で腸管の病的な拡張がある場合には, CIPOや巨大結腸症が鑑別に挙がる. いずれも器質的疾患がないにもかかわらず慢性的な腸管拡張とそれに伴う腸閉塞症状を呈する難治性疾患である. CIPOは主に小腸, 巨大結腸症は大腸が罹患する. 機能性便秘症に比べてきわめて稀少疾患である. 特にCIPOの診断には近年登場したシネMRIが非常に有用で, 腸管拡張や狭窄の有無だけでなく, 腸管運動の状態を「動画」として「直接的」に評価できる[3)].

鑑別のポイント

- 便秘の鑑別としては機能性便秘が重要である.
- 機能性便秘は, 結腸通過時間正常型・遅延型, 便排泄障害型に分類される.
- normal transit constipation type(結腸通過時間正

常型）とは，便秘症状はあるが結腸通過時間は正常な場合を指す．過半数を占め，多くに便排泄障害型を合併することが報告されている．食物繊維で便を軟化・膨化させることで良好な反応を示すことが多い．

- slow transit constipation type（結腸通過時間遅延型）とは，大腸蠕動の低下により通過時間の遅延を認める便秘である．初潮後の女性に多く，腹部膨満感や腹痛を覚える一方で，便意が消失していることもある．通常，便意は直腸内に便塊が貯留した段階で生じるため，便塊がなかなか輸送されないこのタイプでは便意が消失することが多い．食物繊維の摂取により停滞していた便の容積がさらに増大し，症状が悪化する可能性があり注意を要する．
- defecation disorder/outlet obstruction type（便排泄障害型）とは，直腸内の便塊の排出障害による便秘である．通常，便が肛門管付近まで達すると直腸肛門反射により不随意筋である内肛門括約筋が弛緩して便が排泄される状態になるが，随意筋である外肛門括約筋が意識的に収縮することで肛門を閉鎖する．浣腸の乱用や肛門内異物挿入などで直腸肛門反射が減弱されると，便が肛門部に充填されているにもかかわらず内肛門括約筋が弛緩されずに排便困難となる．これが便排泄障害型の主病態である．

おわりに

- 本項では日常臨床において高頻度で遭遇する便通異常，主に下痢と便秘の病態や診断手順，鑑別について概説した．この中でCIPOや巨大結腸症はきわめて稀少であるが難治性で重篤であるため，まずは十分な疾患認知が大切である．

文献
1) Fine, KD, et al：Gastroenterology 116：1464-1486, 1999
2) 大久保秀則，他：日内会誌 102：83-89, 2013
3) Ohkubo H, Am J Gastroenterol 108：1130-1139, 2013

（有本 純，日暮琢磨，中島 淳）

黄疸

診断の進め方

- 黄疸とは，血中ビリルビンが2～3 mg/dl以上となり，皮膚ならびに眼球結膜などが黄染した状態である．黄疸をきたす疾患は数多くあるが（図I-6），間接ビリルビンが優位に増える疾患と直接ビリルビンが優位に増える疾患と大きく2つに分類できる．間接ビリルビンは，肝臓で代謝（グルクロン酸抱合）され，直接ビリルビンに変わる．この直接ビリルビンは胆汁中に分泌され，十二指腸乳頭部から腸管内に排泄される．直接ビリルビンが優位に増加する疾患のうち，閉塞性黄疸では内視鏡的あるいは外科的緊急処置が必要となることが多い．黄疸の際には，血中肝胆道系酵素の上昇を伴うことが多いが，肝障害を伴わない場合は体質性黄疸，溶血性貧血などが考えられる．

*非代償性肝硬変末期や劇症肝炎のような著しく肝予備能が低下した状態では間接ビリルビンが優位になることがある．また，アルコール性肝障害患者では，赤血球形態異常から溶血をきたし，間接ビリルビン優位になる症例（Zieve症候群）もみられる．

- 黄疸のある患者では，眼球結膜や皮膚の黄染以外に，尿の色が濃い（褐色尿），体の痒みを自覚して来院することが多い．このため，まず，医療面接により大まかな原因を推測する．全身倦怠感，食欲低下，嘔気・嘔吐などの症状は，急性ウイルス肝炎などの肝実質性障害を疑わせる．体重減少などは悪性腫瘍（特に膵癌）を疑わせる．なお，灰白色便の有無は閉塞性黄疸の鑑別に有用であるので必ず問診しておく．
- 薬物使用歴や健康食品摂取歴があれば薬物性肝障害を疑い，飲酒歴があればアルコール性肝障害，不特定多数の性交渉があればB型肝炎ウ

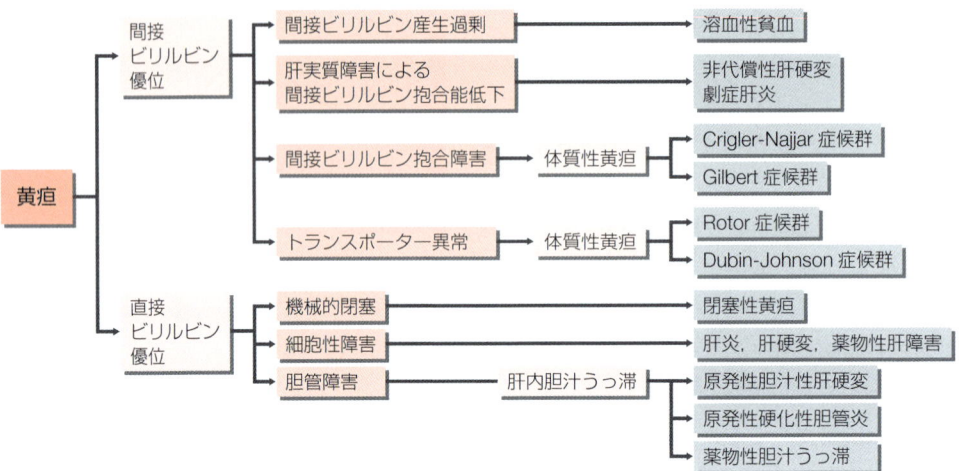

図 I-6　黄疸をきたす疾患

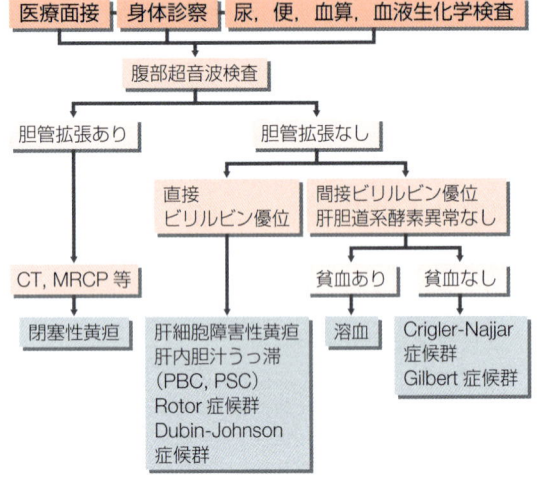

図 I-7　検査の選択

イルスやEBウイルス（Epstein-Barr virus）感染を疑う．また，生水・生食の摂取や，海外渡航歴などがあればA型肝炎を疑い，輸血歴，針刺し事故，刺青などがあればC型肝炎を，獣肉摂取があればE型肝炎の可能性を考慮する．虚血肝（shock liver）は，虚血性心疾患，慢性心不全などを基礎疾患とすることが多く，また甲状腺機能異常でも肝障害，黄疸を起こすことがあり病歴聴取は大切である．

- 特徴的な徴候として，胆管炎のCharcot三徴（黄疸，発熱，上腹部痛），急性胆嚢炎では右季肋部痛やMurphy徴候（右上腹部を手で圧迫しながら患者に深呼吸をさせると，疼痛のため吸気を途中で止める），乳頭部癌，胆管癌，膵癌ではCourvoisier徴候（無痛性胆嚢腫大）なども原疾患の鑑別に有用である．

検査の選択 （図 I-7）

- 尿検査：直接ビリルビンは水溶性なので，尿中のビリルビンが高値であれば，血中の直接ビリルビンの上昇が推測できる．一方，完全閉塞性黄疸では尿中ウロビリノーゲンが陰性となる．

- 血球学的検査：薬剤性肝障害では，好酸球の増多をみることがある．赤血球の破壊が亢進した溶血性貧血などの際には，間接ビリルビンの上昇がみられ，血清LDH（L2分画）の増加，網状赤血球の増加，血清ハプトグロビン低下などの所見も併せて診断する．また，遺伝性球状赤血球症でも同様の所見を呈し，検鏡にて，小型球状の赤血球が観察される．

- 血清学的検査：総蛋白，アルブミン，AST，ALT，LDH，γGTP，ALPなどの一般生化学検査に加えて，CRPなどの炎症所見，ウイルス学的検査（A・B・C・E型肝炎ウイルス，EBウイルス，サイトメガロウイルス，単純ヘルペスウイルス）を行う．さらに，自己免疫性肝炎

で異常を呈する抗核抗体，γグロブリン，IgG を測定し，原発性胆汁性肝硬変（PBC）が疑われる場合は抗ミトコンドリア M_2 抗体，IgM なども測定する．悪性腫瘍による閉塞性黄疸が疑われる場合は，腫瘍マーカーを測定する．
- 腹部超音波検査：閉塞性黄疸の鑑別，肝臓の実質的な障害の有無のために，まず行う画像検査である．胆管拡張など閉塞性黄疸の所見を認めれば，腹部造影 CT 検査や MRCP，内視鏡検査を行い原疾患や閉塞部位を確認する．

鑑別のポイント

1. 閉塞性黄疸
- 胆道の機械的閉塞に伴って黄疸が生じる病態で，多くは緊急処置が必要となる．閉塞性黄疸の原因として，肝胆膵・十二指腸の悪性腫瘍，胆嚢炎，胆管炎，膵癌や一部の慢性膵炎などがある．特殊例として，自己免疫性膵炎も重要である．本疾患は，膵のびまん性あるいは限局性腫大，主膵管の不整狭細像，γグロブリン，IgG または IgG4 の上昇，自己抗体を認めることが特徴である（詳細は「自己免疫性膵炎」の項参照）．

2. 肝内胆汁うっ滞型黄疸
- 胆道系酵素と呼ばれる ALP，γGTP の増加が認められる．薬物性，ウイルス性，自己免疫性，重症感染症，中心静脈栄養，妊娠に合併したものなど，その原因は多彩である．

(1) ウイルス性
- A・B・E 型ウイルス性急性肝炎の回復期にビリルビンと胆道系酵素の上昇が持続し，肝内胆汁うっ滞の病態が持続する症例がある．

(2) 薬物性
- 皮疹や好酸球増多などを呈する例もある．抗菌薬，抗精神病薬，抗不整脈薬，蛋白同化ステロイドなどが代表的な起因薬物である．また，肝細胞障害と胆汁うっ滞が混在する混合型をとる症例もみられる．近年はサプリメント，漢方薬によるものもあり注意を要する．

(3) 自己免疫性
- PBC と原発性硬化性胆管炎（PSC）が代表的疾患である．PBC は抗ミトコンドリア M_2 抗体が約 90％ の症例で陽性となるため，鑑別にきわめて有用である．PSC は腹部超音波や MRCP などの胆管の画像検査で，肝内，肝外胆管に多発性狭窄や数珠状変化像を呈する．

(4) 重症感染症
- 重症感染症に伴って肝内胆汁うっ滞が起こることがあり，グラム陰性桿菌の産生するエンドトキシンがサイトカインを介して胆汁うっ滞を起こすものと考えられている．

(5) 中心静脈栄養
- 長期の中心静脈栄養によって胆汁うっ滞を起こすことがあり，特に小児では中心静脈栄養による高アミノ酸血症が胆汁酸の輸送を障害し，胆汁うっ滞を生じると考えられている．

(6) 妊娠性反復性肝内胆汁うっ滞
- 搔痒感を伴い，妊娠末期に発症することが多い．多くは出産後速やかに改善する．一部の症例では *MDR3* 遺伝子異常の報告もある．

3. 体質性黄疸（表 I-5）
- 肝障害を伴わず間接ビリルビン優位となるのは Gilbert 症候群，Crigler-Najjar 症候群（I 型，II 型）であり，直接ビリルビン優位となるのは Dubin-Johnson 症候群，Rotor 症候群である．
- AST，ALT，γGTP などの肝酵素が正常であることが体質性黄疸の診断に役立つ．しかしながら最近では，脂肪肝を合併している体質性黄疸患者もみられ，肝酵素が正常でない場合もある．
- 頻度としては Gilbert 症候群が最も多く，日本人の 2～7％ にみられ男性に多い．他の疾患はまれで，Crigler-Najjar 症候群 I 型は，UGT1A1 の酵素活性が完全に欠如していることより，出生直後より高度の黄疸をきたし，核黄疸のため 2 歳以下で死亡する．

(1) Gilbert 症候群，Crigler-Najjar 症候群
- ビリルビンは肝臓内で，ビリルビン-UDP グルクロン酸転移酵素（UGT1A1）によりグルクロ

表 I-5　体質性黄疸

	ビリルビン値	原因	責任遺伝子	遺伝形式	Tips ①	Tips ②
Crigler-Najjar 症候群 I 型	20 mg/dl 以上（間接ビリルビン優位）	UGT1A1 酵素活性完全欠損	UGT1A1	常劣	出生直後より発症	フェノバルビタール　無効
Crigler-Najjar 症候群 II 型	6〜20 mg/dl（間接ビリルビン優位）	UGT1A1 酵素活性正常の10％程度に低下	UGT1A1	常劣	新生児〜幼時期より発症	フェノバルビタール　有効
Gilbert 症候群	1〜6 mg/dl（間接ビリルビン優位）	UGT1A1 酵素活性正常の30％程度に低下	UGT1A1	常優/常劣（混在）	低カロリーで間接ビリルビンの上昇	フェノバルビタール　有効
Dubin-Johnson 症候群	1〜7 mg/dl（直接ビリルビン優位）	排泄トランスポーター欠損	MRP2	常劣	腹腔鏡で黒色肝	尿中コプロポルフィリン総排泄量正常
Rotor 症候群	3〜10 mg/dl（直接ビリルビン優位）	取り込みトランスポーターの遺伝子変異	OATP1B1, OATP1B3	常劣	ICG テスト遅延	尿中コプロポルフィリン総排泄量増加

常優：常染色体優性遺伝，常劣：常染色体劣性遺伝．

ン酸抱合され，抱合型ビリルビン（直接ビリルビン）となる．その後，直接ビリルビンは毛細胆管に排泄され，胆管から腸に出た後にウロビリノーゲンとなり最終的に便中に排泄される．Gilbert 症候群，Crigler-Najjar 症候群は，ビリルビン-UDP グルクロン酸転移酵素の遺伝子（UGT1A1）の変異によりビリルビンの抱合が低下あるいは欠如するため，血中間接ビリルビンが高くなる．Gilbert 症候群においては UGT1A1 の酵素活性は正常人の 30％程度に低下，Crigler-Najjar 症候群 I 型は UGT1A1 の酵素活性が完全に欠如しており，Crigler-Najjar 症候群 II 型では UGT1A1 の酵素活性は正常人の 10％程度に低下している．

(2) Dubin-Johnson 症候群，Rotor 症候群
- Dubin-Johnson 症候群は，抱合型ビリルビン（直接ビリルビン）の毛細胆管への排泄にかかわる毛細胆管膜上の MRP（multidrug resistance protein）2 の欠損により，直接ビリルビンは毛細胆管に排泄されない．一方，代償的に MRP3 という膜蛋白が働き，ビリルビンは類洞側膜より類洞血中に排泄される．このため，血中直接ビリルビン濃度が上昇する．Dubin-Johnson 症候群は，尿中コプロポルフィリン総排泄量は増加しないが，異性体 I の増加（健常者では 30％前後の異性体 I の割合が 80％以上と著増する），異性体 III の減少がみられる．一方，Rotor 症候群は，取り込みのトランスポーターである OATP1B1（Organic anion transporting polypeptide1B1）と OATP1B3 の欠損により，MRP3 が誘導され，直接ビリルビンは類洞側に排泄される．OATP は ICG の取り込みにもかかわるため Rotor 症候群では ICG 試験が高度異常となる．

（竹山康章，向坂彰太郎）

II 疾患

1 消化管

胃食道逆流症（GERD）

概念・頻度

- 胃食道逆流症（gastroesophageal reflux disease；GERD）は，胃内容物が食道内に逆流することによって食道に傷害がみられたり，さまざまな不快な症状が出現している状態と定義されている．GERD は，内視鏡的に食道に粘膜傷害（mucosal break）を認める逆流性食道炎と，胸やけ，呑酸といった GERD に典型的な自覚症状があるにもかかわらず，粘膜傷害を認めない非びらん性胃食道逆流症（non-erosive gastroesophageal reflux disease；NERD）に分けられており，GERD の半数以上が NERD である．
- 日本人における GERD の頻度は，近年増加してきており，どの時点で，どのような対象を調査したかによって頻度が異なるため，正確に GERD の頻度を出すことは困難であるが，逆流性食道炎を 4.0〜19.9％，GERD の代表的症状である胸やけを 17.9〜44.1％に認めるとされている．
- 逆流性食道炎の頻度は男性のほうが女性に比して高い．年代別にみると男性での逆流性食道炎の頻度は各年代にわたって大きな変化はみられない．一方，女性では中年以降急速に逆流性食道炎例の頻度は増加し，高齢者では女性患者のほうが男性より逆流性食道炎を有する頻度が高くなる．
- 高齢になるにつれて重症の逆流性食道炎例の頻度が増加する．高齢者では若年者に比して自覚症状が乏しいことが多い．
- NERD 患者は逆流性食道炎患者に比して，① 女性が多い，② 年齢が若い，③ 食道裂孔ヘルニアの合併が少ない，④ *Helicobacter pylori* 感染陽性例が多い，⑤ BMI が低い，⑥ 飲酒者，喫煙者が少ない，といった特徴を有する．
- GERD の典型的な症状として，胸やけ，呑酸がある．
- GERD の食道外症状として，胸痛，咽頭炎，喉頭炎，喘息，歯牙酸蝕症候群，副鼻腔炎，特発性肺線維症，反復性中耳炎などがある．

発症機序・原因疾患

- 胃食道逆流に対する最も重要な防御機構は，下部食道括約筋（lower esophageal sphincter；LES）であり，これにより胃内容物の食道への逆流は阻止される．胃食道逆流の最も重要な機序は一過性 LES 弛緩（TLESR）と呼ばれる嚥下を伴わない LES の弛緩であり，「げっぷ」として自覚されるが，このときに食道より高い内圧の胃から食道へ向かって胃液の逆流が起こる．
- TLESR を誘発しやすいものとして大食，高脂肪食，高蛋白食があり，飲酒は LES 圧を低下させる．
- 逆流性食道炎のロサンゼルス（LA）分類の grade C や D といった横軸方向への粘膜傷害を認める例では，食道裂孔ヘルニアを伴い，LES 圧が低下していることが多い．このような例では，咳嗽，前屈位といった腹圧の上昇に伴う逆

- 流（strain reflux）が起こりやすく，臥位時にも胃液の食道内への逆流（free reflux）がみられる．
- 肥満，亀背，前かがみの姿勢，力仕事，コルセットなどの着用は，腹圧を上昇させ，胃食道逆流を誘発する．
- 胃液の酸度も GERD の発症に重要な役割を果たしている．日本人においては，H. pylori 感染例では萎縮性胃炎が生じ，酸分泌能の低下がみられる．戦後の衛生環境の向上に伴う H. pylori 感染率の低下，近年の H. pylori 除菌例の増加も GERD 増加の一因である．
- 高蛋白・高脂肪食といった食生活の欧米化も日本人の酸分泌の増加に関与している．
- 胃切除後には，胃酸のみならず，胆汁や膵液を混じた十二指腸内容液の逆流が起こり，GERD を発症する例がある．
- 食道へ逆流した胃液は食道蠕動運動によって胃内に排泄（クリアランス）され，また唾液によって酸の中和・食道の洗浄が行われている．そのため，全身性硬化症や糖尿病などで食道運動機能が低下している患者，Sjögren 症候群や種々の薬物の投与のために唾液分泌が低下している患者では，逆流性食道炎が起こりやすい．
- NERD 患者においては，食道感受性が亢進しており，生理的な酸の逆流のみならず，非酸性の液体やガスの逆流によっても胸やけなどの逆流症状が出現している例が存在する．

診断のポイント

- 胸やけ，呑酸などの逆流症状を主訴とする場合には，まず GERD によるものを考える．胸やけ症状が主として食後や前屈などの腹圧上昇時に出現すれば GERD の可能性がさらに高まる．
- 高齢者など逆流症状をうまく表現できない患者では問診票を用いることも有用である．
- 逆流症状があり，内視鏡検査を行って，食道にびらん，潰瘍といった粘膜傷害を認めれば逆流性食道炎と診断され，認めなければほとんどの場合 NERD と診断される．
- 診断的治療目的でプロトンポンプ阻害薬（PPI）を服用させる PPI テストを行い，自覚症状の消失が得られれば GERD と診断することが可能である．

鑑別診断・治療法選択に必要な検査

- GERD を疑う場合には，まず内視鏡検査を行い，下部食道のびらん，潰瘍といった粘膜傷害の有無を確認する．
- NERD の場合には，その症状が胃食道逆流によるものであることを証明するために，食道内 pH モニタリング検査や食道多チャンネルインピーダンス・pH 検査を必要とする例がある．
- アカラシアなどの食道運動機能障害の患者や好酸球性食道炎の患者においても，胸やけや嚥下障害を主訴とする例があり，それらの疾患の鑑別には食道内圧検査や食道粘膜生検を必要とする．

治療法とその選択 (図 II-1)

- GERD の治療には，生活習慣の改善，薬物療法，外科的治療がある．
- 生活習慣の改善では食後の TLESR の抑制が重要であり，大食や高脂肪食を摂取しないように指導する．肥満の改善，コルセットなどの着用を避けるなど，腹圧を上昇させないようにすることも重要である．
- 夜間に胃食道逆流が起こりやすい重症型の逆流性食道炎では，逆流を防止し，胃へのクリアランスを高めるために就寝時に上半身を 10～15 cm 高くする．
- 薬物療法としては，酸分泌抑制薬である PPI と H_2 受容体拮抗薬（H_2RA）が用いられているが，PPI のほうが胃酸分泌抑制，特に食事刺激による酸分泌に対する抑制作用が強力であり，PPI が第一選択となっている．
- PPI 常用量を用いると逆流性食道炎例では 90% 以上の例で粘膜傷害の治癒および症状を消失さ

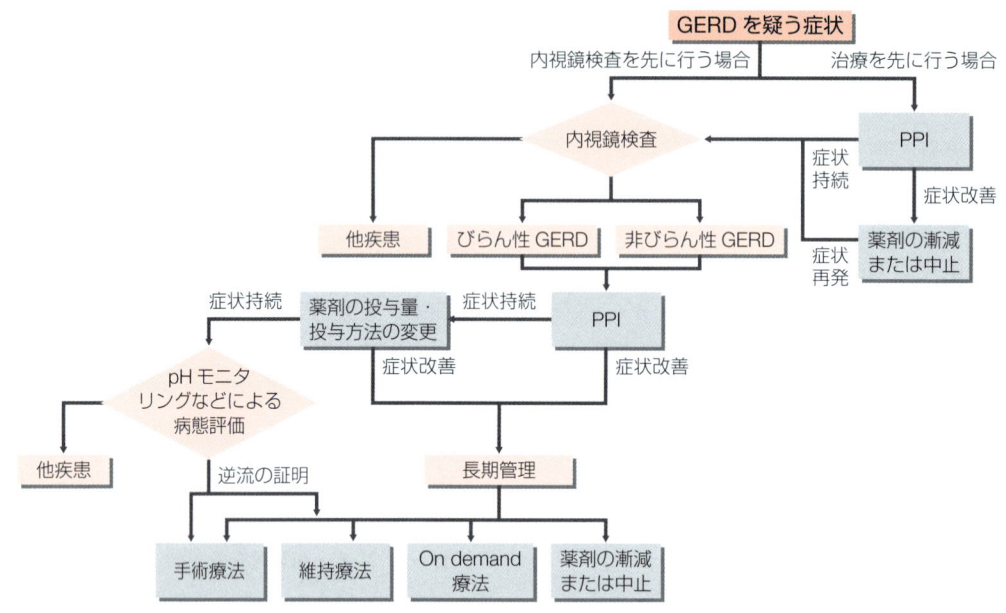

図 II-1　診療ガイドラインによる GERD 治療のフローチャート〔文献 1）より引用〕

せることが可能であるが，NERD 例では約 60％の例しか症状を消失させることはできない．
- 症状出現時に速やかに症状を消失させる目的で制酸薬，食道や胃内容物の排出促進によって胃食道逆流を防止する目的で消化管運動改善薬も用いられる．
- 外科的治療では腹腔鏡を用いた Nissen の手術や Toupet の手術が主に行われている．最近では，良好な手術成績が報告されており，年齢が若く，今後長期にわたる PPI の連続投与が必要と考えられる例，呼吸器合併症を有する例，薬物の内服が継続できない例などが良い手術適応である．
- 内視鏡治療は，LES 部の食道壁に樹脂などを注入する局注法，LES 直下の胃壁を縫縮する縫縮法，LES 部をラジオ波などで焼灼する焼灼法に分けられるが，いずれも LES 部を狭小化して胃食道の逆流を防止しようとするものである．わが国では内視鏡治療は現在ほとんど行われていない．

予後

- 日本人においては，逆流性食道炎の約 90％が LA 分類の grade A または B の軽症例で，grade C または D の重症例は少ない．軽症例を長期に観察すると重症型となるのは約 10％のみである．
- 重症型の逆流性食道炎例の数％の症例で，出血，穿孔，瘢痕狭窄，Barrett 食道の形成などの合併症が起こってくる．
- GERD はいったん治癒しても，薬物治療の中止により再発・再燃がみられることが多く，維持療法などの長期管理を必要とする例が多い．

患者説明のポイント

- 良性疾患であり，外来での加療が主として行われる．
- 肥満や食生活の改善により軽快する例があり，生活習慣の改善も必要である．
- 治療を中止すると粘膜傷害や症状の再発・再燃がみられやすい．

文献

1) 日本消化器病学会（編）：胃食道逆流症（GERD）診療ガイドライン．南江堂，2009

（足立経一，三代知子，田中志乃）

食道裂孔ヘルニア

概念・頻度

- 「食道疾患用語解説集（第2版）」によると，食道裂孔ヘルニアとは「食道裂孔をヘルニア門として胃の一部または大部分が後縦隔に脱出した状態」である．
- 一般的にはⅠ型（滑脱型），Ⅱ型（傍食道型），Ⅲ型（混合型）の分類が用いられているが，2013年の米国消化器内視鏡外科学会（SAGES）の「食道裂孔ヘルニアに関するガイドライン」[1]でも採用されているように，最近ではⅢ型から，大網や結腸などの他臓器が一緒にヘルニア内容となるⅣ型（複合型）を分けるようになっている（図Ⅱ-2）．Ⅳ型は胃のほとんどが縦隔に入り込む intrathoracic stomach であるが，可動性の高い胃体下部から幽門前庭部が先進部となり，食道裂孔の腹側から縦隔内に入り込む upside-down stomach の形態をとる．
- 日本人の食道裂孔ヘルニアの頻度について，初回内視鏡検査施行患者 2,595 例（男女比 53：47，平均年齢 56.4 歳）を対象とした疫学調査[2]では，食道裂孔ヘルニアは 2,560 例（年齢・性別不明を除く）中 1,263 例（49.3%）に認め，男性は女性に比べて有意に多いが，高齢になるほど女性で有意に頻度が増加している．食道裂孔ヘルニア自体は高頻度にみられる疾患であるが，多くはⅠ型（滑脱型）である．

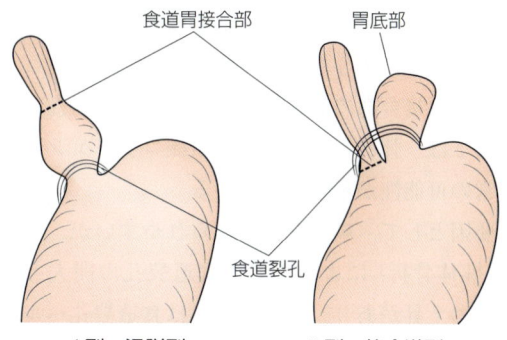

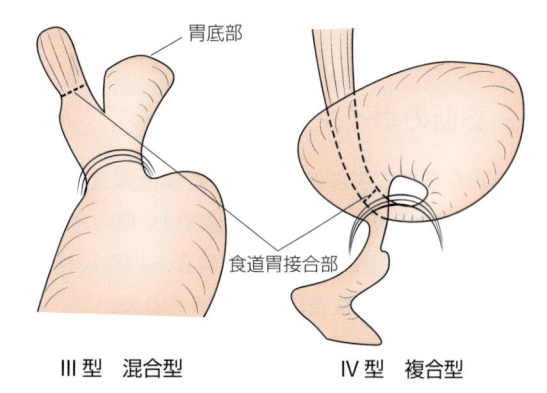

図Ⅱ-2 食道裂孔ヘルニアの分類

発症機序

- 本来，食道胃接合部は横隔食道膜により食道裂孔に固定されているが，固定が緩くなり，食道胃接合部が頭側へ移動する病態が滑脱型（Ⅰ型）である．一方，食道胃接合部の背側，後腹膜への固定は保たれているが，腹側の裂孔の開大により，胃が入り込む病態が傍食道型（Ⅱ型）である．Ⅲ型は，滑脱型（Ⅰ型）に裂孔部の開大が加わって，胃が縦隔内に入り込んでいった状態で，食道胃接合部より胃底部が高位になったときにⅢ型に分類される．一方，Ⅳ型は，むしろⅡ型の病態が進行した状態と考えられるが，食道胃接合部の位置は程度の違いはあるが頭側への偏位がみられる．Ⅱ～Ⅳ型は食道胃接合部が胃底部より低位にあり，広義の傍食道型に分類される．

- 後天性疾患であるが，一部では家族内集積や多因子遺伝の関与も考えられている．
- 食道胃接合部の裂孔における固定の脆弱性に関しては，弾性線維の低下や組織コラーゲンの異常の可能性が示唆されている．
- 要因として，高齢女性にみられやすいが，亀背（椎体骨折）により生じる食道裂孔の開大と腹圧の上昇があり，その重症度は食道裂孔ヘルニアの程度と相関する[3]．亀背や肥満のような腹腔内圧の増加は食道裂孔ヘルニアの危険因子である．

診断のポイント

- 症状ならびに胸部X線検査（特に巨大食道裂孔ヘルニアでの縦隔内のガス像やIV型の鏡面像は特徴的），上部消化管造影検査，内視鏡検査，胸腹部造影CT検査により診断される．
- I型，III型では胃食道逆流症による症状が主体となるが，胃食道逆流症に関しては，「胃食道逆流症（GERD）」の項を参照のこと．
- I型やIII型の大きなヘルニアでは，長期の逆流による短食道を生じている可能性がある．
- III型ではヘルニア門の部位の胃壁に潰瘍が発生（Cameron潰瘍）することがあるが，その場合は上部消化管出血による症状・徴候を呈する．
- II型，III型，IV型では，通過障害や圧迫による症状として，嘔気・嘔吐，前胸部の膨満感，そして嚥下困難などがみられる．
- 特にIV型では胃軸捻転としての症状がみられる．代表的な症状としては，Borchardtの三徴（① 吐物のない嘔気，② 上腹部膨満感，③ 胃管挿入不能）がある．upside-down stomachは長軸方向の捻転（organoaxial volvulus）の状態であるが，短軸方向の捻転（mesenteroaxial volvulus）が加わると症状が重篤化し，胃壊死の危険性があるため，迅速な対応が必要である．
- 巨大食道裂孔ヘルニアの明確な定義はないが，胃の1/3または1/2以上が縦隔内に入り込んでいる場合に用いられている．このような場合，逆流や通過障害のような消化器症状だけでなく，ヘルニアの圧迫により循環器症状（動悸，不整脈），呼吸器症状（息切れ，呼吸困難）を呈することがある．

鑑別診断・治療法選択に必要な検査

- ヘルニアの種類や重症度を評価するために，① 上部消化管造影検査，② 胸部・腹部CT検査，③ 内視鏡検査が有用である．軽度の滑脱型では内視鏡検査が有用なこともあるが，バリウムによる上部消化管造影検査が最も感度が高い．高齢者では誤嚥の危険性があるので，水溶性の造影剤は避けることが望ましい．
- 鑑別疾患として重要なのは横隔膜ヘルニアである．先天性，外傷性のものがあるが，CT検査などにて診断は容易である．ただし，まれな疾患であるが，傍食道裂孔ヘルニア（食道裂孔部の筋層間からのヘルニアで術後例が多い）は傍食道型に類似するので，診断には特に注意が必要である．

治療法とその選択

- 滑脱型では，胃食道逆流症（GERD）に対する治療が行われる（「胃食道逆流症（GERD）」の項参照）．
- 傍食道型では，ヘルニアに対する治療，すなわち外科治療が選択される（「逆流性食道炎，食道裂孔ヘルニアの手術」の項参照）．

予後[1]

- 逆流や誤嚥による肺炎や胃軸捻転による胃壊死が予後悪化因子であるが，高齢や併存疾患による影響を受ける．
- 傍食道型で無症状例の有症状化率は14%/年である．
- 胃軸捻転のような緊急性を要する事態の発生率は2%/年以下である．
- 胃軸捻転に対する緊急手術の死亡率は17%と

高いが，最近では0〜5.4％と改善した報告もみられる．

患者説明のポイント

- 食道裂孔ヘルニアの予防には，体重の増加に注意する．特に女性では骨粗鬆症（椎体骨折）の予防が重要である．
- 食道裂孔ヘルニアは逆流症状だけでなく，通過障害の症状を呈することがある．
- 大きな食道裂孔ヘルニアは，呼吸器系，循環器系の症状を呈することがある．
- 大きな食道裂孔ヘルニアを有する患者で，急激な前胸部痛や苦悶感などの症状がみられた場合は，急性の胃軸捻転の可能性があるので，至急病院に受診する必要がある．

文献
1) Kohn GP, et al：Surg Endosc 27：4409-4428, 2013
2) 草野元康，他：Gastroenterol Endosc 47：962-973, 2005
3) Kusano M, et al：J Clin Gastroenterol 42：345-350, 2008

（柏木秀幸）

Barrett食道・腺癌

概念・頻度

- わが国の「食道癌取扱い規約」では，食道下部の柵状血管下端を食道胃接合部（esophagogastric junction；EGJ）とし，そこから連続的に円柱上皮が伸びる場合をBarrett食道と定義された．その円柱上皮が3cm以上かつ全周性に進展しているものをlong segment Barrett esophagus（LSBE），非全周性のものをshort segment Barrett esophagus（SSBE）としている[1]．
- 欧米とわが国ではEGJおよびBarrett食道の定義が異なる．欧米では胃粘膜ひだの口側端をもってEGJが規定され，特に北米では組織学的に杯細胞を有する特殊腸上皮化生（specialized intestinal metaplasia；SIM）を認めることが必須である．
- 前述のごとく，Barrett食道の定義が異なるため，欧米とわが国のBarrett食道有病率を単純に比較することはできない．一般的にBarrett食道の頻度は，黒人・アジア人において低く，慢性的に胃食道逆流症（gastroesophageal reflux disease；GERD）を有する白人男性において最も高いとされている．欧米からの報告では，内視鏡検査を受けたGERD患者の3〜5％にLSBE，10〜20％にSSBEを認めたとされる．わが国では20.8％がBarrett食道の平均的な頻度とされ，内視鏡検査施行例におけるLSBEの頻度は0.6〜1.2％とまれでありSSBEが大多数を占める．
- Barrett食道は腺癌発生のリスク因子であり，欧米における年間の発生率0.5％（1,000人/年あたり5例前後）とされてきた．しかし，最近の大規模研究では従来の報告に比し低いデータが示される傾向にあり，0.12％とする報告がある．
- 全食道癌におけるBarrett腺癌の占める割合において，過半数を超えたとする欧米の報告に比し，わが国では3％程度で依然まれとされている．しかし，高齢化やHelicobacter pylori感染率の低下などを背景にGERD患者は増加しており，今後，欧米諸国の軌跡をたどるごとく，Barrett食道・腺癌が増加するのではないかと懸念されている．

発症機序

- Barrett食道の主な病因は，胃内容物（胃酸，ペプシン，胆汁酸など）の食道内逆流と考えられており，ほぼ一致した見解が得られている．しかし，その病態に関しては，①食道胃接合部の腺上皮が胃酸逆流により脱落した扁平上皮部

を置換していく，②食道内に遺残した胃あるいは腸上皮からの発生，③扁平上皮多分化能を有した stem cell からの発生，④食道噴門腺が露出した円柱上皮島が初期の Barrett 食道である可能性，など諸説あり，いまだ不明な点が多い．

- Barrett 腺癌の主な組織学的発生経路は metaplasia-dysplasia-carcinoma sequence と考えられている．しかし，最近では SIM の有無によって dysplasia・腺癌の発生率に有意な差がなかったとする報告など，SIM を介さない発癌経路が存在するとの論調が強まっている．

診断のポイント，鑑別診断・治療選択に必要な検査

- GERD 症状あるいは Barrett 食道を有する患者に対しては，通常内視鏡で注意深く EGJ を観察することが何よりも重要である．生理学的狭窄部であり，蠕動・心拍動の影響を受けやすい EGJ の観察は容易でないものの，鎮痙薬投与，先端フードの装着により，見逃しの少ない観察が可能である．また，炎症の強い症例に対しては，プロトンポンプ阻害薬（PPI）を投与した後の再検を考慮する．

- さらに，Barrett 食道の内視鏡診断では深吸気時の観察（腹腔内と食道内の圧較差が増して胃粘膜の一部が食道内に逸脱する）が有効であり，下部食道柵状血管および胃粘膜ひだの口側端の観察が容易となる．食道裂孔ヘルニアのある症例では，胃内からの反転観察も試みるとよい．

- Barrett 表在癌（粘膜下層までにとどまる癌）は，発赤調で EGJ の右側（特に2時方向）に好発し隆起を示すこと多い．隆起型（特に 0-Ⅰ型）の場合，粘膜下層浸潤およびリンパ節転移のリスクが高まる可能性がある[2]．よって，内視鏡的切除術に代表される低侵襲治療による根治率を高めるためには，平坦な病変の発見に注力すべきである．

- しかし，通常観察のみの内視鏡診断では，表面の凹凸に乏しい病変に対する検出（発見）・質的（良悪性）診断には限界がある．さらに，通常観察のみでは癌が早期に発見されたとしても，術前の範囲診断において苦慮する場合も少なくない．

- まず，最初に行うべき補助診断としてインジゴカルミン撒布による色素内視鏡があり，より微細な表面性状の変化をとらえることができる．色調変化に乏しく平坦な病変（dysplasia・0-Ⅱb）に対しては，narrow-band imaging（NBI）・酢酸法を併用した拡大内視鏡が有用な診断ツールとなりえる[2,3]．

- Barrett 腺癌に対する拡大内視鏡診断は，早期胃癌の拡大内視鏡診断が応用可能とされ，質的診断（腫瘍 vs. 非腫瘍），範囲診断精度が明らかに向上すると報告されている[3]．それらの報告によると，Barrett 表在癌に対する拡大内視鏡診断のポイントとして，①領域性（境界：demarcation line），②異常な粘膜模様〔不整または消失（微細化・不明瞭化含む）〕，③不整血管の増生（拡張と形状不均一）などが挙げられている．

治療法とその選択

- 従来，特に欧米において，high grade dysplasia（HGD）を含めた粘膜内癌に対する標準治療は外科切除であったが，高い術関連死（約 3％）や生活の質（QOL）の低下など問題が指摘されてきた．わが国では粘膜内癌に対する治療法として内視鏡的切除術が一般的であり，最近の欧米では背景粘膜である Barrett 食道を同時に消失させるラジオ波焼灼術（radiofrequency ablation；RFA）が広く普及しつつある．

- メタアナリシスに基づいた最近の報告において，リンパ節転移率は粘膜内癌でわずか 1.93％，粘膜筋板（MM）に浸潤した癌でも 4.7％とされている．一方，粘膜下層浸潤癌のリンパ節転移率は 29％との報告があり，基本的にリンパ節郭清を加えた外科的切除術の適応

といえる．しかし，粘膜下層にわずかに浸潤した癌（SM1）のリンパ節転移率は 6％前後とされており，画像上リンパ節転移がなく脈管侵襲陰性の深層粘膜筋板（DMM）および SM1 癌に対する内視鏡的切除の適応拡大の是非については，今後の検討課題である．

予後

- Barrett 食道癌が進行癌で発見された場合の 5 年生存率は 14.9％ときわめて予後不良であるため，早期に発見し治療する必要がある．
- わが国で内視鏡的に切除された粘膜癌（深層粘膜筋板まで）101 例の術後経過は，平均観察期間 38 か月において無再発生存率 100％であった[2]．また，欧米からの報告では，HGD に対する RFA 後 3 年間の完全消失率は 96％ときわめて高い．粘膜癌の段階で発見され，内視鏡的切除または RFA で根治できれば，きわめて良好な予後かつ高い QOL が期待できる．

患者説明のポイント

- Barrett 食道・腺癌の発生のリスク因子として，胃酸・アルカリ液（特に胆汁酸）の食道内逆流のみならず，嗜好品（コーヒー・喫煙・飲酒）や肥満などが報告されている．逆に野菜・果物・食物繊維の摂取により，そのリスクは低減するとされる．長年にわたり胸やけなど GERD 症状を有する患者には，逆流性食道炎のみならず，Barrett 食道・腺癌発生のリスクがあることを説明し，内視鏡検査を勧める必要がある．また，嗜好品や食物などの生活指導も適宜行う．

文献

1) 日本食道学会（編）：食道癌取扱い規約，第 10 版補訂版．金原出版，2008
2) Goda K, et al：Dig Endosc 25：146-150, 2013
3) 小山恒男，他：胃と腸 42；691-695，2007

（郷田憲一，小山恒男）

アカラシア

概念・頻度

- アカラシアは嚥下，食道内の伸展刺激に対する下部食道括約筋（LES）の弛緩不全と食道体部の蠕動障害により，液体，固形物の食道から胃への通過障害をきたす良性疾患である．
- 発症年齢は，成人に多くみられるが，小児から高齢者の幅広い年齢層にみられ特に好発年齢はない．性別では男女差はないとする報告が多い．わが国における発生頻度の報告はみられないが，海外での年間の発生率は 0.4〜0.6 人/10 万人/年であると報告されている．

発症機序

- 嚥下による LES 弛緩，食道蠕動波は中枢，外来性迷走神経の遠心性線維，そして筋層間神経叢により制御されている．
- アカラシア進行例においては，筋層間神経叢の神経節細胞数は消失または著明な減少を認めていることから，抑制性の一酸化窒素（NO）作動性ニューロンと興奮性の cholinergic 作動性ニューロンの両者が消失・減少している．
- アカラシア患者の一部では食道の cholinergic 系の神経支配は正常であると考えられ，アカラシア患者の有する特徴的な障害は選択的な抑制性ニューロンの障害である．

診断のポイント

- つかえ感を有する患者では常にアカラシアの存在を念頭に入れ診療することが重要である．
- アカラシア患者では口腔内逆流を頻回に認めるが，胃酸の混在はないため酸味はない．
- 夜間の口腔内逆流により枕が汚れることが多

い．涎が多くなったと訴えることもある．

鑑別診断・治療法選択に必要な検査

- アカラシアの鑑別疾患はEGJ領域の悪性腫瘍，好酸球性食道炎（食道生検にて20個以上/400倍視野の好酸球の確認），アカラシア以外の食道運動異常症である．

1. 食道造影検査

- アカラシアの食道造影の特徴は下部食道の鳥の嘴状のスムーズな狭窄，バリウムの排出遅延，通過障害に伴う食道の拡張，および食道内のバリウム層上部の唾液，残渣の貯留である．
- 「食道アカラシア取扱い規約」の改訂が2012年に行われた．この改訂ではアカラシアのX線造影像の拡張型が従来の紡錘型，フラスコ型，S状型から，直線型（Straight type；St型）とシグモイド型（Sigmoid type；Sg型）の2つに分類された．シグモイド型において食道の縦軸の蛇行が強く，L字型を呈する場合には進行シグモイド型（Advanced Sigmoid type；aSg型）と呼称される．
- 各拡張型の鑑別は食道長軸の角度により規定される．食道に屈曲がある場合には食道長軸に直線を引き（直線が2本の場合は交差する角度は1つ，3本の場合は2つ），交差する角度αの最も低値なものから下記のように定義される．

　　$\alpha \geq 135°$の場合：直線型
　　$90° \leq \alpha < 135°$の場合：シグモイド型
　　$\alpha < 90°$の場合：進行シグモイド型

- 拡張度〔下部食道膨大部の最大横径(d)〕に関しては，従来と同様にGrade I（d<35 mm），II（35 mm≦d<60 mm），III（60 mm≦d）に分類される．

2. 内視鏡検査

- 食道内腔拡張，食物残渣の貯留，噴門部の巻きつき像，めくれこみ像などが主な内視鏡所見である．
- 健常者では下部食道の観察において深吸気時に下部食道が伸展され柵状血管が観察されるが，アカラシア患者では十分に送気し，深吸気をとらせてもLESが十分に弛緩しないため，下部食道で柵状血管の全体像は観察できず，また下部食道狭小部に全周性の放射状の襞像（esophageal rosette）が観察される．

3. 内圧検査

- アカラシアの病態の本質がLESの弛緩不全であることから，アカラシアの診断のためにはLES弛緩を評価することが重要である．
- LES弛緩不全の評価のためにはhigh resolution manometryまたはスリーブセンサーを有する食道内圧検査が必要である．
- アカラシア患者では嚥下後のLESの完全弛緩はみられず，一次蠕動波もみられない．また，アカラシア患者では，食道内の液体貯留に伴い食道静止圧が胃内圧よりも高値であることが多い．

治療法とその選択

- アカラシアの病態の本質であるLES弛緩不全を回復する方法がないため，LES圧を低下させ，重力により液体，固形物が食道内から胃内に少しでも多く通過できるようにすることに主眼が置かれる．

1. 薬物療法

- LES圧低下作用のあるカルシウム拮抗薬，亜硝酸薬が使用される．これらの薬剤により，食事中のLES圧を低下させる必要があり，薬物の効果が瞬時に出現する舌下投与が可能である薬剤が必要となる．これらの薬剤として，ニフェジピン，硝酸イソソルビドがあるが，薬物療法のみで症状が改善することはまれである．

2. バルーン拡張術

- 30 mmのバルーンを使用することにより，アカラシア患者の約75%が寛解となる．初回は疼痛を目安にゆっくり2〜3 psiより開始し，3分間の拡張を行う（多くの症例では1回目の拡張によりバルーンの切れ込みは消失する）．その後，1分間の休憩後，2回目の拡張を3〜4

psi にて3分間，さらに1分間の休憩後，3回目は4〜5 psi で3分間の拡張を行い，これを1コースとしている．ほとんどの症例で最大加圧は5 psi である．
- 高圧での拡張は強い疼痛の原因となるだけでなく，穿孔の危険性が高くなる．
- バルーン拡張術が有効であった症例の多くは1コースの拡張術にて終了している．1コースの拡張療法でほとんど効果が認めない場合には，2度目の拡張を試みてもほとんど効果はない．繰り返すバルーン拡張術は癒着を招き，バルーン拡張術無効例に対する外科的治療の妨げになる可能性があり，バルーン拡張術は最大でも2コースまでとするべきである．
- バルーン拡張術有効例に関連する因子は年齢であり，40歳以上では有効率が高率である．
- 30歳未満の症例においてバルーン拡張術が有効であった症例はなく，30歳未満の症例では外科的治療，経口内視鏡的筋層切開術（per-oral endoscopic myotomy；POEM）の適応である．

3. **腹腔鏡下筋層切開術＋噴門形成術（Heller-Dor 手術）**
- アカラシア患者に対する Heller-Dor 手術の良好な成績が報告されていることから，バルーン拡張術の効果を認めない若年者では最初から外科的治療または POEM が行われる．若年者以外ではバルーン拡張術も有効であることから，治療法の選択は患者自身の判断によって決定される．

4. **POEM**
- POEM はあらゆるタイプのアカラシア患者に有効であるとともに，腹腔鏡下筋層切開術に比べ長い距離の筋層切開が可能であることから，つかえ感のみならず胸痛を有するアカラシア患者に対しても有効である．

予後

- バルーン拡張術の有効例の90％以上の症例では，長期にわたり寛解が維持される．症状再燃例においても拡張術有効例では再拡張術も有効であることが多い．
- アカラシア患者では食道癌の合併するリスクが高いことからも，アカラシア診断後も定期的な内視鏡検査が必要である．

患者説明のポイント

- アカラシアは LES の異常により，液体・固形物の食道から胃への通過障害をきたし，QOL を著しく低下させる良性疾患である．
- LES 弛緩不全の発症機序は不明である．
- 治療としては LES 機能を回復させる方法はなく，LES 圧を低下させて重力により，液体，固形物が食道から胃に落ちやすくするものであり，薬物療法，バルーン拡張術，腹腔鏡下筋層切開術，経口内視鏡的筋層切開術がある．
- 薬物療法のみで症状の改善をみることはまれである．
- バルーン拡張術は40歳以上では治療成績は80％以上と良好であるが，30〜40歳では約50％，30歳未満で有効例はほとんどない．バルーン拡張術の重篤な合併症は食道穿孔であるが，その頻度は0.5〜3％である．治療時間は10分以内である．
- 腹腔鏡下筋層切開術，POEM の治療成績は各年代とも良好である．全身麻酔下にて行われる．

〈岩切勝彦〉

食道癌

概念・頻度

- 食道癌は，主として扁平上皮癌と腺癌に分かれるが，わが国ではその大半が扁平上皮癌である（日本食道学会の全国調査では，92.9％が扁平上皮癌，2.4％が腺癌であった）．本項では，扁平上皮癌を中心に概説する．
- 国立がん研究センターのがん情報サービスによれば，部位別がん死亡率（男性2012年）では，人口10万人対15.9人，女性2.9人であり，男性が女性の5倍である．生涯がん死亡リスクでは，男性で1％，女性で0.2％である．これは胃癌のおよそ1/10〜1/4である．また生涯がん罹患率では男性2％，女性0.4％で男性が女性の5倍である．2002年の日本食道学会全国調査では，年齢は60歳代，70歳代に好発し，全体の年齢の約70％を占める．占拠部位は51.6％が胸部中部食道である．次いで，胸部下部食道24.2％，胸部上部食道13.4％の順である．

発症機序

- 食道癌の危険因子は飲酒と喫煙である．WHO（2009年）ではアルコール代謝産物であるアセトアルデヒドをGroup 1の発癌物質としている．アセトアルデヒドを分解するALDH2の欠損が強く関連しており，flusher（お酒を飲むと顔が赤くなる）が危険とする報告が注目されている．

診断のポイント

- 食道扁平上皮癌は，壁深達度がT1-EPおよびT1-LPMであれば，予後がきわめて良好である．したがってスクリーニングの内視鏡検査においては，それらの拾い上げ診断が最大の目標となる．
- 拾い上げの方法として，まずは通常光観察で，わずかな陥凹や隆起，発赤や白色調の肥厚など，領域をもった局面に注目する．一方，ヨード染色（およそ1％）を行い不染部を見つけるという方法は，初学者においても容易・確実である．癌では上皮の有棘細胞層でのグリコーゲンの産生が行えないことからヨードに不染となる．
- 一方，熟練者においては，特殊光観察（NBIなど）により，brownish area（茶褐色の領域）を拾い上げるのがよい．ヨード染色ほどのコントラストはつかないものの，通常光観察よりは，容易に病巣を認識できる．そして拾い上げたbrownish areaに対してNBI拡大内視鏡観察を行い，微小血管の変化をチェックする．IPCL（上皮乳頭内ループ状血管）の変化として，4徴（拡張・蛇行・口径不同・形状不均一）を認めれば，扁平上皮癌が強く疑われる．
- アルコール多飲者にみられる"まだら食道（ヨード染色で食道壁の染色性が，濃染から，通常染，淡染，不染まで多様に複雑に染まる状態）"では，NBIおよびNBI拡大の評価がしばしば困難であり，ヨード染色により不染部を見つけるという従来からの方法が有用なことがしばしば経験される．

鑑別診断・治療法選択に必要な検査

- 癌との鑑別診断として，粘膜下腫瘍の平滑筋腫をはじめとする間葉系腫瘍が挙げられる．顆粒細胞腫もしばしば遭遇する病変で癌の鑑別疾患となる．進行食道癌との鑑別診断となるのが，アカラシアであろう．いずれも他項または成書を参照されたい．
- 食道癌の確定は，内視鏡による病変の確認と生検病理診断によって行われるが，治療方針の決定においては，画像診断（CT，PET，EUS）によるリンパ節転移の有無が重要な要素となる．

- 進行食道癌の診断において，内視鏡挿入時に，声帯の動きを観察しておくことは重要である．生体の動きが制限（反回神経麻痺）されていれば，主腫瘍，あるいはリンパ節を介しての腫瘍の反回神経浸潤が想定される．集学的治療がさまざまな角度から検討される．

治療法とその選択

- 内視鏡診断が粘膜癌で，画像診断でリンパ節腫大がなければ，内視鏡的治療（EMR，ESD）の適応となる（詳細は下記「内視鏡的治療」を参照）．それより進行すると，外科治療，化学放射線治療が適宜選択される．

1. 内視鏡的治療

- T1aのうち，深達度EP，LPMの病変では，リンパ節転移はまれであり，EMR/ESDの適応となる．癌浸潤が粘膜筋板に達するものや，粘膜下層に一部浸潤するもの（200μmまで）では，10％程度のリンパ節転移の可能性があることから，相対的適応となる．
- いずれにしても，正確な病理評価の観点から，また局所再発防止の観点から一括切除が原則である．粘膜の切除範囲が半周以上に及ぶ場合には，狭窄の予防策が必要となる．
- 近年，食道の内視鏡治療は，症例数の多い施設では，きわめて安全な治療法となっている．
- 切除標本の病理組織学的検索で，壁深達度T1a-LPMまでであれば，基本的に追加治療の必要はない．壁深達度T1a-MMの場合で，脈管侵襲陽性，またINFcや垂直断端陽性の場合は，外科治療をはじめとする追加治療を考慮する．これらの因子が陰性であっても，T1a-MMの場合は，十分なICのもと，3～6か月ごとのCTや6～12か月ごとの内視鏡検査が薦められる．内視鏡切除標本で深達度がT1b-SMの場合は，約50％のリンパ節転移があり，脈管侵襲の有無にかかわらず，外科手術をはじめとする追加治療を考慮する．

2. 外科治療

- 胸部食道癌の壁深達度がT1-SMおよびそれを越える癌では，外科手術が行われるのが一般的である．術式として，開胸の場合，また体腔鏡を用いた切除・再建術など，各施設によりさまざまな工夫がなされている．またリンパ節郭清は胸部上部・中部食道では，3領域郭清が行われ，胸部下部食道癌や腹部食道癌では，画像診断で頸部リンパ節転移がない限り，2領域郭清が行われることが多い．壁深達度T3以深の癌では，開胸による切除が行われることが普通であろう．
- 術前補助療法は，外科切除可能なStage II・III胸部食道癌（UICC 2002年版）を対象に行われている．一般的に術前化学療法が行われることが多い．シスプラチン＋5-FUによる術前化学療法と術後化学療法を比較したランダム化比較試験（JCOG9907）では，術前化学療法群で全生存期間が有意に改善したことから，わが国では標準治療となっている．
- 外科手術と化学放射線療法：わが国では，Stage IA（T1N0M0）の症例では，化学放射線療法と外科手術の同等性が期待されているものの，Stage IBからIIIの症例では，術前化学療法＋手術の成績が，化学放射線療法を上回ると推定されている．
- 食道進行癌の治療方針の詳細は，日本食道学会（編）「食道癌診断・治療ガイドライン」を参照されたい．

予後

- 5年相対生存率は男性では32.3％（2003～05年），女性では41.3％と，それぞれ予後の厳しい疾患の1つである．外科手術によるリンパ節郭清の徹底，化学療法における新薬の開発，レジメンの検討，さらに放射線治療における照射野，照射法の工夫などが続けられており，徐々に生存率は向上しつつある．しかしながら，現在のところ，最も確実な方法は，T1-EP，T1-

LPM での早期癌の拾い上げと内視鏡による一括切除である．

患者説明のポイント

- 癌の壁深達度が T1-EP，T1-LPM までであれば，まずは内視鏡的切除で根治が可能である．
- T1-MM 以深の癌では，たとえ現在，リンパ節転移の画像診断が陰性であっても，潜在的に 10％以上のリンパ節転移の可能性がある．その場合，外科手術を中心とした追加治療が考慮されるが，食道癌手術そのものが安全に行われるようになったとはいえ，高齢者などではまだまだ侵襲の大きい治療であり，総合的な判断が必要となる．
- リンパ節転移がある場合，外科手術をはじめとした各種の治療法が選択可能である．さらにそれらの治療法を組み合わせた治療法が展開されるが，どの治療法でも癌を 100％根治せしめることは現段階では不可能である．

（井上晴洋，佐藤千晃）

食道・胃静脈瘤

概念・頻度

- 食道静脈瘤（esophageal varices；EV），胃静脈瘤（gastric varices；GV）とは，食道および胃上部の粘膜下層に静脈が腫瘤状に拡張したものであり，門脈圧亢進症によって生じた門脈-大循環側副血行路の一部である．
- 食道・胃静脈瘤は門脈圧亢進症の重篤な合併症であり，未治療での出血死亡率は，EV 出血 6〜15％，GV 出血 45〜55％と報告されている．
- 肝硬変と診断時に代償性肝硬変の 30〜40％に，非代償性肝硬変の約 60％に EV が認められたとの報告がある．
- 門脈圧亢進症患者の 30〜40％に孤立性 GV が存在する．

発生機序・原因疾患（図 II-3）

- 肝内・外における流出血管抵抗の増大により，門脈系全体の圧亢進が生じるため，うっ滞した門脈血が肝臓を経由せずに大静脈系へ還流するために遠肝性副血行路が発達し，本来は順行求肝性血流を示している左胃静脈や短胃静脈などの血流方向が逆転し，遠肝性副血行路として食道・胃静脈瘤が形成される．
- 門脈系への流入動脈血流の増大，すなわち局所門脈系の循環亢進状態（hyperdynamic state）によって門脈系への血流が増大し，門脈系全体の圧亢進をきたし，食道・胃静脈瘤が形成される[1]．
- 特殊なものとして，慢性膵炎，膵腫瘍などによる脾静脈の狭窄や閉塞例では，脾静脈領域の局所性門脈圧亢進（左側型門脈圧亢進症）のために，短胃静脈を介した遠肝性副血行路として孤立性胃静脈瘤が形成される．
- 原因疾患は，肝硬変，特発性門脈圧亢進症，肝外門脈閉塞症，Budd-Chiari 症候群などである．このうち肝硬変が最も多く，門脈圧亢進症全体の約 90％を占める．

診断のポイント

- 肝硬変患者で血小板減少（8.8 万/μl 以下），脾腫，腹水貯留があれば EV の存在が疑われる．
- 確定診断には上部消化管内視鏡が不可欠である．内視鏡所見の記載は，食道・胃静脈瘤内視鏡所見記載基準（表 II-1）[2]を用いる．記載所見から静脈瘤破裂の危険度が把握できる．すなわち，形態が大きいほど，発赤所見が高度なほど出血の危険性は高まる．
- 肝障害の進展は EV の発達に関与し，腹水の貯留は静脈瘤血流を増大させ，出血の誘因とな

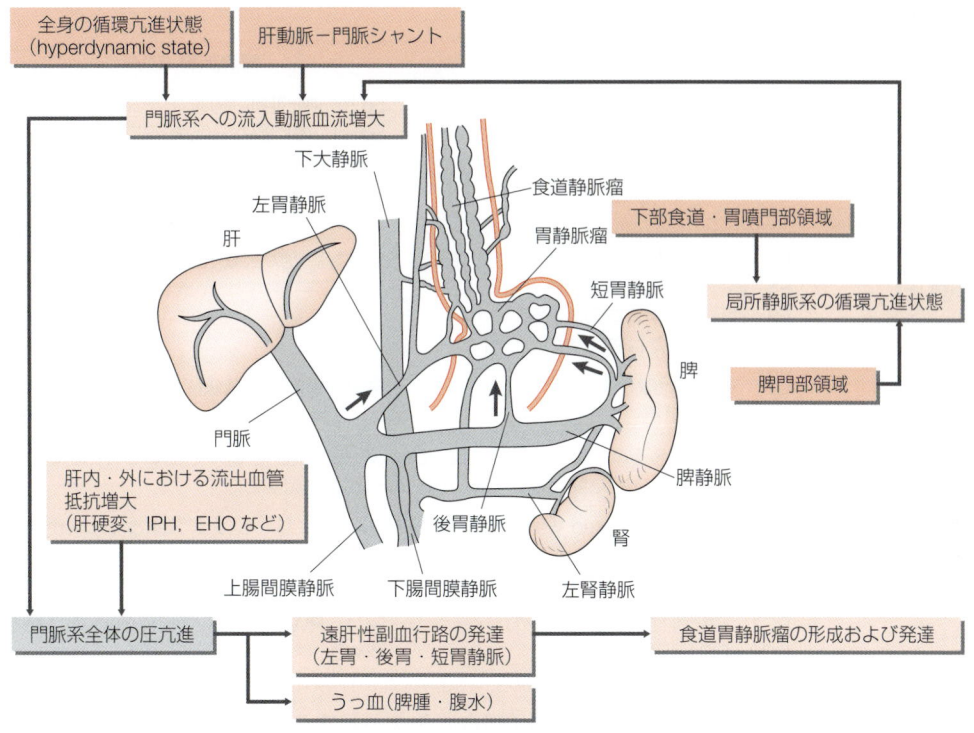

図 II-3　食道・胃静脈瘤の発生機序および病態のメカニズム〔文献1)より引用〕

- 門脈血行動態の把握にはEUSのほかにMDCTやMRAが有用である．

鑑別診断・治療法選択に必要な検査

- 基礎疾患の診断には腹部超音波や腹部CTなどの画像診断，門脈圧測定や肝生検などが有用で，血液生化学検査やウイルス検査などを含めて門脈圧亢進症の鑑別診断を行う．
- 食道中部から上部にかけてみられる孤立性の血管性病変は静脈瘤ではなく食道血管腫である．食道血管腫は出血することはなく経過観察でよい．
- GV，特に腫瘤様静脈瘤（F3）では粘膜下腫瘍との鑑別が重要であり，決して生検してはいけない．
- 肝予備能，凝固能，腎機能，肝癌合併の有無やVp（門脈腫瘍塞栓）因子などを評価する．

- EUSはEV・GVの血行動態，すなわち食道・胃壁内外の血行路を非観血的に把握する手段として有用である．
- MDCTによる三次元構築（3D-CT）はEV・GVの供血路や排出路などの側副血行路の発達程度の把握や治療後の血行動態を評価するうえできわめて有用であり，腹部血管造影に取って代わる非侵襲的な検査法である．

治療法とその選択（表II-2）

- 治療法には，薬物療法，バルーンタンポナーデ法，内視鏡的治療，interventional radiology（IVR）を応用した治療，外科手術がある．
- 治療方針を決定する際に重要なことは，患者の病態と門脈血行動態の把握であり，これらの状況に基づいた最良の治療法を選択することが重要である[2]．

表 II-1　食道・胃静脈瘤内視鏡所見記載基準

	食道静脈瘤（EV）	胃静脈瘤（GV）
占居部位 location (L)	Ls：上部食道にまで認められる Lm：中部食道にまで及ぶ Li：下部食道のみに限局	Lg-c：噴門部に限局 Lg-cf：噴門部から穹隆部に連なる Lg-f：穹隆部に限局 （注）胃体部にみられるものはLg-b，幽門部にみられるものはLg-aと記載する．
形態 form (F)	F0：治療後に静脈瘤が認められないもの F1：直線的な比較的細い静脈瘤 F2：連珠状の中等度の静脈瘤 F3：結節状または腫瘤状の静脈瘤	食道静脈瘤の記載法に準じる
色調 color (C)	Cw：白色静脈瘤 Cb：青色静脈瘤	食道静脈瘤の記載法に準じる
	（注）ⅰ）紫色・赤紫色に見える場合は violet (v) を付記して Cbv と記載してもよい． 　　　ⅱ）血栓化された静脈瘤は Cw-Th，Cb-Th と付記する．	
発赤所見 red color sign (RC)	RC にはミミズ腫れ red wale marking (RWM)，チェリーレッドスポット cherry red spot (CRS)，血マメ hematocystic spot (HCS) の3つがある．	
	RC0：発赤所見を全く認めない RC1：限局性に少数認めるもの RC2：RC1 と RC3 の間 RC3：全周性に多数認めるもの	RC0：発赤所見を全く認めない RC1：RWM，CRS，HCS のいずれかを認める
	（注）ⅰ）telangiectasia がある場合は Te を付記する．　ⅱ）RC の内容 RWM，CRS，HCS は RC の後に付記する．　ⅲ）F0 でも RC が認められるものは RC1～3 で表現する．	
出血所見 bleeding sign (BS)	出血中所見： 　湧出性出血 gushing bleeding 　噴出性出血 spurting bleeding 　滲出性出血 oozing bleeding 止血後間もない時期の所見： 　赤色栓 red plug，白色栓 white plug	食道静脈瘤の記載法に準じる
粘膜所見 mucosal finding (MF)	びらん erosion (E)：認めれば E を付記する 潰瘍 ulcer (UI)：認めれば UI を付記する 瘢痕 scar (S)：認めれば S を付記する	食道静脈瘤の記載法に準じる

〔文献2）より引用〕

1．薬物療法

- 門脈圧降下薬としてβ遮断薬（プロプラノロールなど），バソプレシン，ニトログリセリン，ソマトスタチン，スピロノラクトンなどが用いられている．

2．バルーンタンポナーデ法

- Sengstaken-Blakemore チューブ（S-B チューブ）には，いろいろなチューブがあり，それらの使用法を熟知しておくことが大切である．
- 門脈圧亢進症患者が吐血した場合は，まず EV 破裂を考えるが，必ずしも EV 出血とは限らず，胃炎や潰瘍からの出血のこともあり，可能な限り緊急内視鏡で出血源を確認する．
- 出血多量で緊急内視鏡ができない場合は診断的に S-B チューブを使用することもある．
- S-B チューブによる圧迫止血は一時的な緊急処置であること，S-B チューブ挿入は患者にかなり苦痛を与えること，長時間の挿入は重大な合併症を起こしやすいことから，できるだけ早期（12 時間以内）にチューブを抜去し，内視

表 II-2　食道・胃静脈瘤の治療法

1. 薬物療法
2. バルーンタンポナーデ法
　食道・胃チューブ（S-Bチューブなど），胃チューブ
3. 内視鏡的治療
　1）内視鏡的硬化療法（EIS）
　　①硬化剤：エタノラミンオレイト（EO），エトキシスクレロール（AS），無水エタノール（ET）
　　②組織接着剤：histoacryl（HA），α-cyanoacrylate monomer（CA）
　2）内視鏡的静脈瘤結紮術（EVL）
4. interventional radiology（IVR）
　1）門脈側副血行路塞栓術：B-RTO など
　2）経頸静脈的肝内門脈大循環短絡路（TIPS）
　3）動脈塞栓術：部分的脾動脈塞栓術（PSE）など
5. 手術療法
　1）直達手術：食道離断術，Hassab 手術，胃上部切除など
　2）その他：シャント手術，脾臓摘出術，肝移植術など

鏡的治療を行い，完全止血を図る．
- GV出血の場合，大容量胃バルーンを用いて一時止血が可能である．治療中の止血困難時にも有用である．

3. 内視鏡的治療

- EVの場合は内視鏡的硬化療法（endoscopic injection sclerotherapy；EIS）や内視鏡的静脈瘤結紮術（endoscopic variceal ligation；EVL）が，孤立性GVの場合は組織接着剤〔シアノアクリレート系薬剤（CA）：ヒストアクリル，α-シアノアクリレートモノマー〕注入法（CA法）が行われているが，特に急性出血例に有用である．
- 出血・待機例は絶対的適応であり，予防例ではF2以上またはF因子に関係なく発赤所見（red color sign；RC sign）陽性静脈瘤が適応となる．
- GV症例では上記以外に，GV上にびらんを認めるものやGVが急速に増大したもの，あるいはEV治療後に残存したGVや新生したGVが適応となる[3]．
- EISの禁忌は高度の黄疸（総ビリルビン4 mg/dl以上），低アルブミン血症（2.5 g/dl以下），高度の血小板減少（2万/μl以下），全身の出血傾向（DIC），大量の腹水貯留，高度脳症，末期肝癌（Vp3），腎不全，心不全などである[3]．
- 高度肝障害例（Child-Pugh C，総ビリルビン4 mg/dl以上）ではEISは禁忌であるが，EV出血ではEVLで，GV出血ではCA法で対処できる．これらEVLとCA法は肝機能に悪影響を及ぼさない治療法である．

(1) 食道静脈瘤治療の実際（詳細は「食道・胃静脈瘤の内視鏡的治療」の項参照）

- 出血例では全身管理下に緊急内視鏡を施行し，出血源を確認したうえでただちにEVLまたはEISにて止血する．
- 待機・予防例の基本的な治療法として，供血路の閉塞を目的とした5％オレイン酸エタノールアミン（EO）の血管内注入法と細血管の消失を目指す，1％エトキシスクレロール（AS）の血管外注入法を異時的に併用する，EO・AS併用法[3]が行われている．
- 長期間の再発防止効果を得るためには，EVの完全消失だけでなく，さらに徹底した治療（地固め法）[3]が必要である．EO・AS併用法後にアルゴンプラズマ凝固法（APC）による地固め法を加えるのが効果的である．
- EISの重大合併症として，出血や食道穿孔などの局所的なものと，ショック，門脈血栓，肝不全，腎不全などの全身的なものがある．これらはX線透視下で造影剤添加EOを注入する静脈瘤造影下EISで未然に防止できる．
- EVL単独では再発率が高く，待機・予防例の治療法としては限界がある．EVL後の再発率を低下させるために，EIS（AS法）との併用やEVL後にAPCなどで地固めを追加する工夫がされている．
- EVLの重大な合併症として，Oリング脱落による大量出血や出血死，オーバーチューブによる食道損傷や穿孔などの報告がある．

(2) 胃静脈瘤治療の実際（詳細は「食道・胃静脈瘤の内視鏡的治療」の項参照）

- 出血例は全身管理下に緊急内視鏡にて出血源を確認し，CA法にて止血する．
- 待機・予防例では内視鏡的治療か，IVR応用治

療が行われている．
- 内視鏡的治療としては，GV を CA 法で閉塞し，それらの供血路を EO の血管内注入法で閉塞する CA・EO 併用法が有用である[3]．
- CA 法の合併症として，排出路（胃腎シャント）から大循環への流出や肺塞栓がある．

4．IVR を応用した治療
- バルーン下逆行性経静脈的塞栓術（balloon-occluded retrograde transvenous obliteration；B-RTO）は孤立性 GV の待機・予防例の治療法の 1 つとして広く行われているが，胃腎シャントを有する症例に有用である．
- 急性出血例では CA 法で一時止血後に B-RTO を施行することが多い．
- B-RTO は胃腎シャントをバルーンカテーテルで制御し，逆行性に硬化剤（EO）を GV とその供血路まで注入し，閉塞する手技である．
- 多くは 1 回の B-RTO で GV を消失でき，GV の再発がみられない．ただし，EV の出現は高率であり，定期的な経過観察が必要である．
- 一部の施設では，経頸静脈的肝内門脈大循環短絡術（transjugular intrahepatic portosystemic shunt；TIPS）が行われている．

5．外科手術
- 直達手術（食道離断術，Hassab 手術）と選択的シャント手術がある．Hassab 手術は，GV に対して有効性が高く，外科手術の中では侵襲性の低い手術である．最近では，腹腔鏡を利用した hand-assisted laparoscopic splenectomy（HALS）や laparoscopic splenectomy（LS）が行われている．

予後

- 自然経過例での静脈瘤出血率は 15〜40％で，その初回出血時の死亡率は約 50％ときわめて高率であり，また死亡しないまでも肝予備能の低下をきたすこと，そして EIS が安全かつ効果的に施行できることから，予防的治療が積極的に行われている．
- EV 出血例や孤立性 GV 出血例に対する内視鏡的止血率は 90％以上と高い．
- EV 待機・予防例に対して，EO・AS 併用法と地固め法によって静脈瘤の完全消失を達成することで再発防止効果が得られる．
- 孤立性 GV においても CA・EO 法で完全治療が得られた場合に再発防止効果が得られる．
- 治療後の予後は，肝障害の程度や肝癌合併の有無に依存する．

患者説明のポイント

- 患者と家族に十分説明し，その内容を文書に残して理解してもらう．
- 患者の病態を詳細に説明し，食道・胃静脈瘤の出血リスクから治療の必要性の有無を理解してもらう．
- 治療が必要な場合，適応となる治療法の危険性と予後について，詳細かつ十分に説明し，同意を得る．
- 治療後の経過観察時において静脈瘤再発の可能性があることを説明し，定期的な内視鏡観察が必要なことを理解してもらう．
- 治療後の食事療法や生活指導，特に禁酒を守り，過労を避けることを徹底させる．

文献
1) 小原勝敏：食道・胃静脈瘤．小俣政男，他（監）：専門医のための消化器病学，第 2 版．医学書院，pp 51-58，2013
2) 内視鏡検査．日本門脈圧亢進症学会（編）：門脈圧亢進症取扱い規約，改訂第 3 版．金原出版，pp 37-62，2013
3) 小原勝敏，他：食道・胃静脈瘤内視鏡治療ガイドライン．日本消化器内視鏡学会（監）：消化器内視鏡ガイドライン，第 3 版．医学書院，pp 215-233，2006

〔小原勝敏〕

特発性食道破裂

概念・頻度

- 特発性食道破裂（idiopathic esophageal rupture）は，1724年オランダのHermann Boerhaaveが，最初に症例報告を行った．その名前に因んでBoerhaave症候群とも呼ばれている．日本では1935年に吉田が初めて報告した．
- 食道に特別な疾患がないのに急激な食道内圧の上昇により，食道壁が破裂する疾患を総称した疾患名である．
- 比較的まれな疾患であり，診断と治療に難渋することもある．
- 初診時に適切な処置を行わないと重篤な経過をとるため，現在でも死亡率の高い疾患の1つである．
- 発症年齢は30〜50歳代で，嘔吐後，特に飲酒に伴う場合が多く，男性に多い傾向がある．

発症機序

- 本症は器質的疾患のない正常な食道が，直接的な外傷や異物の誤飲などによらず，食道の内圧の急激な上昇により食道壁の全層が損傷（破裂）する疾患である．
- 食道に炎症，潰瘍，腫瘍などの疾患が前もって存在し，その部位から生じたものは本症から除外される．
- 繰り返す嘔吐などを契機とする食道内圧の急激な上昇が本症の成因と考えられ，同時に食道と胃の協調運動の失調，食道の解剖学的特徴が起因する．まれに排便時のいきみ，分娩時のいきみで生じることもある
- 破裂部位は横隔膜直上の胸部下部食道左側が多い，生理学的理由から破裂部は胸部下部食道に好発し，特に左側後壁（57%）に多い．次いで胸部中心部食道右側が9%と多くみられる．下部食道でも右壁，後壁が破裂することもある．
- 解剖学的原因としては下部食道の筋層は胃に比べて薄く弱く，かつ神経・血管が壁外から進入するため脆弱であることが多く，下部食道左側の輪状筋の櫛状欠損が時にみられる．
- 下部食道の上壁は心臓，右壁は大動脈，下壁は椎体で圧迫されているが，左後壁は胸膜のみで周囲の支持組織を欠くなどによる．下部食道でも右壁，後壁が破裂することもある．破裂創は，縦走がほとんどであり，その長さは半数以上（66%）で2〜4cmである．

診断のポイント

- 病歴の聴取が重要である．
- Macklerの三徴は嘔吐，突然の強い胸痛，皮下気腫である．
- 縦隔胸膜が維持され損傷が縦隔内にとどまる縦隔内限局型と縦隔胸膜を穿破して胸腔内に達する胸腔内穿破型に分類される．
- 嘔吐反射直後，突然バットで殴られたような胸痛や腹痛，胸骨後部痛，背部痛が発生する．
- 時間の経過とともにショック状態など重篤な経過となる．
- 心筋梗塞や解離性大動脈瘤などと誤診しやすく，しばしば血清アミラーゼ値の上昇と胸水貯留を伴うため急性膵炎とも誤診しやすい．
- 上部消化管内視鏡は穿孔部の大きさや性状の診断には有用であるが，全身状態の悪い患者では施行すべきではない．

鑑別診断・治療法選択に必要な検査

- 特発性食道破裂が疑われたら画像診断として胸部X線，胸腹部CT，水溶性造影剤による食道造影の順で検査を進める．
- 胸部X線で気胸，縦隔気腫（Naclerio's V sign），皮下気腫，胸水貯留が認められる．
- 発症から早期段階では，あるいは縦隔内限局型

- でははっきりした所見が認められないこともある.
- CTでのみ縦隔気腫，皮下気腫，胸水がはっきり描出されることもある.
- 食道造影で穿孔部位から造影剤の漏出を認めたら，確定診断となる.

治療法とその選択

- 特発性食道破裂の治療は内科的治療と外科的治療に分けられる.
- 共通する治療は穿孔部の閉鎖，感染巣の除去とドレナージである.
- Cameronらは，①縦隔内に限局した小さな穿孔，②破裂創から食道へのドレナージが良好，③臨床症状が軽度，④重症感染がないことを保存的治療の条件としている.
- 禁食・抗菌薬投与，プロトンポンプ阻害薬投与・中心静脈栄養，持続吸引などを行う.
- 外科的治療に際し，発症から経過時間や炎症に関係する縫合不全を防止することが重要である.
- 胸腔内穿破型であれば食道破裂部の縫合閉鎖，縫着や被覆術，洗浄，ドレナージを行う.
- 破裂創が大きな場合，被覆術を行うことが多い.

予後

- 1975年まで特発性食道破裂の死亡率は47%とされており，予後不良の疾患とされていた.
- 特発性食道破裂に対して早期診断の進歩，強力な抗菌薬の開発，中心静脈栄養などの栄養管理の進歩により，死亡率は減少した.
- 現在では死亡率は10%前後まで低下した.

患者説明のポイント

Q この疾患はどうして起こるのですか？
- 生来的に食道に脆弱性を有している患者で嘔吐を繰り返した場合，食道内圧が高くなり，穿孔を生じます.

Q 鑑別診断にはどういうものがありますか？
- 心筋梗塞・解離性大動脈瘤・自然気胸などがあります．また急性膵炎などもアミラーゼ高値で鑑別に挙がります．現在の医療レベルであれば心電図，胸腹部CTをとれば鑑別診断はある程度できると思われます．確定診断は食道造影となります．

Q どのように診断しますか？
- 確定診断は水溶性造影剤を服用し，穿孔部から漏出を認めた場合となります．CTでも縦隔気腫などの所見からある程度推測できます．

Q この疾患の予後はどうなりますか？
- その病変の範囲により，範囲が広く，胸腔内穿破型であればかなり回復するのに時間がかかります．場合によっては命にかかわることもあります．開胸し，穿孔部位を縫合閉鎖しますが，縫合不全を生じるとかなり治りにくくなります．

（峯 徹哉）

Mallory-Weiss症候群

概念・頻度

- Mallory-Weiss症候群は，1929年にGeorge MalloryとSoma Weissらにより「飲酒後の繰り返す嘔吐に引き続き吐血をきたし死亡した4例」として，初めて報告された.
- Mallory-Weiss症候群は，嘔吐などによる腹腔内圧，胃・食道内圧の急激な上昇に伴って食道胃接合部付近の消化管壁に縦走裂創を生じ，これにより吐血や下血をきたす疾患である.
- 本症は上部消化管出血の5～10%を占め，発症者の約90%が男性である．発症者の平均年齢

は45〜50歳とされているが，小児の発症例も報告されている．

発生機序

- 一般的に，嘔吐による腹腔内圧の急激な上昇が本症の誘因となる．嘔吐により食道胃接合部付近に，胃軸に沿って左右に強い伸展力が生じ，粘膜が縦方向に亀裂を起こし，その裂傷から出血をきたす．裂傷は粘膜下にとどまることが多いが，固有筋層にまで及ぶこともある．
- Mallory-Weiss症候群の30〜50％は，飲酒後の嘔吐が発症に関与しているが，飲酒以外の原因としては，食中毒，乗り物酔い，妊娠悪阻などが報告されている．また，交通事故や，運動中の事故など，外部から腹部への強い衝撃が加わることにより発症することがある．

診断のポイント

- 問診は非常に重要で，飲酒歴や，繰り返す嘔吐後の吐血という病歴の聴取が診断の手がかりとなる．
- 本症の約90％以上が吐血，吐・下血を主訴とするが，下血のみを訴えることもある．重症例では，出血性ショックをきたし，血液検査で貧血が確認されることもある．
- 本症の診断には，上部消化管内視鏡が最も有用である．本症が疑われるときは，内視鏡検査を行い，食道胃接合部付近の裂創の存在を確認する．裂傷からの出血が確認できない場合には，消化性潰瘍など，他の出血性病変の合併についても考慮する必要がある．
- 発生部位別分類としてZeifer分類が知られており，I型：食道限局型，II型：食道胃併存型，III型：胃限局型の3型に分類される．I型が最も多く，III型はきわめてまれである．

鑑別診断・治療法選択に必要な検査

- 大量吐血の病歴や，出血性ショックの有無，血液検査による貧血の確認は，緊急内視鏡検査の適応を判断するうえで重要である．
- 出血中や出血直後に内視鏡検査を行うことにより，的確な診断，適切な治療が可能となる．出血部位の同定，縦走裂傷の深さ，大きさ，出血の形態，すなわち動脈性か，湧出性の出血か，すでに止血されているか，などを観察する．食道内圧が正常化すれば，ほとんどの症例で自然止血するため，特別な治療は必要とせず，保存的に経過観察となる．出血が持続する症例では，内視鏡的な止血治療を要する．
- 主に消化管出血をきたす上部消化管疾患との鑑別が重要である．病歴，理学所見での鑑別診断が困難なときは，可能な限り内視鏡検査を行い診断する．本症と鑑別が必要な疾患を列記する．

1) 食道疾患：逆流性食道炎，特発性食道破裂，食道静脈瘤，食道癌．
2) 胃疾患：胃潰瘍，急性胃粘膜病変，胃静脈瘤，胃癌．
3) 十二指腸疾患：十二指腸潰瘍，十二指腸癌．

- 食道壁の損傷が全層に及ぶ，Boerhaave症候群（特発性食道破裂）との鑑別は重要である．吐血に加えて，激しい心窩部痛や呼吸困難の訴えがあるときやショック状態に陥っている症例では，Boerhaave症候群を念頭に置き，胸部X線，胸部CTなどで胸水や縦隔気腫の有無について確認する必要がある．また必要に応じ，食道造影で裂孔の確認をする．

治療法とその選択

- 絶飲食とし，保存的に治療する．Mallory-Weiss症候群による出血の多くは自然に止血するが，大量出血した場合は輸血が必要となることもある．全身の循環動態確保のための輸液や輸血などのサポート以外，特に治療を必要としないことが多い．
- 自然止血されず，出血が持続するときは，内視鏡検査とともに止血治療を行う．内視鏡検査で動脈性の出血が確認された場合は，ただちに内

視鏡下に止血処置を行う．出血が止まっていても，裂傷に凝血塊が付着しているもの，露出血管のあるものは再出血する可能性が高いため，同様に内視鏡下で止血処置を行う．
- 内視鏡による止血法として，クリップ止血，電気凝固法，高張ナトリウム・エピネフリンや純エタノールの局注などが挙げられる．
- 内視鏡による止血処置後は，裂傷の深さ，全身状態などに応じた適切な治療を行う．一般に裂傷の深いものは入院し，安静，絶食，輸液療法などの治療を行う．さらに裂傷の治療として，止血薬や，H_2受容体拮抗薬，プロトンポンプ阻害薬などの酸分泌抑制薬を投与する．止血作用，粘膜保護作用のあるアルギン酸ナトリウムなどの内服薬も有用である．

予後

- Mallory-Weiss 症候群による出血の 75〜90% は，安静，保存的治療により自然止血される．内視鏡下に止血処置が必要となることもあるが，概ね予後は良好である．内視鏡下での止血が困難で，外科的手術が必要となることはまれである．

患者説明のポイント

- 主症状は新鮮血の混じった吐血であり，通常，胸痛や腹痛は伴わない．裂傷が浅く，激しい出血を伴わない病態であれば，タール便（下血）が主症状となる．特に胃・十二指腸潰瘍の既往がない場合は，本症が疑われる．
- 誘因としては飲酒が最も多いが，飲酒後でなくても激しい嘔吐の反復や咳，くしゃみ，排便，分娩後など，急激に腹腔内圧が上昇する状況であれば，発症する可能性がある．
- ほとんどの Mallory-Weiss 症候群は保存的治療により回復するが，大量吐血により出血性ショックをきたし，内視鏡的な処置が必要になる場合があるため，なるべく早く内視鏡検査が行える診療所，病院を受診するよう説明する．

文献
1) Mallory G, et al：Am J Med Sci 178：506-514, 1929
2) 小澤俊文：胃と腸 47：734, 2012

（久保田英嗣，片岡洋望，城 卓志）

急性胃炎・AGML

概念・頻度

- 急性胃炎とは，何らかの成因により，胃粘膜における急性の炎症性変化が惹起された状態である．
- 発症原因が消失すれば，速やかに治癒することが多く，炎症の経過から慢性胃炎とは区別される．
- 病理組織学的には，好中球を主体とする炎症性細胞浸潤と，通常は浮腫，出血，びらん，充血，滲出液などの所見を認める．
- 急性胃炎の内視鏡的所見として発赤，びらん，浮腫，出血などの粘膜変化が観察できるが，これらは病理組織学的な急性炎症を反映している．
- Katz らは内視鏡的に広範囲のびらん・出血や潰瘍形成を伴う多彩な変化が観察される病変を，急性胃粘膜病変（acute gastric mucosal lesion；AGML）と呼称した[1]．
- AGML は出血性胃炎，急性びらん，急性胃潰瘍，およびそれらの混在する急性期の病変を称した疾患名で，胃壁の傷害深度は問われないので，臨床的には利用しやすい概念である．

発症機序

- 急性胃炎の成因として，非ステロイド性消炎鎮痛薬（NSAIDs）を代表とする薬物，腐食性化学

表 II-3　急性胃炎の原因

1) 薬物
   NSAIDs，アスピリン，アレンドロン酸ナトリウム，抗悪性腫瘍薬など
2) 腐食性化学物質
   酸，アルカリ，農薬など
3) 食事
   アルコール，嗜好食品，食物アレルゲン，大量摂取など
4) 感染
   H. pylori やその他の細菌，ウイルス，真菌，寄生虫（アニサキス）など
5) ストレス
   肉体的ストレス（熱傷，外傷，手術後など），精神的ストレス
6) 全身性疾患
7) 医原性原因
   内視鏡検査（内視鏡検査後の AGML），経カテーテル肝動脈塞栓術，抗悪性腫瘍薬の動注治療，放射線照射など

物質，アルコールなどの食事によるもの，Helicobacter pylori などの微生物感染，ストレス，内視鏡検査後の AGML や放射線照射などの医原性のものがある（**表 II-3**)[2]．

- アスピリンを含んだ NSAIDs は COX を介する間接的な傷害機序と直接的な傷害機序をもつ．COX1 阻害によって粘膜防御の低下から粘膜傷害を惹起し，COX2 阻害によって傷害修復が阻害される．
- H. pylori の初感染時に腹痛・嘔吐を伴った急性胃炎を起こすことは，H. pylori 培養液を服用したボランティアの感染実験で証明されている[3]．
- 内視鏡後の AGML とは，内視鏡検査で正常粘膜と診断された後 4〜7 日目に突然に強い心窩部痛が出現し，胃幽門部を中心に多発びらん・潰瘍，黒苔状の出血を呈する病態を指す．その成因は H. pylori の経内視鏡感染であることが証明され，適切な内視鏡洗浄によって発生は抑制できる[4]．

診断のポイント

- 臨床症状は，突発性に出現する上腹部痛，嘔気・嘔吐，腹部膨満などである．重症例では吐血・下血もみられることがある．
- 何かしらの誘因を推測できることが多いので，服薬歴，食事内容（アニサキス症の原因となる生鮮魚類など），アルコール，ストレスの有無などの聴取が大切である．
- 腹部所見では心窩部に圧痛を認める．腐食性化学物質による腐食性胃炎では，穿孔をきたして腹膜刺激症状を呈することがある．
- 急性胃炎を疑う場合には，上部消化管内視鏡検査を行う．内視鏡的に広範囲あるいは多発性に発赤，びらん，浮腫，出血，滲出液などを認める．
- 出血所見は出血時期によって，赤色から黒色（ヘモグロビンが酸によって塩酸ヘマチンに変化）までさまざまである．
- アニサキス症では，虫体が発見され，限局的な粘膜浮腫を伴うことがある．
- 粘膜浮腫が強い場合や蜂窩織炎性胃炎では，体外超音波検査や CT などの画像診断で胃壁の肥厚像がとらえられる．

鑑別診断・治療法選択に必要な検査

- 消化管出血の評価のために，血液検査，BUN をチェックする．
- 好酸球数はアレルギー性疾患の鑑別となる．
- H. pylori 感染が疑われる場合には感染診断が重要となる．
- 腐食性化学物質が原因の場合には，消化管穿孔などを考慮して，内視鏡検査前に CT などの画像診断を行う．

治療法とその選択

- 治療の基本は，誘因の除去を第 1 に試み，薬物治療を行うことである．
- 軽症例では誘因の除去だけで，自然治癒する場合も少なくない．
- 薬物治療には酸分泌抑制薬（ヒスタミン受容体拮抗薬：H_2 受容体拮抗薬），胃粘膜防御因子増強薬，制酸薬，抗コリン薬などが用いられる．

- 臨床症状や内視鏡的な粘膜傷害所見が中等度以上の場合には，酸分泌抑制薬を第一選択とする．H₂受容体拮抗薬より酸分泌抑制作用の強いプロトンポンプ阻害薬が期待される．ただし，潰瘍形成を認めないと保険適用外となる．
- NSAIDsが原因の場合には，プロスタグランジン製剤の有効性が指摘されている．
- 活動性出血を認める場合には内視鏡的止血術の適応であり，アニサキス症では虫体を摘出する．

予後

- 薬物治療に良く反応して，予後は比較的良好である．
- 腐食性胃炎だけは例外で，治療に難渋する場合が多い．

患者説明のポイント

- 治療に良く反応して慢性化することはなく，予後は良好であることを説明する．
- 原因除去が可能であれば，再発のおそれもない．

文献
1) Katz D：Progress in Gastroenterology 1：91-96, 1968
2) Dixon MF, et al：Am J Surg Pathol 20：1161-1181, 1996
3) Marshall BJ, et al：Med J Aust 142：436-439, 1985
4) 仲紘嗣，他：Gastroenterol Endosc 41：2035-2043, 1999

〔加藤元嗣，小野尚子，間部克裕〕

慢性胃炎

概念・頻度

- これまで慢性胃炎の病名は，心窩部痛や胃もたれなど上部消化器症状を訴える患者に診療上の病名として用いる場合（症候性胃炎），あるいは内視鏡やX線検査で萎縮や発赤などの異常を認めた場合に形態的に診断する形態学的胃炎，また，胃生検や切除胃の病理組織学検査で診断される組織学的胃炎の3つの意味で主に用いられてきた．しかしながら，*Helicobacter pylori* の発見と機能性ディスペプシア（functional dyspepsia；FD）の疾患概念の確立により，病理組織学的に胃粘膜に炎症や萎縮を認めるものを慢性胃炎と診断するようになった．
- 慢性胃炎の多くは *H. pylori* 感染が原因で，まれに自己免疫性胃炎，好酸球性胃炎など特殊なものがある．
- 慢性胃炎の頻度は *H. pylori* 感染率とほぼ一致し，年代とともに増加する[1]．以前の検討では，*H. pylori* 感染率は0〜9歳で5.3％，10〜19歳で18.6％，20〜29歳で25.0％と1年に約1％増加し，40歳以上では70％以上を示し，慢性胃炎もほぼ同様の頻度と考えられるが，最近の感染率は70歳以上でも40％と著しく低下し，それに伴い慢性胃炎の頻度も低下していると考えられる[2]．

発症機序・原因疾患

- 慢性胃炎の多くは *H. pylori* 感染による．初期感染は急性胃炎として発症するが，その後は感染が持続し慢性胃炎の像となる．さらに，加齢とともに固有胃腺の萎縮や腸上皮化生が認められるようになり，萎縮は進行する．高度萎縮に

- 進展した場合，*H. pylori* が消失することがある．
- 胃潰瘍や十二指腸潰瘍，胃癌，胃腺腫，胃MALT リンパ腫はいずれも *H. pylori* 感染により引き起こされる慢性胃炎を基盤に発生する疾患であるが，その背景にある胃炎の分布と程度には差異がある．その差異について，菌株や病原因子の違い，宿主の反応の違い，環境因子の関与などが考えられている．
- *H. pylori* 感染以外の原因としては自己免疫，*Helicobacter heilmannii*，サイトメガロウイルス，結核，梅毒などの感染症，NSAIDs などの薬剤によるもの，Crohn 病などの全身性疾患に伴うもの，collagenous gastritis，好酸球性胃炎，肉芽腫性胃炎など特殊なものもある．

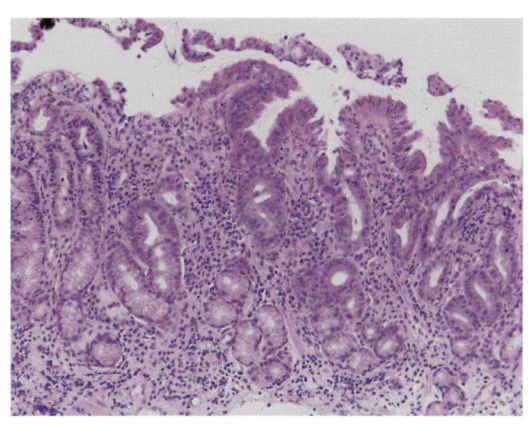

図 II-4　幽門腺領域より胃生検で採取された *H. pylori* 感染胃炎の組織像
間質の炎症細胞浸潤の増加，固有胃腺の減少，腺窩上皮の粘液産生の低下など多彩な所見が認められる．

診断のポイント

- 慢性胃炎に特徴的な症状はなく，一般に無症状のことが多い．
- 確定診断には上部消化管内視鏡検査時に行う胃生検が必要であるが（**図 II-4**），熟知すれば内視鏡所見で組織所見を評価することが可能である．また，血清ペプシノゲンの測定，尿，血液，便あるいは尿素呼気試験により *H. pylori* 感染を診断することにより，慢性胃炎の存在を診断できる．
- 慢性胃炎の分類としては，成因，局在性，病理組織像，内視鏡所見をすべて加味し，世界共通の診断基準として updated Sydney system（**図 II-5**）が作成されている[3]．成因として *H. pylori* 感染を重視し，胃炎の局在性として前庭部胃炎，胃体部胃炎，広範胃炎に分類し，さらに，病理組織所見を炎症，活動性，萎縮，腸上皮化生，*H. pylori* の菌量を程度により正常，軽度，中等度，高度と grading system を取り入れている．わが国で用いられている，胃体部萎縮性胃炎の広がりを内視鏡所見から分類する木村・竹本分類は，胃癌のリスク群を評価するうえで重要である．
- まれに，*H. heilmannii*，サイトメガロウイルス，梅毒，結核などの感染，薬物，炎症性腸疾患やアミロイドーシスなど全身疾患が原因となっていることがあるので，全身疾患としての検査や感染症診断，さらに組織学的検索が必要となることもある．
- 病理組織以外の診断法としては，*H. pylori* 感染の診断，NSAIDs などの薬剤投与の問診，全身疾患の有無の診断，自己免疫性胃炎の診断には血中抗壁細胞抗体，内因子抗体とガストリンの測定を行う．血清診断としては血清ペプシノゲンの測定が有用であり，胃癌検診にも応用されている．
- 慢性胃炎の主な成因は *H. pylori* 感染であるので，*H. pylori* 感染の有無が慢性胃炎の存在と診断するうえで重要である．*H. pylori* 感染の診断には内視鏡検査時に行う迅速ウレアーゼ試験，組織学的検査，培養法，血清および尿中抗体測定，呼気試験，便中抗原の検出がある．

鑑別診断・治療法選択に必要な検査

- *H. pylori* 感染が原因か否かを診断することが最も重要である．
- 自己免疫性胃炎：A 型胃炎とも呼ばれ，内視鏡像と胃生検による組織診断（胃底腺の消失と正

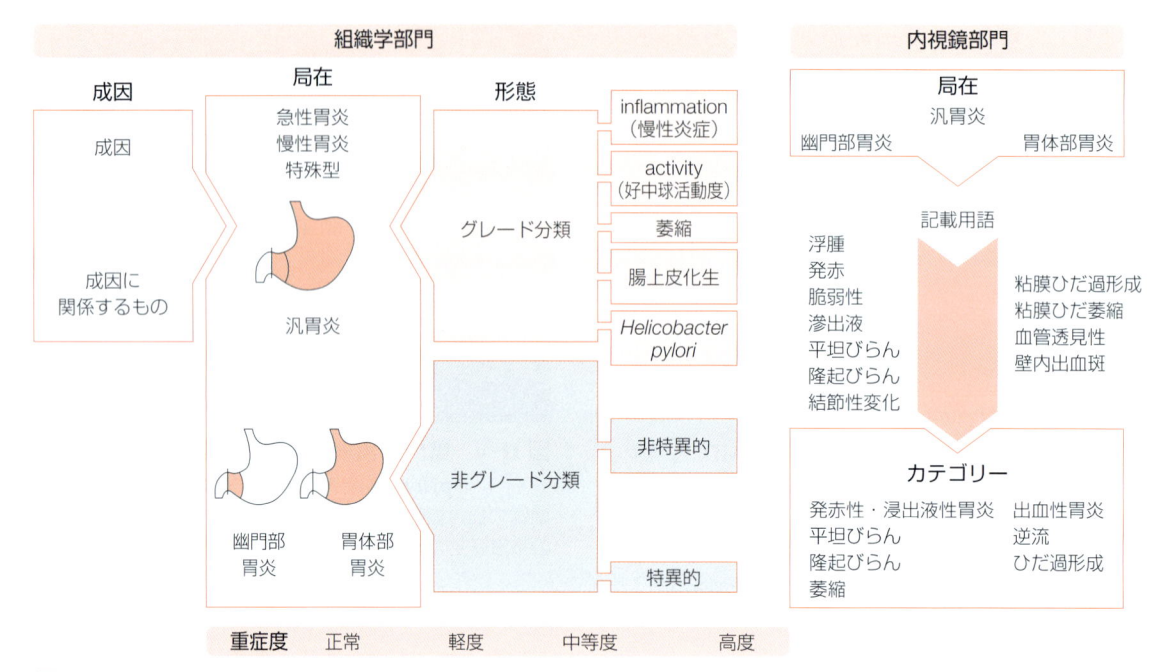

図 II-5　updated Sydney system
成因として H. pylori 感染を重視し，胃炎の局在性として前庭部胃炎，胃体部胃炎，広範胃炎に分類し，さらに，病理組織所見を炎症，活動性，萎縮，腸上皮化生，H. pylori の菌量を程度により正常，軽度，中等度，高度と grading system を取り入れている．
〔文献3）より引用改変〕

常の幽門腺），さらに血中ガストリン値の上昇，抗壁細胞抗体や抗内因子抗体の存在で診断する．H. pylori 感染陽性のこともある．

- H. heilmannii 感染胃炎：胃生検組織の病理組織学的診断による．H. pylori より菌体が大型で，結節性変化（鳥肌状胃粘膜）の内視鏡像を認め，H. pylori 感染が証明できないときは，H. heilmannii 感染を疑う．
- collagenous gastritis：胃生検組織により，膠原バンドの証明．
- 肉芽腫性胃炎：胃生検による肉芽腫の証明．
- サイトメガロウイルス，梅毒，結核感染による胃炎：病原体の証明．
- 全身性疾患による胃炎：Crohn 病，潰瘍性大腸炎など全身性疾患の証明．
- NSAIDs など薬剤による胃炎：薬剤の内服歴．

治療法とその選択

- 自覚症状のある場合は FD として，症状に応じて消化管運動機能調節薬，H$_2$ 受容体拮抗薬，漢方薬，あるいは抗不安薬を選択あるいは併用する．
- H. pylori 感染による場合は，プロトンポンプ阻害薬と抗菌薬による除菌治療を行う．
- 自己免疫性胃炎については，根本的治療はない．
- H. heilmannii による胃炎は，H. pylori と同様の治療で除菌できる．
- 特殊な形態の胃炎については，それぞれの治療方針に従う．

予後および経過

- 慢性胃炎そのものは予後の悪い疾患ではないが，慢性胃炎を基盤に発生する消化性潰瘍や胃癌などの疾患により予後は決まる．胃粘膜萎縮を認めても，1年に1回の定期的な内視鏡検査で胃癌の多くは早期発見できる．
- H. pylori 感染によるものは，除菌が成功すると

炎症は消失し，萎縮も改善する可能性がある．腸上皮化生が改善するか否かは，現時点では相反する成績がある．
- *H. pylori* を除菌することにより，NSAIDs や抗血栓薬，抗凝固薬による胃十二指腸粘膜障害の発生率は低下する．
- 自己免疫性胃炎では，無酸症，高ガストリン血症が背景にあり，胃癌や胃カルチノイドの発生に注意し，内視鏡検査による定期的な経過観察が必要である．
- *H. pylori* を除菌することにより胃癌発生を抑制できる可能性があり，萎縮や腸上皮化生を認めない若年者ほど効果が期待できる．

患者説明のポイント

- 慢性胃炎そのものは重篤な疾患でないが，消化性潰瘍や胃癌が発生することがあることを説明する．
- *H. pylori* 感染診断と治療の意義を説明し，陽性の場合は積極的に除菌治療を行う．
- *H. pylori* 除菌後も胃癌が発見されるので，高齢者や萎縮性胃炎を認める場合，定期的な内視鏡検査が必要であること理解しておく．

文献
1) Asaka M, et al：Gastroenterology 102：760-766, 1992
2) 塩田星児，他：Helicobacter Research 17：94-99, 2013
3) Dixon MF, et al：Am J Surg Pathol 20：1161-1181, 1996

（春間 賢，鎌田智有，塩谷昭子）

機能性ディスペプシア

概念

- 一般的にディスペプシア症状とは胃が痛い，胃がもたれるといった上腹部を中心とする不快な感覚の総称である．
- 機能性ディスペプシア（functional dyspepsia；FD）とは上部消化管内視鏡や他の検査でディスペプシア症状の原因となるものが見つからない疾患である．
- 以前は NUD（non ulcer dyspepsia）や慢性胃炎といった言い方で説明されていた疾患である．
- FD は日常生活に影響を及ぼし，健康関連 QOL を低下させることが大きな問題である．
- Rome III 基準による FD の有病率はインターネットを用いた一般成人や健診でのアンケート調査で約 6.5〜20％程度と報告されている．
- FD の病因としては胃運動機能異常（胃排出遅延，胃底部弛緩不全），内臓知覚過敏，精神心理的因子，食事生活習慣，*Helicobacter pylori* 感染，酸分泌異常，消化管感染症後の残存炎症（post infectious FD），遺伝子異常などが挙げられているが，その病態はかなり複雑で単一の要因で症状の発現機構を説明することは難しいと考えられている[1]．
- さまざまな要因のなかで胃運動機能異常と内臓知覚過敏は病態のうえで大きな要因として注目されている．
- Rome III での FD の診断基準は「症状の原因となりそうな器質的疾患がないのにもかかわらず，辛いと感じる食後のもたれ感，早期飽満感，心窩部痛，心窩部灼熱感の4つの症状のうち，1つ以上の症状を有するもの．ただし6か月以上前から症状があり，最近3か月間は継続

表 II-4　Rome III における FD の診断基準

必須項目
1. 以下の1症状以上が存在すること
   a. つらいと感じる食後膨満感（bothersome postprandial fullness）
   b. 早期飽満感（early satiation）
   c. 心窩部痛（epigastric pain）
   d. 心窩部灼熱感（epigastric burning）
2. 症状の原因となりそうな器質的疾患（上部消化管内視鏡検査を含む）が確認されない．
   これらの症状が6か月以上前から起こり，最近3か月間は症状が続いている．

1a．食後愁訴症候群（postprandial distress syndrome；PDS）の診断基準
PDSでは少なくとも以下の1，2のうち片方の項目を満たしていなくてはならない．
1. 普通量の食事でも，週に数回以上つらいと感じるもたれ感がある．
2. 週に数回以上，普通の食事でも早期飽満感のため，食べきれない．
   〔補助的診断〕
   1）上腹部の張った感じ，食後のむかつきあるいは大量のげっぷを伴うことがある．
   2）心窩部痛症候群を伴うことがある．

1b．心窩部痛症候群（epigastric pain syndrome；EPS）の診断基準
EPSでは以下のすべての項目を満たしてなくてはならない．
1. 心窩部に限局した中等度以上の痛みあるいは灼熱感が週に1回以上ある．
2. 痛みは間欠的である．
3. 腹部全体あるいは上腹部以外の胸腹部には痛みが存在しない．
4. 排便，排ガスで改善しない．
5. 機能性胆囊，Oddi括約筋障害の診断基準を満たさない．
   〔補助的基準〕
   1）痛みというよりは灼熱感のこともあうが，胸骨後部の症状でない．
   2）痛みは通常，食事摂取で誘発されたり改善したりするが，空腹時に起こることもある．
   3）食後愁訴症候群が併存することもある．

〔Rome III：The Functional Gastrointestinal Disorders, 2006 より引用〕

して症状を有していること」と定義されている（表 II-4）．

- FDの中でも上腹部症状の発現が食事摂取に関連するかどうかで，食後のもたれ感・早期飽満感を有するものを食後愁訴症候群（postprandial distress syndrome；PDS），心窩部痛・心窩部灼熱感を有するものを心窩部痛症候群（epigastric pain syndrome；EPS）の2つに分類されている[2]．

診断のポイント

- まずは胃もたれや胃の痛みなどのディスペプシア症状を訴える患者に上部消化管内視鏡検査を施行し，上部消化管の悪性腫瘍（食道癌や胃癌），消化性潰瘍，逆流性食道炎などの器質的疾患の存在を除外することが重要である．
- H. pylori 感染率が高いわが国では，上部消化管内視鏡検査で悪性腫瘍や消化性潰瘍などの除外は必須である．
- 上部消化管内視鏡検査で器質的疾患が除外された場合は，まずはFDとして治療を開始するが，治療によっても症状の改善が得られない場合には，さらなる検査を行って他疾患による症状である可能性も除外する必要がある．
- 一般的には内視鏡検査のほか，各種血液検査などを行う．必要に応じて腹部超音波，CT，検尿などで他疾患を除外し，最近の報告では，ディスペプシア症状と潜在的な慢性膵炎の存在と関連などの報告もあるため，十分注意を要する．
- FDとIBS，GERDなどさまざまな機能性消化管障害で認める症状が同時にオーバーラップしていることが知られているため，鑑別に難渋する場合がある．

治療法とその選択

- FD 患者は心理社会的因子の影響も大きく，プラセボ（偽薬）による症状改善効果が 30〜50％程度と報告されている．
- FD に対する薬物治療の基本は，自覚症状の改善を目的とした治療となる．しかし患者の訴える症状は 1 つでないために，複数の症状を訴えた場合は優勢の症状に基づいて診断と治療を行っている．
- 一般的には心窩部痛，心窩部灼熱感などの心窩部痛症候群に対しては酸分泌抑制薬を，胃もたれ，膨満感などのいわゆる食後愁訴症候群には消化管運動機能改善薬が使用されることが多い．
- 酸分泌抑制薬の治療効果はそれほど大きいものではないものの，多くのメタ解析でも H_2 受容体拮抗薬（H_2RA）やプロトンポンプ阻害薬（PPI）の有効性は証明されており，第一選択薬の 1 つとして用いるのが一般的である．
- 運動機能改善薬に関してもメタ解析でも高い有効性が示され，第一選択薬の 1 つとされている．しかしこれら薬剤の効果に対しては，メタ解析されている成績のほとんどが心臓血管系への副作用のために現在発売中止になっているシサプリド由来のものであること，各報告間のバラツキが大きいことから出版バイアスの存在する可能性が高いことなどより，その効果を疑問視する向きもある．
- 2013 年 6 月に世界に先駆けて機能性ディスペプシアに効能効果をもつ運動改善薬であるアコチアミドがわが国で発売され，その治療効果が期待されている．
- アコチアミドは，シナプス間隙におけるアセチルコリンの量を増加させることで，消化管運動機能を改善する薬剤である．第 III 相臨床試験で overall treatment efficacy（OTE）による評価で有意な改善効果を示している．現在までに大規模試験でプラセボに比して 15％以上も上乗せ効果を示した臨床試験は少なく，この薬剤の可能性に期待されている[3]．興味深いことにアコチアミドは動物実験で，ラットにおいては正常な胃排出能に対して排出促進効果を示さず，拘束ストレス負荷時の胃排出能遅延を改善させることが明らかとなっている．このことはアコチアミドが延髄や視床下部での stress modulator としての作用を有していることを示している．
- H. pylori 除菌の効果に関しては，NNT（number need to treat）が 12 とその治療効果はそれほど著明な症状改善効果があるとは言いがたいのが現実であるが，除菌治療で将来の消化性潰瘍や胃癌の発症を抑制する可能性は高く，患者にとっても利点は大きいと考えられる．
- 抗うつ薬，抗不安薬に対してもメタ解析で有効性は証明されている．また FD 患者の約 25％は何らかの向精神薬を服用しているとの報告や，不安障害を有している患者，内臓知覚過敏の存在が疑われるケースも多いため，十分な病態説明を行ったうえで，必要に応じて各種の向精神薬の使用を考慮すべきである．
- FD 患者は社会心理的要素の関与が強く，患者自身の症状を正しく認識していないことも多いことから，十分時間をかけて病状を正しく説明し，安堵感を与えることが治療の一助となることは間違いない．

文献

1) Tack J, et al：Gastroenterology 127：1239-1255, 2004
2) Douglas AD, et al：Gastroenterology 130：1377-1390, 2006
3) Matsueda K, et al：Gut 61：821-828, 2012

〔富田寿彦，大島忠之，三輪洋人〕

消化性潰瘍

概念・頻度

- 胃潰瘍・十二指腸潰瘍は消化性潰瘍と呼ばれ，文字どおり胃酸の影響を受けた胃・十二指腸粘膜上皮の欠損である．
- 疫学では，死亡率は10万人あたり2.7人（2004年），推計患者数は782,000人（2002年）となっており，近年漸減傾向となっている．
- 消化性潰瘍は1982年オーストラリアのWarrenとMarshallがヒトの胃粘膜から*Helicobacter pylori*を発見後に，その疾患概念や治療法が最も変化した疾患である．
- 1994年のNIHコンセンサス会議では，すべてのH. pylori陽性の消化性潰瘍は，初発・再発を問わず，除菌すべきであると結論された．その後も同様の報告が相次ぎ，これらの結果は従来の酸分泌抑制薬を用いる維持療法よりも優れた成績であり，わが国でも，除菌治療による消化性潰瘍の再発抑制効果が確認されている[1]．
- ランソプラゾール（LPZ）/アモキシシリン（AMPC）/クラリスロマイシン（CAM）3剤併用治療1年後の胃潰瘍，十二指腸潰瘍の累積再発率は，除菌成功群ではそれぞれ11%，6%であるのに対して，除菌治療不成功群では65%，85%と有意に高い再発率を示した（図Ⅱ-6）．また，わが国での4,000例を超える多施設共同研究では，除菌後の胃潰瘍・十二指腸潰瘍の再発率は1～2%と非常に低率であることが示されている．

病因と発症機序

- 以前は，酸を代表とする攻撃因子と胃粘膜の防御因子の不均衡から病態が議論されていた．しかし*H. pylori*が発見されて以降，消化性潰瘍，急性胃炎，慢性胃炎，MALTリンパ腫のほか，多くの上部消化管疾患が*H. pylori*感染によるものであることが明らかにされた．
- 胃・十二指腸潰瘍は早くから*H. pylori*との関連を指摘され，*H. pylori*感染が胃・十二指腸潰瘍の主な要因とされる．次いで非ステロイド抗炎症薬（NSAIDs）によるNSAIDs潰瘍が挙げられ，二大要因とされる．
- *H. pylori*感染により，胃粘膜に強い炎症細胞浸潤が起こり，粘膜防御機構の破綻をきたし，そこに胃酸が関与することが胃潰瘍の機序とされる．十二指腸潰瘍の場合は，十二指腸粘膜の胃上皮化生部へ感染が起こり，潰瘍が発生するとされている．
- NSAIDsはシクロオキシゲナーゼ阻害によるプロスタグランジン減少が粘膜防御機構の破綻を引き起こすことが粘膜傷害，潰瘍発症機序の成因とされている．
- 他の病因としてストレスなどが挙げられるが，阪神大震災後の調査から，ストレスは*H. pylori*感染による潰瘍の頻度を増加させるが，単独では潰瘍発症の原因とならないと考えられている．
- 胃酸は直接潰瘍を引き起こす原因ではないが，その発生には必須のものであり（no acid no ulcer），酸やペプシンなどの攻撃因子による組織障害を引き起こす．
- また頻度は低いが，ガストリン産生腫瘍によるZollinger Ellison症候群，Crohn病による潰瘍形成などもみられる．

診断のポイント

- 主な自覚症状は，心窩部痛で，十二指腸潰瘍では空腹時の心窩部痛が特徴的であり，食事摂取により改善をみる．胃潰瘍では食後の痛みを訴えることも多いのが特徴である．痛みの部位は心窩部であるが，右季肋部のことも多い．
- 十二指腸球部後壁側に潰瘍が生じた場合，背部

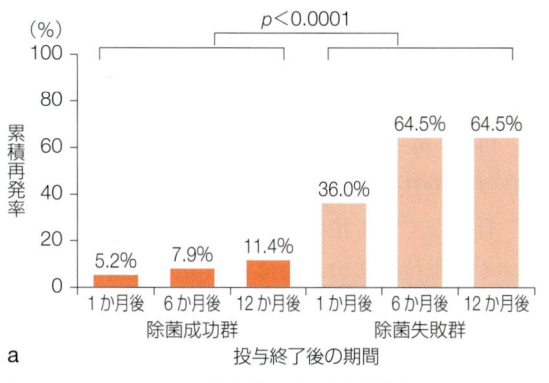

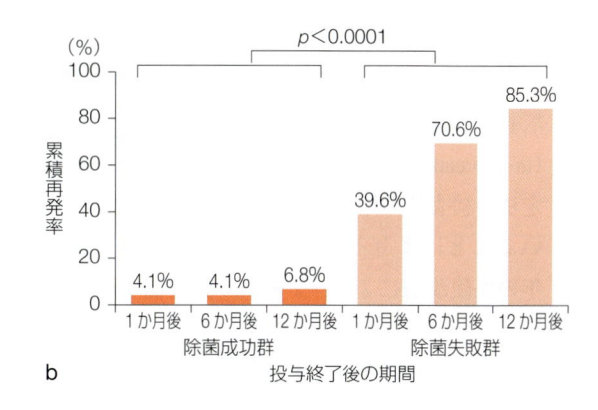

図 II-6　*H. pylori* 除菌後の潰瘍再発率
a：胃潰瘍．b：十二指腸潰瘍．いずれにおいても非除菌群と比較し，除菌群において有意な潰瘍再発率の低下を認める．

痛を生じることもある．そのためすぐに整形外科的な疾患と判断せず，症状と食事の関係，既往歴など，詳細な病歴聴取が必要である．

- また，特に NSAIDs 潰瘍の場合症状なく突然の吐血での発症，検診で偶然に活動性潰瘍を認めるなど，自覚症状を全く伴わない症例も多くみられ，注意が必要である．
- 他覚所見では，心窩部の圧痛を認める．また，慢性持続出血に伴う貧血，黒色便の有無などの確認も必要である．
- 自他覚所見より，消化性潰瘍が疑われた場合は，上部消化管造影検査および上部消化管内視鏡検査が確定診断には必須である．
- 造影検査では，潰瘍底にバリウムのたまりをみるニッシェが認められる．また，潰瘍周囲のひだの集中像，胃角部の開大，壁の変形像が認められる．
- 内視鏡所見では，円形の粘膜欠損が認められることが多い．時期により活動期，治癒期，瘢痕期に分けられ，活動期・治癒期では，潰瘍底は白苔に覆われている．

1. 合併症について
(1) 出血
- 潰瘍底の露出血管からの動脈性出血はショックをきたすこともあり，クリッピングやエタノール局注などの緊急の処置を要す．症状としては吐血，下血であり，タール便を認める．胃潰瘍では吐血の頻度が高く，十二指腸潰瘍では下血を認める頻度が高い．また，貧血に伴うふらつき，息切れなどの症状にも注意する必要がある．

(2) 穿孔
- 胃潰瘍より十二指腸潰瘍での頻度が高い．特に十二指腸球部前壁に多くみられる．症状は突発する激しい腹痛であり，腹部所見は硬く板状硬となる．大網が穿孔部を覆うと一時的に腹痛が軽減する場合がある．胸部および腹部 X 線にて遊離ガスを認めるが，ガスが少ない場合単純撮影ではわかりにくい場合もあり，CT での確認が必要である．腹膜炎を併発するため，至急外科的処置（幽門側胃切除術，大網充填術）が必要となるが，近年は外科的処置をせず，絶食，胃管挿入，抗菌薬投与にて保存的に加療をすることもある．

(3) 狭窄
- 特に反復する十二指腸潰瘍によって十二指腸の狭窄をきたす．通過障害による嘔吐をきたし，外科的切除，また内視鏡的バルーン拡張術が試みられることがある．

鑑別診断・治療法選択に必要な検査

- 胃癌に伴う潰瘍病変との鑑別が必要であり，特殊光や拡大による内視鏡検査，さらに潰瘍辺縁から生検を行い，病理診断が必要となる．

- *H. pylori* 除菌治療前後の感染診断には迅速ウレアーゼ試験（rapid urease test；RUT），鏡検法，培養法，血中・尿中抗体測定法，尿素呼気試験（urea breath test；UBT），便中 *H. pylori* 抗原測定法の検査法の中から行う．複数の検査法を用いることによりその感度は向上するが，2010年の保険改訂により，2種類の検査法を同時に行うことができるようになった．
- 除菌判定には UBT が最も推奨されるが，偽陰性を防ぐため，プロトンポンプ阻害薬（PPI）などの抗菌活性を示す薬剤使用時は使用終了から2週間以上経過して除菌判定を行うことが必要である．また，抗体測定法は，除菌判定は除菌前と除菌後6か月以上経過時で同じ抗体測定法で定量的な比較を行い，抗体価が前値の半分以下に低下した場合に除菌成功と判定できる．また便中 *H. pylori* 抗原測定法は PPI の静菌作用を受けにくいことも報告されており，PPI 内服中の患者の感染診断にも有用である．

治療法とその選択

- H_2 受容体拮抗薬（H_2RA）および PPI 投与により潰瘍の治癒が得られる．以前は酸分泌抑制剤の中止による潰瘍再発が問題視されていたが消化性潰瘍の原因となる *H. pylori* 除菌治療により，潰瘍の再発がほぼ抑制されることが明らかとなっている．潰瘍治療に関しては，現在ガイドラインが示されており参照されたい[2]．
1) 初期治療：吐血・下血など緊急の初期対応を必要とする場合は内視鏡的な止血術を行う．内視鏡的な止血不成功の場合，インターベンションもしくは手術の適応となる．
2) NSAIDs の有無：止血後は NSAIDs 服用に関して聴取し，NSAIDs を使用していれば中止する．中止できない場合は PPI またプロスタグランジン製剤投与を行う．
3) *H. pylori* 除菌治療：最も多くみられるのは，*H. pylori* 陽性で NSAIDs 使用歴のない症例である．薬剤に対するアレルギーなどの除菌困難な場合を除いて，*H. pylori* 除菌治療が最優先される．除菌困難な症例では，PPI，H_2RA および一部の防御因子増強薬が推奨されるが，PPI が第一選択薬として最も推奨される．
4) 維持療法：*H. pylori* 除菌により，維持療法を行わなくても潰瘍再発率は著明に低下している．維持療法の対象は *H. pylori* 除菌が行われなかった，もしくはどうしても除菌不成功となる場合であり，H_2RA，PPI，スクラルファートが用いられる．
- *H. pylori* 除菌治療について：詳しくはガイドラインを参照されたい[3]．現在，*H. pylori* 除菌には PPI 併用3剤療法が保険適用になっている．PPI に加え，アモキシシリン（AMPC），クラリスロマイシン（CAM）の2種類の抗菌薬を加え，7日間経口投与する．この治療は CAM に対する耐性菌の増加の影響で 70〜80％ の除菌率である．不成功の場合，2次除菌治療として，PPI，AMPC に，抗原虫薬であるメトロニダゾールを加えた3剤療法が保険で認められている．
- NSAIDs 潰瘍について：NSAIDs は整形外科などでも多く用いられるが，近年は血栓予防としてアスピリンが多く用いられるようになった．*H. pylori* と NSAIDs の双方重なった場合は出血性潰瘍のリスクは 6.13 倍に増加するとされる．NSAIDs 持続使用例では，*H. pylori* 除菌治療は効果が明白でなく，PPI 投与が潰瘍を抑制する．長期間アスピリン内服する症例では *H. pylori* 陽性なら除菌をすべきである．

予後

- 基本的に良性疾患であり，予後は概ね良好である．特に *H. pylori* 除菌成功例では潰瘍再発率は著しく抑えられ，維持療法も必要としないことが多い．しかし，わずかながら *H. pylori* 再出現，また *H. pylori* 陰性潰瘍の出現もあり，経過には注意が必要である．
- 胃潰瘍は一般に *H. pylori* による萎縮性胃炎の

進展を伴っており，将来的に胃癌発生のリスクも高いとされている．胃潰瘍の原因となる *H. pylori* 感染は胃癌発症の最も重要な危険因子であり定期的な観察は必要である．
- *H. pylori* 感染は減少傾向にあるが，NSAIDs 使用例は増加しており，長期 NSAIDs 使用例では潰瘍合併に対する注意が必要である．

患者説明のポイント

- *H. pylori* 感染成立は 5 歳くらいまでの幼小児期の口-口感染とされており，この時期の口移しなどによる食事は避ける．また，除菌後の再感染率は 1% 以下と低率である．
- *H. pylori* 感染胃炎に対する除菌は 2013 年に保険適用となった．ただし，内視鏡による慢性胃炎の確認が必要である．除菌することで消化性潰瘍や胃癌などや多くの胃外疾患の発生を抑制できること，および感染経路を断つことを目的にしている．
- 除菌成功後に消化性潰瘍再発はまれであるが，胃癌の発症は 1/3 程度に抑制されると報告されており，除菌後も内視鏡などによるフォローが必要である．

文献

1) Asaka M, et al : J Gastroenterol 38 : 339-347, 2003
2) 日本消化器病学会（編）：消化性潰瘍診療ガイドライン．南江堂，2009
3) 日本ヘリコバクター学会ガイドライン作成委員会：*H. pylori* 感染の診断と治療のガイドライン 2009 改訂版．日本ヘリコバクター学会誌 10：104-128，2009

〈村上和成〉

胃癌

概念・頻度

- 胃癌は，胃原発の悪性上皮性腫瘍である．組織学的には，胃癌の組織型は多様性に富んでいるが，胃癌のほとんどが腺癌である．組織型を大別すると分化型癌と未分化型癌に分類される．組織型により予後や治療方針が異なる．
- かつては，わが国では，罹患率・死亡率とも全悪性腫瘍中，第 1 位であった
- 近年，*Helicobacter pylori* 感染率の低下に伴い罹患率は，減少傾向にあるものの，いまだにわが国の部位別癌罹患数では第 1 位，男性で第 1 位，女性では乳癌，大腸癌に次いで第 3 位である．
- また，画像診断の進歩と普及により早期発見率が向上し，胃癌による死亡数も低下傾向にあるが，わが国における部位別死亡数では，肺癌に次いで 2 位，男性では肺癌に次いで第 2 位，女性では大腸癌，肺癌に次いで第 3 位に死亡率が高い癌である[1]．
- さらに，胃癌の年齢調整死亡率は低下傾向にあるものの，高齢者における胃癌の罹患率は逆に上昇しており，患者総数としてはむしろ増加している[1]．
- 年齢別では，60 歳代にピークがあり，性別では，罹患数・死亡数において男性が女性より多い．若年（20～39 歳）では，女性のほうが，罹患数・死亡数において男性を上回っている[1]．

発症機序

- 胃癌の発症機序は，いまだ解明されていない．
- 胃癌発症のリスクファクターの第一義は，*H. pylori* 感染と結論されている．*H. pylori* は主と

して小児期に感染し，長期間持続感染する．感染により宿主に慢性胃炎を惹起し，慢性萎縮性胃炎や腸上皮化生性胃炎へと進展させ，その過程で胃癌が発生すると考えられている．
- *H. pylori* 除菌により胃癌発生が予防できる可能性について報告されているが，長期的な予防効果について報告が少なく，いまだ課題が残されている．
- *H. pylori* に加え，生活習慣（喫煙・塩分の多い食品の摂取）も胃癌発症のリスクを高くすると報告されている．

診断のポイント

- 胃癌に特有の症状はなく，進行した場合に，癌からの出血，狭窄症状，全身倦怠感，腹水による腹部膨隆などの非特異的な症状を示すのみである．
- 早期胃癌は，原則として無症状であり，早期発見のためには，症状にかかわらず，上部消化管内視鏡や胃X線検査などの画像診断が必要である．
- 今後，胃癌の罹患率低下に伴いハイリスク群を絞り込むことが課題となる．ハイリスク患者をスクリーニングするために，血清学的検査で *H. pylori* 感染の有無と胃粘膜の萎縮の指標となるペプシノーゲン濃度を組み合わせたABC検診が提案されている．
- 「胃癌取扱い規約（第14版）」では，胃癌の肉眼型の分類について次のように記載されている．胃癌の壁深達度が粘膜下層までにとどまる場合に多くみられる肉眼形態を「表在型（superficial type）」（図II-7）とし，固有筋層以深に及んでいる場合に多くが示す肉眼形態を「進行型（advanced type）」（図II-8）とする．胃癌を粘膜面からみて，その形態を0～5型に分類する．0型については，早期胃癌の肉眼分類を準用し亜分類する[3]．
- 胃癌の診断は，画像診断（上部消化管内視鏡，胃X線検査）により行う（図II-9, 10）．胃癌

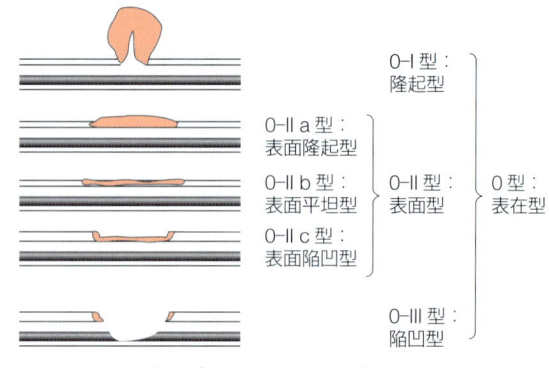

図II-7 胃癌の肉眼分類：0型（表在型の亜分類）
〔文献2）より引用〕

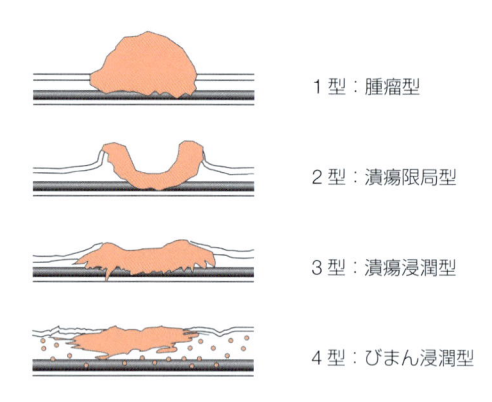

0-I型：隆起型
0-IIa型：表面隆起型
0-IIb型：表面平坦型
0-IIc型：表面陥凹型
0-II型：表面型
0型：表在型
0-III型：陥凹型

1型：腫瘤型
2型：潰瘍限局型
3型：潰瘍浸潤型
4型：びまん浸潤型
5型：上記0～4型のいずれにも分類しがたいもの

図II-8 胃癌の肉眼分類：1～4型
〔文献2）より引用〕

の内視鏡による診断の過程は以下のとおりである．

1) 胃癌を疑う病変の見つけ出し診断（detection）を行う．
2) 発見された病変の形態学的所見を詳細に検討し，胃癌か否かの質的診断（characterization）を行う．
3) 内視鏡の鉗子孔に生検鉗子を挿入し，癌を疑う病変から生検を採取し，病理組織学的診断を行い，確定診断をする．

- 見つけ出し診断（detection）：わが国では，早期胃癌の微小な粘膜変化をとらえるために，前処置と前投薬を行う．前処置液は，胃内から泡や粘液を除去するために消泡剤と粘液溶解剤を検

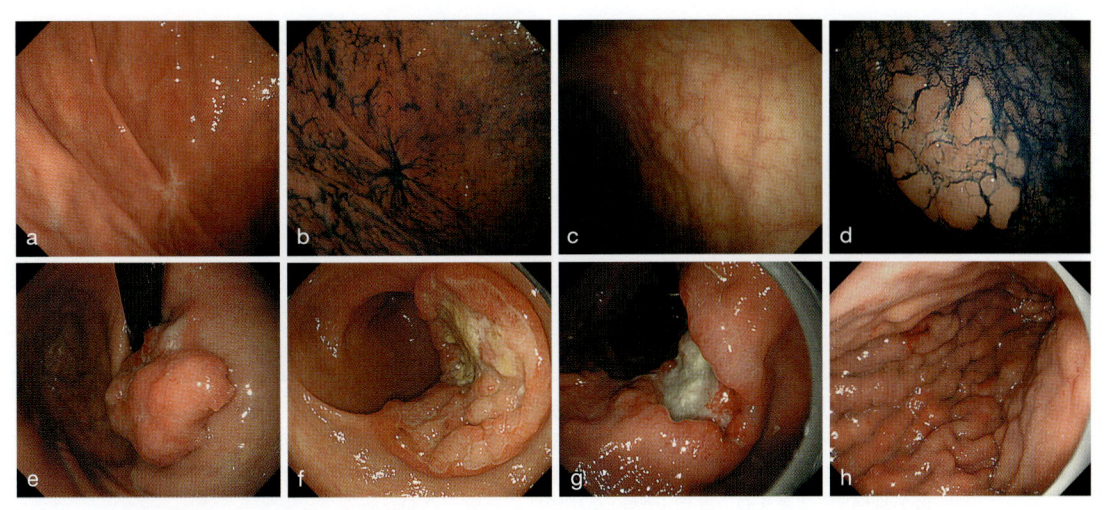

図 II-9　内視鏡像による胃癌の診断

a：0-IIc 型早期胃癌の内視鏡像．胃体部大弯に不整形の褪色調陥凹性病変を認める．辺縁の棘状の陥凹を伴う典型的な 0-IIc 型早期胃癌の内視鏡像である．
b：a の色素撒布像．インジゴカルミンを撒布すると陥凹面の形状がより明瞭となり，質的診断が容易である．
c：0-IIa 型早期胃癌の内視鏡像．胃体部後壁に萎縮粘膜の血管透見像が消失した部位に淡発赤調の扁平隆起性病変を認める．
d：c の色素撒布像．インジゴカルミンを撒布すると，表面と凹凸は辺縁の形状がより明瞭となり，質的診断が容易である．表面の顆粒状の隆起は大小不同・凹凸不整を呈し，境界の形状も不整であることから，癌と診断できる．
e：1 型進行癌の内視鏡像．噴門部に大小不同の結節からなる粗大な隆起性病変である．発赤調で易出血性である．表面に癌性のびらんを伴っている．典型的な 1 型進行癌の内視鏡像である．
f：2 型進行癌の内視鏡像．前庭部に周堤を伴う不整形の潰瘍性病変を認める．潰瘍底も凹凸不整で，白苔を伴っている．典型的な 2 型進行癌の内視鏡像である．
g：3 型進行癌の内視鏡像．胃角に大きな不整形の潰瘍性病変を認める．周辺は明かな周堤は形成していないものの，粘膜は著明に肥厚している．典型的な 3 型進行癌の内視鏡像である．
h：4 型進行癌の内視鏡像．胃体部の胃壁はびまん性に伸展が悪く，皺襞は著明に太り脳回状を呈している．粘膜表面は不整な縮緬状である．典型的な 4 型進行癌の内視鏡像である．

査前に経口投与する．前投薬は，胃蠕動を抑制するために，臭化ブチルスコポラミンまたはグルカゴンを検査直前に筋注または静注する．鎮静薬を使用することもある．胃粘膜すべてを盲点なく観察するために一定の手順に基づきスクリーニング内視鏡が行われている．

- 質的診断（characterization）：病変を発見した後，わが国では主にインジゴカルミン色素撒布法を併用し，質的診断を行う（図 II-9）．

鑑別診断・治療法選択に必要な検査

- 鑑別診断は，胃粘膜表面のあらゆる肉眼型の病変が対象となる．隆起や潰瘍など明らかな病変の鑑別診断は容易であるが，胃炎と表面型であ

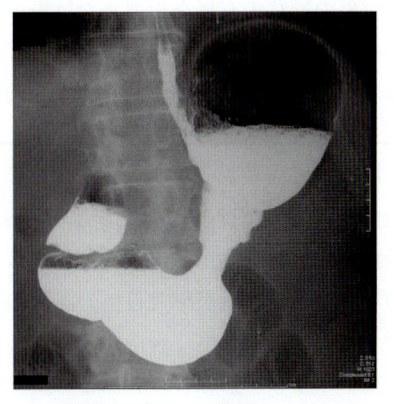

図 II-10　4 型進行癌の X 線像
立位充盈像．胃体部から前庭部にかけて胃壁は伸展せず，leather bottle 状を呈している．典型的な 4 型進行癌（scirrhous, linitis plastica）型胃癌の X 線像である．

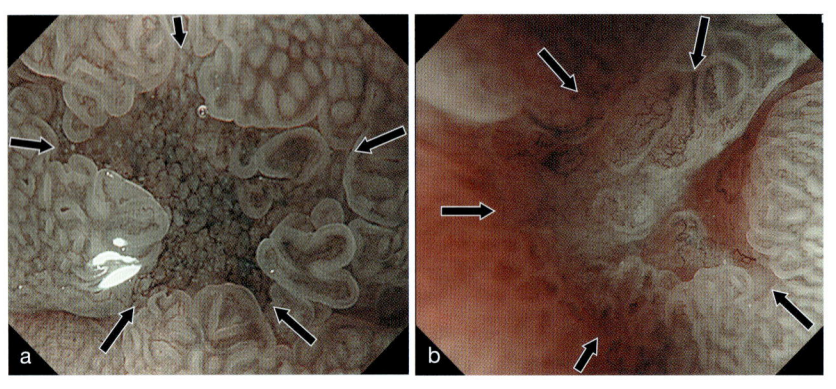

図 II-11　限局した胃炎と小胃癌の鑑別診断
a：陥凹型胃炎の NBI 併用拡大内視鏡像（VS classification）．矢印の demarcation line 内側の病変部は，regular MV pattern（整な微小血管像）plus regular MS pattern（整な表面微細構造）を呈する．非癌（限局した胃炎）と診断できる．
b：陥凹型小胃癌の NBI 併用拡大内視鏡像（VS classification）．矢印の demarcation line 内側の病変部は，irregular MV pattern（不整な微小血管像）plus irregular MS pattern（不整な表面微細構造）である．癌と診断できる．

る 0-II 型早期胃癌との鑑別診断は難しい．特に，微小な病変や平坦な病変には，画像強調観察を併用した拡大内視鏡も有用である（**図 II-11**）．

- 胃癌の確定診断後に治療法を選択するための検査を行う[2]．日常臨床で推奨される治療法選択のアルゴリズムがガイドライン[3]に示されている（**図 II-12**）．胃癌に対する治療法選択には，胃癌の組織型（分化型癌 vs. 未分化型癌），大きさ，深達度，リンパ節転移の有無と個数，リンパ節以外の転移の有無を術前または術中に診断する必要がある．したがって，胃癌と確定診断する根拠となった生検病理組織診断に加えて，色素撒布法を併用した通常内視鏡，胃 X 線検査，腹部超音波検査，腹部 CT 検査を行うのが一般的である．深達度の判定が困難な場合は，超音波内視鏡検査も追加することがある．進行癌の場合，癌性腹膜炎や大腸への浸潤の有無を検索する目的に逆行性注腸造影を行うこともある．術中のリンパ節転移の有無と程度，腹膜播種の有無を検索することも，治療法を決定するうえで重要である．

治療法とその選択

- 早期胃癌（cT1）に対し内視鏡的切除か外科切除かを決定することは，早期胃癌の発見率が高いわが国では臨床的に重要な位置付けにある．日常臨床で推奨される標準的なアルゴリズム（**図 II-12**）に示すように，内視鏡治療（EMR または ESD）の絶対適応病変は，2 cm 以下の肉眼的粘膜内癌（cT1a）と診断される分化型癌，肉眼型は問わないが UL（−）に限る[3]．

- しかし，わが国の多くの施設で，標準的には外科手術が推奨される ESD 適応拡大病変に対して日常的に ESD が試みられている．ESD は外科切除と比較して治療後にも治療前とほぼ同等の生活を送ることができ，患者の QOL の点からは ESD が優れているからである．しかしながら，適応拡大病変に対する ESD の生命予後や安全性について，外科切除と同等以上であるという十分なエビデンスが乏しいので，慎重に試みるべき治療法である．すなわち，臨床試験として行われるべき，と位置付けられている．

- 胃癌に対する ESD の適応の原則は，リンパ節転移の可能性がきわめて低く（**表 II-5**），腫瘍

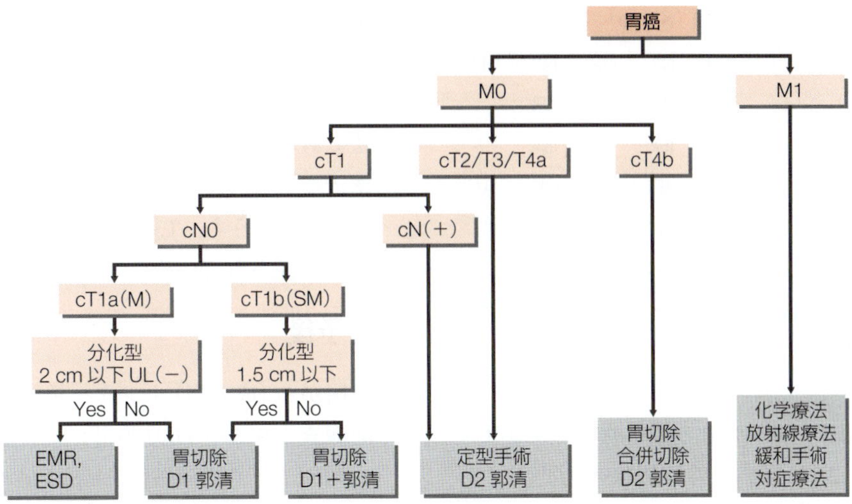

図 II-12　日常臨床で推奨される治療法選択のアルゴリズム

N1：領域リンパ節（No. 1〜12，14v）の転移個数が1〜2個，N2：3〜6個，N3：7個以上
M1：領域リンパ節以外の転移がある（CY1を含む）
UL：消化性潰瘍
D1：1群リンパ節
D2：2群リンパ節
Stage：**表 II-6** 参照

〔小野裕之, 他：Gastroenterol Endosc 56：310-323, 2014 より引用改変〕

表 II-5　外科的切除例からみた早期胃癌のリンパ節転移頻度（国立がん研究センター中央病院）

深達度	潰瘍	分化型		未分化型		脈管侵襲
		≦2 cm	>2 cm	≦2 cm	>2 cm	
M	UL（−）	0% (0/437)	0% (0/493)	0% (0/310)	2.8% (6/214)	Ly0, v0
		0〜0.7%	0〜0.6%	0〜0.96%	1.0〜6.0%	
		≦3 cm	>3 cm	≦3 cm	>3 cm	
	UL（+）	0% (0/88)	3.0% (7/230)	2.9% (8/271)	5.9% (44/743)	
		0〜0.6%	1.2〜6.2%	1.2〜5.7%	4.3〜7.9%	
SM1		≦3 cm	>3 cm			
		0% (0/145)	2.6% (2/78)	10.6%(9/85*)		
		0〜2.6%	0.3〜9.0%	5.0〜19.2%		

上段：リンパ節転移率，下段：95%信頼区間．
□：絶対適応病変，□：適応拡大病変，□：適応外病変

〔小野裕之, 他：Gastroenterol Endosc 56：310-323, 2014 より引用〕

が一括切除できる大きさかつ存在部位であることである．外科切除材料を検索した結果得られた早期胃癌のリンパ節転移頻度から求めた絶対適応病変，適応拡大病変，適応外病変については**表 II-5**を参照いただきたい．

● 上記のESDの適応外病変や進行胃癌について

表 II-6　胃癌の進行度分類（Stage）

	N0	N1	N2	N3	M1
T1z (M), T1b (SM)	IA	IB	IIA	IIB	
T2 (MP)	IB	IIA	IIB	IIIA	
T3 (SS)	IIA	IIB	IIIA	IIIB	IV
T4a (SE)	IIB	IIIA	IIIB	IIIC	
T4b (SI)	IIIB	IIIB	IIIC	IIIC	

〔小野裕之, 他：Gastroenterol Endosc 56：310-323, 2014 より引用〕

は, 日常臨床で推奨される標準的なアルゴリズム（図II-12）に従い, 外科切除の術式とリンパ節郭清の適応が決定される.

- 外科手術は, 治癒を目的とした治癒手術と治癒が望めない症例に症状緩和のために行う非治癒手術に分けられる. 治癒手術は, 胃の2/3以上切除とD2リンパ節郭清を行う定型手術が標準である. 進行度に応じ切除範囲を変えた非定型手術が行われることがある. 一部の早期胃癌には切除範囲やリンパ節郭清程度が定型手術に満たない縮小手術, 他臓器浸潤を伴う進行胃癌では他臓器を合併切除する拡大手術が行われることがある.
- また, 外科手術で治癒が期待できない病変に対し, 化学療法, 放射線療法, 緩和手術, 対症療法が施される.
- 外科切除後の治療方針は, 術後標本の検索を加味した病期（pStage）により異なる. すなわち, pStage I は経過観察, pStage II/III（pT1およびT3（SS）/N0を除く）は, 補助化学療法, Stage IV は, 化学療法・対症療法が推奨される.
- 化学療法の適応は, 切除不能進行・再発症例, あるいは非治癒外科切除症例で, 全身状態が比較的良好（PS 0～2）, 主要臓器機能が保たれている症例である. 胃癌に対する初回治療としての化学療法は, S-1＋シスプラチンが現時点では推奨されている. 2次治療については, 現時点では推奨できる単一のレジメンは存在しない. 原則として初回治療で使用されていない薬剤の併用あるいは単独使用となる.
- 術後補助化学療法は, 治癒切除後の微小遺残腫瘍による再発予防を目的として行われる化学療法である. わが国においては, S-1の投与が標準治療となっている. 適応は, 表II-6に示した進行度のうち, T3（SS）N0を除く, Stage II/III が推奨されている.

予後

- 全国がん（成人病）センター協議会の生存率共同調査（2012年11月集計）によると, 胃癌の病期別5年生存率は, Stage I 97.6％, Stage II 66.8％, Stage III 45.0％, Stage IV 71.9％と報告されている. なお, 本データは, 外科治療のみでなく, 化学療法, 放射線治療, そのほかの何らかの治療を受けた患者が対象となっているので, 外科治療のみの患者を対象として生存率と異なる場合がある.

患者説明のポイント

- 治療法はすべて担当医に任せたいという患者から, 自分の希望を伝え担当医と共に治療法を選びたいという患者まで, さまざまである. 本人の意思をまず確認することが重要である.
- 癌を告知した直後には, 決して代替療法など非標準的な治療を選択せず, エビデンスに基づいた標準的な治療法を受けることを冷静に説明する.
- 告知された癌に罹患していることを受容した後には, 病期により治療法が異なるので, 本人に病状（病期）を正確に決定する必要があることを説明する.
- 病期が判明したら, 診断や治療法について患者が十分に納得したことを確認し, 治療を開始する.

文献
1) がん研究振興財団：がんの統計2009年度版, 2011
2) 日本胃癌学会（編）：胃癌取扱い規約, 第14版. 金原

出版，2010
3) 日本胃癌学会（編）：胃癌治療ガイドライン，医師用 第3版．2010

（八尾建史，三上公治）

胃MALTリンパ腫，胃悪性リンパ腫

表II-7 胃悪性リンパ腫の肉眼分類（胃癌との対比）

佐野分類	胃癌の肉眼分類（対比）
1．表層型	早期胃癌（0型）
2．隆起型	隆起型（I型）
3．潰瘍型	潰瘍型（II型，III型）
4．決壊型	
5．巨大皺襞型	びまん浸潤型（IV型）

概念・頻度

- リンパ腫は病理学的にホジキンリンパ腫と非ホジキンリンパ腫に大別される．非ホジキンリンパ腫はさらにB細胞リンパ腫とT細胞リンパ腫に分類されるが，消化管に発生するリンパ腫の多くはB細胞リンパ腫である．
- 消化管は節外性リンパ腫の発生母地として最も頻度が高く，その30〜40％を占める．さら消化管原発リンパ腫のうち60〜75％が胃に発生する．
- 進行や増殖の速さによってlow grade lymphoma（低悪性度リンパ腫）とaggressive lymphomaに大別される．low grade lymphomaは一般に進行が緩徐な小型の異型リンパ球で構成され，MALTリンパ腫，濾胞性リンパ腫，マントル細胞リンパ腫（ただし，マントル細胞リンパ腫の予後は不良な場合が多い）がそれに相当する．一方，aggressive lymphomaは進行や増殖の速いリンパ腫の総称で，びまん性大細胞型B細胞リンパ腫（diffuse large B-cell lymphoma；DLBCL），T細胞リンパ腫，Burkittリンパ腫などが含まれる．
- MALTリンパ腫は1983年にIsaacsonらによって提唱された疾患概念で，消化管以外にも甲状腺，唾液腺，眼窩付属器，肺などにも認められ，粘膜関連リンパ組織（mucosa-associated lymphoid tissue；MALT）のmarginal zoneより発生する低悪性度リンパ腫である．

発症機序・原因疾患

- 胃MALTリンパ腫は*Helicobacter pylori*感染との因果関係が深く，*H. pylori*感染によって生じた慢性炎症を背景に発生し，除菌治療によって寛解する症例が多い．一方，*H. pylori*陰性の胃MALTリンパ腫も存在する．
- DLBCLは，*de novo*発生するもの以外に，MALTリンパ腫からの形質転化，Epstein-Barrウイルス（EBV）感染の関与などが考えられている．MALTリンパ腫からの形質転化の場合には，通常DLBCLとMALTリンパ腫の成分が混在している．

診断のポイント

- 胃悪性リンパ腫の肉眼分類は，**表II-7**に示す佐野分類が一般に用いられる．この分類は胃癌の肉眼型との類似性を基にしている．
- 胃MALTリンパ腫の内視鏡所見は，早期胃癌類似型，胃炎類似型，隆起型に分類され，胃炎類似型はさらに色調変化型，びらん・潰瘍型，顆粒・結節型の3つに亜分類される[1]（**表II-8**）．
- 胃リンパ腫の特徴は一般に，①多発傾向があること，②大きな病変であっても比較的伸展性が保たれること，③病変の一部に粘膜下腫瘍の性格を示す所見を認めること，④潰瘍型

表 II-8　胃 MALT リンパ腫の内視鏡分類

1. 早期胃癌類似型
2. 胃炎類似型
    1) びらん・潰瘍型
    2) 色調変化型
    3) 顆粒・結節型
3. 隆起型

表 II-9　Lugano 国際会議分類

Stage I	腫瘍が消化管に限局し，漿膜への浸潤を認めない ・単発 ・多発（非連続性）
Stage II	腫瘍が原発巣から腹腔内へ浸潤 ・リンパ節浸潤 　II1：所属リンパ節にとどまる（限局性） 　II2：傍大動脈や傍大静脈などの遠隔リンパ節へ浸潤（遠隔性）
Stage IIE	漿膜を越えて隣接組織やリンパ節以外の周辺臓器へ直接浸潤（膵，大腸，後腹膜など）
Stage IV	リンパ節以外の臓器への広範な浸潤，または横隔膜を越えてリンパ節浸潤を認める

では厚い白苔を認めたり，潰瘍と周辺粘膜の境界がシャープであること，などが挙げられる．

鑑別診断・治療法選択に必要な検査

- 内視鏡所見でリンパ腫を疑った場合は，適切な部位から鉗子生検を行って病理組織学的にリンパ腫であることを確認する．さらにさまざまなリンパ球表面マーカーの免疫組織染色を行い，WHO 分類（2010 年）に従ってリンパ腫の分類を行う．
- 治療法選択には病期診断（**表 II-9**）が必須で，身体所見に加えて各種画像診断（胸腹部 CT 検査，ガリウムシンチないしは FDG-PET 検査），大腸内視鏡検査，骨髄検査などを行う．
- MALT リンパ腫ではしばしば反応性リンパ腫との鑑別が問題になるが，その場合には免疫グロブリン H 鎖遺伝子再構成の検索や大きな切除標本での評価が有用である．
- MALT リンパ腫では H. pylori 感染の有無を確認する．可能な限り初回の除菌治療で成功するように薬剤感受性試験をあらかじめ行う．

治療法とその選択

- 胃 MALT リンパ腫のうち，限局期（I ないし II 1 期）かつ H. pylori 感染を認める場合は除菌治療が第一選択である．除菌治療を確実に行い（除菌判定は慎重に），3〜6 か月ごとに胃病変の内視鏡所見と同部位からの鉗子生検を行って改善の有無をチェックする．除菌治療不応例や H. pylori 陰性例では，胃全体を照射野とした低線量（30 Gy）放射線療法を行う．
- 進行期（II 2 期以上）MALT リンパ腫は，DLBCL に準じて化学療法を行う．
- DLBCL は従来，胃癌に準じて外科手術を行い，その後で化学療法を行うことが多かった．一方，近年 DLBCL に対するリツキシマブを併用した CHOP 療法（R-CHOP）の有効性が明らかとなり，外科手術を行わずに R-CHOP による化学療法単独あるいは低線量放射線療法を併用した化学放射線療法が主流になっている[2]．ただし，非手術療法は治療中に穿孔や出血をきたすことがあるので注意が必要である．
- 一方，T 細胞リンパ腫や Burkitt リンパ腫に対する全身化学療法の成績は，DLBCL に比べて一般に不良である．
- 再燃例や化学療法が奏効しない症例では，骨髄移植を併用した大量化学療法を考慮する．

予後

- H. pylori 陽性限局期胃 MALT リンパ腫は，H. pylori 除菌療法で 70〜80％ が寛解し，その長期予後はきわめて良好である．一方，除菌療法不応例や H. pylori 陰性例は低線量放射線療法によって胃病変は寛解するものの，照射野外に再燃したり，照射野内に癌が発生する症例が少なからず存在し[3]，慎重な経過観察が必要である．
- DLBCL は，リツキシマブなどの新しい治療薬

の進歩により，従来に比較してその予後は格段に改善してきている．
- 一方，T細胞リンパ腫はB細胞リンパ腫と比較して予後は一般に不良であり，T細胞リンパ腫に有効な新しい治療薬の開発が望まれる．

患者説明のポイント

- 胃MALTリンパ腫は一般に予後良好な疾患であるが，治療後も定期的な経過観察を行う必要がある．特に，除菌治療不応例や H. pylori 陰性例で低線量放射線療法を行った症例は，慎重に定期検診を行うことが必須であることを患者に伝える．
- DLBCLに対しては，近年非手術療法が主流になっているが，治療開始早期に穿孔や出血をきたして緊急手術が必要になる場合があることを患者に話し，同意を得ておく．初回治療で寛解した後も，長期にわたって慎重な定期検診が必要で，万一再燃した場合にはサルベージ療法が必要になることを伝える．
- T細胞リンパ腫に有効な治療薬の選択肢は少なく，化学療法の治療成績は一般に不良である．

文献
1) 赤松泰次，他：胃と腸 44：805-812, 2009
2) Willich NA, et al：Int J Radiation Oncology Biol Phys 46：895-901, 2000
3) 赤松泰次，他：臨床消化器内科 27：1691-1698, 2012

〈赤松泰次，下平和久，宮林秀晴〉

胃粘膜下腫瘍（GIST，その他）

疾患・概念

- 粘膜下腫瘍とは形態学的名称であり，粘膜下に生じた腫瘍のすべてを含むため組織学的には悪性，良性を問わず多くの腫瘍が含まれるが，一般的には胃の非上皮性腫瘍の大部分が含まれる．頻度，悪性度からみると，前項の悪性リンパ腫と消化管間質腫瘍（gastrointestinal stromal tumor；GIST）が重要である．そのほかの胃粘膜下腫瘍として，NETG1（従来のカルチノイド），まれに胃癌（特にEBウイルス関連胃癌），良性腫瘍として，平滑筋腫，迷入膵，脂肪腫，血管腫，嚢胞などが含まれる．
- 診断には内視鏡形態とともに，当然，組織診断が必要であるが，超音波内視鏡および超音波内視鏡下針生検（EUS-FNA）が診断上，最も有用である．EUS-FNAが禁忌となる腫瘍があるので，超音波内視鏡所見により，施行前に鑑別する必要がある．GISTは筋間神経層にあるCajal介在細胞由来の腫瘍なので，腫瘍の主座は筋層に相当する第4層にあり，内部エコーは不均一である．そのほかは，いずれの層にも存在しうるが，内部エコーの特徴（均一か不均一か，高エコーか低エコーか）により，ある程度，鑑別が可能である．代表的な3種類の粘膜下腫瘍の内視鏡像，超音波内視鏡像，病理組織像を示す（図II-13）．本項では主に胃GISTについて概説する．

発症機序

- 消化管に発生する間質腫瘍の細胞起源について長い論争があり，起源不明のまま消化管間質腫瘍（GIST）という診断名が用いられてきた．

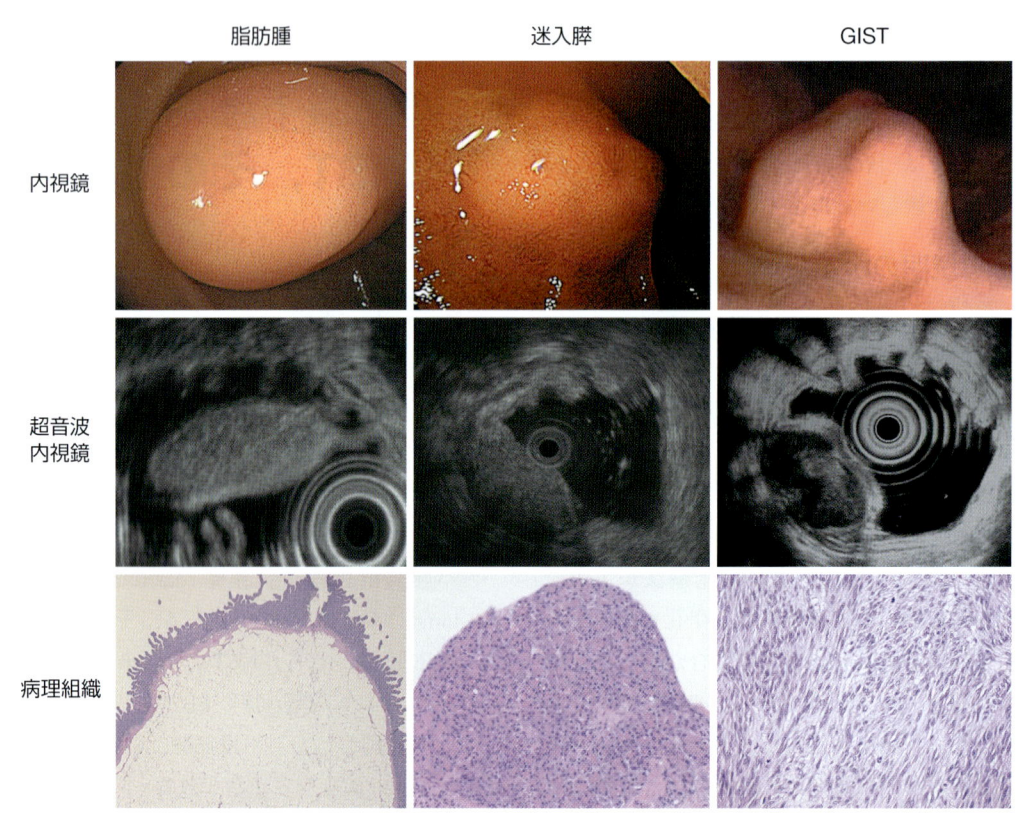

	脂肪腫	迷入膵	GIST
内視鏡			
超音波内視鏡			
病理組織			

図 II-13　粘膜下組織像

- 1998年，HirotaらはがGISTの大部分にc-kit遺伝子産物であるKITが強く発現し，さらにc-kit遺伝子に変異があることを報告した．KITは受容体型チロシンキナーゼであり，正常骨髄造血細胞などに発現，そのリガンドであるstem cell factor（SCF）の結合によって二量体を形成，リン酸化が起こり，細胞内情報伝達系を介して細胞分化，増殖を誘導する分子である．しかし，GISTに発現しているKITはSCFの結合なしに恒常的にリン酸化されており（機能獲得性変異），これが本腫瘍の自律的増殖の主たる機序であることが明らかにされ，以後の疾患概念の大きな転換の先駆けとなった．

- 今日，消化管筋間神経叢に存在するペースメーカー細胞であるCajal介在細胞に由来する腫瘍をGISTとする考え方が一般的である．カハール介在細胞のみがGISTと同様に，KITおよびCD34が発現していること，特定のエキソンに変異のあるc-kit遺伝子ノックインマウスでは消化管のCajal介在細胞過形成様腫瘍およびGISTが発生することが明らかにされている．一部（5%）の胃GISTにはc-kit遺伝子変異がなく，相補的にpdgfra遺伝子（血小板増殖因子α鎖受容体）に変異があり，この場合も同様にリガンド刺激なしにリン酸化が起こる．

診断のポイント

- 症状は腫瘍径に依存する．5 cm以下の胃GISTはほとんどが無症状である．大きな胃GISTでは腫瘍からの出血，貧血，さらに大きい場合には胃もたれなどの通過障害に伴う症状により発見される．

- 診断のポイントは上部内視鏡所見（潰瘍形成，辺縁不整，急速増大）と超音波内視鏡所見（第4層から発生，不均一エコー）であるが，上記の疾患概念の転換から，GIST診断には免疫組

織学的検討が必須であり，基本的には通常 HE 染色による病理所見にかかわらず KIT 陽性であればすべて GIST と診断される．これに基づくと，胃間葉系腫瘍の 80％が GIST であり，平滑筋腫が 15％，神経鞘腫が 5％と推定されている．

- 前述のように免疫組織学的に KIT 陽性が確認できない GIST も一部に存在するが，CD34 が陽性の場合には GIST と診断してよい．最近，DOG-1 蛋白が同様にカハール介在細胞および GIST に発現していることが明らかとなり，DOG-1 免疫染色も診断に有用[1]であることが最近のわが国のガイドラインにも記載される予定である．
- わが国では早期胃癌発見のために上部内視鏡検査が頻繁に実施されるために，無症状の小さい胃粘膜下腫瘍が偶然，発見される機会が多く，その取り扱いのコンセンサスが必要である．わが国のガイドラインでは 2〜5 cm の粘膜下腫瘍は組織学的に GIST と診断される場合には治療を考慮するが，明確なエビデンスはなく，急速増大や潰瘍からの出血がなければ，特に胃の場合には悪性度が低いのでケースバイケースの対応も，ある程度，許容されよう（「リスク分類」を参照）．

リスク分類

- 臨床に直結する分類は GIST の再発リスクの予想が可能な分類であり，これまでは腫瘍径および核分裂像数に基づく Fletcher 分類が用いられてきた．しかし，消化管 GIST はその発生部位によって再発リスクが大きく異なることが明らかとなり，近年は，発生部位を加味した Miettinen 分類が推奨されるが，複雑である．
- 最近では，腫瘍破裂も加味し，簡便化した modified-Fletcher 分類が用いられつつあるが，特に胃 GIST では他臓器 GIST と大きく異なるので本分類が有用であろう（**表 II-10**）．見やすいリスク分類として contour map が作成されており，さらに詳細な再発リスク評価ができる利点があるが，マップを外来などに置いておく必要がある．

表 II-10　modified-Fletcher 分類

リスク分類	腫瘍径 (cm)	核分裂像数 (/50 HPF)	原発部位
超低リスク	≦2.0	≦5	―
低リスク	2.1〜5.0	≦5	―
中リスク	≦5.0 5.1〜10.0	6〜10 ≦5	胃
高リスク	― >10.0 ― >5.0	― ― >10 >5	腫瘍破裂あり
	≦5.0 5.1〜10.0	>5 ≦5.0	胃以外

HPF：強拡大視野．

治療法，効果判定および予後

- GIST 治療の進歩は著しい．米国（NCCN ガイドライン），欧州（ESMO ガイドライン）から診療ガイドラインが報告され，わが国でも 2008 年，日本癌治療学会，日本胃癌学会，GIST 研究会編集の診療ガイドラインが作成され，2008 年 9 月に改訂版，2014 年 4 月に第 3 版が発行されている．
- 治療方針は基本的にはわが国の診療ガイドラインに沿って決定される．切除可能胃 GIST は切除が第一選択となる．切除不能および不完全切除では分子標的薬であるイマチニブ投与が選択される．完全切除後の再発例では完全切除が可能な場合は切除もオプションとして可能であるが，基本的には再発時もイマチニブ投与が選択される．
- イマチニブは 400 mg/日投与され，通常の CT あるいは MRI により 1 か月後には効果判定ができる．大きさの縮小がなくとも腫瘍内部が低吸収域に変化していると有効と判断してよく，通常の固形がんの治療効果判定基準（RECIST）

と異なることに注意を要する．FDG-PETでは早期に取り込みの消失がみられ，さらに早期に効果判定ができる．米国を中心として開始された大規模臨床試験の長期治療成績が報告されており（B2222試験），重要な点は完全寛解（CR）＋部分寛解（PR）であっても不変（SD）であっても同等の生存曲線を示し，約3年の生存率は70％，約6年を超えても50％以上の患者が生存している[2]．一方，無効群での50％生存率は約9か月であり，イマチニブ出現以前の成績と同等であり，イマチニブによる著しい生存延長が観察されている．

- しかしながら，PRあるいはSDであっても治療開始後，約2年後から徐々に死亡例が増加する．これはイマチニブ耐性による再増大であり，イマチニブ耐性治療が必要となる．ガイドラインでは，①耐性病変が局所性の場合は外科切除またはインターベンション（ラジオ波焼灼など），②それ以外または全身性の場合は，内科治療としては保険診療下で使用できるマルチキナーゼ阻害薬スニチニブが選択される．イマチニブ耐性GISTに対するスニチニブランダム化第III相臨床試験成績ではスニチニブ群の治療成功期間が6.8か月，プラセボ群が1.6か月であり，スニチニブ群で有意な生存期間の延長が得られることが明らかにされている．さらに最近，イマチニブ耐性，スニチニブ耐性GISTに対して，レゴラフェニブの有効性がランダム化第III相臨床試験により明らかにされ，わが国でもすでに薬事承認されている．成績はレゴラフェニブ群の無増悪生存期間が4.8か月，プラセボ群が0.9か月（ハザード比0.27）であり，レゴラフェニブ群での有意な抗腫瘍効果が確認されている．本試験ではプラセボ群も進行確認後，実薬が投与されているので生存期間に差異がみられず，約1年間の生存率は75％である[3]．
- イマチニブはほぼ全症例に何らかの毒性があり，非血液毒性では，嘔気，下痢，顔面浮腫，皮疹，眼窩浮腫，筋肉痙攣など，血液毒性では白血球減少，貧血などであり，そのほか低頻度ながら重大な事象として消化管出血と腫瘍内出血があり，これらは処置が遅れると致死的なので特に注意を要する．スニチニブおよびレゴラフェニブにも特徴的で重大な有害事象があるので，適切な服薬マネジメントが必要とされ，専門医による治療が勧められる．
- イマチニブ，スニチニブおよびレゴラフェニブの効果は c-kit 遺伝子変異の部位により予測されるので，治療前あるいは耐性クローン出現時に適切な遺伝子検索を行うと効果的な治療戦略を構築できる．GISTにおける分子標的薬の著しい治療効果は基礎研究と臨床研究の連携が効を奏した好例であり，今後，遺伝子解析から使用薬剤の選択や初期投与量，アジュバント治療薬剤を決定する個別化治療の可能性が期待される．

患者説明のポイント

- 悪性腫瘍ではあるが，頻度の高い胃癌とは異なり，きわめて有効な治療薬があることを理解してもらう．
- 最新の治療成績をわかりやすく説明する．
- 通常の抗癌薬とGIST治療薬である分子標的薬の違いをわかりやすく説明する．
- 治療薬の副作用を説明し，多くは適切な治療によりコントロールできることを理解してもらう．
- 治療薬の副作用を適切にコントロールし，治療を継続することが重要であることを理解してもらう．

文献

1) Miwa S, et al：J Gastroenterol 43, 531-537, 2008
2) Blanke CD, et al：J Clin Oncol 26, 620-625, 2008
3) Demetri GD, et al：Lancet 381, 295-302, 2013

（杉山敏郎）

胃良性腫瘍（ポリープ，腺腫）

胃ポリープ

概念・頻度

- 胃ポリープとは，胃粘膜上皮の限局性増殖により胃内腔に突出した隆起であり，通常良性の病変を指す臨床的・肉眼的総称である．
- 非上皮性腫瘍や最初から悪性を考える病変はこれに含めない．
- 内視鏡検査での発見率は5％前後である．
- 発生頻度は，過形成性ポリープ＞腺腫性ポリープ＞胃底腺ポリープの順であったが，近年胃底腺ポリープの頻度が増えている．

分類

1. **山田・福富の分類**（周囲粘膜からの立ち上がりからみた肉眼分類）[1,2]
   - I型：隆起の起始部が滑らかで明確な境界線を形成しないなだらかな隆起．多くは，粘膜下腫瘍．
   - II型：隆起の起始部に明確な境界線を形成しているが，くびれを認めない無茎性隆起．
   - III型：隆起の起始部に明らかなくびれを形成しているが，はっきりとした茎を認めないもの．亜有茎性隆起．
   - IV型：明らかな茎を有する有茎性隆起．
2. **病理組織学的分類**
   (1) 過形成性ポリープ（hyperplastic polyp）
   - 胃腺窩上皮の過形成であり，Helicobacter pylori 陽性で，背景に萎縮胃粘膜をもつ．
   - 内視鏡上，表面に顆粒状発赤を認め，病変の増大に伴ってびらんや潰瘍を形成し，消化管出血の原因となることがある．癌化の報告もある．

   (2) 胃底腺ポリープ（fundic gland polyp）
   - 胃底腺の過形成が本態であり，胃粘膜萎縮を伴わない胃体部の胃底腺領域に好発する．
   - 内視鏡上，周囲粘膜と性状の変わらない半球状の小ポリープが多発し，H. pylori も陰性であることが多い．
   - PPIの長期連用による胃底腺粘膜でのアクアポリン4の発現亢進による胃底腺ポリープの発生が報告されている．

   (3) 腺腫性ポリープ（adenomatous polyp）
   - 「腺腫」項に記載．
3. **中村の分類**（病理組織，肉眼所見からみた分類）[3]
   - I型：胃小窩上皮型．過形成性ポリープに相当する．
   - II型：再生上皮型．幽門腺と胃底腺の腺萎縮境界に沿って多発する．ポリープの頂部にびらんを伴わない，組織学的には再生上皮を中心にその周りを上皮が玉ねぎ状に取り巻く．
   - III型：腸上皮型．
   - IV型：大腸型．

診断のポイント，鑑別診断，治療法とその選択

- 内視鏡検査，生検により比較的容易に診断がつく．
- 図II-14に山田・福富の分類，胃隆起性病変の形態，大きさと良悪性の関連を示す．II型では長径5 mm，III型では10 mm，IV型では20 mmを超えると癌が認められるようになる[2]．
- 増大した過形成性ポリープ（特に20 mm以上）は，出血をきたしたり癌化の可能性もありポリペクトミーやEMRを勧める．また小さな過形成性ポリープは，H. pylori の除菌治療により縮小することがある
- 胃底腺ポリープは，臨床的に放置する．
- 全身疾患の胃病変として，家族性大腸腺腫症では胃（胃底腺，噴門腺領域）にポリープや腺腫

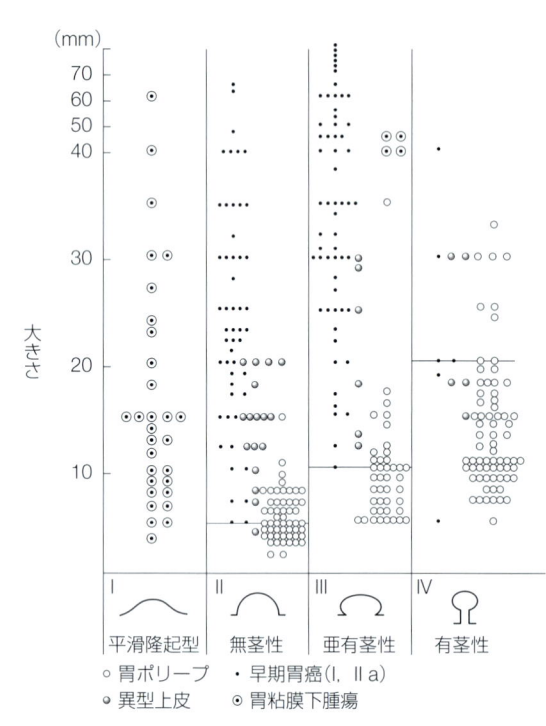

図 II-14　胃隆起性病変の形態，大きさと良悪性

の多発することがあるが，大腸や十二指腸と比較すると悪性化することは少ない．
- 生検で異型を認めないポリープに対しては，定期的な経過観察のインフォームドコンセントを行う．

予後

- 内視鏡検査による定期的な経過観察，および生検により悪性が疑われる場合には内視鏡治療が行われ，予後はきわめて良好である．

患者説明のポイント

- 一般的に，胃ポリープは大腸ポリープと比較すると癌化することは少ないとされているが，内視鏡検査による定期的な経過観察の必要のあることを説明する．

腺腫

概念・頻度

- 明らかな再生異型や異型度の低い分化型腺癌とは異なる異型腺管群で，正常組織と明瞭に境界された限局性の病変である．
- 胃生検で Group 3 と診断されることが多いが，本病変と高分化型腺癌との鑑別が困難なこともある．
- 他部位に胃癌を合併することもまれではない．
- 同義語：異型上皮巣，ATP，IIa subtype，flat adenoma．

分類（病理組織からみた分類）

- 腸上皮系異型上皮巣（小腸型腺腫，大腸型腺腫）．
- ・小腸型腺腫は異型度のある腸上皮よりなる芋虫状・花壇状隆起で，中村 III 型に相当する．
- ・大腸型腺腫は組織学的に大腸腺腫に類似し，中村 IV 型に相当する．
- 胃上皮系異型上皮巣（胃型腺腫）．

診断のポイント

- 内視鏡検査および生検にて診断されることが多い．
- 内視鏡検査，近年では拡大内視鏡による特殊光観察により，腺腫と胃癌の鑑別も含めて，より精度の高い診断を行うことが可能となった．

鑑別診断，治療法とその選択

- Group 3 と診断された病変の中には，きわめて分化した腺癌の存在することもあり，生検のみで悪性の可能性を完全に否定することは不可能である．
- 表 II-11 に腺腫と IIa 型早期胃癌の鑑別を示す．
- 病理所見に X 線・内視鏡などの臨床所見を加味して，総合的に治療方針を決定することが重要である．

表 II-11　腺腫と IIa 型早期胃癌の鑑別

	腺腫	IIa 型早期胃癌
表面性状	平滑	凹凸不整 大小結節 著明な隆起・陥凹成分 表層拡大（2 cm 以上）
色調	白色調	赤色調
辺縁	平滑	凹凸不整
新生血管	無	有
随伴所見		易出血性
拡大観察	regular WOS*	irregular WOS*

*WOS：white opaque substances.

- 胃癌との鑑別が困難な腺腫に対しては，診断的治療目的も含めて積極的な内視鏡治療（EMR，ESD）が勧められる．

予後

- 定期的な内視鏡検査と胃癌との鑑別が困難な病変に対する積極的な内視鏡治療により，予後は良好である．

患者説明のポイント

- 胃腺腫で自覚症状を認めることは少なく，胃がん検診や内視鏡検査でたまたま診断されることが多い．
- 胃腺腫と診断された場合，内視鏡検査による定期的な経過観察または胃癌との鑑別を含めた内視鏡治療が重要である．

文献
1) 山田達哉，他：胃と腸 1：145-150，1966
2) 小黒八七郎：胃ポリープとその癌化．胃癌と内視鏡検査．pp 273-277，羊土社，1980
3) 中村卓司：日本臨牀 22：1979-1987，1964

〈梅垣英次，東 健〉

上腸間膜動静脈閉塞症

概念・頻度

- 上腸間膜動静脈閉塞症は，上腸間膜動脈（SMA）閉塞症と上腸間膜静脈（SMV）閉塞症をまとめた概念である．
- 血管内の血栓や塞栓，解離により発症した病態であり，心血管疾患（動脈硬化や不整脈，心筋梗塞，弁膜症など）を基礎疾患とする患者に好発する．
- 腸管虚血から壊死，腹膜炎と比較的早い経過をたどる．
- 死亡率は 59〜93％[1]ときわめて予後不良であり，患者の生命予後改善には早期の診断・治療が必要である．
- 治療は SMA・SMV 閉塞症ともに現在は手術が第一選択．患者状態や治療環境に応じて interventional radiology（IVR）も考慮される．
- 腸間壊死（による腹膜炎）が疑われる場合には，緊急開腹の適応であり，以下の検査項目は必須ではない（状況に応じた判断が必要である）．

予後と患者説明のポイント

- 死亡率が高く，救命しえても合併症（短腸症候群，術後肺炎，廃用症候群など）で社会復帰が困難な例も多い．
- 腸管壊死の再発や数か月後に消化管狭窄を起こすことがある．
- 治療前から予後や術後の生活（QOL の低下）も含めた十分なインフォームドコンセントが必要である．
- SMA・SMV 閉塞症の診断・治療のフローチャートを図 II-15 に示す．

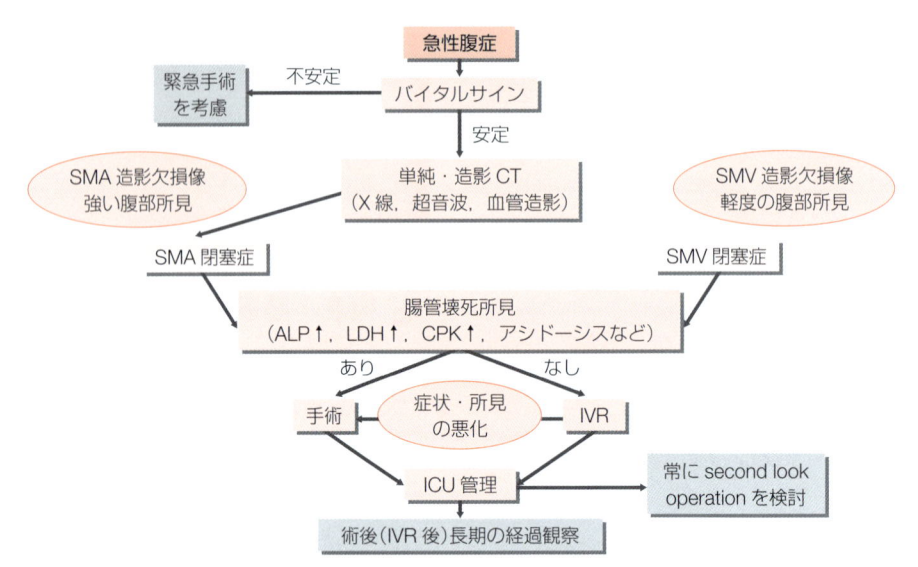

図 II-15 SMA・SMV 閉塞症の診断・治療のフローチャート

上腸間膜動脈（SMA）閉塞症

疫学

- 急性腹症の約 0.4％前後を占めるまれな疾患である[2]．
- 塞栓症がその約 70％，血栓症が約 30％[3]を占める．
- 塞栓症は SMA 中結腸動脈分岐部以下に多く，血栓症は SMA 起始部に多い．

鑑別診断・治療法選択に必要な検査

- 血液検査（血算，生化，凝固），ALP，LDH，CPK など．
- 血液ガス分析．
- 単純・造影ヘリカル CT/MDCT（診断能：39〜64％/82〜96％）[1]．
- 必須ではないが，腹部超音波検査，血管造影は一助となる．

診断のポイント

- 突然の強い腹痛（鎮痛薬の不応例が多い）．
- 炎症反応，ALP，LDH，CPK の急激な上昇．
- 進行するアシドーシス，凝固機能異常．
- 特徴的な CT 所見．

《閉塞・虚血所見》
・上腸間膜動脈内の造影欠損．
・動脈径＞静脈径．
・腸管壁の造影欠損・不良．

《腸管壊死・出血性梗塞所見》
・菲薄化した腸管．
・単純 CT で高濃度を呈する腸管．
・腸管気腫症や門脈ガスを合併するもの．
・腸間膜濃度上昇や多量の腹水．
・肥厚した腸管壁の層状濃染効果（Halo or target appearance）．

- 特徴的な超音波所見（施行医により診断能に大きな差がある）．
・腸管壁の肥厚・浮腫．
・腹水貯留や蠕動の消失．
・SMA 本幹の閉塞（カラードプラ）．

- 特徴的な血管造影（IVR）所見．
・SMA の造影欠損，近位側の拡張．

治療法とその選択

1. 緊急手術（人工肛門造設術または壊死腸管切除術）

- 本症と診断した時点で考慮する．

- 腸管壊死・穿孔を合併した際は絶対適応である．
- 血流・腸管の viability の評価が重要である．
- 一期的吻合にこだわらず，二期的手術も考慮する．

2．IVR（血行再建術）
- ウロキナーゼ（動注）やヘパリン（持続静注）を使用する．
- 明らかな腸管壊死所見を認めず，発症早期である場合に検討される．
- 手術との併用などで短腸症候群が回避できる可能性もある．
- 検査として施行後，そのまま治療へ移行が可能である．
- 十分なエビデンスはなく，施設間で意見が分かれる．

■ 治療後の注意点
- 術後（IVR 後）にさらに腸管壊死が進行する場合があり，second look operation も念頭に置きながら ICU 管理・経過観察を行う．
- IVR 後，晩期では数か月後に消化管狭窄を認めた報告もある．

上腸間膜静脈（SMV）閉塞症

■ 疫学
- 門脈圧亢進症が静脈瘤出血を続発した場合の致死率は 5〜37％[1]である．
- 腸管・腸間膜虚血症を発症した場合の致死率は 13〜50％[1]である．
- 約 75％の患者が凝固機能亢進状態を呈する基礎疾患を有する（膵炎，肝移植を含む腹部手術既往歴，感染，炎症，腫瘍，凝固系異常など）．

■ 鑑別診断・治療法選択に必要な検査
- 血液検査（血算，生化，凝固），ALP，LDH，CPK など．
- 血液ガス分析．
- 単純・造影ヘリカル CT/MDCT（診断能：39〜64％/82〜96％）[1]．
- 必須ではないが，腹部超音波検査，血管造影は一助となる．

■ 診断のポイント
- SMA 閉塞と比較し，腹痛は軽度なことが多い．
- 経過は緩徐（血栓により静脈還流障害⇒うっ血，静脈圧の上昇）．
- 特徴的な CT 所見．
・門脈や上腸間膜静脈およびその分枝の拡張．
・造影欠損として SMV 内に血栓（90％以上の症例において診断が可能[1]）．
・広範囲にわたって高度の壁肥厚．
  壁内出血を合併⇒単純 CT で高吸収
  浮腫のみ　　　⇒低吸収
・腸間膜静脈はうっ血・拡張し，血栓を伴う．
・腸間膜の濃度上昇，腸間膜液貯留，腹水を認める．
- 特徴的な超音波所見（施行医により診断能に大きな差がある）．
・腸管壁の肥厚・浮腫．
・腹水貯留や蠕動の消失．
・SMV 本幹の閉塞と拡張（カラードプラ）．
- 特徴的な血管造影（IVR）所見．
・SMA 造影の静脈相で SMV の造影欠損像と側副血行路の発現．

■ 治療法とその選択

1．緊急手術（人工肛門造設術または壊死腸管切除術）
- 本症と診断した時点で考慮する．
- 腸管壊死・穿孔を合併した際は絶対適応である．
- 血流・腸管の viability の評価が重要である．
- 一期的吻合にこだわらず，二期的手術も考慮する．

2．IVR（血行再建術）
- ウロキナーゼ（動注）やヘパリン（持続静注）を

使用する．
- 明らかな腸管壊死所見を認めず，発症早期である場合に検討される．
- 手術との併用などで短腸症候群が回避できる可能性もある．
- 検査として施行後，そのまま治療へ移行が可能である．
- SMA閉塞症よりはやや広い治療適応をもつ．
- 十分なエビデンスはなく，施設間で意見が分かれる．

治療後の注意点

- 早期では術後（IVR後）にさらに腸管壊死が進行する場合があり，second look operationも念頭に置きながら管理・経過観察を行う．
- IVR後，晩期では数か月後に消化管狭窄を認めた報告もある．

文献
1) 古川顕，他：血栓と循環 15：280-285, 2007
2) 飯沼優子，他：Thrombosis and Circulation 10：38-41, 2002
3) 古川顕，他：Radiology Frontier 9：115-121, 2006

〈河合雅也，杉本起一，坂本一博〉

吸収不良症候群

概念・頻度

- 吸収不良症候群とは各種栄養素の消化・吸収が障害され，次第に低栄養状態や欠乏症状をきたす疾患群を総称したものである[1]．
- 三大栄養素（蛋白質，炭水化物，脂肪）または微量栄養素（ビタミン，ミネラルなど）に影響を及ぼし，体内での栄養素の欠乏，糞便中への過剰排泄および消化管症状が起こる．最も吸収障害をきたしやすいのは複雑な消化吸収過程をもつ脂肪である．

発症機序

1．栄養素の吸収過程

(1) 蛋白質の吸収
- トリプシノーゲンはエンテロキナーゼによって活性型トリプシンに変換される．トリプシンは膵プロテアーゼを活性型に変換する．活性型膵酵素は蛋白質をオリゴペプチドに加水分解する．オリゴペプチドはそのまま吸収されるか，さらにアミノ酸に加水分解される．

(2) 炭水化物の吸収
- 小腸絨毛上の酵素により吸収される炭水化物および二糖類は単糖類に変換され，小腸粘膜上皮細胞より門脈系に吸収される．吸収されない炭水化物は結腸内の細菌による発酵を受けて二酸化炭素・メタン・短鎖脂肪酸に分解される．

(3) 脂肪の吸収
- 脂肪は胃の攪拌運動によりエマルジョン化されたのち，十二指腸で膵リパーゼによって分解される．長鎖トリグリセリドは脂肪酸とモノグリセリドに分解される．これら脂肪酸とモノグリセリドは胆汁酸およびリン脂質と結合しミセルを形成，空腸で吸収される．吸収された脂肪酸は再合成され蛋白質・コレステロール・リン脂質と結合しカイロミクロンを形成し，リンパ管を介して輸送される．

2．原因疾患（表II-12）

- 消化・吸収の過程より大別すると，①肝性（胆汁酸ミセル形成不全），②膵性（消化酵素分泌不全と重炭酸分泌不全），③小腸性（吸収面積の低下や胆汁酸腸肝循環障害）に分類される．このほか腸内細菌過剰増殖（胃全摘術後など）がある．
- 原因としては，海外ではセリアック病などの本態性の吸収不良症候群が多いが，わが国では症候性の吸収不良症候群（複数回の手術，慢性膵

吸収不良症候群

表 II-12 吸収障害をきたす疾患

胃疾患	悪性貧血（自己免疫性胃炎），萎縮性胃炎，胃切除後
膵疾患	膵機能不全（慢性膵炎・膵切除後・膵嚢胞状線維症），先天性膵酵素欠損症（コリパーゼ・リパーゼ・トリプシン），膵腫瘍
肝・胆道系疾患	肝硬変，門脈圧亢進症，胆汁酸合成および輸送異常，胆道系腫瘍，硬化性胆管炎
小腸疾患	短腸症候群，Crohn 病，瘻孔やバイパス術後，アミロイドーシス，GVHD，回腸胆汁酸吸収不良，乳糖不耐症，HIV 感染，ランブル鞭毛虫，寄生虫感染，腸結核，Whipple 病，腸管虚血，小腸リンパ腫，自己免疫性腸炎，好酸球性腸炎，免疫不全症候群，サルコイドーシス，セリアック病
リンパ系疾患	腸管リンパ管拡張症
神経内分泌腫瘍	カルチノイド症候群，グルカゴノーマ，ソマトスタチノーマ
内分泌疾患	Addison 病，糖尿病，甲状腺機能亢進症
全身性疾患	MCTD，SLE

表 II-13 消化吸収不良のための検査

1) 脂肪消化障害：^{13}C-混合中性脂肪投与による $^{13}CO_2$ 呼気試験
2) 糖質吸収不良：D-キシロース試験，糞便中短鎖脂肪酸測定
3) 胆汁酸吸収不良：糞便中胆汁酸測定
4) 乳糖不耐症：ラクトース負荷による呼気中 H_2 濃度測定
5) 腸内細菌過剰症：呼気中 H_2 濃度測定，小腸内細菌数
6) ビタミン B_{12} 欠乏：Schilling 試験，血中ビタミン B_{12}
7) 膵性消化吸収障害：セクレチン試験，PFD 試験，便中エラスターゼ I
8) 栄養指標：アルブミン，コレステロール，鉄，マグネシウム，亜鉛など

炎，Crohn 病など）が多い．

3. 症状

- 吸収されない物質の影響による症状として下痢・脂肪便・腹部膨満感などがある．栄養素の糞便への過剰排泄により体重減少，るいそう，成長障害，浮腫，貧血などがみられる．
- 最も一般的な症状は慢性的な下痢である．6 g/日以上の脂肪が排泄されると大量の悪臭を伴った白色の脂肪便が発生する．さらに吸収不良が進行するとビタミン，ミネラルも欠乏してくる．

診断のポイント

- 厚生省特定疾患消化吸収障害調査研究班により以下の診断基準が提唱された[2]．
1) 下痢，脂肪便，体重減少，るいそう，貧血，無力倦怠感，腹部膨満感，浮腫などの症状がみられることが多い．
2) 血清蛋白濃度，アルブミン濃度，総コレステロール値，血清鉄などの栄養指標の低下を示すことが多い（血清蛋白濃度 6.0 g/dl 以下または血清アルブミン濃度 3.5 g/dl 以下，総コレステロール値 120 mg/dl 以下が高度な低栄養状態の指標となる）．
3) 消化吸収試験の異常がある．

- 吸収不良症候群が疑われた場合，消化吸収の機序を考慮して検査を行う．低栄養状態は食事摂取量の不足・合成障害（肝疾患など）・異化亢進（慢性炎症性疾患など）によっても生じる．

鑑別診断・治療法選択に必要な検査

- 脂肪便の検出は，常食摂取下（脂肪 50g 前後）で Sudan III 染色による糞便中の過剰な脂肪滴（100 倍顕微鏡観察で 1 視野 10 個以上），もしくは化学的定量法で糞便中に 6 g/日以上の脂肪排泄を証明すれば，脂肪吸収障害と診断する．ただし最も簡便な方法は肉眼観察である．
- そのほかの消化吸収試験（表 II-13）や消化管粘膜の生検目的の内視鏡検査を行う．腫瘍性病変の検出のため CT 検査や小腸造影検査を行う．

治療法とその選択

- 低栄養状態の改善および原疾患に対する治療も併せて行う．
- 食事療法としては一般に高カロリー・高蛋白・

- 低脂肪・低残渣が望ましい．脂肪の量は障害の程度に応じ15〜30 gに制限する．
- 経腸栄養には成分栄養剤もしくは半消化態栄養剤が用いられる．成分栄養剤は高度な消化吸収障害例に使用される．半消化態栄養剤は中等度の消化吸収障害例に使用される．
- 完全静脈栄養は腸管の吸収面積の著明な低下などが原因で食事や経腸栄養ができない症例で行われる．ただし消化管粘膜萎縮をきたしやすい．
- セリアック病ではグルテンに対するアレルギーが原因であるため無グルテン食にする．
- 短腸症候群では残存小腸の長さ，切除範囲などが影響する．成人で100 cm，小児で75 cm未満になると症状が出現しやすい．
- Whipple病はわが国ではまれな疾患であるが，*Tropheryma whippelii* による細菌感染症であり抗菌薬が有効である．
- 慢性膵炎，膵癌，膵切除後などで脂肪吸収不良となった場合は膵酵素の大量投与やH_2受容体拮抗薬もしくはプロトンポンプ阻害薬が有効である．
- 乳糖不耐症では乳糖を含む食品の制限，ラクターゼ製剤の併用，豆乳や乳糖を分解した食品の摂取などで対応可能である．
- Crohn病などの炎症性腸疾患では，経腸栄養は腸管の安静を保ちながら高カロリーが投与できるため，治療において重要な位置を占める．

予後

- 原因疾患によって異なる．原因が除去できなければ，長期的な予後は悪いとされている．ただし，蛋白漏出性胃腸症などは原因が除去できる可能性があり，予後が比較的良いとされている疾患もある．
- セリアック病はグルテンを除去した食事療法を行わなければ，死亡率が10〜30％とされている．ただし適切な食事療法を行えば死亡率は1％未満である．

患者説明のポイント

- 吸収不良症候群の原因となりうる疾患は多様であるため，原因である疾患の診断が重要である．
- わが国で多い症候性の吸収不良症候群では，長期的な栄養管理が必要になってくることが多い．また，病態に応じて投与方法や投与する栄養剤などを検討する必要がある．

文献

1) 福田眞作：吸収不良症候群．渡辺純夫（編著）：消化器内科学．シュプリンガー・ジャパン，pp 204-206, 2010
2) 細田四郎：消化吸収障害の診断基準案作成．厚生省特定疾患消化吸収障害調査研究班，昭和60年業績集，pp 22-26, 1986

（石塚隆充，平田一郎）

Meckel 憩室

発症機序，概念・頻度

- 卵黄嚢と中腸を結ぶ臍腸管（卵黄腸管）は，胎生7週ごろに消失するが，この過程の異常が生じ，臍腸管が遺残した場合に生じる先天異常が臍腸管遺残である．
- Meckel憩室は臍腸管遺残の一型で，卵黄腸管の一部が閉塞せずに腸間膜付着部の反対側に発生した回腸憩室であり，臍腸管遺残の約90％を占める．まれに，Meckel憩室の先端から臍部腹壁まで線維性索状物がみられる．
- 組織学的には，小腸壁全層を有する真性憩室である．約半数に異所性組織が迷入（胃粘膜が最も多く，次いで膵組織）しており，憩室内の消

化性潰瘍の原因となる.
- Meckel 憩室は最も頻度の高い腸管奇形であり,発生頻度は無症状例を含めると 1〜4％と言われ,性差では 2 倍ほど男性に多い傾向がある.その位置は回盲弁から 100 cm までの口側に存在するが,乳児では 40 cm を超えることは少ない.大きさは数〜5 cm 程度である[1].

診断のポイント

- Meckel 憩室は通常無症状である.しかし,憩室内の異所性胃粘膜による出血,憩室炎および穿孔,憩室を先進部とする腸重積,mesodiverticular band（臍腸管動脈の遺残物）による腸閉塞などの症状を呈することがある.有症状例の約半数は 20 歳以下であり,異所性胃粘膜による出血が多い.成人期の有症状例はまれであるが,この際には腸閉塞症や憩室炎が多い.症状別に診断のポイントを述べる.
- 下血は,最も頻度の高い合併症である.憩室内の異所性胃粘膜による酸分泌により,隣接する小腸粘膜に消化性潰瘍を生じ,消化管出血をきたすことが原因である.発症年齢は早く 5 歳までに初回の下血をみることが多い.通常,腹痛のない下血を呈するが,軽度の腹痛を伴うこともある.また比較的大量の下血をみることがある.
- 憩室炎は年長児や成人で起こりやすい合併症である.
- Meckel 憩室が重積の先進部となり腸重積症を発症することがある.特発性腸重積の好発年齢（3 か月〜2 歳）でないときや腸重積を反復するときに考慮すべき基礎疾患として重要である.
- Meckel 憩室と臍との間の索状物や mesodiverticular band が絞扼性イレウスの原因となる.また Meckel 憩室先端部の癒着がイレウスの原因となることがある.

鑑別診断・治療法選択に必要な検査

- 急性虫垂炎,イレウス,消化性潰瘍,胃腸炎,大腸憩室炎などの急性腹症が鑑別疾患として挙げられる.Meckel 憩室は合併症（下血,イレウス,憩室炎,腸重積）により発症するので,それぞれの症状の鑑別診断法に従って診断することになるが,術前診断が困難なことも少なくない.MDCT（multidetector-row computed tomography）の進歩により術前診断が可能であった症例の報告が増加している.
- 経肛門的バルーン内視鏡により術前内視鏡診断が可能になった.
- 下血を呈する Meckel 憩室の診断には ^{99m}Tc-過テクネチウム酸塩によるシンチグラフィーが有用である.異所性胃粘膜への集積を利用して行われている.1 回の検査では描出されない場合でも繰り返し行うことにより描出されることも多い.
- 急性虫垂炎が疑われて腹部 CT を施行し虫垂が正常であった際に,腸管間膜リンパ節炎や Meckel 憩室炎を考慮する必要がある.Meckel 憩室は回腸と連続する盲端腸管として描出され,腸管壁の肥厚,周囲の脂肪織濃度の上昇などの炎症所見を認める場合に憩室炎と診断される.
- 若年者で開腹歴のないイレウスの鑑別診断として Meckel 憩室を考慮すべきである.腹部 CT にて臍と連続する索状物や mesodiverticular band が描出され,術前診断されることもまれにある.
- カプセル内視鏡にて診断される症例もある.

治療法とその選択

- 下血症例は,H_2 受容体拮抗薬の投与などによる保存的治療で軽快する.大量出血により輸血を必要とする場合もあるが,緊急手術を要する症例はまれである.整容性の高い治療法として腹腔鏡下（補助下）憩室切除術が多くの施設で行われている.手術症例の術中所見と切除標本を図 II-16 に示す.
- 憩室炎・イレウス症例は,急性腹症として発症

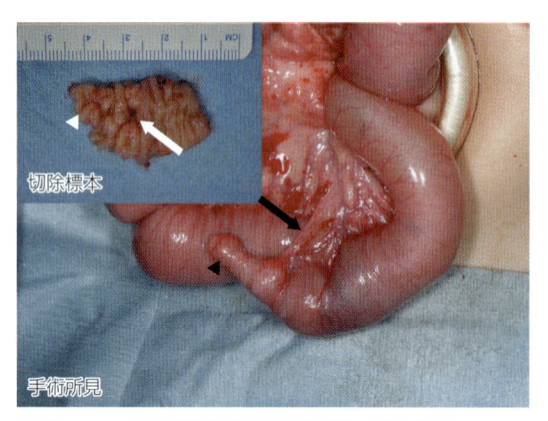

図Ⅱ-16 手術症例の術中所見と切除標本
Meckel憩室先端部の異所性胃粘膜（白矢頭）を認めた．小腸粘膜と比較し若干白色調を呈す．また，異所性胃粘膜に隣接する小腸粘膜に消化性潰瘍（白矢印）を認めた．黒矢頭はMeckel憩室，黒矢印は臍腸管動静脈を示す．

するため緊急手術の適応となり，開腹手術時に診断され，憩室切除や mesodiverticular band の切除などが施行される．

- Meckel憩室が先進部となった腸重積症は，特発性腸重積と比較し注腸整復が困難であることが多く，緊急手術となり切除される症例が多い[2]．

予後

- 切除後の予後は良好である．

患者説明のポイント

- 症状がある場合には切除が原則である．無症状例や，他の原因で手術中に偶然発見されたMeckel憩室を切除すべきかに関しては意見が分かれている．
- 合併症を起こしやすい4つのリスク・ファクター〔① 男性，② 50歳以下，③ 長さ2cm以上，④ 触診で憩室内の部分的肥厚（異所性胃粘膜の存在を示唆する）〕がある場合には，無症状症例においても切除を考慮すべきなどの報告[3]もある．

文献

1) Turgeon DK, et al：Am J Gastroenterol 85：777-781, 1990
2) Amoury RA, et al：Meckel's diverticulum. O'Neill JA, et al（eds）：Pediatric Surgery, 5th ed. pp1173-1184, Mosby-Year Book, 1998
3) 猪股雅史：臨床外科 61：642-643，2006

（江村隆起）

小腸腫瘍

- 小腸は，十二指腸・空腸・回腸からなり，全消化管長の75％，粘膜表面積の90％を占めるものの，腫瘍の頻度は全消化管の約3〜5％にすぎない．しかしながら，近年，カプセル内視鏡やバルーン内視鏡をはじめとした画像診断の進歩により，術前診断の頻度は増加している．

小腸癌

概念・頻度

- わが国における小腸癌の疫学統計はない．
- わが国の報告例の集計（1995〜1999年）では，小腸悪性腫瘍32.6％が癌であるとされ[1]，1995〜2004年の原発性空腸・回腸癌を対象とした280例のアンケート調査によると，男女比は1.3：1と男性にやや多く，平均年齢60.9歳であった（いずれも小腸内視鏡が広く普及する以前のデータ）．

発症機序

- 前癌病変，早期癌の症例がきわめて少ないため，詳細は明らかでない．
- 大腸に準じて，発癌にかかわる遺伝子（p53,

APC, KRAS, MMR など）の検索が行われているが，決定的な因子は明らかでない．
- p53, APC, KRAS の異常は低頻度であり，adenoma-carcinoma sequence の関与は，低率であると考えられる．
- 小腸癌の罹患率の高い疾患として，家族性大腸腺腫症，遺伝性非ポリポーシス大腸癌（hereditary non-polyposis colorectal cancer；HNPCC, Lynch 症候群），Peutz-Jeghers 症候群，Crohn 病がある．

診断のポイント

- 特異的な症状はなく，小腸癌で認められる症候は，腹痛，腸閉塞，貧血，消化管出血，腹部腫瘤触知などが一般的である．
- 一過性の（特に，腹部手術既往のない）腸閉塞や，保存的に軽快した再発性の腹痛の症例などでは，積極的に小腸の精査を行う．
- 男性や閉経後女性の，遷延する鉄欠乏性貧血（小球性低色素性貧血）では，上部消化管内視鏡や大腸内視鏡で出血源が指摘できないときは，小腸の出血源検索を行う．
- 若年であっても小腸癌の可能性を疑う．
- 小腸癌の初期診断には，（造影）CT，小腸カプセル内視鏡が有用である．
- 診断における，CEA，CA19-9 といった腫瘍マーカーの有用性は低い．

鑑別診断・治療法選択に必要な検査

- 組織診断には，バルーン内視鏡による生検を施行する．
- 内視鏡所見で早期癌が疑われたときは無理な生検は避け，超音波内視鏡などで深達度を評価し，内視鏡治療の適応を判断する．
- バルーン内視鏡による病変部位近傍への点墨は，手術時の病変部位の認識に役立つ．
- 病期診断には，TNM 分類（**表II-14**）が用いられる．
- 病期診断における転移巣検索には，腹部超音波，CT や PET-CT が有用である．

表II-14 小腸癌：TNM 分類（第7版）

期	原発腫瘍	所属リンパ節	遠隔転移
0	Tis	N0	M0
I	T1, T2	N0	M0
IIA	T3	N0	M0
IIB	T4	N0	M0
IIIA	Any T	N1	M0
IIIB	Any T	N2	M0
IV	Any T	Any N	M1

【T（原発腫瘍）】
- TX：評価不能
- T0：腫瘍を認めない
- Tis：上皮内癌
- T1a：粘膜固有層，粘膜筋板まで
- T1b：粘膜下層まで
- T2：固有筋層まで
- T3：漿膜下層，（腹膜被覆のない領域では）2 cm 以内の浸潤
- T4：臓側腹膜を貫通，隣接臓器浸潤，（腹膜被覆のない領域では）2 cm 超の浸潤

【N（所属リンパ節）】
- NX：評価不能
- N0：転移なし
- N1：1〜3個
- N2：4個以上

【M（遠隔転移）】
- M0：遠隔転移あり
- M1：遠隔転移なし

〔Sobin L, 他：TNM 悪性腫瘍の分類，第7版，日本語版．金原出版，pp 78-81, 2010 より引用改変〕

治療法とその選択

- 粘膜病変では，バルーン内視鏡による粘膜切除（EMR）が可能であるが，小腸壁は薄いため慎重な手技が求められる．
- 限局性の小腸癌では，小腸部分切除と領域リンパ節郭清が行われる．補助化学療法の有効性は明らかでないが，大腸癌に準じて行われることもある．
- 進行小腸癌では，症状軽減のための外科切除やバイパス術と，大腸癌に準じた化学療法が行われることが多い．
- 外科手術が困難な全身状態や併存症を有する症例でも，内視鏡的なステント留置などの対症療法も可能である．

予後

- 5年生存率は23〜30％，生存期間中央値は約2年と予後不良である．
- 大腸癌と同様に，化学療法による予後延長効果が，小腸癌でも期待できる可能性がある．

患者説明のポイント

- 小腸癌は，頻度が少なく，診断の契機が症状に依存していることが多いため，診断時には進行していることが多い．
- 標準治療とされる化学療法がまだないため，臨床試験を行っている施設を紹介するか，大腸癌の化学療法に準じた治療を行われているのが現状である．

小腸 GIST

概念・頻度

- Cajal の介在細胞由来の腫瘍とされ，消化管間葉系腫瘍の90％を占める．
- GIST の20〜30％は小腸に発生し，胃に次いで2番目に多く，空腸の頻度が高い．
- 性差はなく，好発年齢は60歳前後である．

発症機序

- GIST の約90％は，*KIT* 遺伝子，もしくは *PDGFRA* 遺伝子の変異による，チロシンキナーゼの恒常的な活性化が原因とされる．
- 胃 GIST と比べ，小腸 GIST では，*KIT* 遺伝子の exon 9 の変異をもつことが多く，予後不良とされる．
- 一部の GIST では，*KIT*，*PDGFRA* など変異を認めず，特殊な GIST として，*NF1* 遺伝子の異常による神経線維腫症1型（von Recklinghausen 病）や，特に若年の GIST では，コハク酸脱水素酵素（SDH）複合体の関与が示唆されている．

診断のポイント

- 原因不明の消化管出血で，最も多く診断される小腸腫瘍は GIST である[2]．そのほかの診断契機には，腹痛，腫瘤触知，PET-CT 検診での腫瘤描出などがある．
- 造影 CT は，多血性腫瘍である GIST の描出に有用である．動脈相の冠状断など撮像方法を工夫することで検出率向上が期待できる．
- 小腸カプセル内視鏡では，正常粘膜で覆われた粘膜下腫瘍は時に診断困難であるが，カプセル内視鏡の一時的な腸管内での停滞所見（regional transit abnormality；RTA）や，腸管内の血液などから小腸病変の存在を指摘できることがあり，間接所見も重要である．
- バルーン内視鏡では，まれに管外発育型の GIST を指摘できないこともあるが，圧排所見に対して超音波内視鏡で観察することにより病変を指摘できることもある．

鑑別診断・治療法選択に必要な検査

- バルーン内視鏡による生検病理診断が，悪性リンパ腫や他の小腸腫瘍との鑑別に重要であるが，GIST は多血性腫瘍であり，生検による出血が偶発症として生じやすい．粘膜下腫瘍の頂部に潰瘍・びらんを伴うときは，同部位からの生検が診断有用である．一方で，完全に正常上皮に覆われた粘膜下腫瘍として描出されるときは，病変近傍に点墨を置き，外科切除により組織学的な確定診断を得る．
- ボーリング生検は出血のリスクが高く，出血したときは止血に IVR を行うと，外科切除後に，腫瘍の核分裂像や腫瘍内壊死の有無など，悪性度評価につながる所見を得られなくなるため注意が必要である．
- 病期診断には，TNM 分類（**表 II-15**）が用いられる．小腸 GIST は胃 GIST と比べ，腫瘍径が小さくても病期が高いことに注意する．
- 転移巣検索には，腹部超音波，造影 CT や

表 II-15　小腸 GIST：TNM 分類（第 7 版）

期	原発腫瘍	所属リンパ節	遠隔転移	細胞分裂像数
I	T1, T2	N0	M0	低
II	T3			低
IIIA	T1			高
	T4			低
IIIB	T2, T3, T4			高
IV	Any T	N1		Any 分裂像数
		Any N	M1	

【T（原発腫瘍）】
TX：評価不能
T0：腫瘍を認めない．
T1：最大径が 2 cm 以下
T2：2 cm＜最大径≦5 cm
T3：5 cm＜最大径≦10 cm
T4：最大径 10 cm を超える

【N（所属リンパ節）】
NX：評価不能
N0：転移なし
N1：転移あり

【M（遠隔転移）】
M0：遠隔転移あり
M1：遠隔転移なし

【細胞分裂像数】
低：5 個以下/HPF　　高：6 個以上/HPF

〔Sobin L, 他：TNM 悪性腫瘍の分類，第 7 版，日本語版．金原出版，pp 74-77，2010 より引用改変〕

PET-CT が有用である．

治療法とその選択

- 小腸 GIST は，臨床症状を契機として診断されることがほとんどで，外科切除が原則である．
- 偶然発見された小さな小腸粘膜下腫瘍に対する経過観察の安全性は不明だが，GIST が疑われたときは悪性の性格をもつ腫瘍であるため切除が望ましい．
- 切除不能・再発または進行 GIST の治療には，キナーゼ阻害薬であるイマチニブ，スニチニブが用いる．これらに治療抵抗性であるとき，レゴラフェニブが使用される〔「IV 治療—消化管間質腫瘍（GIST）」の項参照〕．

予後

- イマチニブの効果を検討した臨床研究における，小腸に限定しない転移性 GIST の生存期間中央値は 51〜57 か月である．

患者説明のポイント

- 治療には外科手術が必要で，活動性の出血症状があれば，緊急手術が必要となることもある．
- 転移をきたす腫瘍であり，切除後も慎重な経過観察が必要である．

小腸悪性リンパ腫

概念・頻度

- リンパ球由来の悪性腫瘍のうち，病変の主体が小腸に存在する（Lewin の基準）もの．
- 小腸における悪性リンパ腫の組織型には，濾胞性リンパ腫（follicular lymphoma；FL），びまん性大細胞型 B 細胞リンパ腫（diffuse large B-cell lymphoma；DLBCL）が多く，ほかに MALT（mucosa-associated lymphatic tissue）リンパ腫，マントル細胞リンパ腫（mantle cell lymphoma；MCL），腸症関連 T 細胞リンパ腫（enteropathy associated T-cell Lymphoma；EATL）などがある．

発症機序

- 組織型に応じて，高頻度の染色体・遺伝子異常などが明らかとなっている（表 II-16）．

診断のポイント

- 特異的な症状はなく，腹痛，発熱，盗汗，消化管出血，腸閉塞，体重減少，腫瘤触知などである．
- 血液検査では，LDH，可溶性 IL-2 受容体の上昇がみられることがある．
- 小腸病変の拾い上げには，小腸造影，小腸カプセル内視鏡，CT などが有用である．

表 II-16 WHO 組織型と染色体,遺伝子異常

WHO 組織型	染色体異常	頻度(%)	遺伝子
濾胞性	t(14;18)	85	BCL 2
	t(3;14), t(3;v)	10〜15	BCL 6
びまん性大細胞B細胞性	t(3;14), t(3;v)	30〜35	BCL 6
	t(14;18)	20〜30	BCL 2
	t(8;14), add(8)(q24)	6	MYC
MALT	t(11;18)	10〜30	API2, MALT1
マントル細胞	t(11;14)	95	CCND 1

- 十二指腸の濾胞性リンパ腫では,深部小腸に病変を有することが多いため,初診時の進展範囲を評価する目的に,生検も可能なバルーン内視鏡を施行する.
- 臨床病期分類は Lugano 国際会議分類(「胃MALT リンパ腫,胃悪性リンパ腫」の項,表 II-9 参照)を用いる.

鑑別診断・治療法選択に必要な検査

- バルーン内視鏡による生検で,組織型診断や,悪性度の組織学的グレードの診断を行うことが治療方針の決定に重要である.
- 生検により十分な検体量が採取できれば,染色体分析,細胞表面マーカー,FISH による融合遺伝子の検索が可能で,組織型の決定に有用である.
- 病期診断のための全身検索には,PET-CT が有用であるが,粘膜病変の検出頻度は高くないため,内視鏡検査との併用が必要である.
- 病期診断に骨髄検査も必要となる.

治療法とその選択

- 症状の原因となっている小腸悪性リンパ腫は原則,外科切除が望ましい.消化管悪性リンパ腫では自然穿孔の可能性もあり,化学療法を先行させると腸管穿孔の危険性が高まるとされる.
- DLBCL などの,中ないし高悪性度 B 細胞性リンパ腫では,リツキシマブ(抗 CD20 抗体)と,シクロホスファミド,ダウノルビシン,ビンクリスチン,プレドニゾンによる多剤併用化学療法(R-CHOP 療法)が行われる.
- FL は限局病変のみであれば,watch and wait(経過観察)といった選択肢もあるが,組織 grade の高い症例では DLBCL に準じた化学療法を行う.
- 予後不良が予測される症例や再発・進行例では,自己末梢血幹細胞移植併用大量化学療法が行われる(「IV 治療―MALT 悪性リンパ腫」の項参照).

予後

- 組織型や病期により大きく異なるが,小腸に限った予後に関するまとまったデータは乏しい.
- 小腸に限らない DLBCL の予後データは,改訂国際予後指標(revised international prognostic index;revised-IPI)によると,4 年生存率が very good,good,poor でそれぞれ,94%,84%,53%とされる.
- わが国における 125 例の消化管 FL の遡及的研究では,5 年全生存率・無増悪生存率はそれぞれ,100%,93%である[3].

患者説明のポイント

- 組織型や病期により,治療法が異なるため,組織診断が重要である.
- 濾胞性リンパ腫では,形質転換することもあるため,長期間の経過観察(watch and wait)を要する.

文献
1) 八尾恒良,他:胃と腸 36:871-881, 2001
2) Mitsui K, et al:Gastrointest Endosc 70:498-504, 2009
3) Takata K, et al:Cancer Sci 102:1532-1536, 2011

(三井啓吾,坂本長逸)

小腸良性腫瘍

概念・頻度

- 小腸の長さは全消化管の70〜80％，小腸の粘膜面積は全消化管の90％以上を占めるが，小腸腫瘍の頻度は全消化管腫瘍の5％とまれである．
- 良性腫瘍と炎症や過誤腫などによる良性腫瘍性病変が存在する．
- 八尾らの1995〜1999年のわが国報告例における小腸良性腫瘍・腫瘍性病変196例の内訳は消化管間質腫瘍（GIST）94例（48％），脂肪腫34例（17.3％），過誤腫20例（10.2％），血管系腫瘍19例（17.3％），腺腫12例（6.1％），リンパ管腫5例（2.6％），囊腫2例（1.0％），その他10例（5.1％）であった．その他の10例の内訳は炎症性偽腫瘍3例，炎症性線維状ポリープ（IFP），好酸球性肉芽腫，粘液腫，血管脂肪腫，乳児筋線維腫症，fibrocytosis，肥満細胞症が各1例ずつであった[1]．
- 2005年にダブルバルーン内視鏡で発見された144例のわが国の小腸腫瘍の多施設報告では，良性腫瘍は82例（56.9％）で，GIST，Peutz-Jeghers症候群の過誤腫性ポリープ，家族性大腸腺腫症の腺腫，孤在性腺腫，IFP，血管腫が大半を占めていた[2]．
- 2003〜2011年のダブルバルーン内視鏡で発見された159例の小腸腫瘍のわが国の単施設報告では，良性腫瘍（GISTは悪性腫瘍に分類し除外）は66例（42％）で，良性腫瘍は頻度の多い順に，Peutz-Jeghers症候群含めた過誤腫性ポリープ，家族性大腸腺腫症，孤在性腺腫，迷入膵，血管腫，脂肪腫，リンパ管腫（有症状例のみ），IFP，平滑筋腫であり，男女比は40/22（1.8）と男性に多い傾向で，発症年齢は50±21（15〜86）歳であった．部位別（深部十二指腸/空腸/回腸）では，過誤腫は12/40/27，腺腫は11/8/1，迷入膵は1/6/1，血管腫は0/3/2，脂肪腫は0/4/0，IFPは0/1/1，平滑筋腫は0/1/1と，総じて近位小腸に多い傾向だった[3]．

発症機序

- 大部分の散発性腫瘍の発症機序は不明である．
- 家族性大腸腺腫症は十二指腸，上部空腸を中心に多発腺腫を合併する．Peutz-Jeghers症候群では小腸全体に過誤腫性ポリポーシスを合併するCowden病，若年性ポリポーシスでも過誤腫性ポリポーシスを合併する．Cronkhite-Canada症候群のポリポーシスは胃・大腸で顕著であるが，小腸にも生じる．

診断のポイント

- 良悪性問わず，小さな腫瘍は無症状であり，早期発見が難しい．症状がなくても消化管ポリポーシスの患者はカプセル内視鏡などによる定期的な小腸のサーベイランスが必要である．
- 血管腫は顕性出血，潜在性出血で貧血を呈する頻度の高い良性腫瘍である．ほかにも過誤腫，脂肪腫，リンパ管腫，迷入膵，IFPも有茎・無茎の腫瘍の圧迫壊死，囊腫様変化や腫瘍の中心壊死に伴って出血し，貧血の原因となる．
- 管腔の狭い小腸においては15 mmを超える腫瘍，もしくは10 mm以下でも複数密生している場合は腸重積の原因となりうる．良性腫瘍による腸重積の大部分は食後間欠的に起こる疼痛で嘔気・嘔吐を伴う場合があり，比較的軽く数か月から1年ぐらいの間隔で長期間繰り返すという．悪性腫瘍の閉塞が進行性であるのに対し，良性腫瘍の閉塞は重積に伴うことが多いため，蠕動運動の亢進で惹起されると同時に自然に解除されることも多く比較的緩徐な経過をたどると言われる．重積によって腸管の梗塞や壊死をきたした場合はゼリー状の血便を認める場

合もある．また重積した腸管や拡張した口側の腸管を触れることがある．
- 上部・下部内視鏡検査，腹部超音波検査，腹部CT検査などを行い器質的疾患が除外された腹部不定愁訴の患者は機能性消化管障害と診断されることが多いが，小腸内視鏡検査でさらに器質的小腸疾患がないことを確認する姿勢が必要である．

鑑別診断・治療法選択に必要な検査

- 腹部超音波検査：侵襲はないが，消化管ガスや部位によっては描出が困難な場合がある．
- 腹部造影CT検査：造影剤アレルギー，腎障害がなければ必ず造影CT検査，できればダイナミックCT検査を行う．10 mm以上の大きさでも上皮性腫瘍は見落とす可能性があるため，enterographyやenteroclysisを併用すれば描出能は向上する．
- 腹部MRI検査：生涯繰り返し検査しなければならない消化管ポリポーシスの患者にとっては放射線被曝がないため，好ましい検査である．enterographyやenteroclysisを併用すれば描出能は向上する．
- 小腸X線検査：経口法，経管法，逆行性回腸造影検査がある．経口法は侵襲が低いが描出能は経管法に劣る．腫瘍の部位や性状，重積の状態を客観的に知ることができる．腸閉塞で減圧用イレウスチューブを挿入した場合は，腸閉塞改善時に抜去する前にイレウス管造影を行う．
- 小腸用カプセル内視鏡検査：放射線被曝なく，低侵襲に小腸全体を内視鏡観察できる．小病変の検出にも優れている．ただし，大きな粘膜下腫瘍は見落とす可能性あり．腹痛や腹部不定愁訴を呈する場合は，小腸狭窄を合併していることがあり，パテンシーカプセルで開通性確認後にカプセル内視鏡を施行することが望ましい．腸閉塞症例はカプセル滞留の危険性が高く，禁忌である．
- バルーン内視鏡：シングルバルーン内視鏡，ダブルバルーン内視鏡がある．深部への挿入はダブルバルーン内視鏡が優る．色素撒布，生検，ミニチュアプローブによる超音波検査も可能で，現在の小腸検査の中で最も正確な診断が可能である．複数回の腹部手術歴や腹腔内炎症による癒着のある症例では挿入困難・不可能な場合がある．トライツ靱帯を越えてすぐの上部空腸までの病変であればプッシュ式内視鏡も有用である．

治療法とその選択

- 上皮性良性腫瘍で有症状例，今後症状をきたしうる病変，悪性化の可能性のある病変が内視鏡摘除の適応になる．血管腫やリンパ管腫，平滑筋腫，脂肪腫，迷入膵など粘膜下層にとどまるような粘膜下腫瘍も内視鏡摘除の適応となる．
- 家族性大腸腺腫症に合併する小腸腫瘍の大半は十二指腸・上部空腸に好発する小さな腺腫性ポリープであり経過観察としているが，大きな腺腫病変は癌合併，もしくは今後発癌の可能性があるので摘除対象と考える．
- Peutz-Jeghers症候群の小腸過誤腫性ポリープの治療は原則，内視鏡摘除である．大きさ15 mm以上から小腸重積，腫瘍の合併頻度が高くなることから，摘除するポリープの大きさの目安は10 mm以上としている．ただ，絞扼性イレウスを合併している場合は緊急外科手術が必要である．しかし，開腹歴が多くなると癒着が生じ，バルーン内視鏡をもってしても小腸全域の挿入がきわめて困難になる．そのため，たとえ腸重積による腸閉塞が生じていても絞扼症状がない限りバルーン内視鏡で整復後にポリープ摘除を試みるべきである．重積ポリープは茎部に漿膜が引き込まれており，重積状態でのポリープ摘除は穿孔の危険があるため，バルーン内視鏡で重積を整復し，数日絶食後にポリープを摘除するようにしている．
- 内視鏡摘除は出血傾向のある患者・抗血栓薬内服中の患者の場合は，抗血栓薬ガイドラインに

則り施行する.
- 広基性病変，平坦型病変はもちろん，通常粘膜下局注による膨隆を要しない有茎性病変でも深部小腸のポリペクトミーの際は，穿孔・後出血予防のためにポリペクトミー前に極力粘膜下局注を行う.
- 小腸腫瘍・ポリープの内視鏡摘除の注意点は深部小腸での内視鏡操作は時に難しく時間と労力を要すること，polysurgery などの場合癒着が強く深部挿入が難しいことである．長時間の無理な経口的深部挿入が急性膵炎の発生につながることや，癒着剥離に伴い穿孔することもあるので，開腹歴のある癒着症例では慎重な操作が求められる.
- 外科切除の適応は5cm を超えるような重積ポリープで漿膜がポリープ頸部まで巻き込まれていると推測されるもの，血流に富んだ病変，粘膜下腫瘍でも大きいものや粘膜下層より深部に発育したものなどが挙げられる.
- 癒着などで挿入不可能な部位に摘除目標の腫瘍がある場合は，内科外科合同で，癒着剥離術を行いながらバルーン内視鏡を行う方法も報告されているが，近年，単孔式腹腔鏡下手術が広く行われており，バルーン内視鏡挿入不可能症例の治療の際はこちらが勧められる.

予後

- ポリポーシス以外の良性腫瘍では，一般に予後は良好である.

患者説明のポイント

- 消化管ポリポーシスを有する患者およびその家族には，良性腫瘍といえども大きくなると内視鏡摘除が困難となるため，定期的にカプセル内視鏡などでサーベイランスするよう説明する．また，悪性の消化管外病変を合併することがあるので，そちらも専門医のもとで定期的な検査を受けるよう説明する.

文献
1) 八尾恒良, 他：胃と腸 16：871-881, 2001
2) Mitsui K, et al：Gastrointest Endosc 70：498-504, 2009
3) Honda W, et al：Gastrointest Endosc 76：344-354, 2012

（大宮直木）

小腸血管性病変

概念・頻度

- 消化管において，広義の血管性病変は，血管腫，膿原性肉芽腫，血管肉腫などの腫瘍性病変や，静脈瘤，虚血性病変も含む場合がある.
- 本項で扱う狭義の血管性病変は，血管の限局的な形態異常による病変である.
- 血管性病変の分類・用語は，統一されておらず，定義が曖昧なままでさまざまな用語が，さまざまな病変に対して用いられ，混乱を招いている.
- 血管性病変を病理組織学的に分類すると，以下の3種類に整理[1]できる.
1) 静脈/毛細血管の特徴をもった病変：angiodysplasia, angioectasia, vascular ectasia などの用語で呼ばれている病変である．粘膜下層の正常静脈と，粘膜固有層の毛細血管の拡張からなる数mm大までの病変で，薄い血管壁からなる内弾性板をもたない，静脈/毛細血管の特徴をもった異常血管が蛇行している.
2) 動脈の特徴をもった病変：Dieulafoy's lesion と呼ばれている病変である．上部消化管出血の原因としてよく知られているが，胃だけではなく，小腸や大腸にも発生しうる病変で，内弾性板をもつ異常に太い動脈が粘膜に近接して粘膜下層を蛇行している.

3) 動脈と静脈の間に吻合ないし移行がみられる病変：arteriovenous malformation（AVM）と呼ばれている病変である．粘膜下層にとどまらず漿膜面まで達する比較的大きな病変で，比較的大型の動脈と静脈の間に吻合または移行部を有する．

- 小腸血管性病変は，無症状で経過する場合も多く，内視鏡検査を行わなければ見つからないため，一般人口における頻度は不明である．
- 上部・下部消化管内視鏡を行っても出血源が不明な消化管出血を OGIB（obscure gastrointestinal bleeding）と言い，多くは小腸出血が疑われる．
- OGIB の原因病変としては，小腸の血管性病変が 35％，炎症性病変が 34％，腫瘍・ポリープが 14％，憩室が 4％，小腸外病変が 13％と報告[2]されている．
- 高齢者に多く，肝・腎・心疾患などの背景疾患を有する例に多い傾向がある．

発症機序

- 静脈/毛細血管の特徴を持った病変：粘膜下層の静脈が固有筋層を貫通する部位で間欠的に軽度の閉塞を繰り返すことや，微小循環における慢性的な低酸素状態が原因と推測されており，加齢に伴う後天性の変性性病変と考えられている．
- 動脈の特徴をもった病変：先天的な血管走行異常により，本来そこに存在するはずのない異常に太い動脈が，粘膜に近接して粘膜下層を蛇行している部位に，粘膜の機械的圧迫などが加わって，わずかなびらんを形成して大出血する．
- 動脈と静脈の間に吻合ないし移行がみられる病変：先天性過誤腫的性格の病変である．病変は比較的大きく，拡張・肥厚した静脈と動脈からなり，腸管壁の全層にわたって浸潤することがある病変である．

診断のポイント

- 血管性病変は消化管の内腔に大きな形態変化を伴わないため，消化管造影での検出はほとんど不可能である．
- 持続出血している場合には，出血シンチグラフィや腹部血管造影，造影 CT で，おおよその出血部位を同定できるが，質的診断に至ることは困難である．
- 病変が大きければ腹部血管造影や 3D アンギオ CT で描出できる場合もある．
- 多くの場合，カプセル内視鏡（capsule endoscopy；CE）か，バルーン内視鏡（balloon assisted endoscopy；BAE）による小腸内視鏡検査が必要となる．
- 長い小腸の中から出血源を探す際には，血性腸液の存在が助けになるため，検査タイミングがより重要となる．
- 特に Dieulafoy's lesion については止血してしまうと粘膜変化がほとんどなく，出血していない状態で見つけることは不可能に近い．多量の出血があったにもかかわらず，全小腸観察をしても出血源が見つからなかった場合には，Dieulafoy's lesion の自然止血後であった可能性があるため，再出血時には可及的速やかに検査する．

鑑別診断・治療法選択に必要な検査

- OGIB に対する初期評価ではダイナミック CT で extravasation や腫瘍，壁肥厚，狭窄の有無を評価し，緊急止血の必要性なども考慮して，CE か BAE を選択する（**図 II-17**）[3]．
- 小腸血管性病変の内視鏡像は多様だが，出血のリスクを考えると生検はするべきではない．
- 拍動の有無に注意して内視鏡観察し，「小腸血管性病変の内視鏡分類（矢野・山本分類）」（**図 II-18**）を用いることが，病態の把握と治療方針決定の助けになる[3]．
- 小腸血管性病変の内視鏡分類の Type 1a と 1b が「静脈/毛細血管の特徴をもった病変」，Type

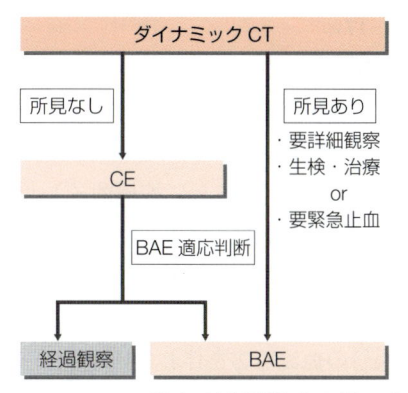

図 II-17　OGIB に対する診断戦略の組み立て方
〔文献3〕より引用〕

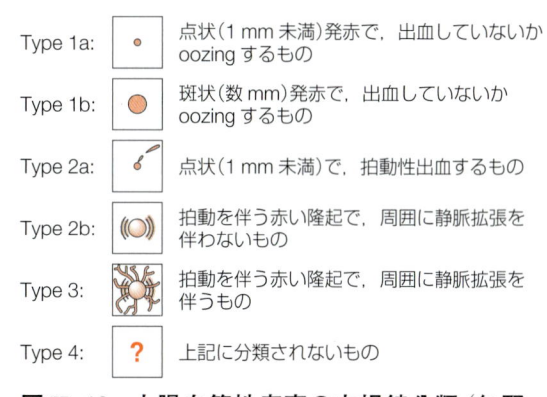

図 II-18　小腸血管性病変の内視鏡分類（矢野・山本分類）
〔文献3〕より引用〕

Type 1a：点状（1 mm 未満）発赤で，出血していないか oozing するもの
Type 1b：斑状（数 mm）発赤で，出血していないか oozing するもの
Type 2a：点状（1 mm 未満）で，拍動性出血するもの
Type 2b：拍動を伴う赤い隆起で，周囲に静脈拡張を伴わないもの
Type 3：拍動を伴う赤い隆起で，周囲に静脈拡張を伴うもの
Type 4：上記に分類されないもの

2a と 2b が「動脈の特徴をもった病変」，Type 3 が「動脈と静脈の間に吻合ないし移行がみられる病変」に相当すると考えられる．Type 4 はまれな病変で，内視鏡所見のみではなく，EUS やダイナミック CT などの検査結果も踏まえて総合的に判断する．

治療法とその選択

- Type 1 と Type 2 に対しては内視鏡治療が第一選択である．
- 内視鏡治療が困難な場合には，血管造影下での塞栓術や，術中内視鏡を併用した外科手術が選択されるが，塞栓術は治療後の狭窄や壊死の問題があり，外科手術は侵襲が非常に大きいため，その適応はかなり限定される．
- Type 1a は，出血している状態で見つかれば，出血源と判断して APC（argon plasma coagulation）による焼灼治療を行うが，出血していない状態で見つかった場合には，真の出血源ではない可能性がある．
- Type 1b は，出血していない状態で見つけたとしても，出血源である可能性が高く，APC による焼灼治療を行う．
- Type 2a と Type 2b は粘膜下の異常血管を結紮するように止血クリップをかけて治療する．
- Type 3 は，非常に小さな病変では流入血管を止血クリップで結紮して内視鏡治療できる場合があるが，大きな病変では血管造影下の塞栓術や外科的治療が必要となる．

予後

- 血管性病変は異時多発・同時多発することが多く，異なる種類の血管性病変が同一症例に混在，多発することも珍しくないため，治療後も他病変に比べて再出血率が高い．
- 特に背景疾患をもつ例で再出血率が高いが，背景疾患の病態改善が消化管出血の予防につながることがある．
- 出血の誘因となりうる抗凝固薬や抗血小板薬を使用している症例では，その必要性と出血リスクを再検討し，使用継続の是非を判断する．

患者説明のポイント

- 診断・治療には，出血からできるだけ早いタイミングで内視鏡検査を行うことが重要であることから，毎回の排便時に便色を確認し，出血が疑われる場合にはすぐ受診するよう説明する．
- 貧血もなく無症状で偶然に見つかった場合は，基本的に治療不要である．
- 全消化管に同時多発・異時多発することが多く，治療後も再出血に注意が必要である．
- 病変多発例で顕性出血を伴わない慢性貧血のみの場合，他疾患を除外したうえで，鉄剤による貧血コントロールを選択することもある．

文献

1) 岩下明徳, 他：胃と腸 35：771-784, 2000
2) 矢野智則：消化器内視鏡 24：558-561, 2012
3) 矢野智則, 他：日消誌 110：1198-1204, 2013

（矢野智則）

腸閉塞（イレウス）

概念・頻度

- 腸閉塞（イレウス）とは，種々の原因により腸管内容の肛門側への通過が障害されることによって生じる病態を指す．

発症機序・原因疾患

- 機械的イレウスと機能的イレウスに大別される（表 II-17）．

1. 機械的イレウス

- 通過障害が機械的機序で発生したものを機械的イレウスと呼ぶ．イレウスの 90％以上が機械的イレウスであり[2]，さらに機械的イレウスは単純性イレウスと絞扼性イレウスに分けられる．

(1) 単純性イレウス
- 腸管の内腔が狭窄・閉塞をきたすことで発生し，腸管の血流障害を伴わないもの．
- 原因として先天性・異物・腸壁の器質的変化・癒着性などが挙げられる．
- 癒着性イレウスがイレウス全体のおよそ 70％を占める．

(2) 絞扼性イレウス
- 腸管の血流障害を伴うもの．早期に動脈血流障害をきたし腸管の壊死へと進行するため重篤化しやすい．
- 原因として癒着性・ヘルニア嵌頓・腸重積症・腸軸捻症などが挙げられる．

2. 機能的イレウス

- 腸管に器質的狭窄がなく，運動障害により内容

表 II-17　イレウスの発生原因による分類

機械的イレウス
　単純性イレウス
　　a）先天性　　　　　　　（腸閉鎖，腸回転異常など）
　　b）異物　　　　　　　　（胆石イレウス，食餌性など）
　　c）腸壁の器質的変化　　（大腸癌，Crohn 病など）
　　d）癒着性　　　　　　　（開腹術後，腹膜炎後，外傷など）
　絞扼性イレウス
　　a）癒着性　　　　　　　（開腹術後，腹膜炎後，外傷など）
　　b）ヘルニアの嵌頓症　　（鼠径部ヘルニア，内ヘルニアなど）
　　c）腸重積症　　　　　　（小児回盲部腸重積，ポリープなど）
　　d）腸軸捻症　　　　　　（S 状結腸軸捻，盲腸軸捻など）
機能的イレウス
　麻痺性イレウス
　　a）神経性　　　　　　　（開腹術，脊髄病変など）
　　b）代謝性　　　　　　　（低カリウム血症，尿毒症など）
　　c）薬物性　　　　　　　（向精神薬，抗コリン薬など）
　　d）感染性　　　　　　　（腹膜炎，肺炎など）
　　e）偽性腸閉塞症
　痙攣性イレウス
　　寄生虫，鉛中毒，腸間膜動脈塞栓症など

〔文献 1) より引用〕

が停滞して起こるもの．運動麻痺による麻痺性イレウスと，痙攣による痙攣性イレウスがある．
- 麻痺性イレウスはさらに神経性・代謝性・薬剤性・感染性・偽性腸閉塞症などに類別される．神経性のものとして術後腸管麻痺や，脊髄損傷，脊椎骨折，脳卒中，膵炎など腸管麻痺をきたすもの，疝痛発作，卵巣や精巣，腎などの捻転に対する神経反射によるものが挙げられる．
- 痙攣性イレウスの原因は，寄生虫，鉛中毒，腸間膜動脈塞栓症などである．

診断のポイント

- 排便および排ガスの消失，嘔吐，立位腹部X線上のニボー像の形成などから，イレウスの診断自体は比較的容易である．むしろイレウスの原因を検索し，機械的・機能的の鑑別，単純性・絞扼性の鑑別を速やかに行うことが重要である．
- 腹部の手術歴の問診が重要である．腹部手術歴がない場合は腫瘍や内外ヘルニアによる頻度が高い．

鑑別診断・治療法選択に必要な検査

1．臨床所見

(1) 腹部所見
- 腹部膨満および特徴的な腸雑音の聴取が認められる．機械的イレウスでは腸音は全体に亢進し，特に単純性イレウスでは金属性の腸雑音を聴取する．一方，麻痺性イレウスや穿孔に至った絞扼性イレウスでは，腸蠕動音の低下を認める場合が多い．
- 腹壁を揺すると灌水音が聞かれ，打診では鼓音を呈する．
- 単純性イレウスでは，緩徐で間欠的な痛みを訴えることが多い．
- 絞扼性イレウスでは，急激で持続的な痛みを訴えることが多く，病状の進行に伴い腹膜刺激症状が出現する．
- 機能的イレウスでは，腹痛は認められないか，あっても軽度である．

(2) 嘔気・嘔吐
- 吐瀉物は早期から胆汁を含み，重症化すると便臭を伴うようになる．

(3) 排便・排ガスの停止

(4) 全身所見
- 皮膚・舌は乾燥する．細菌・菌毒素が血中に移行すると発熱を生じる．穿孔性腹膜炎・敗血症に至れば高熱を示し，ショックに至ることもある．

2．臨床検査所見

- 脱水，飢餓状態，ケトン産生によって代謝性アシドーシスが惹起される一方，嘔吐による水分・電解質の喪失により代謝性アルカローシスが惹起される．
- 脱水による血液濃縮によって，赤血球数，ヘモグロビン，ヘマトクリット，総蛋白は高値を示し，尿量低下，尿比重の上昇およびBUN，クレアチニンの上昇が認められる．
- 絞扼性イレウスでは初期から高度の白血球の増多を認めることが多い．
- 血清中のリン，クレアチンキナーゼ（CK），乳酸脱水素酵素（LDH），アルカリホスファターゼ（ALP）の上昇は絞扼を示唆する．

3．腹部単純X線写真

- 通常，成人では小腸ガスは認められないかごくわずかである一方，イレウスを発症すると閉塞部位より口側腸管において拡張した腸管ガス像が認められ，立位で鏡面像（ニボー）を形成する．
- 拡張腸管が小腸の場合はKerckring皺襞が，結腸の場合は結腸膨起（haustra）が認められる．
- 麻痺性イレウスでは小腸および大腸が一様に拡張し，多発する小さな水面像が認められる．
- 急速に発症した絞扼性イレウスでは，closed loopとなった腸管内にガスを含まないため，無ガス野を形成することがある．

4. 腹部超音波検査

- 閉塞部位より口側腸管では，拡張した小腸，浮腫状のKerckring皺襞（keyboard sign），拡張腸管内を内容物が往復する所見（to-and-fro movement）などが認められる．
- Kerckring皺襞の消失，腸管の蠕動の停止（to-and-fro movementの消失），多量の腹水などの所見は絞扼性イレウスを示唆する．
- 閉塞機転が腫瘍である場合pseudo kidney signが，腸重積の場合target signが認められることがある．
- 低侵襲で有用な検査だが，腸管全長を走査することは困難であり，腸管ガスのために描出不良となることも多い．

5. 腹部CT

- 閉塞機転の鑑別や，絞扼の有無の判断に有用である．腸管径が急激に変化する部位を同定することで，閉塞点や腫瘍性病変の有無を判断しうる．
- 腸間膜血管の渦状の収束（whirl sign）所見は腸管の軸捻転を示唆する．
- 腸管壁や腸間膜の高度な浮腫，腸管の車軸状配列，造影CTにおける腸管壁の造影効果の低下や欠如，多量の腹水貯留がある場合は，絞扼性イレウスを疑う．
- 腸管壁や腸間膜の菲薄化，腸管気腫症，多量の腹水および出血，門脈ガス血症がある場合は，腸管壊死を疑う．

6. 造影検査

- 胃管・イレウス管にて腸管内の減圧が効いている場合には，経管的に水溶性造影剤を注入することで閉塞の部位と程度を判断できる．

治療法とその選択

- イレウスの種類により治療法が異なる．保存療法と手術療法に大別される．

1. 単純性イレウス

- 保存療法が第一選択である．癒着性イレウスでは，軽度であれば絶食・輸液療法（脱水の改善，嘔吐により失われた電解質の補正，低蛋白血症や低栄養の改善）を行う．
- 腸管の拡張が高度な場合には経鼻胃管・イレウス管の挿入を行い，口側腸管の減圧を行う（「胃洗浄，胃管・イレウス管挿入」の項参照）．
- 腹痛は，スコポラミンなどの抗コリン薬である程度軽減可能である．
- 癒着性イレウスにおいて，1週間以上の保存療法にて軽快しない場合や頻回にイレウスを繰り返す場合は，手術による癒着剥離を考慮する．
- 閉塞機転が大腸癌などの腫瘍性病変や腸管内の異物によるものの場合は，保存療法のみでは軽快が望めないため，手術療法を考慮する（「小腸腫瘍」，「大腸癌」の項参照）．ただし高度のイレウスにて浮腫状となった腸管は，吻合を行った場合に術後縫合不全のリスクが高まるため，保存療法にて口側腸管の減圧を行った後に手術療法を行う場合も多い．また，閉塞性大腸癌に対しては経肛門イレウス管挿入や，内視鏡的ステント挿入術による減圧も行われる（「内視鏡的ステント療法—消化管」の項参照）．事前に十分な減圧が得られないまま大腸イレウスに対して手術を行う場合，一時的に人工肛門を造設する場合もある．

2. 絞扼性イレウス

- ヘルニア嵌頓・腸重積症・腸軸捻症によるもので，腸管壊死に至っていないものでは，徒手・注腸・内視鏡による非観血的整復を考慮する．
- 腸管の絞扼が疑われるもので非観血的整復の適応とならない場合には，早急に開腹手術を行う．変色した絞扼腸管を確認し，絞扼を解除する．血流の回復を待ち，壊死に陥った腸管があればこれを切除する．

3. 機能的イレウス

- 麻痺性イレウスのうち，汎発性腹膜炎，非腸管臓器捻転に伴うものは手術適応となり，他の腹腔内の炎症に伴って発症したものは保存療法が奏効しない場合に手術療法を考慮する．
- その他の麻痺性イレウスに対しては原則保存療

法を行う．多くは絶食・輸液療法（脱水の改善，電解質の補正，低蛋白血症・低栄養の改善）にて軽快し，イレウス管挿入や手術療法を要する症例は比較的少ない．腹部の温湿布やパントテン酸カルシウム，プロスタグランジン$F_{2\alpha}$の経静脈的投与が有効な場合もある．

予後

- 大腸癌やCrohn病などの閉塞機転により起こるイレウスは，原疾患の予後・再発に準じる（各疾患の項を参照）．
- 一般的には放置すれば重篤化する．徐々に喪失される水分・電解質により脱水・電解質異常をきたし，長期的には閉塞部位より口側の腸内細菌叢の繁殖による敗血症やショックを呈する．逆に適切な診断・治療が行われれば予後は良好なことが多い．
- 癒着性イレウスでは一度軽快しても，高頻度に再発が認められる．Millerらは，保存療法で軽快した場合も，手術療法を行った場合も再発率は約30％であり，癒着剥離が必ずしもイレウスの根治術とはならないと報告している[2]．術後イレウスの再発を予防する目的で，術中にイレウス管を回盲部近傍まで挿入し，癒着が完成する3週間目以降にこれを抜去する方法（スプリンティング法）が行われることもある．

患者説明のポイント

- 癒着性イレウスの場合，保存療法・手術療法のいずれにおいても高率に再発があることを説明し，退院後の食事療法を徹底する．
- 具体的には1回食事量の軽減，繊維性の食物の制限，咀嚼の回数を多くすること，などが挙げられる．

文献
1) 安達実樹：イレウス．武藤徹一郎，他（編）：新臨床外科学，第4版．医学書院，pp 807-818, 2006
2) Miller G, et al：Am J Surg 180：33-36, 2000

（金子建介，田中敏明，渡邉聡明）

虫垂炎

概念

- 急性虫垂炎は何らかの原因で虫垂内部に細菌感染を起こした状態であり，胃十二指腸潰瘍や胆石症とともに急性腹症のなかで最も頻度の高い疾患である．
- 男女差なく，若年者から高齢者まで幅広く発症する．
- 虫垂炎は病理組織学的にカタル性，蜂窩織炎性（化膿性），壊疽性（穿孔性）に分類される．
- カタル性虫垂炎のほとんどは保存的治療により治癒しうる．適切な治療を選択するためには炎症の程度を把握できる的確な診断が要求される．

発症機序

- 虫垂内腔の閉塞が虫垂炎発症の原因であると考えられている．
- 閉塞の原因は，通常リンパ組織過形成であるが，糞石，異物，寄生虫が原因となることもある．
- 閉塞が起こると，腸内細菌異常増殖，虚血，炎症が起こり，さらに壊死・壊疽，穿孔，膿瘍形成へと進行する．

診断のポイント

- 腹痛は心窩部ないし臍部を中心に始まり（内臓痛），痛みは病変に侵された虫垂に対応する部位に現れて，より表在性で，より局在が明瞭となり，圧痛，皮膚の痛覚過敏を伴う（内臓痛・関連痛）．炎症が管腔の内側から外側，すなわち臓側腹膜に波及すると右下腹部に限局した鋭い体性痛がみられる．

- 腹痛に伴って一過性の嘔気（迷走神経症状），食欲不振などを認める．発熱も大事な徴候であるが，高齢者では発熱をみない場合がある．
- 腹部理学的所見としては虫垂存在部位である右下腹部の圧痛（McBurney, Lanz, Kümmell, Munro）と虫垂の炎症が腹膜に波及していることを示す腹膜刺激症状（Blumberg sign, 筋性防御, heel drop sign）が重要である．
- Blumberg sign（反跳痛）：腹部を圧迫してから急に手を離すと痛みが強くなる症状．
- 筋性防御：反射性の腹壁緊張．
- heel drop sign：つま先立ちから踵を落としたときに腹痛出現．
- Rovsing 徴候や Rosenstein 徴候は急性虫垂炎に特徴的な所見であり，また psoas sign, obturator sign, Dunphy's sign などが陽性となる．
- Rovsing 徴候：左下腹部の圧迫で右下腹部に疼痛が生じる現象．
- Rosenstein 徴候：仰臥位より左側臥位の方が右下腹部の圧痛が強くなる現象．
- Douglas 窩に膿瘍を形成すれば直腸指診にて Douglas 窩右側に圧痛を認める．
- 高齢者では虫垂炎が重症でも臨床症状や理学的所見は明瞭に出現せず，診断が遅れる場合があるので注意を要する．
- 小児では症状を的確に表現できないため Blumberg sign などの理学的所見がわかりにくく，進行が早く穿孔をきたしやすい特徴がある．
- クラミジア腹膜炎，卵管炎，卵巣嚢腫，卵巣腫瘍茎捻転や出血性黄体嚢胞などの婦人科的疾患との鑑別が必要である．
- 妊婦では，虫垂が右上方へ偏位しているため症状が非定型的で腹膜刺激症状もわかりにくいので注意が必要である．
- 解剖学的に虫垂が盲腸背側の後腹膜に位置しているときには圧痛や腹膜刺激症状は重症の割に軽いことがある．

鑑別診断・治療法選択に必要な検査

1. 血液・生化学検査
- 白血球増多，核の左方移動と CRP 陽性所見が認められる．
- 白血球数は急性虫垂炎の重症度とは必ずしも比例せず，高齢者やコンプロマイズドホストでは重症化で白血球数は減少するので注意を要する．

2. 腹部単純X線検査
- 急性虫垂炎のX線所見としては sentinel loop sign，糞石，脊柱側弯，右腸腰筋縁の不鮮明化などが挙げられる．穿孔性であれば遊離ガス像を認めることがある．

3. 腹部超音波検査（US）
- 非侵襲性で簡便なため繰り返し施行できる US は急性虫垂炎の診断，特に重症度の判定および手術適応の決定に有用である．
- 急性虫垂炎の US 所見は虫垂の腫大と虫垂壁の層構造の乱れである．虫垂の長軸像は片側が盲端の管状構造で，腫大した虫垂は内腔が拡大し壁が肥厚する．虫垂の外径（短軸径）が 6 mm 以上を腫大とし，頻度の高い蜂窩織炎性虫垂炎は 8〜10 mm 程度である．
- 虫垂は 5 層の壁構造として描出される．横断像では標的様（target-like）と表現され，最外層から漿膜面：高エコー，筋層：低エコー，粘膜下層：高エコー，粘膜：低エコー，粘膜表面から内腔：高エコーに描出される．筋層の肥厚や断裂が認められれば蜂窩織炎性あるいは壊疽性が強く疑われる[1]．
- 妊婦では圧痛のある部位に腫大した虫垂を描出し，炎症の程度を判断することが可能である．
- US で虫垂炎と鑑別可能な婦人科的疾患として卵巣嚢腫，卵巣腫瘍茎捻転，出血性黄体嚢胞などが挙げられる[2]．

4. 腹部CT検査
- CT 検査の直接所見として虫垂の腫大，壁肥厚，虫垂結石，糞石が，間接所見として回盲部腸管

壁の肥厚，虫垂や回盲部周囲の脂肪濃度の上昇やDouglas窩を含めた反応性の液体貯留，回盲部のリンパ節腫大，側腹円錐筋膜の肥厚，膿瘍形成などが認められる．
- 結腸壁の肥厚，結腸壁より突出する限局性のガス像，正常虫垂の同定などの所見から結腸憩室炎との鑑別に有用である．
- ヘリカルCTやMDCTは腸管を連続的に追跡できるため虫垂の描出率が高く，虫垂炎の直接所見をより鋭敏に評価できる．
- CT検査は腹部所見や血液生化学的所見に乏しい非典型的な症例の診断，他疾患の鑑別や腹腔内炎症の広がりを把握でき，現在，USとともに急性虫垂炎の診断に欠かせない検査法である．

5. 注腸造影検査
- 注腸造影は虫垂炎が手術を前提とした緊急性の高い疾患であることや腸管の前処置が難しいことから，結腸憩室炎や回盲部の炎症性疾患との鑑別を要する場合にのみ行われる．

治療法とその選択
- カタル性は保存的治療，蜂窩織炎性および壊疽性は外科的治療の適応である．
- 手術は腰椎麻酔下の開腹虫垂切除術と全身麻酔下の腹腔鏡下虫垂切除術がある．
- 炎症の程度によっては回盲部切除術が必要な場合や膿瘍ドレナージに終わる症例があり，また腰椎麻酔から全身麻酔への変更を余儀なくされることがある．

予後
- 一般的に良好な治療経過を示すが，腹腔内膿瘍，創感染，腹壁膿瘍や術後腸管麻痺などの合併症が発生する．
- 腹腔鏡下手術では創感染や術後腸管麻痺は開腹手術に比べ低率で，腹腔内膿瘍はやや高率である．また，腹腔鏡下手術では創痛は軽く，入院期間は短い[3]．

患者説明のポイント
- 急性虫垂縁は手術適応を含め診断に苦慮することも多く，また術後合併症の多いことを説明し，治療法について同意を得ることが必要である．
- 開腹術および腹腔鏡下手術の利点，欠点を説明したうえで同意を得ることが特に重要である．
- 近年，限局性膿瘍形成症例などに対し急性期には保存的に治療を行い，炎症が沈静化した後に虫垂切除を施行するinterval appendectomy（待機的虫垂切除術）の有用性が報告[4]されているが，利点，欠点を説明したうえで病状や施設の事情に応じた対応を行う．
- 保存的治療を選択の際，特に小児では症状が急速に進行し重症化することがあることを説明する．

文献
1) 金子健一朗，他：小児外科 25：95-100，1993
2) 緒方裕，他：臨床と研究 77：1930-1934，2000
3) Sauerland S, et al：Cochrane Database Syst Rev 10：CD001546, 2010
4) Lugo JZ, et al：J Surg Res 164：91-94, 2010

（緒方 裕）

腸結核

概念・頻度
- 結核菌（*Mycobacterium tuberculosis*）が腸内に侵入し，結核結節（乾酪性肉芽腫）を形成する炎症を起こして潰瘍を形成する疾患．
- 発生部位は，回腸の末端部と盲腸，上行結腸に好発する．また，小腸結核と大腸結核を総称し

て腸結核と言う.
- わが国では，活動期の腸結核は抗結核療法の進歩や生活水準の向上により肺結核とともに減少傾向にある．2010（平成 22）年度の結核の罹患率（人口10万人対の新登録結核患者数）は約18であるが，国内ではいまだ2万人以上の結核患者が発生している（厚生労働省平成 22 年結核登録者情報調査年報）．しかも，時に肺結核の集団発生などが問題となっている．腸結核に関しても日常診療で一定の頻度で遭遇する．
- 肺結核に続発する2次性と，肺結核を伴わない1次性の腸結核に分ける．また，高齢者，糖尿病，腎不全，臓器移植後，などの免疫不全に伴う腸結核が増加している．

発症機序・原因疾患

- 結核菌が腸粘膜にリンパ濾胞を介して侵入する．リンパ濾胞内の結核結節はやがて壊死に陥って潰瘍を形成する．潰瘍は癒合して大きな結核性潰瘍を形成する．小腸では病変が腸間膜反対側に位置するリンパ濾胞から腸管長軸に直角に走るリンパ行性に広がるため，腸結核特有の輪状・帯状潰瘍をつくる．大腸ではリンパ組織が不規則に分布するために，潰瘍は不規則で幅広い帯状のことが多い．
- 肉眼的には輪状・帯状潰瘍のために局所性狭窄を形成する．黒丸の腸結核の潰瘍分類によれば，潰瘍の形態はさまざまで，一定区域内に非連続性に潰瘍を形成し，あらゆる形態をとる．特に不整形潰瘍，輪状潰瘍，帯状潰瘍と輪状狭窄が特徴的である．また，一定の領域の中に多発する炎症性ポリープや瘢痕，多発狭窄などが認められることがあり，萎縮瘢痕帯と呼ばれている．さらに，結腸・盲腸の短縮，変形，Bauhin弁の開大などの所見もみられる．自然治癒傾向のため，活動性潰瘍に萎縮瘢痕帯を伴うこともある．臨床上，特徴的な潰瘍形態を欠く Crohn 病との鑑別が問題になることもある．
- 好発部位：十二指腸から直腸まで起こるが，回盲部を含む小腸と大腸が好発部位である．
- 腸管に初感染巣をつくる原発性（1次性）腸結核と，肺結核病巣の結核菌が痰の嚥下によって腸に達し，直接腸粘膜に侵入して発病する続発性（2次性）腸結核とに分類される．

診断のポイント

- 無症状のこともあるが，症状としては腹痛が多く，発熱，食欲不振，下痢，体重減少，便秘，鼓腸，血便などがみられる．特に小腸の結核では栄養状態が急に悪化し体重減少し，慢性期になると腸管が狭窄し，嘔気や嘔吐といった腸閉塞症状が出ることもある．腹部腫瘤（結核結節）が触知されることもあり，その多くは右下腹部で認められる．しかし，症状がない例も報告され，内視鏡診断の重要性が高まっている．
- 腸管粘膜，腸壁内の乾酪性肉芽腫を伴う潰瘍が特徴であり，潰瘍部には炎症性細胞が集簇しており，深い潰瘍をつくって漏孔や肛門部病変も認められることもある．病初期には乾酪性肉芽腫を伴った潰瘍部に多数の結核菌である抗酸菌（Ziehl-Neelsen 染色）がみられるが，慢性期になると著明な線維化や狭窄となり，結核結節として腫瘤を形成する．なお，線維化部分には抗酸菌はほとんどみられなくなる．
- 腸壁，所属リンパ節にみられる乾酪性肉芽腫は腸結核の診断に重要である．しかし，乾酪性肉芽腫は結核が治癒するに従って，腸壁では消失し所属リンパ節だけに証明されるようになる．いっそう治癒が進行すると，腸壁，リンパ節ともに肉芽腫は消失し，病理学的には非特異性炎症としか診断できないようになる．なお腸結核でも非乾酪性類上皮細胞肉芽腫がみられることがあるので，Crohn 病（典型的には縦走潰瘍を呈するが多彩な形態の潰瘍が生じる）との鑑別上注意が必要である．特に免疫抑制療法を選択する場合には結核の除外は重要である．

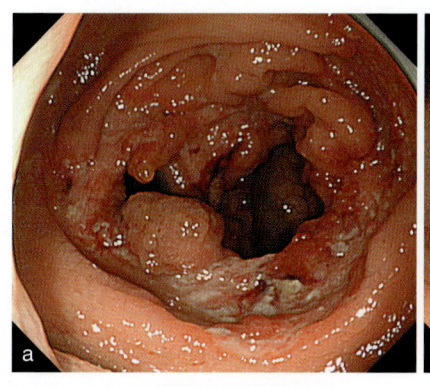

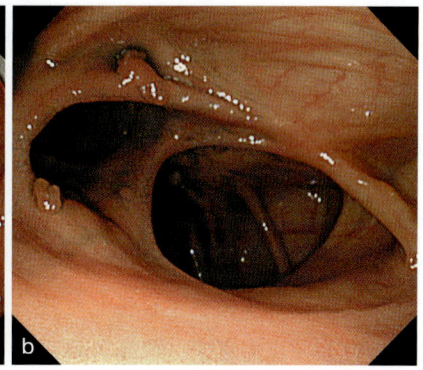

図 II-19　大腸結核の内視鏡像
輪状に配列する不整形潰瘍．治療前（a）と治療後の輪状あるいは多発潰瘍瘢痕像（b）．

鑑別診断・治療法選択に必要な検査

- 検査法としては大腸内視鏡検査が第一選択であり，典型的には回盲部に輪状潰瘍と言われる腸管の横軸方向の潰瘍（図 II-19）がみられ，生検病理組織検査で乾酪性肉芽腫が認められる．消化管 X 線・内視鏡検査では，盲腸の短縮・消失，回盲弁対側の彎入，回盲弁閉鎖不全などの特徴的な回盲部変形，横走または輪状・帯状潰瘍，上行結腸の短縮を認めることが多い（図 II-20）．小腸病変では輪状・帯状潰瘍に基づく比較的限局性の両側性変形と狭窄がみられる．二重造影で萎縮瘢痕帯が描出されれば診断価値は高い．
- 組織学的に，Ziehl-Neelsen 染色で抗酸性の桿菌がみられれば確定診断となる．しかし，生検組織で典型的乾酪性肉芽腫が認められるのは 50％以下であり，確定診断は容易でない．最近になり結核菌の DNA 増幅法である PCR 法が普及し，この PCR 法により生検組織から 60％以上の感度で検出されるようになってきた．
- 便培養により結核菌を検出する方法もあるが，最低でも 1～2 週間かかり，かつ陽性率は 10％と低いので，生検組織の PCR 法のほうが有用である．
- 血液検査では CRP や赤沈といった炎症反応の上昇や軽度の貧血，低栄養状態がみられる．最

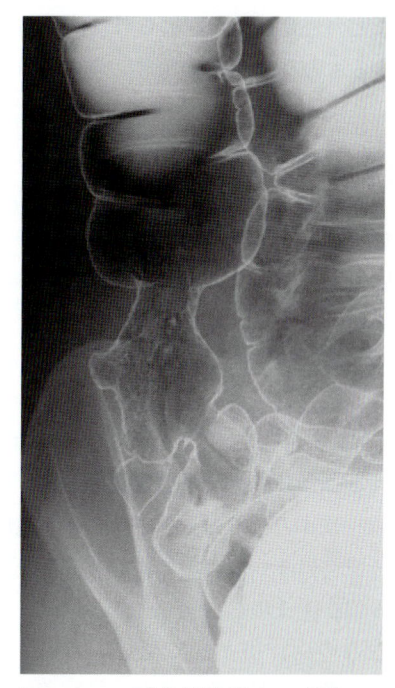

図 II-20　回盲部結核の X 線像
回盲部は短縮し，狭小化し，多発潰瘍瘢痕（いわゆる瘢痕萎縮帯）を広範囲に認める．また，回盲弁は開大している．

近では，血液を用いて結核感染の有無を診断する，インターフェロン-γ応答測定法（クオンティフェロン）と言われる補助診断法の有用性が認められている．

- 糞便や生検組織の塗抹染色，培養，あるいは PCR 法で結核菌が証明されるか，生検組織で

乾酪性類上皮細胞肉芽腫が検出されれば腸結核と診断できる．しかし結核菌の検出率は低い．すなわち，続発性腸結核では糞便結核菌培養の陽性率が高いが，原発性腸結核では陽性率は10％以下にすぎないので，典型的な画像所見があれば腸結核と診断し，治療的診断法として抗結核薬を投与してよい．

- 胸部X線検査上，活動性肺結核を合併した続発性腸結核は20～30％にすぎず，胸部X線写真上に異常のない腸結核が報告例の半数を超えている．
- 一般検査成績　軽度の貧血や赤沈値亢進，CRP陽性などの炎症所見が認められる．白血球数が増加するものは少ない．通常，糞便潜血反応は間欠的に陽性である．

治療法とその選択

- 抗結核薬による化学療法として，イソニアジド（INH）とリファンピシン（RFP），ピラジナミド（PZA），エタンブトール（EB）かストレプトマイシン（SM）を4か月，INHとRFPを2か月，計6か月投与するといった，4剤併用療法が基本になる．この多剤併用により耐性菌を生じさせることなく結核菌を死滅させる．抗結核薬の投与により，腹痛・発熱は2～3週間で消失し，潰瘍は4～8週間で瘢痕化し予後は良好である（図II-19b）．
- 長期投与の副作用として視覚，聴覚，末梢神経，肝障害などがある．また，結核菌培養には長時間を要するので，腸結核が強く疑われる場合は，診断的治療として確定診断前に抗結核薬の投与を行うことがある．さらに，狭窄，腸閉塞，穿孔，瘻孔形成，腹部腫瘤形成，大出血などの合併症のある場合は手術が必要になることがある．
- ただし，診断が遅れ治療が行われなかった場合は致命的となる．また，治療は約半年と長期のため，中途で中断すると結核菌の薬剤耐性のもととなり難治性となるので，中断せず続けさせることも重要である．

予後

- 多剤耐性の結核菌でなければ免疫不全状態の患者でも，抗結核薬の投与により，腹痛・発熱は速やかに消失し，潰瘍は数週間で瘢痕化し予後は良好である．
- 結核と診断された場合，2類感染症なので感染症法により，届出が必要であり，結核の治療に関する医療費は公費負担となる．腸結核だけで排菌のない場合は隔離せずに外来治療となる．

患者説明のポイント

- 糞便や生検組織の塗抹染色，培養，あるいはPCR法で結核菌が証明されるか，生検組織で乾酪性類上皮細胞肉芽腫が検出されれば腸結核と診断できる．しかし結核菌の検出率は低く，典型的な画像所見があれば腸結核と診断し，抗結核薬を投与してよい．
- 予後は通常良好．しかしCrohn病と誤診され，ステロイドや免疫抑制薬が投与されて悪化したとの報告があるので注意を要する．
- 治療は約半年と長期のため，中途で中断すると結核菌の薬剤耐性のもととなり難治性となるので，中断せず続けさせることも重要である．

文献

1) 黒丸五郎：結核新書12　腸結核の病理．医学書院，p 28, 1952
2) 八尾恒良：小腸結核．小腸疾患の臨床．医学書院，2005
3) Sato S, et al：Gastrointest Endosc 59：362-368, 2004

（松井敏幸）

その他の感染性腸炎

概念・頻度

- 感染性腸炎は，病原体がヒトの腸管内に侵入，定着，増殖して発症する疾患の総称であり，原因病原体にはウイルス，細菌，寄生虫などがある．多くは汚染された水や食品による感染（食中毒）であるが，ヒトやペットからの接触感染もみられる．チフスは全身性疾患であり，厳密には感染性腸炎ではない．
- 感染症法による届出対象疾患は，3類感染症として腸管出血性大腸菌腸炎，コレラ，細菌性赤痢，腸チフス，パラチフスが，4類感染症としてボツリヌス症がある．5類感染症の中で全数把握疾患としてアメーバ赤痢，クリプトスポリジウム症，ランブル鞭毛虫症がある．これらの中で報告数が最も多い疾患は腸管出血性大腸菌腸炎であり，年間3,000～4,000人であるが，無症状例も含んでいる．
- 食中毒として報告数が最も多いのはノロウイルス腸炎で年間1万人以上みられる．次いでカンピロバクター腸炎，サルモネラ腸炎，ウェルシュ菌腸炎などが多く，1,000～2,000人程度である．
- 軽い症状では医療機関を受診せず，受診しても培養検査をしないことが多く，食中毒の実数は把握不可能である．例えば細菌性食中毒で最も多いカンピロバクター腸炎は食中毒統計では2,000人程度であるが，実際は年間約150万人の患者がいると推定されている．

発症機序

- 細菌性腸炎は発症機序により毒素型と感染型に分けられる．感染型はさらに組織侵入型，毒素産生型に分類できる．毒素型は産生された毒素を含む食品による中毒であり，厳密には感染症と呼べない．黄色ブドウ球菌腸炎，ボツリヌス症などがある．
- 組織侵入型はさらに，主に粘膜上皮に侵入する型と主にリンパ装置に侵入する型の2つに分けることができる．サルモネラ，カンピロバクター，赤痢菌などは腸粘膜上皮細胞に定着，侵入，増殖し，上皮細胞を破壊し腸病変をきたす．一方，チフス菌，エルシニア，結核菌などは腸管リンパ装置を介して侵入，増殖し，リンパ濾胞の腫大やびらんをきたし，時に深い潰瘍を形成する．
- 毒素産生型に属する菌としては，腸管出血性大腸菌，腸炎ビブリオ，ウェルシュ菌，エロモナス，コレラ菌などが挙げられる．腸管上皮細胞に定着，増殖する際に毒素を産生することで発症し，一般に粘膜傷害は軽い．
- ウイルス性腸炎では小腸腸管上皮細胞に感染する．感染細胞は最終的にアポトーシスなどで死ぬが，大きな粘膜傷害は起こらない．
- ノロウイルスは飲食物を介して感染する場合と患者との接触によりヒト-ヒト感染する場合がある．後者では，調理従事者を介した感染や学校・家庭などでの接触感染が多い．
- ノロウイルスは感染者の糞便1gあたり数億個のウイルスが含まれ，感染力が強く，10～100個の極微量のウイルスを摂取することで感染が成立する．
- 患者背景から発症機序を散発性下痢症，食中毒・集団発生，旅行者下痢症，抗菌薬関連性下痢症，性感染症，院内・施設内感染に分類できる（表II-18）[1]．

診断のポイント

- 感染性腸炎は下痢，発熱，腹痛，嘔気・嘔吐などの急性胃腸炎症状がみられることが多い．特に下痢はほぼ必発であり，その他の症状は疾患により少し異なる（表II-19）．このような症状

表 II-18 患者背景と推定される病原体

散発性下痢症	ノロウイルス ロタウイルス カンピロバクター サルモネラ 腸炎ビブリオ 腸管病原性大腸菌
食中毒・集団発生	ノロウイルス カンピロバクター ウェルシュ菌 黄色ブドウ球菌 サルモネラ
旅行者下痢症	腸管毒素原性大腸菌 カンピロバクター サルモネラ 赤痢菌 コレラ菌 チフス菌・パラチフスA菌 ランブル鞭毛虫 赤痢アメーバ
抗菌薬関連性下痢症	*Clostridium difficile* MRSA *Klebsiella oxytoca*
性感染症	赤痢アメーバ ランブル鞭毛虫
院内・施設内感染	*Clostridium difficile* MRSA ノロウイルス 赤痢アメーバ
易感染宿主の感染症 　AIDS 　ATL 　肝硬変	 サイトメガロウイルス 赤痢アメーバ クリプトスポリジウム カンピロバクター サルモネラ 糞線虫 *Vibrio vulnificus*

〔文献1）より引用改変〕

から感染性腸炎を疑い，詳しい問診により診断を絞り込んでいく．その後診断に必要な検査を選択する．
- 急性下痢の90％は感染症が原因である．4週間以上持続する慢性下痢では，腸結核や寄生虫疾患が原因であることもあるが，多くの場合は非感染性の疾患によることが多い．
- 下痢の鑑別として，大腸粘膜の傷害（大腸型）か，それより上位の傷害（小腸型）かをまず判断する．大腸型は，毒素または病原体による組織侵襲が基本的な病態であるため，発熱や腹痛を伴い血便，粘血便，テネスムスなどを生じる．一方，小腸型は病原体や毒素による腸管からの分泌亢進であり，血便や粘血便はないかあっても軽度であり，大量の水様下痢を生じる．また，上部消化管症状である嘔気・嘔吐を生じる．
- カンピロバクター腸炎，サルモネラ腸炎，腸炎ビブリオ腸炎，細菌性赤痢などはしばしば発熱を伴い，血便をきたす．腸管出血性大腸菌腸炎では，発熱は軽度かみられないが血便の頻度は高い．しかし，血便がない場合もあり，強い右下腹部痛のため虫垂炎と間違われることがある．エルシニア腸炎は，腹痛と発熱が主症状で，下痢は軽度かみられないこともある．腹痛は激しいことが多く虫垂炎と間違われることも多い．チフス・パラチフスは発熱が主症状で，下痢は必ずしもみられない．
- ロタウイルス腸炎は高熱を伴うことが多いが，ノロウイルス腸炎では，発熱はないか，あっても軽度であり，嘔気・嘔吐が多い．
- アメーバ性大腸炎では，血便は高率にみられるが下痢の程度は軽いことが多い．発熱は肝膿瘍を伴う場合には高率に認められるが，腸炎のみでは発熱は少なく，発熱を伴う場合は重症の可能性が高い．
- 診断には詳しい問診が重要であり，症状とその発現時期，食歴，周囲の人の様子，最近の旅行歴（特に開発途上国），最近の抗菌薬使用歴，基礎疾患の有無などを聞く．
- 潜伏期は病原体の推定に重要である．毒素型の潜伏期は数時間以内であり，毒素産生型は1日以内が多い．2日以内はサルモネラ，ノロウイルスなどがある．潜伏期が長いのは，カンピロバクター（2〜10日），腸管出血性大腸菌（4〜8日），エルシニア（3〜7日），チフス・パラチフス（10〜14日）などがある．

表 II-19　主な感染性腸炎の臨床像

感染症法類型	原因微生物	原因	潜伏期	血便	血便以外の症状
3 類 （全数把握）	赤痢菌 コレラ菌 チフス菌・パラチフス A 菌 腸管出血性大腸菌	食品，水 魚介類，水 食品，水 肉，野菜	1～5 日 1～5 日 10～14 日 4～8 日	低頻度 （－） 中頻度 高頻度	下痢，腹痛，発熱 下痢，嘔吐，発熱（－） 下痢（±），発熱，腹痛（±） 下痢，腹痛，発熱（±）
4 類	ボツリヌス菌	いずし，缶詰	12～36 時間	（－）	嘔吐，眼症状，球麻痺
5 類 （全数把握）	赤痢アメーバ ランブル鞭毛虫 クリプトスポリジウム	性感染，水 食品，水 食品，水	2～3 週 1～4 週 3～10 日	高頻度 （－） （－）	下痢，腹痛 下痢，嘔吐，腹痛 下痢，嘔吐，腹痛
5 類 （小児定点把握）	カンピロバクター サルモネラ ウェルシュ菌 黄色ブドウ球菌 腸炎ビブリオ エルシニア その他の腸管病原性大腸菌 ノロウイルス ロタウイルス	鶏肉，肉 鶏卵，肉 食肉調理品 調理者の手 魚介類 豚肉，水 食品，水 二枚貝 糞便	2～10 日 8～48 時間 8～14 時間 1～5 時間 1 日以内 3～7 日 12 時間～5 日 3～40 時間 2～3 日	高頻度 中頻度 （－） （－） 低頻度 （－） 低頻度 （－） （－）	下痢，腹痛，発熱 下痢，腹痛，発熱 下痢，腹痛，発熱（－） 下痢，嘔吐，腹痛，発熱（±） 下痢，嘔吐，腹痛，発熱 下痢（±），腹痛，発熱 下痢，腹痛，発熱（±） 下痢，嘔吐，腹痛，発熱（±） 下痢，嘔吐，腹痛，発熱

- 原因食品と感染性腸炎の関係も重要である．魚介類は腸炎ビブリオ，鶏肉はカンピロバクター，鶏卵はサルモネラ，牛肉は腸管出血性大腸菌とサルモネラ，豚肉はエルシニアとカンピロバクター，牛レバーは腸管出血性大腸菌とカンピロバクター，二枚貝はノロウイルスが多い．

鑑別診断・治療法選択に必要な検査

- 血便をきたす感染性腸炎はほとんどが細菌性腸炎であり，非感染性腸炎との鑑別のため大腸内視鏡検査が施行されることがある．カンピロバクター腸炎，サルモネラ腸炎，アメーバ性大腸炎などでは潰瘍性大腸炎との鑑別が必要である[2]．エルシニア腸炎，腸結核では Crohn 病との鑑別が必要である．腸管出血性大腸菌腸炎では主病変は右側結腸であるが，約半数に左側結腸に縦走病変がみられ虚血性大腸炎との鑑別が必要である．
- 腹部 CT，腹部超音波検査が鑑別診断に役立つことがある．腸管出血性大腸菌腸炎では右側結腸の著明な浮腫が特徴であり，2 cm 以上の著明な壁肥厚がみられる場合は本症の可能性が高い．カンピロバクター腸炎では全結腸の壁肥厚が，サルモネラ腸炎では右側結腸の壁肥厚がみられることが多い．エルシニア腸炎では回盲部リンパ節腫大と終末回腸の壁肥厚が高率にみられ，特徴的である．
- 細菌性腸炎の診断には糞便，腸液，生検組織などを培養する．結果がわかるまで 2～3 日必要である．培養の陽性率は低いため，培養が陰性でも感染性腸炎は否定できない．
- 毒素の検出が有効な細菌がみられる．腸管出血性大腸菌，コレラ菌，ボツリヌス菌，黄色ブドウ球菌，ウェルシュ菌などである．
- 腸管出血性大腸菌腸炎，エルシニア腸炎，アメーバ赤痢，アニサキス症，旋尾線虫 typeＸ幼虫移行症などでは抗体検査が有用である．
- ウイルス性腸炎の診断は吐物や便からウイルスに特異的な物質や遺伝子の検索による．

治療法とその選択

- 感染性腸炎は一般に自然治癒傾向が強いため，対症療法を中心に行う．脱水があれば輸液を行

- うが，止瀉薬は腸管内容物の停滞時間を延長し，毒素の吸収を助長する可能性があり原則禁止である．腸管運動を抑制する鎮痙薬も避ける．
- ウイルス性腸炎では抗菌薬は不要だが，細菌性腸炎では病原体や患者背景によって適応を判断する．抗菌療法の目的は症状の緩和と他人への2次感染防止である．抗菌薬が必須の病原体は，赤痢菌，コレラ菌，チフス菌，パラチフスA菌であり，サルモネラ，腸管出血性大腸菌，カンピロバクター，エルシニアなどは患者背景により適応を判断する．
- 患者背景からみた抗菌薬の適応は，症状が重症あるいは菌血症が疑われるもの，中等症の易感染宿主，社会的疫学的条件があるものなどである．
- 腸管出血性大腸菌腸炎に対する抗菌薬使用の是非は結論が出ていない．わが国の報告では，早期に抗菌薬を投与されたものほど溶血性尿毒症症候群（HUS）の発症率は低かった．一方，海外では抗菌薬が毒素産生を促進し，HUS発症のリスクが高まるため使用しないほうがよいという意見が多い．そのため，わが国では抗菌薬に使用については主治医の判断に任せるとしている[3]．
- 抗菌薬は経口投与が原則である．初診時には原因菌が不明であるため，ニューキノロン系薬かホスホマイシンを3～5日間投与する．カンピロバクター腸炎が強く疑われる場合はマクロライド系薬を用いる．抗菌薬投与時には投与前には便培養を行い，培養の結果がわかった時点で抗菌薬の変更または中止する．

予後

- 感染性腸炎は合併症を起こさなければ予後は良い．毎年死亡例がみられるのは腸管出血性大腸菌腸炎とサルモネラ腸炎である．
- 腸管出血性大腸菌腸炎ではHUS，脳症，血栓性血小板減少性紫斑病などの重篤な合併症を起こすことがある．HUS発症者の約30％で神経症状を合併する．死亡は約4％に，腎不全や神経障害などの後遺症が約5％にみられる．重症例では腸管壊死を起こすこともある．サルモネラ腸炎は，免疫能が低い小児や高齢者では菌血症や腸管外感染を起こし重症化することがある．合併症として肝障害，腎障害，骨髄炎などが知られている．カンピロバクター腸炎ではGuillain-Barré症候群を起こすことがある．ウイルス性腸炎では下痢による脱水から腎前性の急性腎不全を起こすことがある．

患者説明のポイント

- 腸管出血性大腸菌腸炎の予防のためには，焼肉を食べる場合にはしっかり加熱（中心温度75℃以上で1分間以上）し，焼く箸と食べる箸を使い分けることが重要である．感染力が強いため手洗いも重要である．
- ノロウイルス腸炎の予防のためには，手洗いの励行とウイルスを含む汚染物の処理が重要である．汚染物（嘔吐物，便）の処理には洗剤ではなく次亜塩素酸ナトリウムを用いることが重要である．

文献
1) 相楽裕子：消化器内視鏡 21：343-351，2009
2) 大川清孝，他：胃と腸 41：959-970，2006
3) 一次，二次医療機関のための腸管出血性大腸菌（O157等）感染症治療の手引き（改訂版）．厚生労働省，1997（http://www1.mhlw.go.jp/o-157/manual.html）

〈大川清孝〉

Crohn 病

- Crohn 病（CD）の診療に関するガイドラインが日本消化器病学会より 2010 年に「クローン病診療ガイドライン」として公表されており[1]，またわが国の診断基準[2]，治療指針[3]についても厚生労働省「難治性炎症性腸管障害に関する調査研究」班によってほぼ毎年改訂されているので，そちらも参考にしていただきたい．

概念・頻度

- CD は非連続性に分布する全層性肉芽腫性炎症や瘻孔を特徴とする消化管の慢性炎症性疾患である．口腔から肛門まで消化管のどの部位にも病変を生じうるが，回盲部を中心とした小腸・大腸（特に回盲部）および肛門周囲に多い．
- 炎症の範囲によって小腸大腸型，小腸型，大腸型に分類され，小腸大腸型が最も頻度が高い．
- 腹痛，下痢，血便，発熱，肛門周囲症状，体重減少などの症状を呈する．また関節，皮膚，眼などに腸管外合併症をきたすこともある．
- 医療受給者登録から男性では 20 歳代から 30 歳代前半，女性では 10 歳代後半から 20 歳代に好発することが推測されており，再燃・寛解を呈しながら慢性に持続するため，受験，就職，結婚，出産のなどの重要な生活に影響することが少なくない．
- 現在推定患者数は 3 万人を超えているとされており，調査が開始された 1970 年代から患者数は年々増加している．1991 年に行われた疫学調査では，人口 10 万人に対し有病率 5.85，罹患率 0.51 と報告されていたが，2007 年の調査では罹患率は 1.07 とされている．患者の男女比は約 2：1 と男性が多いが，欧米では男女比はほぼ同数であるとされている．

発症機序・病態

- CD の病因・病態は遺伝的素因を有する個体に食事抗原，細菌，ウイルスなどの環境因子が関与して腸粘膜の免疫異常が発症や炎症の持続に関与するとされているが，根本的にはいまだ明らかではない．少なくとも単一因子によって発症する疾患ではない．
- 血縁者内の CD 罹患率がやや高いことが知られ，家族内集積例の報告もあることから，何らかの遺伝的機序が関与していることが推測されている．
- 環境因子では脂質や糖質の高摂取量との関連が指摘されており，わが国の研究でも脂肪と砂糖を多く含むファスト・フードとの関連が認められている．また喫煙も発症・再燃・増悪の危険因子であり，原則患者には禁煙を勧めるべきである．禁煙により術後の再発率が低下することが報告されている．

診断のポイント

- 診断は臨床症状，身体所見，血液検査，画像検査などによって総合的に行われる．
- 慢性の腹痛，下痢，体重減少，発熱などの身体所見を認めた場合には CD を念頭に置いて血液検査，消化管検査によって診断を進めていく．その他の身体所見として血便，貧血，全身倦怠感，肛門病変〔難治性痔瘻，肛門周囲膿瘍，瘻孔，肛門皮垂（skin tag）〕，小児では発育障害もしばしば認める．Crohn 病の肛門病変は特徴的であり，約 1/3 の症例は腸管病変に先行して肛門病変が現れる．
- 血液検査では慢性炎症を反映して炎症反応の亢進（赤沈亢進，CRP の上昇）や血小板増加，貧血などがみられ，炎症による粘膜障害により吸収不良や蛋白漏出を反映して総蛋白・アルブミンや総コレステロール値の低下が認められる．
- 問診・身体所見，一般検査から CD が疑われれば消化管画像検査を行う．わが国の診断基準

表 II-20　Crohn 病診断基準

1. 主要所見
   A. 縦走潰瘍（注 1）
   B. 敷石像
   C. 非乾酪性類上皮細胞肉芽腫（注 2）
2. 副所見
   a. 消化管の広範囲に認める不整形～類円形潰瘍またはアフタ（注 3）
   b. 特徴的な肛門病変（注 4）
   c. 特徴的な胃・十二指腸病変（注 5）

確診例
1) 主要所見の A または B を有するもの（注 6）
2) 主要所見の C と副所見の a または b を有するもの
3) 副所見の a, b, c すべてを有するもの

疑診例
1) 主要所見の C と副所見の c を有するもの
2) 主要所見 A または B を有するが虚血性腸病変や潰瘍性大腸炎と鑑別ができないもの
3) 主要所見 C のみを有するもの（注 7）
4) 副所見のいずれか 2 つまたは 1 つのみを有するもの

(注 1) 小腸の場合は，腸間膜付着側に好発する．
(注 2) 連続切片作製により診断率が向上する．消化管に精通した病理医の判定が望ましい．
(注 3) 典型的には縦列するが，縦列しない場合もある．また，3 か月以上恒存することが必要である．また，腸結核，腸型 Behçet 病，単純性潰瘍，NSAIDs 潰瘍，感染性腸炎の除外が必要である．
(注 4) 裂肛，cavitating ulcer，痔瘻，肛門周囲膿瘍，浮腫状皮垂など．Crohn 病肛門病変肉眼所見アトラスを参照し，Crohn 病に精通した肛門病専門医による診断が望ましい．
(注 5) 竹の節状外観，ノッチ様陥凹など．Crohn 病に精通した専門医の診断が望ましい．
(注 6) 縦走潰瘍のみの場合，虚血性腸病変や潰瘍性大腸炎を除外することが必要である．敷石像のみの場合，虚血性腸病変を除外することが必要である．
(注 7) 腸結核などの肉芽腫を有する炎症性疾患を除外することが必要である．

（**表 II-20**）は消化管形態所見にウェイトが置かれており，内視鏡検査（上部消化管内視鏡，下部消化管内視鏡）および造影検査（小腸造影，注腸造影）が重要である．

- 主要所見である縦走潰瘍や敷石像が認められれば CD と診断できるが，縦走潰瘍のみの場合，虚血性大腸炎や潰瘍性大腸炎との鑑別が必要である．CD の縦走潰瘍は片側性に認められる場合が多く，潰瘍の周囲粘膜の炎症がないか軽微であるのが特徴である．また病変は腸間膜付着側に認められることが多い．
- 腹部単純 X 線は腸閉塞や中毒性巨大結腸症を診断するうえで重要であり，腹腔内膿瘍や肛門周囲膿瘍の診断には腹部骨盤腔 CT・MRI が有用である．

鑑別診断・治療法選択に必要な検査

- 日常診療で CD と鑑別すべき疾患とそのポイントを列挙する．主として画像所見より行う．
1) 潰瘍性大腸炎（粘血便の頻度が高い，病変の連続性，大腸以外の病変はまれ）
2) 虚血性腸炎（主に急性発症）
3) 腸結核（輪状潰瘍，瘢痕萎縮帯などの内視鏡所見，ツベルクリン反応，クオンティフェロンテスト）
4) 腸型 Behçet 病，単純性潰瘍（円形・卵円形の打ち抜き潰瘍，陰部潰瘍）
5) NSAIDs 潰瘍（薬剤服用歴）
6) 感染性腸炎（主に急性発症，便培養）

- CD の病変好発部位は大腸と下部回腸であるため，通常は下部消化管内視鏡検査か注腸造影および小腸病変の評価については小腸 X 線造影を行う．
- 小腸 X 線で病変が検出されなくても CD が強く疑われる場合や，CD の小腸病変評価のために小腸内視鏡（カプセル内視鏡，バルーン小腸内視鏡），CT・MR エンテログラフィーなどで評価する．それぞれの特性をよく理解して検査施行することが重要である（**表 II-21**）．カプセル内視鏡は狭窄病変によるカプセル滞留の危険性があったため以前は確定診断された CD には禁忌であったが，パテンシーカプセルの登場により現在使用可能となっている．しかし，腸管の開通性が確認されてもカプセルが滞留する例が報告されており，明らかな狭窄症状がある場合には，使用すべきではない．また MR エンテログラフィーは欧州のガイドラインでは CD 病変評価の第一選択となっているが，わが国で

表 II-21　Crohn 病小腸病変の診断法の特徴

	小腸造影	カプセル内視鏡	バルーン小腸内視鏡	MR エンテログラフィー
全小腸観察	容易	全小腸を観察できない場合もある 高度狭窄例には使用不可能	両アプローチでも全小腸観察できない場合もある 高度狭窄例では深部挿入が困難・不能	可能 腸管伸展のための前処置の条件により全小腸が観察できない場合もある
利点	全体の把握が容易 安価 どの施設でも施行可能	比較的非侵襲 技術による診断能の差が比較的少ない	生検可能 治療（止血・拡張術）が可能	大腸も同時に評価可能 繰り返し施行が可能
放射線被曝	あり	なし	使用することが多い	なし
診断能	感度・特異度は高い 微細な病変評価は技術による診断能の差がある	感度は高い 特異度やや低い	挿入可能部位の感度・特異度は高い 技術による観察可能範囲の差がある	感度・特異度は高い 読影医の MRI の質による診断の差がある

〔Naganuma M, et al：Dig Endosc (Suppl) 1：20-28，2014 より引用〕

は一部の専門施設でのみ施行可能でありコンセンサスは得られていない．
- 各種検査法については別項を参照いただきたいが，CD は狭窄・瘻孔などの合併症を伴っていることが多いため，大腸内視鏡における前処置の使用や造影検査における造影剤使用には細心の注意を払って行うべきである．

治療法とその選択

厚生労働省研究班の治療指針を表 II-22 に示す[3]．以前の治療指針は栄養療法と薬物療法を分けて記載されていたが，現在は両者が併記される形で記載されている．また活動期以外の治療として寛解維持療法，肛門病変の治療，狭窄・瘻孔の治療，術後の再発予防としての治療が分けて記載されている．治療目標は CD の活動性をコントロールし患者の QOL を高めることであるが，病型や活動度以外にも患者個々の社会背景や環境を十分に考慮したうえで治療法を選択する．狭窄や膿瘍などの強い合併症を呈する場合には手術が必要な場合もある．

1. 寛解導入療法
- 軽症から中等症の場合には 5-アミノサリチル酸（5-ASA）製剤が第一選択として用いられる．患者の受容性がある場合には栄養療法も有効で通常 900 kcal/日程度が使用される．
- 中等症から重症ではステロイドを，また肛門病変を中心に抗菌薬を投与することがある．ステロイドには寛解維持効果がない点，副作用の観点から，わが国ではステロイドを寛解導入療法として使用される頻度は高くない．また成分栄養剤や消化態栄養剤などの経腸栄養療法が単独，または薬剤との併用で行われることがある．ステロイドや栄養療法などの寛解導入療法が無効な場合には抗 TNFα 抗体製剤（インフリキシマブあるいはアダリムマブ）の投与を考慮する．
- 抗 TNFα 抗体製剤は発症早期に使用したほう（Top-Down 療法）が治療成績が良好との報告があるが，わが国のガイドラインではいまだ言及されておらず，抗 TNFα 抗体製剤の早期使用に関しては重症度，病変範囲，肛門病変の有無，社会背景などを考慮して行われるべきである．
- 重症例では入院下で上述したステロイドやインフリキシマブ，絶食のうえ完全静脈栄養療法を

表 II-22　Crohn 病治療指針

活動期の治療（病状や受容性により，栄養療法・薬物療法・あるいは両者の組み合わせを行う）

軽症～中等症	中等症～重症	重症（病勢が重篤，高度な合併症を有する場合）
薬物療法 5-ASA 製剤 ・ペンタサ®錠 ・サラゾピリン®錠（大腸病変） **栄養療法（経腸栄養療法）** 受容性があれば栄養療法 ・成分栄養剤（エレンタール®） ・消化態栄養剤（ツインライン®など） ※効果不十分の場合には中等症～重症に準じる	**薬物療法** ・経口ステロイド（プレドニゾロン） ・抗菌薬（メトロニダゾール*，シプロフロキサシン*） ※ステロイド減量・離脱が困難な場合：アザチオプリン，6-MP* ※ステロイド・栄養療法が無効な場合：インフリキシマブ，アダリムマブ **栄養療法（経腸栄養療法）** ・成分栄養剤（エレンタール®） ・消化態栄養剤（ツインライン®など） **血球成分除去療法の併用** ・顆粒球吸着療法（アダカラム®） ※通常治療で効果不十分・不耐で大腸病変に起因する症状が残る症例に適応	外科治療の適応を検討したうえで以下の内科治療を行う **薬物療法** ・ステロイド経口または静注 ・インフリキシマブ，アダリムマブ（通常治療抵抗例） **栄養療法** ・経腸栄養療法 ・絶食のうえ，完全静脈栄養療法（合併症や重症度が特に高い場合） ※合併症が改善すれば経腸栄養療法へ ※通過障害や膿瘍がない場合はインフリキシマブを併用してもよい

寛解維持療法	肛門病変の治療	狭窄の治療	術後の再発予防
薬物療法 ・ペンタサ®錠 ・サラゾピリン®錠（大腸病変） ・アザチオプリン ・6-MP* ・インフリキシマブ，アダリムマブ **在宅経腸栄養療法** ・エレンタール®，ツインライン®など ※短腸症候群など，栄養管理困難例では在宅中心静脈栄養法を考慮する	まず外科治療の適応を検討 ドレナージやシートン法など 内科的治療を行う場合 ・痔瘻・肛門周囲膿瘍：メトロニダゾール*，抗菌剤・抗生物質，インフリキシマブ ・裂肛，肛門潰瘍：腸管病変に準じた内科的治療 ・肛門狭窄：経肛門的拡張術	［狭窄］ まず外科治療の適応を検討 ・内科的治療により炎症を鎮静化し，潰瘍が消失・縮小した時点で，内視鏡的バルーン拡張術 ［瘻孔］ まず外科治療の適応を検討 内科治療として， ・インフリキシマブ ・アダリムマブ（外瘻）	寛解維持療法に準じる薬物療法 ・ペンタサ®錠 ・サラゾピリン®錠（大腸病変） ・アザチオプリン ・6-MP* 栄養療法 成分栄養療法 ※薬物療法との併用も可

*保険適用外

行うが，高度の狭窄，瘻孔，膿瘍形成をしている場合も多いため，常に外科的治療の適応を考慮しながら治療選択していく必要がある．

2. 寛解維持療法

- 寛解維持療法としては在宅経腸栄養法，5-ASA 製剤，アザチオプリン（AZA）が用いられる．ただし 5-ASA 製剤の寛解維持効果は限定的である．
- AZA は腸管病変のほかに肛門病変の寛解維持に有効である．またインフリキシマブやアダリムマブにより寛解導入された後はそれぞれの薬剤が寛解維持としても有効である．
- 喫煙者は禁煙を強く推奨する．食事については栄養療法が治療効果を発揮する．不規則で偏った食生活は CD の再燃要因になりうるので食事指導は重要である．

3. 肛門部病変，狭窄に対する治療

- 痔瘻・肛門周囲膿瘍については必要に応じてドレナージを行い，さらに抗菌薬で治療を行う．痔瘻についてはシートン法による治療を行うことが多い．抗 TNFα 抗体製剤は腸管病変のみならず痔瘻に対しても有効であるが，ドレナージなどにより肛門周囲膿瘍がコントロールされていることが必要である．
- 狭窄病変については，狭窄部により通過障害症状を起こす場合に治療の適応となる．外科治療と内視鏡的バルーン拡張術があるが，内視鏡が到達可能な部位に狭窄を認める場合には内科治療で炎症を鎮静化し，内視鏡的バルーン拡張術を試みてもよい．
- 内視鏡的バルーン拡張術はバルーン小腸内視鏡の登場により狭窄の頻度が高い小腸病変に対しても施行可能となっている．専門施設を中心に

施行されており拡張施行後の5年間の手術回避は約半数である．強度に屈曲した狭窄，長い狭窄，瘻孔合併例，炎症や潰瘍を合併している狭窄は適応外と考えられている．

4. 外科治療
- わが国の累積手術率は発症5年で30％，10年で70％と高率である．高度狭窄，多量の出血，穿孔，膿瘍では基本的には腸切除などの外科手術の適応となる．またなるべく切除範囲を少なくすることが原則である．
- 狭窄病変ついては軽度の狭窄で症状を有しない，あるいは軽微な場合は内科治療で経過観察する場合が多い．一方で腸閉塞症状の既往がある症例，著明な口側の拡張がある症例では外科治療を考慮する必要がある．小腸の短い線維性狭窄に対しては狭窄形成術が行われることが多い．
- 膿瘍合併例に対してはアプローチ可能であれば，経皮的ドレナージが有効な場合がある．しかし特に狭窄合併膿瘍例では最終的には手術が必要になる場合が多いので経皮的ドレナージのアプローチはかなり限定されると思われる．

5. 術後の治療
- CDは発症後10年で半数以上の症例で手術を必要とするが，手術後も高率に臨床的・内視鏡的に再燃することが多く，術後の治療は重要である．治療指針には5-ASA製剤，AZA，栄養療法が治療法として記載されている．
- 抗TNFα抗体製剤の術後再燃予防に対する有用性については少数例でのプラセボとの比較試験においてプラセボに対する優越性が証明されている．複数回の手術例，術後病変が残存している場合などの高リスク症例を中心に使用されることが多い．

予後
- 適切な寛解導入療法により，その治療法でも約2/3は寛解導入または治療に反応するが，適切な寛解維持療法を行わないと高率に再燃する．
- 腸管切除後の再発は臨床症状，内視鏡または造影所見，再手術により定義されるため，その頻度は一定していない．内視鏡検索による再発（回腸結腸吻合部）は1年以内に72％と術後早期にみられ，累積再手術率は5年で16〜43％，10年で26〜65％と報告されている．
- 瘻孔型は非瘻孔型より術後の再手術率が高いことから，このような高リスクの患者に対しては食事指導，禁煙指導を行い，必要に応じて抗TNFα抗体製剤などの強力な維持療法も考慮すべきである．
- 一般集団と比較した場合，女性CD患者の受胎能力はやや低い．不妊治療をしている割合がUCに比べて多いという報告もある．
- CDは一般集団と比較した場合に大腸癌・肛門癌・小腸癌発症の相対危険度が高い．CDの消化管合併の機序は免疫調節薬や抗TNFα抗体製剤による影響よりむしろ慢性炎症の持続が関与していると考えられ，発癌予防には炎症のコントロールが重要である．
- 海外では免疫調節薬の使用により皮膚癌，悪性リンパ腫発症のリスクが上がることが報告されている．一方で免疫調節薬による維持効果，抗TNFα抗体製剤を使用した場合の上乗せ効果などの利点もあり，実際は利益と副作用のリスクを勘案して使用を考慮していく．またわが国においては免疫調節薬使用による消化管癌，悪性リンパ腫のリスクを上げるという報告は現時点ではされていない．

患者説明のポイント
- 診断時にきちんと治療を行うことがCDの合併症や手術のリスクを減少させること，多くの場合薬剤を使用するメリットは副作用を起こすデメリットよりも高いことを説明することが重要である．
- 禁煙は薬物療法以上の治療でもあると考えられているので，禁煙指導は重要である．患者の禁煙が難しいようであればニコチンガム，ニコチ

ンパッチなどによるプログラム禁煙法を検討することも必要である．
- 食事の指導は個々の患者や症状によって異なるが，低脂肪・低残渣・高蛋白・高カロリーがCDに対する食事指導の基本とされており，診断初期には一度栄養士を含めた栄養相談をするように勧める．
- 妊娠を希望する患者に対する薬剤使用の是非は時間をかけて説明すべきである．妊娠中，妊娠を希望する患者に対する薬物療法に関してはわが国と海外の専門医の意見がやや異なっており，わが国では悪影響を及ぼす可能性があるならばできる限り慎重にと考え，海外では明らかな有害性が確認されていないのであれば，治療を優先させるという立場である．わが国のガイドラインには病勢に応じて，有益性と有害性を考えて治療方針を選択すると記載されている．活動性が高い状態であることは受胎能力，妊娠・出産の転帰に悪影響を与えるので，患者，パートナー，産婦人科医と相談のうえ，必要に応じて薬剤の使用を検討する．

文献
1) 渡辺守，他：クローン病診療ガイドライン．難治性炎症性腸管障害に関する調査研究プロジェクト研究グループ・日本消化器病学会クローン病診療ガイドライン作成委員会・評価委員会作成（難治性炎症性腸管障害に関する調査研究平成23年度分担研究報告書）．pp 1-69, 2011
2) 松井敏幸：難治性炎症性腸管障害に関する調査研究 平成24年度分担研究報告書 クローン病診断基準（案）．pp 43-45, 2013
3) 渡辺守：難治性炎症性腸管障害に関する調査研究 平成24年度分担研究報告書別冊 クローン病治療指針．pp 17-20, 2013

〈金井隆典，長沼 誠〉

腸管Behçet病，単純性潰瘍

概念・頻度

- 腸管Behçet病とは，Behçet病（BD）の中で消化管病変を合併し，それらの症状がBDの臨床症状の主体をなすものであり，BDにおける特殊型の1つに分類されている．
- 特に，BDの合併症として回盲部に典型的潰瘍病変を形成した場合を腸管BDと呼ぶ．
- BDの概要を以下に示す．
1) 1937年トルコの医師フルス・ベーチェット（Hulsi Behçet）によって初めて報告され，① 再発性口腔内アフタ，② 皮膚症状，③ 眼症状，④ 外陰部潰瘍を4主徴とする難治性の全身性慢性炎症性疾患である．
2) 患者は日本，韓国，中国，中近東，東地中海沿岸といった地域に限定して多発することから別名シルクロード病とも呼ばれる．
3) 4主徴のほかに，① 神経症状，② 消化器症状，③ 血管炎症状，④ 副睾丸（精巣上体）炎，⑤ 関節炎という5つの副症状を伴う．
4) 診断基準（**表II-23**）に基づき，完全型・不全型・疑いの3型に分類される．
- 完全型：4主徴すべて認めた場合．
- 不全型：a) 3主症状または2主症状+副症状，b) 定型的眼症状+その他1主症状，あるいは2副症状．
- 疑い：主症状の一部が出現するが不全型の条件を満たさない，および定型的な副症状が反復あるいは増悪するもの．
- 腸管BDは下痢・便秘といった便通異常や下血そして腹痛を主症状とし，病変形成は全消化管に生じうるが好発部位は回盲部で，その典型像は周辺粘膜と境界明瞭な深掘れ傾向の強い類円

腸管 Behçet 病，単純性潰瘍

表 II-23　Behçet 病の診断基準

主症状	(1) 口腔粘膜の再発性アフタ性潰瘍	
	(2) 皮膚症状	a) 結節性紅斑
		b) 皮下の血栓性静脈炎
		c) 毛嚢炎様皮疹，痤瘡様皮疹，皮膚の被刺激性亢進
	(3) 眼症状	a) 虹彩毛様体炎
		b) 網膜ぶどう膜炎
		c) 上記 a, b を経過したと思われる以下の症状 虹彩後癒着，水晶体上色素沈着，網脈絡膜萎縮，視神経萎縮，併発白内障，続発緑内障，眼球癆
	(4) 外陰部潰瘍	
副症状	(1) 変形や硬直を伴わない関節炎	
	(2) 副睾丸（精巣上体）炎	
	(3) 回盲部潰瘍で代表される消化器病変	
	(4) 血管病変	
	(5) 中等度以上の中枢神経病変	
参考となる検査所見	(1) 皮膚の針反応	
	(2) 炎症反応	a) ESR の亢進
		b) 血清 CRP の陽性化
		c) 末梢白血球数の増加
	(3) HLA-B51（B5）の陽性	

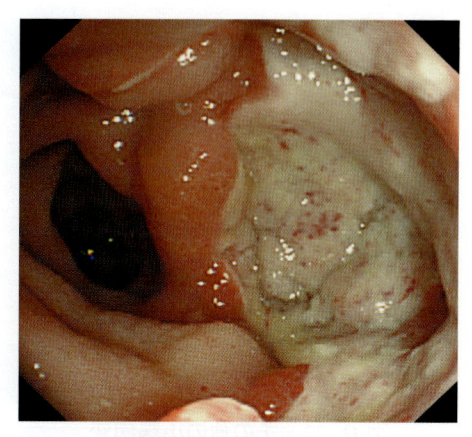

図 II-21　典型的肉眼所見
回腸末端部に限局し，境界が明瞭で，深掘れ，打ち抜き型が多い．

形型の潰瘍を形成する（図 II-21）．
- 典型的潰瘍と異なり回腸から大腸広範部位にアフタ様の小潰瘍が多発する場合や，類円形小潰瘍が多発する症例もある（図 II-22）．
- 再発性で難治性の深掘れ傾向が強い潰瘍のために腸管穿孔に至ることもまれでなく，穿孔後病変部位を切除してもその後容易に吻合部を中心に再発を繰り返すことが多い．
- 腸管 BD は全 BD 症例中約 15〜20％ 程度の頻度とされ，BD 病型分類による完全型症例では少なく，大部分は不全型あるいは疑い症例に合併する．
- 1979 年に武藤が BD 徴候を伴わず原因が明らかでない回盲部に限局して発症し，肉眼的に類円形・深掘れの傾向が強く，病理学的に非特異

性炎症像のみを示す潰瘍形成病変を"単純性潰瘍"（simple ulcer；SU）として独立した疾患概念を提唱した[1]．
- 典型的腸管 BD と SU とは肉眼的病理学的には区別はつかない．
- SU の全体的患者数や発生頻度などに関する全国的統計が存在せず実態は不明のままではあるが，発生頻度は比較的まれと考えられる．
- "再発性・難治性口内炎"のみを合併する典型的回盲部潰瘍を SU として取り扱うか"腸管 BD 疑い"として取り扱うか混乱がみられるが，"再発性・難治性口内炎"は BD の重要な主症状であることを考え"再発性・難治性口内炎"を含めた BD 徴候を全く伴わない回盲部潰瘍を SU と取り扱うのが妥当と考える．

発症機序

- BD 自体が病因・病態不明の疾患であり，合併症としての腸管病変の発症機序も不明である．
- SU における病因・病態の系統的研究成果がなく，実態だけでなく病因・病態自体も腸管 BD 同様不明である．

診断のポイント

- BD の経過中は，便性状の変化や下血がなくと

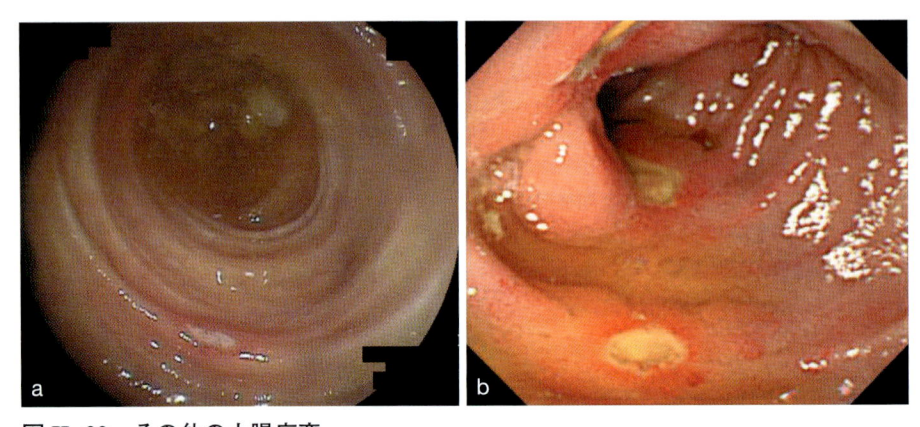

図 II-22　その他の小腸病変
a：アフタ様びらんの散在．b：境界明瞭な類円形小潰瘍の散在．

も右下腹部を中心とした強い腹痛を訴えた場合は積極的内視鏡検査が望まれる．
- 腸管 BD では，回盲部に限局して潰瘍形成時では便性状に変化が乏しく，下痢症状よりはむしろ便秘症状を訴える場合が少なくない．

鑑別診断・治療法選択に必要な検査

- 除外診断：腸管 BD と SU 同様回盲部を好発部位として潰瘍形成を生じうるすべての疾患が鑑別対象となる．以下にその例を示す．
1) 感染症としてエルシニア腸炎，腸結核，サイトメガロウイルス（CMV）腸炎．
2) 腫瘍性疾患として悪性リンパ腫や回盲部癌．
3) 薬剤性腸炎として NSAIDs 腸炎．
4) 全身性疾患として血管炎を生じ，その結果腸炎を合併する場合．
5) BD 同様に各種腸管外合併を呈する Crohn 病（CD）．

1. 診断の手順
- BD の経過観察中に腹痛や便通異常，そして下血を認めた場合は，腸管 BD の存在を念頭に回盲部を中心とした注腸造影検査あるいは大腸内視鏡検査にて精査．ただし病理学的検査が同時に可能な内視鏡検査が一般的である．
- 注腸造影検査や大腸内視鏡検査によって回盲部に類円形・深掘れ潰瘍の存在が確認された場合は，主症状と副症状を含むすべての BD 徴候の存在を確認し，腸管 BD と SU の鑑別を行う．
- 問診によって NSAIDs を含む薬剤服用歴・食歴等の確認，BD 以外の各種全身性疾患の存在の有無を確認する．
- 感染症との鑑別診断として便培養検査，時には病変位の粘膜培養を実施する．腸結核を鑑別するには粘膜の結核菌 PCR 検査が有用である．

2. 病理学的検査
- 悪性リンパ腫や回盲部癌との鑑別，CMV 腸炎との鑑別のため病変部位における CMV 抗原免疫組織染色の実施，CD との鑑別のために非乾酪性肉芽腫の有無の確認．
- 腸管型 BD と SU との病理学的所見において相違は認められない．
- CD に比べ腸管 BD と SU では，付随病変が少なく潰瘍自体は孤立性で周辺腸管組織の炎症細胞浸潤が少ないこと，潰瘍底が比較的平坦なフラスコ型潰瘍で潰瘍辺縁は明瞭といった特徴を有する．

3. 血液学的検査
- BD では HLA-B51 の保有率が高いことから，潰瘍病変の診断が先行した場合に BD の診断根拠の補助となる．
- CRP 値が潰瘍性病変の活動性の指標となる場合が多く，治療効果判定時や薬剤減量判定に参

考となる．
- 潰瘍からの持続的出血による慢性的鉄欠乏性貧血を生じる．
- 高度な場合，病変から蛋白漏出を生じ低蛋白血症を生じる．

■ 治療法とその選択

- 現在まで腸管BDおよびSUに対し確立された治療法はないことから，臨床症状および腸管病変が類似し，同様に免疫学的機能異常が発症の背景にあると推測されるIBDに準じた治療法が実施されてきた．
- 厚生労働省研究班によって2004年に「腸管型ベーチェット病・単純性潰瘍の診療に関するコンセンサス・ステートメント」が作成され[2]，最近その改訂がなされた[3]．
- ステートメントによる治療法：5-アミノサリチル酸製剤の内服を基本，改善が認められない場合はステロイド薬投与，さらに難治性の場合は免疫調節薬アザチオプリン投与．
- 重症例では大量ステロイド投与が最も有効とされるが，ステロイド減量とともに再発を繰り返す症例や大量ステロイド投与でも改善を認めない難治性例が少なからず存在する．
- 参考治療：経腸栄養療法，潰瘍面へのエタノール・メサラジン製剤の撒布，血球成分吸着除去療法，シクロスポリン投与，サリドマイドの内服，などの有効性が報告されている．
- 抗TNFα抗体製剤投与療法．
- BD眼病変に正式承認されているインフリキシマブ（IFX）投与やアダリムマブ（ADA）投与がステロイド抵抗性腸管BDに対し有効と報告された．
- 2013年よりステロイド抵抗性腸管BDに対してADA投与が正式に認可された．現在，IFXもADA同様腸管BDを対象とした治験が進行中である．
- SUを含めた腸管BDに対しADA/IFXの継続的投与により，潰瘍病変治癒のみならず長期再発抑制効果の発揮が期待される．

■ 予後

- 腸管BD，SUでは症例ごとに長期経過が異なるので注意が必要である．
- ステロイド抵抗性で高度に深い潰瘍を形成する症例は，ADA投与に対しても抵抗性で穿孔・出血の危険性がある．
- 腸管BDでは経過中，回盲部以外の腸管に進行性に潰瘍の多発形成傾向を認める症例がある．
- SUでは経過中回盲部以外に潰瘍形成を新たに認めることやBD徴候を生じることはまれである．

■ 患者説明のポイント

- 腸管穿孔や突然の大量出血のリスクが少なくないことを理解させること，特に高度腹痛発症時には注意が必要であることを理解させる．
- 症状や血液検査が必ずしも病変部の活動性と一致するとは限らないことから，定期的な内視鏡観察が必要であることを理解させる．
- 腹痛増悪時には食事摂取を控えるなど慎重な対応の必要性を理解させる．

文献

1) 武藤徹一郎：胃と腸 14：739-748, 1979
2) 上野文昭：腸管型ベーチェット病・単純性潰瘍の診療に関するコンセンサスステートメントの開発．厚生労働科学研究費補助金難治性疾患克服研究事業「難治性炎症性腸管障害に関する研究」平成15年度研究報告書．pp 148-150, 2004
3) 腸管ベーチェット・単純性潰瘍コンセンサス・ステートメント改訂ワーキンググループ（研究分担者：久松理一）：厚生労働科学研究費補助金特定疾患対策研究「原因不明小腸潰瘍症の実態把握，疾患概念，疫学，治療体系の確立に関する研究」分担研究報告書，2013

〈鈴木康夫〉

その他の小腸潰瘍

- 小腸潰瘍を惹起する疾患として，非特異性多発性小腸潰瘍症，薬剤起因性小腸潰瘍，特発性虚血性小腸炎などは留意すべき疾患である．薬剤性小腸潰瘍の原因としては，低用量アスピリンを含む非ステロイド性消炎鎮痛薬（以下，NSAIDs）が最も多い．

非特異性多発性小腸潰瘍症

概念・頻度

- 1960年代にわが国で提唱された疾患であり，慢性持続性の消化管出血による鉄欠乏性貧血と低蛋白血症，および他疾患とは異なった独特の形態を示す小腸潰瘍が多発する．
- 小腸病変は，終末回腸以外の下部回腸に好発し明瞭な境界を有する平坦な浅い潰瘍である．一部は輪走，斜走，縦走しながら横軸方向に伸展し，融合や枝分かれした形態を呈する．小腸皺襞は潰瘍辺縁まで正常に保たれ，逆に潰瘍周囲の正常粘膜部が島状に見えることがある．炎症性ポリープや敷石像を伴うことはない．
- 組織学的には，潰瘍は粘膜層ないし粘膜下層に限局する．形質細胞，リンパ球，好酸球を主体とする軽度の炎症細胞浸潤がみられ，時としてリンパ濾胞を伴うことがある．
- 頻度は不明であるが，炎症性腸疾患を専門とする全国の医療施設を対象としたアンケート調査の解析から，わが国における有病者数は100〜200例程度と推測される．

発生機序・原因疾患

- 若年時に発症するが，原因はいまだ不明である．
- 両親に血族結婚が認められる，あるいは同胞の発症をみることがあり，常染色体劣性遺伝の形式をとる遺伝子疾患の可能性が推測されている．
- 欧米では，本症に類似した小腸潰瘍症がプロスタグランジン代謝酵素のホモ変異による家系内に発症したとの報告がある．

診断のポイント

- 若年時より発症する鉄欠乏性貧血，低蛋白血症，成長障害，および家族歴の確認が問診状重要である．肉眼的血便をきたすことはない．
- 臨床検査では，本症に特徴的な所見はない．高度の鉄欠乏性貧血と低蛋白血症，低アルブミン血症がみられる．炎症所見はないか，あってもきわめて軽度である．
- 小腸X線所見では，充満像で近接多発する浅い潰瘍が辺縁硬化像，あるいは軽度の弯入像として描出される．枝分かれした潰瘍が偽憩室様所見や非対称の変形として観察される．
- 経肛門的バルーン内視鏡では，潰瘍，狭窄，偽憩室形成が確認できる．潰瘍は輪走，斜走，縦走する境界明瞭な浅い粘膜欠損として観察され，介在粘膜は正常である．全周性狭窄部や偽憩室部にも開放性潰瘍を伴う．

鑑別診断

- 腸結核，Crohn病，腸管型Behçet病，単純性潰瘍，薬剤性小腸潰瘍などが鑑別疾患である．

治療法とその選択，予後

- 本症の小腸病変に対して中心静脈栄養療法以外の有効な薬剤は確立されていない．経腸栄養療法は貧血や低蛋白血症の再発予防効果を有するが，経口摂取を再開すると再発するため，治療の中心は貧血と低栄養状態に対する鉄剤投与，輸血，栄養療法となる．
- 生涯にわたって貧血と低蛋白血症が持続する．

また，狭窄のため手術に至る場合が多いが，術後再発をきたす．生命予後に関しては不明であるが，本症が直接の死因となることはない．

患者説明のポイント

- 稀少な難治性疾患であり，生涯を通じて貧血，低栄養の治療を要すること，狭窄をきたした場合は，内視鏡的拡張術や外科的治療が必要となることを説明する．
- 常染色体劣性遺伝の家系が存在することを説明する．

NSAIDs 起因性小腸潰瘍症

概念・頻度

- NSAIDs の投与により発生する消化管粘膜障害のうち，小腸に発生したものである．
- 回腸を中心に多彩な潰瘍性病変が多発するが，典型像は小腸皺襞上の輪状潰瘍とその治癒による中心性狭窄である．
- NSAIDs 長期内服者にカプセル内視鏡やバルーン内視鏡を施行すると，約50％に何らかの小腸粘膜障害が観察される．明らかな臨床症状を呈するものはその一部である．

発生機序

- NSAIDs による小腸上皮の直接障害や透過性亢進の結果，細菌，食物，胆汁酸などの腸内因子の曝露に至り，粘膜固有層に炎症細胞浸潤や虚血が惹起され潰瘍の発生に至ると考えられている．

診断のポイント

- 診断には，小腸病変の確認に加えて，① NSAIDs の使用歴，② 他の炎症性腸疾患の除外，③ NSAIDs 中止後の小腸潰瘍の治癒の確認が必須である．
- 主な臨床症状は，肉眼的血便，鉄欠乏性貧血であり，狭窄に至らない限り腹痛を訴えることは少ない．
- 微細な小腸病変を確認するためには，カプセル内視鏡やバルーン内視鏡が有用である．ただし，たとえ無症状でも狭窄をきたすことがあるので，カプセル内視鏡の適応は慎重に決定する必要がある．
- 小腸 X 線検査は，中心性狭窄を描出するために有用である．

鑑別診断

- 腸結核，Crohn 病，非特異性多発性小腸潰瘍症が鑑別疾患である．

治療法とその選択，予後

- 治療法の基本は，原因薬剤の中止である．基礎疾患のため，原因薬剤の休薬ができない場合には，再発予防のため消化管粘膜防御因子増強薬やプロスタグランジン製剤の併用の有用性が推測されている．
- 高度狭窄例に対しては，内視鏡的バルーン拡張術が適応となる．
- PPI の併用が本症の危険因子であるとする意見がある．

患者説明のポイント

- 基本的に薬剤を中止すれば治癒する疾患であること，再投与で再発する可能性があることを説明する．

特発性虚血性小腸炎

概念・頻度

- 明らかな原因のない小腸の可逆性虚血性小腸病変であり，診断基準は特発性虚血性大腸炎と同じである．
- 急性期には急性浮腫性変化がみられる．慢性期には，虚血の程度によりほぼ正常まで回復する

一過性型と全周性狭窄を残して治癒する狭窄型に大別される．小腸では狭窄型が多い．
- 狭窄型では区域性の管状狭窄を呈し，同部に全周性の帯状潰瘍がみられる．口側・肛門側に縦走潰瘍を伴うこともある．
- 正確な頻度は不明である．虚血性大腸炎よりも明らかに発生頻度は低い．

発症機序

- 発症には，血栓・塞栓，動脈硬化，血管の攣縮，循環不全などの血管側因子と，腸管内圧上昇や腸管の攣縮などの腸管側因子が関与する．虚血性小腸炎では血管因子の関与が大きく，高度な虚血のため狭窄型に至ることが多いと考えられる．

診断のポイント

- 60歳前後の高齢者に好発し，男性にやや多い．初発症状として，突発する腹痛，下血，下痢が多いが，狭窄症状を契機に診断されることも少なくない．
- 急性期の診断には腹部超音波検査とCTが有用であり，血液還流の低下した腸管壁肥厚が特徴的である．
- 小腸X線検査では急性期に拇指圧痕像がみられる．一方，治癒期には一過性型はほぼ正常であるが，狭窄型では両側性の管状ないし帯状狭窄を呈する．
- 小腸内視鏡は治癒期に施行されることが多く，高度の狭窄と全周性潰瘍，および潰瘍面の結節状肉芽形成が認められる．したがって，カプセル内視鏡を考慮する際は，慎重に適応を決定する必要がある．

鑑別診断

- 急性期には小腸アニサキス症や全身疾患に伴う急性浮腫性小腸炎が鑑別疾患となる．
- 慢性期や治癒期には，腸結核，Crohn病に加えて，小腸癌や悪性リンパ腫などの腫瘍性疾患も鑑別する必要がある．

治療法とその選択，予後

- 急性期を過ぎれば症状は軽快するが，狭窄型では通過障害が出現する．この場合は，外科的手術が第一選択となる．

患者説明のポイント

- 基本的に自然治癒する疾患であるが，狭窄をきたした場合は手術適応であることを説明する．

文献
1) 八尾恒良，他：非特異性多発性小腸潰瘍症．八尾恒良，他（編）：小腸疾患の臨床．医学書院，pp 176-186，2004
2) 松本主之，他：薬剤性腸炎．八尾恒良，他（編）：小腸疾患の臨床．医学書院，pp 187-193，2004
3) 梅野淳嗣，他：胃と腸 48：1704-1716，2013

（松本主之）

潰瘍性大腸炎

概念・頻度

- 潰瘍性大腸炎（ulcerative colitis；UC）は主として粘膜を侵し，しばしばびらんや潰瘍を形成する原因不明の大腸のびまん性非特異性炎症である．
- UCは，下痢や粘血便（血液・粘液・膿の混じった軟便），発熱や体重減少などの症状が主体である．病状は，治まったり（寛解期），悪化したり（活動期）を長期にわたって繰り返す．また，重症の場合は手術を余儀なくされる場合もある．
- 炎症は通常，肛門に近い部位（直腸）から始ま

り，口側の結腸に向かって連続性に広がっていくと考えられており，炎症の範囲によって直腸炎型，左側結腸炎型，全結腸炎型に分類される．
- 発症年齢は25〜30歳にピークが認められる．有病者数は，30歳代で最多であるが，40〜50歳代ぐらいまでの幅広い年代層で患者が多くみられる．性差は認められないが，やや男性に多い傾向がある（UCの男性比率53.7％）．
- 特定疾患医療受給者証所持者は年々増加傾向にあり，2010年度は登録患者数が117,855例となっており，決してまれな疾患とはいえない．
- 1991年に実施された全国疫学調査の結果では，UCの人口10万対有病率は18.12であり，罹患率は1.95（男性2.23，女性1.68）と報告されている．

発症機序

- UCの病因はいまだに明らかとなっていない．UCは多因子疾患であり，複数の感受性遺伝子を有する．このような疾患感受性遺伝子と環境因子（食事因子，衛生状況，抗菌薬の使用など）がからみ合って，腸内細菌叢の構成変化をきたし，種々の免疫異常が生じることが発症に強くかかわっていると考えられている．

診断のポイント

- UCの症状：下痢や粘血便（血液・粘液・膿の混じった軟便），発熱や体重減少などの症状が主体である．内視鏡検査（病理組織検査を含む），注腸X線検査でUCの特徴的な所見を認め，類縁疾患が除外できれば確定診断としてよい．
- UCの特徴的な腸病変を確認するためには，内視鏡検査は重要な役割を果たす．ただし，活動期の症例（特に重症例）では，前処置や内視鏡検査により症状が悪化することもあり，注意を要する．
- 内視鏡観察のポイント：① 炎症の程度，② 罹患範囲と部位，③ 連続性の有無，④ 辺縁粘膜および周囲粘膜の性状，⑤ 潰瘍，アフタの形態と配列などが重要である．炎症部位において健常粘膜が介在しないことが活動期UCの内視鏡所見の特徴であるといえる．粘膜は発赤，浮腫状を呈するため，血管透見性が消失する．粘膜表面は粗造で細顆粒状を呈する．膿性粘液の付着はみられることが多い．炎症が強くなるにつれて，潰瘍形成が認められ，地図状，縦走，打ち抜き様などさまざまな形態の潰瘍を生じる．もちろん正確な診断するためには，内視鏡検査と同時に細菌検査を行わなければならない．感染症の中には潰瘍性大腸炎類似の内視鏡所見を呈するものもあり，注意を要する．また寛解期においては，大腸粘膜に異常所見が認められないこともあり，そのような場合には粘膜生検の組織診断が重要となる．

鑑別診断・治療法選択に必要な検査

- 下痢や粘血便などが主症状である患者のすべてが潰瘍性大腸炎の鑑別診断となる．
- 鑑別すべき疾患を列記する．
1) Crohn病
2) 感染性腸炎（アメーバ，病原性大腸菌，サルモネラ）
3) 薬剤性腸炎（NSAIDs，抗菌薬など）
4) 虚血性腸炎
5) 偽膜性腸炎

治療法とその選択

- 根治的な内科的治療は確立されていない．したがって，現状では，内科治療の目標は寛解への早期導入と再燃防止の長期維持である．
- 活動期の治療目的は炎症を寛解に導くことにある．患者の全身状態，病変の罹患範囲などを的確に診断し，基本的には厚生労働省の提案している治療指針に基づき，治療を進めていくことが必要である．
- 重症例においては，手術という治療法を常に念頭に置き，外科とのコミュニケーションをとり

ながら薬物治療を進めていくべきである．

1. 軽症，中等症の遠位潰瘍性大腸炎（直腸炎型を含む）の寛解導入療法

- 経口の5-アミノサリチル酸（5-ASA）製剤〔サラゾスルファピリジン：1日3〜4g，メサラジン製剤であるペンタサ®（1.5〜4.0g），アサコール®（2.4〜3.6g）〕の内服で治療を行う．直腸炎型の場合，経口投与よりも局所の薬物投与により効果を認めることが多いため，サラゾスルファピリジン（SASP, サラゾピリン®坐薬）（1〜2g/日），ベタメタゾン（リンデロン®坐薬）（1〜2mg/日），ペンタサ®坐薬（1g）を使用する場合がある．ペンタサ®注腸もよく使用される．
- 上記内服でコントロール不良の場合は，ステロイドの注腸および経口投与を考慮する．ただし，ステロイドの全身投与は安易に行うべきではない．使用する前には，有効性のみならず，生じうる副作用についてもきちんと説明する．特に思春期の患者が多いため，体表に出現し容貌に変化をきたすようなことに関しては，患者に十分納得のいくように説明する．

2. 軽症，中等症の全結腸型潰瘍性大腸炎の寛解導入療法

- まずは5-ASA製剤を2g以上の投与を行うべきである．5-ASA製剤は用量依存性であり，ペンタサ®であれば4.0g，アサコール®であれば3.6gの投与が望ましい．
- 十分量の5-ASA製剤の投与にもかかわらず効果が乏しい場合は，経口プレドニゾロン（PSL）30〜40mgの投与を考慮する．近年では，PSL投与前に血球成分除去療法が行われる症例もある．血球成分除去療法は，基本的には週1回施行し5〜10週間継続する．活動性の高い症例に対して，血球成分除去療法は週2回施行可能である．
- PSLの効果が得られれば，再燃に注意しながらPSLを減量していく．1週間ごとに5mg程度の減量を行うのが，一般的である．効果が不十分，あるいは減量に伴い症状の悪化が認められるときには，後述する免疫抑制薬の投与を併用し，ステロイドの減量を試みる．長期間ステロイドの投与を継続すると，全身に対する種々の副作用が出現する可能性が高くなる．さらに，ステロイド自体は上皮再生の遷延をきたすことから，漫然と投与することは避けるべきである．

3. 重症潰瘍性大腸炎の治療

- 原則として入院治療を考慮するべきである．経口PSL 40〜60mg/日に反応しない場合，経静脈的ステロイド投与が適応となる．静注投与は1〜1.5mg/kg/日で十分とされるが，副作用も多い．
- ステロイド治療を7〜10日間行っても反応しないステロイド抵抗症例にはシクロスポリンの持続点滴や外科治療を考慮する．シクロスポリンによる治療効果を期待する場合，比較的高い血中濃度を保つ必要がある．中心静脈栄養下に3〜4mg/kgのシクロスポリンを24時間持続投与で行う．シクロスポリンによる治療を行う場合，持続的有効血中濃度の維持や副作用発現予防のため，血中濃度の測定は必須である．静注療法の場合は有効血中濃度350〜500ng/ml（施設によっては400〜600ng/ml）と推奨されている．また，多くの場合は1週間程度で臨床症状の改善を認めるとされており，投与期間については原則2週間以内である．それ以上の投与は副作用の危険が高くなる（高血圧，てんかん発作，感覚異常，振戦，歯肉腫脹，多毛症，電解質異常，日和見感染，腎機能障害など）．
- 2009年度の治療指針案にはステロイド抵抗症例に対する治療法にタクロリムス（プログラフ®）の経口投与が記載された．シクロスポリン同様にカルシニューリンの活性化を抑制する．タクロリムスによる治療を行う場合も，シクロスポリンと同様に持続的有効濃度の維持や副作用発現予防のため，血中トラフ濃度の測定は必須である．寛解導入のためのタクロリムスによる有効血中トラフ濃度は10〜15ng/mlと

されている．寛解導入後は，5〜10 ng/m*l* のトラフ値に下げることを考慮すべきである．
- 抗 TNFα 抗体製剤として，2010 年にはインフリキシマブ（レミケード®），2013 年には，アダリムマブ（ヒュミラ®）が既存治療抵抗性（難治例）の潰瘍性大腸炎の治療薬として承認された．抗 TNFα 抗体製剤使用にあたっては，副作用に結核感染，B 型肝炎の再活性化の問題があるため，治療中のモニタリングには注意を払うべきである．

4. ステロイド依存例に対する治療法
- 免疫抑制薬は，急性期の潰瘍性大腸炎患者に（重症，劇症型を含めて）使用することはない．一方，ステロイド依存の難治例に使用される場合が多い．主として，アザチオプリン（AZA，イムラン®）や AZA の副作用で投与が継続できない場合には，6-メルカプトプリン〔6-MP，ロイケリン®（保険適用外）〕が使用されることが多い．血球成分除去療法やタクロリムスを使用することにより，ステロイド離脱を試みてもよい．ただし，これらを用いた維持治療は認められていない．

合併症

1. 腸管合併症
- 大量出血：血便は UC の主症状であるが，そのほとんどは重篤なものではない．しかし，時として重症型や劇症型においては出血性ショックに至るような大量出血を認めることがある．
- 穿孔：UC の重症例では大量のステロイドが投与されている場合があり，腸管粘膜が菲薄化，脆弱化している．そのため，特殊な負荷がなくても穿孔することがある．診断されれば緊急手術が必要となる．
- 中毒性巨大結腸症：重篤な腹部症状を伴い，横行結腸の著明な拡張をきたした状態を言う．仰臥位腹部単純 X 線写真で，横行結腸中央部の直径が 6 cm 以上の場合を中毒性巨大結腸症と診断する．
- 腸管感染症：UC の増悪時には，サイトメガロウイルス，クロストリジウム感染症の合併が認められる．特に免疫抑制薬による治療中には，これら感染症の検査が必要である．

2. 腸管外合併症
(1) 原発性硬化性胆管炎（primary sclerosing cholangitis；PSC）
- 欧米の報告では，潰瘍性大腸炎における PSC の合併頻度は 2〜4％．日本人では 1％程度と言われている．一方，わが国の PSC における炎症性腸疾患の頻度は 20〜40％とされており，ほとんどが UC である．

(2) 皮膚病変
- 多くの場合は疼痛を伴い，結節性紅斑と壊疽性膿皮症がよく知られている．腸管の炎症をコントロールすることで症状が治まる場合が多い．問診で，痛みを愁訴とすることが多く，発熱および関節症状を伴うこともまれではない．

《結節性紅斑》
- 結節性紅斑は炎症性腸疾患に最もよく認められる皮膚症状である．
- 疾患活動性と相関するとされており，約 30％ の患者は再発を繰り返す．
- 通常は自然に消退するのであるが，鎮痛薬や免疫抑制薬が必要となる場合もある．
- 炎症性腸疾患おける結節性紅斑の頻度は潰瘍性大腸炎では 1〜9％，Crohn 病では 6〜15％ の頻度とされている．男女比については 1：5 と女性の頻度がきわめて高い．

《壊疽性膿皮症》
- 皮膚に有痛性穿掘性潰瘍を多発する原因不明の慢性再発性疾患である．膿皮症と命名されるが，病変初発時は無菌性であり，細菌感染症ではない．
- 壊疽性膿皮症はまれである．大動脈炎症候群，関節リウマチ患者にも出現することがある．
- 腸管炎症部位や罹患範囲は壊疽性膿皮症には影響しないとされている

(3) 関節炎

- 炎症性腸疾患に関連する関節炎には強直性脊椎炎，末梢性関節炎がある．

《強直性脊椎炎》

- 40歳以下の患者に多く認められ，仙腸関節に主として炎症が生じる．何か月にもわたって朝のこわばりや臀部に放散する痛みが続く．その結果，病気の進行とともに脊椎関節の線維性あるいは骨性の結合が生じ，いわゆるbamboo-spine 所見を呈する．
- UCに関連した強直性脊椎炎の予後は腸管病変とはあまり関係がない．
- 強直性脊椎炎患者は約30％の患者で末梢性関節炎を合併するとされている．
- 関節症状は，股・膝・肩関節など躯幹に近い部位の関節が侵され，血液学的にリウマトイド因子が陰性で，HLA-B27が高頻度に認められる．

《末梢関節炎》

- 末梢関節炎と炎症性腸疾患との関連はよく報告されており，頻度は10〜20％とされている．
- 関節炎はいわゆるリウマチとは全く異なり，リウマチ因子も陰性である．
- X線所見ではほとんど正常所見を呈する．
- 血液検査は関節炎により，炎症所見が上昇している場合もある．症状が強い場合にはリウマチ因子の検索をすべきである．

(4) 口腔内潰瘍

- 大抵の場合，活動性の腸管病変に伴い，口腔内に浅い潰瘍を有することが特徴である．

妊娠・出産

- 男性・女性患者ともに生殖能力は健常人と変わりはない．
- 妊娠中の母体および胎児へのリスクが最も大きいのは原疾患の活動性で，治療に使用される薬剤ではないとする意見が一般的である．
- UCの手術後，不妊率が増加することが報告されている．
- 寛解期妊娠では妊娠中の再燃率は増加しない．
- 活動期に妊娠すると，おおむね2/3の患者で疾患活動性が持続し，うち2/3が悪化するとされる．
- 妊娠中の薬物投与による胎児への影響については，米国のFDA分類，日本の産科ガイドライン，欧州のガイドラインを参考にすべきである．

1) 男性患者においては，サラゾスルファピリジン服用中の男性患者では，精子の運動性・数が低下し受胎能力が低下する．この状態は可逆性で，内服を中断すれば2〜3か月で正常に戻る．
2) 妊娠の可能性のある女性患者で，サラゾスルファピリジンを服用している場合は，妊娠前から妊娠3か月まで1日2 mgの葉酸補給が推奨される．
3) ステロイド薬は，口蓋・口唇裂と早産のわずかな増加が報告されているが，PSLは胎盤を通過しても胎盤内で速やかに代謝されるため，一般に30 mgまでの投与は必要時妥当とされている．
4) チオプリン製剤は，妊娠中の投与は，必要なら適切とされている．しかしながら，胎児への移行性があることを留意すべきである．
5) 抗TNFα抗体製剤は，妊娠後期に胎盤関門を通過することから，最近では妊娠末期には投与を避けるべきとされている．

予後

- UC患者の生命予後は，健常人と差がない．
- 厚生労働省研究班報告による全国のUC重症度統計では，軽症の割合が増加し，重症の割合が低下する趨勢にある．この最も大きな要因として，内科的治療が進歩したためと考えられる．
- 再燃・寛解を繰り返すことがUCの特徴であるが，少なくとも1/3〜1/2の症例は1年以内に再燃を起こすものと推測されている．
- 大腸癌合併のリスクは罹患年月とともに増加す

る．診断から10年で2％，20年で8％，30年で18％に大腸癌合併が認められる．また，原発性硬化性胆管炎合併例では，大腸癌発生のリスクが高い．

患者説明のポイント

- UCはいまだ原因が明らかではなく根治療法はないこと，しかし，病態は徐々に解明されつつあることを伝える．
- 治療の目的は，腸の炎症を抑え，腹痛，下痢，下血，発熱などの症状を和らげ，通常の生活を送れるようにする点にあることを理解してもらう．
- 薬物療法のみならず，普段の食生活に注意を払う必要があることを伝える．
- 栄養状態や薬剤の副作用の評価のため，定期的な受診が必要であることを伝える．
- 罹患期間が長い患者には大腸癌が生じる場合もあり，定期的な内視鏡検査が必要であることを説明する．

文献
1) 日比紀文：厚生労働省科学研究補助金難治性克服研究事業「難治性炎症性腸管障害に関する調査研究」エビデンスとコンセンサスを統合した潰瘍性大腸炎の診療ガイドライン．2006

（仲瀬裕志）

薬剤性腸炎

- 薬剤性腸炎は，投与された薬物が原因となって下痢，腹痛，血便などの臨床症状が惹起され，腸管にびらんや潰瘍などの形態学的異常を生じさせるものである．
- 抗菌薬，NSAIDs（非ステロイド性消炎鎮痛

表II-24　下部消化管粘膜傷害の原因薬剤

小腸粘膜傷害	NSAIDs/アスピリン，KCl，ケイキサレート，コルヒチン
大腸粘膜傷害	NSAIDs/アスピリン，KCl，PPI，抗菌薬，抗癌薬（5-FUなど），利尿薬，ジギタリス，エストロゲンなど

剤），アスピリン，抗癌薬（5-FU，シスプラチンなど），プロトンポンプ阻害薬（PPI），塩化カリウム，下剤，経口避妊薬，金製剤，ジギタリス製剤，サリチレート，利尿薬などが下部消化管粘膜傷害の原因となりうる（表II-24）．

抗菌薬による腸炎

A 出血性腸炎

概念と発症機序

- 抗生物質起因性出血性大腸炎は，広域スペクトラムの抗菌薬，特に合成ペニシリン製剤投与開始数日後から急激に発症する疾患である．
- 抗生物質投与による腸内細菌叢の攪乱が起こり，菌交代現象で *Klebsiella oxytoca* あるいは何らかの細菌が増殖，その毒素によって起こるとする説が有力である．
- *Helicobacter pylori* 除菌療法の保険適用によって，合成ペニシリン製剤の使用頻度が増え，増加することが懸念される．

診断のポイント

- 臨床所見：抗生物質投与後，多くは4～5日以内に，突然の激しい腹痛（疝痛）と血便あるいは血性下痢で発症する．通常発熱はみられず，激しい腹痛の割には腹部所見は軽度で，偽膜性大腸炎と比べて比較的若年層に多くみられ，発症前の健康状態が良好であることや軽症例が多い点が異なる．
- 検査所見：白血球の増加やCRPなど炎症反応の軽度上昇は認められるが，貧血は認められな

いことが多い．便培養では K. oxytoca が検出されることが多い．

鑑別診断・治療法選択に必要な検査

- 診断には，問診での抗生物質服用歴（ペニシリン系やセフェム系など）の確認と速やかな大腸内視鏡検査が最も有用である．病変は横行結腸を中心とした深部大腸が主体であり，線状，帯状，びまん性の表層性出血，発赤，縦走性のびらん，浮腫状の粘膜を呈する．
- 注腸 X 線では粘膜と粘膜下組織の浮腫を示す母指圧痕像，粘膜不整，など虚血性大腸炎に類似の所見を呈する．腹部超音波検査での腸管の浮腫や CT でも深部大腸の壁肥厚が観察できる．

治療法と予後

- 治療は原因抗生物質の中止と，脱水に対しては補液，電解質の補正など対症療法を行う．
- 通常は 1〜2 週間以内には軽快し，予後は良好な疾患である．
- 同一抗生物質の再服用は，より高度の粘膜傷害を引き起こす可能性がある．

患者説明のポイント

- 原因薬剤の中止が原則である．また，同一抗生物質の再服用は，より高度の粘膜障害を引き起こす可能性があるので，患者に抗生物質の名前を必ず記録しておいてもらう．基礎疾患の加療に際しては，新たな抗生物質を選択する．乳酸菌製剤は，抗生物質投与時の腸内細菌異常による腸内異常発酵や下痢の治療，菌交代現象の予防に有効であり，抗生物質投与時には乳酸菌製剤など整腸薬の併用も推奨され，患者の理解を得る．

B *Clostridium difficile* 関連腸炎

概念と発症機序

- 抗菌薬投与による腸内細菌の菌交代現象が起こり，異常増殖した *Clostridium difficile*（CD）により大腸粘膜の傷害が起こり，発症する．
- もともと腸の中に保菌している健康保菌者が菌交代現象で発症する場合と，周囲の環境から院内感染により発症する場合の両方が考えられている．CD はグラム陽性の偏性嫌気性菌で芽胞を有するため，便に汚染された病院内環境や器具が芽胞のリザーバーとなって長期間生存するので，適切な院内感染対策を行う必要がある．
- セフェム系，クリンダマイシン，ペニシリン，フルオロキノロンなどの抗菌薬の投与がリスクとなるが，ニューキノロンに対しても，CD が耐性を獲得してきており注意が必要である．
- 入院中の高齢者や複数の疾患を有する患者や重症，免疫不全の患者はリスクが高くなる．また長期臥床者の検出率が高くなる．

診断のポイント

- 下痢や発熱，腹痛で発症する．抗菌薬投与後，5〜10 日後が多いと言われているが，中止 2〜3 週後に症状が出現する遅発性の場合もある．劇症型では，著しい白血球増多，穿孔や中毒性巨大結腸を呈することもある．
- 便培養検査（嫌気培養）感度は高くなく，結果判明までに数日を要する．
- 簡便迅速な免疫学的便検査（菌特異抗原検出キット）として CD 毒素（トキシン）の検査キット（ELISA）がある．トキシン A，B とも陽性のことが多いが，A が陰性で B が陽性のこともあり，A，B の双方をチェックできるキットが推奨される．また，抗原のグルタミン酸脱水素酵素（GDH）の検出やリアルタイム PCR 法も有用である．

鑑別診断・治療法選択に必要な検査

- 病変の好発部位は左側大腸であり，黄白色半球状隆起の特徴的な偽膜がみられれば診断的価値が高い．生検は有用で偽膜は組織学的には壊死物質，フィブリンと多核白血球が認められる．

治療法と予後

- 原因となる抗菌薬を早急に中止する．
- 重症例では，メトロニダゾールや経口バンコマイシンの投与を行う．メトロニダゾール250 mgないし500 mgを1日3回，バンコマイシン125 mg（保険適用）1日4回の経口投与を行う．
- 適切な治療が行われれば予後は良好であるが，重症例では手術が必要な場合もある．再発の多い疾患である（10～20%）．

患者説明のポイント

- 本菌は感染者の糞便に多量に含まれ，医療従事者や患者の手指に付着する可能性もあり，手洗いの励行や糞便の衛生的処理，病院内環境の清掃など汚染防止に留意する．長期入院患者の本菌検出率は高く，再発の多い疾患である（10～20%）ことの説明を行い，日ごろからヨーグルトなどプロバイオティクスの摂取を勧める．

NSAIDs 起因性腸病変

概念と発症機序

- NSAIDsは，シクロオキシゲナーゼ（COX）阻害によってプロスタグランジン合成阻害を促進することに起因すること，またNSAIDsがミトコンドリア内のATP産生を低下させ，細胞間接合部の傷害を起こし，腸管粘膜の透過性が亢進し，腸内細菌の増殖や胆汁の存在下に炎症反応が惹起されて粘膜傷害が起こると考えられている．

診断のポイント

- NSAIDsによる腸管粘膜傷害は，小腸，大腸にも生じる．小腸では，びらん，潰瘍，穿孔，大量出血，膜様狭窄や広基性狭窄，大腸では，大腸炎，好酸球性腸炎，偽膜性腸炎，大腸潰瘍，出血，穿孔がある．
- 小腸ではほぼ全域，大腸病変は，盲腸から上行結腸の右側結腸に好発し，回盲弁は潰瘍型の好発部位，膜様狭窄は，輪状潰瘍による治癒機転の結果として認められる．
- 臨床症状は，腹痛，血便，下血，鉄欠乏性貧血，下痢，腹痛，低蛋白血症，腸閉塞，穿孔などである．

鑑別診断・治療法選択に必要な検査

- 内視鏡検査が最も有用．上部，下部消化管内視鏡やカプセル内視鏡（CE）やバルーン内視鏡による，小腸，大腸の直接観察を行う．NSAIDsの投与歴と内視鏡所見が中止後改善することで確定診断となる．
- 鑑別診断として，Crohn病や腸結核が重要．
- 生検は，非特異的炎症，アポトーシス小体は比較的特徴の所見．

治療法とその選択

- 投与中のNSAIDsの中止が最も有効．血栓のリスクが高い患者におけるNSAIDsの継続が必要な場合は，COX2選択的阻害薬への変更も考慮する．

患者説明のポイント

- 患者にNSAIDsの内服による上下部消化管病変の発症のリスクを理解してもらう．長期内服者には定期的な検査の必要性を理解してもらう．

microscopic colitis

概念と発症機序

- microscopic colitis は，1980 年に慢性の下痢と軽微な組織学的変化がみられる患者に対して初めて使われた疾患名であり，現在では collagenous colitis（CC）と lymphocytic colitis（LC）の両方の疾患を含む疾患名として用いられている．
- 慢性の下痢と診断された患者の 4～13％にみられ，特に中高年に多い．原因は不明である．自己免疫や胆汁酸代謝異常などの関与も考えられているが，NSAIDs や PPI 投与など薬剤起因性のものも多く，わが国ではランソプラゾール内服による発生が多いといわれる．
- CC では大腸上皮直下に沈着した膠原線維帯の形成（10 μm 以上）やリンパ球浸潤を主体とした炎症細胞浸潤が特徴．CC と同様の臨床像と組織所見を呈するが，膠原線維帯の形成を欠く LC の概念も確立されている．

診断のポイント

- 頻回の水様性下痢が主症状で，高度になると脱水，体重減少，低蛋白血症をきたす．内視鏡所見はほぼ正常の内視鏡像を示すことが多く，一部の症例では，浮腫，発赤，血管透見像の乱れなどがみられる．生検による粘膜固有層内の慢性炎症細胞浸潤，上皮細胞直下の密な膠原線維帯の 10 μm 以上の肥厚があれば CC の確定診断となる．LC では，粘膜固有層内の有意なリンパ球数の増加が特徴である．

治療法とその選択

- 薬剤の中止が最も効果的で，中止後は速やかに下痢の改善がみられることが多い．改善しないときは，メサラジン，サラゾスルファピリジン，プレドニゾロンが用いられる．

文献

1) 平井郁仁，他：日医師会誌 141：S204-S208
2) Joainig MM, et al：J Clin Microbiol 48：817-824, 2010
3) Yen EF, et al：Aliment Pharmacol Ther 34：21-32, 2011

（加藤公敏，石井敬基）

虚血性大腸炎

概念・頻度

- 大腸の急な血流障害に伴って起こる腸管傷害のうち，主幹血管の器質的閉塞を伴わないもの．腸間膜動静脈の閉塞によるものは腸間膜動静脈閉塞症であり，虚血性腸炎とはしない．
- 大半は突発する腹痛とそれに引き続き数時間のうちに発症する下痢，血便という特徴的な経過をとるが，例外もある．
- 近年増加傾向で，男女比は 1：2 程度と女性に多い．
- 動脈硬化との関連は必ずしも強くない．最も多いのは 60 歳代だが，動脈硬化のない 30～40 歳代に発症することも少なくない．
- 再発は 5～10％程度にみられる．
- 好発部位は左側結腸（下行結腸，S 状結腸）で直腸や右側結腸，小腸にはまれである．これは下腸間膜動静脈の血行が末梢での吻合枝が少ないことや左側結腸の蠕動が強いこととの関連が推測されている．
- 当初 Marston の臨床分類に従い傷害の程度で一過性型，狭窄型，潰瘍型に分けたが，今では可逆性の前二者を狭義の虚血性腸炎とし，潰瘍型は別疾患とする．一過性型と狭窄型は同一の疾患の病変の程度の差であり，本質的には区別の必要はない．頻度は一過性型がほとんどで，狭

窄型は少なく壊疽型はまれである．ただ，症状が収まった後で改めて狭窄の有無を検査することは少なく，高度の狭窄で通過障害が発生しない限り積極的に狭窄型との診断に至ることは多くないと考えられる．
- 壊疽型虚血性腸炎は non-occlusive mesenteric ischemia（NOMI）と近縁の概念で，高度の虚血再灌流腸管傷害によるもので非常に重篤である．動脈硬化を代表とする基礎疾患のある高齢者に多く，若年者にはほとんどない．他疾患での入院中，ステロイド治療，血圧低下やカテコラミン使用も危険因子となる．以下では主に狭義の虚血性大腸炎について述べる．

発症機序

- 大腸の急な血流障害が起きた後，血流が再開するのに伴って発生する臓器傷害，すなわち虚血再灌流腸管傷害が本態である．血流障害のみでも腸管傷害は起こるが，血流再開により傷害は格段に強くなる．実際，"虚血性"と言いながら診療時点では大抵の場合病変部血流は回復している．実際の阻血時間の詳細は不明だが，何分間というオーダーと推測される．
- その血流障害をきたす機序としては，腸管内圧上昇と蠕動亢進による腸壁の張力の増強が中心と考えられ，直接の契機としては便秘，いきみ，強い下剤や浣腸の使用，大腸内視鏡検査，感染性腸炎などが挙げられる．血流障害を起こしやすいような全身状態（脱水，M蛋白血症などの血液の粘性増大，循環不全，経口避妊薬使用），過敏性大腸のような腸管壁の緊張の強い状態，血管の因子（動脈硬化，アミロイドーシス，血管炎など），腹部手術歴なども背景として関与することがある．

診断のポイント

- 突発する腹痛と，数時間以内に続く下痢，さらに血便という症状が相次いでみられ，問診のみで容易に診断できることが多い．嘔気・嘔吐も多い．
- 夜間や食後の発症が多い．
- 発症前に便秘・下痢などの腸管に強い緊張を起こさせるエピソードが先行していることが多いので，その点を積極的に聞き出すことが重要．重要と思わず本人からは話が出ないこともある．
- 左下腹部に圧痛や軽い腹膜刺激症状がみられる．
- 問診のみで大半は見当がつくが，必要なときは腹部超音波検査（US），CTなどで左側結腸に区域性の粘膜下層の強い浮腫による均一な壁肥厚・濃染や周囲脂肪組織の毛羽立ち像を確認する．これら検査には前処置が不要である．腸管傷害に続き蠕動が誘発されて病変部より肛門側の腸内容が排出されてしまうので，USでも良く見えることが多い．
- 腹部単純X線写真で下腹部に腸ガスがみられない，"すりガラス様所見"も参考になる．
- 大腸内視鏡や注腸造影を行えば特徴的な所見で診断が確実になるが，それら検査やその前処置が苦痛を伴ったり病状を再増悪させたりしうることに注意が必要である．
- 大腸内視鏡では急性期には粘膜の蒼白，浮腫，うっ血，次いでびまん性出血，汚い偽膜様所見，潰瘍，さらに急速な瘢痕化へと，数日単位で急速に変化する．傷害の程度の強い狭窄型では組織傷害が遷延し，数か月も治癒しないこともある．境界明瞭な縦走潰瘍が有名だが全周性のことや区域性のこともある．
- 注腸造影では急性期には伸展不良・母指圧痕像，次いで縦走潰瘍，さらには正常化ないしスムーズな狭窄へと変化する．
- 生検では，急性期には上皮の立ち枯れ像，うっ血，浮腫がみられ，概ね4日以上経つとヘモジデリンを貪食した担鉄細胞が参考になる．陰窩の配列は乱れず急性期には杯細胞は減少しない．ただ，病理所見は概して非特異的であり，生検組織の病理所見のみでの診断は困難なことが多い．

鑑別診断，治療法選択に必要な検査

- 壊疽型・NOMI は手術を含めた緊急の処置が必要となるが一過性型・狭窄型は保存的治療の対象となるため，まずは壊疽型・NOMI を除外する必要がある．壊疽型では腸管蠕動は停止して下痢や血便を呈しにくく，初期は腹膜刺激症状を欠くことも多いので注意が必要である．
- 感染性腸炎や抗菌薬関連の腸炎との鑑別のため便の微生物学的検査を行うこともある．
- 血管造影は虚血性腸炎では有用性に乏しい．NOMI が疑われる場合でも診断上は造影 CT でほぼ用が足りる．
- 感染性腸炎の経過中に，その結果としての脱水・腸蠕動亢進から虚血性大腸炎が起きてくることもあることに注意が必要である．

治療法とその選択

- 確立された特効薬はない．
- 保存的治療としては食事制限・補液が主であり，腹部所見や炎症反応が強いときは 2 次感染対策として抗菌薬も検討する．大半を占める軽症例で経口摂取可能な場合は入院は不要で短期の軽い食事制限のみで済むが，対症的に鎮痙薬や鎮痛薬を使うこともある．

予後

- 一過性型・狭窄型虚血性大腸炎は大半が予後良好で，再発も少ない．高度の狭窄を残した場合は後から腸閉塞症状を起こすことがあり，そうした例ではバルーン拡張や手術が必要になることがある．

患者説明のポイント

- 急な痛みと出血で驚く患者が多いが，大腸の血の巡りが一時的に悪化したための症状であり，腸粘膜に急に起きた月経のようなものだと言えばわかりやすい．
- 特効薬はなく，大半は特別な治療をせずとも自然治癒する．高度の狭窄が残って腸閉塞症状が出てしまう場合は追加治療が後日必要となる．
- 症状が強い場合や高齢・背景疾患などで体力のない場合は入院とすることがある．
- 他人にうつる病気ではないが，伝染性腸炎の経過中に併発してきた場合，腸炎感染の可能性はある．
- 治癒後の日常生活に制限はないが，反復例では便秘や下剤・浣腸使用を避けるよう勧める．

（松橋信行）

過敏性腸症候群

概念・頻度

- 過敏性腸症候群（irritable bowel syndrome；IBS）とは，腹痛もしくは腹部不快感とそれに関連した便通異常が慢性再発生に持続する一方で，その症状が通常の臨床検査で検出される器質的疾患によるものではないという概念の疾患である．
- わが国における IBS の有病率は人口の 14.2％，1 年間の罹患率は 1～2％，内科外来患者の 31％ と高頻度である．欧米の報告では IBS の有病率は 10～20％ とするものが多い．また，欧米の報告では女性の IBS 有病率は男性の IBS 有病率よりも高いのが普通であり，その比率は 1.2～2 倍まで幅広い．わが国をはじめとするアジア諸国の IBS 有病率の男女差は欧米よりは小さい．IBS は年齢が進むにつれ，有病率が減少する．

発症機序・原因疾患

- IBS の病態は下部消化管運動亢進，内臓知覚過

敏，不安・うつ・身体化の心理的異常が代表的なものであり，脳腸相関の病態生理を有する．
- 急性の感染性腸炎の患者群を対象に，前向きにIBSの発症を観察すると，感染性腸炎に罹患しなかった個体に比較して，6～7倍の高い確率でIBSが発症する（感染性腸炎後IBS；post-infectious IBS）．
- IBSの腸内細菌プロファイルは健常者とは異なるという報告が多い．有機酸などの腸内細菌産物もIBSの病像に影響する．
- IBSの症状は摂食によって増悪する．食物の内容としては，炭水化物もしくは脂質が多い食事，香辛料，アルコール，コーヒーが症状の増悪要因となる．
- 心理社会的ストレッサーはIBSの発症・増悪要因である．この現象は心理計量学的に証明されており，IBS患者においては，ストレス負荷と消化器症状悪化の相関係数が健常者よりも高い．そのメディエーターはセロトニン，コルチコトロピン放出ホルモン（CRH）などの神経伝達物質，脳腸ペプチドと考えられる．
- IBSの下部消化管粘膜にはlow grade inflammationがあり，肥満細胞が増加して消化管神経系のニューロンに近接している．
- IBSでは下部消化管粘膜の粘膜透過性が亢進している．
- IBS発症の重要な一因子は遺伝であるが，単一遺伝子の変異による疾患であるとは考えにくい．双生児6,060組の分析では，IBSの一致率は，二卵性で8.4％と低いのに対し，一卵性では17.2％と高く，遺伝性が証明されている．
- IBSの原因遺伝子が鋭意分析されている．セロトニントランスポーター，CRH-R1受容体，インターロイキン（IL）-10，IL-6，toll-like receptor（TLR）-9，E-カドヘリン（CDH）-1などの遺伝子が抽出されている．
- 米国において，IBS患者584例の2.2％，13例にナトリウムチャネルNav1.5をコードするSCN5A遺伝子の変異が見いだされている．

表 II-25　IBSのRome III診断基準

腹痛あるいは腹部不快感が最近3か月の中の1か月につき少なくとも3日以上を占め，下記の2項目以上の特徴を示す
　（1）排便によって改善する
　（2）排便頻度の変化で始まる
　（3）便形状（外観）の変化で始まる

[*1] 少なくとも診断の6か月以上前に症状が出現し，最近3か月間は基準を満たす必要がある．
[*2] 腹部不快感とは，腹痛とはいえない不快な感覚を指す．病態生理研究や臨床研究では，腹痛あるいは腹部不快感が1週間につき少なくとも2日以上を占める者が対象として望ましい．

〔Rome III: The Functional Gastrointestinal Disorders, 2006より引用〕

- IBSでは，脳機能画像において大腸刺激に対する前帯状回，扁桃体，中脳における信号増強ならびに内側・外側前頭前野の信号低下がみられる．また，背外側前頭前野の萎縮とストレス負荷時の賦活不全がある．
- IBSの病因は単独というよりも複数が組み合わせられて複合的に病態を形成する．IL-6，TLR-9，CDH-1遺伝子多型は感染性腸炎が加わった場合の感受性遺伝子である．腸内細菌はストレス負荷によって多様性が変化する．また，ストレスは粘膜透過性を亢進させ，内臓知覚過敏を招く．

■ 診断のポイント

- Rome III基準においては，IBSは**表 II-25**に基づいて診断する．
- IBSはBristol便形状尺度（**図 II-23**）の頻度に基づいて4型に分類する（**表 II-26**，**図 II-24**）[1]．

■ 鑑別診断・治療法選択に必要な検査

- 最近3か月間に腹痛と便通異常を主訴とする患者に遭遇した時，警告症状・徴候と危険因子の有無を評価し，あれば大腸内視鏡検査もしくは大腸造影検査を行う．
- 警告症状・徴候とは器質的疾患を示唆する症

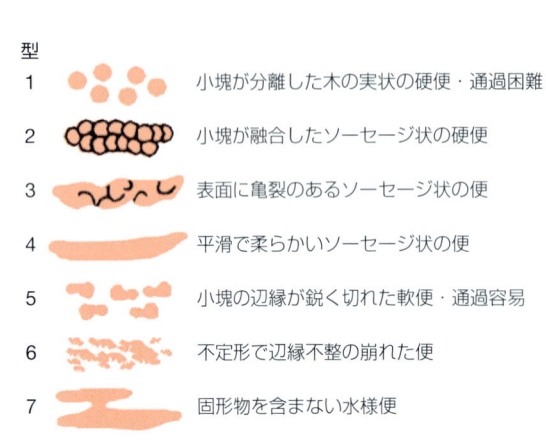

図Ⅱ-23 Bristol便形状尺度

型		
1		小塊が分離した木の実状の硬便・通過困難
2		小塊が融合したソーセージ状の硬便
3		表面に亀裂のあるソーセージ状の便
4		平滑で柔らかいソーセージ状の便
5		小塊の辺縁が鋭く切れた軟便・通過容易
6		不定形で辺縁不整の崩れた便
7		固形物を含まない水様便

〔Rome Ⅲ：The Functional Gastrointestinal Disorders, 2006より引用〕

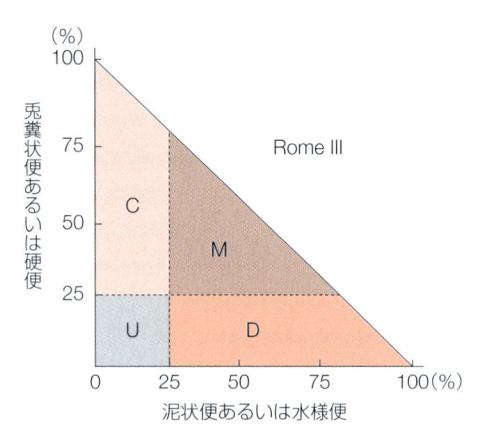

図Ⅱ-24 IBSの分類図（Rome Ⅲ）

C：便秘型，D：下痢型，M：混合型，U：分類不能型．
〔Rome Ⅲ：The Functional Gastrointestinal Disorders, 2006より引用〕

表Ⅱ-26 IBSの分類（Rome Ⅲ）

1. 便秘型IBS（IBS-C）：
   硬便 or 兎糞状便[*1]が便形状が25％以上，かつ，軟便 or 水様便[*2]が便形状の25％未満[*3]
2. 下痢型IBS（IBS-D）：
   軟便 or 水様便[*2]が便形状の25％以上，かつ，硬便 or 兎糞状便[*1]が便形状の25％未満[*3]
3. 混合型IBS（IBS-M）：
   硬便 or 兎糞状便[*1]が便形状の25％以上，かつ，軟便 or 水様便[*2]が便形状の25％以上[*3]
4. 分類不能型IBS（IBS-U）：
   便形状の異常が不十分であって，IBS-C，IBS-D，IBS-Mのいずれでもない[*3]

[*1]Bristol便形状尺度1型2型．
[*2]Bristol便形状尺度6型7型．
[*3]止瀉薬，下剤を用いない時の糞便で評価する．
〔Rome Ⅲ：The Functional Gastrointestinal Disorders, 2006より引用〕

状・徴候であり，発熱，関節痛，粘血便，6か月以内の予期せぬ3kg以上の体重減少，異常な身体所見（腹部腫瘤の触知，腹部の波動，直腸指診による腫瘤の触知，血液の付着など）が該当する．
- 危険因子とは，50歳以上での発症または患者，大腸器質的疾患の既往歴または家族歴であり，患者が消化管精密検査を希望する場合にも精査を行う．
- 警告症状・徴候と危険因子がない場合でも，血液生化学検査，末梢血球数，炎症反応，尿一般検査，便潜血検査，腹部単純X線写真で器質的疾患を除外する．
- このほかに，上部消化管内視鏡検査もしくは上部消化管造影，腹部超音波，便虫卵検査，便細菌検査，乳糖負荷試験，小腸造影，カプセル内視鏡，腹部CTなどが必要になることもある．
- 検査所見が陰性であれば，機能性消化管疾患であり，Rome Ⅲ基準に基づいてIBSか他の機能性消化管疾患かを診断する．
- 鑑別かつ除外が必要な消化器疾患として，大腸癌をはじめとする消化器の癌ならびに炎症性腸疾患がある．また，乳糖不耐症，microscopic colitis，慢性特発性偽性腸閉塞，colonic inertiaなどが挙げられる．甲状腺疾患をはじめとする全身性の疾患も早期の鑑別が必要である．
- IBSと高率に合併する病態に線維筋痛症，顎関節症，機能性ディスペプシア，胃食道逆流症，機能性直腸肛門痛，うつ病，不安障害がある．

治療法とその選択

- 治療の基礎として，患者の生活習慣（ライフ・スタイル）を評価し，IBSの増悪因子があれば改善を促す．偏食，食事量のアンバランス，夜食，睡眠不足，心理社会的ストレスはIBSの

消化器症状の危険因子である．運動療法も有効である．

- 食事療法は，低残渣食から高線維食に切り替え，香辛料，アルコール，特定食品に対する症状増悪が顕著な場合には，これらを控える．
- 低FODMAPダイエットが着目されている．fermentable（発酵性），oligosaccharides（オリゴ糖），disaccharides（二糖類），monosaccharides（単糖類）and polyols（ポリオール）などの糖類を控える食事療法である．
- IBSに対する薬物療法は，まず，トリメブチンマレイン酸塩，ポリカルボフィルカルシウムなどの消化管に対する薬物で調整を行う．
- IBSのlow grade inflammationを鎮静化する可能性のある治療法としてプロバイオティクスが注目されている．*Bifidobacterium*はIBSの異常なサイトカインプロファイルを正常化する．
- 下痢型IBS（男性）に対する薬物として5-HT$_3$受容体拮抗薬のラモセトロンが用いられている．
- 便秘型IBSに対する薬物にCl$^-$チャネル-2（ClC-2）賦活薬のルビプロストンがある．大腸粘膜表面を湿潤させ，糞便排泄を促すとともに粘膜integrityを高める．保険適用は慢性便秘症である．
- 単剤で腹痛が残るようなら抗コリン薬，便秘なら酸化マグネシウムやピコスルファート，下痢ならロペラミドを使用する．
- 便秘型IBSに対して慢性胃炎が合併していれば，セロトニン5-HT$_4$受容体刺激薬モサプリド，ドーパミンD$_2$拮抗薬兼コリンエステラーゼ阻害薬イトプリド，機能性ディスペプシアが合併していればアコチアミドを用いることも可能である．
- 消化管を標的とした治療が奏効しないときには，抗うつ薬，もしくは，抗不安薬を十分な注意の下に使用する．
- 薬物療法が奏効しない難治性のIBS患者に対しては，心理療法の有効性が科学的に立証されている．催眠療法と認知行動療法がその代表である．

予後

- 小児のIBSまたは反復性腹痛は成人のIBSに移行する．IBSには常習的な欠勤が多く，QOLが低下している患者も多い．医師への電話をはじめとする疾病行動，心理的異常はIBS重症度と関連する．
- 米国のマネージド・ケア人口のうち，IBS患者の直接費用はIBSでない場合と比べて約50%高い．
- IBS患者の胆囊切除歴の割合はIBSでない被験者の3倍であり，虫垂切除歴や子宮摘出歴の場合は2倍，背部手術の場合は1.5倍である．
- IBSは不安症，うつ病との併存率が高く，重症化する前に適切な治療が必要である．

患者説明のポイント

- 病態生理を患者が理解しやすい言葉で説明する．
- 生活スタイルやストレッサーについて患者と話し合う．
- ストレス緩和方法の具体策を挙げ，患者が実行できそうなものを推奨する．
- 治療目標を症状消失でなく，症状の改善・症状の自己制御感に置く．

文献

1) 福土審，他：日本消化器病学会（編）：機能性消化管疾患診療ガイドライン2014―過敏性腸症候群（IBS）．南江堂，pp 1-128，2014
2) 福土審，他（監訳）．機能性消化管障害．Rome III［日本語版］．協和企画，pp 1-656，2008

（福土　審）

大腸憩室症

概念・頻度

- 消化管憩室とは消化管壁が消化管壁外側に突出した状態であり、憩室による臨床症状を伴うものが憩室症である。消化管憩室は憩室部が全層性に突出する真性憩室と、固有筋層が欠如し粘膜が突出する仮性憩室に分けられる。大腸憩室の大部分は大腸の粘膜が固有筋層の抵抗の弱い血管貫通部を通じて壁外に突出し、腸管周囲の脂肪織に接する構造をとる後天性の仮性憩室である。
- 欧米ではS状結腸を中心に好発するが、わが国を含めたアジア諸国では盲腸から上行結腸までの右側結腸に好発する。近年では食生活の欧米化に伴いわが国においてもS状結腸憩室が増加している。わが国での憩室の発生部位は若年者では大部分が右側結腸であるが、加齢とともに左側結腸憩室の発生率は上昇する。

発症機序

- 憩室の成因には腸管運動異常による腸管内圧の亢進と腸管壁の脆弱性が関係する。欧米型の低残渣食では糞便量が減少し、糞便を送り出すために蠕動運動が亢進した結果腸管内圧が高まり、影響を受けやすいS状結腸に仮性憩室が形成される。右側結腸でも同様の機序の関与している。結腸ヒモの両脇は中型の血管が漿膜下から大腸壁を貫くため、大腸憩室の好発部位となる。

診断のポイント

- 憩室の存在だけでは無症状のことが多いが、時に便秘、下痢、腹部膨満感、腹痛など腸管の機能異常に関する症状を起こすこともある。憩室炎や憩室出血などの合併症を伴うものは15〜20%程度とされている。
- 無症状の憩室は注腸造影検査や下部消化管内視鏡検査で診断されることが多いが、注腸造影検査と比較すると下部消化管内視鏡検査での正診率は低い。
- 血液検査では憩室の存在だけでは異常値は出ないが、憩室炎を伴えば白血球数、CRPの上昇がみられ、憩室出血の場合は貧血を生じる。
- 憩室炎ではほぼ全例が腹痛を主訴に受診する。腹痛は初期であれば間欠痛であることが多いが、時間の経過とともに持続痛へと移行する。大腸憩室炎では憩室周囲の脂肪織を通じて腹膜への炎症の波及を認めることが多く、反跳痛をはじめとする腹膜刺激症状を認めることも多い。発熱は発症早期では認めないこともある。嘔気・嘔吐、下痢などを認めることもある。憩室炎が進行すると膿瘍形成、穿孔、瘻孔形成、狭窄を引き起こす。
- 超音波検査では炎症を起こしている憩室を腸管壁から突出した中心高エコー、辺縁低エコーの腫瘤像として観察することができる。また、腫瘤周囲は腸間膜の炎症の波及のため高エコーを呈する。超音波検査はCTより簡便かつ迅速に行え、被曝もなく低侵襲であるが診断能が検者の技量に左右され、S状結腸憩室炎では腸管ガスにより観察困難なこともある。
- CTでは炎症を起こしている憩室は腸管から突出した高吸収域として認識され、憩室周囲の炎症や膿瘍形成、穿孔などの確認も可能である。
- 憩室出血は無症状で突然の血便で発症し、右側結腸に多い。高齢者で抗血小板薬や抗凝固薬、NSAIDsを内服していることが多い。
- 憩室出血の診断方法としては下部消化管内視鏡検査が第一選択であるが、血管造影検査、出血シンチ、造影CTなども行われる。造影CTは他の検査と比較し、非侵襲的に短時間で行うことができ、出血点の同定に有用である。血管造

影検査は出血量が 0.5 ml/分以上で検出可能であり，前処置なしで行えるが検査中に止血していると検出できない．

鑑別診断・治療法選択に必要な検査

- 憩室炎では急性虫垂炎，炎症性腸疾患，感染性腸炎，尿路感染症，婦人科疾患などとの鑑別を要する．特に右側結腸憩室炎では急性虫垂炎との鑑別が困難なこともあるが，急性虫垂炎と比べ経過が長いこと，嘔気・嘔吐などの消化器症状が弱いことなどが鑑別のポイントとなる．
- 憩室出血では虚血性腸炎，angiodysplasia，大腸癌，直腸潰瘍，痔出血など血便を起こす疾患との鑑別を要する．憩室出血の既往や腹部症状の有無が鑑別のポイントとなる．虚血性腸炎では腹痛を伴うことが多く，鑑別は比較的容易である．

治療法とその選択

- 憩室の存在のみでは多くの場合無症状であるが，腸管機能異常に伴う症状がある場合は食生活の改善や症状に合わせて整腸薬，緩下薬，鎮痙薬などの薬物療法を行う．
- 憩室炎の治療は穿孔，瘻孔，膿瘍などの合併症を伴わない場合は保存的に腸管安静，抗菌薬の投与を行う．抗菌薬についてはグラム陰性桿菌と嫌気性菌をカバーするものを使用する．高熱や腹膜炎症状がない場合は通院による抗菌薬の内服治療も可能．穿孔や瘻孔，膿瘍などを合併した場合はドレナージや手術の適応となる．
- 憩室出血ではまず全身状態を把握し，輸液，必要であれば輸血を行い循環動態の安定を図る．大腸憩室出血の多くは間欠的出血であり，70～80％は自然に止血するが，時に輸血を要するような大量出血を引き起こす．憩室出血の治療の第一選択は内視鏡的止血術であり，鮮血便を繰り返している症例では腸管内が空になっていることも多いため浣腸のみで検査可能であるが，そうでない場合は腸管洗浄液による前処置を行うことが望ましい．憩室が多発している症例では責任憩室の同定は困難であり，視界確保のために先端透明フードが有用である．憩室は筋層を欠いているため，凝固止血やエタノール局注などの組織傷害性の強い治療法は穿孔のリスクがあり，クリップがよく使われる．憩室内の露出血管を直接止血することは困難であるため，憩室開口部を複数のクリップで隙間なく縫縮する．
- 内視鏡的に止血が困難な場合は血管造影下の血管塞栓術，または手術を行う．塞栓術の合併症として腸管壊死や穿孔が起こりうるため，可能な限り末梢側で塞栓を行う．手術療法に関しては確実な止血を得られるものの，結腸亜全摘の予後は不良であるため，可能な限り事前に出血部位を同定しておく．

予後

- 大腸憩室炎の重症度を右側と左側で比較すると，左側憩室炎のほうが重症度が高く，膿瘍形成や穿孔などの合併症を引き起こす．保存的に治療した場合，再発率は 25％ 程度．大腸憩室炎の再発は予後不良因子ではなく，初回例のほうが穿孔や膿瘍形成を起こしやすい．

患者説明のポイント

- 憩室症に関しては赤肉はリスクを上げるとされており，適度な運動はリスクを下げるとされている．食物繊維の摂取，規則正しい食生活を指導する．
- 高齢化，食生活の欧米化に伴い，今後も大腸憩室症は増加し，NSAIDs やアスピリンなどの抗血小板薬を内服している患者も増えてくることも予想される．憩室出血を起こした場合は，抗血小板薬の休薬，その後の再開に関してはそれぞれのリスクとベネフィットをよく説明する必要がある．

〈高山哲治，高岡慶史〉

大腸ポリープ

概念・頻度

- 大腸ポリープとは大腸の内腔に突出した隆起性病変の総称である．一般的にはポリープの個数が100個以上みられる場合に大腸ポリポーシスと呼んでいる．大腸ポリープ・ポリポーシスの分類としては，表II-27に示すようにMorsonの分類を一部改訂したものが有名である．まず腫瘍性か非腫瘍性かに大きく分類し，後者は過誤腫性・炎症性・その他に分類されている．本分類は病理組織所見に基づいたもので簡便であり臨床的に使いやすい（大腸ポリポーシスについては「消化管ポリポーシス」の項参照）．
- 1980年代以降に報告された剖検例における大腸ポリープの有病率を表II-28に示す．大腸腺腫の有病率は東南アジアや中米の開発途上国では5％以下ときわめて低率であるのに比し，南欧およびシンガポールでは10数～20％と上昇し，香港ならびに北欧では30％を超えている．特筆すべきはハワイの日系人が44.8％と最も高い数値を示していることである．
- 一方，剖検例における過形成性ポリープの有病率に関する報告は限られているが，腺腫に比してかなり低率であるとするものが多い．地域別の有病率については大腸腺腫とほぼ同様の傾向が認められる．

発症機序

- 大腸腺腫の発症機序として環境要因と遺伝要因の2つが挙げられる．
- 環境要因としては，肥満，運動不足，アルコール摂取，喫煙，高脂肪食，低食物繊維食などが大腸腺腫の発生を促進すると考えられている．これらの環境要因の差が大腸ポリープ有病率の地域差と関連すると推測できる．
- 大腸腺腫の罹患しやすさが常染色体性優性遺伝することが米国ユタ州における大腸癌多発家系における解析により明らかとなった．いくつかの研究の結果，大腸腺腫の約30％の症例において遺伝的要因が働いていると考えられている．一方，過形成性ポリープにはそのような遺伝的要因は認められていない[1]．

診断のポイント

- 前述したように大腸ポリープは病理組織所見により分類されている．したがって確定診断を得るためには，病変の生検または切除を行って病理組織学的に検討することが必要になるが，すべてのポリープにそのように対応することは現実的ではない．
- 生検または切除に代わる大腸ポリープの組織診断法として，工藤が提唱した拡大内視鏡観察によるpit pattern分類が有名である．色素撒布後に病変表面のpit patternを観察し，以下のように分類する．
  - I型　：円形ないし類円形pit（正常腺管か炎症腺管）
  - II型　：星芒状pit（過形成性病変）
  - III_L型：管状pitで正常pitより大型（腺管腺腫）
  - III_S型：小型の管状ないしは類円形のpit（腺管腺腫か粘膜内癌）
  - IV型　：樹枝状ないし脳回転様pit（絨毛腺腫）
  - V型　：不整形pit（V_I：粘膜内癌あるいは一部粘膜下層浸潤癌）ないし無構造（V_N：粘膜下層浸潤癌）
- I型，II型は非腫瘍性病変，III_L型，III_S型，IV型，V型は腫瘍性病変と診断してよい．さらに，III_L型，IV型は良性腺腫，III_S型の一部およびV型では癌と診断することが可能である．
- 近年のトピックとしては大腸ポリープ・早期癌内視鏡診断の精度向上のためのnarrow-band imaging（NBI）を併用した拡大観察の普及があ

表 II-27　大腸ポリープ・ポリポーシスの分類（Morson の分類を一部改訂）

		単数〜複数	ポリポーシス	
			非遺伝性	遺伝性
腫瘍性		腺腫 腺管 (tubular) 腺管絨毛 (tubulovillous, papillary) 絨毛 (villous)		大腸腺腫症 家族性大腸ポリポーシス Gardner 症候群 Muir-Torre 症候群 Turcot 症候群
非腫瘍性	過誤腫性	若年性ポリープ Peutz-Jeghers 型ポリープ		若年性大腸ポリポーシス generalized gastrointestinal juvenile polyposis Peutz-Jeghers 症候群 Cowden 病
	炎症性	炎症性ポリープ 良性リンパ濾胞性ポリープ	炎症性ポリポーシス 良性リンパ濾胞性ポリポーシス	
	その他	化生性（過形成性）ポリープ	化生性（過形成性）ポリポーシス Cronkhite-Canada 症候群	

〔武藤徹一郎：大腸ポリープ・ポリポーシス—臨床と病理，医学書院，p14，1993 より引用〕

表 II-28　大腸ポリープの有病率（剖検例）

発表者	発表年	地域	剖検数	腺腫 (%)	過形成ポリープ (%)
Cajucom CC	1992	フィリピン	416	0.96	
Chávez-Macias LG	1990	メキシコシティ	450	2.7	0.0
Paspatis GA	2001	クレタ島（ギリシャ）	502	14.5	4.9
Lee YS	1987	シンガポール	1,014	16.8	6.6
Bombi JA	1988	バルセロナ	212	21.7	1.6
Coode PE	1985	香港	200	30.0	20.0
Williams AR	1982	リバプール	365	33.2	34.5
Szczepanski W	1992	クラクフ（ポーランド）	733	38.2	
Stemmermann GN	1988	ハワイ*	163	44.8	

*対象はハワイの日系人．

る．通常の電子内視鏡で用いられている RGB フィルターの代わりに 415 nm，540 nm の狭帯域フィルターにしたものが NBI である．ヘモグロビンの局在に特化したイメージングを得ることができ，微小血管構造の認識を可能にした．大腸粘膜に病変が存在すると毛細血管の透見像が途絶し，さらに腺腫の異型度が上がると血管の途絶や血管径の大小不同，血管密度の上昇が認められることがすでに明らかにされている．これらの結果を作業仮説として NBI を使用した際の大腸腫瘍性病変の検出率上乗せ効果に関する前向き試験を行った Uraoka らの報告では，平坦型病変の検出率が有意に向上することが明らかになった[2]．また腫瘍・非腫瘍の鑑別能を色素内視鏡と NBI 観察で比較した研究において正診率が各々 93.4% と同等であったことから，拡大観察併用による NBI 観察は色素撒布法に代わりうることが示唆されている．

鑑別診断・治療法選択に必要な検査

- 病理組織診断に代わるものとして，前述のごとく pit pattern 診断と拡大内視鏡による NBI 診断が有用である．まず非腫瘍性か腫瘍性かの鑑別を行う．腫瘍性病変を疑う場合には，良性か悪

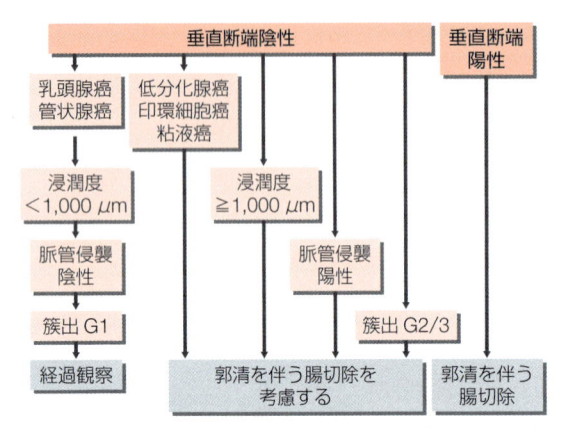

図 II-25　内視鏡的摘除後の pT1（SM）癌の治療方針
〔文献3）より引用〕

性かの鑑別を行い，悪性が疑われる場合には深達度診断を行って，内視鏡治療が可能な病変か外科手術が必要な病変かを鑑別することが肝要である．

治療法とその選択

- 大腸ポリープの治療法には内視鏡的ポリペクトミー（endoscopic polypectomy；EP），内視鏡的粘膜切除術（endoscopic mucosal resection；EMR），内視鏡的粘膜下層剝離術（endoscopic submucosal dissection；ESD），開腹手術，腹腔鏡手術が挙げられる．腺腫，粘膜内癌，粘膜下層軽度浸潤癌は内視鏡治療の良い適応である．一括切除可能な EMR の適応は最大径 2 cm 程度である．最大径 2 cm 以上の LST（laterally spreading tumor）で結節が均一な病変は分割 EMR（piecemeal EMR）の良い適応である[3]．ただし，pit pattern 診断や NBI 診断で粘膜下層深部浸潤が疑われる病変には内視鏡治療を行うべきではなく，最初から腹腔鏡手術を行うべきである．
- ESD を用いれば 2 cm 以上の病変でも一括切除が可能である．大腸 ESD は技術的難易度が高いため，2009 年 6 月から先進医療として施行されていたが，2012 年 4 月より保険収載されている．しかしながら，大腸 ESD を施行する

には厚生労働省より示されている施設基準を満たす必要がある．

予後

- 大腸腺腫を内視鏡切除した際に，病理診断で切除標本の切離断端が陽性であっても，内視鏡的に遺残がなければ局所再発をきたすことはきわめてまれである．通電による burning effect が期待できるからである．摘除された大腸ポリープに粘膜下層に浸潤する癌巣が認められた場合は，図 II-25 に示すアルゴリズムに従って治療方針を決定する．所属リンパ節転移リスク因子が 1 つでも認められれば，追加治療としてリンパ節郭清を伴う腸切除を考慮するが，個々の症例の身体的・社会的背景，患者の意思を十分に考慮したうえで追加切除の適応を決定することが重要である．

患者説明のポイント

- 大腸ポリープのすべてが切除の対象となるわけではないことを説明し理解を得る．
- 鉗子生検ないし内視鏡切除標本の病理組織検査の結果に基づいてその後の治療方針を決定する．特に粘膜下層浸潤癌の場合には追加腸切除の適応を慎重に決定する．
- 経過観察とする場合には，次回の大腸内視鏡検査を行うスケジュールを立て患者に説明する．

文献

1) Macrae FA, et al：Neoplastic and nonneoplastic polyps of the colon and rectum. Yamada T, et al（ed）：Textbook of Gastroenterology, 5th ed. pp 1611-1639, Wiley-Blackwell, 2009
2) Uraoka T, et al：J Gastroenterol Hepatol 23：1810-1815, 2008
3) 大腸癌研究会（編）：大腸癌治療ガイドライン 2014 年版．金原出版，p 49，2014

（正木忠彦）

大腸癌

概念・頻度

- 大腸粘膜から発生する上皮性腫瘍で，結腸癌と直腸癌の総称である．
- 約97％が腺癌であり，分化型腺癌が大半を占め食道・胃と比べて多様性は少ない．
- 大腸癌は，肺癌・胃癌に次いで第3位を占め，近年増加傾向にあるが，特に結腸癌の増加が顕著である．

発生機序

- 大腸癌の発生機序には，① adenoma-carcinoma sequence，② de novo 発生があるが，最近，③ serrated pathway が注目されている．
- 比較的まれではあるが，家族性大腸腺腫症，Lynch 症候群など優性遺伝する遺伝性大腸癌もある．家族性大腸腺腫症の原因遺伝子は APC 遺伝子，Lynch 症候群にはミスマッチ修復遺伝子の異常が関与している．
- 潰瘍性大腸炎や Crohn 病などの炎症性腸疾患長期経過例も高リスク状態である．
- 発生のリスク要因として，大腸癌の家族歴や既往，長期経過した炎症性腸疾患，アルコール多飲，肥満，運動不足，糖尿病，喫煙などが挙げられる．
- 大腸癌は，分子生物学的には chromosomal instability（CIN）と microsatellite instability（MSI型，MIN）の2つの代表的なタイプに分類される．
- CIN は，各染色体もしくは遺伝子を含む各染色体アレルの増減を特徴とする．CIN は染色体分割の異常を本態とし，DNA aneuploidy や LOH（loss of heyerozygosity），遺伝子増幅，テロメアの機能異常を引き起こす．CIN の特徴的遺伝子異常として p53 変異が知られている．
- MSI 型は，マイクロサテライト領域のミスマッチ修復遺伝子の異常が原因とされる．LOH の蓄積も低いとされ，DNA ploidy も diploid（2倍体）のことが多い．p53 変異も低頻度である．MSI 型癌の初期異常は BRAF 変異であることが明らかになりつつあるが，Ki-RAS 変異もみられる．
- MSI 型大腸癌では，ゲノムワイドに多数の遺伝子がメチル化されている（CIMP）．CIMP は MSI 型癌のみにしかみられないものではないが，MSI 型と密接に関連している
- CIN の前駆病変は通常型腺腫が，MIN では鋸歯状病変（特に SSA/P）が推定されている．
- CIN は臨床病理学的に左側に多く，分化型腺癌で，高グレードの癌が多い．散発性大腸癌の90％程度を占めるとされ，一般的な大腸癌の分子病型である．
- MSI 型を示す腫瘍は右側に多く，粘液癌や髄様癌を示し，低グレードの癌が多く臨床的予後も比較的良好とされている．MSI 型癌の頻度は散発性大腸癌の約10％程度とされる．

診断のポイント

- 早期癌では自覚症状がほとんどないが，進行癌では出血や便通異常などが約50％に出現する．
- 便潜血検査によって高危険群の選別が検診で行われているが，大腸癌の偽陰性率は，進行癌で約10％，早期癌で約50％とされている．
- 内視鏡治療と外科的切除の選択のためには，壁深達度が重要な因子であり，術前に注腸X線造影検査，大腸内視鏡検査，超音波内視鏡検査などによる正確な深達度の評価が必要である．
- 進行直腸癌においては，上記に加えて，肛門括約筋の温存の可否，自律神経温存の程度，側方郭清施行の有無，術前放射線照射の必要性の判断などに，壁深達度に加えてリンパ節転移の術前診断が重要である．腫瘍の浸潤範囲や側方リ

表 II-29　大腸 ESD の適応病変（大腸 ESD 標準化検討部会案）

内視鏡的一括切除が必要な病変
1) スネアによる一括切除が困難な，
   ・LST-NG，特に pseudo-depressed type
   ・VI 型 pit pattern を呈する病変
   ・SM 軽度浸潤癌
   ・大きな陥凹型腫瘍
   ・癌が疑われる大きな隆起性病変[*1]
2) 粘膜下層に線維化を伴う粘膜内病変[*2]
3) 潰瘍性大腸炎などの慢性炎症を背景とした sporadic な局在腫瘍
4) 内視鏡的切除後の局所遺残早期癌

[*1] 全体が丈高の結節集簇病変（LST-G：結節混在型）も含む．
[*2] 生検や病変の蠕動による prolapse に起因するもの．

ンパ節転移の有無の診断に MRI 検査が有用である．
- 肝臓や肺など遠隔転移の有無を検索することも重要であるが，遠隔転移の有無，リンパ節転移の状態，周囲臓器への浸潤の程度を知るために胸腹部 CT，腹部超音波検査，MRI などを行う．

鑑別診断・治療法選択に必要な検査

- 大腸内視鏡検査は生検による組織学的診断も含めた確定診断に必須である．
- 拡大内視鏡検査による pit pattern 診断は早期癌と非腫瘍性病変・腺腫との鑑別，早期癌の深達度診断に有用である．
- narrow band imaging（NBI）や blue laser imaging（BLI）などの画像強調観察も早期癌と非腫瘍性病変・腺腫との鑑別，早期癌の深達度診断に有用である．
- 超音波内視鏡検査は，貫壁性の画像所見からの壁深達度の診断が可能である．低周波の専用機と高周波細径プローブ型があるが，前者は直腸進行癌のリンパ節転移診断に有用である．後者は早期癌の壁深達度診断に有用である．
- 体外式腹部超音波検査，CT，MRI などで，遠隔転移，周囲臓器への直接浸潤，腹水の有無，

水腎症，リンパ節腫大の有無などを診断する．
- CEA，CA 19-9 などの腫瘍マーカーなどは，大腸癌のスクリーニングとしてよりも治療効果判定やサーベイランスにおいて有用である．

治療法とその選択

- 大腸癌の治療法として，摘除（内視鏡治療と外科手術），化学療法，放射線療法が挙げられる．根治のためには摘除が原則である．

1. 内視鏡治療

- 早期癌に対する内視鏡的切除には，ポリペクトミー，内視鏡的粘膜切除術（EMR），内視鏡的粘膜下層剝離術（ESD）がある（「大腸ポリープ」「内視鏡的粘膜切除術（EMR），内視鏡的粘膜下層剝離術（ESD）—大腸」の項参照）．
- 大腸 ESD の適応は，「早期大腸悪性腫瘍」であり，明らかな腺腫は適応ではない（表 II-29）．
- 内視鏡治療適応の原則は，リンパ節転移の可能性がほとんどなく，腫瘍が一括切除できることである．具体的には，粘膜内癌，粘膜下層への軽度浸潤癌で，大きさや肉眼型は問わない．
- 粘膜内癌（pTis/M 癌）がリンパ節転移したという報告はないが，摘除標本が pT1（SM）癌の場合約 10％のリンパ節転移リスクがあるため，追加治療の必要性を評価しなくてはならない．
- 摘除標本が pT1 癌で垂直断端陽性の場合は追加手術の絶対適応である．
- 完全摘除された pT1 癌の場合は，① SM 浸潤距離が 1 mm 以上，② 脈管侵襲陽性，③ 低分化腺癌・印環細胞癌・粘液癌，④ 浸潤先進部の簇出高度，のうち 1 因子でも認めた場合は，実際のリンパ節転移リスクと患者背景や患者の意思を考慮して，リンパ節郭清を伴う外科的追加切除を慎重に考慮する（「大腸ポリープ」の項図 II-25 参照）．

2. 外科手術

- 外科的切除は，腸管病変切除および周囲のリンパ節郭清を目的に行われる．T1（SM）であれば D2 郭清を，T3（MP）以上であれば D3 郭清

が原則である．
- 直腸切除の原則は，TME (total mesorectal excision) または TSME (tumor-specific mesorectal excision) である．可能な限り自律神経温存を目指すが，剥離断端を確保する目的で合併切除を必要とする場合もある．側方郭清の適応基準は，腫瘍下縁が腹膜反転部より肛門側にあり，かつ固有筋層を越えて浸潤する症例である．
- ISR (intersphincteric resection) は，肛門管に近い下部直腸癌に対して，内肛門括約筋を合併切除することで肛門切離断端を確保し永久人工肛門を回避する術式であるが，手技の難易度が高く，根治性・術後排便機能などの患者QOLに関するエビデンスがまだ十分でない．
- 経肛門的局所切除としては，TEM (transanal endoscopic microsurgery)，MITAS (minimally invasive transanal surgery) などがある．
- 開腹手術に加え，近年急速に腹腔鏡下手術が普及してきた．腹腔鏡下手術は開腹手術に比べて，術後疼痛が少なく術後腸管運動の回復が早いという低侵襲性のみならず，良好な拡大視野の下で，より精細な手術が可能になるという利点もある．適応は，癌の部位や進行度などの腫瘍側要因および肥満，開腹歴などの患者側要因だけでなく，術者の経験，技量を考慮して適応を決定する．

3. 化学療法
- 大腸癌治療における化学療法には，術後再発抑制を目指した術後補助化学療法と切除不能な進行再発大腸癌に対する化学療法がある．

(1) 術後補助化学療法
- Stage III 症例に対して再発予防の目的で行われる．Stage II でも，再発高リスク症例に対しては投与を考慮する場合がある．推奨レジメンとしては 5-FU/ロイコボリン (LV)（注射・内服），カペシタビン，FOLFOX 療法（5-FU＋LV＋オキサリプラチン），XELOX 療法（カペシタビン＋オキサリプラチン）があり，原則半年間投与する．

(2) 切除不能な進行再発大腸癌に対する化学療法
- 従来，切除不能と診断された転移・再発大腸癌の予後は約8か月とされていたが，化学療法の進歩に伴い約1年半から2年まで延長してきた．さらに切除不能症例でも化学療法の奏効によって切除可能となり，長期生存が期待できる場合もある．使用される代表的なレジメンとしては FOLFOX 療法，XELOX 療法，FOLFIRI 療法（5-FU＋LV＋イリノテカン）などの化学療法と分子標的薬（ベバシズマブ，セツキシマブ，パニツムマブ）を組み合わせて投与されることが多い．

4. 放射線療法
- 直腸癌術後の再発抑制や腫瘍量減量・肛門温存を目的とした補助放射線療法（術前照射，術中照射，術後照射）と切除不能進行再発大腸癌の症状緩和や延命を目的とした緩和的放射線療法がある．
- 補助放射線療法は，直腸癌の局所制御率向上を目指した治療であるが，生存率の改善に関する十分なエビデンスは存在しない．

予後
- 結腸癌の遠隔成績としての5年生存率は，Stage I で 89％，Stage II で 79.1％，Stage III で 69.0％，Stage IV で 13.7％であった（がん研究振興財団「がんの統計'11」より）．
- 直腸癌の遠隔成績としての5年生存率は，Stage I で 89.5％，Stage II で 78.6％，Stage III で 64.6％，Stage IV で 14.5％であった（がん研究振興財団「がんの統計'11」より）．

患者説明のポイント
- 各種治療を施行する際には，主な偶発症を十分説明し納得してもらってから行うことが重要である．
- 化学療法や放射線療法を施行する際は，効果の限界と副作用を十分に説明してから行う必要がある．

- 内視鏡的摘除病変が pT1 癌の場合は，SM 浸潤距離が 1 mm 以上であっても，ほかにリンパ節転移危険因子がなければリンパ節転移のリスクは 1.2% 程度であるという報告もあり，各種病理所見を総合的に評価して，算出される実際のリンパ節転移リスクと患者背景や患者の意思を考慮して，リンパ節郭清を伴う外科的追加切除を慎重に考慮すべきである．

文献

1) 大腸癌研究会（編）：大腸癌治療ガイドライン―医師用，2014 年版．金原出版，2014
2) 大腸癌研究会（編）：大腸癌取扱い規約，第 8 版．金原出版，2014
3) 田中信治，他：日本消化器内視鏡学会（編）：Gastroenterol Endosc 56, 1598-1617, 2014

（田中信治）

Lynch 症候群（遺伝性非ポリポーシス大腸癌）

表 II-30　Lynch 症候群関連腫瘍

消化器癌	大腸癌（最も多い），胃癌，膵癌，胆道癌
婦人科癌	子宮内膜癌（大腸癌に次いで多い），卵巣癌
尿路系癌	腎盂癌，尿管癌
脳腫瘍	通常は Turcot 症候群 type1 にみられる膠芽腫（glioblastoma）
皮膚腫瘍	Muir-Torre 症候群の皮脂腺腫・角化棘細胞腫

- 全大腸癌の 1〜5% を占めると推定されるが，わが国における頻度は不明である．

発症機序

- 常染色体優性遺伝形式をとる遺伝性疾患である．
- DNA 複製の際に生じた"誤った塩基対合"を発見・修復する働きを有するミスマッチ修復遺伝子：*MLH1*，*MSH2*，*MSH6*，*PMS2* のいずれかにおいて，生殖細胞系列変異（germ line mutation）が生じている．
- ミスマッチ修復遺伝子の片方の対立遺伝子（allele）に先天異常があり，さらに，もう一方の対立遺伝子に後天的異常が加わると，ミスマッチ修復機構が損なわれる．その結果として，腫瘍制御システムなどにかかわる遺伝子に変異が誘発され，腫瘍が発生する．

概念・頻度

- 従来，遺伝性非ポリポーシス性大腸癌（hereditary non-polyposis colorectal cancer；HNPCC）と呼称されていたが，大腸以外にも悪性腫瘍が多発することから，最近では報告者の名前にちなんで Lynch（リンチ）症候群と呼ばれる．
- 患者・家系内に大腸癌をはじめとした Lynch 症候群関連腫瘍（表 II-30）が多発する．
- 大腸癌は，若年発症，多発（同時性・異時性），右側結腸（盲腸〜横行結腸）に好発，という特徴がみられる．
- 組織学的には，散発性大腸癌に比べ低分化型腺癌が多く，粘液癌，印環細胞癌様分化，腫瘍内リンパ球浸潤などの特徴もみられる．

診断のポイント（図 II-26）

- Lynch 症候群を疑う臨床情報（家族歴，発症年齢，関連腫瘍，病理組織像）を示す患者に対して，アムステルダム基準 II（表 II-31）または改訂ベセスダガイドライン（表 II-32）に合致するかをみる（1 次スクリーニング検査）．
- 確定した Lynch 症候群の中で，アムステルダム基準 II を満たすものが 41%，改訂ベセスダガイドラインを満たすものが 89% と報告されているが，散発性大腸癌の約 25% が改訂ベセスダガイドラインに合致することにも留意する必要がある．
- 腫瘍組織のマイクロサテライト不安定性（microsatellite instability；MSI）検査，または原因遺

Lynch症候群（遺伝性非ポリポーシス大腸癌）

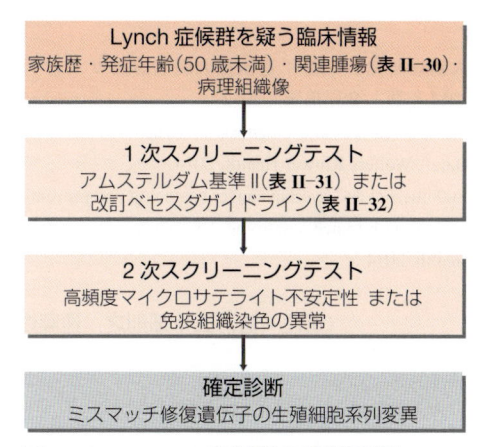

図II-26 Lynch症候群の診断手順

Lynch症候群を疑う臨床情報
家族歴・発症年齢（50歳未満）・関連腫瘍（表II-30）・病理組織像

↓

1次スクリーニングテスト
アムステルダム基準II（表II-31）または改訂ベセスダガイドライン（表II-32）

↓

2次スクリーニングテスト
高頻度マイクロサテライト不安定性 または免疫組織染色の異常

↓

確定診断
ミスマッチ修復遺伝子の生殖細胞系列変異

- 伝子産物に対する免疫組織学的検査（保険未収載）を行い，MSI-Highまたは免疫組織染色異常をみる（2次スクリーニング検査）．
- 血液を用いて，ミスマッチ修復遺伝子の生殖細胞系列変異（保険未収載）を調べる（確定診断）．
- 脳腫瘍を合併するTurcot症候群type1，あるいは皮膚腫瘍を合併するMuir-Torre症候群は，Lynch症候群の亜型である．

鑑別診断・治療法選択に必要な検査

- 散発性MSI-High大腸癌：高齢女性，低分化腺癌，右側結腸癌などの特徴がある．*MLH1*遺伝子のプロモーター領域の後天的メチル化が生じているため，MSI-Highとなる．免疫染色でMLH1蛋白の欠失を認めることから鑑別される．
- 減衰型家族性大腸腺腫症（attenuated familial adenomatous polyposis；AFAP）：家族性大腸腺腫症（FAP）と同様に*APC*の遺伝子異常を有するが，大腸腺腫数が10〜99個と少なく，晩期発症する．FAP特有の大腸外病変あるいは遺伝子検査により鑑別される．
- まれな遺伝性大腸癌として，Cowden病（*PTEN*遺伝子異常）やLi-Fraumeni症候群（*TP53*遺伝子異常）があり，いずれも常染色体優性遺伝形式をとる．

表II-31 アムステルダム基準II（1999）

少なくとも3人の血縁者が関連腫瘍（表II-30）に罹患しており，以下のすべてを満たしている．
1）1人の罹患者はその他の2人に対して第1度近親者である．
2）少なくとも連続する二世代で罹患している．
3）少なくとも1人の癌は50歳未満で診断されている．
4）家族性大腸腺腫症が除外されている．
5）腫瘍は病理学的に癌であることが確定されている．

表II-32 改訂ベセスダガイドライン（2004）

以下の項目のいずれかを満たす大腸癌患者には，腫瘍のMSI検査を行うことが推奨される．
1）50歳未満で診断された大腸癌
2）年齢にかかわりなく，同時性・異時性大腸癌あるいは大腸癌以外の関連腫瘍（表II-30）がある．
3）60歳未満で診断されたMSI-Highの組織学的所見を有する大腸癌．
4）第1度近親者が1人以上関連腫瘍（表II-30）に罹患しており，そのうち1つは50歳未満で診断された大腸癌．
5）年齢にかかわりなく，第1度あるいは第2度近親者の2人以上が関連腫瘍（表II-30）と診断されている患者の大腸癌

MSI-Highの組織学的所見：リンパ球浸潤，クローン様リンパ球反応，粘液癌・印環細胞癌様分化，髄様増殖．

治療法とその選択

- Lynch症候群の大腸癌に対する術式として，①散発性大腸癌と同等の切除範囲，②結腸全摘術，③大腸亜全摘術，3つの選択肢があるが，②や③のような予防的大腸切除は一般的に推奨されない．なお，Lynch症候群の大腸癌の生涯発生リスクは男性で54〜74％，女性で30〜52％であり，予防的大腸切除の有用性を示した前向き試験はない
- 結腸全摘術と大腸亜全摘術の違いは，残す直腸の距離であり，理論的には残存直腸の短い大腸亜全摘術では異時性大腸癌の発生は少ないが，術後の排便機能は結腸全摘術が優れている．
- 大腸癌以外では，子宮内膜癌の頻度が最も高いが，生殖年齢を過ぎた女性の大腸癌手術時に予防的子宮・両側卵巣摘出を行うことについてのコンセンサスはない．

- 婦人科癌を除く関連腫瘍への対応については，治療上の特別な配慮を示唆するエビデンスはなく，散発性癌と同様の治療が行われている．
- Lynch症候群の大腸癌の大部分がMSI-Highの特徴を示し，一般的にフルオロウラシル系抗癌薬に抵抗性である．最近のメタアナリシスでは，MSI-High大腸癌の予後は良いが，補助化学療法による生存率の上乗せ効果はなかった．
- 大腸癌発生の化学予防に関しては，4年間のアスピリン投与後の長期追跡調査で大腸癌の発生が有意に抑制されたと報告されている．しかし，同様の結果が得られた臨床試験の報告はなく，現状では発癌予防に関するエビデンスは乏しい．

予後

- 大腸癌では，一般に予後不良である低分化型腺癌や粘液癌の頻度が高いが，累積5年生存率は散発性大腸癌よりも高いと報告されている．
- 子宮内膜癌と卵巣癌では，累積5年生存率が散在性癌と同等と報告されている．

患者説明のポイント

- Lynch症候群の大腸癌に対する予防的大腸切除の有用性に関するコンセンサスはなく，個人のリスクに応じた術式を選択する．
- Lynch症候群の診断が確定した患者・血縁者では，異時性・同時性に大腸癌をはじめとした関連癌が多発するため，1～2年ごとに定期的な検査が必要である．
- 検査としては，大腸内視鏡，上部消化管内視鏡，腹部超音波，検尿，尿細胞診により，女性では婦人科検診，経腟超音波，吸引細胞診を行う．
- 1次スクリーニング検査で陽性となるも，2次スクリーニング検査が実施できない例はLynch症候群である可能性を考慮して，個人のリスクに応じたサーベイランスを行う．

文献
1) 大腸癌研究会（編）：遺伝性大腸癌診療ガイドライン2012年版．金原出版，2012
2) Clinical features and diagnosis of Lynch syndrome. UpToDate®, Wolters Kluwer Health, 2014
3) Endometrial and ovarian cancer screening and prevention in women with Lynch syndrome. UpToDate®, Wolters Kluwer Health, 2014

（冨樫一智，五十畑則之，遠藤俊吾）

S状結腸軸捻転症

概念・頻度

- 腸間膜の軸がねじれるために起こる完全あるいは部分的腸閉塞の状態を指し，腸管の主幹動静脈の閉塞による虚血と，腸管の閉塞による腸閉塞とが起こる．
- わが国では全イレウスの10％程度が腸軸捻転によるものとされ，結腸軸捻転症のうち60～76％がS状結腸軸捻転であると言われている．
- 60歳以上の高齢者に多い．やせ型の体格に多い．既往症として精神疾患が多い．
- 男性に多い（女性の広い骨盤腔が捻転の自然寛解に有利となるため）．

発症機序

- S状結腸軸捻転症（sigmoid volvulus）とは，腸間膜を有し可動性に富むS状結腸が基部で狭くなっている腸間膜を中心に捻転し，通過障害や血行障害から出血，壊死，穿孔を起こす疾患である．
- 解剖学的因子や腸管の機能異常が関与している．
- S状結腸過腸症，腸管固定不全（総腸間膜症），

開腹歴の既往などが危険因子である．

診断のポイント

- 腹部単純X線において特徴的な像を示すため診断は容易とされる．診断困難な場合や閉塞部位の確認のために水溶性造影剤にて注腸造影が有効である．急性，亜急性の腸閉塞症状として突然の腹痛，嘔吐をきたす．しばしばショック症状を呈する．

鑑別疾患・治療法選択に必要な検査

- 急性腹症として搬送されることが多く，機械性腸閉塞（癒着性イレウス，腸重積など），腸管虚血をきたす疾患（上腸間膜動脈閉塞症，絞扼性イレウスなど）が鑑別に挙げられるが特徴的な画像検査所見，内視鏡検査所見を有するために容易に診断がつくことが多い．
- 腹部単純X線検査：coffee bean sign が特徴的な所見である．
- 注腸造影検査：bird beak's sign, corkscrew-like defect などが認められる．
- 腹部CT検査：腸間膜の収束像，口側腸管の拡張などが認められる．穿孔の有無を確認すべきである．
- 直腸肛門内圧測定，直腸肛門反射の有無の確認が Hirschsprung 病との鑑別には有効とされる．
- 排便造影検査．
- 大腸通過時間測定．

治療法とその選択（図II-27）

- 結腸がまだ壊死に陥っていないと判断したときは，非観血的整復法にて整復を試みる．
- 腸管の壊死または穿孔の可能性があり，腹膜刺激症状がみられる際には緊急手術の適応となる．

1. 非観血的整復法

- 大腸内視鏡：粘膜面の所見から循環障害の有無を判断する．循環障害の所見があれば緊急手術の適応となる．浮腫やうっ血のみであれば整復

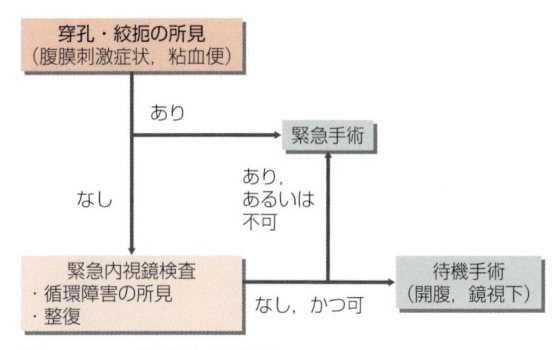

図II-27　治療法の選択

を試みる．
- 経肛門的イレウス管（挿入操作時の腸管穿孔の危険あり）．
- 整復率は 60～80％ である．
- 再発率は 31～90％．再発時期は 24 時間以内から年単位とさまざまである．

2. 観血的治療（整復後の待機手術が望ましい）

- 整復不能例，腸管壊死の危険性がある症例，再発例で行われる．
- 手術術式は，①S状結腸切除術（開腹または腹腔鏡下手術），②Hartmann 手術，③人工肛門造設（ADL 低下，肛門機能低下例や二期的手術）の 3 つが挙げられる．

予後

- 治療が遅れると 12～35％ の死亡率である．

患者説明のポイント

- 血流遮断により壊死が進んでいくため早期の検査，整復が必要となることの理解を得る．
- 全身状態不良例，あるいは ADL 低下例であることが多く，可能であれば保存的に整復の後，待機手術を行うことが望ましい．
- 整復時すでに壊死している可能性，さらには整復操作による損傷もありうるため，緊急手術の可能性については十分言及する必要がある．
- いったん整復した後にも再発する可能性は高いことを説明する．

文献

1) 遠藤昌夫, 他：臨牀消化器内科 9：1877-1885, 1994
2) 藤田昌久, 他：日本大腸肛門病会誌 56：299-303, 2003
3) 武藤徹一郎, 他（編）：大腸・肛門外科. pp 579-582, 朝倉書店, 1999

（原 賢康, 高橋広城, 竹山廣光）

直腸脱

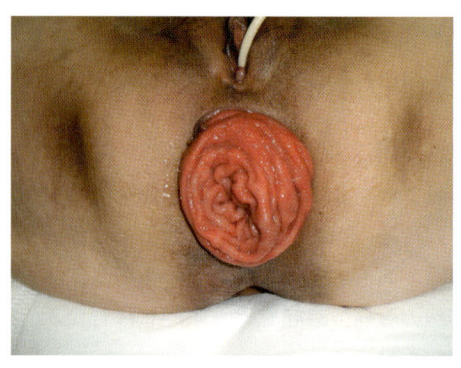

図 II-28 直腸脱
同心円状に直腸の脱出を認められるのが特徴である.
〔船橋公彦, 他：臨床外科 68：158-164, 2013〕

概念・頻度

- 直腸脱には, 完全直腸脱（直腸の全層が肛門外に脱出）と不完全直腸脱（直腸粘膜のみが肛門外に脱出）があり, 一般に直腸脱と言えば完全直腸脱を指す. このほかに, 不顕性直腸脱と称される病態があるが, これは肛門外には脱出せず直腸内で直腸粘膜が重積するものを言う.
- 高齢者の女性に多いが, わが国での正確な頻度は不明である. 欧米では 65 歳以上の高齢者で約 10/1,000 の発生率[1]とされている.

発症機序

- 発症機序として, 深い直腸腟窩あるいは直腸膀胱窩に腹腔内臓器（小腸, S状結腸, 膀胱など）が嵌入して直腸を押し出す滑脱ヘルニア説と, 口側直腸が直腸内に重積する（recto-rectal intussusception）重積説が考えられている.
- 原因は, 解剖学的要因として直腸の仙骨前面への固定不良や深いDouglas窩, 高齢や出産に伴っての骨盤底筋の脆弱化や肛門括約筋の弛緩, 長期間にわたっての過度の努責を要する排便習慣が主な原因であり, これらの因子が複雑に関連して病態を形成している.

診断のポイント

- 症状は, 排便時の肛門からの直腸の脱出であり, 進行すると起立・歩行時にも脱出が認められるようになる. 多くは用手的に還納が可能であるが, 時として嵌頓で救急外来を受診することもある. また, 腸管の脱出による排便困難や, 脱出した直腸の粘膜が下着などと接触して出血をきたす.
- 肛門視診では同心円状に直腸の脱出が認められ, 診断は容易である（**図 II-28**）. 放射状に脱出をきたす全周性の脱肛とは鑑別される.
- 女性では, 子宮, 腟, 膀胱の臓器脱を合併することが多い.

鑑別診断・治療法選択に必要な検査

- 治療法（術式）の選択に排便造影検査（defecography）が有用であるが, 検査を施行できる施設に制限がある（**図 II-29**）.
- defecography は, 安静時（rest）, 肛門引き締め時（squeeze）, 努責時（strain）の 3 相を X 線写真と動画で記録するものである. 直腸の仙骨前面への固定性・重積の有無を含めた動的所見, 肛門外に脱出する直腸の程度, S状結腸の長さと Douglas 窩への落ち込みなどが, 病態を知るうえで重要な所見となる. 直腸を含めた周囲臓

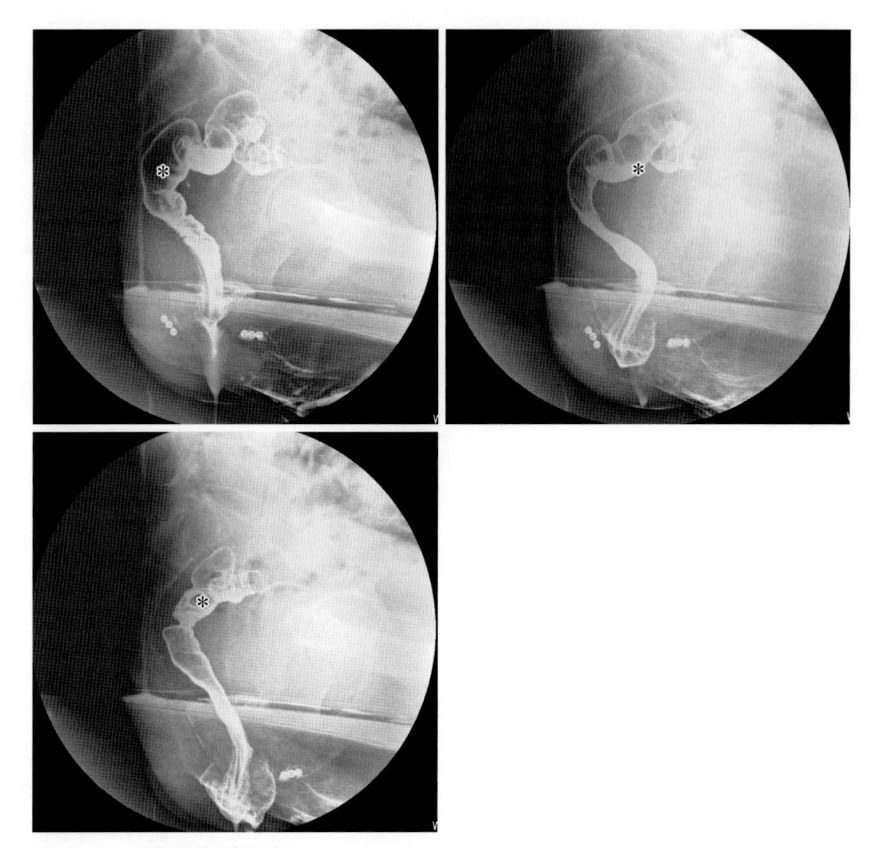

図 II-29　排便造影検査
努責に伴って直腸の肛門外への脱出を認める．rest-squeeze-strain において直腸の仙骨前面の固定（＊）は良好であり，直腸の直腸内重積が主な原因と考えられた．
〔船橋公彦，他：臨床外科 68：158-164，2013〕

器（膀胱，腟，小腸など）の努責に伴う移動や形態学的変化を知るうえで，S 状結腸造影や多臓器造影検査が有用である．

治療法とその選択

- 手術が原則である．術式の選択においては，術前の検査から直腸脱の発症機転や病態を的確に診断したうえで，年齢や全身状態などの患者背景を考慮しながら決定していくことが重要である．
- アプローチ法として経肛門的手術と経腹的に行われる直腸固定術がある．経肛門的手術は，一般に簡便で手術侵襲が少ないことから術中・術後合併症のリスクが高いと予想される患者に対して選択されることが多いが，経腹的に行われる直腸固定術に比べ再発率が高い問題点がある．主な経肛門的手術術式とそのポイントを列記する．

1) 硬化療法：硬化療法剤を数か所の直腸粘膜下層に局注し，余剰の脱出粘膜の硬化・退縮させる方法である．手技としては簡便で，手術時間も短い利点がある．
2) Thiersch 法：テープなどを使用して弛緩した肛門を縫縮し，直腸の肛門外への脱出を防ぐ方法であるが，縫縮テープに対する感染やきわめて高い再発率の問題がある．
3) Gant-Miwa 法：脱出する直腸粘膜を多数か所にわたって結紮・縫縮することで脱出した粘膜を還納する術式である．通常，Thiersch 法と併用されることが多い．

4) Rehn-Delorme法：脱出した直腸粘膜のみを全周性にわたって切除し，直腸の筋層を腸管軸方向に縫合縫縮し，脱出した腸管を還納する術式である．
5) Altemeier法：経肛門的に脱出した直腸と口側に向けてS状結腸を切除（rectosigmoidectomy）し，肛門挙筋の縫合を追加する術式である．

- 経腹的手術としての直腸固定術は，全身麻酔下で固定不良な直腸を骨盤底から剝離，吊り上げ，再固定を行うものである．同時に過長なS状結腸の切除が付加される場合もある．開腹手術であるため，経肛門的手術に比べ侵襲度は高くなるが，現在では通常の開腹手術に比べ低侵襲な腹腔鏡下での手術も施行可能であり，その妥当性が報告されている[2]．

再発・合併症

- 再発は，経腹的に行われる直腸固定術の10％程度に比べて経肛門的手術では30％と高いが，合併症の発生は経肛門的手術に比べ直腸固定術で高い[3]．

患者説明のポイント

- 治療は原則手術であること，術式の利点・欠点について説明し，根治性の高い術式の選択にあたっては病態を的確に診断する必要があることの理解を得る．
- 治療にあたっては，手術関連の合併症のリスクと再発の可能性について説明し，年齢や全身状態などの患者背景を考慮しながら治療戦略を決定していくことが重要であることについて理解を得る．

文献
1) Matzel KE, et al：Chirurg 79：444-451, 2008
2) Cadeddu F, et al：Tech Coloproctol 16：37-53, 2012
3) Russell MM, et al：Dis Colon Rectum 55：450-458, 2012

（船橋公彦）

痔核・痔瘻・裂肛

痔核

概念・発症機序・頻度・原因疾患

- 痔核（hemorrhoids, piles）とは，肛門管に発生した静脈瘤様腫瘤である．歯状線より口側に形成された腫瘤を内痔核，肛門側に形成された腫瘤を外痔核という．
- 内痔核は上直腸動脈3分岐の流入部位，つまり肛門の3・7・11時の方向に主として発生する．
- 内痔核の症状は，排便時の疼痛のない出血や脱出（脱肛），外痔核（血栓性外痔核）の症状は，持続する有痛性の腫瘤感である．痔核を脱出したまま放置すると，血行障害を併発し，激しい疼痛をきたす．これを嵌頓痔核と言う．
- 発症機序は，慢性的な排便障害（下痢や便秘）や過度のいきみ（出産など）によって，肛門管の上皮・粘膜下の静脈叢がうっ血し痔核が発生するという血管起源説と，肛門管の閉鎖に役立っている支持組織（anal cushion）が滑脱するという支持組織減弱説がある．一般に支持組織減弱説が主流であるとされているが，実際には両説が重なり合い痔核が発症すると考えられている．
- 正確な発生頻度は不明であるが，症状の有無を問わなければ中高年以降の80％以上に認めると言われている[1]．
- 下痢，便秘，長時間の座り作業や立ち作業，妊娠・出産，腹腔内巨大腫瘤，肝硬変，門脈圧亢進症，喘息などによる咳嗽などが発生誘因となる．

診断のポイント

- 内痔核では，指診と肛門鏡を用いて痔核を確認する．肛門鏡観察時に，力ませながら肛門鏡を抜いてくると内痔核の脱出程度が把握できる．
- 外痔核（血栓性外痔核）は，肛門鏡を使用することなく肛門縁に圧痛を伴う腫瘤として認め，黒青色の血栓が視診で確認できる．

治療法とその選択・予後

- 治療の原則は，生活・排便習慣の改善と，保存的療法（緩下剤，坐薬や軟膏療法）である．保存的療法が無効な場合，手術療法を考慮する．
- 排便時出血や，排便時にのみ脱出する内痔核には，硬化療法〔5％フェノール・アーモンド油，硫酸アルミニウムカリウム水和物・タンニン酸注射液（ALTA）〕や輪ゴム結紮療法が良い適応である．
- 血栓性外痔核には，疼痛や異物感が強いときに局所麻酔下で血栓除去術が行われる．
- 脱肛を指で押し込んだり，自然に脱肛する状態では，外科的手術療法が必要である．
- 手術療法は，① 結紮切除術（Milligan-Morgan法），② PPH（Procedure for prolapsed and hemorrhoids）法などがある．
- ① は，どんな痔核にも対応可能であり，手技的に確立された手術法で，他の治療よりも長期成績の根治性が高い．
- ② は，自動環状縫合器を用いて痔核を上方へ挙上固定する術式で，術後疼痛や後出血が少なく入院期間も短いが，結紮切除術よりも再発が多い．

患者説明のポイント

- 痔核は良性疾患であり，生活習慣病である．
- 治療の基本は，生活習慣の改善と，保存的療法である．保存的療法を行い，症状の改善が得られなければ，手術療法を考慮する．
- 手術術式には，根治度，侵襲度，利便性の違い

表 II-33 痔瘻の隅越分類

I. 皮下または粘膜下痔瘻
  L. （歯状線より肛門側）皮下痔瘻
  H. （歯状線より口側）粘膜下痔瘻

II. 内外括約筋間痔瘻
  L. 低位筋間痔瘻　　　　S. 単純なもの
  　　　　　　　　　　　C. 複雑なもの

  H. 高位筋間痔瘻　　　　S. 単純なもの
  　　　　　　　　　　　C. 複雑なもの

III. 肛門挙筋下痔瘻
  U. 片側のもの　　　　　S. 単純なもの
  　　　　　　　　　　　C. 複雑なもの

  B. 両側のもの　　　　　S. 単純なもの
  　　　　　　　　　　　C. 複雑なもの

IV. 肛門挙筋上痔瘻

〔文献2）より引用〕

がある．それぞれの治療法の特徴を説明し，患者の生活・社会環境をできるだけ損なわない治療法を患者と選択していく．

痔瘻

概念・発症機序・頻度・原因疾患

- 痔瘻（anal fistula）とは，後天的に形成された肛門管内と交通のある瘻管である．
- 瘻管の走行によって分類された隅越分類（表II-33）[2]が広く活用されている．
- 肛門後方に発症することが多く，低位筋間痔瘻（IIL）が最も多い．
- 症状は，2次口からの膿の排出による下着の汚染や軽度の肛門痛，肛門部の硬結（しこり）である．
- 発症機序は，まず歯状線に存在する肛門小窩（anal crypt）に細菌が侵入し，肛門腺に炎症が起こり，その隣接組織（肛門周囲や直腸周囲）に炎症が波及し膿瘍が形成される（肛門周囲膿瘍）．この膿瘍が自潰するか，切開排膿を受けることにより切開口（2次口）と肛門小窩（原発口，1次口）との間に瘻管が形成され，これが慢性化し，瘻管が残存した状態を痔瘻と言う

(crypt-glandular infection theory).
- crypt-glandular infection theory によって発生しない痔瘻も存在し、裂肛が感染した痔瘻や Crohn 病に合併した痔瘻の一部, 肛門手術後の難治創の痔瘻などがある.
- 発生頻度は, 痔疾患の 5〜18% を占め, 男性が多い[3].

診断のポイント

- 肛門周囲膿瘍は, 肛門付近の発赤を伴った有痛性腫瘤として視診と直腸肛門指診で診断できる. 骨盤直腸窩膿瘍などの深部膿瘍では, 経肛門超音波や CT, MRI が有用である.
- 痔瘻の診断では, 視診・触診が重要である. 肛門付近に肉芽組織による小隆起として 2 次口が確認され, 2 次口から肛門陰窩につながる硬結 (瘻管) を触知する.
- 深部痔瘻では, 瘻管を触診で認識することが困難な場合が多く, 2 次口から造影剤を注入する瘻孔造影が有用である.

治療法とその選択・予後

- 成人の痔瘻は自然治癒することがほとんどないので, 手術療法が原則である.
- 乳幼児や学童期の痔瘻は自然治癒することが多いので, まず経過観察でよい.
- 肛門後方の低位筋間痔瘻では, 切開開放術 (Lay open 法) が根治性が高く一般的な術式である.
- 肛門前方や側方の低位筋間痔瘻や複雑痔瘻, 深部痔瘻では, 原発口を切除し瘻管をくり抜く (coring out 法) 括約筋温存術が肛門機能温存の面では優れているが, 再発する可能性が高く熟練を要する.
- 切開開放術と括約筋温存術の中間的な術式として seton 法 (cutting seton, 瘻管結紮術) がある. seton 法は, 瘻管にゴムや糸を通し適度に結紮し, 日数をかけて徐々に結紮を強め瘻管を切開開放する術式である. 根治性が高く, 肛門変形も少なく, 肛門機能も比較的保たれるが, 治療終了までに日数を要する.

患者説明のポイント

- 成人の痔瘻は, 手術治療が原則であるが, 慢性化した非活動性の浅い痔瘻では, 患者と相談し経過観察でもよい.
- 10 年以上長期にわたる慢性持続活動性の複雑痔瘻では, 痔瘻癌が発生する危険性がある.
- Crohn 病に合併した痔瘻は, 複雑・難治性で再発することが多く, 根治手術は慎重に検討する.

裂肛

概念・発症機序・頻度・原因疾患

- 裂肛 (anal fissure) とは, 肛門上皮 (肛門縁から歯状線までの間) に発生した裂傷, 裂創である.
- 肛門の 6 時方向に好発し, 次に 12 時方向が多い.
- 症状は, 排便時, 排便後の肛門痛と出血である. 出血は鮮血で少量のことが多い.
- 発症機序は, 硬便の無理な排出や頻回な下痢により肛門管の過伸展, 内肛門括約筋の過緊張, 肛門上皮の虚血などにより発症すると考えられている.
- 発生頻度は, 痔疾患の 9〜15% を占め, 若い女性に多い.
- 急性裂肛は, 数日で改善するが, 繰り返すと慢性化し潰瘍を形成する.
- 慢性裂肛になると, 肛門ポリープや見張り疣を合併し, 放置すると裂肛痔瘻や肛門狭窄を引き起こす.
- 大きな痔核や肛門ポリープが脱出を繰り返すと, 脱出物の基部の上皮が裂け裂創や潰瘍を形成する. これを牽引性裂肛と言う.

診断のポイント

- 直腸肛門指診，肛門鏡検査で肛門管の裂創を確認する．
- 強い肛門痛のため指診や肛門鏡診察が不可能な場合には，腰椎麻酔下で診断されることもある．

治療法とその選択・予後

- 治療の原則は，生活習慣の改善と，便性のコントロール，排便指導，保存的療法（内服薬，坐薬や軟膏療法）である．保存的療法が無効な場合，手術療法を考慮する．
- 肛門ポリープや見張り疣の合併例，裂肛痔瘻，肛門狭窄を引き起こした場合は手術の適応である．
- 手術療法としては，用手的肛門拡張術や，裂肛切除術，側方内肛門括約筋切開術などが行われる．
- 高度の肛門狭窄合併例（小指が入らないくらい）では裂肛切除＋皮膚弁移動術（sliding skin graft；SSG）やV-Y形成術が行われる．
- 過度に肛門拡張を行うと肛門括約筋不全を併発するおそれがある．しかし，肛門括約筋不全を懸念するあまりに肛門拡張が不十分であれば裂肛が再発するため，術式選択には熟練を要する．

患者説明のポイント

- 裂肛は良性疾患であり，生活習慣病である．
- 治療の基本は，便性のコントロールと，保存的療法である．症状の改善が得られなければ，手術療法を考慮する．
- 手術術式には，根治度，侵襲度，利便性の違いがある．それぞれの治療法の特徴を説明し，患者の生活・社会環境をできるだけ損なわない治療法を患者と選択していく．

文献

1) 岩垂純一：痔核診療の実際．実地医家のための肛門疾患診療プラクティス，改訂第2版．永井書店，pp 77-94，2007
2) 隅越幸男，他：外科治療 29：169-177，1973
3) 佐原力三郎：三大肛門疾患（痔核，裂肛，痔瘻）の病態と診断．寺本龍生（編）：肛門部疾患診療最前線．診断と治療社，pp 12-21，2007

（小出欣和，前田耕太郎）

消化管ポリポーシス

概念・頻度

- 消化管にポリープが多発したもの．
- 家族性大腸腺腫症（familial adenomatous polyposis；FAP），Gardner症候群，Turcot症候群，Peutz-Jeghers症候群（PJS），若年性ポリポーシス（juvenile polyposis；JP），Cowden病（多発性過誤腫症候群），Cronkhite-Canada症候群（CCS），過形成性ポリポーシス，炎症性ポリポーシス，リンパ濾胞性ポリポーシスなどが挙げられる．
- 頻度は，FAP/Gardner症候群は1/1〜1.7万人，Turcot症候群はきわめてまれ，PJSは1/2.5〜30万人，JPはまれ，Cowden病は1/20万人，CCSは1/100万人．

発症機序・原因疾患

- 遺伝性と非遺伝性に大別されるが，前者でも家族歴や遺伝子異常を同定できないことがある．
- FAPには，*APC*遺伝子異常によるもの（古典的FAP）と*MYH*遺伝子異常によるもの（*MYH*-associated polyposis；MAP）があり，前者は優性遺伝，後者は劣性遺伝である．前者は変異部位

によって表現型が異なり，密生型，非密生型，さらにポリープ数が100個未満のattenuated form（AFAP）を呈する．
- Turcot症候群には，ミスマッチ修復遺伝子異常を有するものとAPC遺伝子異常を有するものが報告され，遺伝形式も劣性遺伝と優性遺伝の場合が混在している．
- PJSはSKT11/LKB1遺伝子異常により優性遺伝するが，孤発例も報告されている．ポリープ数は100個以下の場合が多い．
- JPには，SMAD4遺伝子によるもの（全消化管型）とBMPR1A遺伝子によるもの（大腸型）が判明しているが，両者合わせても半数に満たない．
- Cowden病はPTEN遺伝子異常により優性遺伝する．
- CCSは非遺伝性であるが，原因不明．
- ポリープの病理組織学的検索により，腫瘍（腺腫）性と非腫瘍性に二分され，後者はさらに過誤腫性，過形成性，炎症性，リンパ濾胞性などに分類される．炎症性ポリポーシスは炎症性腸疾患に伴って発生する．

診断のポイント

- ポリポーシスに伴って血便・腹痛・腸重積を呈することがあるが，これらは非特異的症状である．
- 多数のポリープを認めれば，消化管ポリポーシスを疑うことは可能であるが，中には（特に若年期において）ポリープ数が目立たないものがあることに留意する．
- 以下のような消化器外症状を伴うことが多い．
- FAP：骨腫，歯牙異常，先天性網膜色素上皮過形成，デスモイド腫瘍，良性皮膚病変．
- Gardner症候群：FAPに軟部腫瘍や骨腫を合併したもの．
- Turcot症候群：腫瘍性ポリポーシスに中枢神経腫瘍（膠芽腫や髄芽腫）を合併したもの．
- PJS：口唇・口腔粘膜，手指・手掌・足趾・足蹠などの色素沈着．
- JP：先天奇形や精神発達遅滞．
- Cowden病：顔面多発性丘疹，口腔粘膜乳頭腫症，四肢末端角化性丘疹，掌蹠角化性丘疹，甲状腺腫・癌，乳癌・乳腺症，大頭症，精神遅滞，泌尿・生殖器腫瘍．
- CCS：るい痩，味覚障害，浮腫，微熱，脱毛，皮膚色素沈着，爪甲異常．
- 発症年齢，ポリープの分布，病理組織像，消化管外症状などを総合的に勘案して鑑別する（表II-34）．

鑑別診断・治療法選択に必要な検査

- 発見の契機となった部位以外を含む全消化管の検査（バリウム造影，カプセル内視鏡，バルーン内視鏡など），泌尿器・婦人科臓器・骨・体表臓器や軟部組織などを含めた全身検索（CT，超音波，骨X線検査など）や皮膚科・眼科による診察も必要．
- 家族歴や既往歴の聴取が重要．
- 病型によってポリープの内視鏡像に特徴がある．
- ポリープの生検や切除標本にて病理組織像を確認する．
- 遺伝子診断や家系調査は，患者の精神衛生上デリケートな問題であり，専門施設に委ねるほうがよい．

治療法とその選択

- FAPにおいては，以前から大腸全摘＋回腸皮膚瘻造設手術がなされてきたが，条件によっては直腸を残すか，肛門機能温存手術を選択することがある．直腸や肛門管を残した場合は，残存部位における癌の発生に対するサーベイランスが必要である．非密在型における残存直腸や手術拒否例に対して，アスピリンなどのNSAIDsによる化学予防や内視鏡的ポリープ切除が試みられているが，確立していない．
- PJSでは，腸重積をきたすような巨大ポリープ

表 II-34 各種の消化管ポリポーシスの特徴

遺伝	組織	病名	発生部位	初発（歳）	症状，合併症
有	腺腫性	家族性大腸腺腫症 Gardner 症候群	胃・十二指腸・小腸・**大腸**	20〜40	大腸癌・十二指腸乳頭部癌・甲状腺癌，網膜色素上皮過形成，デスモイド腫瘍・軟部腫瘍・骨腫
有	腺腫性	Turcot 症候群	胃・小腸・**大腸**	<20	大腸癌・脳腫瘍
有	過誤腫性	Peutz-Jeghers 症候群	胃・**小腸**・大腸	10〜30	口唇・口腔・手足の色素沈着，腸重積・腸閉塞，大腸癌・膵癌・卵巣癌・子宮癌
有	過誤腫性	若年性ポリポーシス	胃・小腸・**大腸**	小児期	腸重積・腸閉塞，血便，先天奇形，大腸癌
有	過誤腫性	Cowden 病	**食道**・胃・小腸・大腸	不定	口腔粘膜乳頭腫症，皮疹，甲状腺癌・乳癌
無	炎症性	炎症性ポリポーシス	小腸・**大腸**	疾患による	潰瘍性大腸炎・Crohn 病などが原因
無	その他	Cronkhite-Canada 症候群	**胃**・小腸・**大腸**	40<	るい痩，下痢，味覚障害，脱毛，皮膚色素沈着・爪甲異常

発生部位の太字部分は好発部位を表す．

に対しては外科的腸管部分切除が行われてきたが，バルーン内視鏡などの普及に伴い，内視鏡切除される機会が増加している．
- CCS では，ステロイド薬などの内服薬で保存的に治療する．
- いずれにおいても，悪性腫瘍を合併した場合は，それに対する治療を行う．

予後

- FAP を放置すれば，40 歳代前半で半数以上，生涯でほぼ全例に大腸癌を発症するとされるが，予防的に，あるいはサーベイランスで癌を早期に発見して大腸全摘術を施行すれば，予後の改善が期待できる．消化管他部位の癌（胃癌，十二指腸乳頭部癌）やデスモイド腫瘍，甲状腺癌などにより不幸な転帰をたどることもある．
- ポリープ自体が非腫瘍性でも，消化器癌（大腸癌，胃癌，膵癌など），甲状腺癌，卵巣癌，乳癌など，悪性腫瘍を合併することが多く，それらが早期に発見されなければ，不幸な転帰をたどることもありうる．

患者説明のポイント

- 全身検索や定期的サーベイランスの必要性を理解させる．
- 遺伝子診断や家系調査は，患者の精神衛生上デリケートな問題であり，専門施設受診や家族性腫瘍カウンセラーとの面談を考慮する．

文献

1) 大腸癌研究会（編）：遺伝性大腸癌診療ガイドライン 2012 年版．金原出版，2012
2) Vasen HF, et al：Gut 57：704-713, 2008

（樫田博史）

消化管カルチノイド

概念・頻度

- 消化管カルチノイドは消化管粘膜深層の陰窩底部に広く分布するアミン・ペプチド産生内分泌細胞の幼若型細胞に由来する腫瘍，つまり内分泌細胞から構成され，特異な組織像を示す上皮性腫瘍で，悪性度の低い一種の癌腫と位置づけられている．そして，本腫瘍の転移能は腫瘍発生部位，大きさ，深達度に強く依存しているとされている．

- 本腫瘍は一種の機能性腫瘍（内分泌細胞腫）であるが，産生セロトニン，ヒスタミン，ペプチドホルモンなどにより引き起こされるカルチノイド症候群は，実際には5～10％以下と少ない[1]．これは腫瘍が種々の活性物質を産生しても，肝臓で不活化されるためと言われている．

- 消化管カルチノイドの頻度は，わが国，欧米いずれにおいても漸増傾向にある[1,2]．部位別頻度は，欧米では小腸（44.7％）に最も頻度が高く，次いで直腸（19.6％），虫垂（16.7％），結腸（10.6％），胃（7.2％）の順であり，十二指腸には少ない[2]．わが国では直腸，胃に高頻度で，次いで小腸，十二指腸の順であり，虫垂や結腸には少ない[1]．国内外を問わず食道にはきわめてまれである．

- 本腫瘍は，陰窩底部の幼若型内分泌細胞に起源し，主として粘膜下層で膨張性に発育するために，黄色調の粘膜下腫瘍状の肉眼形態をとる．組織学的には，均一小型腫瘍細胞の充実性結節状，索状～吻合状リボン様，時にロゼット様，管状，腺房状増殖と毛細血管に富む間質を特徴とする．

- 本腫瘍は銀染色に対する反応性から，好銀性，銀還元性，両銀反応陰性カルチノイドの3つに類別される．

- Williamsらは胎生学的視点から，本腫瘍を前腸系，中腸系，後腸系の3群に分類し，組織学的，組織化学的，生化学的ならびに臨床的に3群間にそれぞれ特徴があることを指摘している．

- Sogaらは組織形態学的立場から，A型（充実性結節状），B型（索状または吻合状リボン様），C型（管状，腺房状またはロゼット様），D型（低分化または異型的分化）および混合型の5型に類別し，それぞれの型のカルチノイドが発生部位や銀反応のうえで特徴があることを見いだしている．

- 胃カルチノイドは，最近背景胃粘膜の状態や合併病変から，I型〔自己免疫性胃炎：A型胃炎に合併〕，II型〔多発性内分泌腫瘍（multiple endocrine neoplasia；MEN）1型/Zollinger-Ellison症候群に合併〕，III型〔I型やII型の背景をもたず散発性（sporadic）に発生するもの〕[3]，およびIV型〔壁細胞の酸分泌の一次的欠損に合併〕に分類されている．

- なお，WHO分類（2010年）では，消化管内分泌腫瘍を，①神経内分泌腫瘍（NET G1），②神経内分泌腫瘍（NET G2），および③神経内分泌癌（NEC）の3つに大別し，①のみをカルチノイドと呼んでいる．しかしこの分類は，悪性度の指標として核分裂数とKi-67 labeling indexのみを用いた分類で，腫瘍発生部位，組織発生，組織像，細胞異型，大きさ，深達度，脈管侵襲などの従来から指標を全く無視した点に問題がある．また，この分類を支持する証拠は，胃・十二指腸・膵の腫瘍，特に膵腫瘍には利用できるが，腸の腫瘍ではまだ不十分である点にも問題が残る．さらに，組織発生，組織像，細胞異型などが①と全く同じである，②をカルチノイドと呼ばない点にも日本的視点からすれば不満が残る分類といえる．

発生機序・原因疾患

- 消化管カルチノイドが幼若型内分泌細胞に由来する腫瘍であることは明白であるが，その正確な発生機序はまだ明確ではない．
- 胃カルチノイドの多くはECL細胞（entero-chromaffin-like cell）に由来し，特にI型，II型およびIV型の胃カルチノイドでは持続的な高ガストリン血症によって惹起されるECL細胞の過形成・異形成が本腫瘍の発生に強く関与していると考えられている．また，胃酸分泌低下に伴う高ガストリン血症は十二指腸球部カルチノイドの成因となる可能性も示唆されている．
- 胃・十二指腸以外の消化管カルチノイドでは，その発生機序は言うに及ばず，その原因疾患すら不明である．

診断のポイント

- 本腫瘍の診断手段は臨床症状（カルチノイド症候群：顔面紅潮，水様性下痢，喘息様発作，右心弁膜障害，非特異的症状：腹痛，下痢，便通異常），生化学的検査（血中5-HT，5-HTP，尿中5-HIAA），画像診断（造影，内視鏡，CT，超音波），生化学・免疫組織化学（アミンや各種ペプチドホルモンなどの内分泌活性物質）などを参考とするが，最終診断は生検・手術材料の病理組織学的診断による．
- 診断に有用な病理形態学的所見は，以下のように要約される．① 前述した特徴的組織像と核分裂像に乏しい（0〜20個/10 HPF）．② 銀反応ではほとんどすべての腫瘍細胞が銀顆粒を有する．③ 電子顕微鏡的にも大多数の細胞が神経内分泌顆粒をもつ．④ 免疫組織学的にも多くの細胞がchromogranin A, synaptophysin, neuron-specific enolase（NSE），S-100蛋白などに陽性を示し，さらにガストリン，セロトニン，ソマトスタチンなどの内分泌活性物質が検出される．細胞増殖活性を示すKi-67 labeling indexは低い（0〜20%）．癌抑制遺伝子 p53 は陰性か，ごく一部の腫瘍細胞のみに陽性である．本腫瘍はこれらの所見の組み合わせにより確定診断される．

鑑別診断・治療法選択に必要な検査

- 消化管カルチノイドと鑑別すべき疾患は，① 神経内分泌細胞癌と，② 未分化癌である．以下にその生物学的ならびに病理形態学的鑑別の要点を列記する．
1) 神経内分泌細胞癌（急速な発育，高度の転移能を示す予後不良の腫瘍）：腫瘍は一般に大型で，潰瘍限局型や隆起型が多い．出血や壊死をきたしやすいので汚穢な印象．組織学的には異型の強い腫瘍細胞の大結節状ないしシート状充実性増殖．核異型は目立ち，分裂像も高頻度である（＞20/10HPF）．一部に分化型腺癌を併存することが多く，この部分と内分泌細胞癌との間に連続的移行像が観察される．銀反応や電子顕微鏡では多くの腫瘍細胞内に銀顆粒や神経内分泌顆粒を認める．免疫組織化学的には，多くの細胞がchromogranin A, synaptophysin, NSE, CD56などの神経内分泌マーカーのいずれかに陽性，p53の過剰発現がみられることが多く，Ki-67 labeling indexは高い（＞20%）．
2) 未分化癌：生物学的特徴，肉眼像，組織像，p53の過剰発現，Ki-67 labeling indexなどは内分泌癌と同様のことが多いが，銀反応，電子顕微鏡，免疫組織化学でそれぞれ銀顆粒，神経内分泌顆粒，神経内分泌マーカーが全く観察されない．

治療法とその選択

- 治療方針は，基本的に一般の悪性腫瘍と同様である．つまり，外科切除を原則とする．主な治療法としては，腫瘍に対する① 外科療法，② 内視鏡治療，③ 化学療法と，カルチノイド症候群に対する④ 代謝抑制薬物療法がある．
- 本腫瘍は，径10 mmを超えると腺癌に劣らな

- い転移率であり，リンパ節郭清を含む根治的切除術が望ましい．肝転移例に対しては，肝部分切除術や肝動脈塞栓術に加え肝移植術が行われている．
- 腫瘍径 10 mm 以下の直腸カルチノイドでは，固有筋層への浸潤やリンパ節転移は 5% 以下であり，内視鏡摘除の適応となる．
- 小腸カルチノイドは，発見時すでに遠隔転移が 30.2%，局所転移が 39.5% と高頻度にみられる[2]ので，根治性に問題が残る内視鏡治療より積極的外科療法が望ましい．

予後

- 本腫瘍は，悪性上皮性腫瘍ではあるが，発育・進展は緩徐で膨張性発育を示し，転移能は約 30% と比較的低く[1,3]，予後も比較的良好である．
- Modlin らと Maggard ら[2]による発生部位別 5 年生存率は，それぞれ，胃 48.6% と 75.1%，小腸 55.4% と 76.1%，結腸 41.6% と 69.5%，虫垂 85.9% と 76.3%，直腸 72.2% と 87.5% と報告されている．

患者説明のポイント

- 本腫瘍は低悪性度ではあるが，明らかに悪性上皮性腫瘍の一種，すなわち癌腫であり，腫瘍が大きくなると転移する可能性も高くなることを説明し，根治には内視鏡的もしくは外科的切除術が必要な旨の理解を得る．

文献

1) Soga J：Acta Medica et Biologica 42：87-102, 1994
2) Maggard MA, et al：Ann Surg 240：117-122, 2004
3) 岩下明徳，他：胃と腸 35：1365-1380, 2000

〔岩下明徳〕

2 肝

急性肝炎

概念・頻度

- 急性肝炎とは，主に肝炎ウイルスが原因で起こる急性のびまん性疾患で，黄疸，食欲不振，嘔気・嘔吐，全身倦怠感，発熱などの症状を呈する．肝炎ウイルスとしてはA・B・C・D・E型の5種類が確認されている（表II-35）．
- 国立病院機構施設を中心とする急性肝炎研究班によると，1980〜2012年における散発性急性急性肝炎の起因ウイルス別発症頻度は，A型35％，B型29％，C型9％，nonABC型27％と報告されている．ただし2005年以後の最近の傾向としては，A型の発生頻度は減少し，B型とnonABC型がともに約半数ずつを占めるように推移している[1]．なお，nonABC型には一部にD型とE型が含まれているが，その大多数はnonABCDE型であり，すなわち原因不明である．
- D型急性肝炎は，その診断そのものが困難で正確な感染状況は把握されていないがHBVと共存した形でしかウイルスが存在しえないこと，持続感染者そのものが少ないことから，わが国ではきわめてまれと考えられている．
- E型肝炎は，以前はわが国には存在しないと考えられていたが，2000年以後，北海道，東北地域を中心とするE型肝炎例の集団発生，流行が問題となっている．

発症機序・原因疾患

- 肝炎ウイルスによる急性肝炎発症機序は，ウイルス自体が肝細胞を破壊するために起こるのではなく，ウイルスに感染した肝細胞が免疫学的機序により破壊されることで起こる．
- 急性ウイルス肝炎の肝病理像は，肝臓全体の急性炎症所見，すなわち肝小葉を中心とする肝細胞壊死，肝細胞変性，肝類洞内への遊走細胞の増加とKupffer細胞の腫脹，貪食，増殖，門脈域への円形細胞浸潤（リンパ球，プラズマ細胞）などの所見がみられる．
- 感染経路に関しては，A・E型肝炎は経口感染であり汚染された水，食物を介して感染する．海外にはA・E型肝炎の流行地域があり帰国後に発症するケースがみられる．またE型肝炎は人畜共通感染症であることが確認されており，猪，鹿の生食を食べたか否かの病歴聴取が診断の手がかりとなる．
- 一方，B・C・D・型肝炎は経血液感染であり輸血や汚染血液が付着した針による刺入などにより感染が成立する．覚せい剤，刺青，男性のピアスなどの行為は，B・C型肝炎の感染のハイリスクと考えらえている．また，20〜50歳代の成人B型急性肝炎の感染経路として性交渉は重要な感染経路と考えられるが，C型ではHIVや他のSTDなどとの重複感染例でない限り夫婦間でも感染することはきわめて少ない．
- わが国では1990年ごろまでは輸血によるB・C型急性肝炎がみられたが，それ以後は日赤の血液スクリーニング体制が強化され，現在では

表 II-35 急性ウイルス性肝炎各型の特徴

	A型肝炎	B型肝炎	C型肝炎	D型肝炎	E型肝炎
起因ウイルスと大きさ	HAV, 27 nm	HBV, 42 nm	HCV, 60 nm	HDV, 37 nm	HEV, 34 nm
ウイルスの特徴	RNA, 7.5 kb, linear, ss, +鎖	DNA, 3.2 kb circular, ss/ds	RNA, 10 kb linear, ss, +鎖	RNA, 1.7 kb circular, ss, −鎖	RNA, 7.6 kb linear, ss, +鎖
感染様式	経口（便）	経皮（血液）母児感染	経皮（血液）母児感染	経皮（血液）母児感染	経口（便）
潜伏期	4週	1〜6か月	1〜3か月	1〜6か月	40日
好発年齢	60歳以下	青年	青年，壮年	青年	不定
流行発生	あり	なし	なし	なし	あり
感染形態	急性	急性，慢性	急性，慢性	急性，慢性	急性
肝細胞癌	なし	あり	あり	あり	なし
劇症肝炎	まれ	あり	まれ	あり	あり（妊婦に多い）
予防	HAワクチン ヒト免疫グロブリン	HBVワクチン HBs抗体含有ヒト免疫グロブリン（HBIG）	なし	HBVワクチン	なし

輸血後急性肝炎は根絶状態に近い．
- なお，肝炎ウイルスが体内に侵入してから症状が出現するまでの潜伏期は3〜8週間の範囲であることが多いが，B・C型では6か月間の潜伏期を有する場合がある．また肝炎ウイルスに感染するも自覚症状を有さず不顕性で経過する例も少なくない．

診断のポイント

- 急性肝炎の症状としては，発熱，咽頭痛，頭痛などの感冒様症状，黄疸，褐色尿，食欲不振，全身倦怠感，嘔気・嘔吐，腹痛，その他（関節痛，発疹）などがある．
- 急性肝炎の前駆症状は，いわゆる感冒様症状（発熱，咽頭痛，頭痛）であり，病初期はしばしば感冒と診断され感冒薬を処方されている例が多い．この時点での急性肝炎の診断は困難である．
- 肝障害が生じていることを示す特異的症状は黄疸であるが，通常，球結膜，皮膚の黄染が出現する数日前から褐色尿が観察される．黄疸出現と同時期に食欲不振，全身倦怠感，嘔気・嘔吐などの症状が出現する．急性肝炎が劇症化すると，意識障害，羽ばたき振戦，肝性脳症などの症状が出現する（「急性肝不全」の項参照）．
- 急性肝炎症例の具体的な診断の手順を以下に示す．
1) 感染経路を示唆するような発症前の病歴，記述したような自覚症状の有無を聴取する．
2) 一般血液所見としては，広範に肝細胞障害が生じていることを示すALT（GPT），AST（GOT）の著明な上昇，ビリルビン値の上昇を確認する．
3) 下記に示した肝炎ウイルスマーカーを測定して起因ウイルスを同定する．
   A型：IgMHA抗体陽性．
   B型：IgMHBc抗体陽性，HBs抗原陽性（HBV遺伝子型：慢性肝炎への移行の可能性を予測するうえで有用）．
   C型：HCV-RNA陽性，HCV抗体陽性．

nonABC 型：IgMHA 抗体陰性，IgMHBc 抗体陰性，HCV-RNA 陰性，抗核抗体陰性（自己免疫性肝炎の否定），既知のウイルス感染症の否定．

E 型：IgA 型 HEV 抗体陽性，HEV-RNA 陽性．

4) 重症度を評価する方法として，肝予備能を鋭敏に反映するプロトロンビン時間，ヘパプラスチン時間の測定と意識障害の程度を評価する（「急性肝不全」の項参照）．

鑑別診断・治療法選択に必要な検査

- 急性の肝障害を生じる疾患すべてがウイルス性急性肝炎の鑑別疾患となる．日常診療で鑑別すべき疾患とそのポイントを列記する．

1) 薬剤性肝障害（薬剤服用歴の確認，薬剤感受性試験，好酸球の増加）．
2) 自己免疫性肝炎（自己抗体陽性，γグロブリン高値）．
3) 肝循環障害（血圧低下のエピソード，DIC の合併）．
4) Epstein-Barr（EB）ウイルス感染（発熱，リンパ節腫大，異型リンパ球の増加，EBV 特異抗体特異抗体陽性）．
5) サイトメガロウイルス感染（特異抗体陽性）．
6) 単純ヘルペスウイルス，水痘・帯状疱疹ウイルス感染（特異抗体陽性）．

治療法とその選択

- 急性肝炎は C 型肝炎を除き，一過性に経過し，本来自然治癒しやすい疾患である．急性肝炎の治療上最も大切な観察ポイントは，極期を過ぎたか否か見極めることである．重症化，劇症化への移行の可能性を常に留意しながら注意深く観察し対処することが必要である．重症化，劇症化への移行が疑われた場合には，速やかに専門の病院に紹介する．急性肝炎の生命予後は，重症化，劇症化しなければきわめて良好で，A・B 型肝炎は終生免疫が成立し再感染することはないが，C 型肝炎では急性期を経過した後は，遷延化，慢性化に対する対策が必要である．

- 黄疸例は，入院，安静を原則とする．臥床安静により肝血流の増加を促し，肝障害の治癒を促す．プロトロンビン時間，ヘパプラスチン時間の上昇，ビリルビン値の低下，自覚症状の改善が確認できれば，急性肝炎の極期が過ぎたと判断し，安静度を軽減する．

- 急性肝炎の極期には食欲がなく，またこの状態での蛋白摂取は肝臓に負担を与えるため低蛋白食とし，1 日 60 g 以下の蛋白制限を行う．炭水化物を主体にカロリー補給し，1 日 1,800 kcal 前後を与える．

- 薬物治療としては，特に薬剤の投与が必要でない例が多い．しかし急性期では，食欲不振，全身倦怠感を訴えることが多いので補液の投与を行う．

- 副腎皮質ステロイドは，肝炎ウイルスの排除機構としての免疫応答を抑制し，肝炎の遷延化をきたす可能性があるため，原則投与しない．ただし重症肝炎，劇症肝炎への移行の可能性がある場合，ごく早期に免疫応答抑制を行うことで効果が期待される．また，胆汁うっ滞型の急性肝炎および自己免疫性肝炎急性発症型（早期診断が困難）では副腎皮質ステロイドが著効を示す．しかし副作用の面からも安易に用いるべきではなく，投与開始後もできるだけ短期間の投与とする．

- B 型急性肝炎の重症化例，遷延化例では，抗ウイルス薬であるラミブジン，エンテカビルを投与する．抗ウイルス薬の中止は，肝機能が正常化し，HBs 抗原の消失，HBV DNA の消失を確認した後に行う．

- C 型急性肝炎の自然経過では約 50〜90％の症例が遷延化・慢性化するため，急性期を経過した後の ALT 値が 2 峰性ないし多峰性を示し慢性化が予想された時点でインターフェロン（IFN）を 2〜6 か月間投与する．リバビリンを併用せずとも IFN 単独治療で約 90％の例で遷

延化が防止され治癒が期待される．IFN投与時の注意事項は慢性肝炎の場合と同じでインフルエンザ様症状はほぼ100％出現するため，解熱鎮痛薬の投与で副作用の軽減を図る．うつ病，間質性肺炎など生命に重篤な影響を及ぼす副作用は，出現頻度として少ないものの問診，診察などで早期発見を心がける．

予後

- 急性肝炎は，その原因ウイルスにより経過と重症度が異なる．A・E型肝炎は，一過性に経過し慢性化することはない．B型肝炎は新生児，小児期に感染すると高率に慢性化するも，成人例での感染はHBV遺伝子型Aタイプ感染例を除き，一過性感染で経過し慢性化することはまれである[2]．C型肝炎は，感染時年齢に関係なく高率に慢性化する．
- 急性肝炎が重症化，劇症化して死亡率する確率は，B型とnonABC型では1〜2％，C型とA型では0.5％以下と考えられている．A型では死亡率そのものは低いも，経口感染症として家族内で2次感染を起こすなどして爆発的流行を起こす可能性があり，また最近50歳以上の高齢者での感染例での重症化例が増加しており，注意を要する．

患者説明のポイント

- 自覚症状および黄疸を伴う急性肝炎は原則入院にての加療，観察が必要である．
- 急性期での患者や家族に対しては，急性肝炎はC型肝炎を除き一過性に経過し，本来自然治癒しやすい疾患であるが，少ない頻度ながらも重症化，劇症化の可能性があることから，極期を過ぎて回復期に移行したことが確認されるまでは入院での安静加療が必要と説明し理解を得る．
- また回復期には，起因ウイルスによって，その後の経過が異なり，C型肝炎や一部のB型急性肝炎（HBV遺伝子型Aタイプ）では慢性肝炎に移行する可能性があること，また，その可能性が高いと判断した場合には完治させるのに時間を要し，特殊治療が必要な旨の説明を行う．

文献

1) 厚生労働科学研究費補助金「病態別の患者の実態把握のための調査および肝炎患者の病態に即した相談に対応できる相談員育成のための研修プログラム策定に関する研究（本邦におけるウイルス性急性肝炎の発生状況と治療法に関する研究）」平成24年度報告書（主任研究者：八橋弘）．pp 71-79, 2013
2) Tamada Y, et al：Gut 61：765-773, 2012

（八橋　弘）

急性肝不全
（劇症肝炎，LOHF）

概念・頻度

- わが国の急性肝不全は肝炎ウイルス感染に起因する症例が多く，アセトアミノフェン中毒が主体である欧米のacute liver failureとは臨床像が異なる．
- 劇症肝炎が急性肝不全の代表疾患であり，1981年に犬山シンポジウムがその診断基準を作成した[1]．劇症肝炎は病理組織学的にリンパ球浸潤など肝炎像を示す症例に限定され，その成因はウイルス感染，自己免疫性肝炎，薬物アレルギーに分類し，どれにも該当しない場合は成因不明例と診断する．薬物中毒，循環障害，術後肝不全，妊娠脂肪肝など肝炎像を呈しない症例は劇症肝炎から除外するが，欧米ではこれらも含めてacute liver failureと診断している[2]．
- 厚生労働省研究班は整合性を考慮して，2011年に「急性肝不全の診断基準」を作成した（**表**

表 II-36　急性肝不全の診断基準（厚生労働省「難治性の肝・胆道疾患に関する調査研究」班，2011 年）

　正常肝ないし肝予備能が正常と考えられる肝に肝障害が生じ，初発症状出現から8週以内に，高度の肝機能障害に基づいてプロトロンビン時間が40％以下ないしは INR 値 1.5 以上を示すものを「急性肝不全」と診断する．急性肝不全は肝性脳症が認められない，ないしは昏睡度がⅠ度までの「非昏睡型」と，昏睡Ⅱ度以上の肝性脳症を呈する「昏睡型」に分類する．また，「昏睡型急性肝不全」は初発症状出現から昏睡Ⅱ度以上の肝性脳症が出現するまでの期間が10日以内の「急性型」と，11日以降56日以内の「亜急性型」に分類する．

注1）B型肝炎ウイルスの無症候性キャリアからの急性増悪例は「急性肝不全」に含める．また，自己免疫性で先行する慢性肝疾患の有無が不明の症例は，肝機能障害を発症する前の肝機能に明らかな低下が認められない場合は「急性肝不全」に含めて扱う．

注2）アルコール性肝炎は原則的に慢性肝疾患を基盤として発症する病態であり，「急性肝不全」から除外する．ただし，先行する慢性肝疾患が肥満ないしアルコールによる脂肪肝の症例は，肝機能障害の原因がアルコール摂取ではなく，その発症前の肝予備能に明らかな低下が認められない場合は「急性肝不全」として扱う．

注3）薬物中毒，循環不全，妊娠脂肪肝，代謝異常など肝臓の炎症を伴わない肝不全も「急性肝不全」に含める．ウイルス性，自己免疫，薬物アレルギーなど肝臓に炎症を伴う肝不全は「劇症肝炎」として扱う．

注4）肝性脳症の昏睡度分類は犬山分類（1972年）に基づく．ただし，小児では「第5回小児肝臓ワークショップ（1988年）による小児肝性昏睡の分類」を用いる．

注5）成因分類は「難治性の肝疾患に関する研究班」の指針（2002年）を改変した新指針に基づく．

注6）プロトロンビン時間が40％以下ないしは INR 値 1.5 以上で，初発症状出現から8週以降24週以内に昏睡Ⅱ度以上の脳症を発現する症例は「遅発性肝不全」と診断し，「急性肝不全」の類縁疾患として扱う．

II-36）[3〜5]．わが国の急性肝不全は欧米と同様に肝炎以外の症例も含むようになったが，プロトロンビン時間は INR が 1.5 以上と規定され，これに伴って非昏睡型が病型として設定された．昏睡型でプロトロンビン時間が40％以下の肝炎症例は，従来どおり，劇症肝炎と診断しても支障ない．また，遅発性肝不全（late onset hepatic failure；LOHF）にも肝炎以外の症例を含むことになった．一方，急性肝炎重症型は急性肝不全の非昏睡型と診断し，疾患名を類縁疾患から削除した．

- 劇症肝炎は希少疾患であり，年間発生数は約400例と推定される．急性肝不全の頻度に関する検討はないが，厚労省の全国集計を基に非昏睡例と肝炎以外の症例を加えると[5,6]，毎年800〜900例が発症していると考えられる．LOHF はさらに希少で，年間発生数は30〜40例と推定される．

発症機序

- 急性肝不全のうち肝炎症例で，通常の急性肝炎よりも重症化する機序は明らかでない．しかし，肝炎ウイルス，薬物ないし自己抗原に対する過剰な免疫反応，Th1/Th2 免疫の不均衡などが関与していると推定される．

- 劇症肝炎急性型は病理組織学的には一般的に広汎肝壊死を呈する．臨床的には肝壊死，炎症が一過性であり，血清トランスアミナーゼ値の上昇は高度であるが，半減期に従って速やかに低下する症例が多い．動物実験によって，活性化 Kupffer 細胞，肝マクロファージが惹起する類洞内皮細胞障害，類洞内凝固を介する微小循環障害によって，広汎肝壊死が成立することが示されている．

- 一方，劇症肝炎亜急性型，LOHF は血清トランスアミナーゼ値の上昇は軽度で，病理組織学的には亜広汎肝壊死を特徴とする．この病型では肝壊死，炎症が持続して，肝再生不全も併発し

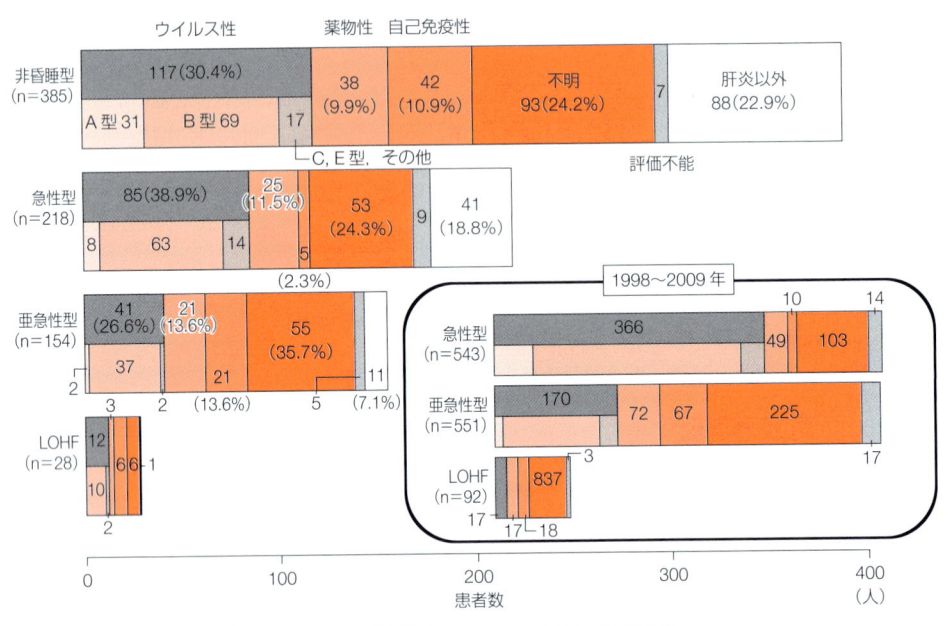

図 II-30　急性肝不全，LOHF の成因（2010〜2012 年：785 例）

て予後が不良である．亜広汎肝壊死の成立には，活性化した肝マクロファージ，NK 細胞，細胞傷害性 T リンパ球による肝細胞のアポトーシス誘導が重要と考えられている．

- 劇症肝炎は全身性炎症反応症候群（SIRS）の病態を示す症例が多く，感染，消化管出血，腎不全，播種性血管内凝固症候群（DIC）などを併発し，多臓器不全（MOF）に陥ることがまれではない．

診断のポイント

- 診断基準に準拠するが，わが国における急性肝不全の実態を理解したうえで，病型と成因を診断することが重要である．厚生労働省研究班が毎年実施している全国調査には，2010〜12 年に発症した急性肝不全 757 例（非昏睡型 385 例，急性型 218 例，亜急性型 154 例）と LOHF 28 例の計 785 例が登録された[5,6]．これら症例は以前に比して高齢化しており，生活習慣病，悪性腫瘍，生活習慣病などの基礎疾患の併発例が多く，大部分は多彩な薬物歴を有することが特徴である．

- 2010 年以降の症例は 2009 年以前と比較して成因に変化がみられている（図 II-30）．急性型におけるウイルス性の比率は全体で 39％，肝炎症例に限定しても 48％ であり，1998〜2009 年の 67％ に比して低率であった[7,8]．一方，成因不明例は全体の 24％，肝炎症例の 30％，薬物性がそれぞれ 12％，14％ で，いずれも増加していた．亜急性型は肝炎症例ではウイルス性が 29％，自己免疫性と薬物性がそれぞれ 15％，成因不明例が 39％ であり，2009 年までと明らかな差異はみられていない．なお，急性型，亜急性型ともにウイルス性の大部分は B 型症例である．B 型症例は急性感染例とキャリア例に分類されるが，後者の 54％ は免疫抑制・化学療法による再活性化例であったことが注目される．

- また，新たに実態が明らかになった非昏睡型症例は，ウイルス性の比率が全体で 30％，肝炎症例では 39％ と急性型よりも低率であり，一方で自己免疫性が全体で 11％，肝炎症例では 14％ と高率であった（図 II-30）．なお，ウイルス性の中では A 型が 27％ であり，急性型より

も高率であった．
- 肝炎以外の症例は非昏睡型が62％と多いのが特徴で，原疾患は多彩であったが，循環障害に分類される症例が最も多く，代謝性疾患，悪性腫瘍の肝浸潤，薬物中毒が続いていた．

鑑別診断・治療法選択に必要な検査

- 急性肝不全は病型，成因によって治療方針と予後が異なり，その正確な診断が重要である．また，専門医への移送や肝移植の適応を考慮する際には，重症度の診断が必須となる．
- 病型の診断には，初発症状の時期，肝性脳症の程度を患者，家族または搬送元の主治医から聴取する必要がある．一方，成因に関しては，肝炎以外の基礎疾患を検索するとともに，肝炎の成因として肝炎ウイルス，自己免疫性肝炎，薬物性肝障害の診断に必要な血液検査を実施する．
- 成因に関する検査としては，スクリーニングとして各種ウイルス指標（IgM-HAV抗体，HBs抗原，IgM-HBc抗体，HBc抗体，HCV抗体ないしRNA，IgA-HEV抗体）と抗核抗体，血清IgG濃度を測定し，さらに薬物歴，肝疾患の既往を患者，家族から聴取する．B型はウイルス指標を基に急性感染例とキャリア例に分類するが，キャリア例には既往感染例の再活性化例（de novo B型肝炎）が含まれていることに注意する．このためB型の成因分類では，肝炎発症時のウイルス指標のみならず，肝炎発症前および治癒後の検査所見も参考にすることが重要である．ウイルス指標がすべて陰性の場合は自己免疫性と薬物性を考慮し，これらが否定され，さらに肝炎以外の急性肝不全を生じる基礎疾患が除外された場合は，成因不明例と診断する．なお，自己免疫性の急性発症例は抗核抗体陰性例およびIgG低値の症例が多いことに注意する必要がある．
- 重症度の診断では，非昏睡例のおける肝性脳症の発現予測と，昏睡例における死亡予測が重要

表II-37　劇症肝炎の肝移植適応ガイドライン

スコア	0	1	2
発症―昏睡（日）	0～5	6～10	11≦
PT（％）	20<	5<，≦20	≦5
T.Bil（mg/dl）	<10	10≦，<15	15≦
D.Bil/T.Bil	0.7≦	0.5≦，<0.7	<0.5
血小板数（万/μl）	10<	5<，≦10	≦5
肝萎縮	なし	あり	

〈スコア合計点と予測死亡率〉
0点：ほぼ0％，1点：約10％，2～3点：200％～30％，4点：約50％，5点：約70％，6点以上：90％以上．

である．後者の目的では，厚生労働省研究班が作成したスコアリングシステムを利用する（表II-37）[9]．また，決定木法，radial basis function（RBF）法，back propagation（BP）法などデータマイニングの手法を用いた予後予測システムも完成しており[10]，これらをオンラインで利用する体制も構築されている．

- なお，鑑別診断では慢性肝疾患を基盤とする重症型アルコール性肝炎を除外する必要がある．また，胆石の総胆管への嵌頓，通過ないしは総胆管結石でも急性肝炎と類似した血液検査所見を呈する場合があり，腹痛の有無，MRCP所見などから胆道系疾患を除外する．急性肝不全の中で，特に劇症肝炎と診断する場合には，肝炎像を呈さない急性肝不全との鑑別が求められる．

治療法とその選択

- プロトロンビン時間を指標に経過を追って，80％未満に低下した症例は，60％以上の時点で成因に対する治療と肝庇護療法を開始する．食欲低下，全身倦怠感などの自覚症状の顕著である症例では，輸液などによる全身管理も並行して実施する．
- 昏睡II度以上の肝性脳症が出現した場合は，人工肝補助療法を開始し，死亡が予測される症例では肝移植の適応を検討する．なお，肝炎以

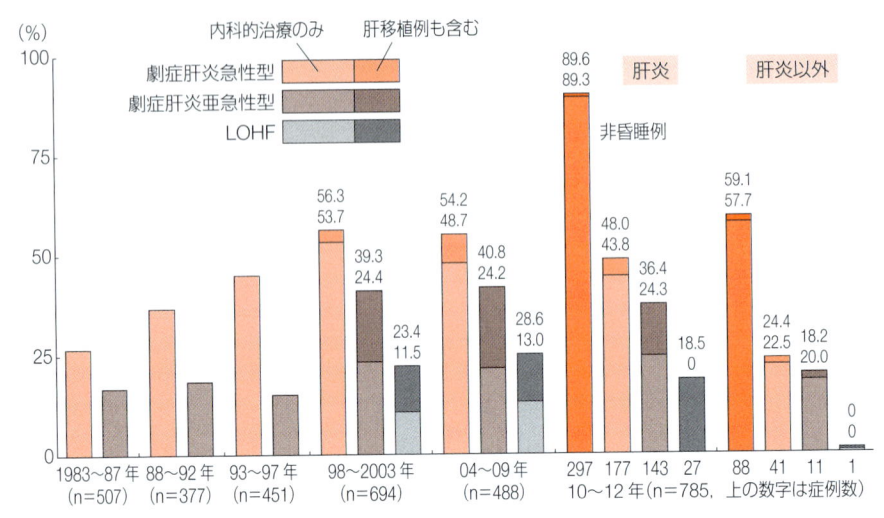

図 II-31　急性肝不全の救命率（1983～2012 年）

外の急性肝不全では，原疾患の治療が肝不全の治療につながることは言うまでもない．

1. 成因に対する治療と肝庇護療法

- B 型の急性感染例は末梢血血小板数が低値で血液凝固検査所見から DIC の疑われる症例が多い．これらでは，類洞内凝固による微小循環障害が肝壊死の原因である可能性があり，抗凝固療法を実施する．B 型キャリア例ではエンテカビルを投与するが，即効性がないためインターフェロンも併用する．B 型の急性感染例でもウイルス増殖が遷延したり，検査所見でキャリア例との鑑別が困難であったりするので，重症例では抗ウイルス療法を実施すべきである．
- 自己免疫性肝炎，薬物アレルギーが成因と考えられる症例では，副腎皮質ステロイドのパルス療法を実施し，必要に応じてその維持療法に移行する．パルス療法は肝庇護療法の目的で，そのほかの成因の症例でも実施される場合がある．

2. 全身管理と肝性脳症の予防

- 全身管理では経口摂取を優先するが，劇症化例ないしはこれが危惧される場合には，中心静脈を確保して，水，電解質，栄養および循環動態を管理する．熱源はブドウ糖を中心とし，1,200～1,600 kcal/日を目安に輸液する．劇症肝炎では血漿アミノ酸濃度が高値であるため，アミノ酸製剤は原則として投与しない．肝性脳症に対してはラクツロースを経口ないし注腸で投与する．硫酸ポリミキシン B による腸内殺菌も有用である．昏睡 III 度以上の症例では，脳浮腫の予防にマンニトールを投与する．
- 合併症対策も重要で，特に感染症は肝移植の禁忌要因であるため，その予防を徹底する．腸内細菌が起炎菌になる場合も多いため，感染症の予防目的でも腸内殺菌を実施する．また，DIC，腎不全，消化管出血などの治療も適時行う．

3. 人工肝補助療法

- 昏睡 II 度以上の肝性脳症が出現したら，速やかに人工肝補助を開始する．血液凝固因子などの補給を目的に血漿交換を実施するが，単独では肝性脳症の改善効果が不十分であるため，血液濾過透析を併用するのが一般的である．血液濾過透析には，短時間に高流量で置換する HDF と，24 時間持続的に置換する CHDF がある．循環動態が不安定な症例では，CHDF より治療を開始し，脳症改善が不十分な場合は HDF へと変更する．なお，肝性脳症の覚醒効果は on-line HDF が優れており，可能な場合にはこれを施行するのが望ましい．

予後

- 肝炎症例の救命率は，内科治療のみの実施例，肝移植実施した全症例のいずれも1998〜2009年の間は不変であったが，2010年以降は低下している（図II-31）[5〜8]．2010〜12年の発症例では，内科的治療による救命率は非昏睡型では89%と高率であったが，急性型は44%，亜急性型は24%，LOHFは0%であった．肝移植実施例も含めた全症例での救命率は，非昏睡型90%，急性型48%，亜急性型36%，LOHFが19%で，昏睡型の予後は2009年までに比して明らかに不良になっている．内科的治療による救命率を成因との関連をみると，B型キャリア例と自己免疫性症例の予後が特に不良である．従来，A型症例の予後は良好であったが，最近では高齢化のため内科治療による救命率が低下している．
- 一方，肝炎以外の症例は，肝炎症例に比して予後不良であり，内科治療による救命率は非昏睡型で58%にすぎず，急性型は23%，亜急性型は20%，LOHFは0%であった．

患者説明のポイント

- 急性肝不全のうち劇症肝炎は厚生労働省の定めた特定疾患である．肝性脳症が出現して劇症肝炎と診断された場合は，家族に説明して難病としての申請を行い，医療費控除に配慮する．
- また，肝性脳症の出現時には，生体および脳死肝移植に関して家族に説明する．同時に肝移植実施施設の連絡し，移植の準備を早期から行うことが重要である．

文献

1) 劇症肝炎の診断基準．犬山シンポジウム記録刊行会（編）：A型肝炎，劇症肝炎（第12回犬山シンポジウム）．pp 110-230，中外医学社，1982
2) Polson J, et al：Hepatology 41：1179-1197, 2005
3) 持田智，他：肝臓 52：393-398，2011
4) Mochida S, et al：Hepatol Res 41：805-812, 2011
5) Sugawara K, et al：J Gastroenterol 47：849-861, 2012
6) 持田智：厚生労働省科学研究費補助金（難治性疾患克服研究事業）「難治性の肝・胆道疾患に関する調査研究」班平成23-25年度総合研究報告書，2014
7) Fujiwara K, et al：Hepatol Res 38：646-657, 2008
8) Oketani M, et al：Hepatol Res 43：97-105, 2013
9) Naiki T, et al：Hepatol Res 42：68-75, 2012
10) Nakayama N, et al：J Gastroenterol 47：664-677, 2012

（持田 智）

B型慢性肝炎

概念・頻度

- B型肝炎ウイルス（hepatitis B virus；HBV）の持続感染をベースとして，宿主の免疫応答により惹起される肝炎であり，臨床的にはHBV感染に起因する肝炎が6か月以上持続している病態と定義される．
- わが国でのHBV持続感染者（キャリア）は130〜150万人と推定されているが，慢性肝炎の病態を呈するのはこのうち10〜20%である．また，わが国の慢性肝炎全体からみるとB型は約20%である．

発症機序

- 無症候性キャリアと呼ばれる病態の存在が示すように，HBVの持続感染のみで肝炎は発症せず，宿主の免疫応答があって初めて肝炎を発症する．肝細胞傷害の機序には，細胞傷害性Tリンパ球を中心とした宿主の免疫応答が考えられている．ヒト白血球抗原分子により肝細胞表面に提示されたウイルス抗原が細胞傷害性Tリンパ球により認識され攻撃対象となる．慢性肝炎での免疫応答は急性肝炎に比較し弱く，こ

表 II-38　B型肝炎ウイルスマーカーの臨床的意義

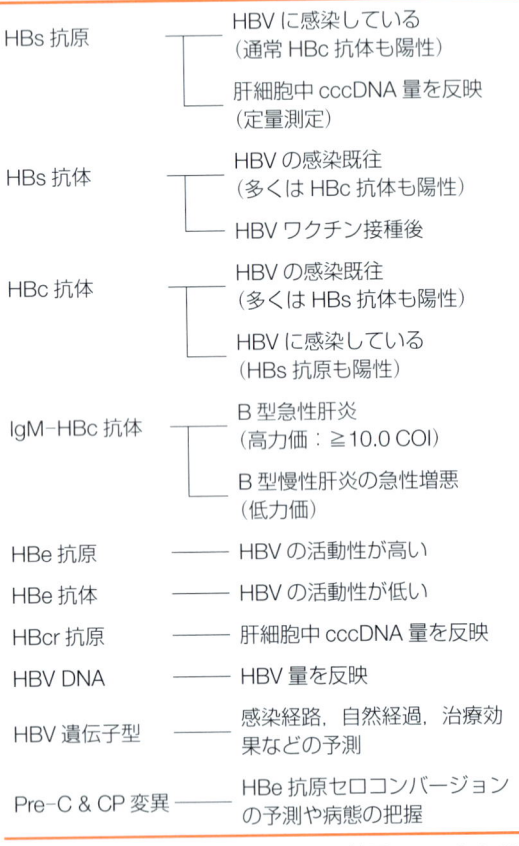

マーカー	臨床的意義
HBs 抗原	HBV に感染している（通常 HBc 抗体も陽性）
	肝細胞中 cccDNA 量を反映（定量測定）
HBs 抗体	HBV の感染既往（多くは HBc 抗体も陽性）
	HBV ワクチン接種後
HBc 抗体	HBV の感染既往（多くは HBs 抗体も陽性）
	HBV に感染している（HBs 抗原も陽性）
IgM-HBc 抗体	B型急性肝炎（高力価：≧10.0 COI）
	B型慢性肝炎の急性増悪（低力価）
HBe 抗原	HBV の活動性が高い
HBe 抗体	HBV の活動性が低い
HBcr 抗原	肝細胞中 cccDNA 量を反映
HBV DNA	HBV 量を反映
HBV 遺伝子型	感染経路，自然経過，治療効果などの予測
Pre-C & CP 変異	HBe 抗原セロコンバージョンの予測や病態の把握

HBcr 抗原：hepatitis B core-related 抗原，Pre-C & CP 変異：pre-core and core promoter 変異．

のことが HBV の持続感染と関連していると考えられている．

診断のポイント

- 急性増悪を除き，B型慢性肝炎の多くは自覚症状を認めない．そのため，献血や健診などで発見されることが多い．
- 急性増悪の場合は倦怠感，食欲不振，黄疸，褐色尿などの症状を呈することがある．
- 生化学的肝機能検査ではトランスアミナーゼ値（AST，ALT）が肝障害の程度に応じて上昇する．活動性肝炎ではγグロブリンがポリクローナルに上昇し，膠質反応（ZTT など）が高値を示す．肝障害が高度な場合は直接型優位のビリルビン値の上昇を認める．
- 慢性肝炎の確認には肝生検が有用である．
- B型慢性肝炎の診断には HBs 抗原の測定が必要である（表 II-38）[1]．基本的に，これが陽性の場合は HBV 感染あり，陰性の場合は HBV 感染なしと判断する．HBs 抗原陽性が6か月以上持続すれば B型慢性肝炎と診断されるが，臨床的に明らかな慢性肝炎の場合は一時点の測定で診断しても問題はない．
- B型慢性肝炎では HBs 抗原陽性に加え HBc 抗体も高力価で陽性となる．

鑑別診断・治療法選択に必要な検査[1〜3]

- 鑑別すべき疾患としては，他の原因による慢性肝炎やトランスアミナーゼ値の上昇を主とした肝機能障害を長期に呈する疾患が挙げられる．慢性肝炎ではC型肝炎と自己免疫性肝炎が重要であるが，鑑別はウイルスマーカーなどの測定により容易である．B型とC型の合併例は数％に存在するので，HBs 抗原陽性でB型と診断されても HCV 抗体などのC型関連マーカーの測定が必要である．肝炎以外では非アルコール性脂肪性肝疾患，アルコール性肝障害，薬物性肝障害などが鑑別の対象となる．
- B型慢性肝炎の急性増悪とB型急性肝炎とは病態が類似し，両者とも HBs 抗原と IgM-HBc 抗体が陽性となるため鑑別が難しい場合がある．通常，急性肝炎では IgM-HBc 抗体価が高く（10.0 COI 以上），これが低い急性増悪との鑑別点となる（表 II-38）．
- B型慢性肝炎の治療方針を立てるには，① HBV の活動性，② ALT 値，③ 組織学的進展度の評価が重要である．そのほか，肝細胞癌などの合併症の有無を検索する．
- HBV の活動性は HBe 抗原・抗体と HBV DNA 量の測定が基本である．通常，HBe 抗原陽性例では HBV の活動性は高く，HBe 抗体陽性になると HBV の活動性は低下する．しかし，一

部の症例ではHBe抗体陽性となってもHBVの活動性は低下せず，活動性の肝炎が持続することがあるので注意が必要である．HBV DNA量はHBVの活動性を直接評価することが可能であり，最も汎用されているマーカーである．B型慢性肝炎で治療対象になるのは基本的にHBV DNA量が4.0 log copies/m*l* 以上の症例である．一方，4.0 log copies/m*l* 未満に低下すると肝炎は鎮静化し肝発癌率の低い安定した状態となる．HBV DNA量が7.0 log copies/m*l* 以上は高ウイルス量と評価され，抗ウイルス療法に抵抗することが多い．

- 近年，HBs抗原の消失が治療目標となり，その定量測定が行われるようになった．HBコア関連（HBcr）抗原量と合わせ，HBV複製の起点となるHBV cccDNA量を反映するマーカーとして注目されている．
- ALTは基本的に31 IU/*l* 以上を異常とし，治療対象とする．B型肝炎はC型肝炎に比較しALTの変動幅が広く，経過中急激に上昇することもあるので，ALTに対して常に注意が必要である．
- 肝の組織学的な検索は肝炎の活動性と肝線維化の進行度を直接評価できることから，治療方針の決定には有用な検査である．簡便な検査としては，血小板数や肝画像検査などにより肝線維化を大まかに評価することが可能である．

治療法とその選択[2,3]

- B型慢性肝炎の治療では，まず治療の必要性を判断する．HBe抗原陽性の慢性肝炎で肝線維化の非進行例では，自然経過でHBe抗原がセロコンバージョンし非活動性キャリアへ移行することもまれではない．このため，これを期待して1年程度治療を待機することも選択肢の1つである．
- B型慢性肝炎の抗ウイルス療法としてはインターフェロンと核酸アナログが使用されている．それぞれ特徴があり，使い分けが重要である．
- インターフェロンには抗ウイルス効果と免疫賦活効果が期待されるが，B型肝炎では特に後者が重要である．注射薬で副作用が多く有効例が限られることが短所であるが，耐性の出現はなくdrug freeが目指せることが長所である．通常，35歳以下で線維化非進展例が良い適応になる．近年，ペグ型のインターフェロンがB型慢性肝炎の治療に導入され，その良好な治療効果から適応が広がりつつある．
- 核酸アナログは経口薬で副作用が少なく強力な抗ウイルス効果が多くの症例で得られることから，B型慢性肝炎の治療薬として広く用いられている．しかし，耐性変異出現の可能性や中止後の肝炎再燃の危険性が問題点として残されている．通常，35歳以上で，経過をみてもウイルス量が十分低下せず活動性の肝炎が続く症例が良い適応となる．また，線維化進展例や肝不全を伴う症例では第一選択となる．
- 核酸アナログを初めて使用する場合はエンテカビルが第一選択となる．ラミブジン投与によってHBV DNAが陰性化している症例ではエンテカビルへの切換が推奨される．ラミブジン耐性出現例ではアデフォビルの併用を行う．また，エンテカビル耐性例ではラミブジンとアデフォビルの併用，またはエンテカビルとアデフォビルの併用を行う．2014年5月にテノホビルが新しい核酸アナログとして承認された．同薬は多剤耐性症例でも有効であることが報告されている．さらに，耐性変異出現率がきわめて低く，エンテカビルと並んで第一選択薬として評価されている．
- アデフォビルとテノホビルは腎障害や低リン血症などの副作用が報告されている．核酸アナログの胎児に対する安全性は必ずしも確立されていないので注意が必要である．テノホビルは他の薬剤に比較し安全性が1ランク高い．
- シークエンシャル治療は核酸アナログ治療とインターフェロン治療をタンデムにつなげる治療

表 II-39　HBV キャリアの病期とその病態

病期		肝炎	血中			肝臓
			DNA 量	HBe 抗原	HBs 抗原	cccDNA
免疫寛容期	無症候性キャリア	—	8〜11	++	+++	+++
免疫排除期	慢性肝炎　HBe 抗原陽性	持続	6〜10	+	++	++
	慢性肝炎　HBe 抗原陰性	変動	3〜8	—	++	++
免疫監視期	非活動性キャリア	—	<4	—	+	+
	回復期	—	—	—	—	+

HBV DNA 量：log copies/ml.

法である．当初は両治療法の相乗効果を期待して行われたが，その評価は一定ではなかった．現状では，核酸アナログを安全に中止する方法の1つとして位置付けられており，その有効性が検討されている．

予後

- 治療または自然経過で非活動性キャリア（HBe 抗原陰性，HBV DNA＜4.0 log copies/ml，ALT＜31 IU/l）となる症例では肝発癌率は低下し予後は良い．さらに，HBs 抗原が消失し回復期となる症例ではより肝発癌率が低下する（表 II-39）．ただし，肝硬変例では肝発癌が比較的高率であるので注意が必要である．
- 核酸アナログ治療では血中 HBV DNA の陰性化が第一の治療目標であり，これにより肝炎の鎮静化，肝線維化の改善，肝発癌率の低下が期待される．さらに，HBs 抗原量や HB コア関連抗原量が低下する症例では予後が良いことが報告されている．
- 非代償性肝硬変例での核酸アナログ治療では代償性に改善する症例が少なからず存在する．
- 抗ウイルス療法が著効しても肝発癌の危険性は消失しないので，肝発癌に対する注意を継続する必要がある．

患者説明のポイント

- B 型慢性肝炎の治療目標はウイルス排除ではなくウイルス活性の低下であり，C 型慢性肝炎の治療目標とは異なることを理解してもらう．
- 病状や治療効果の評価にはウイルス活動性のマーカーが重要であり，HBe 抗原・抗体，HBV DNA 量，ウイルス抗原量などの意味を説明する．
- インターフェロン治療では，その副作用や一時的な肝炎増悪の危険性を告げておく．また，最終目標は drug free であることを確認する．
- 核酸アナログ治療では基本的に長期の治療が必要であり，治療終了時期が特定できないことを説明する．また必要に応じ，胎児に対する安全性が確立されていないことを告げる．
- 治療が著効した場合，肝発癌の危険性は低下するが消失はしないことを告げ，その後の経過観察に漏れがないように注意する．

文献

1) 日本消化器病学会関連研究会肝機能研究班：日消誌　103：79-88，2006
2) 厚生労働省科学研究費補助金（肝炎等克服緊急対策研究事業）：ウイルス性肝炎における最新の治療法の標準化を目指す研究．B 型慢性肝炎・肝硬変の治療ガイドライン．平成 24 年度総括・分担研究報告書，2013
3) 日本肝臓学会肝炎診療ガイドライン作成委員会：肝臓　54：402-472，2013

〈田中榮司〉

C型慢性肝炎

概念・頻度

- C型肝炎ウイルス（hepatitis C virus；HCV）の持続感染による慢性肝炎である．HCVは一本鎖のプラス鎖RNAウイルスであり，主として血液を介して感染する．慢性肝炎から肝硬変へ進展し，最終的には約半数の感染者が肝癌を発症する．
- かつては輸血後肝炎の主因であったが1989年にHCVが発見され輸血スクリーニングが可能となり，現在は新たな感染は激減している．HCVに感染していても症状・検査値の異常はない場合も多く，また明らかな輸血歴は患者の半数にしか認められないことから，病歴・症状・検査値にかかわらずすべての国民についてHCV検査を施行することが推奨されている．現在は日常生活においては新たな感染はほとんど起こらないことから，一度HCV感染が否定されれば，新たな肝障害の出現や他人の血液の曝露などがなければ定期的な検査は不要と考えられている．
- HCVの持続感染のスクリーニングにはHCV抗体検査を行う．抗体検査が陽性であれば，HCVが過去に体内に侵入したことを示しているが持続感染か過去の一過性感染かを鑑別するためには，PCR法により血中HCV-RNAの定量検査を行う．HCV-RNAが陰性であれば，過去の感染であり持続感染ではない．
- 血清トランスアミナーゼ値は肝炎の「活動度」，肝細胞の破壊の速度を表しているのであって，「肝機能」や「肝線維化の進展」を表しているわけではない．「肝機能」は蛋白合成機能（アルブミン，プロトロンビン時間）および解毒機能（ビリルビン，アンモニア）で評価される．C型慢性肝炎の進展度は「肝線維化」で評価し発癌リスクと相関する．これまでは肝生検が必須であったが，便宜的には血小板数で評価する．
- 国内の正確な感染者数は不明であるが，約150万人程度と推定される．このうちの約15万人はすでに肝癌を発症している．60万人は肝硬変である．残りの75万人は慢性肝炎段階にとどまっていると推定される．

鑑別診断・治療法選択に必要な検査

- HCV-RNAが陽性であればHCVの持続感染状態であることは確定される．ただし，他の肝障害の原因となるすべての疾患が合併していることは否定できないので，原因となりうるすべての疾患が鑑別の対象となる．
- 慢性肝炎の確実な診断には肝生検が必要であるが，肝生検は侵襲的であり，他の検査方法の進歩に伴い，その必要性は減少してきている．HCV持続感染以外に肝障害の原因がなければC型慢性肝炎と考える．
- C型慢性肝炎と確定した場合，病態の評価を行う．その進展度，病期の評価は肝線維化評価で行う．末梢血の血小板数は肝線維化と相関し線維化の指標として有用である．さらに精密な肝臓の線維化の進展の診断には超音波による肝硬度測定を行う．活動度，進行性の評価は血清トランスアミナーゼ値で行う．発癌可能性の評価にはAFPが有用である．AFPは肝細胞の増殖のマーカーであり，明らかな肝癌の発生前から上昇する．
- 治療法選択に最も重要な検査はHCV遺伝子型である．遺伝子型1型（わが国では1b型が大部分）は難治性であるのに対して，遺伝子型2型（わが国では2a型または2b型）は抗ウイルス治療でウイルス排除（持続性ウイルス反応，sustained viral response；SVR）が得られやすい．輸血スクリーニングが可能となり，わが国では新たな感染は激減している．しかし，入れ墨，

ピアス，針刺し事故，違法薬物注射などにより感染者の血液が体内に入ることにより感染しうる．慢性C型肝炎患者で明らかな輸血歴のある患者は半数であり，残りは過去の何らかの血液曝露による感染と考えられる．急性感染後，急性肝炎または不顕性感染となり，約2/3が持続性感染に移行し，以後は年率1％程度で自然治癒するほかは慢性肝炎となる．血清トランスアミナーゼ値が正常であっても肝内には組織学的な炎症が存在し，持続感染者のうちの約半数は肝硬変から肝癌に進展する．

発症機序

- HCVの持続感染成立の機序は不明であるが，樹状細胞機能の低下などがその背景にあると想定されている．最近，発見されたインターロイキン-28B（IL28B）の遺伝子多型が急性感染からの慢性化および抗ウイルス治療時のHCV排除に強く影響されること，樹状細胞がIL28Bの産生細胞でありその産生能がこのIL28B多型により影響を受けていることなどが想定されている．
- HCVに感染した肝細胞に対する免疫反応により炎症が生じ，肝細胞が障害される．肝細胞の破壊に伴い再生も生じるが，徐々に門脈域周囲に線維化が生じ，肝小葉の改築から最終的には肝硬変に至る．HCV蛋白自体の作用により肝細胞の脂肪化，インスリン抵抗性などの代謝異常も起こると考えられている．また，このような肝細胞の破壊と再生の反復から遺伝子変異が蓄積し肝細胞癌が生じる．

診断のポイント

- 慢性肝炎段階では無症状であり，血清トランスアミナーゼ値が正常のことも多い．HCV抗体によるスクリーニング，HCV-RNA検査による感染の証明が必須である．
- 遺伝子型はPCRにより直接HCV遺伝子を解析するか，またはそれぞれの遺伝子型に反応する血中抗体（セログループ）により判定する．また血中のHCV-RNA量も重要であり，ウイルス量と治療反応性は関連し，ウイルス量が多いほど治療に対する反応は悪くなる．
- HCVの体内からの排除にはIL28Bを中心とする自然免疫系が重要な働きをしており，抗ウイルス治療にあたってもこれを考慮する必要がある．患者末梢血DNAより*IL28B*遺伝子型を検査し，major typeであれば治療反応性は良好であるが，minor typeであれば難治である．
- インターフェロンによる抗ウイルス治療にあたっては詳細なHCVの遺伝子構造の検討が必須である．すなわちコア遺伝子変異はインターフェロン抵抗性に関連し，*NS5A*遺伝子変異はインターフェロン感受性に関連しており，これらの検索はインターフェロン治療の効果を予測するうえで有用である．
- HCV-NS3プロテアーゼ阻害薬での治療不成功の場合には，プロテアーゼ耐性変異ウイルスが体内に残存している可能性があり，プロテアーゼ阻害薬による再治療を検討する場合にはHCV遺伝子解析による耐性変異の検索が望ましい．
- HCV-NS5A阻害薬に対する耐性変異は自然にも存在しており，遺伝子型1b型の患者の15％で検出される．このような症例にNS5A阻害薬を含む複数の経口薬剤での治療を行うと多剤耐性HCVが出現する可能性があり慎重な対応が必要である．

治療法とその選択

- 慢性C型肝炎の治療は急速に進歩しており，DAA（direct acting antivirals）と呼ばれる経口薬の実用化によりほぼ100％のウイルス排除率が達成されつつある．今後数年の間に治療は劇的に変化する可能性があるので，2014年段階での情報をもとに治療法を記載する．実際に治療にあたっては，今後の治療開発の動向に注意を払い，将来の見通しを含めた治療オプションを

患者に提示して治療方針を決定していくことが非常に重要になっている．治療法は現段階ではHCV遺伝子型1b型（HCV-1b）と2a/2b型（HCV-2a/2b）で大きく分かれている．またこれまではインターフェロン注射を基軸とする治療が主体であったが，今後DAA（経口剤）を主体とする治療に急速に移行することが予想される．

- HCV-1bに対しては，従来のインターフェロン・リバビリン治療にDAAを加える治療が2014年段階では行われている．DAAは第2世代のプロテアーゼ阻害薬である，シメプレビルまたはバニプレビルである．第1世代のテラプレビルは副作用が多くHCV-1bに対してはほとんど使用されない．第1世代と第2世代は耐性変異が異なり（第1世代は36および54番アミノ酸，第2世代は168番アミノ酸），一方に耐性となった場合でも他方で治療可能な場合がある．インターフェロン・リバビリン・DAA併用治療では初回治療例，インターフェロン治療再燃例では90％程度の高いSVR率が期待できるが，インターフェロン治療無効例ではSVR率は30～50％程度である．治療失敗例では耐性変異ウイルスが出現するので，事前のインターフェロン感受性の評価が必須である．すなわち治療歴のある場合にはその際の薬剤投与量，ウイルス動態から治療反応性を評価する．初回治療例ではウイルスおよび宿主遺伝子解析などから反応性を予測し，インターフェロン無効と判断される場合には，インターフェロンを使用しないDAAのみの治療を優先することを考慮する．

- HCV-1bに対するインターフェロンを使用しないDAAの併用治療は，アスナプレビル（NS3プロテアーゼ阻害薬）・ダクラタスビル（NS5A阻害薬）の併用治療が2014年からまずインターフェロン不能・不応症例に対して使用可能となる．上述のように15％の患者はNS5A耐性変異（93番変異）をもちSVR率は50％以下となる．治療前に耐性変異の検出されない85％の患者ではSVR率は93％であり，治療前に*NS5A*遺伝子解析を行うことが望ましい．2015年以降に使用可能となることが予想されている．レディパスビル（NS5A阻害薬）・ソフォスブビル（核酸アナログ）の併用治療では98％以上の高い治療効果が報告されおり，NS5A耐性変異ウイルスに対しても有効である可能性があるが，今後の詳細なデータの解析が待たれる．米国ではシメプレビル・ソフォスブビルの併用が第一選択となっているが，わが国では治験が行われておらず臨床導入の可能性は未知である．

- HCV-2a/2bに対してはインターフェロン・リバビリン併用治療のみでもSVR率は90％と高い効果があるが，難治例に対してはさらにテラプレビルの併用が有効であることが示されている．またインターフェロンを使用せず，ソフォスブビル・リバビリンの経口剤のみでも97％の高いSVR率が報告されており，臨床導入されれば第一選択となると予想される．

- これらのインターフェロン・フリーの新規DAA治療は，年齢，合併症などインターフェロン治療不能，あるいは不応の症例にも施行可能かつ有効であり，Child-Pugh Aまでの代償性肝硬変も適応となる．

予後

- 従来のインターフェロン治療によるHCV排除が得られた場合には肝発癌率の低下，肝硬変への進展抑制により予後が改善することが示されてきた．ただし，肝発癌率の低下は数分の1であり，特に高齢，男性，線維化進展例などではSVR後10年以上たっても発癌する症例があることから，SVR後の肝癌サーベイランスは必須である．今後，DAA治療によりこれまでインターフェロン治療ではSVRを得ることが困難であった高発癌リスク症例でもウイルス排除が可能となるが，肝発癌リスクはすぐに大きく

- 低下しないと予想される．したがって，これまで以上にSVR症例の肝癌サーベイランスを強化し，肝癌を早期発見・早期治療することが重要と考えられる．
- 一方，若年，線維化非進展症例ではウイルス排除により肝硬変への進展，肝発癌過程を阻止できることから長期予後は大幅に改善することが期待される．これらの症例では当面の発癌リスクは高くないため，拙速な治療により耐性変異ウイルスをつくらないように治療薬の開発動向などに配慮して適切なタイミングに確実な治療を行うことが重要である．

患者説明のポイント

- 「いつ，どのような治療を受けるべきでしょうか？」という患者の質問に適切に答えるには，以下の点を押さえる必要がある．
- 今後数年は次々とより有効な治療が実用化されるため，治療のタイミングに迷う場合が多くなる可能性がある．より確実な治療が実用化するまで治療待機する場合のデメリットは治療を先延ばしすることによる発癌リスクの上昇であり，これはその患者の年間発癌率に治療待機の年数を乗じたものに相当する．治療を早期に行うことのメリットは逆に発癌リスクの低下であるが，デメリットとしては治療失敗により次の治療薬にも耐性変異をもつHCVが出現し，かえってウイルス排除までの期間が長くなり発癌リスクが上昇してしまう可能性がある．したがって治療のタイミングを判断するには，発癌リスク，耐性化リスク，治療薬の開発動向の3つを正確に評価できることが必須であり，消化器病専門医の役割は大きい．
- 2014～15年の状況では，HCV-1bで発癌高リスク症例において患者の早期治療への希望が強ければインターフェロン・シメプレビル治療，インターフェロン不能・不応症例ではアスナプレビル・ダクラタスビル治療となる．一方，発癌低リスクであり患者の治療待機の希望が強ければレディパスビル・ソフォスブビル治療の実用化を待つことになる．HCV-2a/2bでは早期治療であればインターフェロン・テラプレビル治療となり，治療待機希望であればソフォスブビル・リバビリン治療となる．
- いずれにしても患者説明にあたっては，いかなる場合でも治療待機すれば多かれ少なかれその分だけ発癌リスクは上昇すること，一方拙速なDAA治療で失敗すれば耐性変異が出現してかえってウイルス排除が遅れ発癌リスクが上昇すること，それぞれの治療により特有の副作用がありうることを，十分にインフォームして，これらを比較検討したうえで患者自身の納得を得て治療を選択することが非常に重要である．

(榎本信幸)

自己免疫性肝炎

概念・頻度

- 自己免疫性肝炎は，中年以降の女性に好発し慢性，進行性に肝障害をきたす疾患である．本疾患の原因は不明であるが，肝細胞障害の成立に自己免疫機序の関与が想定され，免疫抑制薬，特に副腎皮質ステロイドが奏効することを特徴とする．
- 自己抗体の出現パターンにより1型と2型に分類される．1型は抗核抗体や抗平滑筋抗体が陽性で多くは中高年に発症する．2型は抗肝腎ミクロソーム（LKM）-1抗体陽性で，主に若年に発症する．ともに高IgG血症を高率に伴う．
- わが国の患者数は約1万人とされ，その多くは1型自己免疫性肝炎であり2型はまれである．

全国調査[1]では，男女比は 1：6，診断時年齢は約 60 歳である．男性患者の割合が増加し，高齢化傾向があることが示されている．本症は慢性肝炎患者の 1.8％，肝硬変患者の 1.9％を占める．

- 発症様式は急性と慢性のいずれも存在するが，無症候性で肝機能異常によって偶然発見されることがある．急性発症の場合には，自己抗体陽性や IgG 高値の特徴を示さず急激に肝不全へ進行する場合がある．
- 一方，肝硬変へ進行した状態で発見される場合もあり，肝細胞癌の合併は 3〜5％に認められる．慢性甲状腺炎，Sjögren 症候群，関節リウマチなど他の自己免疫性疾患を合併することもある．

発症機序

- 発症原因は不明であるが，自己抗体陽性，高 IgG 血症，他の自己免疫疾患の合併，副腎皮質ステロイド治療に対する反応性などから，免疫寛容の破綻による自己免疫機序の関与が想定されている．
- 発症には遺伝学的素因が重要であり，国内症例の約 60％が HLA-DR4 陽性である．MHC 領域外遺伝子の関与も想定されており，ゲノムワイド遺伝子解析が進行中である．
- 発症誘因として先行する感染症や薬剤服用，妊娠・出産との関連が示唆されており，ウイルス感染や薬物代謝物による自己成分の修飾，外来蛋白と自己成分との分子相同性，ホルモン環境などが発症に関与する可能性がある．
- 肝内に浸潤するリンパ球は T 細胞が優位であり，肝細胞に対する自己反応性 T 細胞の活性化と制御性 T 細胞の機能障害による細胞性免疫異常が本症の肝細胞障害の主因と考えられている．

診断のポイント

- 自己免疫性肝炎の診断では，肝炎ウイルスを含むウイルス感染，薬物性肝障害，非アルコール性脂肪肝炎など既知の肝障害を除外することが重要である．
- 国際自己免疫性肝炎グループ（IAIHG）の国際診断基準を参考にわが国の診断指針（**表 II-40**）[2,3]にて診断する．最近の全国調査[1]では IgG 値が 2.0 g/d*l* 以下の症例も多くみられ，診断指針では基準上限値の 1.1 倍より高値を示すことを項目の 1 つとしている．
- 自己抗体の測定は本症に特異的な核内抗原は同定されていないので，既知の核内抗原を用いた ELISA 法ではなく HE-2 細胞を用いた間接蛍光抗体法を用いる．
- 組織学的所見ではインターフェイス肝炎，肝細胞ロゼット形成，形質細胞浸潤を伴う慢性肝炎像が特徴とされるが，疾患特異性は低いため組織所見のみで本症を診断することは困難である．
- 国際診断基準には改訂版（1999 年）と簡易版（2008 年）があり，両者の特徴を理解することが大切である．改訂版は感受性に優れ，自己抗体陽性，IgG 高値などの所見が目立たない非定型例も拾い上げて診断することができる．一方，簡易版は特異性に優れ，ステロイド治療の決定に参考となる．したがって，診断には改訂版が有用であり，簡易版は日常診療においては利便性が高いが，非定型例の診断には注意が必要である．
- 急性肝炎様に発症する自己免疫性肝炎では，慢性肝疾患の経過中に急性増悪する急性増悪期と急性肝炎像を示す急性肝炎期の 2 つの病態が存在する．特に急性肝炎期の症例では，血清 IgG 値が正常で自己抗体が陰性のこともあり診断が困難な場合がある．
- 副腎皮質ステロイドの著効所見は治療的診断となるので，典型例・非典型例ともに治療開始前に肝生検を行い，組織所見を含めて診断することが原則である．
- 小児例についても，わが国の診断指針に従って

診断する．改訂版国際診断基準は小児においても適用できるが，小児では，年齢ごとに血清γグロブリンおよびIgGの基準値を用いて判断する必要がある．
- 本症の診断後には重症度の評価を重症度判定基準（表II-40）で行い，対応を判断することが重要である．中等症と判定された症例でもプロトロンビン時間が60％以下，あるいは黄疸が高度の場合は専門機関への紹介を考慮する．

鑑別診断・治療法選択に必要な検査

ウイルス性肝炎および肝炎ウイルス以外のウイルス感染による肝障害，健康食品による肝障害を含む薬物性肝障害，非アルコール性脂肪性肝疾患，他の自己免疫性肝疾患などとの鑑別に注意を要する．以下に鑑別のポイントを列記する．

1．ウイルス性肝炎
- ウイルス肝炎マーカー陽性．
- 自己免疫性肝炎との合併例では肝組織像も含め総合的に判断．

2．薬物性肝障害
- 薬物服用後に肝機能異常の出現．
- 薬物の中止による肝機能改善．
- 中止後も肝障害が持続する際には肝生検を考慮．

3．非アルコール性脂肪性肝疾患
- 低力価の抗核抗体陽性が多い．
- 肝生検による病理学的所見が鑑別に重要．

4．原発性胆汁性肝硬変
- 胆道系酵素の主体の肝障害，抗ミトコンドリア抗体陽性，IgM高値．
- 肝組織像で慢性非化膿性破壊性胆管炎像．

5．原発性硬化性胆管炎
- 胆道系酵素主体の肝障害．
- 肝内外胆管の狭窄・拡張などの画像所見（腹部超音波，CT，MRCP）．

6．リウマチ性疾患に伴う肝障害
- 原疾患の活動性に連動する肝障害．
- 肝生検像で非特異性反応性肝炎像．

表II-40 自己免疫性肝炎の診断指針・治療指針（2013年）

■診断
1. 他の原因による肝障害が否定される
2. 抗核抗体陽性あるいは抗平滑筋抗体陽性
3. IgG高値（＞基準上限値1.1倍）
4. 組織学的にインターフェイス肝炎や形質細胞浸潤がみられる
5. 副腎皮質ステロイドが著効する

〔典型例〕
上記項目で1を満たし，2～5のうち3項目以上を認める．

〔非典型例〕
上記項目で1を満たし，2～5の所見の1～2項目を認める．

■自己免疫性肝炎の重症度判定

臨床徴候	臨床検査所見	画像検査所見
①肝性脳症あり	① AST，ALT＞200 IU/l	①肝サイズ縮小
②肝濁音界縮小または消失	②ビリルビン＞5 mg/dl	②肝実質の不均質化
	②プロトロンビン時間＜60％	

重症：次の1，2，3のいずれかがみられる．1．臨床徴候：①または②，2．臨床検査所見：①＋③または②＋③，3．画像検査所見：①または②

中等症：臨床徴候：①，②，臨床検査所見：③，画像検査所見：①，②がみられず，臨床検査所見：①または②が見られる．

軽症：臨床徴候：①，②，臨床検査所見：①，②，③，画像検査所見：①，②のいずれもみられない．

■治療
1. 診断が確定した例では原則としてプレドニゾロンによる治療を行う．
2. プレドニゾロン初期投与量は充分量（0.6 mg/kg/日以上）とし，血清トランスアミナーゼ値と血清IgG値の改善を効果の指標に漸減する．維持量は血清トランスアミナーゼ値の正常化をみて決定する．
3. ウルソデオキシコール酸（600 mg/日）は，プレドニゾロンの減量時に併用あるいは軽症例に単独投与することがある．
4. 再燃を繰り返す例や副作用のためプレドニゾロンを使用しにくい例では，アザチオプリン（保険未収載，50～100 mg/日）の使用を考慮する．

〔文献2）より抜粋〕

治療法とその選択

- 自己免疫性肝炎の治療目標は，ALT（30 IU/l 以

下）とIgGの正常化，組織学的炎症と線維化の改善，そして持続した寛解状態を得ることである．

- 本症は適切な治療が行われないと肝硬変や肝不全に進展する疾患であり，**表II-40**の治療指針に従い，原則として副腎皮質ステロイドによる薬物療法が必要である．
- プレドニゾロン導入量は0.6 mg/kg/日以上とし，中等症以上では0.8 mg/kg/日以上を目安とする．早すぎる減量は再燃の原因となるため，プレドニゾロン5 mg/1〜2週を減量の目安とする．プレドニゾロン投与量が0.4 mg/kg/日以下では，2.5 mg/2〜4週を目安に漸減し，最低量のプレドニゾロンを維持量として，長期（2年以上）投与する[3]．
- ウルソデオキシコール酸治療によりALTの改善が得られる症例が存在する．また，副腎皮質ステロイドの減量時にウルソデオキシコール酸を併用することは再燃予防に有効である．
- 再燃例では，初回治療時に副腎皮質ステロイドへの治療反応性が良好であった例では，ステロイドの増量または再開が有効である．繰り返し再燃する例では，アザチオプリン1〜2 mg/kg/日（保険適用外）の併用を考慮する．
- 重症例ではステロイドパルス療法や肝補助療法（血漿交換や血液濾過透析）などの特殊治療が効果を示す場合がある．また，治療方針の決定にあたっては早期の時点から移植医との連携も大切である．
- 非代償性肝硬変例や劇症肝炎例では肝移植が有効な治療法となる．予後予測には，非代償性肝硬変ではChild-PughスコアやMELDスコア，劇症肝炎では劇症肝炎スコアリングシステムが有用である．
- 本症と原発性胆汁性肝硬変のオーバーラップ症候群の治療は，副腎皮質ステロイドとウルソデオキシコール酸の併用療法が推奨されている．

予後

- 典型的な自己免疫性肝炎の予後は良好であり，10年生存率94％と報告されている．しかし，劇症肝炎や遅発性肝不全（LOHF）の予後は不良で内科的救命率は約20％である．死亡例の約30％が診断初期の半年以内に認められ，診断時の急性肝不全例の対応が予後の改善に重要である．
- わが国における肝移植の10年生存率は75％と良好であり，他の疾患の移植後生存率と比較して差はみられていない．
- 本症では3〜5％に肝細胞癌の合併がみられる．肝細胞癌を合併した患者は，比較的高齢で肝硬変例が多い．肝細胞癌発見後の平均生存年数は3.2年であり，累積生存率は3年63.8％，5年50.6％，10年35.4％と報告されている[3]．

患者説明のポイント

- 自己免疫性肝炎では適切な治療により予後は良好であり，薬物療法の有効性と長期服薬の必要性ならびに中断により高率に再燃増悪することを説明する．
- ステロイド薬の副作用について治療開始前によく説明し理解を得る．また，治療継続に伴う肥満，糖尿病予防のための食事療法と骨粗鬆症に対する予防的治療や定期的検査の必要性について説明する．
- 肝硬変例では肝細胞癌の合併もあることから定期的な画像検査の必要性を説明する．

文献

1) Abe M, et al : J Gastroenterol 46 : 1136-45, 2011
2) 恩地森一，他：肝臓 54：723-725，2013
3) 厚生労働省難治性疾患克服研究事業「難治性の肝・胆道疾患に関する調査研究」班：自己免疫性肝炎（AIH）の診療ガイド．文光堂，2011

〔大平弘正〕

原発性胆汁性肝硬変

概念・頻度

- 原発性胆汁性肝硬変（primary biliary cirrhosis；PBC）は，肝内胆管がリンパ球などの免疫担当細胞による慢性的な破壊によりその胆汁排泄機能を障害されるために胆汁うっ滞を生じ，最終的に胆汁性肝硬変となる疾患である．
- その病因については不明であるが，自己の免疫担当細胞により胆管細胞傷害が生じるために自己免疫の異常が想定されている．
- 疾患の黎明期には報告される症例の多くは黄疸を呈する肝不全状態であったが，現在診断される患者の70～80％程度は無症候性のPBC（asymptomatic PBC；aPBC）であるとされ，無症候のまま数年以上経過する場合がある．
- PBCで症状を呈する場合（symptomatic PBC；sPBC），その症状としては皮膚搔痒感，黄疸，食道胃静脈瘤，腹水，肝性脳症など胆汁うっ滞性の進行性肝障害に基づくもので，この場合有効な内科的治療で予後を改善させることは困難である．sPBCのうち2 mg/dl以上の高ビリルビン血症を呈するものをs2PBCと呼び，それ未満をs1PBCと呼ぶ．sPBCでは皮膚搔痒感で初発することが多い．黄疸は出現後，消退することなく漸増することが多く，門脈圧亢進症状が高頻度に出現する．
- 疫学的には中高年女性に好発し，わが国では検診などを契機に胆汁うっ滞型の肝機能障害や，特徴的な自己抗体の存在により診断される例が多い．
- 厚生労働省「難治性の肝・胆道疾患に関する調査研究班」の全国調査によると，男女比は約1：7であり，最頻年齢は女性50歳代，男性60歳代とされる．特定疾患治療研究事業で医療費の助成を受けているPBC患者数（症候性PBC）などより推計すると無症候性のPBCを含めた患者総数は約50,000～60,000人と推計される．日本人総人口を1億3,000万人（国勢調査）とすると，人口100万対600人である．

発症機序・原因疾患

- 本疾患発症の原因はまだ不明であるが，自己抗体の1つである抗ミトコンドリア抗体（antimitochondrial antibodies；AMA）が特異的かつ高率に陽性化し，また，慢性甲状腺炎，Sjögren症候群などの自己免疫性疾患や関節リウマチ（RA）などの膠原病を合併しやすいことから，病態形成には自己免疫学的機序が考えられている．病理組織学的にも，肝臓の門脈域には高度のリンパ球の浸潤がみられる．免疫組織学的に，浸潤細胞はT細胞優位であり，小葉間胆管上皮細胞表面にはHLAクラスII抗原の異所性発現が認められる．症候性，無症候性を問わず，血清胆道系酵素（ALP, γGTP）の上昇を認め，AMAが約90％の症例で陽性である．また，IgMの上昇を認めることが多い．
- PBCの原因は不明であるため，原因が明確である胆汁性肝硬変については除外診断に該当する．病理学的に類似の肝組織像を呈する疾患にallograft rejection，移植片対宿主病（GVHD）がある．

診断のポイント

- PBCの診断には，① 血液所見で慢性の胆汁うっ滞所見（ALP, γGTPの上昇），② AMA陽性所見〔間接蛍光抗体法またはELISA法（抗ミトコンドリアM2抗体もしくはPDC-E2抗体）による〕，③ 肝組織学像で特徴的所見〔慢性非化膿性破壊性胆管炎（CNSDC），肉芽腫，胆管消失〕の存在，といった3項目が重要である．
- 診断は「原発性胆汁性肝硬変の診断基準（平成22年度）」にある診断による（**表II-41**）[1]．

表 II-41　原発性胆汁性肝硬変の診断基準（平成22年度）

概念
　原発性胆汁性肝硬変（primary biliary cirrhosis；PBC）は，病因・病態に自己免疫学的機序が想定される慢性進行性の胆汁うっ滞性肝疾患である．中高年女性に好発し，皮膚掻痒感で初発することが多い．黄疸は出現後，消退することなく漸増することが多く，門脈圧亢進症状が高頻度に出現する．臨床上，症候性（symptomatic）PBC（sPBC）と無症候性（asymptomatic）PBC（aPBC）に分類され，皮膚掻痒感，黄疸，食道胃静脈瘤，腹水，肝性脳症など肝障害に基づく自他覚症状を有する場合は，sPBCと呼ぶ．これらの症状を欠く場合はaPBCと呼び，無症候のまま数年以上経過する場合がある．sPBCのうち2 mg/dl以上の高ビリルビン血症を呈するものをs_2PBCと呼び，それ未満をs_1PBCと呼ぶ．

1. **血液・生化学検査所見**
　症候性，無症候性を問わず，血清胆道系酵素（ALP, γGTP）の上昇を認め，抗ミトコンドリア抗体（antimitochondrial antibodies；AMA）が約90%の症例で陽性である．また，IgMの上昇を認めることが多い．
2. **組織学的所見**
　肝組織では，肝内小型胆管（小葉間胆管ないし隔壁胆管）に慢性非化膿性破壊性胆管炎（chronic non-suppurative destructive cholangitis；CNSDC）を認める．病期の進行に伴い胆管消失，線維化を生じ，胆汁性肝硬変へと進展し，肝細胞癌を伴うこともある．
3. **合併症**
　慢性胆汁うっ滞に伴い，骨粗鬆症，高脂血症が高率に出現し，高脂血症が持続する場合に皮膚黄色腫を伴うことがある．Sjögren症候群，関節リウマチ，慢性甲状腺炎などの自己免疫性疾患を合併することがある．
4. **鑑別診断**
　自己免疫性肝炎，原発性硬化性胆管炎，慢性薬物性肝内胆汁うっ滞，成人肝内胆管減少症など

診断
　次のいずれか1つに該当するものをPBCと診断する．
1) 組織学的にCNSDCを認め，検査所見がPBCとして矛盾しないもの．
2) AMAが陽性で，組織学的にはCNSDCの所見を認めないが，PBCに矛盾しない（compatible）組織像を示すもの．
3) 組織学的検索の機会はないが，AMAが陽性で，しかも臨床像および経過からPBCと考えられるもの

〔文献1〕より引用〕

《肝組織像が得られる場合》
1) 組織学的にCNSDCを認め，検査所見がPBCとして矛盾しないもの．
2) AMAが陽性で，組織学的にはCNSDCの所見を認めないが，PBCに矛盾しない（compatible）組織像を示すもの．

《肝組織像が得られない場合》
3) AMAが陽性で，しかも臨床像および経過からPBCと考えられるもの．すなわち，**表II-41**に示される診断の3項目のうち1），2）の2項目がそろう場合．

- AMAはPBC症例の90%以上に検出され，診断的意義が高い．検出は一般には間接蛍光抗体法が用いられる．また，AMAの対応抗原はM1～M9の9つの亜分画に分類され，このうちM2抗原がPBCに特異性が高いとされる．M2抗原はミトコンドリア内膜に存在し，イムノブロット法による4つの蛋白のうち70 kDaの蛋白はM2分画の大部分を占め，その本態はピルビン酸脱水素酵素複合体（pyruvate dehydrogenase complex；PDC）のE2 component（PDC-E2）であるため，遺伝子組換え蛋白によるELISA法が開発されている．
- 病理診断はPBCの診断で大きな要素を占め，その所見として，①自己免疫機序を反映する肝内胆管病変がPBCの基本的肝病理病変であり，肝内小型胆管が選択的に，進行性に破壊される．②その結果，慢性に持続する肝内胆汁うっ滞性変化が出現し，肝細胞傷害，線維化，線維性隔壁が2次的に形成される．すなわちPBCの特徴的な胆管病変は，肝内小型胆管，特に小葉間胆管にみられるCNSDCと進行性の胆管消失である．非乾酪化型の類上皮肉芽腫が門脈域内にしばしばみられる．CNSDCでは，障害胆管周囲に高度のリンパ球，形質細胞浸潤がみられ，胆管上皮層内にリンパ球の侵入がみ

表 II-42　PBC の病期 Staging 分類

I. Histological Findings and Scoring for Stage of PBC
A. Scoring of fibrosis

Score 0	No portal fibrosis, or fibrosis limited to portal tracts
Score 1	Portal fibrosis with periportal fibrosis or incomplete septal fibrosis
Score 2	Bridging fibrosis with variable lobular disarray
Score 3	Liver cirrhosis with regenerative nodules and extensive fibrosis

B. Scoring of bile duct loss

Score 0	No bile duct loss
Score 1	Bile duct loss in < 1/3 of portal tracts
Score 2	Bile duct loss in 1/3 to 2/3 of portal tracts
Score 3	Bile duct loss in > 2/3 of portal tracts

◆ Orcein score (C) is also added in this system, if orcein staining is available.

C. Scoring of deposition of orcein-positive granules

Score 0	No deposition of granules
Score 1	Deposition of granules in a few periportal hepatocytes in < 1/3 of portal tracts
Score 2	Deposition of granules in several periportal hepatocytes in 1/3 to 2/3 of portal tracts
Score 3	Deposition of granules in many hepatocytes in > 2/3 of portal tracts

II. Staging by sum total of two (A and B) or three (A, B, and C) criteria

	Sum of score	
	two criteria[*1]	three criteria[*2]
Stage 1 (no progression)	0	0
Stage 2 (mild progression)	1〜2	1〜3
Stage 3 (moderate progression)	3〜4	4〜6
Stage 4 (advanced progression)	5〜6	7〜9

[*1]Two criteria：fibrosis and bile duct loss.
[*2]Three criteria：fibrosis, bile duct loss and deposition of orcein-positive granules.

られる．病期の進行とともにほとんどの小葉間胆管は肝内から消失する．

組織学的病期分類

- PBC では肝内の部位により病理組織像が異なることが知られている．そのため，肝針生検ではサンプリングエラーの問題があり，従来使用されてきた Scheuer 分類，Ludwig 分類による病期分類には限界がある．そのため，病変の不均一な分布によるサンプリングエラーを最小限にするように工夫された中沼らによる新しい分類が提唱された（表 II-42, 43）．

鑑別診断・治療法選択に必要な検査

- PBC の 90％程度は AMA が陽性となるが，約 10％は AMA 陰性でありその場合は肝生検所見や，IgM の上昇，胆道系優位の肝機能異常と行った臨床検査で診断することとなる．その場合，閉塞性黄疸を鑑別することが重要であり，各種画像診断を用いて診断を進める（CT，MRCP，ERCP など）．
- PBC 自体に対する治療とは別に，PBC の合併

表 II-43 PBCにおける慢性胆管炎もしくは肝炎の活動性のGrading

I. Cholangitis activity (CA)

CA0 (no activity)	No cholangitis, but mild duct damage may be present
CA1 (mild activity)	1 bile duct with evident chronic cholangitis
CA2 (moderate activity)	≧2 bile ducts with evident chronic cholangitis
CA3 (marked activity)	≧1 bile duct with CNSDC

II. Hepatitis activity (HA)

HA0 (no activity)	No interface hepatitis, and no or minimum lobular hepatitis
HA1 (mild activity)	Interface hepatitis affecting >10 continuous hepatocytes in 1 portal tract or fibrous septa, and mild to moderate lobular hepatitis
HA2 (moderate activity)	Interface hepatitis affecting >10 continuous hepatocytes in ≧2 portal tracts or fibrous septa, and mild to moderate lobular hepatitis
HA3 (marked activity)	Interface hepatitis affecting >20 continuous hepatocytes in ≧1/2 of portal tracts, and moderate lobular hepatitis or bridging or zonal necrosis

〔Hiramatsu K, et al：Histopathology 49：466-478, 2006, Nakanuma Y, et al：Pathol Int 60：167-174, 2010 より引用〕

症に対する治療はその合併症の有無に応じる必要がある．合併症としては肝硬変に伴う合併症（食道静脈瘤，腹水，肝不全，など）とPBCに特徴的なもの（骨粗鬆症，搔痒症）があり，その検索を定期的に行う．
- またSjögren症候群など他の自己免疫性疾患・膠原病の合併の頻度も高いため，それらの疾患の合併が疑われる場合は検査を行う必要がある．

治療法とその選択

- ウルソデオキシコール酸（UDCA）が胆道系酵素の低下作用のみでなく，組織の改善，肝移植・死亡までの期間の延長効果が複数のランダム化二重盲検試験で確認されている（エビデンスレベル1a，推奨度A）．
- UDCAは，通常1日600 mgが投与される．効果が悪い場合は900 mgに増量できる（エビデンスレベル2a，推奨度B）．
- UDCA投与で抵抗する例へはベザフィブラートの投与（400 mg/日）が有効な症例もみられる（エビデンスレベル2a，推奨度B）．
- 通常のPBCに対する副腎皮質ステロイドの投与は，病態の改善には至らず，特に閉経後の中年女性においては骨粗鬆症を増強する副作用が表面に出てくるので，むしろ禁忌とされている．
- 皮膚搔痒症はPBCに特徴的な症候であり，黄疸が出現する以前の時期にも出現する．血清胆汁酸や内因性オピオイドの増加が原因として推測されているが，明らかな機序はいまだ不明である．日中より夜間に増悪することが多く，肝障害が進行するに従って軽減する例が多い．
- 骨粗鬆症は胆汁酸の分泌低下による脂溶性ビタミンの吸収障害に加え，特に本症が中年以降の閉経後の女性に多く，骨粗鬆症の合併率が高いため，対応が必要とされる．十分量のカルシウムおよびビタミンDの摂取と体重負荷運動が推奨され，そのうえで薬剤治療が開始される．薬剤としては，ビスホスホネート製剤，活性型ビタミンD_3製剤やビタミンK_2製剤が用いられる．
- 胆汁うっ滞のため高コレステロール血症を呈しやすい．身体所見として，眼瞼周囲に眼瞼黄色腫がみられる．PBCに伴う脂質異常症に特異な治療法はないが，ベザフィブラートはPBC

に対する効果も同時に期待できる．
- 乾燥症候群でのSjögren症候群の合併は多いことから，SS-A抗体，SS-B抗体の測定や，角膜びらんの有無のチェック，口唇生検なども必要に応じて実施し診断を得る．眼症状に対しては人工涙液をまず用い，効果がみられない場合はピロカルピン塩酸塩，塩酸セビメリンを眼科医の指導のもとで用いる．口腔症状に対してはまず人工唾液を試みて，効果がなければピロカルピン塩酸塩，塩酸セビメリンを用いる．
- 胆汁うっ滞性肝硬変へと進展した場合は，もはや内科的治療で病勢の進展を抑えることができなくなるため，肝移植が唯一の救命法となる（エビデンスレベル1，推奨度B）．
- 総ビリルビンの持続的上昇がみられる症例，肝硬変が完成し難治性胸腹水や肝性脳症などがみられる症候性PBC，食道胃静脈瘤破裂を繰り返す症例，皮膚掻痒が強く著しいQOLの低下を認める症例には移植が考慮される．ただし，脳死移植が少ない現在，生体肝移植で行われることが多いため，誰でも本治療を受けられるとは限らない．
- 移植後の管理は，免疫抑制薬を投与し，術後合併症，拒絶反応，再発，感染に留意し，経過を追う．移植後のPBCの再発はグラフト機能不全の重要な原因の1つである．わが国の代表的施設における5年再発率は0〜33%とされている．

予後

- 70〜80%の患者は肝硬変には至っておらず，特に無症候性PBCの患者は無症候性にとどまる限り予後は一般集団と変わらない．無症候性PBCでは日常生活に特別の制限はない．症候性PBCでは症候，今後起こりうる合併症，肝予備能に応じた生活指導，食事指導が必要となる．
- PBCの進展は大きく緩徐進行型，門脈圧亢進症先行型，黄疸肝不全型の3型に分類される．PBCの進展は各人によって異なるものの，長い期間の無症候期を経て徐々に進行する緩徐進行型が多数を占める．肝不全型は比較的若年の症例にみられる傾向がある．進行したPBCでは病勢の進展を止めることは困難で，病態が進行すれば肝移植が唯一の治療手段となる．
- 予後予測因子としては血清総ビリルビン（T-Bil）が最も重要な因子である．Mayoの予後予測式（Updated版）では，年齢，血清ビリルビン，アルブミン，プロトロンビン時間，浮腫・腹水の有無，利尿薬の有無が，日本肝移植適応研究会で作成されたLogisticモデルではT-Bil，GOT/GPT比が，また，MELD Scoreでは血清クレアチニン，T-Bil，プロトロンビン時間が重要な因子として計算式に取り入れられている．T-Bilが2.0 mg/dlになると約10年，3.0 mg/dlになると約5年，6.0 mg/dl以上になると約2年以下の余命であるとされる．T-Bilが6.0 mg/dl以上になると一般に肝移植が考慮される．肝移植適応時期の決定は，Mayo（Updated版）モデルや日本肝移植適応研究会のモデルが用いられている．UDCAの普及に伴いPBCの生命予後が延長している．

患者説明のポイント

- 肝硬変という病名は付いているものの，大多数を占める無症候性PBCの予後は悪くないことを十分理解させる．
- 早期のPBCに関しては，UDCAの投与が明らかに死亡や肝移植までの期間を延長させるので積極的に介入すべきである．
- UDCAで多くのPBC患者は良好な反応を示すが，一部では改善が不十分でベザフィブラート製剤などを併用することで肝機能の改善をみる例もある．
- 予後は数十年の経過をとることがあるので，服薬のコンプライアンスを保つことが重要となる．
- 肝不全のほかに，門脈圧亢進症や肝細胞癌を認

める例があるので，合併症の有無の確認のために定期的な検査が必要である．

文献
1) 厚生労働省難治性疾患克服研究事業「難治性の肝・胆道疾患に関する調査研究」班：肝臓 53：633-686, 2012
2) Lindor KD, et al：Hepatology 50：291, 2009

〈上野義之〉

肝硬変

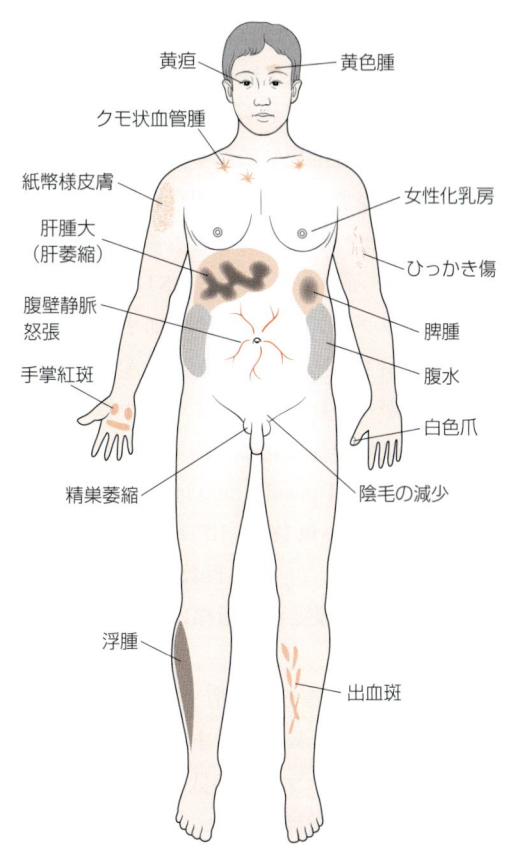

図II-32 肝硬変でみられる理学所見

(ラベル：黄疸，黄色腫，クモ状血管腫，紙幣様皮膚，肝腫大(肝萎縮)，女性化乳房，ひっかき傷，腹壁静脈怒張，脾腫，手掌紅斑，腹水，白色爪，精巣萎縮，陰毛の減少，浮腫，出血斑)

概念・頻度

- 肝硬変は1つの独立疾患ではなく種々の原因によって生じた肝障害が慢性の経過をたどって進行した終末像であり，さまざまな病態が融合した「症候群」ととらえるべきである．
- わが国には20～30万人の肝硬変患者がおり，成因としてはウイルス（HBV，HCV）起因性が最も多く，次いでアルコール性，そして最近では生活様式の欧米化に伴うメタボリックシンドロームに関連したNASH（非アルコール性脂肪性肝炎）がその原因として注目されている．

発症機序

- 肝硬変とは「慢性の肝細胞障害によって肝細胞の壊死・炎症・再生が繰り返し起こり，それに伴って高度の結合織増生が生じてびまん性に線維性隔壁に囲まれた再生結節（偽小葉）が形成された状態」と定義される病理組織学的概念である．

診断のポイント

- 肝硬変の自覚症状は，肝細胞機能障害と門脈圧亢進により生じるもので，代償性肝硬変患者においては軽度の全身倦怠感・易疲労感・脱力感・食欲不振などの非特異的症状が認められるのみであるが，非代償期ではこれらの症状の増悪と腹水による腹部膨満・静脈瘤破裂による吐下血・脳症による意識障害などが生じる（図II-32）．
- 臨床的な機能分類としては，肝不全症状の有無から代償性と非代償性とに分けられる．症状の乏しい初期から多様な症状を示す進行期までその程度はさまざまであるが，肝細胞障害による肝予備能低下，門脈圧亢進および門脈-大循環シャント形成の3大要因により，黄疸・腹水・浮腫・肝性脳症・消化管出血などの症候のいずれもが認められない病態が代償性肝硬変，またこれらの症候のうち1つ以上認められる病態が

- 非代償性肝硬変として分類される．
- 確定診断は，腹腔鏡下肝生検で肉眼所見と組織所見を確認することであるが，侵襲的な検査であるため，血液生化学所見や画像診断からその成因や肝硬変であることが明らかな場合は，あえて肝生検は行われないことも多い．
- 血液生化学所見としては，AST（GOT），ALT（GPT）やγグロブリンの上昇，血小板の低下を認める．肝硬変では一般的には AST＞ALT となる傾向がみられる．従来より血小板数減少の程度は肝組織の線維化と相関するとされ，近年では APRI：AST platelet ratio index＝{(AST/AST 正常上限)/血小板数 $[×10^9/l]$}×100 や FIB-4＝年齢×AST $[IU/l]$/血小板数 $[×10^9/l]$×$\sqrt{ALT [IU/l]}$）が，肝線維化の指標になりうるとされている．
- 肝硬変が進行すると，血清アルブミンの低下，総ビリルビンの上昇，プロトロンビン時間の延長，コリンエステラーゼの低下が認められ，これらが肝機能の指標となる．
- 臨床所見と血液生化学検査を合わせた Child-Pugh 分類（「II 消化管―肝細胞癌」の項参照）は肝予備能を反映し，その評価に適している．
- 肝線維化の評価には，血液生化学検査としてヒアルロン酸，IV 型コラーゲン 7S，プロコラーゲン III ペプチド（P-III-P）などが用いられる．また，最近ではエラストグラフィや，2011 年 10 月に保険収載されたフィブロスキャン（FibroScan®）などが超音波を用いた線維化評価法として注目されている．
- 画像評価として腹部超音波検査や腹部 CT 検査が汎用される．腹部超音波検査は非侵襲的で肝表面の性状や腹水の有無，脾腫の評価に優れ，ダイナミック CT 検査は肝細胞癌のスクリーニングに適している．
- 近年画期的な造影剤が登場し，ソナゾイド® 造影超音波検査や EOB-MRI は肝腫瘍の診断に非常に有用である．特に超音波造影剤であるソナゾイド® は肝腫瘍の診断能を向上させるだけでなく，経皮的治療における治療補助剤としても使用されている．
- 肝排泄能評価にはインドシアニングリーン静注後 15 分の停滞率（ICG_{15}）が用いられることが多いが，側副血行路が発達した症例では測定値の信憑性が低くなる．
- 肝細胞に特異的に発現するアシアロ糖蛋白受容体へのリガンド取込率を用いて予備能を算出する ^{99m}Tc-GSA 肝シンチグラフィーは側副血行路の影響を受けにくく，SPECT 像から機能的肝容積を求めることもできるため，術式決定・術前予備能評価に用いられる．
- 門脈圧亢進に伴って生じる食道・胃静脈瘤を確認するため，定期的な上部消化管内視鏡検査は必須である．

鑑別診断・治療法選択に必要な検査

- 肝硬変は慢性肝疾患の終末像であり，壊死・炎症反応が繰り返し生じることで蓄積された線維組織により再生結節が形成される状態である．よって形態学的に定義される疾患であり，確定診断・慢性肝炎との鑑別診断には前述したように腹腔鏡下肝生検が必要である．
- 肝硬変を既存の保存的治療によって元の正常な肝臓へと修復することは困難である．したがって治療の主体は，現状をさらに悪化させることなく QOL を維持・改善させ，予測される合併症に早期に対応していくことが重要である（詳細後述）．
- 肝硬変に高率に合併する肝細胞癌のスクリーニングには腹部超音波が広く用いられている．癌を疑う所見を認めた場合はダイナミック CT，EOB-MRI，ソナゾイド® 造影腹部超音波などを追加し，より厳密な評価を行う．
- 食道・胃静脈瘤のスクリーニングには上部消化管内視鏡検査が有用である．胃静脈瘤の場合はその血行動態により，治療法選択が異なるため，ダイナミック CT にて血行動態評価を行う．

治療法とその選択

- 以下に各合併症に対する対応・治療法を示す.

1. 低栄養

- 肝臓は血糖の維持,グリコーゲン・アミノ酸や乳酸からの糖新生,脂肪酸からのケトン体産生など,エネルギー代謝に深く関与しており,肝臓が障害されると多彩な栄養・代謝異常を呈する.
- 空腹時のエネルギー供給源は肝臓に貯蔵されたグリコーゲンであるが,肝硬変症ではその蓄積・分解が円滑にできない状態にあり,筋蛋白を分解して得たアミノ酸からの糖新生が誘導され,その結果,骨格筋量が減少して窒素出納が負に傾く.
- これを防ぐためにも6時間以上の絶食は避けるべきであり,近年,肝硬変患者に対する栄養療法として,late evening snack(LES)の有用性が注目されている.分岐鎖アミノ酸を含んだ肝不全用経腸栄養剤を就寝前に摂取することは非常に合理的と言える.
- 肝硬変患者の約60〜70%に耐糖能異常・インスリン抵抗性が存在し,糖尿病の合併は生命予後を悪化させると考えられている.
- 肝硬変患者に対する栄養療法の1つとして血糖コントロールは非常に重要であり,75g経口ブドウ糖負荷試験(OGTT)で糖尿病型を呈する患者に α グルコシダーゼ阻害薬を併用することで耐糖能とエネルギー基質代謝の改善が得られる.
- 近年エビデンスとともに推奨されてきている栄養療法だが,今後いかにして普及させるかが重要であり栄養士などのコメディカルスタッフの理解・協力も不可欠である.

2. 腹水

- 肝硬変による腹水は,低アルブミン血症による血漿膠質浸透圧の低下,門脈圧亢進による腸間膜静脈のうっ滞,有効循環血漿量減少による二次性高アルドステロン血症などが主に関与している.
- 一般的治療としては,安静臥床,塩分・水分摂取制限である.
- 薬物療法としては,抗アルドステロン薬(スピロノラクトン)が第一選択であり,単独で十分な効果が得られない症例にはループ利尿薬(フロセミド)を併用する.2013年9月からはこれらの投薬治療で効果不十分な体液貯留に対して水利尿薬(トルバプタン)の適応承認がなされた.
- 利尿薬を用いても軽減できない難治性腹水で,腹水により呼吸苦や腹満感が著しい場合は腹腔穿刺・排液によって腹腔内圧の軽減を図る.
- 低アルブミン血症が高度な場合は,分岐鎖アミノ酸製剤(BCAA)の経口投与やアルブミン製剤の経静脈投与を行う.
- 門脈-静脈シャントを人工的に造設して門脈圧を低下させる経頸静脈的肝内門脈静脈短絡術(TIPS)や,腹水を静脈内に誘導するシャントを埋込む腹腔-静脈シャントバルブ設置術なども腹水改善目的で施行される.

3. 食道・胃静脈瘤

- 門脈圧亢進症による側副血行路の中で臨床的に重視されるのが食道・胃静脈瘤であり,静脈瘤破裂による出血はしばしば致死的となる.
- 内視鏡的硬化療法(endoscopic injection sclerotherapy;EIS)・内視鏡的結紮療法(endoscopic variceal ligation;EVL)が一般的に行われるが,胃腎シャントを伴う孤立性胃静脈瘤に対してはバルーン閉塞下逆行性経静脈的塞栓術(balloon-occluded retrograde transvenous obliteration;B-RTO)が施行される[1](図 II-33).
- 肝静脈圧較差(HVPG)が12 mmHgを超えると食道静脈瘤破裂のリスクが高まるとされており,これを12 mmHg以下に抑えることが静脈瘤出血予防として肝要である.非選択的 β 遮断薬はHVPG低下作用を有するため,静脈瘤出血予防目的にしばしば投与される.
- 外科的治療として,食道離断術・Hassab手術

治療前

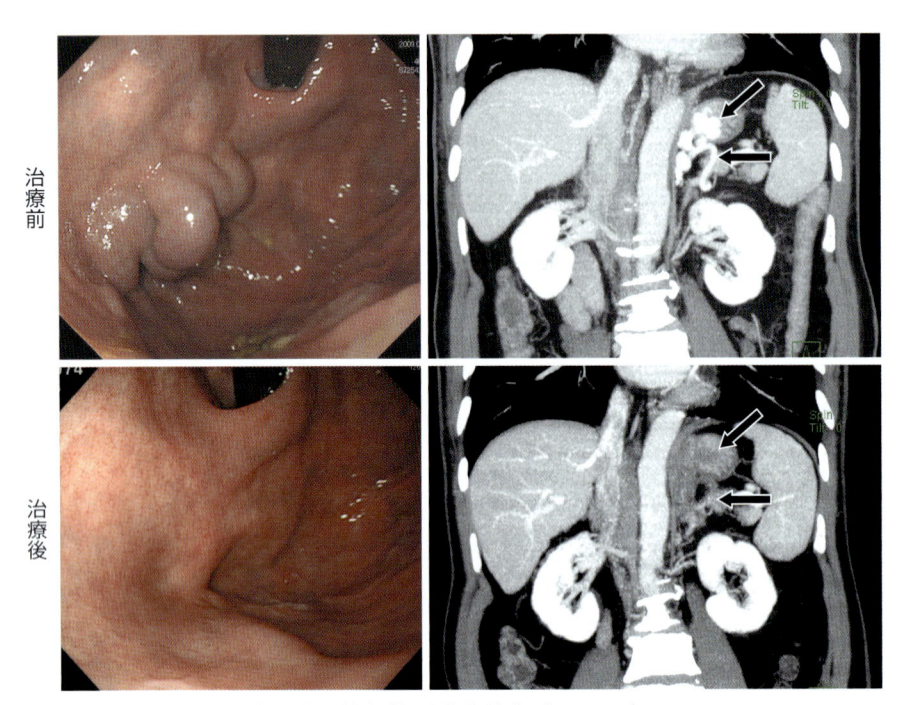

治療後

図 II-33 バルーン閉塞下逆行性経静脈的塞栓術（B-RTO）

などが行われる．

4．肝性脳症
- 腸管内で生じるアンモニアなどの神経毒性物質が肝機能低下に伴って肝臓で解毒されずに門脈-大循環シャントに流入し，血液脳関門を介して脳内に達してさまざまな神経症状を引き起こす．
- 予防的治療として，便通コントロール，非吸収性抗菌薬・ラクツロースの経口投与などがあり，それらによって腸内細菌によるアンモニアの産生・吸収を抑制する．また，食事の蛋白制限も有効である．
- 脳症発症時の治療としては，分岐鎖アミノ酸製剤の点滴静注が有効である．
- 門脈-大循環シャントに起因する肝性脳症に対しては，B-RTO が有効である．

5．血小板減少
- 肝硬変患者が肝細胞癌や食道・胃静脈瘤を合併する頻度は比較的高いが，高度の血小板減少のために出血傾向が強く十分かつ安全な治療が施せない症例にしばしば遭遇する．
- 血小板減少が生じるメカニズムについてはいくつか報告されているが，主たる機序は「肝硬変⇒門脈圧亢進⇒脾機能亢進（脾腫大）⇒血小板破壊」と考えられている．この病態を改善すべく開腹下で脾臓摘出術が施行されてきたが，血栓症，出血，全身麻酔などの問題から近年ではそれに代わる治療として部分的脾動脈塞栓術（partial splenic artery embolization；PSE）が注目を浴びてきている（**図 II-34**）．
- PSE は 1973 年に Maddison によって脾機能亢進症に対する有用性が証明されて以来[2]，血小板増加作用に加え肝予備能改善効果も報告されている[3]．

予後
- 肝硬変症の 5 年生存率は，代償性 80%・非代償性 50%，10 年生存率は，代償性 50%・非代償性 30% である．
- 3 大死因は，肝細胞癌（70%）・肝不全（15%）・

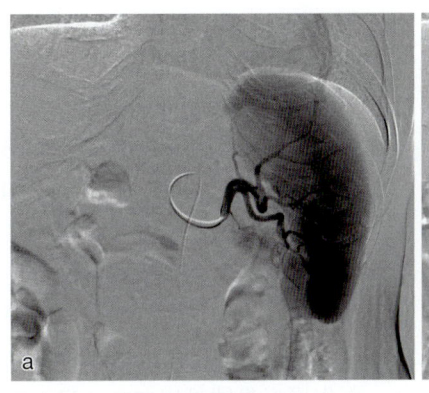

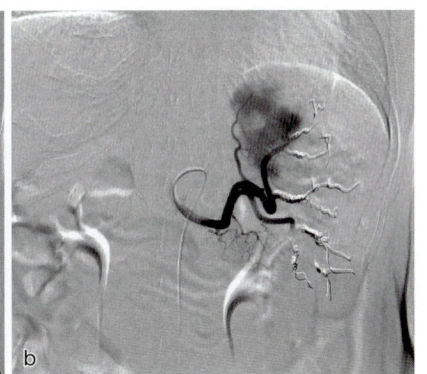

図 II-34　部分的脾動脈塞栓術（PSE）
a：治療前，b：治療後．

静脈瘤破裂を含めた消化管出血（7％）であり，肝臓だけに目を向けることなく消化器全般さらには全身疾患として「肝硬変」をとらえることが重要である．

患者説明のポイント

- 肝硬変症は完治が困難な疾患であり，いかに代償期から治療介入し，いかに合併症を早期発見し，いかにそれをコントロールするかが，生存率向上・QOL 維持の要である．
- 患者に病識を持たせ，定期的な診察・検査が不可欠であることを理解してもらうことが，最も重要である．

文献
1) 金川博史, 他：日消誌 88：1459-1462, 1991
2) Maddison FE：Invest Radiol 8：280-281, 1973
3) Tajiri T, et al：Hepatogastroenterology 49：1445-1448, 2002

（白築祥吾, 坂井田 功）

薬物性肝障害

概念・頻度

- 薬物性肝障害とは薬物療法を継続する過程において発現する肝障害として出現する副作用である．
- 薬剤使用の頻度や薬剤の種類が増加する近年，本疾患は増加している．誘因となる薬剤も従前の薬物とは変化している．
- 起因薬物は抗菌薬が最も多く，次いで鎮痛解熱薬が多い．代謝調節薬，抗癌薬などによるものも増えてきている．
- 最近では，健康食品，漢方薬，ビタミン剤などの一般薬も原因薬となり問題となっている（表 II-44）．さらにこれらにより重篤化，劇症肝炎による死亡例なども報告され，副作用対応が重要視されている[1]．

発症機序

- 発症機序には大きく中毒性とアレルギー性の 2 種類がある．前者は薬物自体またはその代謝産物が肝毒性をもち，用量依存性である．後者は

表 II-44　薬効分類別にみた起因薬物の頻度

	1997〜2006 年		1989〜1998 年
抗菌薬	14.30%	(126 例)	22.00%
精神科・神経科用薬	10.10%	(89 例)	7.80%
健康食品	10.00%	(88 例)	0.70%
解熱・鎮痛・抗炎症薬	9.90%	(87 例)	11.90%
循環器用薬	7.50%	(66 例)	6.50%
漢方薬	7.10%	(62 例)	4.70%
消化器用薬	6.10%	(54 例)	7.40%
一般市販薬	5.50%	(48 例)	5.80%
ホルモン製剤	3.60%	(32 例)	4.60%
抗アレルギー薬	3.20%	(28 例)	3.70%
その他	8.10%	(72 例)	7.20%

対象：起因薬物として 1 剤に特定しえた薬物，879 剤．

さらに「アレルギー性特異体質」によるものと「代謝性特異体質」によるものに分類され，薬物性肝障害の多くはこれに属する．
- 最近では特異体質による代謝能変化に基づく中毒性の肝障害も問題となっている．特異体質性は一般的に用量依存性でないため発症の予測は困難なことが多い．しかし，代謝性特異体質は代謝関連遺伝子異常などを調査することにより予測可能となりつつある昨今である．
- 特殊型として脂肪化，腫瘍形成がある．経口避妊薬や蛋白同化ホルモン薬などを長期に服用することによる肝腫瘍（良性，悪性）や抗不整脈薬などある種の薬物による脂肪肝や非アルコール性脂肪肝炎（non alcoholic steatohepatitis；NASH）発症という特殊なものがある．

診断のポイント

- 多くの症例は薬物投与中止により速やかに回復するので，早期発見が診断の重要なポイントである．
- 診断の基本は，薬物服用と肝障害との時間的な関連を調べることと，他の肝障害の除外診断である．
- 薬物，健康食品，自然食品などの服用などの問診が大切である．DDW-J 2004 薬物性肝障害ワークショップの診断基準（表 II-45）[2]が基本となっている．
- リンパ球刺激テスト（DLST）はアレルギー性発症機序の場合に陽性となることがある．
- 本疾患の病態診断，治療などについては，重篤副作用疾患別対応マニュアルの「薬物性肝障害」を参照する[3]．

鑑別診断・治療法選択に必要な検査

- 急性ウイルス肝炎（A・B・C・E 型）と鑑別するために，海外渡航歴，生ものの摂取，不特定多数との性行為の有無，注射歴，家族歴などを問診する．IgM HA 抗体，HBs 抗原，IgM HBc 抗体，HCV 抗体，HCV-RNA，IgM HEV 抗体の測定を行う．
- CMV，EBV による肝障害を鑑別するために，咽頭痛，頸部リンパ節腫大の有無，白血球分画像で異型リンパ球の増多，血清 LDH 値の増加をみる．
- アルコール性肝障害は飲酒歴，血清 γ GTP および IgA の高値，AST＞ALT のトランスアミナーゼ値増加で鑑別．
- 自己免疫性肝炎は肝生検所見や副腎皮質ステロイド薬への反応性から判別する．
- 閉塞性黄疸は腹部所見を診る，腹部超音波検査もしくは腹部 CT にて鑑別．
- 原発性胆汁性肝硬変，原発性硬化性胆管炎は血清 IgM，抗ミトコンドリア抗体，抗 M_2 抗体の測定，画像検査として MRCP，可能であれば ERCP を施行．

治療法とその選択

- 薬物性肝障害の治療の基本は，① 起因薬物の速やかな同定，② その薬物の早期中止である．肝障害が軽度の場合はこれで自然に改善する．

表 II-45　DDW-J 2004 薬物性肝障害ワークショップの診断基準

	肝細胞障害型		胆汁うっ滞または混合型		スコア
	初回投与	再投与	初回投与	再投与	
1. 発症までの期間					
a. 投与中の発症の場合投与開始からの日数	5〜90日	1〜15日	5〜90日	1〜90日	+2
	<5日, >90日	>15日	<5日, >90日	>90日	+1
b. 投与中止後の発症の場合投与中止後の日数	15日以内	15日以内	30日以内	30日以内	+1
	>15日	>15日	>30日	>30日	0
2. 経過 投与中止後のデータ	ALTのピーク値と正常上限との差		ALPのピーク値と正常上限との差		
	8日以内に50%以上の減少		(該当なし)		+3
	30日以内に50%以上の減少		180日以内に50%以上の減少		+2
	(該当なし)		180日以内に50%未満の減少		+1
	不明または30日以内に50%未満の減少		不変,上昇,不明		0
	30日後も50%未満の減少か再上昇		(該当なし)		−2
投与続行および不明					0
3. 危険因子	飲酒あり		飲酒または妊娠あり		+1
	飲酒なし		飲酒,妊娠なし		0
4. 薬物以外の原因の有無[2]	カテゴリー1,2がすべて除外				+2
	カテゴリー1で6項目すべて除外				+1
	カテゴリー1で4つか5つが除外				0
	カテゴリー1の除外が3つ以下				−2
	薬物以外の原因が濃厚				−3
5. 過去の肝障害の報告	過去の報告あり,もしくは添付文書に記載				+1
	なし				0
6. 好酸球増多 (6%以上)	あり				+1
	なし				0
7. DLST	陽性				+2
	擬陽性				+1
	陰性および未施行				0
8. 偶然の再投与が行われた時の反応					
単独再投与	ALT倍増		ALP (T.Bil) 倍増		+3
初回肝障害時の併用薬と共に再投与	ALT倍増		ALP (T.Bil) 倍増		+1
初回肝障害時と同じ条件で再投与	ALT増加するも正常域		ALP (T.Bil) 増加するも正常域		−2
偶然の再投与なし,または判断不能					0

1) 薬物投与前に発症した場合は「関係なし」,発症までの経過が不明の場合は「記載不十分」と判断して,スコアリングの対象としない.
　　投与中の発症か,投与中止後の発症化により,aまたはbどちらかのスコアを使用する.
2) カテゴリー1：HAV, HBV, HCV, 胆道疾患 (US), アルコール, ショック肝　カテゴリー2：CMV, EBV. ウイルスは IgM HA 抗体, HBs 抗原, HCV 抗体, IgM CMV 抗体, IgM EB VCA 抗体で判断する.

判定基準：総スコア　2点以下：可能性が低い　3,4点：可能性あり　5点以上：可能性が高い

この基準で扱う薬物性肝障害は肝細胞障害型,胆汁うっ滞型もしくは混合型の肝障害であり,ALTが正常上限の2倍,もしくはALPが正常上限を超える症例と定義する.
ALTおよびALP値から次のタイプ分類を行い,これに基づきスコアリングする.
肝細胞障害型：ALT>2N+ALP≦N または ALT比/ALP比≧5
胆汁うっ滞型：ALT≦N+ALP>2N または ALT比/ALP比≦2
混合型　　　：ALT>2N+ALP>N かつ 2<ALT比/ALP比<5
N：正常上限, ALT比=ALT/N, ALP比=ALP/N.

〔文献2)より引用〕

- 医薬品等の副作用の重篤度分類のグレード 2 以上で特に ALT 300 IU/l 以上，総ビリルビン 5 mg/dl 以上などの中等度以上の肝細胞障害や黄疸を呈する場合，入院加療にて経過観察を行う．
- 一部の症例で劇症化することがあり，肝移植が必要とされる例があることも念頭に置く必要がある．
- 多くの場合，被疑薬の中止により肝障害は軽減し，薬物療法を要しない場合が多い．しかし，薬物療法が必要となるのは肝障害の遷延化，特に黄疸の遷延化の場合と劇症化が疑われる場合である．
- 肝細胞障害型の場合，グリチルリチン製剤である強力ネオミノファーゲンシー®の静注，また，肝細胞膜保護作用を有するウルソデオキシコール酸 (UDCA) の経口投与を行うことが多い (保険適用外)．
- 胆汁うっ滞型の場合，利胆作用のある UDCA は副作用が少なく第一選択である (保険適用外)．遷延化がみられる場合，副腎皮質ステロイド (プレドニゾロン) を使用する．しかし，開始後 1 週間で改善がみられない場合，漸減中止とする．アミノエチルスルホン酸 (タウリン)，茵陳蒿湯エキスも利胆作用があり使用される．
- アセトアミノフェンの大量服用による急性肝不全の場合は，服薬 10 時間以内であれば肝グルタチオンを補填する目的で，N-アセチルシステインを含有するアセチルシステイン内用液を胃管から投与する．
- 劇症肝炎，LOHF の治療で最も重要なのは，成因に対する治療と肝庇護療法によって肝壊死の進展を阻止することである．このため 1 次医療機関と肝臓専門医の病診連携が重要で，急性肝炎重症型と診断された症例は，専門機関へ移送して可及的速やかに治療を開始すべきである．

予後

- 多くの場合，被疑薬の中止により薬物療法を要しない．しかし，肝障害の遷延化，特に黄疸の遷延化の場合と劇症化が疑われる場合が問題である．
- 劇症化すると救命率は著しく低下する．重症化した場合，劇症肝炎の治療に準じる．人工肝補助療法 (血漿交換，血液透析など) が行われる．肝移植が必要となることもある．人工肝補助療法を開始した時点で，肝移植適応ガイドライン (日本急性肝不全研究会，1996 年) および難治性の肝・胆道疾患に関する調査研究班が作成したスコアシステム (2010 年) を用いて初回の予後予測を行うことが重要である．専門医療機関紹介のタイミングを逸しないよう，インフォームドコンセントをきちんと行う．

患者説明のポイント

- 問診で自覚症状の有無の確認，服薬指導の徹底，薬物相互作用および，アルコールの摂取による影響などにつき，患者の理解を促すことが大切である．
- 肝障害を起こしやすい薬物はある程度明らかとなっており，使用せざるをえない薬物投与の場合，患者に副作用出現時の症状を説明し，肝機能に十分注意しながら投薬の継続をすることを説明する．
- 早期に発見した場合，慎重に継続投与するか，UOCA (保険適用外) などを服用しながらの継続投与を考慮する．
- 服薬指導の徹底，薬物相互作用および，アルコールの摂取による影響などにつき，患者の理解を促す．

文献

1) 恩地森一 (監)：薬物性肝障害の実態―全国集計．中外医学社，2008
2) 滝川一，他：肝臓 46：85-90，2005
3) 重篤副作用疾患別対応マニュアル (薬物性肝障害)，厚生労働省
   (http://www.info.pmda.go.jp/juutoku/juutoku_index.html)

(松﨑靖司)

アルコール性肝障害

概念・頻度

- アルコール性肝障害とは，長期（通常は5年以上）にわたる過剰の飲酒が肝障害の主な原因と考えられる病態で，禁酒により血清AST，ALTおよびγGTP値が明らかに改善する（**表II-46**）.
- 過剰の飲酒とは，1日平均純エタノール60g以上の飲酒（常習飲酒家）を言う．ただし女性やALDH2活性欠損者では，1日40g程度の飲酒でもアルコール性肝障害を起こしうる．
- アルコール性脂肪肝，アルコール性肝線維症，アルコール性肝炎，アルコール性肝硬変，アルコール性肝癌が主な病型である．
- 問題飲酒者と判定される人数は300万人超と推計され，このような問題飲酒者の中から肝障害患者が高頻度に発症している．
- 2012年度の肝硬変の成因についての調査では，アルコール単独のものが24.6%と著しく増加しており，アルコール＋ウイルス性の症例6%を含めると30.6%を占めている．肝細胞癌の成因についての検討でも，アルコール性がその成因の7〜13%を占める．

発症機序

- 肝内でのアルコール代謝が亢進すると，NADからNADHへの転換が亢進しNADH/NAD比が上昇する．脂肪肝の成因として，①NADH/NAD比上昇によりクエン酸回路が障害され，アセチルCoAが増加して脂肪酸合成が亢進する機序，②脂肪酸のミトコンドリア内への取り込みを抑制してβ酸化を抑制する機序が深く関与しており，③末梢からの脂肪動員の増加，肝臓から末梢への脂肪運搬障害も影響している．

表II-46　アルコール性肝障害診断基準（アルコール医学生物学研究会：JASBRA 2011年版）

「アルコール性」とは，長期（通常は5年以上）にわたる過剰の飲酒が肝障害の主な原因と考えられる病態で，以下の条件を満たすものを指す．
1. 過剰の飲酒とは，1日平均純エタノール60g以上の飲酒（常習飲酒家）をいう．ただし女性やALDH2活性欠損者では，1日40g程度の飲酒でもアルコール性肝障害を起こしうる．
2. 禁酒により，血清AST, ALTおよびγGTP値が明らかに改善する．
3. 肝炎ウイルスマーカー，抗ミトコンドリア抗体，抗核抗体がいずれも陰性である．

付記
1. 肥満者におけるアルコール性肝障害
   肥満者では，1日平均純エタノール60gの飲酒に満たなくてもアルコール性肝障害を起こしうる．
2. 肝炎ウイルスマーカー，抗ミトコンドリア抗体，抗核抗体陽性例についての取り扱い
   肝炎ウイルスマーカーまたは抗ミトコンドリア抗体や抗核抗体が陽性であるが，病理組織で他の病因よりアルコール性の変化が明らかに強い場合，肝炎ウイルスマーカー陽性など他の病因を付記してアルコール性肝障害と診断できる．

- 肝循環の下流に位置する小葉中心部では生理的に酸素分圧が低いが，アルコール代謝による酸素消費の増加が，本疾患に特徴的な小葉中心性の肝障害を惹起している．
- 慢性的な飲酒によりシトクロムP450 2E1（CYP2E1）を中心とするミクロソームエタノール酸化系（MEOS）が誘導され，さまざまな活性酸素種を産生する．
- 腸管からのエンドトキシン透過性が亢進し，Kupffer細胞を活性化し，炎症性サイトカイン産生を介して細胞障害を直接惹起する．血管作動性物質による肝血管抵抗の変化，接着因子の発現増強などにより肝微小循環障害も惹起する．
- アセトアルデヒドは微小管を減少させ，合成された糖蛋白や脂質の分泌障害を惹起し，肝細胞の泡沫脂肪化や肝細胞の風船化を伴った傷害を

表 II-47 アルコール性肝障害の指標となる血液検査所見

検査項目	コメント
γGTP	肝細胞の小胞体でつくられる．薬剤性でも上昇する（半減期：10〜14日）
AST (GOT)	肝臓のほか，筋肉，腎臓にも多い（半減期：11〜15時間）
ALT (GPT)	他の臓器より肝臓の細胞に多く含まれる（半減期：40〜50時間）
AST/ALT比	アルコール性で上昇し，ウイルス性肝炎や過栄養による脂肪肝との鑑別に有用
ALP	胆道系の細胞に多く含まれ，胆道疾患の指標になる
総ビリルビン	黄疸の状態を調べる
MCV	アルコール性で上昇，禁酒で低下する
IgA	アルコール性で早期より上昇
PIVKA II	肝細胞癌のマーカーだが，アルコール性肝硬変では陽性率が高く，アルコール性肝線維症の段階から陽性となる症例もある

惹起する．
- 飲酒に伴う栄養素の欠乏，糖尿病，肥満などの栄養障害が，アルコール性肝障害の進展を増強することが示唆されている．女性においてアルコール性肝障害が進展しやすく，性差もその進展に関与する．

■ 診断のポイント

1. アルコール性肝障害の具体的な診断手順
- 問診による飲酒歴の把握が重要である．大量飲酒を否認し過少申告するケースが多く，可能なら家族からも飲酒量を調査する．
- まず2週間程度禁酒して，肝機能の改善があるか観察する．
- 肝生検による病理組織像が病型分類に最も確実な検査方法であるが，脂肪肝，肝硬変は画像所見や血小板数などで診断することが多い．
- 血清AST，ALT，γGTP活性のほかに，ALP，AST/ALT比，MCV，IgA，PIVKA-IIの上昇が特徴的である（表 II-47）．しかし，単一所見で診断を確定する有力な検査は存在せず，種々の指標を組み合わせて診断に至る．
- アルコール性肝炎は，臨床症状に加え，白血球数増加や総ビリルビン上昇，AST優位の肝逸脱酵素上昇，ALP高値などからも診断できる．多核白血球の増加が特徴的である．
- 肝硬変症例では，肝細胞癌スクリーニングのための画像検査が推奨される．

2. アルコール性肝障害の病型および病理診断
- アルコール性脂肪肝は，AST，ALT軽度上昇例が認められるが，症状はほとんどない．肝組織病変の主体が肝小葉の30％以上にわたる脂肪化であり，ほかに顕著な組織学的な変化は認められない．
- アルコール性肝線維症では，① 中心静脈周囲性の線維化，② 肝細胞周囲性の線維化，③ 門脈域から星芒状に伸びる線維化のいずれかを認め，炎症細胞浸潤や肝細胞壊死は軽度である．
- アルコール性肝炎は，黄疸，著明な肝腫大，腹痛，発熱，末梢血白血球数の増加，ALPやγGTPの上昇を認めることが多い．一部のアルコール性肝炎では，禁酒しても肝腫大などの症状が持続するものもあり，肝性脳症，肺炎，急性腎不全，消化管出血などの合併症を伴う場合は予後不良である．表 II-48のアルコール性肝炎重症度スコア（JAS）で10点以上の症例は重症で，積極的な治療介入が必要である．肝組織病変の主体が，肝細胞の変性・壊死であり，① 小葉中心部を主体とした肝細胞の著明な膨化（風船化，ballooning），② 種々の程度の肝細胞壊死，③ マロリー体（アルコール硝子体）および ④ 多核白血球の浸潤を認める．
- アルコール性肝硬変の組織病変は，定型例では小結節性，薄間質性である．他の肝硬変と同

表 II-48 アルコール性肝炎の重症度スコア：Japan Alcoholic Hepatitis Score (JAS)

スコア	1点	2点	3点
白血球数 (/μl)	<10,000	10,000≦	20,000≦
クレアチニン (mg/dl)	≦1.5	1.5<	3≦
PT (INR)	≦1.8	1.8<	2≦
総ビリルビン (mg/dl)	<5	5≦	10≦
GI bleeding or DIC	−	+	
年齢（歳）	<50	50≦	

JAS：≦7点 mild，8〜9点 moderate，10点≦ severe. 10点以上の症例は重症であり，積極的な治療介入が必要である．8〜9点の症例は10点以上に移行する可能性があり，注意深い経過観察が必要である．3点の項目がある場合もその障害に即した早期からの治療介入が望まれる．

様，黄疸，腹水などが生じるが，手掌紅斑，クモ状血管腫，酒さなどの血管拡張性変化が他の肝疾患より高頻度に認められる．

鑑別診断・治療法選択に必要な検査

- 飲酒量が正確に把握できれば鑑別は容易であるが，正確な飲酒量がわからない場合や禁酒しても改善のない場合は，血液検査や病理組織での鑑別診断が必要となる．
- ウイルス性肝炎：肝炎ウイルスマーカーが陽性．病理組織学的には，門脈域を中心に，リンパ球主体の炎症細胞浸潤がある．
- 自己免疫性肝炎：抗核抗体が陽性．組織学的には著明な形質細胞浸潤を認め，時に急性肝炎像を呈する．
- 原発性胆汁性肝硬変：抗ミトコンドリア抗体が陽性．
- 非アルコール性脂肪肝炎：アルコール摂取量が1日20g以下．糖尿病歴，肥満，服薬歴などから本症を疑う．

治療法とその選択

- 治療の基本は禁酒であり，その他の治療法は補助的である．予防には，生活習慣病の予防と合わせた生活指導，節酒指導が重要と考えられる．アルコール性肝炎や肝硬変に至るようなアルコール依存症者では，早い段階で肝障害進展を防止するために節酒ではなく断酒が必要であり，精神科医や専門医への紹介が推奨される．
- 薬物治療は他の急性肝炎，肝硬変に準じる．
- 重症アルコール性肝炎では，新鮮凍結血漿を用いた肝補助療法とともに，副腎皮質ホルモンによるサイトカイン産生の抑制や白血球（顆粒球）除去による救命例の報告が増えている．一般の肝庇護療法では救命率が低く，早期診断と早期からの集学的治療が重要となる．
- 禁酒後2〜3日以内に手指振戦，発汗などの離脱症状をきたすことがあり，予防のためマイナートランキライザーを中心とした精神安定剤を投与する．
- 抗酒薬であるジスルフィラム，断酒補助薬であるアカンプロサートなどを投与する．ただし，両薬とも服用すればアルコール依存症が治るというわけではなく，断酒の意思のある場合に断酒継続のために補助的に使う薬で，心理社会的治療と併用する必要がある．

予後

- アルコール性脂肪肝や軽症の肝炎は，2〜4週間程度の断酒で軽快する．
- 重症アルコール性肝炎の死亡率は50％程度であり，特に消化管出血や腎不全，敗血症などを合併すると予後不良である．中等症でも死亡率は10〜20％である．
- 飲酒を継続した代償性アルコール性肝硬変群の5年生存率は30％程度であるが，断酒群では90％近い．Child-Pugh Cの非代償性肝硬変では，断酒後も合併症や肝発癌により死亡率が高いため肝移植も検討すべきであるが，移植後の

- 再飲酒の評価や予防が重要である．
- アルコール性肝癌ではStageが進行して発見される症例が多いが，各Stageでの予後は他の肝細胞癌と差はない．

患者説明のポイント

- 脂肪肝など軽症例では節酒を強要するのでなく，健康状態を維持するために節酒が有効なことを説明し，自らの意思で節酒させることが重要である．節酒できたら褒めて，健康であることの満足感を維持する．
- 肝硬変に至るような依存症例においては，飲酒継続群は5年生存率が約30％程度なのに対して，断酒群では90％近くあり，予後が断酒にかかっていることを十分に説明する．断酒できない例は，早期に精神科を含め専門医への紹介が勧められる．

文献

1) 堀江義則：アルコール性肝障害．矢崎義雄（編）：内科学，第10版．朝倉書店，pp 1147-1151, 2013
2) 中野雅行：アルコール性肝障害の病理・病態生理-病理．高後裕（編）：最新医学 別冊 新しい診断と治療のABC 62/消化器9．アルコール性肝障害．最新医学社，pp 69-77, 2009
3) 堀江義則：本邦におけるアルコール性肝障害の実態．平成25年度厚生労働科学研究「WHO世界戦略を踏まえたアルコールの有害使用対策に関する総合的研究」班報告書，2014

（堀江義則，齋藤英胤）

脂肪肝

概念・頻度

- 脂肪肝とは，画像診断あるいは組織診断で脂肪肝と診断される疾患群で，アルコール性脂肪肝と非アルコール性脂肪性肝疾患（nonalcoholic fatty liver disease；NAFLD）に大別される．NAFLDは，アルコール性肝障害をきたすほどの飲酒歴がない脂肪肝の総称である．
- NAFLDは，病態が進行することのまれな非アルコール性脂肪肝（nonalcoholic fatty liver；NAFL）と，肝硬変や肝細胞癌へと進行することのある非アルコール性脂肪肝炎（nonalcoholic steatohepatitis；NASH）からなる．NAFLDの10～20％がNASHである（図II-35）．
- NAFLDの多くは，肥満，糖尿病，脂質異常症，高血圧などを基盤に発症することから，メタボリック症候群の肝病変としてとらえられている．
- 脂肪肝は日本人成人の30～50％に認める．そのうちアルコール性脂肪肝は10～20％，NAFLDは20～40％である．NAFLDの有病率は，男性は30～60歳代まで30％前後で，女性は20歳代では数％であるが年齢とともに徐々に増加し，閉経後では20～30％と上昇する．高度肥満例では約80％，糖尿病では30～50％がNAFLDを呈する．
- 全国調査によると，肝硬変の成因の約14％がアルコール性肝障害で約4％がNAFLDである．

発症機序

- 脂肪肝は，遊離脂肪酸の肝への流入，燃焼，中性脂肪の合成，超低比重リポ蛋白の肝からの分

脂肪肝 177

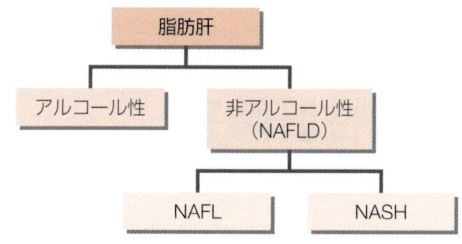

図 II-35 脂肪肝の分類
脂肪肝は，アルコール性と非アルコール性（NAFLD）に分類され，NAFLDは，NAFLとNASHからなる．

泌過程のアンバランスが主な病因である．過食，高インスリン血症，大酒は脂肪細胞から遊離脂肪酸を肝へ流入させる．
- NAFLDのほとんどの症例はメタボリック症候群が病因であるが，そのほか，内分泌疾患（Cushing症候群，甲状腺機能低下症，成長ホルモン欠損症など），脂質代謝異常症，薬剤，高度の栄養障害などが病因となる．なお，NAFLDに含まれる疾患群のコンセンサスは得られていない．
- NAFLDの10～20％の症例がNASHへと病態が進行することに関して，two hit theoryが提唱されている．肝細胞への脂肪変性をfirst hitとして，何らかのsecond hitが加わって壊死炎症性変化をきたしNASHとなる．second hitとしては，酸化ストレス，アディポサイトカインなどが挙げられ，patatin-like phospholipase 3などの遺伝的要因も重要である．

診断のポイント

- 脂肪肝では，多くの症例で自覚症状はない．
- アルコール性脂肪肝ではAST優位，NAFLDでは，ALT優位のトランスアミナーゼの上昇が特徴である．しかし，30～60％の症例ではトランスアミナーゼは正常範囲で注意を要する．
- 画像診断では，20～30％以上の肝細胞に脂肪変性を認めた場合に，その重症度を含め脂肪肝を診断できる．
- 肝生検の適応となるのは，飲酒や生活習慣の改善ができずトランスアミナーゼ高値が継続する

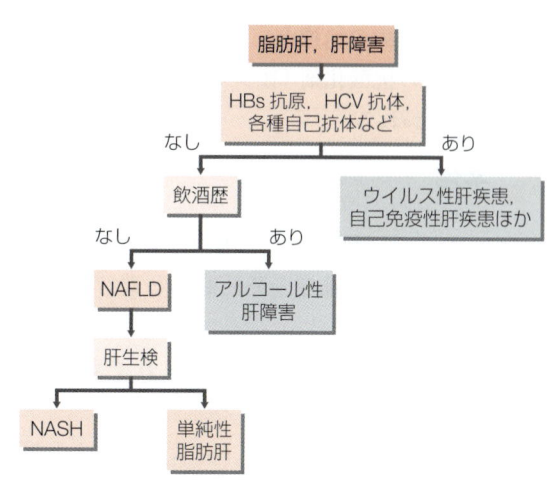

図 II-36 NAFLD/NASH 診断フローチャート
〔文献1）より引用〕

症例，肝機能が低下傾向で進行した脂肪肝が疑われる症例，他の肝疾患との鑑別が必要な症例である．

鑑別診断・治療法選択に必要な検査

- わが国のアルコール性肝障害の診断基準は長期（通常は5年以上）にわたる過剰の飲酒（1日平均純エタノール60 g以上）が肝障害の主な原因と考えられる病態である．禁酒によって病態は治癒する．
- NAFLD診断のフローチャートを図II-36に示す．NAFLD・NASHでは，血液診断マーカーがなく除外診断となる．
- エタノール換算で男性30 g/日，女性20 g/日以上の飲酒量でアルコール性脂肪肝を発症しうるので，NAFLDの飲酒量はそれ未満となる．
- アルコール性肝障害とNAFLDは飲酒量のみで分類されるが，脂肪肝の中にどちらの範疇にも入らない飲酒量の症例が存在することが問題である．

治療法とその選択

- アルコール性脂肪肝では禁酒が唯一の治療法である．NAFLDは，その病因に合わせた治療戦略を立てる．食事と運動療法を中心とした肥満

と生活習慣病の治療と，second hit に対する治療としての抗酸化剤（ビタミンE）や肝庇護薬投与が行われる．

予後

- アルコール性脂肪肝は，アルコール性肝炎，アルコール性肝線維症，肝硬変へと進行していく．
- NAFLD のうち NAFL は進行はまれであるが，NASH は肝硬変へと進行する．
- NAFLD は，心血管イベントによる死亡と肝関連死亡のリスクとなる．NASH の 5 年肝硬変進行率は 10〜25％，NASH 肝硬変では，5 年肝細胞癌発癌率は約 10％，5 年生存率は約 75％で死因は肝関連死が約 80％となる．
- NASH 肝硬変の末期では，脂肪沈着，炎症性細胞浸潤などの NASH の特徴が消失し，burned-out NASH となる．

患者説明のポイント

- 脂肪肝の多くは良性可逆性病変で，飲酒や生活習慣の改善により治癒する．
- NAFLD では，メタボリック症候群を病因とするが，メタボリック症候群の発症と増悪危険因子でもあり悪循環を呈する．
- 脂肪肝でも，放置すれば肝硬変や肝細胞癌をきたすので治療が必要である．

文献
1) 日本消化器病学会（編）：NAFLD/NASH 診療ガイドライン 2014．南江堂，2014
2) 岡上武，他：日本肝臓学会（編）：NASH・NAFLD の診療ガイド 2010．文光堂，2010
3) 恩地森一，他：日本消化器病学会（編）：肥満と消化器疾患．金原出版，2010

（橋本悦子）

代謝性肝障害

ヘモクロマトーシス

概念・頻度

- 体内に鉄が過剰に蓄積して臓器障害をきたした状態である．
- ヘモクロマトーシスには遺伝性疾患である原発性ヘモクロマトーシスと血液疾患や輸血に伴う二次性ヘモクロマトーシスがある．
- 遺伝性ヘモクロマトーシスは欧米には多いがわが国ではまれである．

発症機序

- 遺伝性ヘモクロマトーシスはさまざまな遺伝子の変異により起こる．
- 多くは肝細胞が産生するヘプシジンと腸管上皮細胞，マクロファージならびに肝細胞に存在する鉄輸送膜蛋白であるフェロポーチンの発現異常で起こる．
- ヘプシジンは腸管上皮の基底側のフェロポーチンの発現を低下させて鉄の吸収を抑制するが，この制御が破綻して鉄吸収過剰となる[1]．

遺伝子変異

- *HFE* 遺伝子，*HJV* 遺伝子，*HAMP*（ヘプシジン）遺伝子，*TfR2* 遺伝子，*SLC40A1*（フェロポーチン）遺伝子の変異により起こる．

診断のポイント

- 肝腫大，糖尿病と皮膚色素沈着が古典的な三主徴である．
- さまざまな内分泌機能低下，関節痛や心不全もきたす．

- 血清鉄やフェリチンの上昇が重要である.
- 欧米では *HFE* 遺伝子の変異の検索が必須であるが, わが国ではその頻度は低い.
- CT や MRI にて鉄の沈着を推測できる.
- 最も確かな診断法は肝生検である. 鉄染色とともに鉄含量の測定を行う.

治療

- 瀉血が治療の基本である.
- 貧血や心不全を伴う症例はキレート剤の適応である.
- キレート剤には注射薬のデフェロキサミンと内服薬のデフェラシロクスがある.

予後

- 早期に瀉血が可能であれば良好である.
- 肝硬変になった場合は予後不良で, 肝細胞癌の合併に注意する.

患者説明のポイント

- 治療継続の必要性を指導する.
- アルコールを控える.
- 鉄含有食を避けるよう指導する.

Wilson 病

概念・頻度

- Wilson 病は常染色体劣性遺伝により遺伝する胆汁中への銅排泄障害による先天性銅過剰症である.
- 患者は約 3 万人に 1 人の割合で存在する.

発症機序

- 銅は生体に必須の元素であるが, 過剰に存在すると細胞に害を及ぼす.
- 肝細胞より毛細胆管への銅の排泄が障害されると体内に銅が蓄積し, 組織障害が生じる.
- *ATP7B* 遺伝子の変異により遺伝子産物である銅輸送体の ATP7B の機能に異常をきたし, 肝細胞から胆汁中への銅の排泄が障害される[2].

診断のポイント

- 肝型, 神経型ならびにその両方の症状を伴うなど症状は多彩である.
- Kayser-Fleischer 角膜輪が出現することがある.
- 溶血性貧血を伴う肝不全で発症することもある.
- 多くの患者は成人前に発症するが, 50 歳以上の高齢発症もある.
- 血中セルロプラスミンや銅濃度, 尿中銅排泄量, 肝銅含量の測定, Kayser-Fleischer 角膜輪の証明や遺伝子解析などにより行う.
- 最も大切なことは本症を思い浮かべることである.

治療

- 銅キレート剤としての第一選択は D-ペニシラミンである. 妊娠中であれ, 必ず継続する.
- 副作用などで D-ペニシラミンが使用できない患者には塩酸トリエンチンを使用する.
- 酢酸亜鉛は銅の消化管からの吸収を抑制する. 無症状の患者や安定期の維持療法においては第一選択になる.
- 劇症型 Wilson 病, 肝不全や治療抵抗例は肝移植の適応となる.
- ヘテロ接合体の肉親からの生体部分肝移植も可能である.

予後

- 本疾患は数少ない治療可能な遺伝性代謝異常症である.
- 早期に診断され, 治療を受けた場合の予後は良好である.
- 神経症状の進行したものは不可逆的である.
- 治療の中断(怠薬)は致命的である.
- 肝細胞癌の発生は多くないが存在する. このため肝細胞癌の発生にも注意が必要である.

患者説明のポイント

- 治療が可能であること，治療の継続の必要性と怠薬の危険性を十分に説明する．
- 銅含有食を避けるよう指導を行う．

ポルフィリン症

概念・頻度

- ヘムの合成は主に赤芽球と肝細胞で行われる．
- ヘム合成経路の酵素のうち1番目のアミノレブリン酸合成酵素（ALAS）以外の酵素の遺伝子変異で起こる．ALASの遺伝子変異では鉄芽球性貧血が起こる．
- 症状から急性ポルフィリン症と皮膚ポルフィリン症に分けられることが多い．
- 2007年までにわが国で約800例の報告があり，晩発性皮膚ポルフィリン症と急性間欠性ポルフィリン症の頻度が高い．

発症機序

- ポルフィリン症では変異の入った酵素の活性低下によりその前段階のポルフィリンが蓄積する．その種類により表現型が異なる．
- ヘムの欠乏によりミトコンドリアの電子伝達系の異常をきたす．

病型

1. 急性ポルフィリン症

- この型にはALA脱水酵素欠損症，急性間欠性ポルフィリン症，遺伝性コプロポルフィリン症と多様性ポルフィリン症が含まれる．

(1) 診断のポイント

- 腹痛，便秘や嘔吐などの腹部症状がみられヒステリーのような精神症状や痙攣を起こす．後に四肢麻痺や球麻痺などをきたすこともある．
- 症状は多彩で診断に苦慮することがある．
- 発作の誘因としてホルモンの異常（月経や妊娠），飲酒，喫煙，感染症，飢餓や薬物がある．
- 典型例では尿はワイン色を呈し腎障害，肝障害や電解質異常をきたす．
- 尿中や糞便中の各種ポルフィリンを測定し，酵素活性の低下部位を推測する．
- 遺伝子検索も可能である．

(2) 治療

- 根本的な治療はなく誘因の回避と対症療法が治療の基本である．
- 尿中にポルフィリンを排泄させるためとALASの活性を抑える目的でグルコースを含む輸液を行う．
- シメチジンがALAS活性抑制のために使われる．
- 欧米ではヘム製剤が使われている．

(3) 患者説明のポイント

- 飲酒，喫煙，感染症，飢餓などの誘因を避ける．

2. 皮膚ポルフィリン症

- 晩発性皮膚ポルフィリン症，プロトポルフィリン症，先天性赤芽球性ポルフィリン症と肝骨髄性ポルフィリン症が含まれる．

(1) 診断のポイント

- 光線過敏症をきたし，紅斑，水疱や色素沈着をきたす．
- プロトポルフィリン症の一部ではプロトポルフィリンが胆汁中へ排泄され，胆石や肝障害をきたすこともある．
- ヘム経路の基質や代謝産物の検索が基本である．
- 赤血球のポルフィリンを調べて骨髄型か否かを判断して，尿中や糞便中のポルフィリンで判断する．
- 遺伝子解析も重要である．

(2) 治療

- 根本的な治療はない．日光曝露を避けるため帽子や衣類に注意する．

(3) 患者説明のポイント

- 日光を避けることをよく説明する．

(4) 予後
- 一般に良好であるが，プロトポルフィリン症による肝不全は予後不良である．

アミロイドーシス

概念

- 線維性の異常蛋白であるアミロイドが組織へ沈着し，障害を起こす疾患の総称であり，単一の疾患ではない．
- さまざまな蛋白が立体構造を変化させてβ-シート構造をとり凝集する．
- 沈着するアミロイド蛋白の種類により分類される．

1. AL アミロイドーシス
- 形質細胞より産生される免疫グロブリンの軽鎖（L 鎖）に由来する AL アミロイドが全身の臓器に沈着する．
- 原発性と多発性骨髄腫に伴う続発性がある．
- 全身にアミロイドは沈着し，腎，心，神経，消化管や肝の障害を引き起こす．

2. 続発性アミロイドーシス
- 慢性炎症のため肝細胞から血清アミロイドAが過剰に産生され AA アミロイドが臓器に沈着する．
- 全身の異常を起こしうる．

3. 家族性アミロイドーシス
- さまざまな蛋白の変異で起こりうるが，わが国での主な症例はトランスサイレチンの変異によるものである．
- 肝でつくられるトランスサイレチン由来のアミロイドが神経や心臓に沈着する．
- 典型例は常染色体優性遺伝で末梢神経障害，自律神経障害が出現し心不全となる．

4. 透析アミロイドーシス
- 透析で除去されない$\beta 2$マクログロブリン由来のアミロイドが主に骨，関節や靭帯に沈着し障害を引き起こす．

5. 老人性アミロイドーシス
- 変異のないトランスサイレチン由来のアミロイドが主に心臓に沈着し障害を引き起こす．

診断のポイント

- 確定診断は皮膚，皮下脂肪や消化管の生検にて診断する．腎臓や肝臓の生検を行うこともあるが，出血の危険がある．
- congo red 染色で橙赤色となるアミロイドを証明する．偏光フィルターでは緑色を呈する．
- 家族性アミロイドーシスの場合は遺伝子変異の検索が行われる．

治療

- アミロイドの産生を抑制するような根本的治療と臓器障害に対する対症療法が行われる．

1. AL アミロイドーシス
- 自己末梢血幹細胞移植を併用した化学療法やメルファランとデキサメタゾンの併用療法などが行われる．

2. AA アミロイドーシス
- 原疾患である関節リウマチや結核などの炎症性疾患の治療が基本である．

3. 家族性アミロイドーシス
- 根本的治療として肝移植が行われるが，60歳以下で心機能などが保たれている患者が適応となる．トランスサイレチンを安定化するジフルニサルも試されている．

4. 透析アミロイドーシス
- 透析膜の工夫や吸着カラムの使用が有用である．

予後

- 病型により異なるが一般に不良である．

文献

1) Pietrangelo A：Gastroenterology 139：393-408, 2010
2) Roberts EA, et al：Hepatology 47：2089-2111, 2008

（原田 大）

肝寄生虫症

全身感染症の一部分症としての肝寄生虫症

- 全身感染症の一部分症としての肝腫大をきたすものに，原虫類の感染によるアフリカ睡眠病（カンビアトリパノソーマ），カラアザール（ドノバンリーシュマニア）やマラリア症などの輸入感染症がある．
- 薬剤による全身的治療が主体．
- トキソプラズマ症の抗体保有率は国内では10％程度とされる．

肝に成虫が寄生してさまざまな慢性肝疾患の病態を呈するもの

- 肝吸虫症（吸虫類・肝吸虫），肝蛭症（吸虫類・肝蛭），住血吸虫症（吸虫類・日本住血吸虫）がある（表Ⅱ-49）．
- 虫体や卵の機械的作用，その排泄物が毒素やアレルゲンとなり化学的作用もきたす．
- 胆管炎や黄疸，脾腫や食道静脈瘤などの門脈圧亢進症状をきたす．
- 肝吸虫症は水郷地帯の淡水魚の生食で感染．100万人以上が感染，しかし不顕性感染が多く，肝・胆管癌など，悪性化の頻度はまれである．治療薬はプラジカンテル．
- 肝蛭症は水辺植物の葉茎に付着したメタセルカリアが感染．成虫が肝表面から肝実質に侵入して好酸性肉芽腫をつくる．散発的に発生し，わが国では100例余りが報告されている．
- 住血吸虫症は河川流域に好発したが，1996年に撲滅宣言がなされた．

肝に幼虫細胞が寄生して限局性の病巣を形成する寄生虫症

- 肝に囊胞様病巣を形成する単包性肝エキノコックス症（肝単包虫症）と，限局性の幼虫細胞の集塊による進行性の病巣を形成する多包性肝エキノコックス症（肝多包虫症：条虫類・多包条

表Ⅱ-49 外科的処置を必要とする肝寄生虫症

肝寄生虫症	発生地/感染	病態	外科的治療	薬物療法
肝吸虫症（肝吸虫）	水郷地帯 メタセルカリア（淡水魚）	胆管閉塞 肝硬変	食道静脈瘤治療 肝・胆管癌の治療	プラジカンテル
肝蛭症（肝蛭・巨大肝蛭）	水郷地帯 メタセルカリア（水辺植物）	胆管閉塞，胆管炎	肝膿瘍，肝囊胞合併時の治療	ビチオノール
住血吸虫症（日本住血吸虫）	河川流域 セルカリア（経皮）	門脈閉塞 肝硬変	食道静脈瘤治療 肝癌の治療	プラジカンテル
肝単包虫症（単包条虫）	牧羊地帯 虫卵経口	内生出芽で増殖 囊胞巣・アナフィラキシーショック	囊胞摘除 PAIR	アルベンダゾール メベンダゾール
肝多包虫症（多包条虫）	北半球・寒冷地 虫卵経口	外生出芽で増殖 充実性病巣・浸潤・転移	肝切除	アルベンダゾール メベンダゾール
アメーバ性肝膿瘍（赤痢アメーバ）	熱帯地方 経門脈性	肝組織の壊死融解による膿瘍	ドレナージ（混合感染時）	メトロニダゾール

虫），また膿瘍形成するアメーバ性肝膿瘍（原虫類・赤痢アメーバ）（「肝膿瘍」の項参照）がある（表II-49）．以下，肝エキノコックス症について述べる．

単包性肝エキノコックス症

- 牧羊地帯に発生．わが国では，輸入感染症として認められる．
- 孤立性の囊胞病変が肝，肺などに発生し，緩徐に増大．
- 破裂や黄疸をきたす以外は，PAIR（穿刺・吸引・アルコール注入），囊胞摘出術，エスカゾール投与で経過良好である．

多包性肝エキノコックス症

概念・頻度

- 好発地域は北半球の寒冷地，山岳地の不連続地帯．わが国では京都府以北に発生し，北海道では年間約20例が発生し累積患者数は650例（北海道庁2013年12月現在）．
- 北海道地方ではキツネの約40％が多包条虫に感染し，主に酪農業者，野外作業者が罹患する．最近では欧州同様にキツネの市街地への侵入があり，都市部住民の罹患者が10％程度存在する．

発症機序

- 感染キツネの消化管に寄生した多包条虫が産する虫卵はキツネの糞便とともに排泄され，ヒトは偶発的に経口摂取すると，幼虫が経門脈的に肝に生着し幼虫細胞の増殖により連続したサボテン状の硬い病巣に成長する．

診断のポイント

- 病巣は主に肝臓に発生，乏血性でさまざまな像を呈し（図II-37），約30％が多発病巣．
- 血清検査〔北海道立衛生研究所（札幌市）〕では，ELISA，WBが陽性．
- 超音波検査では高エコー域が主体，CTスキャンではエンハンスされない低吸収域と石灰化（半数）に認め，進行すると画像は多彩となる．
- MRIでは，造影されない充実部分と周囲の小囊胞が特徴的．
- 病巣が活動性であれば90％以上にPET陽性となる．
- 組織所見では，壊死組織の中にクチクラ層と内面に1層の薄い胚細胞層からなる微小な多包虫包体が特徴．生検では「肉芽組織」「壊死組織」のコメントが多い．

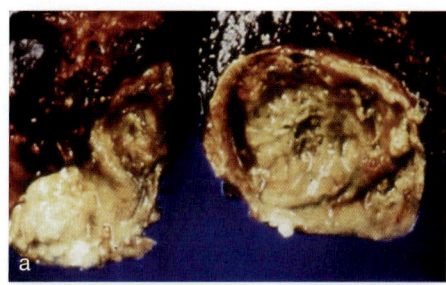

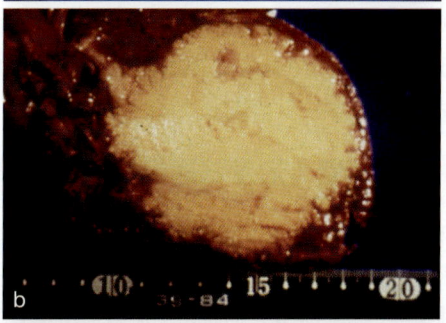

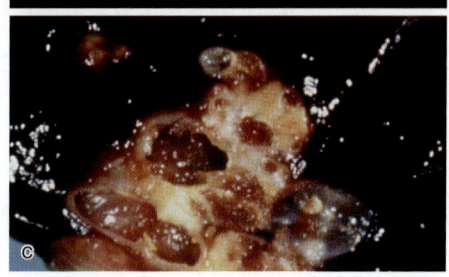

図II-37 提出病巣の割面の性状とおおよその頻度
a：中心部分が膿瘍化した病巣（21％）．
b：充実性病巣（54％）．
c：部分囊胞化した病巣（25％）．

Type 1：4%
多発小囊胞のみで
充実部分がほとんどない

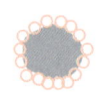

Type 2：40%
多発小囊胞に
充実部分を伴う

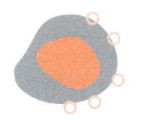

Type 3：46%
充実部分に大きな膿瘍巣と
多発小囊胞を伴う

Type 4：4%
充実部分のみで
囊胞部分はほとんどない

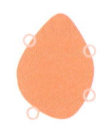

Type 5：6%
大きな膿瘍のみで
充実部分なし

図 II-38　MRI による病巣の Type 別分類
灰色は充実性病巣，丸は小囊胞，オレンジ色は膿瘍化病巣．充実性病巣に小胆囊細胞が散在するもの，これに中心部分が膿瘍化したものの 2 つの病態 (Type 2, Type 3) の頻度が大きい．　〔文献 2) より引用〕

- エキノコックス症のマススクリーニング (1 次：ELISA, 2 次：超音波検査) の早期診断法は有効なものとして WHO Informal Working Group のレポートに掲載された．

鑑別診断・治療法選択に必要な検査

- 肝癌や肝血管腫などの腫瘍性病変，時に膿瘍化病巣，またその混在がある．
- 腫瘍マーカー検査と同時に上記の血清検査も行う．
- MRI 所見は特異である (図 II-38)．

治療法とその選択

- 肝切除により病巣を全切除する．病巣は被膜を欠き不整で，肝切除面には注意を払う．
- 進行肝病巣に伴う浸潤には横隔膜や腸管などは合併切除する．肝肺瘻では肝切除と肺下葉切除する．脳転移は，緊急の摘出を必要とするが，肺転移は永く無症状で経過する．
- 病巣の遺残があれば，10 年単位のアルベンダゾール (エスカゾール®) の投薬が必要．約 10% 程度の肝機能障害，汎血球減少などの出現に注意する．
- 肝切除不能例では，適宜，膿瘍腔のドレナージ，減黄のための胆道ドレナージを行う．

予後

- 症状出現後に放置すると約 90% 以上が致死的な経過をたどり (lethal parasitosis)，切除不能であれば死亡率は 5 年で 70%，10 年で 94% と高率である (WHO)．
- 病態は浸潤や転移をきたすが，癌細胞と異なり明らかに悪性度は低いので完全切除に固執することなく，薬剤を投与して経過を追う．また，胆道感染，病巣感染に留意する．
- 進行病巣症例の末期には全身衰弱，胆道感染症，肝不全，門脈圧亢進症などをきたし，欧州では進行例には肝移植が行われている．

患者説明のポイント

- 人から人への感染はない．

文献
1) 佐藤直樹，他：日消誌 91：1197-1204, 1994
2) Kodama Y, et al：Radiology 228：172-177, 2003
3) Kawamura N, et al：Am Coll Surg 212：804-812, 2011

（佐藤直樹，柿坂達彦，武冨紹信）

肝膿瘍

概念・頻度

- 肝膿瘍とは肝臓外から細菌や原虫などの微生物が侵入・増殖した結果，肝内に膿瘍が形成されたものである．
- 化膿性肝膿瘍とアメーバ性肝膿瘍に大別される．
- わが国における頻度は不明だが，欧米からは人口10万人あたり年間2.4人の発生があると報告されている．

発症機序

- 化膿性肝膿瘍は経胆道性，血行性，あるいは直接（直達性），肝臓に細菌が感染することにより成立する．最も多いのは経胆道性である．特に胆道感染症が閉塞機序を伴う場合，上行性に炎症が肝内に波及することが多い．次いで多いのは血行性である．虫垂炎，憩室炎，炎症性腸疾患の病巣から細菌が経門脈的に肝臓に運ばれることにより膿瘍形成に至る場合が多いが，経動脈的に細菌が肝臓に運ばれる場合もある．
- 化膿性肝膿瘍の起炎菌としては腸内細菌によるものが60〜70％を占める．*E. coli*, *Klebsiella pneumoniae*, *Pseudomonas aeruginosa*, *Enterobacter cloacae* などの好気性グラム陰性桿菌が多いが，Enterococci などのグラム陽性球菌，Bacteroides などの嫌気性菌も原因となる．
- 化膿性肝膿瘍の中で最近特に問題になっているのは *Klebsiella pneumoniae* による肝膿瘍である．菌血症に引き続き，眼内炎，細菌性髄膜炎，壊死性筋膜炎などの重篤な2次性感染症を起こす．わが国を含む東アジア，東南アジア諸国での報告が増えてきている．
- 腸内細菌以外のグラム陽性球菌（黄色ブドウ球菌，連鎖球菌），真菌が検出される場合は，肝外の病巣から経動脈的に感染したことを想定する必要がある．菌血症の合併が多く，血液悪性腫瘍などの基礎疾患をもつ重症例も多い．
- アメーバ性肝膿瘍は腸管からアメーバ原虫が血行性に肝臓に移行して発症する．赤痢アメーバシスト（嚢子）に汚染された飲食物などを経口摂取した後，シストは小腸で脱シストして栄養型となり，分裂を繰り返して大腸に到達する．栄養型原虫は大腸粘膜面に潰瘍性病変を形成し，粘血便を主体とする赤痢アメーバ性大腸炎を発症させる．大腸炎症例のうち5％弱に肝膿瘍を合併するとされている．
- アメーバ性肝膿瘍の感染者の多くは開発途上国に分布する．先進国で感染率の高い集団は男性同性愛者（感染者からの糞口感染が考えられる）や施設収容者である．わが国でアメーバ性肝膿瘍の患者をみた場合，渡航歴の聴取のほかに，性感染症，特に男性間性交渉を疑って病歴を聴取する必要がある．

診断のポイント

- 肝膿瘍の症状としては，発熱，右上腹部痛，盗汗などが挙げられる．最も頻度の高い症状は発熱である．アメーバ性肝膿瘍では下痢，粘血便を伴うこともあるが，これらの症状がない症例も多い．胆道系の炎症を伴う場合は黄疸がみられる場合もある．
- 血液検査では非特異的炎症所見（白血球増多，CRP上昇）を認める．多くの症例で肝機能異常を認めるが，膿瘍が小さい場合などは肝機能正常の場合もある．化膿性肝膿瘍の場合，血液培養による原因菌の検査が重要である．アメーバ性肝膿瘍の場合，血清抗体の検査が行われる．血清抗体の陽性率は90％以上であり，診断に際しては重要である．
- 診断に際しては画像所見が最も重要である．腹部超音波検査では膿瘍の形成初期には不均一な

低エコー域を示すが，経過とともに内部が壊死して液状となると，囊状の低エコー域を含む不規則な腫瘤となる．腹部CTでは初期には辺縁不整，内部不均一な低吸収値の腫瘤として描出される．周辺部は血流に富むため，造影剤による濃染がみられる．病変の個数，分布を知るためにCTは必須の検査である．アメーバ性の場合は右葉に単発の大きな膿瘍を認める場合が多い．

- 膿瘍の鑑別と治療を兼ねて膿瘍の穿刺が超音波ガイド下に行われる．アメーバ性の場合"アンチョビペースト状"と呼ばれるチョコレート色の内容物が認められる．ただし，右葉に単発する膿瘍があり，アメーバ性肝膿瘍を第1に疑う場合には穿刺は行わないほうが望ましい．ドレナージの必要がないこと，穿刺内容物を腹腔内に漏らし腹膜炎が起こると予後が悪いことからである．

鑑別診断・治療法選択に必要な検査

- 肝内に腫瘤を形成する疾患はすべて鑑別の対象になる．CT所見が鑑別に有用である．
- 化膿性肝膿瘍の場合，内部に壊死，出血を伴う肝腫瘍との鑑別が難しいことが多い．膿瘍腔外側の炎症，さらにその外側に浮腫を伴い，"double target sign"を呈する場合は膿瘍と診断できるが，穿刺により初めて診断できる場合も多い．

治療法とその選択

- 化膿性肝膿瘍は重症感染症であり，ドレナージが必要な感染症であることから，化膿性肝膿瘍を疑う場合には早急に穿刺，ドレナージを行うことが望ましい．ドレナージチューブの留置は必須ではないが，膿瘍が大きい場合はチューブの留置が望ましい．外科的にドレナージチューブを留置する場合もある．ドレナージの期間は5〜7日程度である．
- 膿瘍穿刺を行い，嫌気性菌を含めた細菌検査に提出後エンピリックな抗菌薬投与を行うことが望ましい．血液培養も同時に提出する．
- 化膿性肝膿瘍のエンピリック治療であるが，胆道感染症あるいは消化管疾患が基礎疾患にあると考えられる場合は腸内細菌をカバーするように治療を行う．セフメタゾール，アンピシリン・スルバクタム，タゾバクタム・ピペラシリンなどを選択する．また，経動脈性に細菌が撒布されたと考えられる場合，元の細菌巣がどこにあるか，患者の全身状態はどうであるかを考慮しながら抗菌薬を選択する．投与期間は通常4〜6週間である．最初の2週間は経静脈的な投与が行われる．経過が良好であれば経口の抗菌薬にスイッチすることが可能である．
- アメーバ性肝膿瘍の治療にあたってはまず膿瘍腔内に存在する栄養体をメトロニダゾールで治療する．投与期間は1日750 mgの投与であれば5〜10日である．その後腸管腔で生きているアメーバをパロモマイシン投与により治療する．投与は25〜35 mg/kg/日，37日間である．

予後

- 細菌性肝膿瘍の予後は基礎疾患，全身状態，ドレナージが可能かどうかにより大きく異なる．
- アメーバ性肝膿瘍が腹腔内に破裂した場合は予後不良である．

患者説明のポイント

- 化膿性肝膿瘍は重症感染症である．基礎疾患，全身状態によっては致死的な場合もある．
- 化膿性肝膿瘍の治療としては抗菌薬の投与とドレナージによる治療が行われる．
- アメーバ性肝膿瘍の治療は薬物投与である．膿瘍の腹腔内破裂が起こると予後は不良である．

文献
1) Lodhi S, et al：Trop Med Int Health 9：718-723, 2004

（四柳　宏）

肝内結石症

概念・頻度

- 肝内結石症は左右肝管およびそれより上流の肝内胆管内腔に結石がある状態を言い，成因が不明の原発性肝内結石症と先天性胆道拡張症の術後に合併する二次性肝内結石症に分類される．
- 欧米に比較して極東アジアに多く，中国，台湾，韓国などでは全胆石症例の 10％ 以上を占める．わが国においては 1998 年度調査で全体の 1.7％ であったが，2006 年度には 0.6％ と減少傾向にある．新規症例数は全国で年間 1,000 例程度と推定されている．
- 肝内結石症の新規症例の減少に伴い，有病者平均年齢は 60 歳以上となり，時代とともに高齢化を認める．男女比は以前よりほぼ同率である．
- 肝内結石症は，胆道感染症を繰り返し，結石治療後に約 20％ と高率に結石の遺残や再発を認め，高率に胆道癌を合併することから難治性疾患として厚生労働省研究班により調査研究が行われている．

発症機序

- 原発性肝内結石症は罹患率に地域差を認めることから，本症の発症機序に生活環境因子（食事内容や衛生状況）が関与していることが推測されているが，成因については完全に解明されていない．
- 二次性肝内結石症は先天性胆道拡張症に対し胆道再建術を行った場合に 7〜8％ の頻度で発生し，胆管空腸吻合に伴う腸内細菌の胆道感染と手術手技に伴う吻合部狭窄が寄与するものと考えられている．

診断のポイント

- 肝内結石症による臨床症状として腹痛，発熱，胆管炎症状が多いが，最近の報告では 39％ は無症状とされている．しかし，無症候性肝内結石症例の約 10％ が長期的には有症状化するとされる．
- 検査モダリティは侵襲度を考慮し，まずは腹部超音波検査を行い，次いで腹部 CT や MRC を行う．必要な場合には内視鏡的逆行性胆道造影（ERC）や経皮経肝胆道造影（PTC）などの直接胆道造影を行う（図 II-39）．
- 肝内に石灰化病変を認めるだけでは疑診例であ

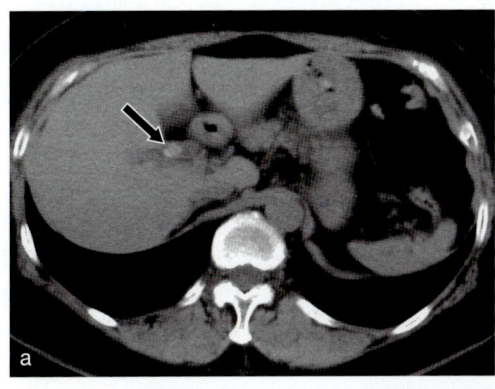

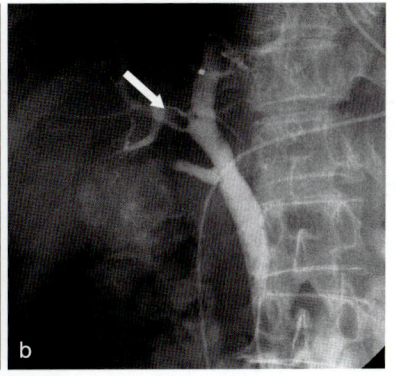

図 II-39　肝内結石症の CT および直接胆道造影像
a：単純 CT．右肝管内に高吸収域の結石を認める．
b：ENBD による直接胆道造影．肝内結石が陰影欠損像として描出されている．

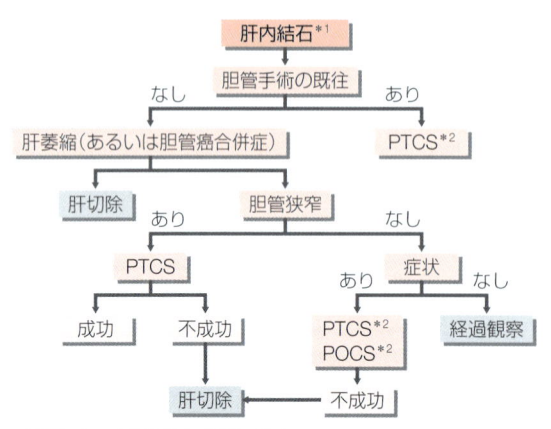

```
                    肝内結石*1
                       │
                  胆管手術の既往
            なし ┌────┴────┐ あり
                 │         │
         肝萎縮(あるいは胆管癌合併症)  PTCS*2
         ┌──┴──┐
        あり    なし
         │    胆管狭窄
        肝切除  ┌──┴──┐
              あり    なし
              PTCS   症状
           ┌──┴──┐  ┌──┴──┐
          成功  不成功 あり   なし
                    PTCS*2  経過観察
                    POCS*2
                       │
                    不成功
                       │
                     肝切除
```

*1 胆管癌の合併を常に念頭におく．
*2 PTCS を中心に ESWL などを組み合わせた低侵襲で反復して行える治療法を選択する．
*3 原発性コレステロール結石の場合，胆汁酸製剤も考慮する．

図 II-40　肝内結石症治療フローチャート
〔文献 2) より引用〕

り，結石が肝内胆管内にあることが確認された時点で確定診断となる．肝内石灰化病巣を認めた場合には，周囲の胆管拡張や狭窄，肝葉萎縮などの間接所見を参考にさらなる精査の必要性を判断する．

- 肝内結石症ではカルシウム含量が低い場合があり，CT で描出されない場合がある．このような場合には DIC-CT を施行することで診断能が上昇する．

鑑別診断・治療法選択に必要な検査

- 治療法の選択に際し，肝内胆管構築と結石存在部位の正確な把握，さらに胆管狭窄や拡張の程度などを評価するために MDCT や MRI に加えて，直接胆道造影を施行することが望ましい．

治療法とその選択

- 肝内結石症に対する治療法として，経皮的（PTCS）または経乳頭的（POCS）胆道鏡を用い機械的な截石や衝撃波による砕石術，さらに外科的肝切除などが行われている．
- 日本消化器病学会より肝内結石症治療のフローチャート（図 II-40）が示されているが，実地診療の場においては，結石成分とその存在部位，胆管狭窄や肝萎縮の有無などから総合的に判断されることが多く，絶対的な適応は確立されていないのが現状である．
- 胆管癌の発生リスクを軽減する因子として，① 肝切除，② ウルソデオキシコール酸（UDCA）投与の 2 つの因子が報告されている．内視鏡的な結石除去の症例が増加している昨今において，治療後の UDCA の継続投与が肝要である．
- 胆道系の手術既往例に対し，小腸バルーン内視鏡を用いた経乳頭的なアプローチ症例が近年増加しており，日本消化器病学会の胆石症診療ガイドラインの改訂時に反映されるものと考えられる．
- 近年のアンケート調査では，肝切除，術中胆道ファイバー，腹腔鏡下総胆管切開，胆管空腸吻合術，肝移植などを含む外科的な治療は減少し，PTCS や POCS などの内科的治療の割合が増加傾向にある．

予後

- 他病死を除いた肝内結石症の 5 年以内死亡率は 2〜5% であるが，結石再発に対する再治療や合併症に対する経過観察の継続が必要なため，長期にわたり社会生活に支障をきたす場合が多い．
- 予後規定因子としては，肝内胆管癌の合併，胆管炎や肝膿瘍，繰り返す胆管炎による肝硬変症が挙げられる．治療後の結石遺残や再発，胆管狭窄や肝萎縮の所見はこれらの予後規定因子と関連する．
- 肝内胆管癌の合併頻度は 4〜12.5% と高頻度で，合併した場合の 3 年生存率は 11.8% ときわめて予後不良である．肝内胆管癌の発見は肝内結石診断から 6 か月以内に半数が，6 年以上の経過で半数が発見される．

患者説明のポイント

- 肝内結石症に急性胆管炎や肝膿瘍を合併した場

合，胆道ドレナージなどの早急な対応が必要であることから，発熱や腹痛などの症状を認めた場合には速やかな来院を促す．
- 肝内結石症は胆嚢結石や総胆管結石と比較して頻度は少ないものの，病態が複雑で結石の遺残や再発率が高く，難治性疾患であることに理解を得る．
- 肝内胆管癌の発生を高率に認めることから，結石治療後に無症状であっても長期的な継続診療が必要である旨を説明する．

文献
1) 厚生労働省「難治性の肝・胆道疾患に関する調査研究」班（編）：肝内結石症の診療ガイド．文光堂，2011
2) 日本消化器病学会（編）：胆石症診療ガイドライン．南江堂，2009
3) 大屋敏秀，他：胆道 27：788-794, 2013

（菅野啓司，大屋敏秀，田妻 進）

肝囊胞

概念・頻度
- 内壁を 1 層の上皮に覆われ，内部に漿液性水溶液を入れた囊状病変を言う．
- 健診の超音波検査で診断されることが多く，5〜20％に発見される．
- MRI の普及により T2 画像で多くの小さな囊胞が診断されている．
- 大きさは数 mm から 20 cm を超すものまでさまざまである．
- 形態は球状を呈するものが多いが，不整形を示すものもある．
- 単発から多発までさまざまである．多発性肝囊胞は多発肝囊胞症と呼ばれ，厚生労働省の難治性疾患克服研究事業対象疾患[1]の 1 つである．
- 多発肝囊胞症は Gigot 分類[2]に基づき 3 型に分類される．
- I 型：限局した領域に大きな囊胞が存在する．
- II 型：びまん性に囊胞が存在するが，1 区域以上正常な肝実質が残存する．
- III 型：肝両葉にびまん性に囊胞が存在し，肝実質がほとんど残存しない．

発生機序
- ほとんどが先天性である．多発性肝囊胞は常染色体優性遺伝である．多発腎囊胞を伴うものには常染色体優性遺伝のものと常染色体劣性遺伝の 2 種類がある．

診断のポイント
- 超音波検査で無エコー領域として描出される．後方エコーの増強がみられる．
- 囊胞内に出血すると超音波で内部に充実性腫瘍様にみえるため，造影検査（CT，MRI，超音波）で腫瘤部の血流の有無を確認する．
- 内部に血流を有する結節性病変がみられても炎症性隆起であったとの報告もあり腫瘍性囊胞との鑑別が困難なこともある．
- 腫瘍性囊胞の穿刺は瘻孔再発や腹腔内播種などの危険性が高く行わないほうがよい．

鑑別診断
- すべての囊胞性肝疾患が鑑別の対象となる．囊胞性肝疾患の一覧を表 II-50 に示した．
- 充実性腫瘍は囊胞壁の厚さやその血流の有無などに着目すると鑑別は容易である．囊胞様に見えるのは壊死部であることが多い．
- 肝囊胞腺腫・癌（囊胞壁の線維層外側に卵巣様間質がみられる）は膵囊胞腺腫・癌と同様，多房性の囊胞性腫瘍であることが多い．各房は独立している．
- 胆管内乳頭粘液性腫瘍は胆管と交通がみられ，十二指腸乳頭から粘液の排出がみられれば診断

表 II-50　囊胞性肝疾患の分類

I. 上皮で覆われた囊胞
 1. 胆管と交通がない
  a. 孤立性囊胞　　　d. 胆管周囲囊胞
  b. 多囊胞肝　　　　e. 線毛性前腸性肝囊胞
  c. 胆管微小過誤腫　f. 子宮内膜囊胞
 2. 胆管と交通がある
  a. 非閉塞性肝内胆管囊状拡張症
    孤立性　　　　多発性（Caroli 病）
  b. 閉塞性肝内胆管拡張
II. 非上皮組織で覆われた囊胞
 1. 寄生虫性肝囊胞　　4. 胆汁瘻
 2. 肝膿瘍　　　　　　5. その他：血腫・紫斑病
 3. 偽囊胞
III. その他
 1. 過誤腫　　　　　　3. 囊胞状奇形腫など
 2. 海綿状血管腫

〔中沼安二，他：消化器画像 5：15-23，2003 より引用〕

は容易である．胆管との交通はバルーンカテーテルを用いて造影するなどの工夫が必要となる．

治療法とその選択

- 症状がないものは経過観察．
- 自覚症状（囊胞による圧迫症状）あるいは囊胞内感染や出血，囊胞による胆管狭窄症状などの合併症がある場合は治療の対象となる．
- 容積の減少を目指す治療となる．単純に内容液の吸引のみでは再発するため，囊胞内面の被覆する上皮を挫滅する硬化療法が行われる．
- 硬化剤として無水エタノール，ミノマイシン，テトラサイクリンが用いられているが，20～75％の再発率である．
- オレイン酸モノエタノールアミンを用いた良好な成績の報告もあるが，わが国では保険適用となっていない．
- 外科的には囊胞の開窓術，部分肝切除術が行われる．
- Gigot 分類の II 型，III 型では肝動脈塞栓術を行っている施設もある．
- III 型で肝不全になると肝移植の適応となる．

予後

- 良好である．
- まれに自然破裂し急性腹症を呈することもあるが，適切な治療を行えば数日で症状は改善する．
- III 型で肝不全になると不良である．

患者説明のポイント

- 悪性化することはまれであり，経過観察が妥当であることを理解していただいたうえで，以下の点を伝える．
- 症状が出る場合，囊胞を小さくする治療を行うが，現在の内科的治療では再発することもまれではない．
- 外科的に囊胞を切開したり，切除する方法もある．少数の囊胞では有効であるが，多数の囊胞では困難なことが多い．
- 肝臓全体を囊胞が占め，黄疸や腹水が出るようであれば肝移植の適応となる．

文献
1) 厚生労働省難治性疾患克服研究事業「多発性肝のう胞症に対する治療ガイドライン作成と試料バンク構築」班：多発性肝囊胞診療ガイドライン．2013
2) Gigot JF, et al：Ann Surg 225：286-294, 1997

〔須山正文〕

肝細胞癌

概念・頻度

- 肝細胞癌は肝細胞由来の悪性腫瘍であり原発性肝癌の約 90％ を占める．全世界での年間患者発生数は約 75 万人（男性 52 万人，女性 22 万

人）で全がん種中第6位，死亡患者総数は約70万人で全がん種中第3位である．わが国では2011年の肝細胞癌死亡総数は男性で約21,000人，女性で約11,000人，罹患数は約42,000人（男性28,729人・全がん種中第4位，女性13,465人・全がん種中第5位）と報告されている．
- 年次別推移としては2002年の人口10万人あたり27.5人からほぼ横ばいかわずかに減少傾向である．罹患率に性差を認め男性は女性の約2倍とされている．

発症機序

- 肝細胞癌は正常肝に発生することはまれであり90％以上で背景肝に慢性肝障害（慢性肝炎・肝硬変）が存在する．慢性肝障害の原因として第18回全国原発性肝癌追跡調査報告（2004～2005年）の18,624例ではHCV抗体陽性67.7％，HBs抗原陽性15.0％であった．
- HCV感染からの肝細胞癌発症の機序については線維化ステージが強く関連する因子であり，わが国での発癌率はF0～1で0～0.5％，F2で1～2％，F3で4～5％，F4で6～7％，前癌病変・早期癌を経ての多段階発癌が多く，多中心性発癌の頻度が高い．
- HBV感染からの肝細胞癌発症の機序としてHBVによる要因には，①HBV蛋白そのものによる肝発癌作用，②HBVゲノム組み込み（integration）による肝発癌と炎症による要因がある．またHBV遺伝子型としてわが国では，genotype Cはgenotype Bに比べ肝硬変・肝細胞癌に至る例が多いと報告されている．
- 非B非C肝細胞癌，特に背景肝疾患として非アルコール性脂肪肝炎（NASH）を合併する肝細胞癌が世界的に増加している．NASHからの発癌のメカニズムについては酸化ストレスによる酸化的DNA障害や鉄沈着による細胞質障害や核DNA障害などが想定されている．

診断のポイント

- 多くの場合，肝細胞癌は無症状であり画像検査を適切に行うことが重要である．「科学的根拠に基づく肝癌診療ガイドライン 2013年度版」[1]では肝細胞癌の危険因子は肝硬変・C型慢性肝炎・B型慢性肝炎・男性・高齢・アルコール摂取・喫煙・肥満・糖尿病であり，その中でもC型慢性肝疾患患者，B型慢性肝疾患患者および非ウイルス性の肝硬変患者は肝細胞癌の定期的スクリーニングの対象とされている．
- 特に超危険群とされるB型肝硬変・C型肝硬変では3～4か月ごとの超音波検査，3～4か月ごとのAFP/PIVKA-II/AFP-L3の測定および6～12か月ごとのCT/MRI（オプション）が，それ以外の肝硬変やウイルス性慢性肝炎は危険群として6か月ごとに超音波検査と6か月ごとのAFP/PIVKA-II/AFP-L3の測定が推奨されている（図II-41）．
- 上記超高危険群・高危険群に対する月1回のAFPおよびPIVKA-II測定は保険適用となっておりスクリーニングではこの2種類を，肝細胞癌が強く疑われる場合はより特異度の高いAFP-L3分画を測定することが推奨されている．
- PIVKA-IIはビタミンK依存性であり，ワルファリン内服・抗菌薬投与・閉塞性黄疸などで上昇するため注意が必要である．

鑑別診断・治療法選択に必要な検査

- 超音波検査で肝腫瘍性病変が検出された場合はダイナミックCTまたはMRIを撮像し鑑別診断を行う．
- 腎機能低下例・造影剤アレルギー例などでは造影超音波やsuperparamagnetic iron oxide particles（SPIO）-MRIが選択される．
- 超音波描出不良例では，特に腫瘍マーカーの上昇があればCT/MRIでの精査が望ましい．
- 典型的肝細胞癌像とは，動脈相で高吸収（高信

> 超高危険群：3〜4か月ごとの超音波検査
> 　　　　　3〜4か月ごとのAFP/PIVKA-II/AFP-L3の測定
> 　　　　　6〜12か月ごとのCT/MRI（オプション）
> 高危険群：6か月ごとの超音波検査
> 　　　　　6か月ごとのAFP/PIVKA-II/AFP-L3の測定

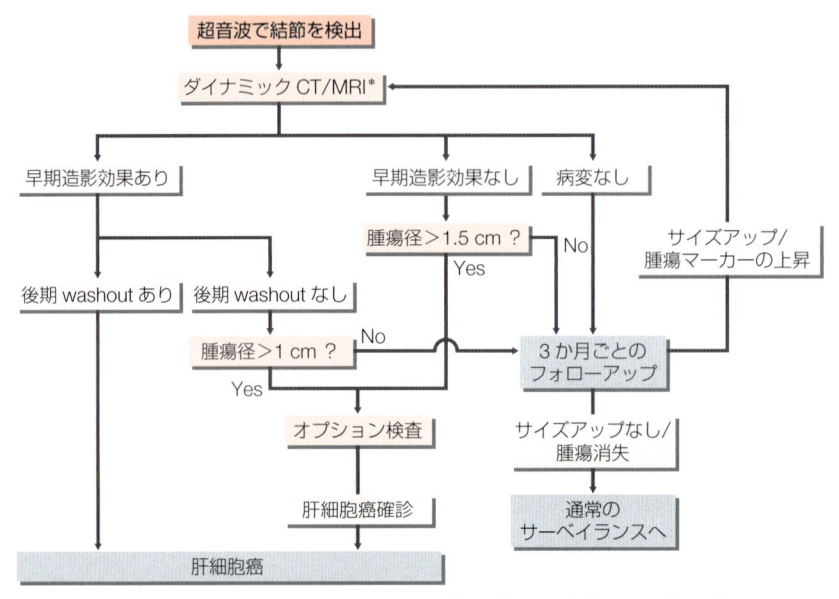

図II-41　肝細胞癌サーベイランスアルゴリズム・診療アルゴリズム
*超音波の描出不良などを理由に超音波で結節の描出がなくてもCT/MRIを撮影する場合もある．腎機能低下例，造影剤アレルギー例などでは造影超音波検査も考慮される．

〔文献2）より引用〕

号）域として描出され，門脈・平衡相で周囲肝実質と比較して相対的に低吸収（低信号）となる結節と定義される．早期造影効果と後期washoutがあれば肝細胞癌として治療方針を検討する．

- 早期造影効果はあるが後期washoutを認めない場合は1cm未満であれば3か月ごとの経過観察を施行する．腫瘍マーカー上昇例や1cm以上の場合はGd-EOB-DTPA造影MRI（EOB-MRI），造影超音波，血管造影下CTなどのオプション検査を行い診断困難な場合は肝腫瘍生検を考慮する．
- EOB-MRIは2008年にわが国で保険適用となり，マグネビスト（Gd-DTPA）に脂溶性のエトキシベンジル（EOB）基を付加した構造をもち，投与量の約50%が肝細胞に取り込まれ胆汁中に排泄され，残りは腎から排泄される．水溶性・脂溶性を併せもつことにより，従来の細胞外液性造影剤としての特徴としてのdynamic studyによる血流診断とともに，投与15〜20分後の肝細胞相（hepatocyte phase：以下，肝細胞相）では従来の画像検査では診断しえなかった早期肝細胞癌や高分化肝細胞癌の診断が可能となった．また存在診断もダイナミックCTよりも優れているとの報告が多い．
- ダイナミックCTで早期造影効果を認めない場合はEOB-MRI，造影超音波で精査を施行することが望ましく，特に腫瘍径1.5cm超の場合はEOB-MRI，造影超音波，血管造影下CT，肝腫瘍生検などを考慮する．
- 動脈相，門脈，平衡相の造影パターンから肝内胆管癌，転移性肝癌，その他良性肝腫瘍が積極的に疑われる場合は各々の精査を行う．肝細胞癌との鑑別が必要な多血性肝腫瘍としては肝血

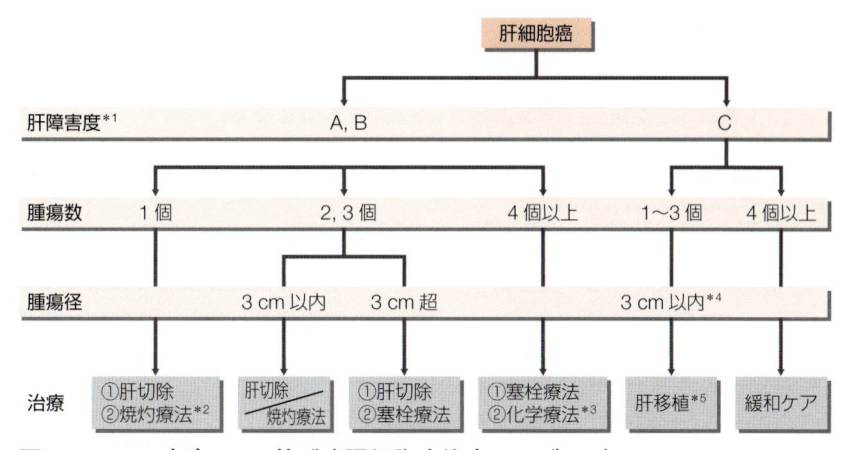

図 II-42　エビデンスに基づく肝細胞癌治療アルゴリズム

(追記)・脈管侵襲を有する肝障害度Aの症例では，肝切除・化学療法・塞栓療法が選択される場合がある．
　　　・肝外移転を有するChild-Pugh Aの症例では化学療法が推奨される．
[*1] 内科的治療を考慮するときはChild-Pugh分類の使用も可．
[*2] 腫瘍径3cm以内では選択可．
[*3] 経口投与や肝動注などがある．
[*4] 腫瘍が1個では5cm以内．
[*5] 患者年齢は65歳以下．　　　　　　　　　　　　　　　　　　　　　　　〔文献2〕より引用〕

管腫，限局性結節性過形成（FNH），肝細胞腺腫，肝血管筋脂肪腫（AML），炎症性偽腫瘍などがあり各疾患の特徴的な所見を理解することが重要である．

治療法とその選択

- 肝細胞癌の治療法として，肝切除，穿刺局所療法，肝動脈塞栓化学療法（TACE），化学療法，放射線治療がある．
- 「科学的根拠に基づく肝癌診療ガイドライン2013年版」[1]では図 II-42のごとく肝障害度，腫瘍数，腫瘍径により推奨する治療が決定されている．
- 肝障害度は表 II-51に示すように腹水，血清ビリルビン値，血清アルブミン値，ICG 15分停滞率，プロトロンビン活性値で規定され[2]，内科的治療を考慮するときはChild-Pugh分類（表 II-52）の使用も可と記載されている．
- 穿刺局所療法としてはラジオ波焼灼術（RFA），マイクロ波凝固療法（MCT），経皮的エタノー

表 II-51　肝障害度

項目	肝障害度 A	肝障害度 B	肝障害度 C
腹水	ない	治療効果あり	治療効果少ない
血清ビリルビン値（mg/dl）	2.0 未満	2.0～3.0	3.0 超
血清アルブミン値（g/dl）	3.5 超	3.0～3.5	3.0 未満
ICG R$_{15}$（%）	15 未満	15～40	40 超
プロトロンビン活性値（%）	80 超	50～80	50 未満

臨床所見，血液生化学所見により3度に分類する．各項目別に重症度を求め，そのうち2項目以上が該当した肝障害度をとる．
2項目以上の項目に該当した肝障害度が2か所に生じる場合には高いほうの肝障害度をとる．たとえば，肝障害度Bが3項目，肝障害度Cが2項目の場合には肝障害度Cとする．また，肝障害度Aが3項目，B，Cがそれぞれ1項目の場合はBが2項目相当以上の肝障害と判断して肝障害度Bと判定する．　　〔文献3〕より引用〕

表 II-52　Child-Pugh 分類

項目	ポイント		
	1点	2点	3点
脳症	ない	軽度	ときどき昏睡
腹水	ない	少量	中等量
血清ビリルビン値 (mg/dl)	2.0 未満	2.0〜3.0	3.0 超
血清アルブミン値 (g/dl)	3.5 超	2.8〜3.5	2.8 未満
プロトロンビン活性値 (%)	70 超	40〜70	40 未満

各項目のポイントを加算しその合計点で分類する.
Child-Pugh　A：5〜6点
　　　　　　B：7〜9点
　　　　　　C：10〜15点　　　〔文献3）より引用〕

ル注入（PEI）があるが，PEI と RFA を比較したランダム化比較試験（RCT）が国内外で発表され，現在 RFA が穿刺局所療法の中で標準治療とされている．

- 治療法に関しては「IV 治療」の各項で詳細に述べられるが 65 歳以下の肝予備能低下例（Child-Pugh C）に関してはミラノ基準（5 cm 以下単発または 3 cm 以下 3 個以内）内肝細胞癌であれば肝移植が保険適用となるため移植実施施設への早期紹介が必要である．
- 放射線治療に関しては治療アルゴリズムには記載されていないが，3 次元原体照射や体幹部定位放射線治療に代表される X 線治療，そして陽子線や炭素線を使った粒子線治療の出現により肝細胞癌の安全で有効な局所治療法の 1 つとなっている．定位放射線については原発病巣の直径 5 cm 以下で転移病巣のない原発性肝細胞癌が保険適用であり，線量は 1 日 6〜15 Gy で総線量 30〜50 Gy 程度の報告が多い．治療効果については奏効率 50〜85％，1 年局所制御率 65〜100％，1 年生存率 50〜90％と報告されている．粒子線治療は 2013 年現在国内 10 施設で施行されており，先進医療として提供され治療費用は約 250〜300 万円程度とされている．ガイドラインで推奨される切除や RFA 適応のない単発肝細胞癌については放射線治療も選択肢の 1 つとなる．

予後

- 肝細胞癌は他がん種とは全く異なる考えで治療と予後を検討しなくてはならない．その理由は肝細胞癌の母地となる肝臓に慢性肝炎または肝硬変を合併する症例が 90％以上であるからである．すなわち肝細胞癌に対して局所根治的治療が成功あるいは全身化学療法が著効しても肝予備能が低下すれば生存期間の延長は得られず患者の利益は低い．よって肝予備能を維持しながら再発治療を継続していくことが重要である．
- 治療成績が最も良い治療は肝移植であり日本肝移植研究会の報告[3]では肝細胞癌の生体肝移植 1,161 例の 5 年生存率は 72.6％，10 年生存率は 63.4％であった．しかし肝移植は 65 歳以下が適応とされ，わが国の肝細胞癌発症の平均年齢は 67.4 歳であることから現実的に施行可能な症例は限定される．
- Child-Pugh A・単発肝細胞癌は，切除・RFA ともに 5 年生存率は 60〜70％，一方再発に関しては切除・RFA ともに 5 年無再発例は少なく，特に HCV 陽性肝癌では治療後再発（他部位再発）は年間再発率が 10〜20％と報告され，再発は必発である．このため切除・RFA ともに生存率曲線は右肩下がりに低下し，5 年生存率は 60〜70％と良好であるが 10 年生存率は切除・RFA ともに 30％前後と報告されている．
- 再発抑制については，特に HCV-RNA 陽性肝癌については局所根治（切除または RFA）後インターフェロン（IFN）治療が再発を抑制し，生存率を向上させるという報告が多い．ガイドラインでは IFN の有害事象に配慮しながら行ってよい（グレード C1）と記載されている．
- B 型慢性肝炎・肝硬変合併肝細胞癌では核酸アナログ投与により HBV DNA 抑制，肝予備能温

存が得られ累積生存率が向上することが報告されており積極的な治療介入が有用である．

- Child-Pugh B は肝障害度 B または C となるため腫瘍径 2 cm 以下であれば穿刺局所療法が第一選択となる．Child-Pugh B に対する RFA の成績は 1 年・3 年・5 年生存率は 93％・66％・46％と報告されている．
- Child-Pugh A・多発肝細胞癌（3 cm，3 個以内）は切除または RFA が選択されることが多く累積生存率は 5 年 50〜60％・10 年 20％，Child-Pugh B・多発肝細胞癌（3 cm，3 個以内）の累積生存率は 3 年 60〜70％・5 年 40〜50％と報告されている．
- Child-Pugh A・多発肝細胞癌（4 個以上）は肝動脈塞栓化学療法（TACE）や肝動注化学療法（HAIC）が適応とされ 3 年・5 年累積生存率は 46％・25％と報告されている．
- Child-Pugh A・肝外転移例に対しての第一選択は分子標的薬ソラフェニブである．切除・RFA・TACE 困難な Child-Pugh A・ソラフェニブ治療例の生存期間中央値（MST）は 10〜12 か月と報告されている．

患者説明のポイント

- 肝細胞癌は慢性肝疾患を基礎として発症するため局所根治が得られても肝内他部位再発を繰り返すことが特徴である．一方で再発を認めても早期発見・早期治療が施行できれば長期生存可能な疾患である．また長期生存のためには肝予備能（肝機能）を維持することが重要であり，背景肝疾患（HCV，HBV，アルコール，NASHなど）に対する治療や肝硬変症例であれば栄養療法（BCAA 製剤内服など）が重要である．よって自覚症状がなくとも定期的に画像検査で肝細胞癌再発の有無を評価し，再発があれば早期に治療を行い，かつ背景肝の治療を継続することが必要と説明し理解を得る．
- 肝予備能（肝機能）・腫瘍数・腫瘍径により推奨治療は異なっており，治療法自体に優劣はない．初発・再発にかかわらずその時点での肝予備能，腫瘍数，腫瘍径，脈管浸潤の有無，遠隔転移の有無を適切に評価し集学的治療を行うことが長期生存に寄与する．よって各治療法の特徴や副作用を丁寧に説明し自身が受ける治療への理解を深めることが重要である．

文献

1) 日本肝臓学会（編）：科学的根拠に基づく肝癌診療ガイドライン 2013 年版．金原出版，2013
2) 日本肝癌研究会（編）：原発性肝癌取扱い規約，第 5 版補訂版．金原出版，2009
3) 日本肝移植研究会：移植 47：416-428，2012

（土谷 薫，黒崎雅之，泉 並木）

肝内胆管癌

概念・頻度

- 肝内胆管癌（ICC，胆管細胞癌とも呼ぶ）は，肝内の胆管上皮より発生する癌である[1]．
- 肝細胞癌（HCC）に次いで多い原発性肝癌であり，その頻度は約 4％である[2]．
- B 型肝炎ウイルス（HBV），C 型肝炎ウイルス（HCV），アルコールなどの慢性肝疾患が危険因子である[3]．
- わが国の「原発性肝癌取扱い規約」による肉眼分類によると，腫瘤形成（MF）型が最も多く（59％），次いで腫瘤形成＋胆管浸潤（MF＋PI）型（20％），胆管浸潤（PI）型（7％），胆管内発育（IG）型（4％）である[2]（図 II-43）．

発症機序

- HCC と同様に HBV，HCV，アルコールなどの慢性肝炎や肝硬変が危険因子である．HCV 陽

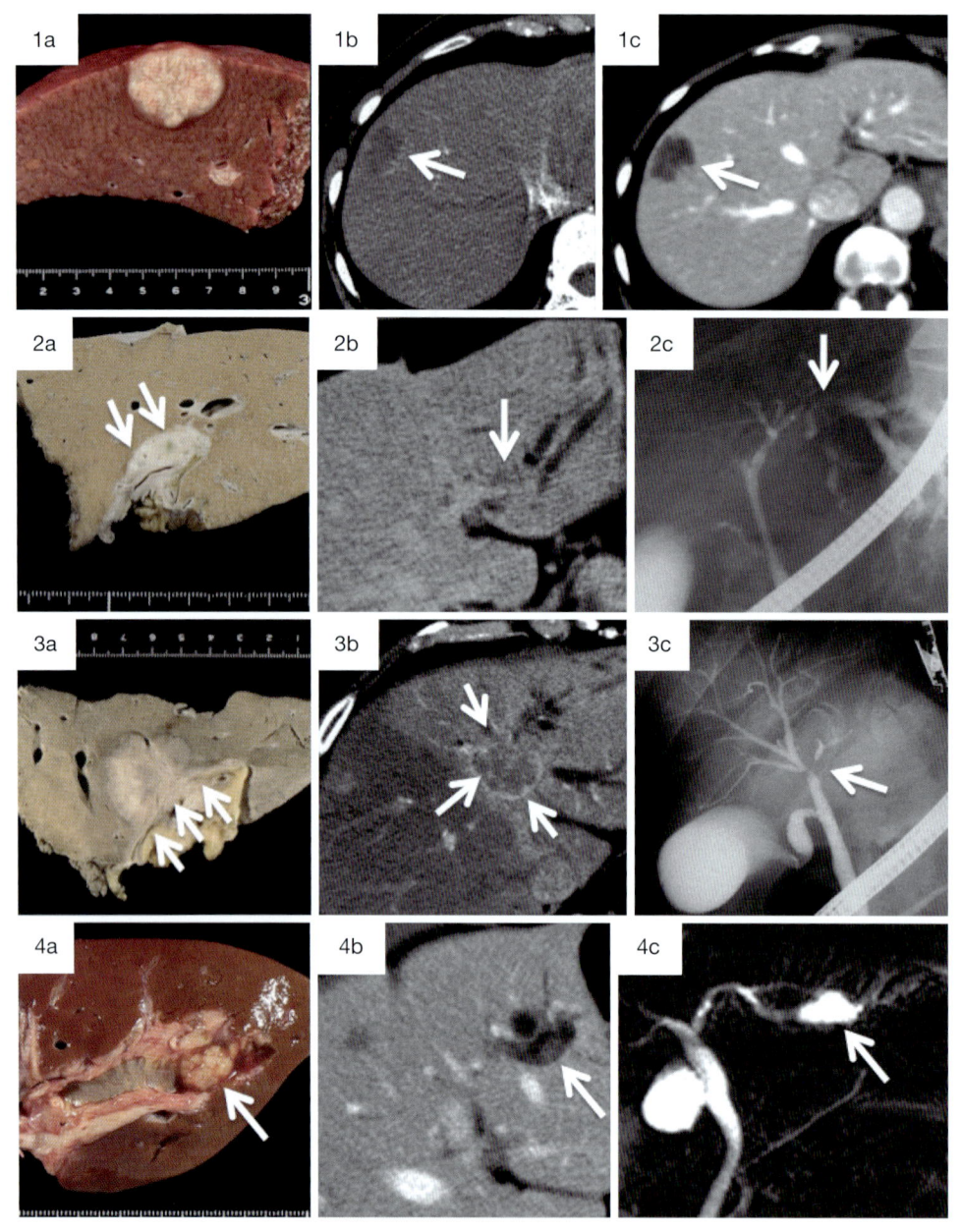

図 II-43　肝内胆管癌
C型肝炎にみられた肝内末梢の腫瘤形成型（1a〜1c）．肝門部に近い太い胆管に発生した胆管浸潤型（2a〜2c）と腫瘤形成＋胆管浸潤型（3a〜3c）．肝内胆管の内腔に増殖した胆管内発育型（4a〜4c）．

性肝硬変から10年で約4％，HBV陽性肝硬変からは10年で約1％の発癌がある．慢性肝疾患にみられるICCは肝内末梢のMF型が多い[2,3]（**図 II-43**）．

- 肝内結石症，原発性硬化性胆管炎，寄生虫感染（*Clonorchis sinensis*，*Opisthorchis viverrini*）も危険因子である．太い胆管壁の慢性炎症から多段階発癌する．発生した癌は胆管壁に沿って浸潤し（PI型），肝実質に浸潤すると腫瘤形成する（MF＋PI型）[3]（**図 II-43**）．

- 近年，印刷工場の化学物質による胆管癌や肝内胆管癌が報告されている．

診断のポイント

- 画像診断が有用である．
- HCC，肝門部胆管癌，転移性肝癌と鑑別する．
- 黄疸，胆管炎合併例は，減黄や胆管炎の治療を優先する．
- 肉眼分類で臨床像が異なる．発熱，腹痛，黄疸はPI型やMF＋PI型に多い．
- 無症状で健診や慢性肝疾患の経過中に偶然発見された場合はMF型が多い．
- HBV，HCV，アルコールなどの慢性肝炎や肝硬変合併例はMF型が多い．
- 胆道系酵素やビリルビン値の上昇は胆管浸潤があるPI型やMF＋PI型で多い．
- 腫瘍マーカーCA19-9やCEAが陽性となり，CA19-9異常例は予後不良である．
- 腹部造影CTやMRIが診断に有用である．腫瘍形態と造影パターンにより診断する．ICCは八頭状の形態で線維性間質を伴う腺癌である．単純CTで低吸収，動脈優位相で腫瘍内部は造影されず低吸収，平衡相から遅延相で腫瘍中心部が造影される遅延性濃染（delayed enhancement）がある．非腫瘍部との境界に被膜はない．
- 太い胆管から発生したPI型やMF＋PI型では，肝内胆管が拡張する．肝内末梢の胆管からのMF型では胆管拡張は少ない．
- リンパ節転移が高率であり，大動脈周囲リンパ節転移では切除不能である．

鑑別診断・治療法選択に必要な検査

- HCCとの鑑別：慢性肝炎や肝硬変合併例ではHCCや混合型肝癌との鑑別が必要である．造影CTやMRI，造影超音波が鑑別診断に有用．またHCCではAFPやPIVKA-IIが異常となる．
- 肝門部胆管癌との鑑別：PI型やMF＋PI型で肝門浸潤する場合，肝門部胆管癌との鑑別が必要である．造影CT，胆管造影，手術標本により癌の主座で鑑別診断する．両者の鑑別は困難なことが多く，これらを同じ"肝門部領域癌"とする試みがある[3]．
- 細胆管細胞癌（CoCC）との鑑別：CoCCの肉眼像はMF型が多くICCに類似する．組織学的には小型で類円形の細胆管やヘリング管に似た腫瘍細胞が小管腔構造を呈する．ICCの領域を伴うことも多い．CoCCは肝幹細胞／肝前駆細胞からの発癌が考えられておりわが国では1つの原発性肝癌に再分類され，WHO分類（2010年）では混合型肝癌の亜型に分類された[1,3,4]．
- 転移性肝癌との鑑別：大腸癌など腺癌の肝転移は，ICCと同様の画像所見を呈することが多い．他臓器癌の有無や既往歴が重要である．最終的には組織像で鑑別が可能である．
- 胆管内乳頭状腫瘍（IPNB）と肝粘液性嚢胞性腫瘍（MCN）との鑑別：新WHO分類が定めたIPNBは，胆管内で乳頭状の増殖を示す胆管上皮の腫瘍性病変であり，良性，境界病変，悪性を含む総称である．癌化したIPNBとIG型ICCは同じである．一方，肝MCNは，粘液産生性の上皮細胞からなる嚢胞性腫瘍（腺腫／腺癌）で，上皮下に卵巣様間質を有するものと定義された[1,3,4]．

治療法とその選択

- ICCの治療は，外科手術が原則である．
- 末梢のMF型は，肝内転移を伴うことが多く肝葉切除や区域切除など系統的切除を選択する．太い胆管のPI型やMF＋PI型は，肝葉切除と尾状葉切除が必要である．リンパ節郭清はリンパ節転移陽性例に行う．リンパ節転移陰性例に対する予防的リンパ節郭の意義は少ない[3]．
- 切除不能と診断した場合は化学療法がある．ICCを含む切除不能胆道癌に対するゲムシタビン＋シスプラチン（GC）療法は，ゲムシタビン単剤より有効であると報告された．わが国では

ゲムシタビン＋S-1（GS）療法の有用性も報告されている[3]．

予後

- ICCの根治切除後5年生存率は約30％である[3]．術後再発は高率である．根治切除後の免疫療法の有用性が報告された[3]．

患者説明のポイント

- 原発性肝癌であるが，HCCとは全く異なる癌である．
- 治療法が少なく，根治切除が唯一推奨される治療法である．
- 根治切除後も再発率が高率で，難治性の癌である．

文献

1) 日本肝癌研究会（編）：原発性肝癌取扱い規約，第5版．金原出版，2008
2) 日本肝癌研究会：肝臓 51：460-484, 2010
3) 有泉俊一，他：日消誌 109：1885-1894, 2012
4) Bosman FT, et al (eds)：WHO Classification of Tumours of the Digestive System. pp 225-227, IARC Press, 2010

（有泉俊一，山本雅一）

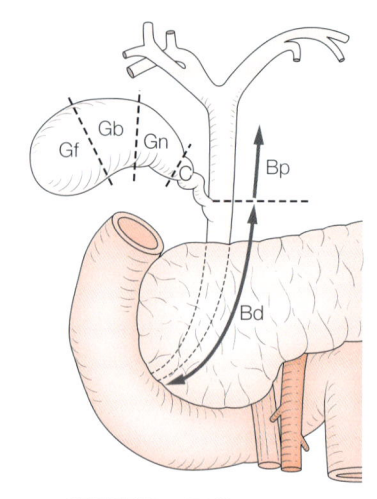

図 II-44 肝外胆管の区分
Bp：肝門部領域（perihilar），Bd：遠位胆管（distal）．

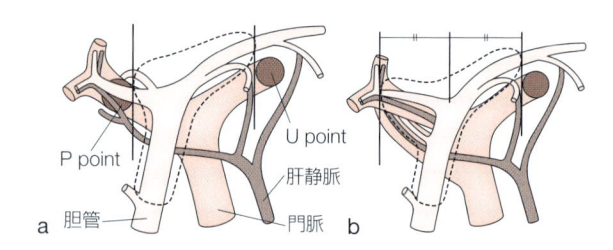

図 II-45 肝門部領域胆管の目安
a：門脈正常分岐．
b：門脈後区域先行分岐．

肝門部胆管癌

概念・頻度

- 肝外胆管に発生した悪性腫瘍のうち，肝門部領域胆管に発生したものを言う．肝外胆管は「胆道癌取扱い規約（第6版）」で改訂され，肝門部領域胆管と遠位胆管に区分された（図 II-44）．
- 肝門部領域胆管とは，「肝側左側では門脈臍部（U point）の右縁から，右側は門脈前後枝の分岐点の左縁（P point）までの範囲で，十二指腸側は左右肝管合流部下縁から十二指腸壁に貫入するまでを二等分した部位までとし，その位置は原則として胆嚢管合流部で判断する」（図 II-44, 45）．
- 「門脈右後枝が先行独立分岐する場合，右側の範囲は門脈分岐部からUPの長さを参考とし，それと同等の長さを右側にも反映させる」と記載されている（図 II-44～46）．従来，胆管を基準とした解剖学的区分で行っていたが，合流様式が症例ごとに大きく異なっているため，領域の判断基準となる解剖学的指標に門脈を据えている．P point, U pointはCTで判断する．
- また「肝内胆管原発か肝外胆管原発か鑑別が困難な場合には本規約に準じて取り扱う」とある[1]．

肝門部胆管癌　199

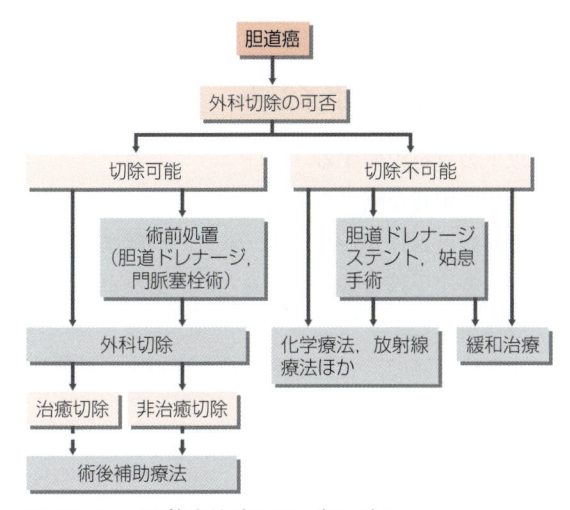

図Ⅱ-46　胆道癌治療アルゴリズム
〔文献2）より引用改変〕

診断のポイント

- 胆管癌の初発症状の90％は閉塞性黄疸で発症する．ドレナージ前の画像診断（multi-detector computed tomography；MDCT, magnetic resonance cholangiopancreatography；MRCP）が，治療法選択のための進展度診断に重要となる[2]．

鑑別診断・治療法選択に必要な検査

1. 鑑別診断

- 鑑別すべき良性疾患として，1）原発性硬化性胆管炎，2）IgG4関連硬化性胆管炎が挙げられる．MRCPや直接胆道造影が鑑別診断に必須である．これらの良性疾患は胆管狭窄部に全周性均一な壁肥厚がみられることが多いが胆管癌を合併する場合もあり，組織診断は重要である．

1) 原発性硬化性胆管炎：数珠状所見，帯状狭窄，憩室様突出，剪定状所見などのさまざまな狭窄，拡張が肝内外の胆管内腔にみられる．胆管癌が10〜15％合併するとされ，細胞診，IDUS（Intraductal ultrasonography）が必要である．

2) IgG4関連硬化性胆管炎：肝門部に狭窄をきたす type3, type4 が肝門部胆管癌との鑑別に重要となる．多くは自己免疫性膵炎に合併，血清IgG4値の上昇がみられる．ステロイド治療が奏効する．

- そのほか，2次性胆管炎として，総胆管結石，先天性胆道形成異常などがある．

2. 治療法選択に必要な検査

1) MDCT
2) MRCP
3) 超音波内視鏡（endoscopic ultrasonography）
4) 内視鏡的逆行性胆道膵管造影（endoscopic retrograde cholangiopancreatography；ERCP）
5) IDUS
6) 胆道鏡

- これらにより，遠隔転移の有無，垂直方向進展，水平方向進展を診断する．

治療法とその選択（図Ⅱ-46）

- 肝門部領域胆管癌に対する唯一の根治治療手段は外科切除であり，リンパ節郭清と肝外胆管切除を伴う拡大肝切除が標準となっている．
- 肝，肺，腹膜転移，遠隔リンパ節転移は切除不能とされる[2]．切除不能であれば，減黄のためにステント留置を行い，ゲムシタビン，S-1，シスプラチンなどの化学療法，放射線治療を考慮する（「Ⅳ 治療─胆道癌」の項参照）．
- 外科切除術式決定のためには，局所進展（垂直方向進展，水平方向進展），肝予備能，残肝容積算定が必要である．また，MDCTなどで胆管，血管の走行を単年に確認する．特に"南回り後区域胆管"は，より末梢での切離が可能となるので注意を要する．
- 垂直方向進展：胆管壁外への進展様式で，主要脈管浸潤，他臓器浸潤（肝，膵など），神経周囲に浸潤する．MDCT，EUS，IDUSなどで診断する．
- 水平方向進展：胆管壁内を長軸方向に浸潤・進展していく形式．MDCT，IDUS，ERCPなどで診断する．肝門部領域胆管癌では壁内進展をす

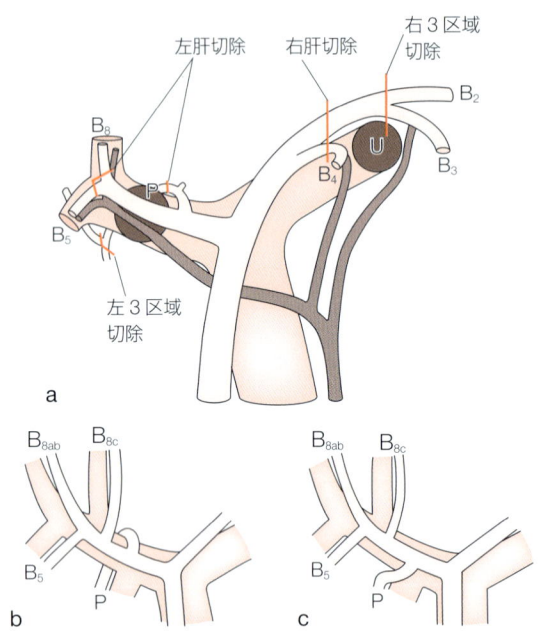

図 II-47　切離限界点
a：肝切除術式と胆管切離腺.
b：北回り：門脈右枝の頭側を走行する右肝管後枝.
c：南回り：門脈右枝の尾側を走行する右肝管後枝.
B_{8ab}：右前上腹側枝＋外側枝，B_{8c}：右前上背側枝.

る「浸潤型」が多い.
・残肝容積測定：CT による残存予定肝容積を測定する.
・局所進展診断により，切離限界点を超えた癌浸潤がなく（図 II-47），切除可能と診断した時点で切除術式を検討する．閉塞性黄疸例では，残存予定肝の減黄（2 mg/dl 未満）の後インドシアニングリーンの 15 分停滞値（ICG R15）を測定する．肝容積を算定，必要に応じて門脈枝塞栓術を行う[3].
・減黄：原則として，残存予定肝をドレナージする.
・門脈枝塞栓術：切除予定肝の門脈枝を塞栓，萎縮，残存肝を肥大させることにより，肝切除の安全性を増すことを目的としている.

予後

● わが国の切除率は 70.2％，切除例の 5 年生存率は 28.6％，手術死亡率は 0.5％と報告されている[4].

患者説明のポイント

● 以下の点を説明する.
・治療が困難な癌であること.
・切除の可否にかかわらず，減黄，門脈塞栓術などの多く手技を必要とするため，治療が長期にわたること.
・手術は複雑で，合併症が多く，肝不全の可能性があること.
・有効な化学療法，放射線療法が少ないこと.

文献
1) 日本肝胆膵外科学会（編）：臨床・病理 胆道癌取扱い規約，第 6 版．金原出版，2013
2) 胆道癌診療ガイドライン作成出版委員会：エビデンスに基づいた胆道癌診療ガイドライン，第 1 版．医学図書出版，2007
3) Kubota K, et al：Hepatology 26：1176-1181, 1997
4) Miyakawa S, et al：J Hepatobiliary Pancreat Surg 16：1-7, 2009（Epub 2008 Dec 26）

（荒牧 修，高山忠利）

転移性肝癌

概念・頻度

● 肝臓に占拠した悪性腫瘍のうち，原発巣の発生由来が肝臓以外の臓器と判断された疾患群のことを指す．英語では，liver metastases あるいは metastatic liver cancer と表記される.
● 臨床的に，各悪性腫瘍の生物学的特性によって発生頻度にばらつきがみられるが，頻度が多いとされる大腸癌の場合，わが国では全罹患患者の 10％に同時性が，15％に異時性の肝転移が

みられるという報告がある．
- 血行性の遠隔転移であり，基本的には各原発巣の治療指針に沿った緩和的治療が主体となる．
- 大腸癌の場合は，遠隔転移であっても外科的切除によって治癒のポテンシャルを有する独立した疾患群とも考えられる[1]．また，膵・消化管神経内分泌腫瘍（neuroendocrine tumor；NET），消化管間質腫瘍（gastrointestinal stromal tumor；GIST）由来の場合にも，手術の介入によって予後の改善が期待できることもある．

原因疾患

- 消化器悪性疾患では主に食道癌，胃癌，結腸癌，直腸癌，胆道癌，膵癌，膵・消化管 NET，GIST などが挙げられ，経門脈性転移であることが多く，それ以外では，主に肺癌，乳癌，婦人科癌，腎細胞癌，頭頸部癌，軟部肉腫，悪性黒色腫などが挙げられる．

診断のポイント

- 無症状で発見されることが多いが，病勢の進行とともに肝機能異常，発熱，全身倦怠感，食思不振，臓器症状としての右季肋部〜上腹部痛や腹部膨隆，黄疸などの出現が発見契機となることもある．
- 原発性肝癌との鑑別のため，ウイルス性肝炎の有無や慢性肝疾患の既往・背景因子などのチェックをしておく（「肝細胞癌」の項参照）．
- 詳細な病歴と診察，過去の悪性腫瘍の既往歴ならびに原発巣の悪性度の評価，既往が無い場合は想起される原発巣の探索が必要．

鑑別診断・治療法選択に必要な検査

- 腫瘍マーカーの測定：原発巣由来の腫瘍マーカー上昇が多くにみられる．原発不明の場合には，一部の悪性疾患（胚細胞腫瘍，甲状腺癌，前立腺癌，卵巣癌）に対し，腫瘍マーカーの測定が診断の手助けになることもある．
- 原発巣検索：胸部/腹部/骨盤部 CT，上部・下部消化管内視鏡検査，FDG-PET など．女性であればマンモグラフィ/乳腺超音波検査も追加する．
- 画像診断：B モード超音波検査，ソナゾイド®造影超音波検査，マルチスライス CT を用いたヨード造影剤による造影 CT，肝特異性造影剤である SPIO あるいは Gd-EOB-DPTA を用いた造影 MRI，FDG-PET など，診断モダリティは多岐にわたる．大腸癌由来の場合は，存在診断のみではなく，大きさ，個数，分布，主要脈管への浸潤有無など，手術を意識した解剖学的情報も必要となる．また，10 mm 未満の病変検出に対しては，CT のみではなく MRI の追加が望ましい．
- 病理学的診断：原発巣同定が不可の場合，到達が容易であれば，経皮的あるいは開腹ならびに腹腔鏡下アプローチによる針生検を施行．適切な免疫組織学的マーカーによる病理学的検索が有用．切除可能な場合は，外科的切除も考慮する．

治療法とその選択

- 基本的には，各原発巣の転移・再発治療指針に沿った緩和的薬物治療（全身化学療法）が主な治療選択となるが，腫瘍条件によっては，① 外科的切除，② 熱凝固療法，③ 動注化学療法，④ 放射線療法も考慮され，多職種医療チーム（multidisciplinary team；MDT）による検討が個々の症例で求められる．

1. 大腸癌肝転移の治療方針（図 II-48）[2]

- 根治切除可能な肝転移には，肝切除が標準治療である．
- 切除不可能な肝転移で全身状態（performance status；PS）が一定以上に保たれている場合には，全身化学療法を第一選択として考慮する（「IV 治療—大腸癌」の項参照）．
- 穿刺局所療法としてのエタノール注入法やマイクロ波凝固療法（microwave coagulation therapy；MCT），ラジオ波凝固療法（radiofrequency abla-

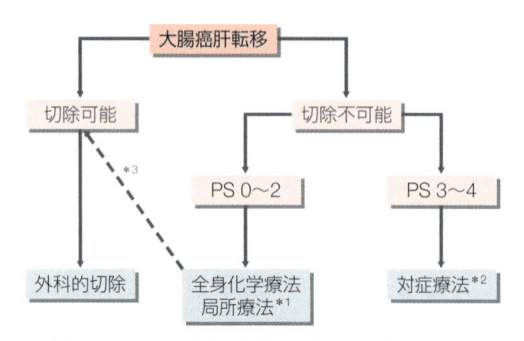

図 II-48　大腸癌肝転移の治療方針
*¹ 局所療法には肝動注療法，熱凝固療法，放射線療法などがある．
*² best supportive care（BSC）．
*³ 化学療法の奏効により切除可能となる場合がある．
〔文献2）より引用改変〕

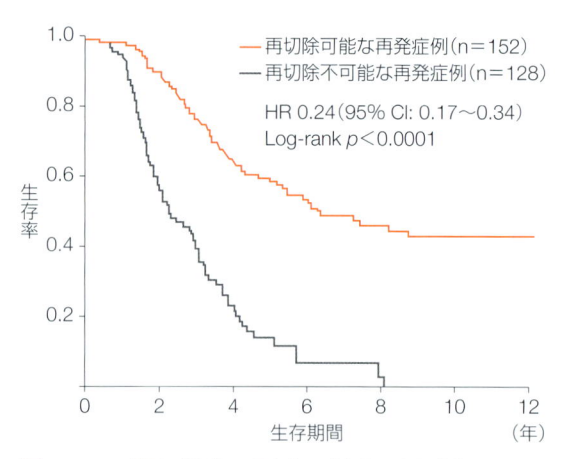

図 II-49　肝切除後の再発に対する再手術のインパクト　〔文献3）より引用改変〕

tion；RFA）の有用性は確立しておらず，現状ではPS不良例や，耐術不能な症例に考慮されるべき治療選択であり，外科的切除の代替治療としては推奨されない．
- 切除不可能症例の中には，全身化学療法の奏効により切除可能となる場合もあるため（コンバージョン），切除の可否について肝臓外科医へのコンサルトを怠らないことも重要である．MDTによる症例の共有・治療方針決定が望ましい．
- 切除可能な肝転移に対する術前化学療法の有用性は確立されておらず，適正に計画された臨床試験として実施するのが望ましい．
- 再発の抑制が主たる目的である肝切除後の補助化学療法については，確固たるエビデンス不在であるのは否めないが，大腸癌化学療法の著しい進歩の昨今を考えると，何らかの補助化学療法はプラクティスとして必要な状況になってきている．最近，わが国からテガフール・ウラシル合剤（ユーエフティ®）＋経口ホリナート（ユーゼル®）療法の6か月間投与によって，肝切除後の無再発生存期間（recurrence-free survival；RFS）の改善が示された（ASCO2014より）．今後は全生存期間（overall survival；OS）の改善に寄与する治療開発が望まれる．

予後

- 大腸癌の場合，わが国のハイボリュームセンターからの切除成績報告では，生存期間中央値5.1〜5.7年，5年生存率は47.7〜54.3％，10年生存率は38.5〜43.0％．再発率は75％ほど．他のがん種の予後については，それぞれの転移・再発治療成績に準じる．

患者説明のポイント

- 治療の目標は，生存期間の延長とQOLの維持，さらには症状緩和にある．全身状態が不良な場合は対症療法（best supportive care；BSC）を行う．
- 大腸癌の場合，外科的切除が可能であれば，良好な生存予後が期待できるが，再発リスクは高い．よって，肝切除後の密なフォローアップの必要性と再発後の治療選択が重要である．補助化学療法によって再発を抑制できる可能性もある一方で，再発してもなお，繰り返し外科的切除により治癒のポテンシャルを有する場合もあることを念頭に置く（**図 II-49**）[3]．

文献
1) Kopetz S, et al：J Clin Oncol 27：3677-3683, 2009

2) 大腸癌研究会（編）：大腸癌治療ガイドライン 医師用 2014年版．金原出版，pp 22-24, 2014
3) Oba M, et al：Ann Surg Oncol 21：1817-1824, 2014

（大場 大，長谷川潔，國土典宏）

肝良性腫瘍

- 肝良性腫瘍は，近年画像診断の進歩により無症状で多く発見されるようになった．臨床上重要な点は肝悪性腫瘍との鑑別である．特に肝炎ウイルスの有無，基礎疾患などを考慮し臨床所見と画像所見から総合的に診断する必要がある．
- 近年は，免疫組織学的診断法が導入されるようになり，2010年，WHOによる組織学的分類が改訂された（表II-53）[1]．本項では肝良性腫瘍の代表的疾患について述べる．

肝細胞性腫瘍

A 肝細胞腺腫（hepatocellular adenoma）

概念・成因・疫学頻度，発症機序

- 肝細胞腺腫は2010年のWHO分類で遺伝子解析の結果で4型に分類された（表II-54）．①hepatocyte nuclear factor1 α（HNF1α）不活型，②β-カテニン活性化型，③inflammatory型，④分類不能型である．表II-54に示すようにこれらは遺伝子変異，免疫染色，性別，臨床所見などが鑑別点として示されている．
- 一般的には，わが国ではまれな疾患と報告され，通常単発で非硬変肝に発生する．年齢は30歳前後の若い女性に多く80％に経口避妊薬

との関連が報告されている．そのほか蛋白同化ホルモンの長期使用もリスクファクターの1つであり，糖原病1a型（von Gierke disease）やガラクトース血症など糖代謝異常との関連性も知られ，糖尿病での発生率は50％と高率である．発生部位は，肝被膜下に発生することが多く周囲肝組織との境界は明瞭である．部分的に出血を認めることがある．腫瘍内に胆管や門脈はない．悪性化についてはわが国での報告例は比較的少ない．

診断のポイント，鑑別診断・治療法選択に必要な検査

- 一般的に小さなものでは症状はない．腫瘍が増大し腹部腫瘤や出血などに伴う腹痛などで発見されることもある．
- 腫瘍は境界明瞭で円形から類円形である．超音波では非腫瘍部と比較して等から低エコーであることが多いが，腫瘍の内部エコーはさまざまで特徴的な所見はない（図II-50）．
- CTでは脂肪成分を多く含む場合は低吸収，時間の経過した出血を伴う場合には高吸収となる．
- 腫瘍は通常多血性であり，造影超音波では腫瘍辺縁から中心部に向かう微細な腫瘍血管を認めKupffer相では腫瘍周辺と比較すると不完全な染影を示すことが多い．CTでも同様に壊死部や出血部を除くと造影効果は腫瘍全体に及び，門脈相においても造影効果が遷延することがある．血管造影では均一な濃染像が特徴的である．
- 肉眼像では周辺組織との境界は明瞭で，弾性軟であるが線維性被膜は欠くことが多く25％程度に被膜を有するとされる．
- MRIでは，T1強調像では低から高信号とさまざまである．T2強調像では等から高信号を呈するがこれらも脂肪成分や出血の程度により異なる（図II-51）．
- 限局性結節性過形成（FNH）や高分化型肝細胞

表 II-53 良性肝腫瘍の組織分類

Epithelial tumours： hepatocellular 上皮性腫瘍：肝細胞	Benign 良性	Hepatocellular adenoma	肝細胞腺腫	
		Focal nodular hyperplasia	限局性結節性過形成	
	Malignancy-associated and premalignant lesions 癌関連病変，前癌病変	Large cell change (formerly "dysplasia")	異型（ディスプラジア）	
		Small cell change (formerly "dysplasia")	異型（ディスプラジア）	
		Dysplastic nodules	異型結節	Low grade 軽度
				High grade 高度
Epithelial tumours： biliary 上皮性腫瘍： 胆管細胞	Benign 良性	Bile duct adenoma (peribiliary gland hamartoma and others)	胆管腺腫	
		Microcystic adenoma	粘液囊胞腺腫	
		Biliary adenofibroma	胆管性腺線維腫	
	Premalignant lesions 前癌病変	Biliary intraepithelial neoplasia, grade3（BilIN-3）	胆管上皮内腫瘍	
		Intraductal papillary neoplasm with low- or intermediate-grade intraepithelial neoplasia	胆管内乳頭状腫瘍	
			軽度〜中等度異型を伴う上皮内腫瘍	
		Intraductal papillary neoplasm with high-grade intraepithelial neoplasia	胆管内乳頭状腫瘍	
			高度異型を伴う上皮内腫瘍	
		Mucinous cystic neoplasm with low- or intermediate-grade intraepithelial neoplasia	粘液産生腫瘍	
			軽度〜中等度異型を伴う上皮内腫瘍	
		Mucinous cystic neoplasm with high-grade intraepithelial neoplasia	粘液産生腫瘍	
			高度異型を伴う上皮内腫瘍	
Mesenchymal tumours 間葉性腫瘍	Benign 良性	Angiomyolipoma（PEComa）	血管筋脂肪腫	
		Cavernous haemangioma	海綿状血管腫	
		Infantile haemangioma	小児血管腫	
		Inflammatory pseudotumour	炎症性偽腫瘍	
		Lymphangioma	リンパ管腫	
		Lymphangiomatosis	リンパ管腫症	
		Mesenchymal hamartoma	間葉性過誤腫	
		Solitary fibrous tumour	孤在性線維性腫瘍	

〔文献1）より抜粋〕

癌との鑑別が問題になる．画像所見で動脈が多血性である割に，肝組織所見のHE染色では，好酸性の顆粒状胞体を有する細胞や著明に腫大した細胞が混在し，腫瘍内部には正常な門脈域は含まれず，異常な筋性動脈の集簇を認める．肝細胞索が高分化型肝癌に近い細胞密度の増加を示す．偽腺管構造や明らかな太い索状構造を呈さない．

表 II-54　肝細胞腺腫遺伝子型による分類

	HNF1α 不活化型	β-カテニン 活性化型	炎症性 HCA	分類不能型
遺伝子型	HNF1A	β-カテニン	gq130	
			STAT3, GNAS	
表現型	LFABP 陰性	GS 陽性	SAA, CRP 陽性	
男女比	女性	男性＞女性	男性＝女性	
背景因子	経口避妊薬	経口避妊薬, 糖尿病	肥満, アルコール	
肝細胞腺腫内の頻度	30〜40%	15%	40〜60%	10%程度
組織学的特徴	細胞異型乏しい	細胞異型あり	炎症細胞浸潤	
		偽腺管構造	細胆管反応	
	多発	境界病変？	異常血管・ 類洞拡張	
	脂肪沈着多い	脂肪沈着乏しい		
癌化（肝細胞癌の発生）	まれ	あり（頻度高い）	あり	

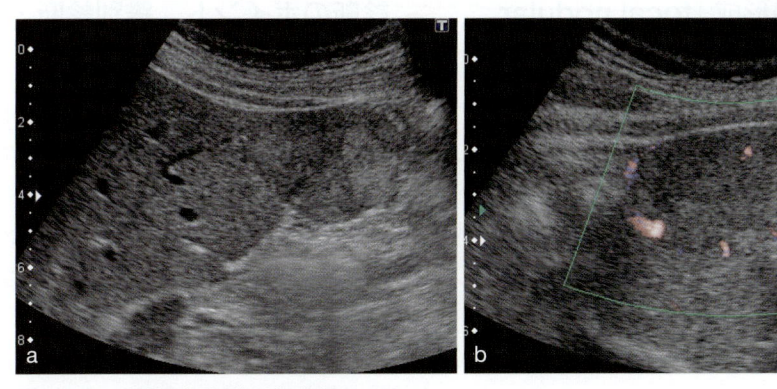

図 II-50　肝細胞腺腫の超音波 B モード
a：境界明瞭な高エコーと等エコーの類円形腫瘍である.
b：カラードプラでは周囲および腫瘍内に血流シグナルを認める.

一方，高分化肝癌では細胞密度が軽度上昇した程度のものでは，動脈が乏血性であることが多いなど，病理と画像の乖離が診断のポイントとなる．針生検のみでの鑑別は困難な場合があり切除標本で最終診断されることが多い．

治療法とその選択，予後

- 良性腫瘍であり大きさによっては経過観察でよい．しかし，腫瘍が増大し破裂の危険性や肝実質の圧排が高度な場合，出血壊死を伴う場合には切除の対象となる．
- 悪性化の報告もあるが最近の報告はみられない．しかし男性でβ-カテニン活性化肝細胞腺腫の場合は通常の肝細胞腺腫と比較して癌化をきたすことが多いとの報告もある[2].

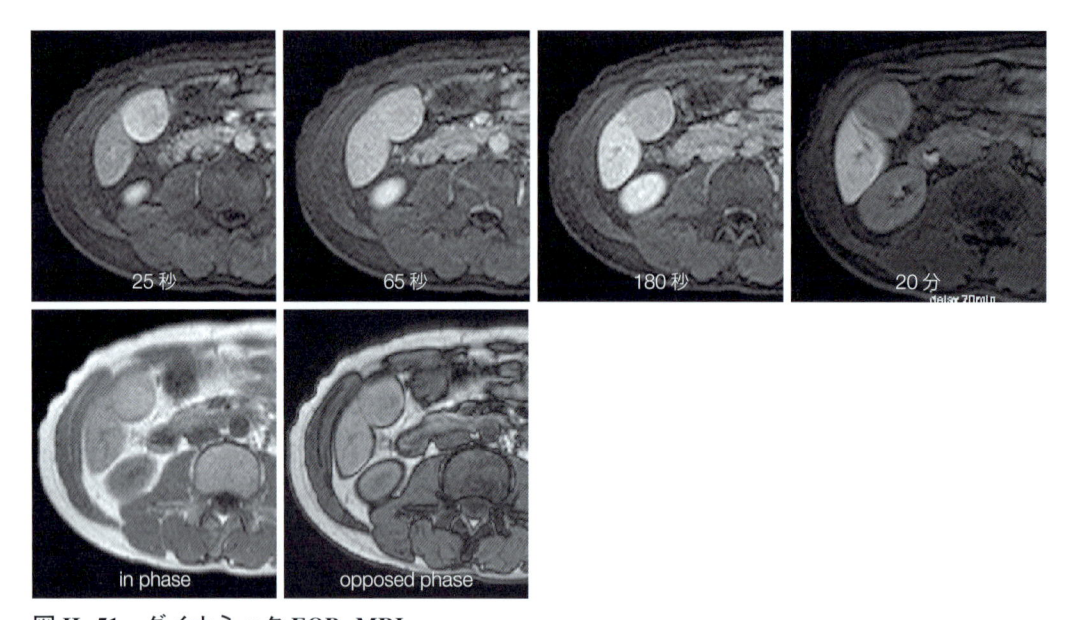

図 II-51　ダイナミック EOB-MRI
早期相では腫瘍は染影される．肝細胞相では低信号を示す．T1 強調像の opposed phase では腫瘍内に一部低信号の領域があり脂肪化を疑わせる．

B 限局性結節性過形成（focal nodular hyperplasia；FNH）

概念・成因・疫学頻度，発症機序

- FNH は世界的には肝血管腫の次に多い良性腫瘍であるが日本人には少ない．発生率は 0.3～3％であらゆる年齢に発生するが，20～50 歳代の女性に多く，80～90％は女性である．欧米では FNH の 3/4 は経口避妊薬を使用していると報告されているが，アジアを含むわが国での本疾患の経口避妊薬の使用頻度はそう多くなく最近では経口避妊薬との関係はないとも報告されている．
- 通常，非硬変肝の肝被膜近くにみられ被膜を有さない，星紡状の中心瘢痕（central stellate scar）が特徴的で線維性被膜に富む太い動脈が中心部から放射状に伸びその後肝静脈へ流出する．

診断のポイント，鑑別診断・治療法選択に必要な検査

- 一般的に小さなものでは症状はない．腫瘍が被膜に局在することが多く大きくなれば圧迫により腹痛をきたすことがある．
- 腫瘍は境界明瞭で通常被膜はないか不完全である．典型例では超音波検査で，中心瘢痕から辺縁に向かう spoke-wheel appearance がカラードプラで描出できる．中心瘢痕は，超音波 B モードでは低エコーに描出される（図 II-52）．
- 造影超音波検査では，中心瘢痕の部分から腫瘍の辺縁に向け放射状の血管がリアルタイムに確認できる．流出静脈の描出も可能で確定診断に有用である．この所見は，かつては血管造影でのみ得られたが，最近では造影超音波検査が診断に有用である．
- CT では，単純 CT では低吸収か等吸収，造影早期で強く染影され，門脈相から平衡相では等吸収となる．中心瘢痕は線維性組織で構成され，動脈相では不染域である．Kupffer 細胞を

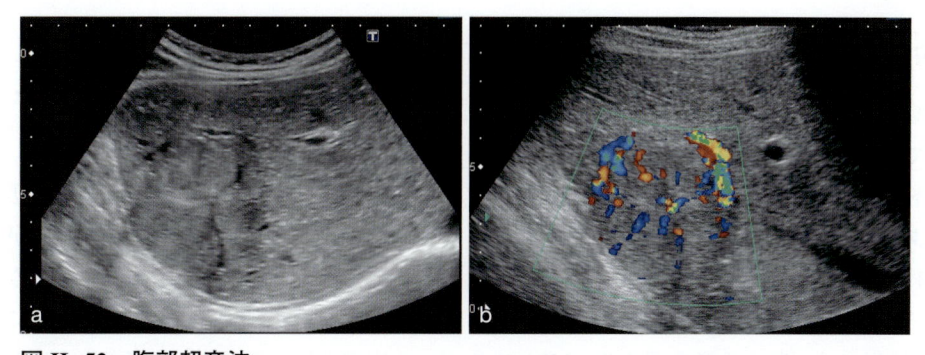

図 II-52 腹部超音波
Bモード（a）では，腫瘍の境界は明瞭で中心瘢痕部は低エコーと境界は線状高エコーに描出される．カラードプラ（b）では spoke-wheel appearance を認める．

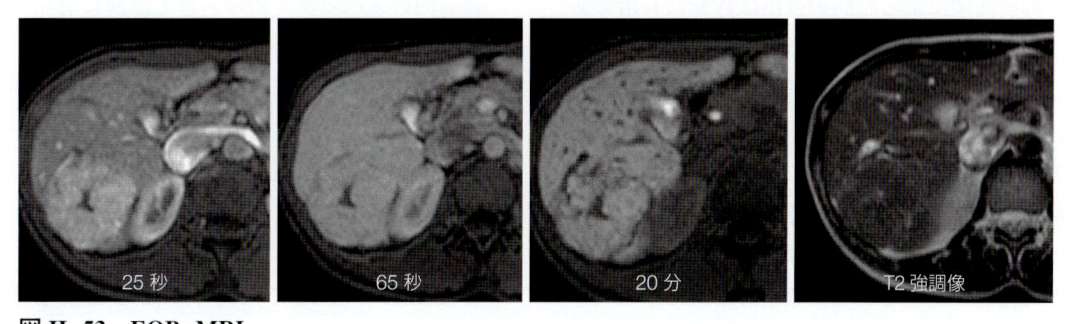

図 II-53 EOB-MRI
早期相では中心瘢痕以外の腫瘤は造影される．肝細胞相では中心瘢痕以外は等信号である．

有するため腫瘍部，非腫瘍部とも，ソナゾイド®造影検査の Kupffer 相では等輝度が多いが，非腫瘍部と比較して低輝度になる症例の報告もあり，早期肝細胞癌との鑑別が重要である．
- MRI では，T1 強調像で等から低信号，T2 強調像では等から高信号を呈する．中心瘢痕は血管や胆管が存在するため T1 強調像で低信号，T2 強調像で高信号となることが多い．また Gd-EOB-DTPA では中心瘢痕部以外は取り込みを認める（図 II-53）．

治療法とその選択，予後

- 良性腫瘍であり大きさと局在部位にもよるが経過観察でよい．経口避妊薬に関する増大の可能性はなく，WHO は FNH を有する女性にも経口避妊薬の投与は可能としている．

患者説明のポイント

- 一般的に良性腫瘍であるが，肝細胞腺腫は出血や悪性化も報告され定期検査が必要である．

血管系腫瘍

A 肝血管筋脂肪腫（angiomyolipoma；AML）

概念・頻度

- 血管筋脂肪腫は血管，平滑筋，脂肪成分が種々の割合で混在し肝や腎に好発する良性腫瘍である．中年の女性に好発し，最近画像診断の進歩によりスクリーニング検査により無症状で偶然発見されることも多い．

診断・鑑別・病理

- 脂肪成分に富む腫瘍の頻度が高く超音波では，きわめて高エコーに描出される症例が多い．腫瘍は一般的に多血性であり肝細胞癌との鑑別が重要である．
- 単純CTでは，低吸収でCT値はマイナスをとり脂肪を含有していることが示される．造影CTの早期相では不整な造影を認める．MRIではT1強調，T2強調画像で高信号である．脂肪成分が多い腫瘍の場合，in/opposed phaseや脂肪抑制画像による脂肪の検出は診断に有用である．造影CTや血管造影など腫瘍内の拡張した血管が肝静脈へ連続し流出する所見はAMLの特徴であり肝細胞癌との鑑別になる．
- 鑑別診断として，脂肪化のある肝細胞癌との鑑別は重要である．また脂肪成分の少ないAMLの場合，超音波では低エコーとなり，肝細胞癌との鑑別が必要である．確定診断には，生検を行い，メラノーマ抗体であるHMB45免疫染色が有用である．

治療法とその選択，予後

- 腫瘍の局在やサイズにもよるが，画像や組織で診断が確定すれば経過観察でよい．
- 悪性化の報告はきわめて少ない．

B 血管腫（hemangioma）

概念・頻度，発症機序

- 肝良性腫瘍の中で最も多い．海綿状（cavernous type）と毛細血管性（capillary type）に分類されるが，成人では海綿状血管腫が大半である．通常，症状はなく大きさは，5cm未満で単発が多い．
- 多発性の症例は，肝外で皮膚，肺，脳などに血管腫を合併することがある．まれな病態として，腫瘍内での血栓形成や出血のため，血小板減少，フィブリノーゲン減少を伴いDICを発症するKasabach-Merritt症候群がある．

診断のポイント，鑑別診断・治療法選択に必要な検査

- 超音波では境界明瞭な高エコーか辺縁に高エコーの縁取り（marginal strong echo）が特徴的な所見である．腫瘍を拡大して観察すると辺縁部は細かなギザギザを認め，体位変換により腫瘍の内部エコーのパターンが変化するカメレオンサインなどが特徴である．
- さらに低エコー血管腫に見られる特徴として，腫瘍内のスペックルのゆらぎも診断に有用である．
- ソナゾイド®造影超音波では腫瘍辺縁から腫瘍に流入する（fill in）所見が特徴であり腫瘍染影が長く続く症例では確定診断可能である．CTではlow density，造影すると辺縁部から中心に向かう濃染像が長く続く．
- またMRIではT1で低信号，T2で著明な高信号を呈し，血管造影では，綿花状濃染像（cotton-wool appearance）が特徴的である．割面は，赤褐色スポンジ様を呈し，組織像は，内皮細胞で被覆され血液で満たされた拡張した大小の血管からなる．

患者説明のポイント

- 両疾患とも，確定診断されれば悪性化は，ほとんどないが，一部に肝細胞癌と鑑別が必要な症例がある．

間葉系腫瘍

A 炎症性偽腫瘍（inflammatory pseudotumor；IPT）

概念・頻度，発症機序

- 原発臓器では肺が最も多く，病因が特定できない炎症細胞浸潤と線維化を主体とする限局性の

炎症性の腫瘍類似病変である．本来，間葉系細胞やリンパ球では抑制されている *ALK* (anaplastic lymphoma kinase) 遺伝子が関与し，染色体転座などによって再構成され，ALK-1蛋白を発現しているものもあることが報告された．
- 概念の確立は完成されていないようであるが，WHO分類（2010年）では間葉系腫瘍に分類されている．最近では，自己免疫性膵炎や，硬化性胆管炎などとの関連も報告されており，多臓器に発生しているものではIgG4関連疾患が含まれている可能性も考慮する必要がある．
- 男女比はやや男性に多い傾向がある．

診断のポイント，鑑別診断・治療法選択に必要な検査

- 軽度の発熱，倦怠感，腹痛があるが症状の重篤感はない．
- 血液検査では炎症反応と胆道系酵素の上昇，肝機能異常がある．
- 画像上，特徴的な所見はなく，炎症の程度や経過，組織学的にも炎症細胞の成分や，線維化の程度などにより特徴的な所見が得られにくいと報告されている．中でも最も多い画像所見は，造影CTの平衡相で腫瘍辺縁にリング状染影である．MRIではT1強調像ではlow intensity，T2強調像ではhigh intensityであることが多い．鑑別疾患としては特に基礎疾患に悪性疾患がある場合には，転移性肝癌や胆管細胞癌の鑑別が重要である．
- 炎症性偽腫瘍と診断されたものの多くは，穿刺肝生検が施行されている．生検で確定診断され経過中増大や他の病態の悪化を招くおそれのないものは切除の必要はなく，抗菌薬やNSAIDsで消失することもある．
- 肉眼的には，黄色から白色の結節で組織学的には種々の程度の炎症細胞浸潤を伴う．肝実質内に組織球・形質細胞を主とする慢性炎症細胞浸潤と線維性結合織の増生を認める．

患者説明のポイント

- 基礎疾患が何であるかで治療方針が異なるため必要に応じて生検や経過観察が重要である．

文献
1) WHO Classification of Tumours of the Digestive System, 4th Edition. IARC press
2) Farges O, et al：Gut：60：85-89, 2011

（飯島尋子）

肝硬変以外の門脈圧亢進症

- 門脈圧亢進症をきたす基礎疾患は，肝硬変（全体の約80％）以外には，①特発性門脈圧亢進症（idiopathic portal hypertension；IPH），②肝外門脈閉塞症（extra-hepatic portal obstruction；EHO），③Budd-Chiari症候群（BCS）が主であり，いずれも門脈系からの流出血管抵抗増大による流出障害（outflow block）をきたしている．
- 障害部位別に，a) 肝外門脈閉塞（EHO），b) 肝内門脈閉塞（IPH），c) 肝内肝静脈閉塞（肝硬変），d) 肝外肝静脈閉塞（BCS）に分類される．ほかに日本住血吸虫症，先天性肝線維症，肝内外でのA-V，A-Pシャント，動静脈奇形，肝細静脈閉塞症，結節性再生性過形成，うっ血肝，胆道閉鎖症，脾腫を伴う骨髄増殖性疾患などがあるが，いずれも頻度はまれである[1]．
- IPH，EHO，BCSに関するガイドラインは，厚生労働省難治性疾患克服研究事業「門脈血行異常症に関する調査研究」班により「門脈血行異常症の診断と治療のガイドライン（2007年）」が策定された[2]．

特発性門脈圧亢進症（IPH）

概念・頻度

- IPH は，肝内末梢門脈枝の閉塞，狭窄により門脈圧亢進症に至る症候群を言う．
- 比較的まれな疾患で，2004 年の年間有病者数は 920 人であり，うち約 18％が年間の新発生患者数である．男女比は約 1：2.7，発症のピークは 40～50 歳代で，平均年齢は 49.4 歳（男性 41.7 歳，女性 51.9 歳）である．

発生機序・病因

- 病因は不明であるが，肝内末梢門脈血栓説，脾原説，自己免疫異常説などがある．

診断のポイント

- 主要な初発・自覚症状は脾腫や脾機能亢進に伴う貧血（動悸，息切れ），門脈圧亢進症に伴う副血行路形成に基づく皮下静脈怒張や吐血である．
- 病期により病態が異なるため，一般検査所見，画像検査所見，病理検査所見によって総合的に診断する．
- 肝機能検査では軽度異常にとどまることが多い．
- 画像検査では，しばしば巨脾を認める．肝臓の表面は平滑なことが多い．著明な脾動静脈の拡張を認める．
- 超音波ドプラ検査で著しい門脈血流，脾静脈血流量の増加を認める．
- 肝静脈造影にてしばしば肝静脈枝相互間吻合と"しだれ柳様"所見を認める．閉塞肝静脈圧は正常または軽度上昇している．
- 確定診断は肝臓の病理組織学的所見（肝内末梢門脈枝の潰れ・狭小化や肝内門脈枝の硬化症，門脈域の緻密な線維化および異常血行路を呈することが多いが，肝硬変の所見はない）によって裏付けされることが望ましい．

治療法とその選択

- 治療対象となるのは，① 門脈圧亢進症に伴う食道・胃静脈瘤，② 巨脾・脾機能亢進に伴う汎血球減少症である．
- 脾機能亢進・巨脾に対する治療は，巨脾に合併する症状（疼痛，圧迫）が著しいとき，および脾腫が原因の高度血球減少（血小板 $5×10^4/\mu l$ 以下，白血球 $3,000/\mu l$ 以下，赤血球 $300×10^4/\mu l$ 以下のいずれか 1 項目）で出血傾向などの合併症があり，内科的治療が難しい症例では部分脾動脈塞栓術や脾摘術を考慮する．

予後

- IPH 患者の予後は良好であり，食道・胃静脈瘤がコントロールされれば，肝癌の発生や肝不全による死亡はほとんどなく，5 年および 10 年累積生存率は 80～90％ときわめて良好である．

患者説明のポイント

- 静脈瘤が十分にコントロールされれば経過は良好であるため，定期的な通院にて血液検査，上部消化管内視鏡，画像検査にて脾機能と側副血行路の評価が重要であることを説明する．

肝外門脈閉塞症（EHO）

概念・頻度

- EHO は，肝門部を含めた肝外門脈の閉塞により門脈圧亢進症に至る症候群を言う．
- 原発性と続発性に分類される．
- EHO の頻度は比較的少なく，2004 年の年間受療患者数は 340～560 人と推定され，男女比は約 1.06：1 とやや男性に多い．確定診断時の年齢は，20 歳未満が一番多く，次に 40～50 歳代が続き，2 峰性のピークを認める．これは，原発性 EHO の多くは小児期の発症例であり，続発性 EHO の多くは成人期発症例であることに

起因している．

発生機序・病因

- 原発性 EHO の病因は不明であるが，血管形成異常，血液凝固異常，骨髄増殖性疾患の関与が言われている．
- 続発性 EHO をきたす基礎疾患は，新生児臍炎，肝硬変，IPH などの門脈圧亢進症に伴う肝外門脈血栓，胆道系疾患（胆嚢胆管炎，総胆管結石），血液疾患（アンチトロンビンIII欠乏症，多血症，白血病など），肝門部腫瘍，膵腫瘍，慢性膵炎，開腹手術（特に胆石手術後），脾静脈・腸間膜静脈閉塞などがある．

診断のポイント

- 主に画像検査所見を参考に確定診断を得る．
- 主要な自覚症状は脾腫，貧血，門脈圧亢進症に伴う副血行路形成に基づく皮下静脈怒張や吐血である．
- 肝機能検査では軽度異常にとどまることが多い．
- 画像検査では，脾腫を認める．肝臓の表面は正常で肝臓の萎縮は目立たないことが多い．肝外門脈の閉塞と肝門部における求肝性側副血行路（いわゆる「海綿状血管増生」）を認める．
- 組織所見では肝の小葉構造はほぼ正常に保持され，肝内門脈枝は開存している．
- 肝硬変の所見はない．

治療法とその選択

- IPH に準じる．

予後

- 原発性は食道・胃静脈瘤がコントロールされれば良好である．10年累積生存率は90%以上である．
- 続発性 EHO では，原因疾患によって予後が決定される．

患者説明のポイント

- IPH に準じる．

Budd-Chiari 症候群（BCS）

概念・頻度

- BCS は，肝静脈の主幹あるいは肝部下大静脈の閉塞や狭窄により門脈圧亢進症に至る症候群をいう．わが国では両者を合併している病態が多い．
- 原発性と続発性に分類される．
- 全国調査（2005年）では，有病率は人口100万人あたり2.4人ときわめて少ない．診療を受けている全国の1年間の患者数は約300人前後である．男女比は1.6：1，年齢は50歳代が最も多いが，平均発症年齢は男性36歳，女性47歳と男性で低い傾向がみられる．

発生機序・病因

- 原発性 BCS の病因は不明であるが，血管形成異常，血液凝固異常，骨髄増殖性疾患の関与が指摘されている．
- 続発性 BCS をきたす基礎疾患としては肝癌，転移性肝腫瘍，うっ血性心疾患，血栓，静脈炎，塞栓，血液疾患（真性多血症，発作性夜間血色素尿症，骨髄線維症），経口避妊薬の使用，妊娠出産，腹腔内感染，血管炎（Behçet病，全身性エリテマトーデス），血液凝固異常（アンチトロンビンIII欠損症，プロテインC欠損症）などがある．

診断のポイント

- 発症様式により急性型（20%）と慢性型（80%）に大別されるが，多くの場合（慢性型）は無症状に発症し，次第に下腿浮腫，腹水，胸腹壁の上行性皮下静脈怒張を認める．
- 主に画像検査所見を参考に確定診断を得る．

- 特定疾患治療研究事業対象（公費対象）の認定基準がある（http://nanbyou.or.jp/entry/174）.

治療法とその選択

- 食道・胃静脈瘤，脾機能亢進・脾腫に対しては他書を参照．
- 肝静脈主幹あるいは肝部下大静脈の閉塞ないし狭窄に対しては臨床症状，閉塞・狭窄の病態に対応して，カテーテルによる開通術や拡張術，ステント留置あるいは手術などを選択する．急性症例で，肝静脈末梢まで血栓閉塞している際には，肝切離し，切離面-右心房吻合術も選択肢となる．肝不全症例に対しては，肝移植を考慮する．

予後

- 急性型は一般に予後不良であり，腹痛，嘔吐，急速な肝腫大および腹水にて発症し，1～4週間で肝不全により死の転帰をとる重篤な病態であるが，わが国ではきわめてまれである．

患者説明のポイント

- 公費負担対象疾患であり，認定基準がある．

文献
1) 日本門脈圧亢進症学会（編）：門脈圧亢進症取扱い規約，改訂第3版．金原出版，2013
2) 門脈血行異常症の診断と治療のガイドライン（2007年）（http://www.nanbyou.or.jp/pdf2/082_1.pdf）

〔二川康郎，矢永勝彦〕

3 胆膵

胆石症

概念・頻度

- 一般に胆石症というと胆嚢結石症を示すが，結石の位置によって病態が異なり，胆嚢結石症，総胆管結石症，肝内結石症に大別される．
- 総胆管結石症および肝内結石症は胆管炎の重篤化により致死的転帰をとりうる．特に肝内結石症は難治性であり耐術不能例では根治的治療が行えない．
- 急性胆管炎は結石による胆汁うっ滞と細菌感染により発症する[1]．胆管内圧の上昇による chol-angio-venous reflux によって胆管内細菌やエンドトキシンが血中に移行し重篤な敗血症をきたしやすい．
- 年齢，女性，肥満，家族歴，白人，多産婦，脂質異常症，食生活習慣，急激なダイエット，胆嚢機能低下，腸管機能低下は胆嚢結石形成に関連する因子である．
- 胆嚢結石症，総胆管結石症の頻度は疫学調査が行われていないため不明であるが，胆嚢結石症の頻度はおおよそ10%程度と推定される．
- 肝内結石症の頻度は厚生労働省「肝内結石症に関する調査研究」による全国調査で年代を追って減少傾向が認められる．全胆石症の1%弱を占めると推定される．

発症機序

- コレステロール結石の成因は，胆汁中コレステロールの過飽和，結晶化，胆嚢収縮能の低下の3つと考えられている．
- ビリルビンカルシウム結石の成因は，細菌感染による不溶性ビリルビンカルシウム析出が関与していると考えられている．
- 黒色石の成因は，ビリルビンあるいはビリルビンカルシウムの重合体であり種々の重金属を有している．溶血性疾患や代謝異常に伴う疾患に合併する．
- 総胆管結石の成因は胆嚢結石の脱落よるものと総胆管内で形成される原発性結石に分けられる．原発性結石は胆道感染によるビリルビンカルシウム結石が主である．
- 肝内結石の成因は細菌感染と胆汁うっ滞と考えられている．わが国では生活環境の衛生化に伴い減少傾向にある．先天性胆道拡張症，回虫の既往，幼少時の衛生環境などが関与していると考えられている．

診断のポイント

1. 胆嚢結石症

- 胆石発作は胆道疝痛と呼ばれる胆嚢の収縮に伴う発作性の疼痛である．嘔気・嘔吐を伴うことがある．疼痛は心窩部から右季肋部を中心として右肩に放散することがある．疼痛は数時間続くこともあるが6時間以上持続する場合や発熱を伴う場合は急性胆嚢炎への進展を疑う（「胆嚢炎」の項参照）．
- 胆嚢結石症の70〜80%は無症状であり，腹部

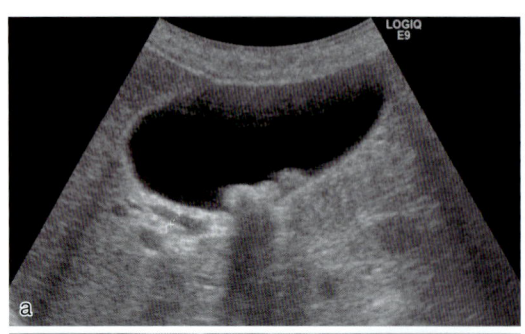

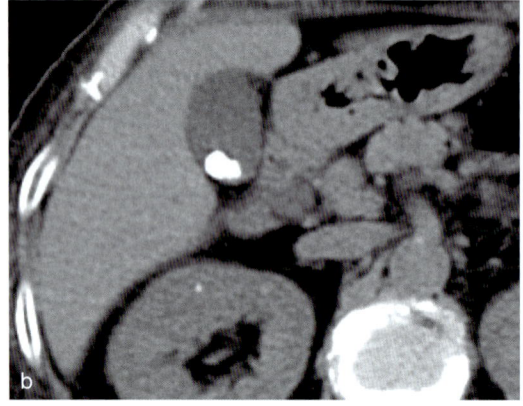

図 II-54 無症状胆石症の画像
a：腹部 US 像．高エコー域として描出され後方の音響陰影が特徴である．
b：単純 CT 像．胆嚢内に石灰化結石が認められる．

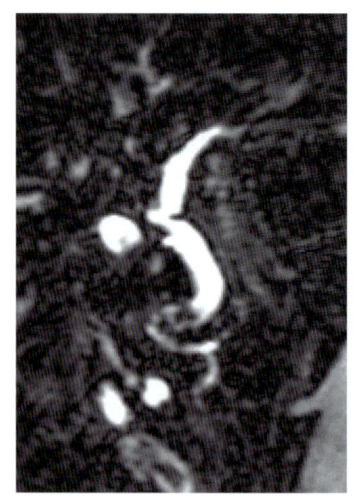

図 II-55 総胆管結石症の MRCP 像
下部胆管に信号欠損像として胆管結石が認められる．

超音波検査（US）（図 II-54a）や CT（図 II-54b）などで偶然に発見される．
- US は最も低侵襲かつ有用な画像診断法である．胆嚢結石は可動性のある高エコー域として描出され後方の音響陰影（acoustic shadow）が特徴である（図 II-54a）．

2. 総胆管結石症
- 急性胆管炎の臨床徴候は上腹部痛，発熱，黄疸が Charcot 三徴として知られており，特異度に優れているが，診断感度が低いため現在では Tokyo Guidelines 2013 による基準が用いられている（「急性胆管炎」の項表 II-57 参照）．
- US は総胆管結石の描出能は高くないため，CT や MRCP（図 II-55）による存在診断が必要である．CT は石灰化のないコレステロール結石や小結石を描出することはできない（図 II-56a）．MRCP は ERCP と同等の結石描出能を有するが 3 mm 以下の結石の描出は困難である（図 II-56b）．
- EUS（図 II-56c）の胆管結石診断能は ERCP（図 II-56d）と同等であるが CT や MRCP ほど普及していない．

3. 肝内結石症
- 臨床症状は胆管炎や肝膿瘍に起因する症状と肝機能障害である．
- 非侵襲的検査である US，CT（図 II-57a），MRCP（図 II-57b）による結石存在診断，肝葉萎縮の有無，併存する胆管細胞癌のチェックを行う．
- 直接胆道造影（ERCP，PTC）は治療を前提として行われる．

■ 鑑別診断・治療法選択に必要な検査

- 単純 CT は胆嚢結石の石灰化の有無を判定できるため ESWL（CT 値＜50），経口溶解療法の適応をみるために必要である．
- 排泄性胆嚢造影は胆嚢機能の有無をみることにより ESWL，経口溶解療法の適応を判定することができる．
- 造影 CT は胆嚢結石に合併する胆嚢ポリープ，胆嚢腺筋腫症，胆嚢癌の診断に有用である．

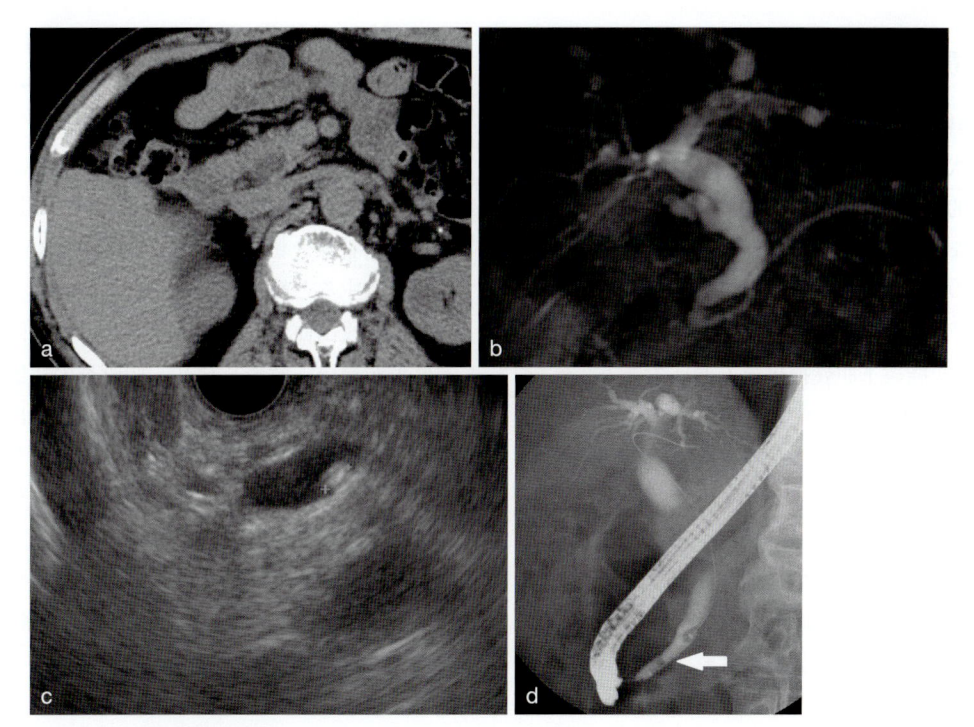

図 II-56　総胆管結石症
a：単純 CT 像．胆管下部に結石像を認めない．
b：MRCP 像．明らかな結石像を認めない．
c：EUS 像．下部胆管に 2〜3 mm 大の高エコー像として結石が描出されている．
d：ERCP 像．結石透亮像（矢印）を認める．

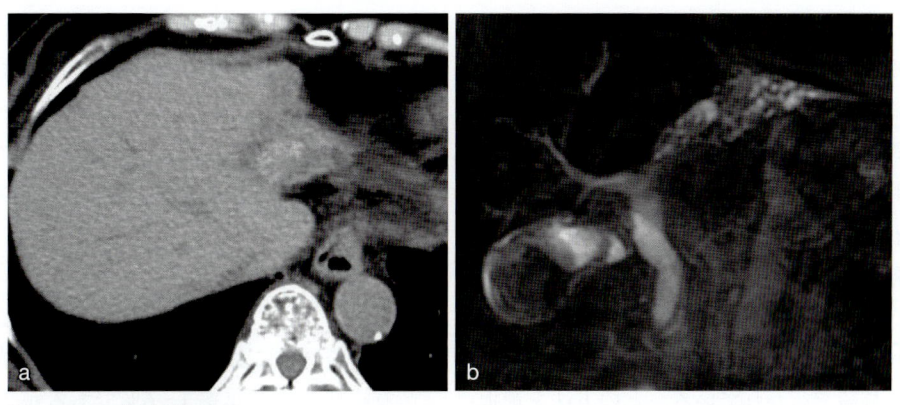

図 II-57　肝内結石症
a：単純 CT 像．結石のある肝左葉は萎縮している．
b：MRCP 像．肝外側区域枝内に結石による透亮像が多数認められる．胆囊内にも結石あり．

- EUS は胆囊結石症に合併する胆囊ポリープ，胆囊腺筋腫症，胆囊癌の診断に有用である．
- MRCP は胆囊管分岐部や想定外の副肝管の存在を明らかにすることにより安全な胆囊摘出術に有用な検査である．
- 造影 CT は肝内結石症の肝葉萎縮の有無，合併する胆管細胞癌の有無をみるために有用である．

治療法とその選択

1. 胆嚢結石症

- 無症状胆石症は原則として治療の対象とならず定期的な US での経過観察が妥当である．充満胆石など US での観察が困難な症例では胆嚢摘出術の適応となる．
- 有症状胆石症（疝痛発作および急性胆嚢炎発症例）は腹腔鏡下胆嚢摘出術の適応である．
- 20 mm 以下の純コレステロール系結石は ESWL の治療適応である．しかし，結石再発率が高いことや装置のある施設が限られるなどの問題があり，手術ハイリスク例が良い適応となる．
- 15 mm 以下の浮遊するコレステロール系結石は経口溶解療法の適応である．ウルソデオキシコール酸（UDCA）が用いられ，治療適応例の 20～40％に効果が認められる．完全溶解には少なくとも 6 か月程度の内服治療を要し，かつ，再発予防に生涯にわたる UDCA 維持療法が必要となる．内服コンプライアンスを維持することが最大の問題点である．

2. 総胆管結石症

- 総胆管結石は無症状であっても乳頭部に結石が嵌頓することにより重篤な胆管炎を生じる可能性があるため積極的な結石治療の適応となる．
- 急性胆管炎には最も非侵襲的な内視鏡的治療が推奨される．
- 胆嚢結石合併例における待機的治療には内視鏡的結石除去術，腹腔鏡下胆管結石除去術，開腹手術の 3 つが挙げられる．腹腔鏡下胆管結石除去術は技術・設備の整った施設でないと行えず限られた施設で行われている．どの方法を選択するかは施設のリソース次第であり，各施設において最も習熟した方法が合併症の少ない治療法である．
- 内視鏡的結石除去法には内視鏡的乳頭括約筋切開術（EST）と内視鏡的バルーン拡張術（EPBD）が挙げられる．EST は EPBD に比べ機械砕石術を行う頻度が少なく膵炎のリスクが少ないが出血の頻度が高い．したがって EPBD の良い適応は結石径が小さい，出血傾向があるなどである．
- 短径 12～20 mm のラージバルーンによる内視鏡的拡張術（EPLBD）は結石径 10 mm 以上もしくは結石数 3 個以上が適応とされている．EST と比較すると機械砕石術を行う頻度が少ないことや術後出血が低率であるものの結石除去率には差がない．膵炎，穿孔，胆管炎の頻度にも差はない．合併症の頻度は少ないが，大出血，穿孔など致死的な合併症が報告されておりラージバルーンに起因する胆管裂傷をきたしうることに留意すべきである．

3. 肝内結石症

- 治療法には外科的肝切除術，経皮経肝胆道鏡（PTCS），経口胆道鏡（POCS），ERCP，ESWL などが挙げられる．
- 最も非侵襲的な治療法は ERCP であるが結石除去率，胆管狭窄解除などは他の方法に比べ劣る．結石破砕には ESWL を併用することが多い．
- PTCS，POCS とも結石除去，胆管狭窄治療が可能であるが治療後の結石再発率や肝内胆管癌の発症リスクがある．耐術不能例に対する治療と認識すべきである．
- 萎縮肝葉は肝切除の良い適応である．残肝機能が許せば結石とその原因である肝葉切除が根治的治療法である．

予後

- 胆石の局在により予後は異なる．胆嚢結石症の有症状化率は年率 1～6％であるが 70～80％は無症状である．
- 無症状胆嚢結石と胆嚢癌発生の因果関係は証明されておらず，予防的胆嚢摘出術は推奨されていない．
- 胆石症は胆嚢だけの問題ではなく肝臓や腸管における脂質代謝が深く関与する．胆嚢結石症の 20 年間の累積死亡率をみた報告では胆嚢結石

- 非保有者に比べ心血管疾患による死亡率が有意に高い[2].
- 総胆管結石症に対する内視鏡的治療後の長期成績の結石再発率は EST で 8.4〜13.2％，EPBD で 7.1〜8.8％とされるがシステマチックレビューでは結石再発率には差を認めない.
- システマチックレビューによる EST と EPBD の長期予後では胆嚢炎発症率が有意に低いことが指摘されている〔1.3％ vs. 5.0％（RR：0.29, 95％ CI：0.10〜0.81)〕[3]. 有石胆嚢例は EST 後の胆嚢摘出術が推奨される.
- 肝内結石症は難治性であり胆汁性肝硬変から肝不全となるだけでなく肝内胆管癌（4.8〜12.9％）を合併することが知られている. 胆管細胞癌の危険因子としては胆道再建術と肝萎縮が挙げられている.

患者説明のポイント

- 無症状胆石症と胆嚢癌の因果関係は証明されていないが，慢性胆嚢炎が胆嚢癌の発生母地となる可能性は否定できない. US による経過観察が推奨される.
- 手術を望まない有症状胆石症患者には，内科的治療法である経口溶解療法と ESWL について成功率と再発率を提示する. 結石消失に成功したとしても維持療法をしないと結石再発をきたしやすいことを説明する.
- 胆管結石症は無症状であっても急性胆管炎の発症リスクが高く，緊急処置が遅れると致命的な経緯をたどる可能性がある. 結石治療に伴う合併症も説明したうえで治療の是非を相談する.
- 胆嚢結石症として胆嚢摘出術が行われた症例の 1％程度に術前の画像診断では把握できない occult cancer が存在する.
- 肝内結石症では PTCS などにより結石除去に成功し症状が改善しても肝葉萎縮例で胆管細胞癌のハイリスクである. 耐術可能であれば肝葉切除が望ましい.

文献

1) 急性胆管炎・胆嚢炎診療ガイドライン改訂出版委員会（編）：急性胆管炎・胆嚢炎診療ガイドライン 2013. 医学図書出版，2013
2) Ruhl CE, et al：Gastroenterology 140：508-516, 2011
3) Weinberg BM,：Cochrane Database Syst Rev 18：CD004890, 2006

（露口利夫，横須賀 收）

胆嚢炎

概念・頻度

- 胆嚢炎とは，胆嚢に生じた炎症性疾患の総称であり，経過によって急性胆嚢炎と慢性胆嚢炎に大別される.
- 急性胆嚢炎は急激に生じた胆嚢の炎症であり，上腹部痛（右季肋部痛，心窩部痛），嘔気・嘔吐，発熱などの症状を呈する.
- 急性胆嚢炎は腹痛患者全体の約 3〜10％を占める.
- 急性胆嚢炎の原因の約 90〜95％は胆嚢結石であり，無症状または軽症状の胆嚢結石患者を追跡したところ，3.8〜12％で急性胆嚢炎を発症したと報告されている.
- 慢性胆嚢炎は画像上，胆嚢壁の肥厚がみられるが無症状のことも多い. 症状はあっても急性胆嚢炎と比較して軽度で，上腹部の不快感や鈍痛などである.

発症機序

- 胆嚢結石が原因の急性胆嚢炎は，結石が胆嚢管に嵌頓して閉塞をきたすことが誘因となる. 胆嚢内胆汁がうっ滞することで，胆嚢粘膜の傷害とそれに引き続く炎症性メディエーターの活性

表 II-55　急性胆嚢炎の診断基準

A. 局所の臨床徴候
　1) Murphy徴候
　2) 右上腹部の腫瘤触知・自発痛・圧痛
B. 全身の炎症所見
　1) 発熱
　2) CRPの上昇
　3) 白血球数の上昇
C. 急性胆嚢炎の特徴的画像所見

確診：Aのいずれか＋Bのいずれか＋Cのいずれかを認めるもの
疑診：Aのいずれか＋Bのいずれかを認めるもの

注）ただし，急性肝炎や他の急性腹症，慢性胆嚢炎が除外できるものとする．

〔急性胆管炎・胆嚢炎診療ガイドライン改訂出版委員会（編）：急性胆管炎・胆嚢炎診療ガイドライン．医学図書出版，2013より引用〕

化が起こり，さらに細菌感染が加わり発症する．

- 急性胆嚢炎の3.7～14％は無石胆嚢炎とされており，原因は手術，外傷，熱傷，長期の経静脈栄養，肝動脈塞栓術後の胆嚢の血行障害，悪性腫瘍の肝門部転移など多岐にわたる．
- 急性胆嚢炎の発症早期（発症から2～4日）は病理学的に，毛細血管やリンパ管のうっ滞，拡張を主体とする浮腫性胆嚢炎で，その後（発症から3～5日），組織の壊死出血を生じた壊疽性胆嚢炎となり，発症から7～10日で壊死組織に白血球が浸潤し化膿性胆嚢炎となる．
- 急性胆嚢炎の重篤な合併症として，胆嚢壁の阻血や壊死の結果として起こる胆嚢穿孔，胆嚢穿孔で胆汁が漏出して起こる胆汁性腹膜炎，胆嚢周囲膿瘍などがある．
- 慢性胆嚢炎は，胆嚢結石などの慢性的な刺激により起こるものと，急性胆嚢炎の炎症が消退して慢性化したものがある．粘膜の萎縮と胆嚢壁の線維化を特徴とする．

診断のポイント

- 診療ガイドライン[1]で急性胆嚢炎の診断基準が示されており，①局所の臨床徴候，②全身の炎症所見，③急性胆嚢炎の特徴的画像検査所見の3つすべてを認めるものを確定診断としている（**表II-55**）．
- Murphy徴候とは右季肋部を圧迫しながら患者に深吸気をさせると，疼痛のために途中で吸気が止まる現象をいう．
- 急性胆嚢炎が疑われる際にまず行うべき画像検査は腹部超音波検査（US）である．急性胆嚢炎のUS所見は胆嚢腫大，胆嚢壁肥厚，胆泥，胆嚢周囲の液体貯留などである．また，超音波プローブで胆嚢圧迫時に疼痛を生じる所見をsonographic Murphy's signと呼び，診断に有用である．
- CTの急性胆嚢炎に対する診断能はUSよりやや劣るが，肥満や腸管ガスなどで条件が悪くUSで胆嚢の描出が困難な場合には有用な検査である．急性胆嚢炎のCT所見としては，胆嚢壁肥厚，胆嚢腫大，胆嚢周囲の液体貯留，漿膜下浮腫，胆嚢内ガス像，胆嚢周囲脂肪織内の線状高吸収域などがある．またCTは，胆嚢穿孔や膿瘍などの合併症の診断に有用である．
- 慢性胆嚢炎ではUSで壁肥厚がみられる．壁肥厚が限局性ではなく全周性で均一であることが胆嚢癌との鑑別点である．

鑑別診断・治療法選択に必要な検査

- 右上腹部の炎症性疾患すべてが，急性胆嚢炎の鑑別疾患となる．また消化器疾患に限らず，心疾患などの他領域の疾患も念頭に置くことが重要である．日常診療で鑑別すべき代表的疾患としては胃・十二指腸潰瘍・潰瘍穿孔，結腸憩室炎，急性虫垂炎，急性膵炎，急性肝炎，狭心症・心筋梗塞などがある．
- 急性胆嚢炎の治療法選択には，重症度の把握が重要であり，診療ガイドラインに重症度判定基準が示されている（**表II-56**）．重症の基準としては臓器障害が，中等症の基準としては顕著な局所炎症所見や白血球数増加など挙げられる．
- 慢性胆嚢炎では胆嚢癌との鑑別が問題となる場合がある．

治療法とその選択

- 急性胆嚢炎の治療の基本は胆嚢摘出術である．初期治療は手術を前提として，絶食，補液と抗菌薬の投与を行う．痛みが強い場合には鎮痛薬の投与を行う．
- 急性胆嚢炎と診断した場合には重症度を判断し，治療法を選択する．急性胆嚢炎の重症度別の治療方針を以下に示す．
1) 軽症：発症 72 時間以内の早期の胆嚢摘出術が推奨されている．24 時間の初期治療の反応しない場合には，手術，または胆嚢ドレナージを行う．
2) 中等症：早期の胆嚢摘出術が推奨されている．重篤な局所合併症（胆汁性腹膜炎，胆嚢周囲膿瘍など）を伴う場合には緊急手術の適応である．何らかの理由で早期の手術が施行できない場合には胆嚢ドレナージを行う．
3) 重症：臓器障害を伴っており，初期治療とともに呼吸循環管理など臓器障害の改善を図り，速やかに胆嚢ドレナージを行う．急性期を脱した後に待機的に胆嚢摘出術を行う．
- 胆嚢ドレナージの方法としては経皮的ドレナージ〔経皮経肝的胆嚢ドレナージ（PTGBD）〕，経皮経肝胆嚢吸引穿刺法（PTGBA）が標準的である．特殊なドレナージ法として，内視鏡的経乳頭的胆嚢ドレナージ（ENGBD），EUS ガイド下胆嚢ドレナージがある．

予後

- 適切な治療がなされれば急性胆嚢炎の予後は良好で，2000 年以降の報告では急性胆嚢炎の死亡率は 1% 未満である．
- 急性胆嚢炎の治療として，胆嚢摘出術を施行せずに抗菌薬投与や経皮的ドレナージなどの保存的加療を選択した場合の再発率は約 20〜50%である．

表 II-56 急性胆嚢炎の重症度判定基準

- 重症急性胆嚢炎（Grade III）（以下のいずれかを伴う場合は重症）
  1) 循環障害（ドーパミン≧5μg/kg/分，もしくはノルアドレナリンの使用）
  2) 中枢神経障害（意識障害）
  3) 呼吸機能障害（PaO_2/FiO_2 比＜300）
  4) 腎機能障害（乏尿，もしくは Cr＞2.0 mg/dl）
  5) 肝機能障害（PT-INR＞1.5）
  6) 血液凝固異常（血小板＜10 万/mm^3）
- 中等症急性胆嚢炎（Grade II）（以下のいずれかを伴う場合は中等症）
  1) 白血球数＞18,000/mm^3
  2) 右季肋部の有痛性腫瘤触知
  3) 症状出現後 72 時間以上の症状の持続
  4) 顕著な局所炎症所見（壊疽性胆嚢炎，胆嚢周囲膿瘍，肝膿瘍，胆汁性腹膜炎，気腫性胆嚢炎などを示唆する所見）
- 軽症急性胆嚢炎（Grade I）
  急性胆嚢炎のうち，「中等症」「重症」の基準を満たさないものを軽症とする．

〔急性胆管炎・胆嚢炎診療ガイドライン改訂出版委員会（編）：急性胆管炎・胆嚢炎診療ガイドライン．医学図書出版，2013 より引用〕

患者説明のポイント

- 適切な治療を行えば予後は良好であるが，重症例では死亡する場合があることを説明する．

文献
1) Yokoe M, et al：J Hepatobiliary Sci 20：35-46, 2013

（小川貴央，藤田直孝）

急性胆管炎

概念・頻度

- 急性胆管炎は胆管閉塞に細菌感染を伴い発症する急性胆管感染症である．
- 重症化すると急性閉塞性化膿性胆管炎（acute

表 II-57 急性胆管炎の診断基準・重症度判定基準

I. 診断基準
 A. 炎症反応
  1. 発熱（>38℃，悪寒戦慄を伴うこともある）
  2. 血液検査：炎症反応所見（WBC<4,000, or >10,000；CRP≧1）
 B. 胆汁うっ滞所見
  1. 黄疸（総ビリルビン≧2 mg/dl）
  2. 血液検査：肝機能検査異常（>1.5×正常上限）
 C. 画像所見
  胆管拡張
  胆管炎の成因：胆管狭窄，胆管結石，ステントなど
  確診：Aのいずれか＋Bのいずれか＋Cのいずれかを認めるもの．
  疑診：Aのいずれか＋BもしくはCのいずれかを認めるもの．

II. 重症度判定基準
 重症（Grade III）
  急性胆管炎のうち，以下のいずれかを伴う場合は「重症」である．
  ・循環障害（ドーパミン≧5 µg/kg/分，もしくはノルアドレナリンの使用）
  ・中枢神経障害（意識障害）
  ・呼吸機能障害（PaO$_2$/FIO$_2$ 比<300）
  ・腎機能障害（乏尿，もしくは Cr>2.0 mg/dl）
  ・肝機能障害（PT-INR>1.5）
  ・血液凝固異常（血小板<10万 mm^3）
 中等症（Grade II）
  初診時に，以下の5項目のうち2つ該当するものがある場合には「中等症」とする．
  ・発熱（体温≧39℃）
  ・白血球数>12,000, or <4,000/mm^3
  ・年齢（75歳以上）
  ・黄疸（総ビリルビン≧5 mg/dl）
  ・アルブミン（<健常値下限×0.73g/dl）
  上記の項目に該当しないが，初期治療に反応しなかった急性胆管炎も「中等症」とする．
 軽症（Grade I）
  急性胆管炎のうち，「中等症」「重症」の基準を満たさないものを「軽症」とする．

〔文献1）より引用〕

---

obstructive suppurative cholangitis；AOSC）に至る．

発症機序

- 胆管閉塞に伴う胆汁うっ滞に，細菌（主にグラム陰性桿菌や嫌気性菌）感染を伴い発症する．
- 多くは胆管結石に起因するが，胆囊炎，悪性腫瘍（胆管癌，膵癌など）による胆管狭窄，胆管の吻合部狭窄，胆管ステンティング後のステント閉塞などにも続発する．まれであるがMirizzi症候群，Lemmel症候群なども原因となりうる．
- 胆管内圧上昇により胆汁中の細菌やエンドトキシンが肝静脈に流入する（cholangio-venous reflex）と敗血症，DIC，多臓器不全に至ることもある．

診断のポイント

1. 診断の進め方

- 腹痛，発熱，黄疸が三主徴（Charcotの三徴），重症化すると意識障害，ショックを伴う（Reynoldsの五徴）とされる．しかし，現在ではCharcotの三徴の感度は50〜70％と低いとされる．
- 現在はTokyo Guideline 2013（TG13），および急性胆管炎・胆囊炎診療ガイドラインに基づく診断基準で診断し，重症度判定基準で重症度を判定する（表II-57）．
- 6〜12時間ごとに診断基準に準じて診断を繰り返し，診断時，診断から24時間以内，および24〜48時間の各時間帯で重症度を繰り返し評価する．

2. 鑑別診断・治療法選択に必要な検査

- 簡便性，侵襲度の点から，まず血液検査，腹部単純X線撮影，腹部超音波検査（US）を施行する．
- 閉塞，狭窄の部位・原因の診断目的に，可能であればCT，MRCP，ERCP，PTCなどを追加する．
- 血液検査では胆道系酵素優位の上昇を示す肝機能異常，白血球増多やCRP陽性などの炎症反応がみられる．
- USは胆管拡張や胆管結石を検出でき，画像診断の第一選択である．
- CTやMRCPで胆管拡張の原因となる病変の診断が可能である．
- 内視鏡的逆行性胆管膵管造影（ERCP），経皮経

肝的胆管造影（PTC）は直接胆管造影による診断だけでなく，引き続き治療に移行することができる．

3. 鑑別のポイント
- 急性肝炎，消化管穿孔，右腎盂腎炎，右側結腸憩室炎，虫垂炎などを鑑別する．
- 肝膿瘍，急性胆嚢炎，急性膵炎は鑑別疾患と同時に合併する可能性がある．

治療法とその選択

1. 治療法
- 初期治療として絶食のうえ，十分な輸液，電解質補正，抗菌薬投与を行う．
- 軽症例では24時間以内に初期治療に反応しない場合，速やかに胆管ドレナージを行う．
- 中等症例は初期治療を行いつつ，診断後早期に胆管ドレナージを行う．
- 重症例は診断後早期に緊急胆管ドレナージを行い，併せて臓器サポート（気管挿管，人工呼吸管理，昇圧薬使用など）を含めた全身管理をただちに行う．
- 胆管ドレナージ術には，内視鏡的経鼻胆管ドレナージ術（ENBD），内視鏡的胆管ドレナージ術（EBD），また経皮経肝的胆管ドレナージ術（PTBD），外科的胆管ドレナージ術がある．
- 外科的胆管ドレナージ術は基本的に全身麻酔下で行われ，耐術能と凝固能に異常がないことが必須である．
- 各方法とも技術的なトレーニングが必要で，検査，治療にあたっては術者の得意な方法を選択する．

2. 治療の実際と前後の処置
- 内視鏡治療，経皮的治療は点滴ルートを確保し，鎮痛薬，鎮静薬使用下に治療を行う．
- 内視鏡治療は左側臥位または腹臥位で内視鏡挿入し，腹臥位で治療する．
- 内視鏡治療にはENBD，EBDがある（「経乳頭的治療手技およびドレナージ」の項参照）．
- ENBDではドレナージチューブを胆管に留置し胆汁を経鼻的に体外に排出する．ドレナージ内容の把握，胆管洗浄などが可能である．
- EBDでは乳頭から胆管内にステントを挿入，留置する．生理的な胆汁の流れを回復することが可能である．
- PTBDは背臥位で経皮的にUSまたはX線ガイド下に肝内胆管を穿刺し，ドレナージチューブを留置する．胆管拡張の高度な例では容易だが，拡張が乏しい例では困難である．穿刺時に患者に呼吸を停止してもらう必要がある．
- 外科的胆管ドレナージ術は全身麻酔下に開腹下で胆管切開し胆管内にチューブを留置する．現在は特殊な例を除き施行されることは少ない．
- NBDやPTBD，外科的ドレナージでは術後にチューブ自己抜去の可能性があるため注意を要する．
- 胆管ドレナージが奏効した場合には，原因疾患を特定しこれを治療する．胆管結石症では截石術を，悪性胆管狭窄では可能であれば切除術を施行する．

予後
- 適切かつ早急な胆管ドレナージが行われれば予後良好である．
- 重症化すると致死率は高くなり，適切なドレナージが行われない場合には，敗血症，DICにより死に至る．
- 急性炎症沈静後の予後は原疾患により規定される．

患者説明のポイント
- 良性疾患ながら致死的になりうることを理解してもらい，機を逸せず治療に取り組むべく指導する．
- 胆汁産生量軽減，腸管安静などを目的に，禁食の必要性を説明する．
- 検査，治療などに関する情報が多く，患者や家族にとって不安やとまどいの連続となるため，丁寧な説明や精神面のフォローを心がける．

文献

1) 急性胆管炎・胆嚢炎診療ガイドライン改訂出版委員会（編）：急性胆管炎・胆嚢炎診療ガイドライン 2013，医学図書出版，pp 1-195，2013
2) J Hepatobiliary Pancreat Sci 20：1-105，2013
3) 天野穂高，他：肝胆膵 64：379-385，2013

（河本博文，後藤大輔）

胆嚢ポリープ，胆嚢腺筋腫症

表 II-58 胆嚢ポリープの分類

I. 腫瘍性病変
  1. 上皮性病変
     1) 腺腫　adenoma
     2) 腺腫内癌　carcinoma in adenoma
     3) 癌　carcinoma
II. 非腫瘍性病変
  1. 上皮性病変
     1) 過形成ポリープ　hyperplastic polyp
     2) 限局性粘膜過形成　focal mucosal hyperplasia
  2. 非上皮性病変
     1) コレステロールポリープ　cholesterol polyp
     2) 炎症性ポリープ（線維性ポリープ）　inflammatory polyp
     3) 肉芽腫性ポリープ　granulation polyp
     4) 腺筋症　adenomyomatous hyperplasia
     5) 異所性組織　heteropia など

〔文献 1）より引用〕

■ 概念・頻度

- 胆嚢内に突出する限局性隆起性病変を総称し広義のポリープという．その中に，非腫瘍性病変のコレステロールポリープ，炎症性ポリープ，過形成ポリープ，胆嚢腺筋腫症，腫瘍性病変の腺腫，癌が含まれる．堀内らによる胆嚢ポリープの病理学的分類を表 II-58 に示す．
- 健診の体外式腹部超音波検査（US）で発見される胆嚢ポリープの頻度は 8％前後と報告されており，40〜50 歳代に多く，性差はない．
- 胆嚢ポリープの約 90％がコレステロールポリープであり，病的意義は少ない．
- 胆嚢腺筋腫症（adenomyomatosis of the gallbladder；ADM）は組織学的に胆嚢壁内における RAS（Rokitansky-Aschoff sinus）の増生と筋線維組織の肥厚，粘膜上皮の過形成を基本形態とする胆嚢壁の肥厚性病変である．
- 胆嚢腺筋腫症は病変の部位と広がりによって，① 底部型（fundal type：F 型），② 分節型（segmental type：S 型），③ びまん型（diffuse type, generalized type：G 型）に分類される（図 II-58）．

■ 発症機序

- コレステロールポリープは，組織学的には胆嚢粘膜固有層に lipid を貪食した組織球（泡沫細胞）が集簇しポリープ状に隆起したものである．
- 炎症性ポリープ，過形成性ポリープの発生には胆石症や膵・胆管合流異常に伴う炎症性変化が関係している可能性があると考えられているが詳細は不明である．
- 胆嚢腺筋腫症の病因として，① 胆嚢内圧上昇説，② 慢性炎症性刺激説，③ 増殖退行変性説などが指摘されている．

■ 診断のポイント

- 径 5 mm 以下の多発する胆嚢隆起性病変の多くはコレステロールポリープである．
- コレステロールポリープの画像所見は，US にて ① 有茎性で桑実状または金平糖状の形態を呈し，② 多発することが多く，③ エコーレベルは肝実質より高く，点状高エコースポットがみられる（図 II-59）．単純 CT では胆汁と同程度の CT 値のため描出されないのが一般的であり，腺腫との鑑別に有用とされている．
- 大きさ 10 mm 以上のもの，広基性のもの，内

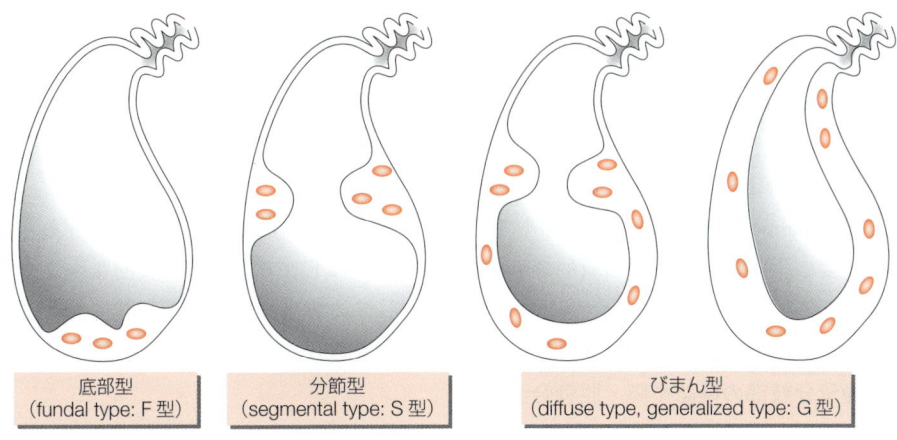

図 II-58 胆嚢腺筋腫症の分類

底部型（fundal type：F 型）
分節型（segmental type：S 型）
びまん型（diffuse type, generalized type：G 型）

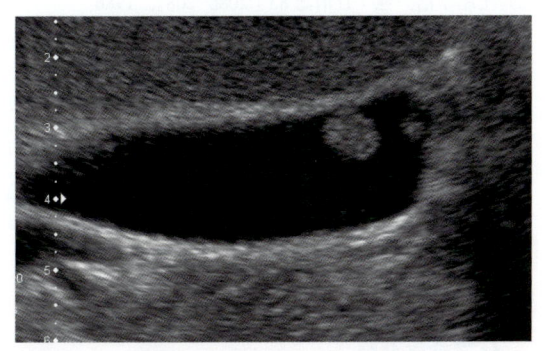

図 II-59 胆嚢コレステロールポリープの体外式腹部超音波像
胆嚢底部に桑実状ポリープを認める．内部に点状高エコースポットがみられる．

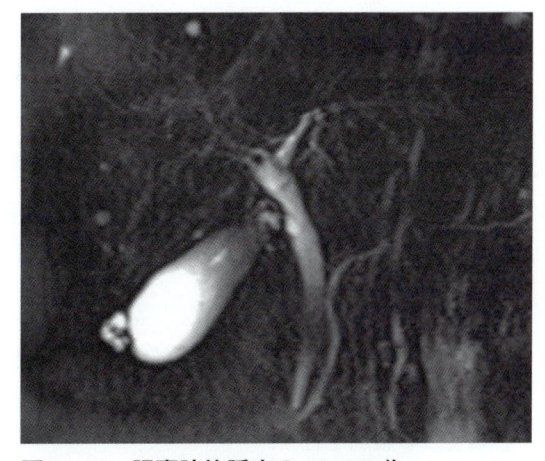

図 II-60 胆嚢腺筋腫症の MRCP 像
胆嚢底部に RAS を示す小嚢胞状の高信号がみられる．

部エコーが低エコーを呈するもの，短期間のうちに増大傾向を有するものは腫瘍性（癌または腺腫）を考慮し精査および治療が望ましい．
- 胆嚢腺筋腫症では US，超音波内視鏡（endoscopic ultrasonography；EUS）で ADM に特徴的な RAS を示唆する小無エコー領域の増生と壁肥厚が描出されれば診断は比較的容易である．また壁内結石は，コメット様エコー（comet like echo）として描出される．
- MRI では T2 強調像で RAS が高信号を呈し，T1 強調像では低信号スポットとして描出される（図 II-60）．

鑑別診断・治療法選択に必要な検査

- 胆嚢病変に対してまず行うべき検査は US である．US にて病変の存在診断およびある程度の質的診断が可能である．
- US で観察が困難な病変，あるいは微小な胆嚢病変に関しては高い分解能を有する EUS が有用である．
- US，EUS において経静脈的超音波造影剤の併用により CT で描出が困難な小病変に対しても血流動態，染影態度の評価を行うことが可能で，病変の鑑別診断において有用である．

- 10 mm 以上の病変であればCTにて血流の評価が可能であるが，それ以下のものではthin-slice CT でなければ存在診断すら困難な場合がある．
- MRIは組織分解能が高く，評価可能である病変に対してはdynamic studyでの血流評価やT1強調像にて病変の脂肪の含有などの質的評価を行うことができる．
- MR cholangiopancreatography（MRCP）は RASの有無，胆嚢管分岐部の確認や膵・胆管合流異常の有無の評価などに用いられる．
- US，CT，MRIなどによる画像診断の進歩により endoscopic retrograde cholangiopancreatography（ERCP）を行っての胆嚢造影（水溶性造影剤，バリウムによるコントラスト法など）を行う機会は少なくなったが，良悪性の鑑別など，診断に苦慮する症例に対してはERCPに引き続き選択的胆嚢内挿管を試み，洗浄胆汁細胞診を行って鑑別診断を行う場合もある．

治療法とその選択

- 健診や人間ドックで胆嚢ポリープやADMが疑われた場合，USや他のモダリティーにて腫瘍性病変との鑑別を行う．
- コレステロールポリープや胆嚢腺筋腫症と診断されれば治療は不要であるが，腹痛などの有症状例，短期間で増大する症例，非典型例は精査ののち，完全生検の意味も含め腹腔鏡下胆嚢摘出術を考慮する．
- 診断がついた症例に対しては，半年〜1年ごとにUSで経過観察をする．

予後

- 良性ポリープの予後は良好である．
- 胆嚢腺筋腫症の予後も一般に良好であるが，分節型の底部側に胆嚢癌の合併がみられる場合があり注意が必要である．

患者説明のポイント

- 胆嚢ポリープのほとんどは良性であるが，一部に腫瘍性病変（癌，腺腫）を認めるため注意が必要である．
- 胆嚢病変の診断は困難な場合もあり，経過に応じてはERCPなどの侵襲的な検査や完全生検としての胆嚢摘出術も選択肢にあることを理解してもらう．

文献
1) 堀口祐爾，他：日本医師会雑誌 生涯教育シリーズ 57 実践エコー診断．S142-S143, 2001
2) 土屋幸浩，他：日消誌 83：2086-2087, 1986
3) 武藤良弘：Rokitansky-Aschoff Sinus（RAS）．胆嚢疾患の臨床病理．医学図書出版, pp 141-160, 1985

（梅田純子，糸井隆夫，森安史典）

胆嚢癌

概念・頻度

- 「胆道癌取扱い規約（第6版）」[1]によると，胆嚢癌とは，胆嚢および胆嚢管に原発する癌を言う．通常，肝細胞から分泌された胆汁が十二指腸に流出するまでの全排泄経路である胆道のうち，肝外胆道系に発生する胆管癌や乳頭部癌と合わせて胆道癌として扱われている．
- 組織型としては腺癌（乳頭腺癌，管状腺癌，低分化腺癌，粘液癌，印環細胞癌）をはじめ，腺扁平上皮癌，扁平上皮癌，未分化癌，絨毛癌，癌肉腫 AFP 産生腺癌，神経内分泌腫瘍，粘液嚢胞性腫瘍などが知られており，肉眼形態として乳頭型，結節型，平坦型，充満型，塊状型などがある．

- 人口動態統計（厚生労働省大臣官房統計情報部編）によると，胆嚢・胆管癌による死亡者数は年々増加傾向にあり，2011年の死亡数は18,186人で男性のがん死亡原因の第8位，女性で第7位となっており，年間死亡率（人口10万人対）は男性14.5，女性14.4であった．
- 胆嚢癌を含む胆道癌には地域により発生率に差があり，南米のチリやボリビア，わが国を含む東アジアやインドに多い．

発症機序

- 胆嚢癌の発生機序には，胆石や膵液の胆嚢内逆流などによる胆嚢粘膜への慢性的持続的刺激や炎症が関与していると考えられている．
- 膵・胆管合流異常では，解剖学的に膵管と胆管が十二指腸壁外で合流するため，膵液が胆道内へ流入しやすく，胆嚢では粘膜過形成，K-ras遺伝子変異，p53蛋白過剰発現が高頻度に認められる．膵・胆管合流異常における胆道癌の発生頻度は胆管拡張を伴う場合で10.6%，胆管拡張を伴わない場合で37.9%，胆道癌での胆嚢癌の割合は胆管拡張を伴う場合で64.9%，胆管拡張を伴わない場合で93.2%と高率になっており，両者の因果関係はきわめて強く，膵・胆管合流異常は胆嚢癌の危険因子となっている．
- 胆嚢癌の40〜75%に胆嚢結石が合併すると報告されているが，胆嚢結石の長期経過観察例の検討では，胆嚢結石と胆嚢癌の直接的因果関係は確認されておらず，胆嚢癌の危険因子とはいえない．また，60歳以上の分節型胆嚢腺筋腫症の6.6%に胆嚢癌が合併するとの報告があるが，胆嚢癌の危険因子となるか否かについては明らかでない．

診断のポイント

- 胆嚢癌の臨床症状としては，右上腹部痛，嘔気・嘔吐，体重減少，黄疸，食思不振などが挙げられる．併存する胆嚢結石や膵・胆管合流異常による症状が含まれ，無症状例も30〜40%程度あることから胆嚢癌特有の臨床症状とはいえない．しかし，これらの症状を認めた場合には，念のため胆嚢癌を疑って腫瘍マーカー（CEA，CA19-9，CA125など）を含めた血液検査や画像検査を行う必要がある．
- 画像検査では非侵襲的で簡便な腹部超音波検査（US）をまず行うが，胆嚢結石併存例では胆嚢全体の観察ができないこともあり，体位変換やCT，MRIなど他の画像診断を併用することが必要である．
- 胆嚢壁の肥厚所見は，炎症性変化と癌との鑑別が困難なこともあり，注意を要する．

鑑別診断・治療法選択に必要な検査

- 胆嚢癌では，鑑別診断と進展度診断が重要で，USに引き続き超音波内視鏡（EUS），CT（MDCTを含む），MRI（MRCPを含む），内視鏡的逆行性胆管造影（ERC），PET（PET-CTを含む）などを用いる．USやEUSではパワードプラや造影検査，CTやMRIでも造影検査を用いることが診断能の向上につながる．
- 鑑別診断として挙げられるのは，胆嚢内隆起性病変（コレステロールポリープ，過形成ポリープ，腺腫など）や胆嚢壁肥厚病変（慢性胆嚢炎，黄色肉芽腫性胆嚢炎，胆嚢腺筋腫症など）であり，胆嚢癌の鑑別診断における感度が最も高いのはEUSで90%を超えている．
- 治療法選択に必要な進展度診断においては，局所進展度，リンパ節転移，遠隔転移の診断を行う．局所進展度では，壁深達度，肝実質浸潤や周囲臓器浸潤，肝外胆管浸潤，門脈本幹や総肝動脈・固有肝動脈浸潤などを評価する．進展度診断においてもEUSは最も有用であるが，病変周囲全体の描出にはCTやMRIが有用で，また，胆嚢管や総肝管・総胆管への浸潤の評価にはERCが，遠隔転移巣診断にはPET-CTが比較的有用であり，各々の検査の特性を生かして評価することが肝要である．

	n	5年生存率
Stage I	162	87.5%
Stage II	241	68.7%
Stage III	144	41.8%
Stage IVa	196	22.3%
Stage IVb	253	6.3%

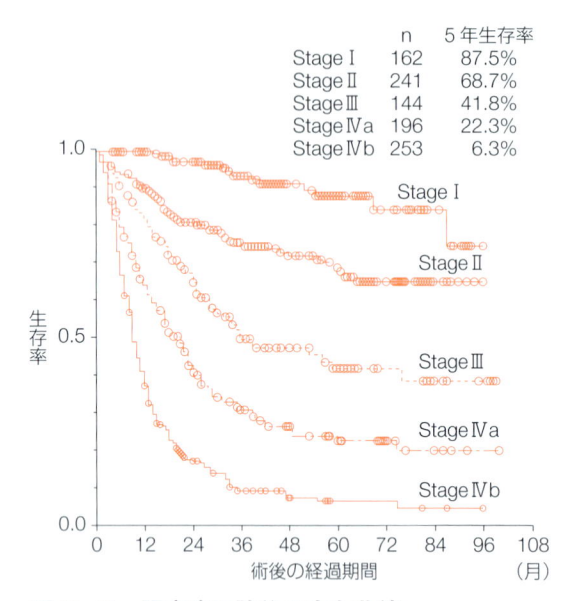

図 II-61　胆嚢癌切除後の生存曲線
〔文献3）より引用，胆道癌取扱い規約（第5版）に従う〕

治療法とその選択

- 胆嚢癌の根治的治療としては，現在，外科的切除が唯一の方法である．進展度に応じて胆嚢摘出術，胆嚢床切除術，肝切除術（S4a＋S5切除，拡大右肝切除など）などがあり，胆管切除や膵頭十二指腸切除が付加されることもある．胆管，門脈，肝動脈浸潤を含めた局所進行例に対する手術適応には一定のコンセンサスはない．
- 粘膜固有層（M）にとどまるT1aの有茎性の乳頭膨張型では単純胆嚢摘出術のみでもよいが，無茎性のものや肝臓側にある場合，他の肉眼形態の場合には，壁深達度診断が100%確実でないことからT1aと診断されても胆嚢全層切除を行うことが望ましい．また，T1aに対しては腹腔鏡下胆嚢摘出術（LC）の適応も考えられるが，port site recurrence（PSR）や腹膜播種の報告もあり，疑診例も含め胆嚢癌に対してはLCではなく開腹胆嚢摘出術を選択すべきである．
- 胆嚢摘出後に病理組織学的検索で偶然，胆嚢癌と診断された場合，壁深達度がM，MPで断端陰性の場合には，原則として追加切除は必要ないが，漿膜下層（SS）以深と判明した場合には必要に応じた肝切除やリンパ節郭清などの二期的追加切除を考慮する．
- 術後補助療法の有効性については明らかなエビデンスはないが，局所進行例やリンパ節転移例に対してはフッ化ピリミジン系抗癌薬やゲムシタビンによる術後補助化学療法が考慮されることもある．
- 切除不能と判断された局所高度進行例や肝，肺，腹膜転移，遠隔リンパ節（大動脈周囲リンパ節，腹腔外リンパ節）転移を伴う遠隔転移例に対しては，全身状態が良好であればゲムシタビンとシスプラチンの併用化学療法が標準治療となる．そのほか，フッ化ピリミジン系抗癌薬やゲムシタビンをベースとした併用化学療法や化学放射線療法，温熱療法，免疫療法などが試みられているが，有効性については明らかでない．

予後

- 胆嚢癌切除後の5年生存率は，全国胆道癌登録調査報告（旧日本胆道外科研究会）によると，Stage Iで87.5%，Stage IIで68.7%，Stage IIIで41.8%，Stage IVaで22.3%，Stage IVbで6.3%であった（**図 II-61**）．予後因子としては，壁深達度，リンパ節転移の有無，肝十二指腸間膜浸潤の有無，神経周囲浸潤の有無，根治度などが挙げられている．

患者説明のポイント

- 腹部の簡単な解剖，診断（進行度を含む），予定している治療法とその合併症，予後について説明する．
- 外科切除の場合には，選択する術式と在院死亡も含めた起こりうる術後合併症について説明し同意を得る．胆嚢癌では，画像診断の精度，PSRや腹膜播種の可能性から，T1a例でもLCではなく開腹胆嚢摘出術が原則として適応され

ること，術中病理診断によっては術式変更があること，胆嚢結石を含めた良性胆嚢疾患としてLCを行う場合でも，術中あるいは術後に胆嚢癌が判明し術式変更や再手術の可能性があること，術後病理診断により最終診断となること，その結果に基づいた術後再発を含めた予後などについて説明する．

文献

1) 日本肝胆膵外科学会（編）：胆道癌取扱い規約，第6版．金原出版，2013
2) 胆道癌診療ガイドライン作成出版委員会（編）：エビデンスに基づいた胆道癌診療ガイドライン，第1版．医学図書出版，2007
3) Miyakawa S, et al：J Hepatobiliary Pancreat Surg 16：1-7, 2009

（羽鳥　隆）

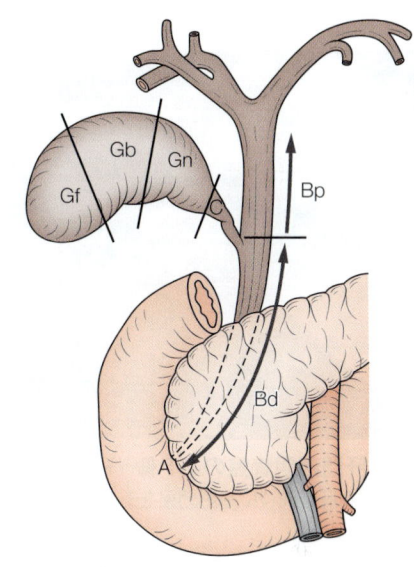

図 II-62　胆道のシェーマ
Bp：肝門部領域胆管，Bd：遠位胆管，Gf：胆嚢底部，Gb：胆嚢体部，Gn：胆嚢頸部，C：胆嚢管，A：Vater乳頭部.　　　　　　　　　　　　　〔文献2）より引用〕

胆管癌

- 国立がん研究センターがん対策情報センターの統計では，胆嚢癌と胆管癌が胆道癌と一括して扱われている．2011年の推定死亡者数は18,186人で，全悪性腫瘍死亡の約5％を占める．2008年の推定罹患数は21,739人で全がん推定罹患数の約3％を占める．欧米と比較すると東アジアにおける発生頻度が高い．

概念・頻度

- 胆管癌とは，胆管上皮由来の癌腫である．
- 黄疸および肝機能障害を呈することが多く，早急な胆道ドレナージを必要とする準緊急疾患である．
- 胆管と胆嚢を併せて胆道と総称する（**図 II-62**）．胆管は部位により検査所見や手術術式が大きく異なる．胆管癌は肝内胆管癌/肝外胆管癌に2大別されることが多く，後者はさらに左右肝管とその合流部胆管に主座を持つ肝門部胆管癌，そして中下部胆管癌に分類される．
- 胆管癌の発生部位としては，肝門部が60～70％を占め，中下部が20～30％，肝内胆管5～10％の順となる．

発症機序

- 多くの場合不明である．胆管癌の一部は，原発性硬化性胆管炎，膵・胆管合流異常症，肝内結石症などの慢性炎症性疾患を背景として発生する．

診断のポイント

- 胆管癌の初発症状としては，黄疸で発症することが多く，全身皮膚掻痒感，褐色尿，灰白色便などを伴う．閉塞性化膿性胆管炎でみられるような，発熱・腹痛を伴う症例は比較的少ない．
- 無症状で，血液検査での胆道系酵素の異常を契機に病変が指摘されることもある．
- 現病歴から胆管狭窄病変の存在が疑われる場合

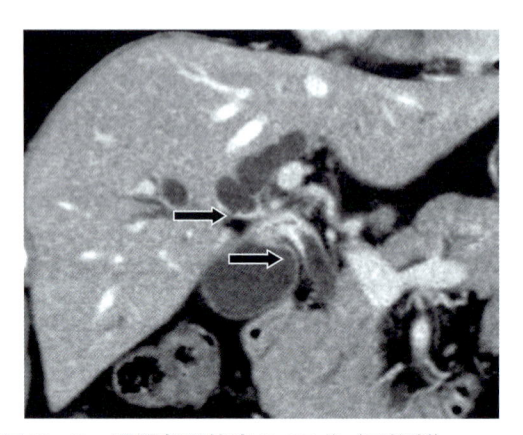

図 Ⅱ-63　肝門部胆管癌の CT 像（冠状断）
上部胆管から右肝管前枝に造影効果を有する結節浸潤型の腫瘍を認める（矢印）．

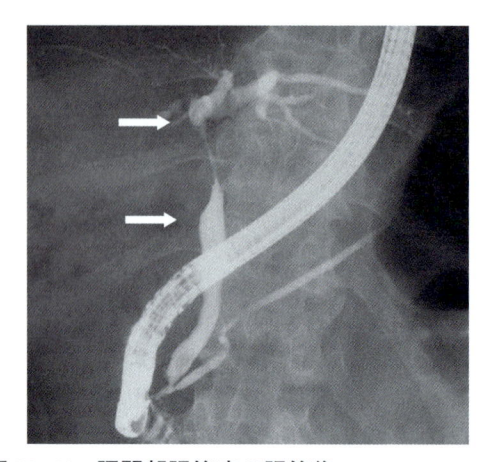

図 Ⅱ-64　肝門部胆管癌の胆管像
上部胆管から肝門部胆管に結節浸潤型の腫瘍を認める（矢印）．本症例では右肝管が造影されない．

は，以下の手順で診断を進める．初診の段階から手術を念頭に置き，術前検査・処置を遅滞なく進めていくことが重要である．

1. 血液生化学検査

- 閉塞性黄疸を呈している場合は，総・直接ビリルビン値が上昇するほか，ALP や γGTP などの胆道系酵素の上昇を伴う症例が大半を占める．胆管閉塞に伴う肝細胞障害のため AST・ALT の上昇を認めることも多い．腫瘍マーカーとしては，CEA は 40〜60% に，CA19-9 は 60〜70% 程度に陽性となる．CA19-9 は胆管の通過障害に伴い上昇する症例も多い．

2. 画像診断

- 超音波検査：簡便かつ無侵襲で，第一選択とすべき画像検査である．拡張胆管を上流から下流（十二指腸側）に追究することで，胆管閉塞の部位や性状を診断することが可能である．主病巣は境界不明瞭な腫瘤として描出される．
- MRCP：T2 強調画像で胆汁うっ滞を貯留液体として描出する撮影法であり，狭窄部位と胆管全体を非侵襲的に描出できる点が最大の利点である．直接胆管造影比較すると，胆管像の解像度は劣る．
- multidetector-row CT（MDCT）：胆道ドレナージ前であれば，主病巣は造影剤で濃染する腫瘤および胆管壁肥厚として描出される（**図 Ⅱ-63**）．同時に血管浸潤，リンパ節転移や遠隔転移を評価することが可能である．MDCT の所見から，病巣の垂直方向および水平方向の進展を診断し，切除可能である場合は大まかな切除術式を立案する．
- 直接胆管造影：最近は内視鏡的逆行性胆管造影（ERCP）が第一選択である（**図 Ⅱ-64**）．不可能な場合は経皮的胆管造影（PTC）を用いる．病変の進展範囲を診断し，MDCT の結果と総合して術式を決定する．胆管狭窄を伴う症例に対しては，直接胆管造影に引き続きドレナージカテーテルを留置する．内視鏡的経鼻胆道ドレナージ（ENBD）を選択する．内視鏡的胆管ステント（EBS）は原則として用いるべきではない．

3. 組織学的診断

- 直接胆管造影に際し，主病巣をブラシで擦過するブラッシング細胞診，鉗子を用いて組織生検を行う胆管生検，ドレナージカテーテルから施行する胆汁細胞診などがある．技術的難易度から，消化管内視鏡検査に比べると，組織学的確証を得ることが困難である症例もある．

鑑別診断・治療法選択に必要な検査

- 黄疸，胆道系酵素の上昇を認める疾患が胆管癌の鑑別疾患となる．日常診療で鑑別すべき疾患とそのポイントを列記する．
- 総胆管結石，肝内結石：MDCT，直接胆管造影では胆管癌との鑑別が困難な症例が存在する．US，管腔内超音波検査（IDUS）により結石の存在が指摘される症例に対しては，切石の後，再度胆管像などを評価する必要がある．胆嚢頸部や胆嚢管に嵌頓した結石が総肝管に狭窄をきたす疾患である Mirizzi 症候群も，胆管内の陰影欠損を呈し，鑑別に悩む症例が多い．
- 術後良性胆管狭窄：過去に胆道系の手術既往を有する．術後良性胆管狭窄では狭窄範囲が比較的狭い症例が多く，保存的な胆管拡張術が第一選択となる．
- 原発性硬化性胆管炎：胆管像で数珠状変化（beaded appearance）や枯れ枝・剪定状変化（pruned-tree appearance）を呈することがある．胆管生検の結果と併せて診断することになる．
- IgG4 関連硬化性胆管炎：10 mm 以上の長い狭窄に末梢胆管拡張を伴う所見（long stricture with prestenotic dilatation）が IgG4 関連硬化性胆管炎に特徴的であるとする報告がある．血清 IgG4 が高値である症例が多い．悪性疾患の合併がないことを，慎重に追跡して経過観察する必要がある．
- 胆嚢癌の胆管浸潤：胆嚢管・胆嚢頸部から肝門部胆管に病変が存在する場合，術前診断では鑑別が困難な症例が存在する．
- 膵癌の胆管浸潤：MDCT で明らかな膵腫瘍の存在が指摘できない場合や主膵管に狭窄などの所見を認めない場合に，鑑別が困難である症例が存在する．
- 良性疾患で胆管癌との鑑別に悩む場合，胆管癌の可能性を否定しきれず，手術に踏み切る症例が多い．
- 胆嚢癌および膵癌との鑑別に悩む場合，非治癒因子がなければ根治切除を追究する基本方針に変わりはない．

治療法とその選択

- 胆管癌に対しては外科的切除が最も有効な治療法である．以下，手術適応を簡単に列記する（詳細は「胆管癌の手術」の項参照）．
- 下部胆管・中部胆管癌：膵頭十二指腸切除術が適応になる症例が多い．中部胆管癌で乳頭型の限局性病変である場合，患者の年齢や全身状態を考慮して，縮小手術である肝外胆管切除＋胆道再建術が適応になることもある．
- 上部胆管・肝門部胆管癌：肝葉切除＋尾状葉切除＋肝外胆管切除＋胆道再建術が適応になる．肝切除術式は主病変の位置により決定される．肝門部胆管癌が右側優位に進行していれば右側肝切除，左側優位に進行していれば左側肝切除が基本になる．肝門部胆管と門脈や肝動脈は近接しているので，血管合併切除・再建術が必要になる症例もみられるが，技術的難易度が高いので，専門施設での施行が望ましい（「肝門部胆管癌」の項参照）．
- 肝内胆管癌：基本的には肝門部胆管癌に準じた術式が選択される．肝門部胆管に所見を認めない場合は，肝外胆管温存可能な症例もある．
- 肝門部胆管から膵内胆管にまで広範囲に病巣が進展する場合，肝葉切除と膵頭十二指腸切除を併施する肝膵同時切除を選択することがある．手術侵襲が大きく，技術的難易度も高いので，専門施設での施行が望ましい（「肝内胆管癌」の項参照）．
- いずれの術式を選択した場合でも，所属リンパ節に対するリンパ節郭清が必要である．
- 根治切除が不可能な高度進行症例および術後再発例に対しては，化学療法が適応となる．ゲムシタビン（2006 年），S-1（2007 年），シスプラチン（2012 年）が保険適用である．胆管癌に対する化学療法の効果は不十分であり，今後の発展が待たれる．化学療法の詳細は「IV 治療—

胆道癌」の項を参照いただきたい．

予後

- 切除例全体の 5 年生存率は 30〜40％であり，リンパ節転移を認める症例では 10〜20％に低下する．切除不能例の中央生存期間は無治療の場合 6 か月未満，化学療法を施行した場合は，約 6〜12 か月である．
- 切除不能例の場合，胆道ドレナージの成否も予後に大きく影響を及ぼす．

患者説明のポイント

- 黄疸での発症が多い胆管癌は，原則入院しての検査，減黄処置，そして手術が必要である．
- 長期間の減黄処置が必要であることを説明し，減黄処置に対する苦痛について患者にも協力してもらう必要がある．
- 胆管癌に対しては手術による外科的切除以外に有効な治療法は確立されていないので，非治癒因子が存在しない限り，手術治療により根治の可能性を追求することが基本的な治療方針であることを理解してもらう．
- 一般的な消化管手術に比べ，手術侵襲が高度であり，術後合併症の発症する割合も高いことを説明する．
- 術後は，胆管炎症状を発症する可能性が高くなるので，便秘に留意して発症を未然に防ぐとともに，高熱時の対応などについて説明する必要がある．
- 進行した状態で発症する症例が多く，術後も慎重な経過観察を必要とする．術後補助化学療法については，臨床試験が進行中である．

文献
1) 梛野正人，他：胆道癌診療の最前線―外科治療の立場から．乾和郎（編）：胆道癌診療の最前線．医学図書出版，pp 16-25, 2008
2) 日本肝胆膵外科学会（編）：臨床・病理 胆道癌取扱い規約，第 6 版．金原出版，pp 3-4, 2013

〔菅原 元，梛野正人〕

十二指腸乳頭部癌

概念・頻度

- 「胆道癌取扱い規約（第 6 版）」では，乳頭部は Oddi 筋に囲まれた部分で，目安は胆管が十二指腸壁（十二指腸固有筋層）に貫入してから十二指腸乳頭部開口部までとしており[1]，十二指腸乳頭部癌はここから発生した癌である．肉眼的には腫瘤型，潰瘍型，混在型，その他の型に分類される．
- 発生頻度のまとまった報告はないが，1998〜2004 年に 5,584 例が胆道癌登録され，そのうち 785 例が十二指腸乳頭部癌であった[2]．

発症機序

- 十二指腸乳頭部癌は Vater 乳頭部の異型上皮から発症することが報告されている[3,4]．
- また常染色体優性遺伝の家族性大腸腺腫症（FAP）では，約 50％に乳頭部に腺腫が認められる．

診断のポイント（表 II-59）

- 胆道癌診療ガイドラインによると，乳頭部癌の臨床症状としては黄疸（72〜90％），発熱，腹痛が多く，次いで全身倦怠感，体重減少，食思不振，背部痛である[5]．黄疸は変動することもあるのが膵癌や胆管癌と異なる特徴である．
- 血液検査では肝胆道系酵素（T-Bil，AST，ALT，ALP，γGTP など）および膵酵素（アミラーゼ，リパーゼなど）の上昇がないかチェックする．腫瘍マーカー CEA（胆道癌患者の 40〜70％で上昇），CA19-9（50〜79％症例で上昇）も測定する[5]．
- 外来で容易に行える腹部超音波検査は，原発巣

の描出は難しいが，肝内胆管の拡張や主膵管の拡張がないかどうかはすぐに診断できるので有用である．

■ 鑑別診断・治療法選択に必要な検査（表II-59）

- CTでは肝内・肝外胆管の拡張の有無をみる．胆管癌では主膵管の拡張を伴わないで胆管拡張のみのことが多いが，十二指腸乳頭部癌や膵癌では胆管と主膵管の両方の拡張を伴うことが多い．
- CTでは膵内への直接浸潤やリンパ節転移，肝転移の有無を診断する．
- 十二指腸乳頭部癌は内視鏡的にVater乳頭部の観察を行い，生検によって病理学的確定診断される．
- 早期癌に対しては最近では内視鏡治療も行われているため，EUSやIDUSによるOddi筋，十二指腸壁，膵浸潤の有無を診断する．ただし十二指腸浸潤例はリンパ節転移が多いため[6]，標準的な膵頭十二指腸切除術を行う．

■ 治療法とその選択

- 通常は進行癌がほとんどであり，黄疸症例では内視鏡的胆管ドレナージ術を行う．ERBDは患者にとって楽であるが，逆行性胆管炎の危険性もあり，その場合はENBDで減黄を図る．

1. 外科治療

- 現在の進歩した画像診断でもOddi筋浸潤の診断は100％ではないので，根治性の点からは周囲リンパ節郭清を伴う膵頭十二指腸切除術が一般的に選択される[5,7]．膵頭十二指腸切除術後の合併症には膵液漏，腹腔内膿瘍，後出血などがあり，いまだに術後在院死の平均は全国的に2.8％である[8]．
- ただし早期癌症例で全身状態が不良な場合は外科的に乳頭部の腫瘍を切除して，十二指腸粘膜と乳頭部の胆管および膵管を吻合する乳頭切除術を行うこともある[9]．

表II-59 十二指腸乳頭部癌の診断の進め方

症状	黄疸，発熱，腹痛
血液検査	肝胆道系酵素上昇 膵酵素上昇 CEA，CA19-9上昇
腹部超音波検査	肝内・総胆管の拡張 主膵管の拡張
CT，MRI（MRCP）	胆管の拡張 主膵管の拡張 十二指腸乳頭部の腫瘍の描出 周囲リンパ節の腫大 肝転移の有無
上部消化管内視鏡検査	Vater乳頭部の観察および生検
EUS，IDUS	Oddi筋，十二指腸壁，膵浸潤

2. 内視鏡的治療

- 腺腫内癌の早期癌では内視鏡的に十二指腸乳頭部腫瘍をポリペクトミーのようにスネアで切離する治療が可能である．切除後の胆管および膵管にステントを挿入する．合併症には乳頭動脈からの出血，逆行性胆管炎，膵炎があり，十二指腸憩室症例などでは穿孔の危険性がある．

3. 非切除例に対する治療

- 十二指腸乳頭部癌で多発性肝転移や肺転移例，癌性腹膜炎症例では根治術は施行しない．黄疸に対しては内視鏡的に胆管メタリックステントを挿入し，十二指腸狭窄例ではステントや胃空腸バイパス術も考慮する．
- 胆道癌における化学療法のRCTはあるが，十二指腸乳頭部癌のみのデータはない．わが国では保険適用のあるゲムシタビンあるいはS-1が胆道癌に対して推奨されている[5]．放射線療法にはまだエビデンスはない．

■ 予後

- 胆道癌登録では十二指腸乳頭部癌の5年生存率は病理診断のTNM分類別にみると，pT1，74.1％；pT2，62.6％；pT3，49.5％；pT4，19.7％であった[2]．
- 乳頭部癌は膵癌や胆管癌に比較すると予後良好

な疾患ではあるが，リンパ節転移の有無が予後に大きく影響し，膵浸潤陽性例では陰性例に比べ予後不良である[5].「胆道癌取扱い規約（第6版）」では，領域リンパ節以外の転移は遠隔転移と変わり，N2以上の表記はなくなったが，以前の全国統計では，リンパ節転移のなかったpN0の術後5年生存率は68.7%と良好であったが，pN1：34.5%，pN2：30.9%，pN3：0%とリンパ節転移例では不良である[2].

患者説明のポイント

- 十二指腸乳頭部癌は多くは進行癌でリンパ節転移，肝転移をきたしやすい．膵頭十二指腸切除術は根治的であるが，術後の膵液漏などによる死亡率が全国的に約3%あることをインフォームドコンセントする．
- 腺腫内癌に対しては内視鏡的乳頭腫瘍切除術を行う場合があるが，合併症には出血，穿孔，膵炎，胆管炎などを説明しておく必要がある．

文献

1) 日本肝胆膵外科学会（編）：胆道癌取扱い規約，第6版．金原出版，2013
2) Miyakawa S, et al：J Hepatobiliary Pancreat Surg 16：1-7, 2009
3) Kimura W, et al：Cancer 61：1394-1402, 1988
4) Kimura W, et al：J Hepatobiliary Pancreat Surg 11：223-231, 2004
5) 胆道癌診療ガイドライン作成出版委員会（編）：エビデンスに基づいた胆道癌診療ガイドライン．医学図書出版，2007
6) 石原慎，他：胆と膵 33：221-224，2012
7) 糸井隆夫，他：Modern Physician 32：2012-2017，2012
8) Kimura W, et al：Annals of Surgery (in press)
9) 木村理，他：医学のあゆみ 170：253-256，1994

（平井一郎，木村 理）

膵胆道の先天性形成異常

膵胆道の発生と発生異常

- 膵臓は，腹側と背側の2つの原基から発生する．肝憩室から生じる腹側膵原基は原始総胆管とともに時計方向に回転し，受精後7週には背側膵原基の下方に癒合する．
- 腹側膵原基の主導管と，その上行枝と癒合した部位より上流の背側膵原基の主導管が主膵管を形成し，胆管とともに十二指腸主乳頭に開口する．背側膵原基の主導管の近位側は副膵管となり副乳頭から十二指腸に開口する．
- 腹側・背側膵原基や胆道の発育，回転，癒合過程に異常が生じると，種々の膵胆道の形成異常が生じる（図II-65）．

膵・胆管合流異常と先天性胆道拡張症

概念・頻度

- 膵・胆管合流異常（合流異常）は，解剖学的に膵管と胆管が十二指腸壁外で合流する先天性の形成異常である．
- 合流異常には，胆管拡張を伴う例（先天性胆道拡張症，図II-66a）と胆管に拡張を認めない例（胆管非拡張型，図II-66b）がある．
- 先天性胆道拡張症は，戸谷分類で5型に分類されるが，狭義には総胆管を含む肝外胆管の先天性限局性拡張を呈する例（戸谷分類のIa型，Ic型，IV-A型）でほぼ全例に合流異常を伴う．
- 東洋人に多く，女性は男性の約3倍の頻度である．

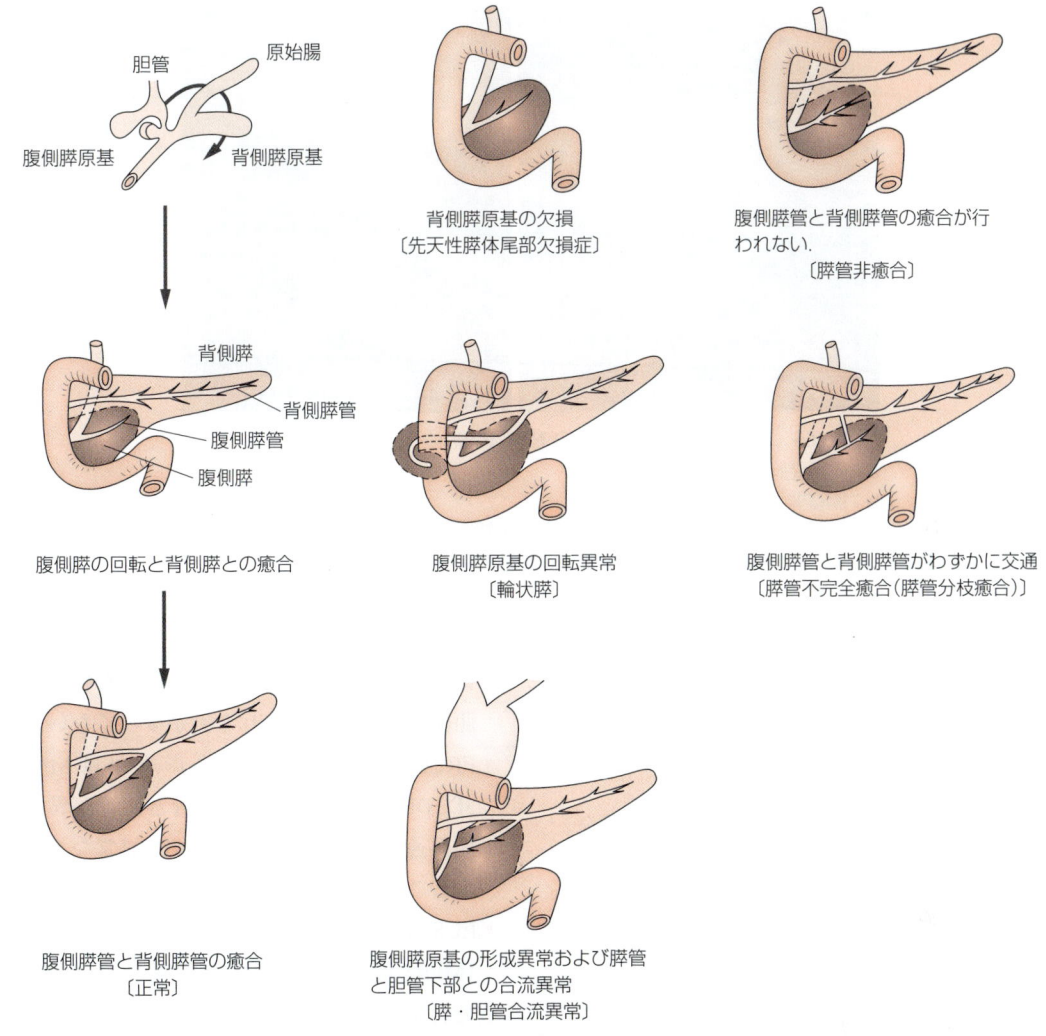

図 II-65 膵胆道の発生と膵・胆管形成異常の発生過程
〔神澤輝実,他:膵管癒合不全.神澤輝実(編):十二指腸主乳頭と副乳頭.アークメディア,pp 118-134,2009 より引用〕

発症機序と病態

- 発生に関しては諸説があるが,胎生早期における胆管下部と腹側膵原基の導管系の発生異常が大きな影響を及ぼすと考えられている.
- 正常の十二指腸乳頭部では,乳頭部(Oddi)括約筋が胆管末端部から膵・胆管合流部を取り囲み,胆汁の流れを調節する一方,膵液の胆管内への逆流を防止している.合流異常では,共通管が長く,括約筋作用が膵・胆管合流部に及ばないため,膵液と胆汁の相互逆流が起こり,胆道と膵に種々の病態を生じる(図 II-67).
- 通常膵管内圧が胆管内圧より高いため,膵液の胆道内逆流(膵液胆道逆流現象)が容易に起こり,高率に胆道癌を発生させる.胆汁の膵管への逆流(胆汁膵管逆流現象)は,膵炎を惹起することがある.
- 胆道癌の合併は,先天性胆道拡張症で 22%,胆管非拡張型合流異常で 42% に認められ,その局在は先天性胆道拡張症では胆嚢癌 62% と胆管癌 32% であり,胆管非拡張型においては胆嚢癌が 88% と高率である.胆管非拡張型の

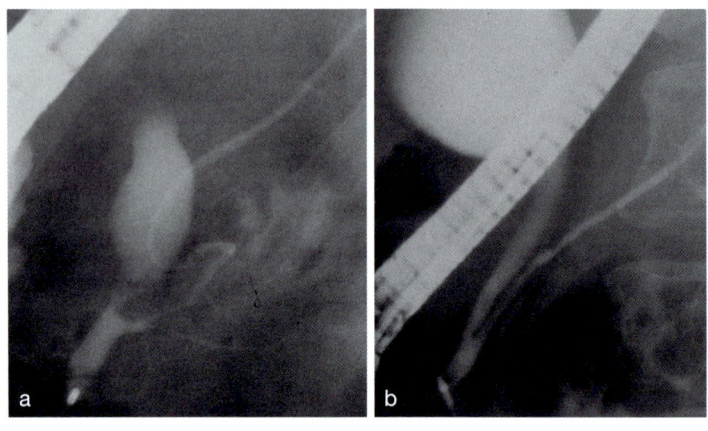

図 II-66 膵・胆管合流異常の ERCP 像
a：先天性胆道拡張症.
b：胆管非拡張型膵・胆管合流異常.
〔神澤輝実, 他：膵・胆管合流異常. 神澤輝実（編）：十二指腸主乳頭と副乳頭. アークメディア, pp 38-63, 2009 より引用〕

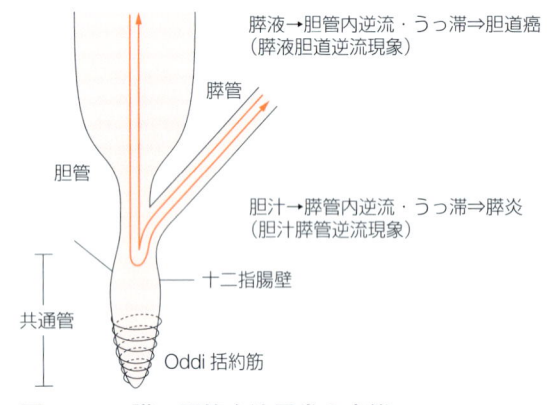

図 II-67 膵・胆管合流異常の病態
〔日本膵・胆管合流異常研究会, 日本胆道学会：膵・胆管合流異常診療ガイドライン. 医学図書出版, 2012 より引用〕

肝外胆管は，胆汁うっ滞がないため，傷害作用を受けにくいと考えられている．

- 合流異常に合併した胆囊癌は，通常の胆囊癌に比べて，診断時の年齢が約 15 歳若く，重複癌が多く，胆石の保有率が低率である．
- 先天性胆道拡張症に合併する急性膵炎は，軽症で再発性のものが多い．

診断のポイント

- 先天性胆道拡張症では，腹痛や黄疸を契機に小児期に診断される例が多いが，胆管非拡張型では症状が出にくく，成人になって合併した進行胆囊癌により診断される例が少なくない．
- ERCP などの直接胆道造影または MRCP や 3D-DIC-CT 像などで，膵管と胆管が異常に長い共通管をもって合流するか，異常な形で合流することを確認する．
- EUS または MDCT の multi-planar reconstruction（MPR）像などで，膵管と胆管が十二指腸壁外で合流することを確認する．
- 手術または剖検などで，膵・胆管合流部が十二指腸壁外に存在するか，または膵管と胆管が異常な形で合流することを確認する．
- 胆汁中アミラーゼの異常高値は，膵液胆道逆流現象の証拠であり，合流異常の存在を強く示唆し有力な補助診断となる．
- 肝外胆管に囊胞状や紡錘状などの拡張がみられるときには，先天性胆道拡張症の存在が疑われ，合流異常の詳細な検索が必要である．

鑑別診断・治療法選択に必要な検査

- 共通管の短い非典型例では，直接胆道造影で膵・胆管合流部に括約筋作用が及ばないことを確定診断する必要がある．

- 括約筋作用が膵・胆管合流部まで及んでいても，比較的長い共通管を有する症例（膵・胆管高位合流）では，胆汁中膵酵素が異常高値を呈し，合流異常と類似する病態を呈することがある．
- 胆管拡張の診断においては，年齢に相当する総胆管径の基準値を参考にすることが推奨される．

治療法とその選択

- 合流異常と診断されれば，症状や合併症がなくても胆道の発癌予防のため，ほとんど全例が外科的治療の対象となる．
- 先天性胆道拡張症では，膵液と胆汁の相互逆流を遮断する分流手術として胆嚢を含めた肝外胆管切除と胆道再建が行われる．
- 胆管非拡張型では合併する胆道癌のほとんどが胆嚢癌であることより，予防的手術として胆嚢摘出術のみを行う施設が多いが，胆管癌の発生を危惧して分流手術を行う施設もある．

予後

- 術後の予後は良好であるが，術後に胆管狭窄，胆管炎，肝内結石を生じたり，残存した胆管に発癌することがある．

患者説明のポイント

- 合流異常は高頻度に胆道癌を合併するので，症状がなくても予防的手術が必要である．
- 合流異常の術後には，残存した胆管からの発癌などの合併症や続発症を起こすことがあるので，定期的な経過観察が必要である．

膵管癒合不全

概念・頻度

- 腹側膵原基と背側膵原基の主導管の癒合が不十分な膵管系の先天性の形成異常である．
- 腹側膵管と背側膵管に癒合がない膵管非癒合と，分枝で癒合する膵管不完全癒合がある．
- 欧米では人口の10％前後に認められるが，わが国では1％前後と少ない．
- 副乳頭に開口する背側膵管が多くの膵液をドレナージする主導管となっている．
- 特発性膵炎や背側膵のみに限局する膵炎（背側性膵炎）を起こす例がある．

診断のポイント

- 膵管非癒合では主乳頭からの造影で馬尾状を呈する短小膵管のみが造影される（図Ⅱ-68a）．
- 副乳頭からの造影では背側膵管が膵尾部まで造影される（図Ⅱ-68b）．
- MRCPでは背側膵管が胆管下部を横切る所見より診断する．

治療法とその選択

- 再発性急性膵炎例では，内視鏡的副乳頭切開術や副乳頭経由の膵管ステント留置が有効な例がある．

輪状膵

概念・頻度

- 十二指腸を膵組織が完全または不完全に取り囲む発生異常であり，多くは腹側膵原基の異常と考えられている．
- 十二指腸の狭窄症状や膵炎を呈する例がある．
- ERCP施行1,000例中に1例ぐらいの頻度である．

診断のポイント

- ERCPにて，スコープを取り囲むように輪状部膵管が造影されれば診断は確定される．
- CTやMRIでは，十二指腸下行脚を取り囲むように膵頭部から連続して膵実質が認められる．
- 十二指腸造影では十二指腸下行脚の輪状の陰影

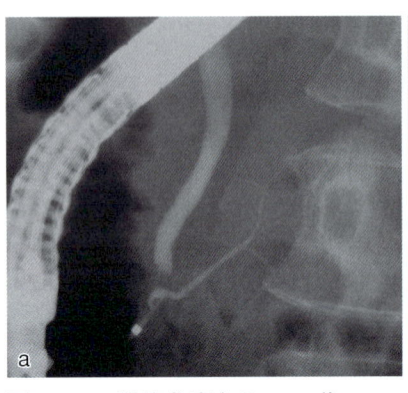

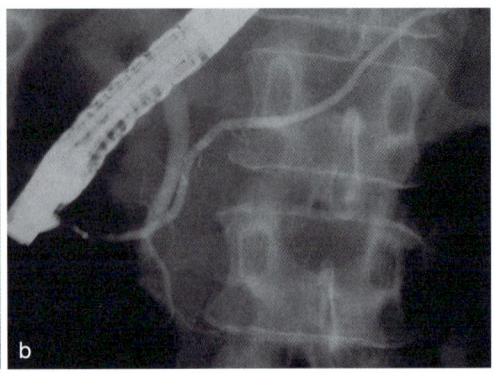

図 II-68　膵管非癒合の ERP 像
a：主乳頭からの造影で馬尾状を呈する短小膵管のみが造影される.
b：副乳頭からの造影では背側膵管が膵尾部まで造影される.
〔神澤輝実, 他：膵管癒合不全. 神澤輝実（編）：十二指腸主乳頭と副乳頭. アークメディア, pp 118-134, 2009〕

欠損がしばしば認められる.

治療法とその選択

- 無症状であれば, 治療の必要はなく, 軽度の十二指腸狭窄による上腹部の不快感や軽い膵炎症状などは内科的治療が第一選択となる. 十二指腸狭窄などの合併症のひどい例は, バイパス術などの外科的治療の対象となる.

文献
1) 日本膵・胆管合流異常研究会, 日本膵・胆管合流異常研究会診断基準検討委員会：胆道 27：1-3, 2013
2) 日本膵・胆管合流異常研究会, 日本胆道学会：膵・胆管合流異常診療ガイドライン. 医学図書出版, 2012
3) 神澤輝実（編）：十二指腸主乳頭と副乳頭. アークメディア, 2009

（神澤輝実, 来間佐和子, 田畑拓久）

原発性硬化性胆管炎

概念・頻度

- 原発性硬化性胆管炎（primary sclerosing cholangitis；PSC）は肝内外の胆管に多発性・びまん性の狭窄が生じ, 胆汁うっ滞をきたす慢性肝疾患である.
- 胆管の狭窄および閉塞によって閉塞性黄疸をきたし, 最終的には二次性胆汁性肝硬変から肝不全に陥る.
- 病理学的に胆管壁の線維性肥厚を特徴とする.
- 1995 年と 2003 年に行われた PSC についての全国調査によるとわが国の患者は約 1,200 人程度と推定されている. 年齢分布は, 20 歳代および 50～60 歳代の二峰性を示し, 男性にやや多い.
- 若年層では炎症性腸疾患の合併が多くみられ, 高齢者では自己免疫性膵炎の合併例が多いという点が特徴である. また潰瘍性大腸炎との合併は 37％, 自己免疫性膵炎 7.2％, 胆石 16％, 胆

表 II-60　PSCの診断基準（Mayo Clinic 2003）の改定案

1. あらゆる部位の胆管に生じた典型的な胆管造影の異常所見
2. 臨床像（炎症性腸疾患の病歴，胆汁うっ滞の症状）および血液化学データ（6か月以上にわたりALPが2〜3倍に上昇）が合致：*斜字は参考項目とする*
3. 二次性硬化性胆管炎の明らかな原因の除外
   a. 胆管炎
   b. AIDSの胆管障害
   c. 胆管悪性腫瘍（PSC診断後および早期癌は例外）
   d. 胆道の手術・外傷
   e. 総胆管結石
   f. 先天性胆道異常
   g. 腐食性硬化性胆管炎
   h. 胆管の虚血性狭窄
   i. floxuridine動注による胆管障害や狭窄
4. IgG4関連硬化性胆管炎に伴うものは除外

下線はMayo Clinicの診断基準からの改定箇所．

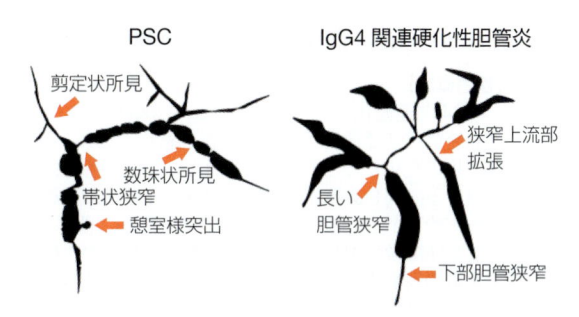

図 II-69　特徴的なPSCとIgG4関連硬化性胆管炎の胆管像
〔中沢貴宏，他：胆道 24：569-578，2010 より引用〕

道癌4.3%と報告されている．
- 近年は，IgG4関連硬化性胆管炎との鑑別が重要である．

発症機序・原因疾患

- 発症機序や原因疾患は明らかではないが，自己免疫性肝炎や原発性胆汁性肝硬変と同様に自己免疫疾患であると考えられている．

診断のポイント

- 現在，世界で広く用いられているのはMayo Clinicによる診断基準であるが，わが国での全国調査の結果を反映させるべく改定案が滝川らにより提唱された（**表 II-60**）．この表による胆管造影の異常所見がPSCを診断する最重要項目であり，臨床像および参考項目として血液データを確認する．確定診断には二次性硬化性胆管炎の除外が必要である．
- 胆管の異常所見がきわめて重要である．以下にPSCに特徴的な所見を示す（**図 II-69**）．
1) 帯状狭窄（band-like stricture）
2) 剪定状狭窄（pruned-tree appearance）
3) 数珠状所見（beaded appearance）
4) 憩室様突出（diverticulum-like outpouching）

- 全国調査による診断時症状は，有症状患者が46%，無症状患者が54%であり，有症状患者は黄疸（29%），皮膚掻痒感（18%），腹水（6%），肝性脳症（1%）である．
- 好酸球増加，自己抗体陽性，尿中銅，血清セルロプラスミン値の上昇，また好中球の細胞質に対する抗体（anti-neutrophil cytoplasmic antibody；ANCA）が検出されることがある．
- PSCには特異的なバイオマーカーや感度・特異度ともに高い特徴的な画像・病理所見は存在せず，胆管の異常像をきたす他の疾患を除外することで診断が確定する．

鑑別診断・治療法選択に必要な検査

- IgG4関連硬化性胆管炎との鑑別が重要である．近年提唱されたIgG4関連硬化性胆管炎の診断基準（**表 II-61**）とIgG4関連硬化性胆管炎とPSCとの比較を示す（**表 II-62**）．
- 二次性硬化性胆管炎の除外が確定診断につながる．
1) 詳細な病歴の聴取：胆道の手術・外傷の既往の除外．炎症性腸疾患の既往，自己免疫性膵炎の既往など．
2) 身体所見：胆管炎の除外．
3) 血液生化学検査：一般の血算・生化学データ（肝胆道系酵素のチェック），HIV抗体，自己抗体（ANA，p-ANCA：わが国のPSC症例における陽性率はそれぞれ37.3%，2.4%であ

表 II-61　IgG4 関連硬化性胆管炎臨床診断基準 2012

【疾患概念】
　IgG4 関連硬化性胆管炎とは，血中 IgG4 値の上昇，病変局所の線維化と IgG4 陽性形質細胞の著しい浸潤などを特徴とする原因不明の硬化性胆管炎である．狭窄部位では全周性の壁肥厚を認め，狭窄を認めない部位にも同様の変化がみられることが多い．自己免疫性膵炎を高率に合併し，硬化性唾液腺炎，後腹膜線維症などを合併する症例もあるが，単独で発症する場合もある．
　臨床的特徴としては高齢の男性に好発し，閉塞性黄疸を発症することが多い．ステロイド治療に良好に反応して臨床徴候，画像所見などの改善を認めるが，長期予後は不明である．
　本症の診断においては胆管癌や膵癌などの腫瘍性病変，および原発性硬化性胆管炎との鑑別がきわめて重要である．また，原因が明らかな二次性硬化性胆管炎を除外する必要がある．

【臨床診断基準】
　A．診断項目
1．胆道画像検査にて肝内・肝外胆管にびまん性，あるいは限局性の特徴的な狭窄像と壁肥厚を伴う硬化性病変を認める
2．血液学的に高 IgG4 血症（135 mg/d*l* 以上）を認める
3．自己免疫性膵炎，IgG4 関連涙腺・唾液腺炎，IgG4 関連後腹膜線維症のいずれかの合併を認める
4．胆管壁に以下の病理組織学的所見を認める
　　①高度なリンパ球，形質細胞の浸潤と線維化
　　②強拡 1 視野あたり 10 個を超える IgG4 陽性形質細胞浸潤
　　③花筵状線維化（storiform fibrosis）
　　④閉塞性静脈炎（obliterative phlebitis）
オプション：ステロイド治療の効果
胆管生検や超音波内視鏡下穿刺吸引法（endoscopic ultrasound-guided fine needle aspiration；EUS-FNA）を含む精密検査のできる専門施設においては，胆管癌や膵癌などの悪性腫瘍を除外後に，ステロイドによる治療効果を診断項目に含むことができる．

　B．診断
　I．確診：1+3，1+2+4 ①②，4 ①②③，
　　　　　4 ①②④
　II．準確診：1+2+オプション
　III．疑診：1+2
ただし，胆管癌や膵癌などの悪性疾患，原発性硬化性胆管炎や原因が明らかな二次性硬化性胆管炎を除外することが必要である．診断基準を満たさないが，臨床的に IgG4 関連硬化性胆管炎が否定できない場合，安易にステロイド治療を行わずに専門施設に紹介することが重要である．

〔文献 3）より引用〕

り，欧米と比較して低い），IgG4（IgG4 関連硬化性胆管炎），腫瘍マーカー（胆道癌）など．
4）超音波検査：総胆管結石，胆管炎，胆囊炎や胆道癌の除外など．
5）胆道造影：ERCP もしくは MRCP など最も重要な検査である．
6）胆管生検・擦過細胞診・胆汁細胞診など：IgG4 関連硬化性胆管炎，胆道癌の除外．

● AIDS の胆管障害：ERCP により広範な胆管硬化性変化のほかに膵管閉塞を認めることがある．感染が胆管障害の原因であるが，その病変は，①肝内胆管に限局する病変，②肝内・肝外胆管の両方に及ぶびまん性病変，③乳頭狭窄症，④総胆管の膵内部分狭窄症，⑤膵管病変とさまざまである．

● 胆管悪性腫瘍：癌の壁内進展や胆汁うっ滞，続発性胆管炎に伴う硬化性胆管炎である．画像上は不均一で不整な胆管壁肥厚を呈することが多く管腔内超音波（IDUS）や MDCT が有力な手がかりとなるが診断は決して容易ではない．胆管生検や胆汁細胞診も重要な判断材料であるが正診率は必ずしも高くない．

● 胆道の手術・外傷：胆道の手術や外傷に引き続く治癒過程での硬化性変化も少なくない．近年は肝移植後の胆管狭窄の発生率が高くなっており，それに伴う慢性炎症による硬化性胆管病変

表 II-62　PSC と IgG4 関連硬化性胆管炎の比較

	PSC	IgG4 関連硬化性胆管炎
性	男性にやや多い	男性に多い
発症年齢	若年と高齢	高齢
発見契機	肝障害が多い	黄疸が多い
血中 IgG4 値の上昇	ほとんどなし	高頻度
胆管壁の IgG4 陽性細胞浸潤	ほとんどなし	高頻度
合併病変		
他の IgG4 関連硬化性疾患	ほとんどなし	自己免疫性膵炎，IgG4 関連涙腺・唾液腺炎，IgG4 関連後腹膜線維症など
炎症性腸疾患	20％程度	ほとんどなし
胆管癌	4〜10％程度	ほとんどなし
胆管像	肝内胆管が多い band-like stricture pruned-tree appearance beaded appearance diverticulum-like outpouching	下部胆管が多い long segmental stricture dilation after confluent stricture stricture of lower CBD
膵管像	正常	膵管狭細像
病理学的特徴		
炎症部位	胆管内腔側に強い炎症	全層性の炎症
炎症細胞浸潤	炎症細胞	リンパ球・形質細胞
IgG4 陽性形質細胞	ほとんどなし	多数認める
閉塞性静脈炎	なし	あり
ステロイド反応性	不良	良好
予後	進行性	おおむね良好

の発症頻度も増加している．
- 総胆管結石ならびにその再発・併発慢性炎症：再発を繰り返す症例の場合，胆管硬化は避けられないことが多い．
- 先天性胆道異常：胆汁中構成成分や逆流膵液およびそれらの分解産物が原因の慢性刺激，炎症により胆管の硬化性変化をきたす．

治療法とその選択

- わが国では対症療法が一般的である．
- 薬物療法として，ウルソデオキシコール酸と副腎皮質ステロイドが投与されている．
- 免疫抑制薬が使用されることもあるが，わが国での使用例は少ない．
- そのほか，コレスチラミン，D-ペニシラミンの著効例の報告があるが，多くの症例では根治困難である．
- 限局性の PSC に対してバルーン拡張や一時的ドレナージなどの内視鏡的治療や外科治療（病変部切除）が有効な場合がある．
- 欧米では進行例に積極的に肝移植が行われており，約 35％ が肝移植を受けている．

予後

- 2003 年の全国アンケート調査によると，1975〜2003 年の約 30 年間で 388 例の PSC 患者が集積され，その結果，5 年生存率は 75％（肝移植例は除く）であった．
- 胆道癌の合併率は 4％ 程度と推定されている．

患者説明のポイント

- 慢性進行性の原因不明の疾患であり，経過観察を継続することが重要である．
- 対症療法が主体であるが，近年では内視鏡的治

- 療や外科治療が有効なことがある．
- 約4％の患者に胆道癌が合併することを伝えることが重要である．
- 欧米では肝移植を施行する症例が多い．

文献
1) Takikawa H, et al：Hepatol Res 29：153-159, 2004
2) 田中篤，他：胆と膵 33：469-473, 2012
3) IgG4関連硬化性胆管炎臨床診断基準2012. 胆道 26：59-63, 2012

（橋本真治，大河内信弘）

急性膵炎

概念・頻度

- 急性膵炎は，アルコールや胆石などの原因により，本来ならば十二指腸内腔で活性化される膵酵素が膵内で病的な異所性活性化を受け，膵臓の自己消化が認められる急性炎症性疾患である．
- 症状としては上腹部痛，嘔気・嘔吐，背部痛，発熱などがある．軽症膵炎では炎症が膵臓に限局し，絶飲・絶食と輸液で軽快する．一方，炎症が膵臓にとどまらず，全身に広く進展すると，循環不全，腎不全，呼吸不全などの多臓器不全を合併してくる状態が重症急性膵炎であり，その予後は悪い．
- 厚生労働省「難治性膵疾患に関する調査研究」（2008年）によると，2007年の1年間における急性膵炎受療患者数は57,560人と推定されており，男女比は2：1で男性に多く，平均発症年齢は59.3±18.0歳であり，主な成因としては，アルコール性が31.4％，胆石性が24.4％，特発性が16.7％である[1,2]．急性膵炎受療患者数は過去においても同様に推計されており，1987年は14,500人，1998年は19,500人，2003年は35,300人と近年急速に増加がみられている．調査研究（2008年）による重症例は急性膵炎全体の21.6％である．急性膵炎全体での致命率は1.9％，軽症は0.1％，中等症は0.3％，重症は8.0％である．さらに死因については，多臓器不全が59.5％と最も多く，敗血症（13.5％），心不全・循環不全（8.1％），消化管出血・腹腔内出血（8.1％）が続いている．

発症機序・原因疾患

- 急性膵炎は，その初期段階で膵酵素の1つであるトリプシノーゲンの異所性活性化が発生し，活性化したトリプシンはプロエラスターゼやキモトリプシノーゲン，ホスホリパーゼA_2などの膵酵素を活性化する．それにより膵組織が自己消化され，一部は重症化して，全身的な炎症に進展すると考えられている．初期段階のトリプシノーゲンの異所性活性化がどのように惹起されるかは不明である．
- 軽症膵炎の膵病理像は，原則として膵実質の壊死はなく，膵周囲の脂肪壊死と小葉間浮腫，多核白血球浸潤が認められる．重症例では，膵内および膵周囲の高度な脂肪壊死や膵実質の出血・壊死がみられる．出血・壊死の修復過程が進むと滲出液や壊死物質を被包した仮性嚢胞の形成することがある．
- 急性膵炎の成因としては，アルコール性，胆石性，特発性がその多くを占めているが，そのほかに診断的内視鏡的逆行性胆管膵管造影（endoscopic retrograde cholangiopancreatography；ERCP），内視鏡的乳頭処置，手術，膵・胆管合流異常，高中性脂肪血症，膵腫瘍，薬剤性，膵管癒合不全などがある．調査研究（2008年）によると，男性の成因ではアルコール性は42.7％，胆石性は19.2％，特発性は12.4％であるが，女性ではアルコール性は9.1％，胆石性は35.0％，特発性は25.1％であり，成因の頻度は性別によ

表 II-63　予後因子による急性膵炎の重症度判定基準

予後因子による重症度判定（予後因子は各 1 点とする）
1. base excess≦−3 mEq/l，またはショック（収縮期血圧≦80 mmHg）
2. $PaCO_2$≦60 mmHg (room air)，または呼吸不全（人工呼吸管理が必要）
3. BUN≧40 mg/dl（または Cr≧2 mg/dl），または乏尿（輸液後も 1 日尿量が 400 ml 以下）
4. LDH≧基準値上限の 2 倍
5. 血小板数≦10 万/μl
6. 総 Ca≦7.5 mg/dl
7. CRP≧15 mg/dl
8. SIRS 診断基準*における陽性項目数≧3
9. 年齢≧70 歳

＊：SIRS 診断基準項目
（1）体温>38℃または<36℃，（2）脈拍>90 回/分，（3）呼吸数>20 回/分または $PaCO_2$<32 Torr，（4）白血球数>12,000/μl または<4,000μl または 10%幼若球出現

判定：予後因子が 3 点以上を重症とする

〔文献 1）より引用〕

表 II-64　造影 CT グレードによる急性膵炎の重症度判定基準

造影 CT グレードによる重症度判定
1. 炎症の膵外進展度

前腎傍腔	0 点
結腸間膜根部	1 点
腎下極以遠	2 点

2. 膵の造影不良域

各区域に限局している場合，または膵の周辺のみの場合	0 点
2 つの区域にかかる場合	1 点
2 つの各区域全体を占める，またはそれ以上の場合	2 点

膵を便宜的に 3 つの区域（膵頭部，膵体部，膵尾部）に分け，判定する．

1．2．スコア合計
　1 点以下：グレード 1
　2 点：グレード 2
　3 点以上：グレード 3

判定：造影 CT グレード 2 以上を重症とする

〔文献 1）より引用〕

りかなり異なる[2]．さらに急性膵炎の成因は年代別に違いが認められる．すなわちアルコール摂取の少ない 10 歳代では特発性の頻度が高く，20〜50 歳代ではアルコール性の頻度が高く，60 歳代以降では胆石性の頻度が高くなる．

診断のポイント

- 上腹部痛が主要な症状である．痛みの程度は軽度の場合もあるが，典型的には持続的で耐えがたい激痛であり，その痛みは背臥位で増強し，前屈位で軽減する．急性膵炎の初発症状として，腹痛が 93%，嘔気・嘔吐が約 20%，背部痛が約 10%，発熱・悪寒や食欲不振や腹部膨満感や黄疸などが 1.6〜5% にみられる．発熱や黄疸は胆石性膵炎で頻度が高い[3]．

- Grey-Turner 徴候（側腹壁），Cullen 徴候（臍周囲），Fox 徴候（鼠径靱帯下部）などの皮下出血斑は出血性壊死性膵炎に特徴的な臨床徴候とされているが，その出現頻度は 3% と低く，腹部大動脈破裂や異所性妊娠などの膵炎以外の症例でもみられる．

- 急性膵炎の診断基準は，① 上腹部に急性腹痛発作と圧痛がある，② 血中または尿中に膵酵素の上昇がある，③ 超音波，CT または MRI で膵に急性膵炎に伴う異常所見がある，の 3 項目中 2 項目以上を満たし，他の膵疾患および急性腹症を除外したものとなっている．慢性膵炎の急性増悪は急性膵炎に含める．

- 軽症と重症では治療方針が異なるため，発症後 48 時間以内に重症度判定を行う．9 項目の予後因子による重症度判定（表 II-63）と造影 CT グレードによる重症度判定（表 II-64）は独立しており，いずれかで重症と判断されれば，重症急性膵炎と診断する[1]．造影 CT については腎機能の悪化やアレルギーの出現などに留意し，補液を十分に行ってから実施する．膵壊死の診断およびその範囲の評価は単純 CT では困難であり，造影 CT が必要になる．血中膵酵素の上昇の程度は重症度を反映しないが，膵壊死の有無やその範囲については重症度と相関する．腎

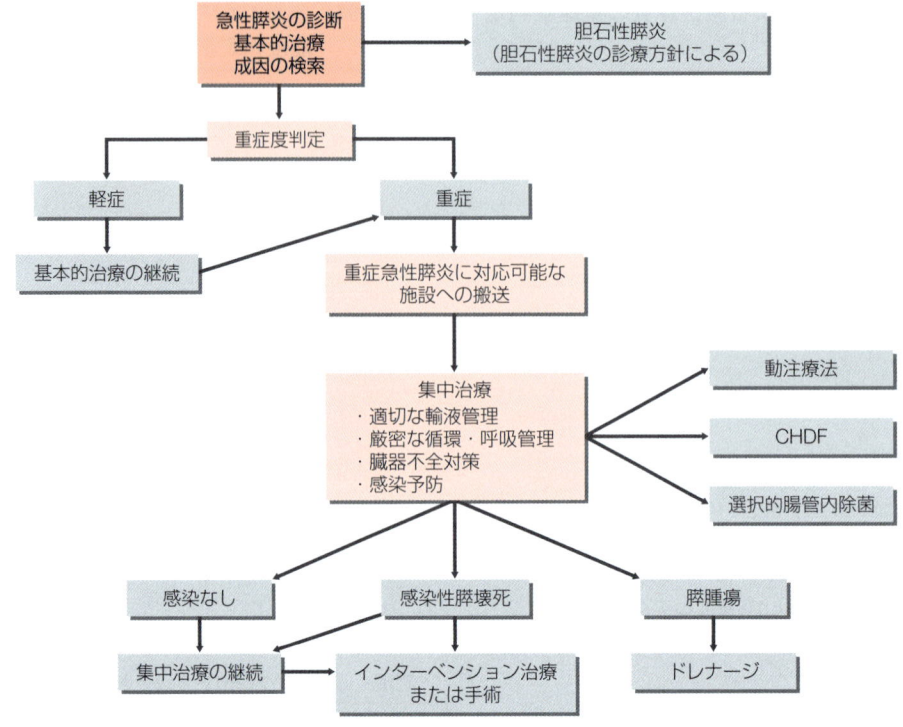

図 II-70 急性膵炎の基本的診療方針〔文献3）より引用〕

図 II-71 胆石性膵炎の診療方針〔文献3）より引用〕

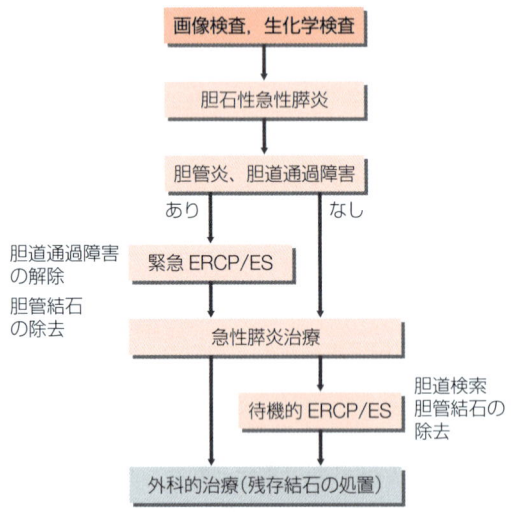

軽症膵炎例では症状軽快後速やかに，また，重症例でも膵炎鎮静後，速やかに胆嚢摘出術（必要に応じて胆管切開術）を行うことが望ましい

機能障害が存在する場合，造影CTを行う意義を検討する必要がある．造影CTを行おうと判断する場合には腎機能悪化に対する透析導入の可能性があることも考慮に入れる．

- 急性膵炎の病態は変化しやすいので，症状や検査データを頻回にチェックして重症度判定を繰り返し行って，重症化を見逃さないことが重要である（**図 II-70**）[3]．発症当初は軽症でも，数日後に重症膵炎に移行することがあり，注意を要する．重症と判断されれば搬送を考慮する．
- 胆石性膵炎では，治療方針が異なるため，血液検査での肝障害・黄疸の有無や胆道系酵素の上昇，画像検査などで判断する（**図 II-71**）[3]．

鑑別診断・治療法選択に必要な検査

- 急性膵炎は突然の腹部疼痛のために受診することが多く，急性腹症をきたす疾患すべてが急性膵炎の鑑別疾患となる．心窩部疼痛を主訴とする心筋梗塞や胸腹部の大動脈瘤破裂，解離性動

脈瘤なども念頭に置き，血液検査（CK-MBなど）や画像検査（心電図やCTなど）を行う．
- 腹痛を主訴として，血中や尿中アミラーゼ上昇がみられる疾患には，イレウスや消化管穿孔（特に消化性潰瘍），腸間膜動脈閉塞，急性胆嚢炎および胆石疝痛，虫垂炎，解離性動脈瘤，術後アミラーゼ血症，糖尿病ケトアシドーシス，異所性妊娠，卵巣嚢胞などが挙げられ，鑑別に注意を要する．鑑別の要点としては，膵炎に対する特異度が高い血中リパーゼの測定やUSやCT（造影を含む）などの画像検査が有用である．

治療法とその選択

- 急性膵炎の治療において，特に初期輸液が重要で，予後を左右する．軽症例でも血圧，脈拍，呼吸数，酸素飽和度，体温，尿量（0.5～1 ml/kg/時を確保する）をチェックして輸液の反応を確認する．輸液量については，基本として細胞外液に類似した輸液製剤3,000 ml/日以上を目安に十分に投与する．重症例では上記以外に中心静脈圧，ヘマトクリット値を指標に輸液を行う．初期の輸液量として60～160 ml/kg/日を設定し，最初の6時間に大量の輸液（1日量の約1/3～1/2）を投与する[3]．
- 軽症例では，抗菌薬投与の必要性はない．一方，重症例では感染の頻度が高くなるため，膵移行性が高いカルバペネム系やニューキノロン系などの抗菌薬の投与が推奨されている．
- 重症例ではDICを合併することが多く，蛋白分解酵素阻害薬の大量持続投与が死亡率や合併症発生率を低下させる可能性がある．
- 適切な鎮痛薬の使用は疼痛を効果的に軽減し，疼痛による精神的不安などの悪影響を軽減することから，投与が推奨されている．非麻薬性鎮痛薬（ブプレノルフィンやペンタゾシンなど）やNSAIDs（ジクロフェナクやインドメタシンなど）を用いる．
- 十分な初期輸液にもかかわらず，循環動態が不安定で利尿が得られないときには持続的血液濾過透析（continuous hemodiafiltration；CHDF）を行う（図II-70）．
- 胆石性膵炎と診断され，胆管炎や総胆管結石の乳頭部嵌頓による閉塞性黄疸などの胆道通過障害がみられた場合には，緊急のERCPや内視鏡的乳頭括約筋切開術（endoscopic sphincterotomy；ES）を行い，結石の除去，経鼻胆道ドレナージチューブの留置などの処置を行う（図II-71）．
- 重症例には中心静脈栄養が行われることも多いが，空腸に留置した栄養チューブを介して早期から経腸栄養を行うことが推奨されている．経腸栄養により感染合併症の発生率が低下し，入院期間が短縮する．
- 急性壊死性膵炎に対しては，薬剤の膵組織濃度を高め，膵の感染を抑制する目的で行われる蛋白分解酵素阻害薬・抗菌薬膵局所動注療法は，死亡率および感染性膵合併症の頻度を低下させる可能性があるが，現時点で保険適用はない．
- 重症膵炎でも治療の原則は保存的治療であるが，感染性膵壊死が確認された場合には膵壊死組織を除去するネクロゼクトミーが勧められる．感染性膵壊死が疑われる場合には，CTあるいは超音波ガイド下に局所穿刺吸引（fine needle aspiration；FNA）をして，細菌学的検査を行う．
- 有症状あるいは増大する仮性嚢胞や膵嚢胞の症例には内視鏡的ドレナージや経皮的ドレナージ，外科的ドレナージを行う．

予後

- 急性膵炎の予後は重症度を反映する2つの指標である膵壊死と臓器不全により決定される．壊死性膵炎は，急性膵炎症例の約10～20％に発生し，その死亡率は15～20％である．壊死性膵炎に臓器不全を伴う場合，死亡率は50％以上になる[3]．
- 急性膵炎から慢性膵炎への移行には膵炎の重症

度や成因が関与すると言われ、移行率は3〜15％と言われている．
- 重症急性膵炎の予後調査による再発率は20％であり，特にアルコール性膵炎の再発率は32％と高率である．

患者説明のポイント

- 急性膵炎と診断された場合，入院加療が原則である．重症膵炎と判定されれば，重症急性膵炎に対応可能な施設への転送が必要である．
- 膵炎は良性疾患でありながら，重症急性膵炎では8.0％の死亡率があり，特に70歳代では17％と上昇し，高齢者では死亡率が上昇することを説明する．
- 「重症ということであれば，手術で助かりませんか？」という質問に対しては，「過去には臓器障害の徴候があれば早期の手術が推奨されましたが，実際に行うと死亡率が高くなったという経緯があり，今では早期手術は勧められていません．今後の経過中に膵臓に感染症が認められた場合，その部分の摘出術が必要になる可能性はあります」という趣旨を説明する．
- 重症急性膵炎は厚生労働省難治性疾患克服研究事業にて「難病」として指定されており，医療費の公費負担制度がある．その制度利用のためには公費申請の手続きが必要であり，保健所あるいは県庁に届けた日から医療費が公費負担の対象になることを説明する．

文献

1) 厚生労働科学研究費補助金難治性疾患克服研究事業「難治性膵疾患に関する調査研究」平成19年度総括・分担研究報告書（主任研究者：大槻眞）．pp 29-33, 2008
2) Satoh K, et al：Pancreas 40：503-507, 2011
3) 急性膵炎診療ガイドライン2010改訂出版委員会（編）：急性膵炎診療ガイドライン2010（第3版）．金原出版, 2009

〈中村早人〉

慢性膵炎

概念・頻度

- 慢性膵炎とは，膵臓の内部に不規則な線維化，細胞浸潤，実質の脱落，肉芽組織などの慢性変化が生じ，進行すると膵外分泌・内分泌機能の低下を伴う病態である．病変の程度は不均一で，分布や進行性もさまざまである．これらの変化は，持続的な炎症やその遺残により生じ，多くは非可逆性である．
- 典型例では，腹痛や腹部圧痛などの臨床症状，膵内・外分泌機能不全による臨床症候を伴うが，無痛性あるいは無症候性の症例も存在する．
- 経過中に，主膵管や分枝膵管内に炭酸カルシウムを主成分とする膵石が生じたり，膵石の嵌頓や膵管狭窄による膵液の流出障害により仮性嚢胞が出現したりすることがある．
- わが国における，2007年1年間の慢性膵炎推計受療患者数は47,100人（人口10万人あたり36.9人），1年間の新規慢性膵炎発症患者数は，15,200人（同11.9人）であった．男女比は3.1：1で，診断時の年齢のピークは男性で50歳代，女性で60歳代である．
- 成因によりアルコール性と非アルコール性に分けられる．アルコール性が68％を占めるが，21％は原因不明（特発性）とされ，特に女性では特発性が50％と最も多い．
- 喫煙もアルコールとは独立した危険因子であり，アルコール性・非アルコール性のいずれの慢性膵炎においても，喫煙による膵石灰化の危険率は3〜5倍とされている．

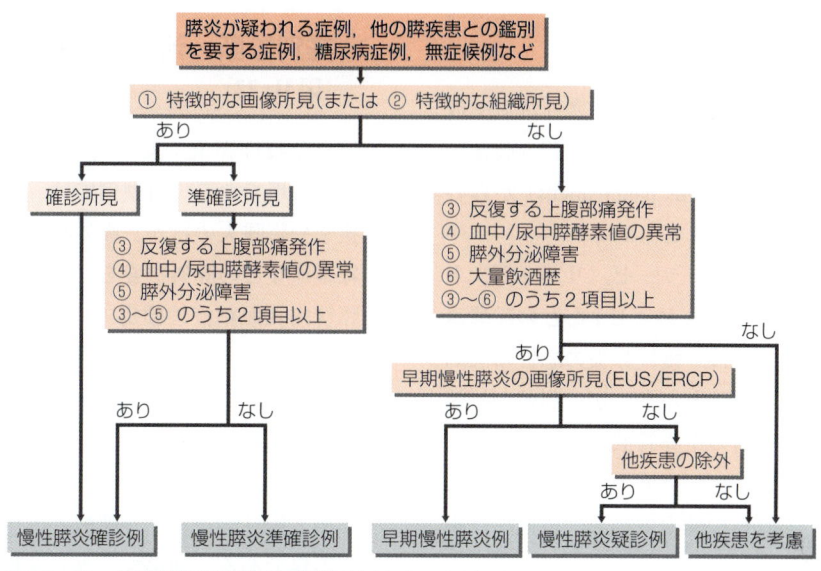

図Ⅱ-72　慢性膵炎診断の手順〔文献1）より引用〕

発症機序

- アルコール性慢性膵炎は，急性膵炎による線維化が繰り返されながら進展するという necrosis-fibrosis 説や，長期大量の飲酒により，膵液中の蛋白・ムコ蛋白濃度の上昇，重炭酸塩濃度の減少という質的変化が引き起こされ，その結果形成される蛋白栓や膵石により膵導管上皮の脱落，萎縮が生じ，実質障害が進展するという ductal-plug 説が，その病因として考えられている．

- 非アルコール性慢性膵炎の多くはその病因が不明であるが，近年，遺伝子異常を有するものが注目されている．遺伝性膵炎は，血縁者に3人以上の膵炎症例を認め，若年発症で，他に慢性膵炎の原因がなく，2世代以上で患者が発生しているものと定義され，その60～70％に，カチオニックトリプシノーゲンをコードする *PRSS1* 遺伝子の変異を有すると考えられている．一方，インドやバングラデシュなどの熱帯地方に好発する熱帯性膵炎と呼ばれる若年発症の特発性膵炎の患者においては，膵分泌性トリプシンインヒビター（PSTI）をコードする *SPINK1* 遺伝子の変異が高率であるが，わが国における特発性膵炎の一部にも同様の変異がみられる．

診断のポイント（図Ⅱ-72）

- 厚生労働省難治性膵疾患に関する調査研究班，日本膵臓学会，日本消化器病学会から「慢性膵炎臨床診断基準2009」が出されている．病理組織で膵実質の脱落と線維化が確認されれば慢性膵炎の診断は確定されるが，膵において生検をはじめとした組織検査を行うことは困難であり，臨床症状と画像診断に頼ることが一般的である．

- 慢性膵炎で最も多くみられる症状は腹痛で，多くは心窩部から腰背部にかけて自覚される頑固な持続痛である．急性増悪時には，急性膵炎と同様の激痛をきたして受診することが多い．

- 膵外分泌機能が低下すると，脂肪便や，消化不良による腸内細菌の過剰出現により鼓腸がみられることもあるが，欧米と比べると脂肪便の頻度は少ない．

- 膵性糖尿病の特徴として，グルカゴンの分泌不全により，インスリン過剰投与による低血糖を

- 起こしやすく，血糖値が変動しやすい不安定型糖尿病を示すことが多い．
- そのほか，膵頭部の炎症による閉塞性黄疸や仮性嚢胞による腹痛，仮性動脈瘤の膵管内破綻に伴う膵管出血（hemosuccus pancreaticus）からの吐下血などで受診することもある．
- 血液検査では，膵型アミラーゼ，リパーゼ，トリプシノーゲン，エラスターゼIなどの膵酵素を測定する．これらは，慢性膵炎の急性増悪期に一過性に上昇することが多いが，高値が持続する場合には，膵石の主膵管嵌頓に伴う尾側膵管拡張や仮性嚢胞など，膵液のうっ滞を念頭に置く．一方，これらの酵素は，非代償期には異常低値を呈する．
- 非侵襲的な画像検査では，超音波やCTでの膵管内の結石，もしくは，膵全体に分布する複数ないしびまん性の石灰化で診断できる．また，MRCPで膵全体にみられる主膵管や分枝膵管の不均一な拡張像もその特徴である．しかし，これらは進行した慢性膵炎のものであり，近年，EUSによる早期慢性膵炎診断基準が提唱されている．
- 膵外分泌機能の標準的検査法として，従来のセクレチン試験に代わり，最近ではBT-PABA試験（PFD試験）が行われている．これは，キモトリプシンの基質である合成ペプチドN-ベンゾイル-L-チロシル-p-アミノ安息香酸（BT-PABA）を経口投与し，キモトリプシンによる腸管内分解産物であるパラアミノ安息香酸（PABA）の吸収後の尿中排泄を測定する簡便な検査法ではあるが，感度・特異度ともにセクレチン試験には劣る．
- 慢性膵炎により内分泌機能が低下すると，β細胞からのインスリン分泌低下とともに，α細胞からのグルカゴン分泌も低下する．インスリン分泌能の評価にはOGTTによる血中インスリン値および尿中C-ペプチド（CPR）測定のほか，グルカゴン試験が有用である．グルカゴン分泌能の評価にはアルギニン試験が行われる．

鑑別診断・治療法選択に必要な検査（図II-72）

- 自己免疫性膵炎：鑑別には，血中IgG4値の測定が有用である．典型例では，びまん性の膵管狭窄や膵腫大のほか，膵外胆管の狭窄，後腹膜線維症などの膵外病変を伴う．
- 膵管内乳頭粘液性腫瘍（IPMN）：膵管内に貯留した粘液により，慢性膵炎様の膵管変化をきたすことがあり，膵石を合併することもある．EUSによる膵実質の変化や，ERCPによる粘液の確認により鑑別を行う．
- 膵癌：慢性膵炎に伴う腫瘤と膵癌はしばしば鑑別困難である．腫瘍マーカーは膵管閉塞のみでも上昇するため，経時変化を追う必要がある．ERCPによる膵管像や膵液細胞診，EUS-FNAなどによる病理検査を要することもある．

治療法とその選択

- 腹痛に対する対症療法と急性増悪を予防するための生活習慣の改善や薬物療法が主体であり，急性増悪時には，急性膵炎に準じた治療を行う．
- 生活習慣の中では，断酒のみならず，禁煙の指導も重要である．脂肪は症状に応じて30〜40 g/日に制限する．疼痛に対しては，NSAIDsや，Oddi筋の緊張を除くためのカテコール-o-メチルトランスフェラーゼ（COMT）阻害薬などの鎮痙薬，迷走神経を介する膵外分泌刺激を抑制するための抗コリン薬コレシストキニン（CCK）を介する膵外分泌を抑制するための消化酵素薬，膵炎による痛みを抑制するための蛋白分解酵素阻害薬を用いる．
- 薬物療法でコントロール不良な疼痛や繰り返す膵炎は，内視鏡的治療や外科的治療の適応となる．膵頭部の主膵管内に存在する膵石や膵管狭窄により膵液のうっ滞を生じ，尾側膵管が拡張している例が内視鏡的治療の良い適応である．膵石が大きい場合には体外衝撃波結石破砕療法

(ESWL) の併用が有用である．膵管狭窄に対しては ステント治療が行われることもある．一方，内視鏡治療が無効な場合や，膵全体にびまん性に膵石が存在する場合には，外科的治療の適応となる．手術には，膵管空腸側々吻合術やこれに膵頭部の炎症巣のくり抜きを追加する Frey の手術などの膵管ドレナージ術，縮小手術を含む膵頭十二指腸切除術や尾側膵切除などの膵切除術がある．
- 仮性囊胞に対しては，ERCP の上で膵管破綻部から囊胞にアプローチする経乳頭的囊胞ドレナージや，EUS ガイド下に経消化管的に仮性囊胞を穿刺する経消化管的囊胞ドレナージが有用である．
- 膵外分泌機能不全の主症状である脂肪便に対しては，消化酵素薬が有用であり，中でもリパーゼ力価の高いパンクレリパーゼ製剤が用いられる．
- 膵性糖尿病に対してはインスリン療法が基本であり，グルカゴン分泌低下による低血糖発作の予防として，超速効型インスリン製剤の少量頻回投与と持効型インスリン製剤の併用が主体となる．

予後

- 急性膵炎や疼痛を繰り返す代償期から，内外分泌機能不全を中心とする非代償期へと進行する．
- 年齢・性を一致させた健常成人と比較した標準化死亡率（standardized mortality rate；SMR）は 1.6 と高く，中でも悪性腫瘍の合併が多い．頭頸部癌や食道癌など，飲酒・喫煙との関係が示唆される癌が多いが，最も多いのは膵癌である．
- 慢性膵炎は膵癌の高危険群であり，年齢・性を一致させた標準化発癌率（standardized incidence rate；SIR）は 15～25 程度である．

患者説明のポイント

- 断酒・禁煙など，生活習慣の改善が治療の基本である．
- 膵石や膵管狭窄に対する ESWL や内視鏡治療は短期的には有効であるが，長期的には治療を繰り返すことも多い．
- 膵性糖尿病に対するインスリン治療に当たっては，低血糖に対する指導も重要である．
- 膵癌の高危険群であり，定期的な画像検査も必要である．

文献

1) 慢性膵炎臨床診断基準 2009．膵臓 24：645-708，2009
2) 日本消化器病学会（編）：慢性膵炎診療ガイドライン．南光堂，2009
3) 厚生労働科学研究費補助金「慢性膵炎の実態に関する全国調査（難治性膵疾患に関する研究）」平成 20 年度報告書（主任研究者：下瀬川徹），pp 111-113，2009

（笹平直樹）

自己免疫性膵炎

概念・頻度

- 自己免疫性膵炎（autoimmune pancreatitis；AIP）は，びまん性または限局性の膵腫大，主膵管の狭細像を呈し，血清の IgG4 の上昇を特徴とする膵炎である．
- しばしば高齢の男性に黄疸で発症するが，ステロイドに良好に反応する．
- 病理学的にはリンパ球，形質細胞の高度の浸潤と線維化を呈し，IgG4 陽性の形質細胞の浸潤，花筵状線維化（storiform fibrosis），閉塞性静脈炎が特徴的である．膵以外の全身の諸臓器に同

表 II-65　国際コンセンサス診断基準（ICDC）

	主要項目	画像所見	付随所見
自己免疫性膵炎 1 型確診	組織像	典型/不確定	組織学的に確認された LPSP（レベル 1 の膵組織所見）
	画像所見	典型	膵管所見以外のレベル 1 およびレベル 2 の所見のどれか 1 つ
		不確定	レベル 1 の所見およびレベル 2 の膵管所見のうち 2 つ以上
	ステロイド反応性	不確定	レベル 1 の血清学的所見または膵外病変＋ステロイド反応性 または レベル 1 の膵管所見＋レベル 2 の血清学的所見または膵外病変または膵組織所見＋ステロイド反応性
自己免疫性膵炎 1 型準確診		不確定	レベル 2 の血清学的所見または膵害外病変または膵組織所見＋ステロイド反応性

主要項目	レベル 1	レベル 2
P 膵実質画像	典型所見：後期相で造影効果を認めるびまん性膵腫大（膜様構造 capsule-like rim を伴うことがある）	不確定所見（非典型所見*も含む）：後期相で造影効果を認める限局性膵腫大（膵癌を強く疑う非典型的所見を示すこともある）
D 膵管像（ERP）	上流膵管の著明な拡張を伴わない（＜5 mm）長い主膵管狭細像（主膵管全長の 1/3 以上）または多発膵管狭細像	上流膵管の著明な拡張を伴わない限局性膵管狭細像
S 血清所見	血中 IgG4 高値：正常上限の 2 倍を超える	血中 IgG4 高値：正常上限～2 倍
OOI 膵外病変	a か b のどちらか a. 膵外病変の組織像：以下の 3 つ以上 　(1) 著明なリンパ球と形質細胞の浸潤と線維化：好中球浸潤は認めない 　(2) 花筵様線維化（storiform fibrosis） 　(3) 閉塞性静脈炎 　(4) 多数（＞10 個/強拡大）の IgG4 陽性細胞の浸潤 b. 典型的画像所見：少なくとも 1 つ 　(1) 限局性/多発性の上部（肝門部/肝内）または上下部胆管狭窄 　(2) 後腹膜線維症	a か b のどちらか a. 膵外病変の組織像：以下の両者 　(1) 著明なリンパ球と形質細胞の浸潤：好中球浸潤は認めない 　(2) 多数（＞10 個/強拡大）の IgG4 陽性細胞の浸潤 b. 臨床的ないし画像所見：少なくとも 1 つ 　(1) 両唾液腺/涙腺の対称性腫大 　(2) 自己免疫性膵炎にしばしば認められる腎の画像所見
H 膵の組織像	LPSP（コア生検/切除）：以下の 3 つ以上 (1) 膵管周囲の著明なリンパ球と形質細胞の浸潤：好中球浸潤は認めない (2) 閉塞性静脈炎 (3) 花筵様線維化（storiform fibrosis） (4) 多数（＞10 個/強拡大）の IgG4 陽性細胞の浸潤	LPSP（コア生検）：以下のいずれか 2 つ (1) 膵管周囲の著明なリンパ球と形質細胞の浸潤：好中球浸潤は認めない (2) 閉塞性静脈炎 (3) 花筵様線維化（storiform fibrosis） (4) 多数（＞10 個/強拡大）の IgG4 陽性細胞の浸潤
Rt ステロイドの反応性	診断的ステロイドトライアル 膵および膵外病変の急速な（2 週間以内）画像上の改善	

*非典型所見：自己免疫性膵炎患者は時に低吸収性腫瘤，膵管拡張や尾側の膵萎縮を示すことがある．そのような非典型所見を示す患者で閉塞性黄疸や膵腫瘤を有するものは膵癌を強く疑わせる．そのような患者は，自己免疫性膵炎の診断を支持する強い所見がほかになければ膵癌として扱い，癌でないことを精査するべきである．
十二指腸主乳頭は膵臓と一連の組織学的変化を呈することが多いので，十二指腸主乳頭生検は自己免疫性膵炎 1 型の補助診断に有用である．
診断的ステロイドトライアルは EUS-FNA などにより十分に膵臓癌を否定した後に，膵臓専門医によって慎重に行わなければならない．

〔文献 2）より引用〕

様な病理像を呈してステロイドに良好に反応する病変が出現することが報告されるようになり，IgG4関連疾患という疾患概念が提唱されている．AIPはIgG4関連疾患の膵病変であるというとらえ方もされている．IgG4関連疾患の消化器疾患としてはAIP以外にIgG4関連硬化性胆管炎の診断基準が確立している（「原発性硬化性胆管炎」の項参照）[1]．

- わが国では血清のIgG4値が上昇して，IgG4関連疾患の特徴的な病理像を呈するtype 1 AIPがAIPの大部分を占めている．一方，海外では血清のIgG4値が正常で膵管上皮に好中球の浸潤を伴い，炎症性腸疾患を高率に合併するtype 2 AIPを高率に認めると報告されているが，わが国ではまれである．
- 厚生労働省難治性膵疾患に関する調査研究班（大槻班・下瀬川班）の2008年の調査では年間受療者数は2,790人，有病率は人口10万人あたり2.2人，罹患率は人口10万人あたり0.9人/年と推定されている．男女比は約3：1で60歳代にピークがある．

発症機序

- IgG4上昇の意義や病因は不明である．
- AIPの発症機序として免疫学的，免疫遺伝学的な側面から検討され，さまざまな疾患感受性遺伝子が候補として報告されているが，疾患特異的な自己抗体はいまだ同定されていない．

診断のポイント

- 膵腫大（びまん性，限局性）の有無，主膵管の不整狭細像，高IgG4血症，特徴的な病理学的所見，IgG4関連の硬化性胆管炎，硬化性涙腺・唾液腺炎，後腹膜線維症の合併の有無，ステロイド治療の効果を考慮して診断する．
- 国際コンセンサス診断基準（international consensus diagnostic criteria；ICDC）によりtype 1，type 2 AIPを診断する（**表II-65**）[2]．
- わが国ではtype 2 AIPはまれでtype 1 AIPが大

表II-66　自己免疫性膵炎臨床診断基準2011

A. 診断項目
 I. 膵腫大：
  a. びまん性腫大（diffuse）
  b. 限局性腫大（segmental/focal）
 II. 主膵管の不整狭細像：ERP
 III. 血清学的所見
  高IgG4血症（≧135 mg/dl）
 IV. 病理所見：以下の①〜④の所見のうち，
  a. 3つ以上を認める．
  b. 2つを認める．
   ① 高度のリンパ球．形質細胞の浸潤と，線維化
   ② 強拡1視野当たり10個を超えるIgG4陽性形質細胞浸潤
   ③ 花筵様線維化（storiform fibrosis）
   ④ 閉塞性静脈炎（obliterative phlebitis）
 V. 膵外病変：硬化性胆管炎，硬化性涙腺・唾液腺炎，後腹膜線維症
  a. 臨床的病変：臨床所見および画像所見において，膵外胆管の硬化性胆管炎，硬化性涙腺炎・唾液腺炎（Mikulicz病）あるいは後腹膜線維症と診断できる．
  b. 病理学的病変：硬化性胆管炎，硬化性涙腺炎・唾液腺炎，後腹膜線維症の特徴的な病理所見を認める．

〈オプション〉 ステロイド治療の効果
 専門施設においては，膵癌や胆管癌を除外後にステロイドによる治療効果を診断項目に含むこともできる．悪性疾患の鑑別が難しい場合は超音波内視鏡下穿刺吸引（EUS-FNA）細胞診まで行っておくことが望ましいが，病理学的な悪性腫瘍除外診断なく，ステロイド投与による安易な治療的診断は避けるべきである．

B. 診断
 I. 確診
  ① びまん型：Ia+<III/IVb/V (a/b)>
  ② 限局型：Ib+II+<III/IVb/V (a/b)>の2つ以上
    または，Ib+II+<III/IVb/V (a/b)>+オプション
  ③ 病理組織学的確診：IVa
 II. 準確診
  限局型：Ib+II+<III/IVb/V (a/b)>
 III. 疑診
  びまん型：Ia+II+オプション
  限局型：Ib+II+オプション

自己免疫性膵炎を示唆する限局性膵腫大を呈する例でERP像が得られなかった場合，EUS-FNAで膵癌が除外され，III/IVb/V (a/b) の1つ以上を満たせば，疑診とする．さらに，オプション所見が追加されれば準確診とする．
疑診：わが国ではきわめてまれな2型の可能性もある．
+：かつ，/：または．　　　　　　　　〔文献3）より引用〕

部分を占めるため，自己免疫性膵炎臨床診断基準2011により診断してもよい（**表II-66**）[3]．

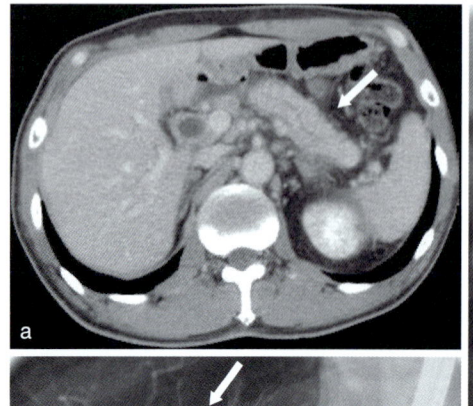

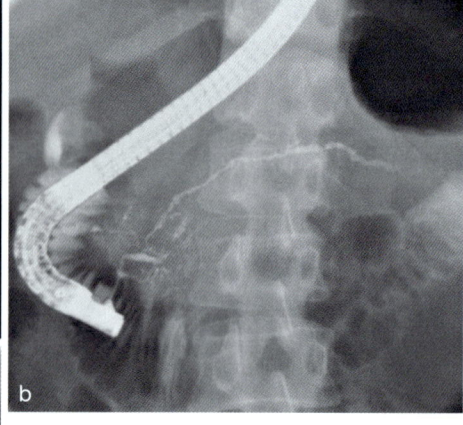

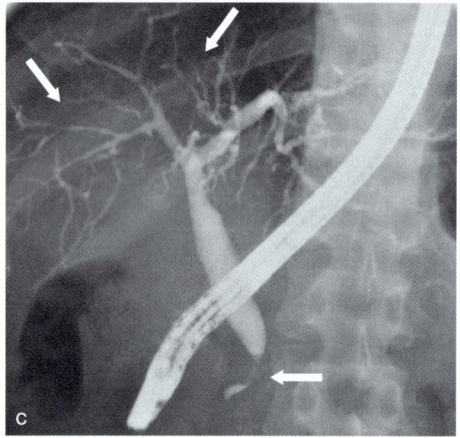

図 II-73　自己免疫性膵炎の画像
a：造影 CT 像（後期相）．膵臓はびまん性に腫大し，後期相で遅延して造影効果を認める．膵周囲に low density な膜様構造（capsule-like rim）を伴う（矢印）．
b：ERP 像．主膵管のびまん狭細像を認める．
c：ERC 像．IgG4 関連硬化性胆管炎（胆管像分類の type2b）を合併している〔文献 1）を参照のこと〕．膵内胆管の狭窄と，肝内胆管は全体に狭細化している（矢印）．

鑑別診断・治療法選択に必要な検査

- 血清 IgG4 高値（＞135 mg/dl）が診断に有用である．
- びまん性の膵腫大や膵管狭細像を呈する場合は診断は比較的容易であるが，限局性の膵腫大や腫瘤像または膵管狭細像を呈する場合は膵癌との鑑別が最も重要である（**図 II-73**）．
- 造影 CT にて後期相で造影効果を認める所見，膵周囲に low density な膜様構造（capsule-like rim）を伴う所見は AIP の診断に有用である．
- 膵管像は主膵管全長の 1/3 以上の長さの狭細化や，狭細像が多発する所見，狭細部より上流の主膵管が著明に拡張しない所見（＜5 mm）は AIP の診断に有用である．
- 限局性の膵腫大や腫瘤像を呈して膵癌との鑑別が難しい場合は EUS-FNA などにより膵癌を否定する必要がある．

治療法とその選択

- 胆管狭窄により黄疸や肝障害が出現している症例，腹痛などの症状がある症例，膵外の IgG4 関連疾患を合併した症例などがステロイド治療の良い適応である．
- 経口プレドニゾロン 0.6 mg/kg/日を 2〜4 週間投与後，1〜2 週間ごとに効果を確認しながら 5

mg ずつ減量し，2〜3 か月を目安に維持量まで減量する．
- 通常 5 mg/日ぐらいで維持し，維持療法の目安は 3 年とされている．
- 海外ではステロイド無効例に対して免疫抑制薬が使用されている．

予後

- ステロイドに良好に反応し一般的に予後は良好である．
- ステロイドを使用しても膵石を合併したり膵萎縮をきたす症例があり，またまれであるが膵癌が合併した症例も報告されている．
- 膵内分泌がステロイド投与により回復する症例もあるが，ステロイド投与が長期にわたって内分泌，外分泌を改善するかは明らかにされていない．

患者説明のポイント

- 黄疸や自覚症状はステロイドの投与により速やかに軽快する．
- ステロイドの減量，中止によりしばしば再燃する．

文献
1) IgG4 関連硬化性胆管炎診断基準 2012．胆道 26：59-63，2012
2) Shimosegawa T, et al：Pancreas 40：352-358, 2011
3) 自己免疫性膵炎診断基準 2011．膵臓 27：17-25, 2012

（中沢貴宏，内藤 格，大原弘隆）

膵嚢胞，嚢胞性膵腫瘍

膵嚢胞

概念・頻度

- 膵嚢胞は嚢胞内腔に上皮を有する真性嚢胞と，上皮を有さない仮性嚢胞，充実性腫瘍の嚢胞状変性（cystic degeneration of solid tumors）に大別され，真性嚢胞はさらに腫瘍性嚢胞と非腫瘍性嚢胞に分類される（**表 II-67**）[1]．
- 膵嚢胞の頻度は 1.2〜9.9％ とされ，画像診断の進歩，普及により発見される機会は増加している．
- 嚢胞性膵腫瘍は漿液性嚢胞腫瘍（SCN），粘液性嚢胞性腫瘍（MCN），膵管内乳頭粘液性腫瘍（IPMN），その他に分けられる．
- 膵の嚢胞変性（cystic degeneration of solid tumors）を呈する主な腫瘍は solid-pseudopapillary neoplasm（SPN），endocrine tumor（pNET）などが挙げられ，これらは嚢胞性腫瘍性とは別の概念としてとらえることが多い．

発生機序

- 仮性嚢胞は膵炎などの炎症や外傷などが主な原因．急性膵炎後膵実質内または膵周囲の液状化した壊死物質が被包化された嚢胞性病変 walled-off necrosis（WON）との鑑別が重要．
- 真性嚢胞は先天性，膵管の圧迫，膵管閉塞，腫瘍が主な原因．

診断のポイント

- 膵嚢胞性腫瘍には特有の症状はなく，上腹部不定愁訴や画像診断で偶然診断されることが多い．

表 II-67 膵嚢胞の分類

A. 仮性嚢胞
　炎症性（膵炎など）
　外傷性
　腫瘍による2次性
　その他
B. 真性嚢胞
　①非腫瘍性
　　先天性（congenital cystic fibrosis, polycystic disease）
　　単純性
　　貯留性
　　その他（dermoid cyst, lymphoepithelial cyst など）
　②腫瘍性
　　漿液性嚢胞腫瘍（SCN）
　　粘液性嚢胞腫瘍（MCN）
　　膵管内乳頭粘液性腫瘍（IPMN）
　　その他
C. 充実性腫瘍の嚢胞状変性（cystic degeneration of solid tumors）
　solid-pseudopapillary neoplasm（SPN），endocrine tumor（pNET）など

〔文献1）より引用改変〕

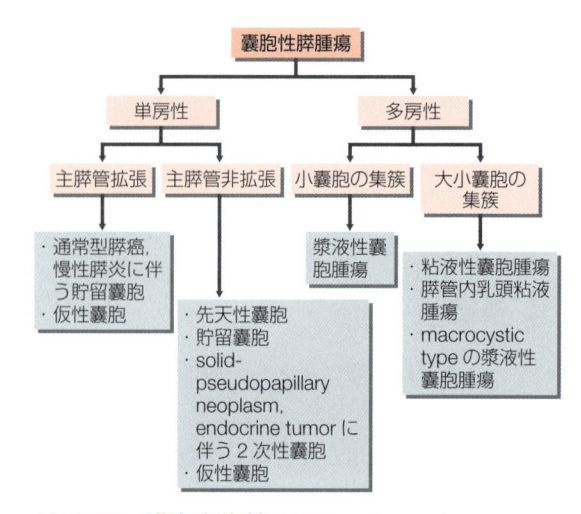

図 II-74 膵嚢胞診断のフローチャート

囊胞性膵腫瘍
├ 単房性
│　├ 主膵管拡張：・通常型膵癌，慢性膵炎に伴う貯留嚢胞・仮性嚢胞
│　└ 主膵管非拡張：・先天性嚢胞・貯留嚢胞・solid-pseudopapillary neoplasm, endocrine tumor に伴う2次性嚢胞・仮性嚢胞
└ 多房性
　　├ 小嚢胞の集簇：漿液性嚢胞腫瘍
　　└ 大小嚢胞の集簇：・粘液性嚢胞腫瘍・膵管内乳頭粘液性腫瘍・macrocystic type の漿液性嚢胞腫瘍

〔文献1）より引用改変〕

- 超音波検査（US），CT，MRI（MRCP）による画像診断で多くの場合鑑別可能であるが，嚢胞の詳細な観察には EUS が適している．
- 画像所見から腫瘍性/非腫瘍性，良性/悪性などの質的診断を含めた鑑別診断を行う（**図 II-74**）．
- 嚢胞性膵腫瘍の鑑別のポイントは主膵管の拡張や狭窄の有無，嚢胞内の隔壁の有無（多房性，単房性），構成される個々の嚢胞のサイズ，嚢胞内壁在結節の有無，嚢胞と主膵管との交通の有無などである．

鑑別診断・治療法選択に必要な検査

- US，CT，MRI（MRCP），嚢胞の詳細な観察には EUS．
- 欧米では EUS-FNA による嚢胞液の腫瘍マーカー値により粘液性，非粘液性の鑑別診断が行われているが，わが国では一般的ではない．

治療法とその選択

- 悪性が疑われる症例や有症状例は外科的切除が基本．
- 膵仮性嚢胞は有症状例，合併症併発例，嚢胞径の増大を認める症例に対しては経皮的ドレナージ，内視鏡的ドレナージ，外科的ドレナージなどが行われる．
- walled-off necrosis（WON）に対する治療は開腹ドレナージが治療の中心であったが，近年は内視鏡的ネクロゼクトミー（endoscopic necrosectomy）が主流となりつつある．
- 腫瘍性膵腫瘍の治療は後述の「囊胞性膵腫瘍（SCN，MCN，IPMN）」を参照．
- 膵嚢胞性腫瘍に対する術式は一般的に膵頭十二指腸切除，膵体尾部切除，膵部分切除などが行われている．膵嚢胞性腫瘍は悪性であっても low malignancy であることが多いため，最近では浸潤癌を疑う症例以外では腹腔鏡下切除も行われている．

患者説明のポイント

- 以下の点を伝える．
・膵嚢胞には非腫瘍性病変が含まれること．
・腫瘍性膵嚢胞には良性例から浸潤癌まで多彩な異型度の腫瘍が含まれること．
・切除適応と診断された症例でも良性の場合があ

ること（術前の診断には限界があること）．
・経過観察が可能な囊胞も多いこと．

囊胞性膵腫瘍（SCN，MCN，IPMN）

A 漿液性囊胞腫瘍（SCN）

概念・頻度

- 漿液性囊胞腫瘍（serous cystic neoplasm；SCN）の平均年齢は60〜65歳で男女比は3：7と女性に多い．
- 腫瘍局在に傾向はない．
- 有症状例は10〜20％程度で腹痛が最も多いが，ほとんどの症例は無症状で剖検時や画像診断で偶然に発見される．
- SCNの典型例は微小囊胞の集簇であるmicrocystic typeであるが，囊胞径が大きいmacrocystic typeや，両者の混合型であるmixed typeと充実性腫瘍に見えるsolid typeに分類される．

診断のポイント

- 診断には特徴的な微小囊胞の集簇である蜂巣状構造（honeycomb appearance）と囊胞隔壁のhypervascularityが重要である．造影CTではhypervascularな腫瘍として認識され，腫瘍中心部に瘢痕組織や石灰化を伴うことも多い．画像診断で特徴的なmicrocystic areaが認められれば診断は容易である．

鑑別診断・治療法選択に必要な検査

- US，CT，MRI，微小囊胞などの詳細な観察にはEUSが適している．

治療法とその選択

- SCNの悪性化はきわめてまれであるため，典型例では経過観察が基本である．
- SCNの悪性例であるserous cystadenocarcinomaはWHO分類では他臓器への遠隔転移を伴うものと定義され，わが国の全国調査の結果ではSCNの悪性例の頻度は1.2％（2/172例）と報告されている．
- ①有症状例，②鑑別診断困難例，③周囲臓器浸潤例，④悪性疑い例では切除適応とされる．
- 切除適応例の手術術式としては，膵分節切除や脾温存体尾部切除など機能温存手術が一般的であり，リンパ節郭清は通常行われない．

B 粘液性囊胞性腫瘍（MCN）

概念・頻度

- 粘液性囊胞性腫瘍（mucinous cystic neoplasm；MCN）の平均年齢は48歳で，ほとんどが女性である．
- ほぼ全例が体尾部に発生する．
- 有症状例は約半数で，そのうち急性膵炎が半数を占める．
- 病理学的に囊胞壁は粘液を産生する上皮からなり，卵巣様間質（ovarian-like stroma；OS）の存在が診断上必須である．
- 典型例は肉眼的に厚い被膜に覆われた大きな囊胞性腫瘍で，大きな囊胞内に小さな囊胞が存在するcyst in cyst（夏みかん様）の形態を示す．
- 個々の囊胞間には交通はなく，通常多房性であるがまれに単房性のこともある．

診断のポイント

- 画像診断では特徴的な厚い被膜を有する大きな多房性囊胞構造が特徴的であり，各囊胞は内腔に向かって凸の形態（夏みかん様）をとる．IPMN分枝型との鑑別が重要となるが，IPMNは各分枝膵管が拡張し集簇することで外腔に向かって凸の形態（ぶどうの房様）をとるため，多くは鑑別可能である．
- 約20％の症例では石灰化を伴う．
- 画像診断上，約15〜20％の症例では主膵管との交通が認められる．

鑑別診断，治療法選択に必要な検査

- US，CT，MRI，詳細な観察には EUS が適している．

治療法とその選択

- 好発年齢が比較的若年であり，悪性化の可能性が少なからず認められることから，基本的には全例手術が推奨される．さらに，① 50 mm 以上の大きな囊胞，② 明らかな壁在結節を有する症例では悪性の可能性が高いため，切除が強く勧められる．
- 囊胞径が小さく（40 mm 以下）壁在結節を認めない症例では悪性の可能性は少なく経過観察も可能とされている．

予後

- MCN 切除例の 5 年生存率は全体で 96.6%（全国調査結果）．組織学的異型度別では腺腫 98.8%，非浸潤癌 94.7%，微小浸潤癌 100%，浸潤癌 62.5% と，浸潤癌以外の予後はきわめて良好である．

C 膵管内乳頭粘液性腫瘍（IPMN）

概念・頻度

- 膵管内乳頭粘液性腫瘍（intraductal papillary-mucinous neoplasm；IPMN）は，高齢の男性に多く（平均年齢約 65 歳，男女比 2：1）膵頭部に好発する．
- 腹痛を契機に発見されることが多いが（しばしば急性膵炎を起こすことがある），無症状で経過し US や CT などの画像診断から偶然発見されることも少なくない．
- 病理学的には粘液産生性の膵管内乳頭腫瘍で粘液の貯留により特徴的な乳頭口の開大や主膵管，分枝膵管の拡張を伴う疾患．
- 主膵管の拡張を主体とする主膵管型と，分枝膵管の拡張を主体とする分枝型に大別される．

「IPMN/MCN 国際診療ガイドライン・2012 年版」では，主膵管型：主膵管径＞5 mm，分枝型：主膵管と交通を有する分枝の拡張＞5 mm と定義された．また混合型は，主膵管型と分枝型の双方の基準に合致する型分類とされている[2]．分枝型に比較して主膵管型，混合型は悪性例が多い．
- 病理組織学的異型度により low-grade dysplasia, intermediate-grade, high-grade dysplasia, invasive carcinoma に分類される[3]．
- 病理組織学的な乳頭構造や粘液形質発現の違いから胃型，腸型，胆膵型，好酸性細胞型の 4 型に組織亜型分類される．胃型と腸型が 80〜90% と大半を占め，胃型は分枝型に多く良性例が多い．一方，腸型は主膵管型に多く悪性例が多いとされる．胆膵型，好酸性細胞型は頻度は少ないが，ほとんどが悪性例で，主膵管型，分枝型のいずれにもみられる．

診断のポイント

- 画像診断では多房性囊胞が特徴的で，各囊胞は拡張した分枝膵管が外腔に向かって凸の形態（ぶどうの房様：cyst by cyst）をとる．
- 多房性膵囊胞の形態をとる漿液性囊胞腫瘍（SCN），粘液性囊胞（MCN）との鑑別を要するが，主膵管の拡張，囊胞を構成する個々の囊胞のサイズ，主膵管との交通の有無などから，多くの場合鑑別可能である．

鑑別診断・治療法選択に必要な検査

- 各種画像診断（US，CT，MRI）の結果，悪性が疑われる症例では EUS による詳細な観察を行い，診断確定や術前の進展度診断を目的として ERCP，膵液細胞診などを行う．
- IPMN/MCN 国際診療ガイドライン[2]では high risk stigmata（手術の適応となる悪性の確定診断所見）として画像診断上，閉塞性黄疸を伴う膵頭部の囊胞性病変，造影される充実成分，主膵管径≧10 mm を挙げ，これらの所見を切除基

準としている．また worry some feature（慎重な精査および経過観察が必要となる悪性の疑診所見）を示す所見として囊胞径≧30 mm，造影される壁肥厚，主膵管径5～9 mm，造影効果のない壁在結節，尾側に閉塞性膵炎を伴う主膵管狭窄およびリンパ節腫大を挙げている．
- 囊胞径 30 mm 以下で悪性疑い所見を認めなければ囊胞径に応じて経過観察を行う（「BD-IPMN の診療方針選択のアルゴリズム」[2]参照）．

治療法とその選択

- 悪性が疑われる症例は外科的切除が基本．術式としては定型的な膵頭十二指腸切除術，幽門輪温存膵頭十二指腸切除術や膵体尾部脾切除術のほか，縮小手術として膵分節切除術，膵鉤部切除術，十二指腸温存膵頭十二指腸切除術，脾温存膵体尾部切除術なども行われている．
- 比較的低悪性度であることから，近年は腹腔鏡下切除も普及しつつある．
- IPMN のうち画像診断上，良性が疑われる症例に対し，欧米では RFA やエタノール注入療法も行われているが，わが国では一般的ではない．

予後

- IPMN 切除例の5年生存率は非浸潤癌（high-grade dysplasia）98～100％，浸潤癌 27～60％とされ，浸潤癌以外の予後は良好である．
- わが国の全国調査の結果（多施設経過観察 349 例，観察期間中央値 3.7 年）では，EUS で結節を認めない分枝型 IPMN では 82％と，多くは進展がみられなかった．
- 経過観察例（平均経過観察 3.7 年）全体からみた IPMC への進展率は 2.6％，分枝型 IPMN の通常型膵癌の合併率は 2.0％であった．
- 分枝型 IPMN の経過観察においては，CT，MRI および EUS など精度の高い検査法を用いて主病巣の囊胞のみならず通常型膵癌発生に留意した経過観察法が必要である．

患者説明のポイント

- 以下の点を伝える．
・良性から浸潤癌まで多彩な腫瘍である．
・切除適応と診断された症例でも良性のことがある．
・経過観察が可能な病変も多い．
・通常型膵癌の合併の可能性もある．

文献
1) Kimura W：Yamagata med J 18：97-107, 2000
2) 国際膵臓病学会ワーキンググループ：IPMN/MCN 国際ガイドライン・2012 年版〈日本語版・解説〉．医学書院，2012
3) Bosman, FT, et al：WHO Classification of Tumours of the Digestive System, 4th ed. IARC press, 2010

（原 太郎）

膵癌

概念・頻度

- 膵癌は，膵原発の悪性腫瘍であり，上皮性腫瘍と非上皮性腫瘍に大別されるが，ほとんどが上皮性腫瘍である．上皮性腫瘍には外分泌腫瘍・神経内分泌腫瘍（NET）などが含まれ，外分泌腫瘍の頻度が圧倒的に多く，特に膵管上皮から発生する浸潤性膵管癌が最も多い．
- 罹患率は 60 歳ごろから増加し，男性にやや多く高齢者ほど高い傾向がある．2008 年のわが国の膵癌罹患者数は 29,584 人（男性 15,912 人，女性 13,672 人）と推計されている．人口 10 万人あたりの罹患率は，男性では 25.6 人で，胃・肺・大腸・前立腺・肝・食道に次ぎ 7 位，女性では 20.9 人で，乳腺・大腸・胃・肺・肝に次

ぎ6位である.
- 効果的なスクリーニング法が確立されておらず，早期診断が困難である．その結果，診断時点で，遠隔転移を有する，あるいは近傍の大血管に浸潤している，などの理由で切除不能な高度進行癌であることが多く，その治療成績は著しく不良である．2011年の膵癌死亡数は28,829人で，臓器部位別癌死亡数の第5位（男性5位，女性4位）である．罹患数と死亡数がほとんど変わらず，2003～05年の5年生存率が男性7.1％，女性6.9％であり，臓器部位別にみて最も生存率が低い．

発症機序

- 膵癌の発生原因は不明である．*HER-2/neu*，*K-ras*，*p16*，*p53*，*DPC4/SMAD4*，*BRCA2* など多彩な遺伝子の発現異常が膵発癌に関与しているとされる．
- 膵上皮内腫瘍性病変（PanIN）の概念が提唱され，膵管内乳頭粘液性腫瘍（IPMN）を除く，膵管内の円柱上皮由来病変が，異型度によりPan-IN-1, -2, -3 に分類された．Pan-IN-1 から-2, -3（上皮内癌）への進展に上記遺伝子の発現異常の蓄積が関与しているとするモデルが提唱されている．
- 膵癌のリスクファクターには，家族歴として膵癌・遺伝性膵癌症候群，合併疾患として糖尿病，慢性膵炎，遺伝性膵炎，IPMN，膵嚢胞，肥満，嗜好として喫煙，大量飲酒などが挙げられている．

診断のポイント

- 受診時に，腹痛や体重減少等の非特異的な症状が多いため，症状のみから早期診断することは困難である．前項で挙げたリスクファクターを有する患者が，腰痛，腰背部痛，黄疸，体重減少を訴えて受診した場合に，膵癌を念頭に検査を行うことが重要である．特に糖尿病の新規発症・悪化では，膵癌合併の可能性を考慮すべきである．
- 血中膵酵素（アミラーゼ，リパーゼ，エラスターゼ，トリプシンなど）の上昇は，膵癌で特異的ではないが，膵癌による膵管の狭窄に伴う局所的な膵炎を反映するため，早期の徴候として注意を払う必要がある．膵癌の血清腫瘍マーカーとしては，CA19-9（検出感度70～80％），Span-1（同70～80％），Dupan-2（同50～60％），CEA（同30～60％），などが代表的であり，診断・フォローアップに推奨される．しかし，進行度の低い小膵癌では上昇しない場合が少なからずあり，早期診断には有用ではない．胆汁うっ滞による偽陽性には注意が必要であり，閉塞性黄疸例では減黄後に測定（再測定）することが望ましい．また，日本人の10％程度に存在するLewis血液型陰性例では進行癌であっても血清CA19-9値が上昇しない．その場合には，Dupan-2の測定が有用である．
- 腹部超音波検査は非侵襲的であり，膵癌のスクリーニングに勧められるが，腫瘍検出率が必ずしも高くないことを心に銘記すべきである．主膵管の拡張や嚢胞など膵癌の間接所見をとらえることが重要であり，このような所見が認められた場合に速やかに質的・鑑別診断に進むことが重要である．

鑑別診断・治療法選択に必要な検査

- 膵に腫瘍性病変を認めた場合には質的診断が必要である．腫瘍の組織型別頻度からも予後不良な浸潤性膵管癌が最も多く，無症候の腫瘍であっても確実に診断して早期に治療介入することがきわめて重要である．
- multidetector-row CT（MDCT）の登場に伴い，適切な撮像条件で得られた画像ではかなりの確率で存在診断が可能であるが，腫瘍の大きさや性質などにより明瞭に描出できない場合もある．前項の間接所見（膵管拡張・嚢胞など）を認めるが造影CTで腫瘍が同定できない場合，造影MRI・超音波内視鏡・PET-CTなどで腫

瘤の有無を確認することが肝要である.
- 腫瘍の存在が明らかになった場合に,治療開始前に組織学的確証を得ることが望ましい.超音波内視鏡下経胃細径針生検(EUS-FNA)により,質的診断が可能である.腫瘍が判然とせず,膵管の狭窄・拡張のみが明らかな場合には,内視鏡的逆行性胆管膵管造影(ERCP)を行い膵管擦過細胞診・組織診および膵液細胞診を行って,質的診断を得るようにする.
- PET-CT で異常集積が描出された場合には悪性腫瘍の可能性は高まるものの,限局性の腫瘍形成性膵炎でも集積を認める場合があるので,注意が必要である(「ERCP」「腹部の CT」「腹部の MRI」「PET」「超音波内視鏡」の各項を参照).
- 存在診断・質的診断とともに,病期診断を行う.遠隔転移の有無は治療方針決定に重要であり,肝転移(造影 MRI が有用),その他の遠隔転移(PET-CT が有用)の有無を判定する.
- 膵腫瘍局所の進展度診断には,MDCT が最も有用である.膵周囲の大血管(腹腔動脈,肝動脈,上腸間膜動脈,門脈系静脈等)と腫瘍の関係を明瞭に描出することが可能である.腫瘍を含めた臓器切除の可否(resectability の判断),切除術における切離脈管の位置関係(手術の planning)を行う.

治療法とその選択

- 膵癌疑診例から診断・治療方針選択のフローチャートを図に示す(図 II-75).
- 切除可能な膵癌に対しては手術を中心とした治療が行われる.画像上,腫瘍が膵周囲の大血管(上述)との間に脂肪層で区別できる場合には「切除可能(resectable)」と分類され,膵頭部に主座があれば膵頭部腫瘍切除(膵頭十二指腸切除)が,膵体尾部に主座があれば尾側膵切除(膵体尾部切除)が行われる(「膵癌の手術」の項参照).門脈系静脈(門脈・上腸間膜静脈)に腫瘍が接触し変形を呈する場合には浸潤を疑うが,主要動脈に接触がなければ合併切除・再建

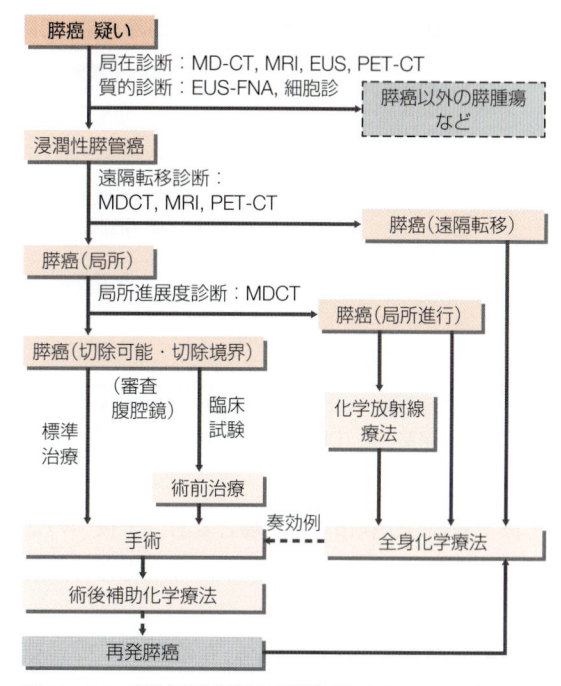

図 II-75 膵癌疑診例の診断・治療のフローチャート

で摘出する.画像上,腫瘍が,主要動脈(上腸間膜動脈・肝動脈・腹腔動脈)に接しているが半周以内にとどまる場合,「切除境界(borderline)」と分類される(表 II-68).切除を企図しても癌遺残(R1/2 切除)や予後不良が予想されるため,切除を企図する場合でも術前に化学療法や化学放射線療法が行われることが多い.術前治療を行うことが周術期成績を悪化させることはないことが報告されているが,確立したレジメンはなく,臨床試験として行うことが望ましい.画像上,腫瘍が上腸間膜動脈・腹腔動脈に半周以上接している場合には「切除不能(unresectable)」と分類される.

- 画像上の進行度や血清腫瘍マーカー値などを参考に,腹腔内の播種性病変や画像で検出困難な肝表面の小転移を診断する目的で審査腹腔鏡が行われる.症例を選択して行うことで,無効な開腹手術を回避できる.開腹手術(審査腹腔鏡)時に,遊離癌細胞の検出を目的として,腹腔洗浄細胞診が行われる.ただし腹腔洗浄細胞

表 II-68　膵頭部癌に対する切除可能・切除境界膵癌の定義（NCCN 定義と日本との比較）

		門脈/上腸間膜静脈	肝動脈	上腸間膜動脈	腹腔動脈
resectable	NCCN	接触なし	接触なし	接触なし	接触なし
	日本	切除再建可能な接触	接触なし	接触なし	接触なし
borderline	NCCN	変形・狭窄を伴う接触．短区間の閉塞（再建可能）	胃十二指腸動脈根部周囲への接触	半周以内の接触	接触なし
	日本	再建不能	胃十二指腸動脈根部周囲への接触	半周以内の接触	接触なし
unresectable	NCCN/日本	再建不能	再建不能	半周以上の接触	接触

＊膵体部癌に対しては，総肝動脈・腹腔動脈接触を認める場合，わが国の専門施設では腹腔動脈幹合併膵体尾部切除（DP-CAR）が行われる．

診で癌細胞が検出された場合でも，予後への寄与は不明であり，切除を回避するか否かに関しては定まっていない．

- 遠隔転移が明らかではないものの，主要動脈（上腸間膜動脈など）への浸潤により切除が困難・不能と判断される場合（局所進行膵癌）には，化学放射線療法が行われる．放射線療法単独の治療効果は不十分であり，全身化学療法を併用するが（化学放射線療法），標準的なレジメンはなく，5-FU，ゲムシタビン，S-1 などが併用される．遠隔転移を認める場合には全身化学療法が行われる．全身化学療法の第一選択は，ゲムシタビン，S-1，ゲムシタビン＋エルロチニブ併用である（「IV 治療─膵癌」の項参照）．多剤併用の FOLFIRINOX 療法は，切除不能膵癌に対してゲムシタビンよりも生存利得が大きい（全生存期間が長い）ことが第 III 相試験で示され，わが国でも保険適用が承認された．ただし，有害事象の頻度が高いため，その適応にあたっては慎重を期する必要がある．

予後

- 切除された膵癌に対する標準治療は術後補助化学療法であり，術後補助化学療法が施行された場合，S-1 では 2 年生存率 70％，ゲムシタビンでは 50％程度と報告されている．ただし，画像上切除可能と判断されても，開腹時点で切除不能な場合や，切除術後の合併症や回復遅延などにより術後補助化学療法が施行できない場合が少なからずあるため，実際の生存率はより低いと考えられる．

- 切除不能膵癌で化学療法が施行された場合，生存期間中央値はゲムシタビン単独療法で 8.8 か月，S-1 単独療法で 9.7 か月，ゲムシタビン＋S-1 併用療法で 10.1 か月であり，各治療法に優劣はない（GEST 試験）．遠隔転移を有する膵癌に対して FOLFIRINOX 療法が行われた場合の生存期間中央値は 11.1 か月（比較対照のゲムシタビン単独療法が 6.8 か月）であり，ゲムシタビン単独療法に比べ有意に生存期間が長いことが報告されている．遠隔転移のない局所進行膵癌に化学療法が施行された場合，生存期間中央値はゲムシタビン単独療法で 12.7 か月，S-1 単独療法で 13.8 か月，ゲムシタビン＋S-1 併用療法で 15.9 か月と報告されている（GEST 試験）．局所進行膵癌に対して化学放射線療法を行った場合も，化学療法と同程度の生存期間が得られると報告されているが，治療レジメンや照射条件が報告により異なるため注意が必要である．

- また，治療開始時点で切除不能と判断された症例に対して，化学療法・化学放射線療法が奏効し，切除が企図される場合がある．8 か月以上の奏効期間で切除された場合に 5 年生存率が

30%を超えると報告されている.

患者説明のポイント

- 比較的腫瘍径の小さい膵癌であっても，開腹時点で局所浸潤が高度あるいは遠隔転移のため切除不能であることが判明することが少なからずある．画像診断で「切除可能」と判断した場合でも，手術を企図する場合には開腹所見で切除不能となる可能性を十分に説明しておく必要がある．
- 切除術の手術侵襲は高度であり，周術期合併症や術後回復遅延が生じることを十分に説明するとともに，全身状態から耐術能・適応を慎重に判断すべきである．
- 切除可能・切除不能を問わず，予後不良の疾患であるため，適切に計画された臨床試験に参加することが最良の治療を受ける機会であることを説明すべきである．

文献
1) 日本膵臓学会膵癌登録委員会：膵臓 22：e1-e427, 2007
2) 日本膵臓学会（編）：膵癌取扱い規約，第6版補訂版．金原出版，pp 21-54, 2013
3) 国立がん研究センターがん対策情報センターがん情報サービス（http://ganjoho.jp/public/statistics/index.html）
4) 日本膵臓学会膵癌診療ガイドライン改訂委員会（編）：科学的根拠に基づく膵癌診療ガイドライン 2013 年版．金原出版，pp 25-143, 2013
5) 日本膵臓学会（監訳）：NCCN ガイドライン（日本語版）膵腺癌，V.1 2013 (http://www.tri-kobe.org/nccn/guideline/pancreas/japanese/pancreatic.pdf)

（元井冬彦，海野倫明）

膵神経内分泌腫瘍

概念・頻度

- 神経内分泌腫瘍（neuroendocrine neoplasm；NEN）は神経・内分泌細胞から発生する腫瘍である．
- 約100年前に小腸NENに対して"カルチノイド"という名称が使われて以来，現在に至るまで，NENは概念が不明瞭な"カルチノイド"と呼ばれてきた．しかし，NENの臨床病理学的研究が進むにつれてNENの悪性度の多様性が認識され，2000年のWHO分類改訂でカルチノイドという名称は消えた．2010年改訂の最新のWHO分類では神経内分泌腫瘍全体をNENと総称し，そのほかに mixed adeno-neuroendocrine carcinoma (MANEC), hyperplastic and preneoplastic lesions に分けた．さらに核分裂像/Ki-67指数に基づく Grade 分類に従って，NENは NET G1，NET G2，NEC（neuroendocrine carcinoma）の3つに分類された[1]（表 II-69, 70）．
- 消化器に発生するNENは，年間人口10万人に3〜5人の新規患者が発生する比較的まれな腫瘍で，その多くは膵臓と消化管に発生する．このうち膵神経内分泌腫瘍（pancreatic NEN；PNEN）は，膵腫瘍全体の2〜3％，2010年のNEN発生状況調査では人口10万人あたり1.01人の新規発生率であった[2]．
- PNENは膵・消化管ホルモン産生腫瘍である．産生ホルモンは必ずしも1種類ではなく数種類を同時に産生することがある．ホルモン過剰症状がみられるものを機能性（症候性）腫瘍と呼び，そうでないものを非機能性（非症候性）腫瘍と呼ぶ．前者がPNENの40〜50％，後者がPNENの50〜60％を占める．

表 II-69 神経内分泌腫瘍の用語の変遷

WHO 分類（1980）	WHO 分類（2000）	WHO 分類（2010）
I carcinoid カルチノイド	1. well-differentiated endocrine tumor (WDET) 高分化型内分泌腫瘍 2. well-differentiated endocrine carcinoma (WDEC) 高分化型内分泌がん 3. poorly differentiated endocrine carcinoma/small cell carcinoma (PDEC) 低分化型内分泌がん	1. NET G1 (carcinoid) 神経内分泌腫瘍 G1 2. NET G2 神経内分泌腫瘍 G2 3. NEC (large cell or small cell type) 神経内分泌がん（大細胞癌あるいは小細胞癌）
II mucocarcinoid ムコカルチノイド III mixed forms carcinoid-adenocarcinoma 腺癌混合腫瘍	4. mixed exocrine-endocrine carcinoma (MEEC) 複合型内分泌がん—外分泌がん	4. mixed adenoneuroendocrine carcinoma (MANEC) 混合型腺神経内分泌がん
IV pseudotumor lesions 偽腫瘍様病変	5. tumour-like lesions (TLL) 腫瘍様病変	5. hyperplastic and preneoplastic lesions 過形成，前腫瘍病変

〔WHO classification of Tumors of the Digestive System, 4th edition. IARC press, 2010 より引用改変〕

表 II-70 NEN の WHO 分類（2010 年）（一部改変）

WHO 分類（2010）	Grading		
	組織型	核分裂数（/10HPF）	Ki-67 指数（％）
NET G1	通常，高分化	<2	≦2
NET G2		2～20	3～20
NEC	Large cell Small cell	>20	>20

核分裂数：少なくとも高倍視野（2 mm^2）を 50 視野以上検討し，10 視野あたりの核分裂数を計測．
Ki-67 指数：最も核の標識率が高い領域で 500～2000 個の腫瘍細胞中に占める Ki-67 抗体の陽性率（％）．

- 機能性腫瘍はインスリノーマ，ガストリノーマ，グルカゴノーマ，ソマトスタチノーマ，VIPoma の順に多い．悪性率はインスリノーマは 10％ と低率であるが，そのほかの機能性腫瘍は 50～80％ が悪性である．特にガストリノーマは悪性の頻度が高い．

診断のポイント

1．組織学的診断

- NEN の組織学的証明法としては免疫染色法でクロモグラニン A，シナプトフィジンの 2 つの神経内分泌学的マーカーがどちらかが陽性になるということで定義されている．NEC の場合には神経内分泌マーカーが陰性であることも多いため，組織形態学的所見を併せて判断するというように WHO 分類で規定された．

2．臨床的診断

- PNEN は機能性の場合と非機能性の場合で発見の契機や発見時の状態が異なる．機能性の場合は特異的な症状から診断されることが多く，比較的小さい腫瘍の段階で見つかることもあり，さらに腫瘍の局在診断が困難な場合がある．
1）インスリノーマの症状：低血糖症状（傾眠，振戦，意識消失発作）が診断の契機となる．精神症状が先行する場合があり注意が必要である．

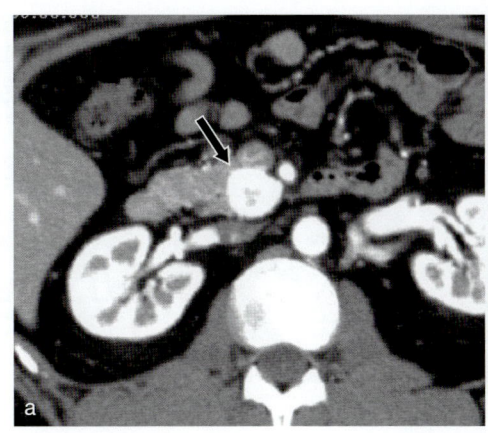

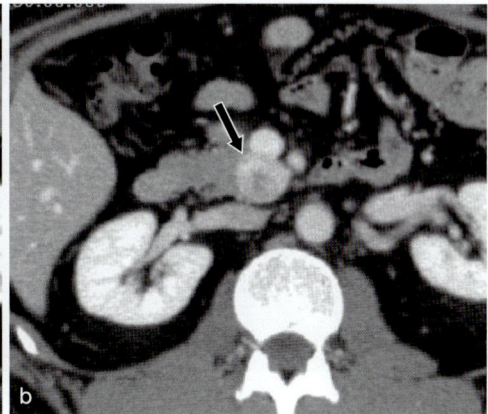

図 II-76 CT
a：造影早期相．b：造影遅延相．

2) ガストリノーマの症状：Zollinger-Ellison 症候群（難治性胃潰瘍，胃酸の過剰分泌，膵臓ランゲルハンス島非 B 細胞腫瘍の存在の三徴）を呈する．食道潰瘍，空腸潰瘍などの非典型的な潰瘍を認めることもある．25％は多発性内分泌腫瘍 1 型（MEN1）の部分症である．
3) グルカゴノーマの症状：壊死性遊走性紅斑が特徴的であるが頻度は少ない．
4) ソマトスタチノーマの症状：ソマトスタチンは膵内分泌抑制，膵外分泌抑制，胆囊収縮抑制作用をもつため耐糖能異常，胆石，脂肪便を呈するが，その頻度は 50％程度である．
5) VIPoma：WDHA 症候群（水様下痢，低カリウム血症，胃無酸症）を呈する．

- 一方，非機能性の場合は特異的な症状なく進行した段階で発見される例が多く，遠隔転移後に発見される場合がある．この場合の非特異的症状として腹部膨満感，腹痛，黄疸などがみられることがあるが，近年の画像診断の進歩により非機能性の場合でも偶然小さな腫瘍として発見される症例が増えている．家族性の症例の場合があるので，特に多発性 NEN や十二指腸ガストリノーマの場合には家族歴の聴取と血清カルシウム濃度の測定が推奨される．MEN1 の鑑別には，アルブミン補正血清カルシウム濃度とインタクト PTH の測定が推奨される．多発性の NEN の場合 MEN1 を鑑別する必要がある．

3. 画像診断

- PNEN の典型像は多血性腫瘍であるため，造影 CT では早期相において強い造影効果を有し，辺縁整で境界明瞭な類円形の腫瘤として描出される（**図 II-76a**）．遅延相では濃度が低下するのが一般的である（**図 II-76b**）．MRI では大部分の PNEN において T1 強調画像にて低信号（**図 II-77a**），T2 強調画像にて高信号を示す（**図 II-77b**）．中心部に壊死，出血，変性を伴う症例では腫瘍内部の信号強度が不均一となる[3]．肝転移巣の検出では，CT よりも造影 MRI のほうが高感度であると報告されている．

4. 選択的動脈内刺激薬注入法（SASI test）

- インスリノーマやガストリノーマの局在診断には選択的動脈内刺激薬注入法（SASI test：Imamura-Doppman 法）が有用である．

鑑別診断・治療法選択に必要な検査

- PNEN の中には，主膵管拡張を呈する症例や囊胞変性を伴うなどの非典型的な画像所見を呈することもあり，転移性膵腫瘍や膵内副脾，腺房細胞癌，SPN（solid pseudopapillary neoplasm）などと画像所見上鑑別が困難なことがしばしばある．そのため PNEN の確定診断には，画像検査に加えて組織診断が必須であり，組織診断の

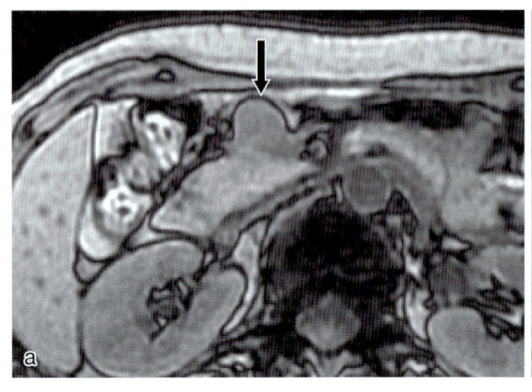

図 II-77　MRI
a：脂肪抑制 T1WI．b：脂肪抑制 T2WI．

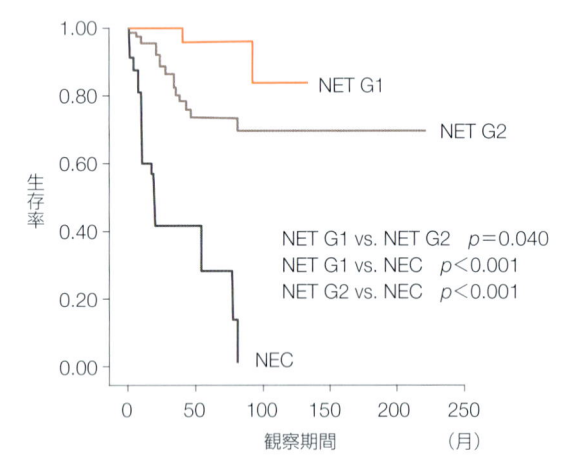

図 II-78　WHO分類（2010年）：Grade別の生存率
対象：前腸 NEN 202例（胃：48例，十二指腸：23例，膵：131例），観察期間：47か月．
〔Scarpa A et al：Modern Pathology 23：824-833, 2010 より引用改変〕

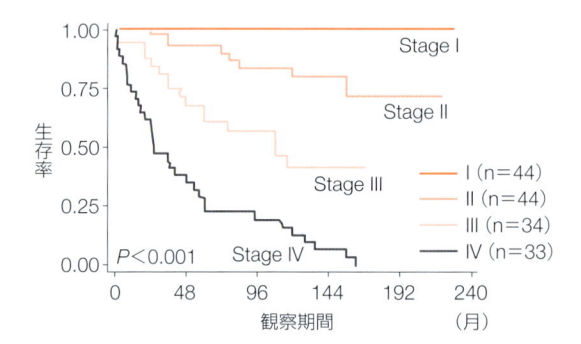

図 II-79　ENETS Staging System別の生存率
対象：膵神経内分泌腫瘍（WDET/WDEC）155例．
観察期間：126か月．
〔La Rosa S, et al：Hum Pathol40：30-40, 2009 より引用改変〕

ための生検方法として，診断能と安全性の面から EUS-FNA が推奨される．（「超音波内視鏡検査」の項参照）
- EUS-FNA による PNEN の組織診断に関しては多くの報告がなされており，その感度は82.6〜100％，正診率は83.3〜93％と良好であり，PNEN か他の腫瘍かの鑑別診断が可能である．
- EUS-FNA の役割として悪性度診断（NET G1，NET G2，NEC）も挙げられる．特に治療方針の決定には NET か NEC かの鑑別が非常に重要である（後述）．

治療法とその選択

- NET G1/G2 であれば，肝転移があっても切除可能であれば積極的な手術を行うことで予後の延長が期待できる．非切除症例はエベロリムス，スニチニブなどの分子標的薬が保険適用となっている．NEC であれば化学療法が主体となる．
- 内分泌症状を有する機能性膵腫瘍に対しては，ソマトスタチンアナログが用いられる（「IV 治療—神経内分泌腫瘍」の項参照）．

予後

- WHO 分類（2010年）による Grading 別（NET

G1，NET G2，NEC）の5年生存率はそれぞれ90％，63％，12％である（図II-78）．またEuropean neuroendocrine tumor society（ENETS分類）のStage I，II，III，IVの5年生存率はそれぞれ100％，90％，86％，61％である（図II-79）．

患者説明のポイント

- 非機能性かつ小型で発見されるPNENも増えてきている．0.5 cmを超えるとmalignancyの可能性を有するとされており，可能であれば切除が原則である．
- 肝転移を有していても，切除を含む集学的治療による5年生存が十分期待できる疾患である．
- PNENの約10％がMEN1であり，この場合は常染色体優性遺伝であるため，患者と患者家族にとって重大な問題であり，遺伝子カウンセリングなどが必要である．

文献

1) 長村義之：肝胆膵 63：219-224，2011
2) 伊藤鉄英：臨床消化器内科 28：13-19，2013
3) 肱岡範，他：画像診断．今村正之（総監修）：膵・消化管神経内分泌腫瘍（NET）診断・治療実践マニュアル．総合医学社，pp 58-65，2011

（肱岡 範，山雄健次）

4 腹膜・外傷・他

ヘルニア

概念・頻度

- ヘルニアとは，体内の臓器などが本来あるべき部位から脱出した状態を指す総称である．腹壁に生じるヘルニアには，鼠径ヘルニア，大腿ヘルニア，閉鎖孔ヘルニア，臍ヘルニア，腹壁瘢痕ヘルニア，傍ストーマヘルニアなどがある．
- 鼠径部ヘルニア（groin hernia）には，古くから内鼠径ヘルニア，外鼠径ヘルニア，大腿ヘルニアを含み，それら名称を用い分類されてきたが，2006年に日本ヘルニア研究会が「鼠径部ヘルニアの分類」を発表し，広く用いられるようになった[1]．さらに，2009年に日本ヘルニア学会より改訂版が発表されている．今後，わが国で鼠径部ヘルニアの議論をする場合には，原則として日本ヘルニア学会の鼠径部ヘルニア分類にて表記すべきである．
- 鼠径ヘルニア（inguinal hernia）は，下腹壁動静脈より外側にdefectを認めるものをⅠ型とし，内側に認めるものをⅡ型と定義した．Ⅰ型をさらに3つに分類し，ヘルニア門が1cm未満のものをⅠ-1，1cm以上3cm未満のものをⅠ-2，3cm以上のものをⅠ-3と定義した．Ⅱ型もさらに3つに分類し，ヘルニア門の径は3cm未満であり，その中心が鼠径管後壁を二分して内側に近いものをⅡ-1，中心が外側に近いものをⅡ-2，ヘルニア門の径が3cm以上でびまん性のものをⅡ-3と定義した．頻度は，Ⅰ型である外鼠径ヘルニア（間接型）が全鼠径部ヘルニアの70%以上を占め最多であり，Ⅱ型である内鼠径ヘルニア（直接型）が20%程度である．ただし，近年肥満患者の増加によりⅡ型の増加が顕著であり，今後鼠径部ヘルニアの構成割合が変化する可能性がある．
- 大腿ヘルニア（femoral hernia）は，Ⅲ型に分類され，全ヘルニアの数%である．高齢女性に多いが，まれながら男性にも発症する．Iliopubic tract，Cooper靱帯，大腿血管鞘からなる大腿輪を通り，鼠径靱帯下に突出する．
- 閉鎖孔ヘルニア（obturator hernia）は，閉鎖孔を貫通する閉鎖管に沿って脱出したヘルニアであり，高齢，多産の女性に多い．嵌頓することが多く注意を要する．
- 臍ヘルニア（umbilical hernia）は，臍帯の貫通する部位の開大により発症するヘルニアで，しばしば嵌頓をきたす．肥満，肝硬変による腹水が原因のことが多い．
- 腹壁瘢痕ヘルニア（incisional hernia）は，手術創部の筋膜の離開によって起こるヘルニアである．手術時の不完全な筋膜の縫合，創感染，肥満などが原因とされる．
- 傍ストーマヘルニア（parastomal hernia）は，人工肛門周囲に発症するヘルニアで，近年増加し問題となっている．特に，直腸癌術後患者は再発なく経過した場合肥満になることが多く，傍ストーマヘルニアを発症するケースが多い．
- 小児のヘルニアは，病因として胎生期の腹膜鞘状突起の遺残によるとされており，その頻度は

1％程度と考えられている．

発症機序

- ヘルニアの発症原因により，先天性ヘルニアと後天性ヘルニアに大別される[2]．
- 先天性ヘルニア（congenital hernia）は，胎生期の腹膜症状突起の遺残が原因となるヘルニアである．これが囊状に残存したものが先天性鼠径ヘルニアで，I型（外鼠径）の形態をとる．小児ヘルニアは，これが原因とされているが，成人においても，一部これが原因である可能性がある．女性の場合には，子宮円索に囊状の腫瘤として症状を呈する場合があり，Nuck 管囊腫と呼ばれ，若年女性に好発する．この場合，比較的高頻度に子宮内膜症を併発することがある．
- 一方，後天性ヘルニア（acquired hernia）は，出生後種々の原因により腹壁の抵抗性が減弱したことにより発症するヘルニアである．この場合の腹壁の抵抗性の主体をなす筋膜は，横筋筋膜（transversalis fascia）であり，一般に腹筋と言われる筋肉の筋膜ではない．後天性ヘルニアの誘因として，加齢変化，慢性気管支炎による咳嗽，便秘，妊娠，重量物を持ち上げる労働負荷，バーベルやゴルフなどの過度な運動負荷などが挙げられる．また，前立腺癌手術の術後に好発し，発症頻度が15％近くに達する．大腿ヘルニアと閉鎖孔ヘルニアは，高齢多産の女性に好発することから，原因は若年期の出産による骨盤の変化が，高齢による脂肪結合組織の減少によりヘルニアが発症すると考えられている．腹壁瘢痕ヘルニアや傍ストーマヘルニアは，手術時の筋膜縫合不良や創感染に加え，肥満が大きな理由の1つとなる．

診断のポイント

- ヘルニア診断のポイントは，まずは古典的な視診，触診であることは言うまでもない．ここで取り上げたヘルニアは，外ヘルニアであるので，鼠径部や腹壁に出現する膨隆として観察される．多くは無痛性であり，腹圧をかけると膨隆し，仰臥位にすると消失する．有痛性で仰臥位にしても還納しない場合は，腸管が嵌頓し，血流障害をきたしている可能性が高いので用手的還納を試みるが，それが不可能な場合には，緊急手術の適応となる．もし用手的還納に成功した場合でも，血流障害による遅発性腸穿孔の可能性があることを留意しておく．また12時間以上嵌頓が続いた症例での還納は禁忌であり，即座に手術を行う．
- 鼠径ヘルニアは，鼠径靱帯やや頭側にヘルニア門をもち，精索あるいは子宮円索に沿って膨隆する．診断のコツは，恥骨外縁と上前腸骨棘とを結ぶ線（鼠径靱帯に一致する）を想定し，ヘルニアがその線より頭側から出ることを確認する．この線より足側から出るようなら，大腿ヘルニアであり，鑑別できる．
- ER などの外来で高齢女性の腹痛，嘔吐を診察する場合には，まず最初に大腿ヘルニアや閉鎖孔ヘルニアの除外診断をしなければいけない．このとき，大腿全体を露出するように下着を下げて診察することが肝要である．大腿ヘルニアや閉鎖孔ヘルニアは，鼠径靱帯より足側に突出するため，通常の腹部診察では見逃されやすい．また，閉鎖孔ヘルニアでは，腸管壁の一部が嵌頓する Richter 型嵌頓の比率が高いので，腹部手術の既往のない高齢女性で不完全な腸閉塞症状をきたし，大腿内側痛を合併する症例では，閉鎖孔ヘルニアの可能性を考慮して診察する．この痛みは閉鎖神経の圧迫症状であり，Howship-Romberg 徴候と呼ばれる．
- 小児では，そのほとんどが I 型（外鼠径）であるので，視触診で鼠径部の膨隆を確認する．膨隆を診察室で確認困難なことも多いが，鼠径部の触診でヘルニア囊がこすれ合う silk sign を確認できることがある．ただ，小児では，保護者への丁寧な問診が重要であることは言うまでもない．

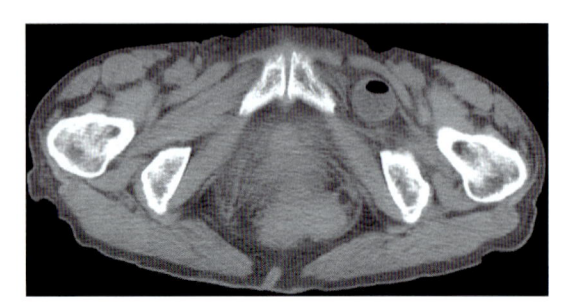

図 II-80　腹痛を主訴に当院 ER を受診された 82 歳女性の CT 画像
恥骨結合レベルのスライスで右恥骨筋と外閉鎖筋との間にニボーを形成する腸管像が認められ，閉鎖孔ヘルニア嵌頓と診断された．

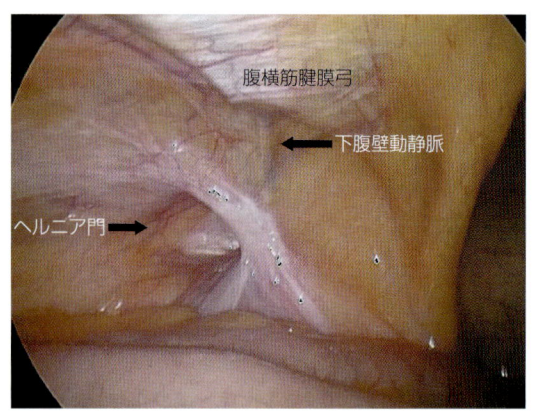

図 II-81　TAPP 法により腹腔内から観察した I-2 型の左外鼠径ヘルニア
写真は浜松医科大学第一外科　和田英俊先生のご厚意による．

鑑別診断に必要な検査

- 最近，CT，超音波などの画像診断が，鼠径部ヘルニアの診断に有用との報告がある．特に体表面から触知困難な閉鎖孔ヘルニアでは，上記の臨床経過および症状を確認した後，CT 検査にて確定診断する（図 II-80）．

治療法とその選択

- 1990 年以降，ヘルニア手術は大きく変貌した．それまでの自己組織の縫合による修復からメッシュを用いた方法が主流となり，感染を伴う症例以外は，ほとんどすべてメッシュが用いられている．その方法も多種多様であり，それぞれに特徴があるが，再発率はどの方法でも 1% 以下であり，十分満足できる水準に達している．詳細は成書を参考にされたい[3]が，鼠径ヘルニア手術法を大きく分類すると以下の 3 つに分けられる．

1. 前方到達法

前方より皮膚切開を行い，外腹斜筋腱膜を切開しヘルニア囊を求め，前方よりメッシュを当てる方法．脊椎麻酔や硬膜外麻酔で行うことができ，日帰り手術も可能である．Lichtenstein 法，メッシュプラグ法などがある．

2. 腹膜前修復法

横筋筋膜と腹膜の間を広く剝離し，平らなメッシュを全体に当てて修復する方法．現在は，これを腹腔鏡を用いて行うことが多く，腹腔内から行う TAPP 法（trans-abdominal preperitoneal repair）（図 II-81）と，腹膜前腔を剝離する TEP（totally extra peritoneal repair）の 2 種類がある．いずれも，全身麻酔下で行う．

3. 前方到達型腹膜前修復法

- 前述の腹膜前腔剝離を前方から行う方法で，全身麻酔の必要はない．Kugel 法や direct Kugel 法などがある．
- 大腿ヘルニアの手術法は，鼠径ヘルニアに準じるが，嵌頓症例も多いのでメッシュの使用には慎重を要する．
- 閉鎖孔ヘルニアの手術に関しては，近年方針が大きく変わってきている．ER などで診断がついた場合，まずは用手的整復を試み，成功すれば待機的手術とする．整復不能な場合は緊急手術とするが，従来の下腹部正中切開で始めるのではなく，鼠径法で開創し，Cooper 靱帯下でヘルニア囊を求め修復を行う．腸壊死が疑われた場合には，開腹する場合もあるが，可能であれば鼠径法のまま腸切除を行い，修復を行う．

予後および手術合併症

- ヘルニア手術後の合併症として銘記しなければ

ならないものに，再発，感染，神経痛症がある．

- 再発は，メッシュを用いる以前では数％以上あるとされたが，近年メッシュを用いるいかなる方法でも1％以下となった．しかし，メッシュを用いた方法の再発は，術後早期に起こるので注意を要する．
- 感染は，メッシュを用いた方法で起こる合併症で，当院では0.1％の発症率である．近年，嵌頓症例，特に腸切除を施行した症例にもメッシュを用いているが，十分な管理下であれば感染の危険は低い．しかし，腸穿孔のある症例では，メッシュ使用は禁忌である．
- 神経痛症（neuralgia）は，ヘルニア手術における最も注意すべき合併症である．鼠径部を走行する陰部大腿神経陰部枝の結紮によって生じるとされる．術直後から，大腿内側の疼痛，burning sensationと呼ばれる神経痛症状がある場合には，即座に再手術し神経の走行を確認する必要がある．退院時，1週間後の診察時に大腿内側の疼痛を問診し，診察することは必須である．

患者説明のポイント

- ヘルニア手術は，絶対しなければならない手術ではないが，嵌頓した場合は緊急手術となることを十分説明する．手術については，施設で採用している手術法の特徴，入院日数を説明し，さらに上述の合併症についても十分な説明と同意を得たうえで，手術に臨まなければいけない．

文献
1) 冲永功太：日本外科系連合学会誌 31：762-763，2006
2) 柵瀬信太郎，他：鼠径ヘルニアと大腿ヘルニア．木本誠二ら（編） 新外科学大系 25 巻 B 腹壁・腹膜・イレウスの外科 II．pp 24-203，中山書店，1990
3) 蜂須賀丈博，他：消化器外科 36：899-984，2013

（蜂須賀丈博，倉田信彦，宮内正之）

腹部外傷

概念

- 腹部外傷は，「肝損傷」「膵損傷」「小腸損傷」といったように，腹腔内のそれぞれの臓器の単独損傷について語られることが一般的である．多くのテキストの章立てや学会でのセッションにおいても，このようなくくりで記述されたり，議論されたりしている．生理学的状態（バイタルサイン）が安定しており時間をかけて診断を進める余裕があるのであれば，治療前に「○○損傷」の存在を把握し手術を行えばよく，どこの医療機関であっても問題なく診療できるに違いない．
- 一方で，著しい出血性ショックもしくは心停止が切迫しているような外傷患者においては，その原因が腹部外傷によるものか否かの診断だけで十分であり，腹腔内のどの臓器が損傷しているかを診断する必要性も時間もない．生理学的破綻状態から心停止を回避し，バイタルサインを回復することが最優先となる．
- すなわち，外傷の診療を個々の臓器損傷ごとにとらえることは，バイタルサインの回復・維持の遅延を招き，「防ぎえた外傷死（preventable trauma death）」に直結することになる．腹部外傷を含む重症外傷診療においては，解剖学的損傷よりも生理学的異常に眼を向けることが最も重要なポイントである．

発生機序

- 腹部外傷は，腹部に外力が加わったという事実があれば簡単に疑うことができる．一般的には，「鈍的外傷」と「穿通性外傷」に大別される．

表 II-71　高エネルギー事故の具体例

- 同乗者の死亡
- 車両からの放出
- 車両に轢かれた
- 5 m 以上跳ね飛ばされている
- 車両が高度に損傷している
- 救出に 20 分以上要した
- 車両の横転
- 転倒したバイクと運転者の距離：大
- 自動車が歩行者・自転車に衝突
- 機械器具に巻き込まれた
- 体幹部を挟まれた
- 高所墜落

〔救急振興財団：救急搬送における重症度・緊急度判断基準作成委員会報告書，2004 より〕

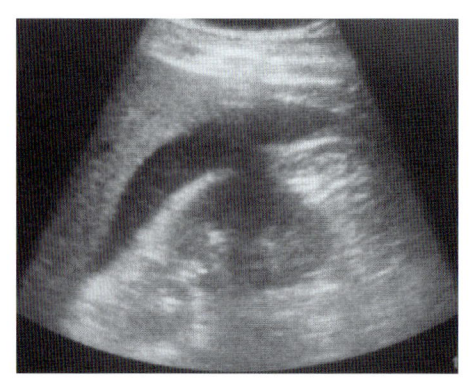

図 II-82　FAST による腹腔内液体貯留
Morrison 窩に無エコー帯を認める．

- 「鈍的外傷」が多くみられるのは，交通事故や墜落などである．これらでは高いエネルギーが腹部に加わるため，プレホスピタルケアでは重症外傷が発生する可能性が大きい受傷機転として扱われている（表 II-71）．交通事故では，ハンドルやシートベルトによって腹部に強い圧力がかかり腹腔内臓器が損傷する．
- 穿通性外傷は，頻度は少ないが自傷や加害で生じるのが一般的である．包丁やナイフなどの成傷器が腹部に刺さったまま医療機関に搬送されてくることもしばしばである．労働災害では棒状の鈍器が体幹部に刺さることがある（杙創）．銃創はわが国ではまれであるが，腹部を撃たれた場合にはしばしば致命的となる．

診断のポイント

- 前述のとおり，外傷の診療に際してはあくまでも生理学的な状態の把握（気道の開通，呼吸状態，ショックの有無）が最優先であり，腹部の解剖学的な損傷の有無は後回しでよい．
- 外傷によるショックの原因の 90％は出血性ショックであり，これがバイタルサイン悪化の主因である．出血は胸腔，腹腔，後腹膜腔の 3 つの「腔」に生じるため，これらの検索を優先的に行うことが求められる．また，閉塞性ショックの原因となる心タンポナーデ，緊張性気胸も迅速に診断をしなければならない．
- 最も簡便に腹部外傷の存在診断ができるのは，FAST（focused assessment with sonography for trauma）による腹腔内出血の検索である[1]．Morison 窩，脾周囲，膀胱直腸窩に加えて，心嚢内や胸腔内の液体貯留（すなわち出血）も合わせて迅速に観察することを目標にしている（図 II-82）．
- 腹部に外力が加わったという事実があり FAST で腹腔内に液体貯留が認められれば，腹腔内出血の存在を疑ってよい．それは何らかの腹腔内臓器損傷を示唆する所見である．
- 患者のバイタルサインが安定していなければ CT による診断を行ってはならない．最近では，CT の撮像時間も短く，また救急室のすぐ近傍に CT 室が設置されており，バイタルサインが不安定なままで CT 検査を行える施設も増えているが，これらの"ハードウェア"が整っていても CT 室への移動から救急室へ戻るまでの総時間はさほど短縮はされていない．したがって，気道の開通，呼吸状態の安定，循環動態の維持がなされていない状況下での CT 室への移動はきわめて危険である．
- 腸管損傷が存在していても，頭部外傷を合併して意識状態が悪い場合や頸髄損傷がある場合には，筋性防御などの腹部所見がわからないことがある．このようなときは診断的腹腔洗浄（diagnostic peritoneal lavage；DPL）[2]が有用である．

鑑別診断

- 腹部への外力の有無で外傷と内因性疾患の鑑別は容易に行えるが，病歴のはっきりしないような場合には腹部外傷の可能性を意識外に置くことはできない．
- FASTによる腹腔内出血を診断する際には，まれに肝硬変による腹水の貯留や骨盤骨折による後腹膜出血が腹腔内に浸み出していることがあるので注意が必要である．腹水の場合には，超音波で確認をしながら腹腔穿刺を行えば，穿刺された液の性状から鑑別することができる．一方，骨盤骨折が合併している場合には，腹腔内臓器損傷による腹腔内出血か，単純な後腹膜出血の浸み出しかを鑑別することは容易ではない．

治療法とその選択

- 腹部外傷の治療法は，手術治療と保存的治療に大別される．
- CTによる損傷臓器の診断がなければ開腹手術ができないと主張する外科医も存在するが，前述の通りバイタルサインの不安定な状態でのCT検査は戒めなければならない．あらかじめどの臓器がどの程度損傷しているかがわからなければ手術方法が決定できないのでは，外傷治療を行う資格はない．
- バイタルサインが不安定な状態や心停止が切迫している状態で，その原因が腹部外傷であることが疑われるのならば，即座に開腹術を行わなければならない（図II-83）．この際には，ダメージコントロール手術（damage control surgery；DCS）を行う．これは，①止血もしくは腸管損傷による腹腔内の汚染を防ぐことのみを目的とし1時間以内で手術をいったん終了し（閉腹は仮閉腹でよい），②集中治療室で不安定な循環動態，低体温，凝固障害を改善した後（概ね24～48時間後）に再開腹を行い，③止血のためのパッキングの除去や損傷部位を修復す

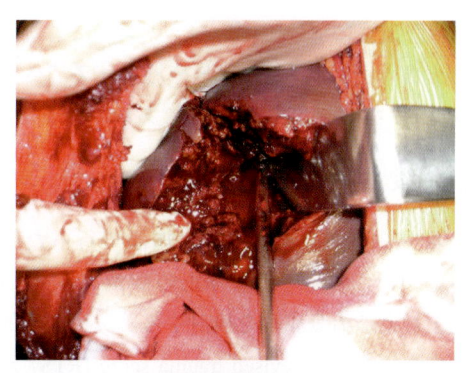

図II-83　重症肝損傷症例
このような損傷では腹腔内大量出血をきたすためDCSを選択する．

る，という手術戦略である．
- DCSの適応について自施設（日本医科大学千葉北総病院救命救急センター）では，止血手術の開始時点で収縮期血圧が90 mmHg未満，base excessが−7.5 mmol/l未満，深部体温が35.5℃未満のうちの1つでも満たせばDCSを行うことにしている[3]．
- バイタルサインが安定していてCT検査も行え，他部位にも損傷が認められない単純な腹部外傷であれば，損傷程度とバイタルサインの変化によって手術治療，経カテーテル動脈塞栓術，保存的治療などの選択肢がある．
- 経カテーテル動脈塞栓術（transcatheter arterial embolization；TAE）は損傷臓器からの出血のコントロールに有用である．とりわけ，肝損傷，脾損傷や骨盤骨折ではその有用性が高く，患者にとっては低侵襲であり，外科医が対応できない場合でも施行可能であるため，その適応が広がる傾向にある．ただし，TAE施行のためには，血管造影室の準備が必要であること，手術と比較して止血までにある程度の時間を要することなどの制限もあり，患者のバイタルサインが不安定な状況でTAEの施行に拘泥すれば，適切な止血のタイミングを逸してしまう可能性も高い．
- 患者のバイタルサインに応じて，外科的な止血術とTAEを適切に選択する必要がある．特に

重症肝損傷においては，パッキングによる一時的止血とその直後にTAEを施行する"ハイブリッド"なDCS戦略も有効である．

予後

- 2008〜2013年の6年間に自施設で行った腹部外傷手術（来院時心肺停止の症例を除く）159例を対象に治療成績を検討すると，生理学的重症度指標であるrevised trauma score（RTS）がフルスコア（7.8408）であった67例の実生存率は96.0％であり，TRISS法による予測生存率と同じであった．このことは，バイタルサインの安定している症例の予後は良好であることを示している．
- 一方，RTSが7.8408を下回った92例の予測生存率78.3％に対して，自施設の実生存率は86.8％と有意に良好な成績であった（$p<0.001$）．このうち，DCSを施行した症例29例についても予測生存率44.7％に対して実生存率は65.5％（$p=0.019$）であり，DCSが有効な治療戦略であることも確認されている．
- このように，出血性ショックを伴うようなバイタルサインの悪い腹部外傷に対しては，自施設のような外傷診療経験の豊富なスタッフと診療体制が確立された，いわゆる外傷センターに症例を集約しなければ，予測生存率を上回る治療成績は得られない．

患者説明のポイント

- どの臓器が損傷しているかが事前に判明していれば説明は簡単であるが，バイタルサインが不安定な場合や心停止が切迫しているときには，詳細な説明を行っている時間的余裕はない．損傷部位からの止血に最善を尽くし，事後に誠意をもって説明をする以外，注意点はない．

文献

1) 日本外傷学会外傷初期診療ガイドライン改訂第4版編集委員会（編）：外傷初期診療ガイドライン，改訂第4版．へるす出版，2013
2) Otomo Y, et al：J Trauma 44：991-999, 1998
3) Matsumoto H, et al：J Nippon Med Sch 77：13-20, 2010

（松本 尚，横田裕行）

腹膜疾患

- 腹膜疾患は炎症性，腫瘍性，全身疾患に伴う病態の3つに大きく分類される．**表Ⅱ-72**に主な疾患を示す．

炎症性腹膜疾患

A 急性腹膜炎

概念，頻度

- 急速に発症，進展する腹膜の炎症を急性腹膜炎と総称する．細菌性，化学的刺激で生じる無菌性に分類できる．腹膜全体に及ぶものは汎発性，一定範囲にとどまるものを限局性（横隔膜下膿瘍，盲腸周囲膿瘍，骨盤膿瘍など）とする．

発生機序

- 急性腹膜炎の大部分は続発性であり，穿孔や炎症の波及による．消化管穿孔（消化性潰瘍，腸管壊死，腸閉塞），虫垂炎，憩室炎，胆嚢炎に起因し，外傷や術後縫合不全が原因となることもある．

診断のポイント，鑑別診断・治療法選択に必要な検査

- X線，超音波，CT，消化管造影による画像に

表 II-72 腹膜疾患

A 炎症性
　1) 急性腹膜炎
　　　原疾患別
　　　　原発性：肺炎球菌，溶血性連鎖球菌
　　　　続発性：外傷性，消化管穿孔，炎症波及，虚血性，外科手術後
　　　炎症進展拡大程度別
　　　　汎発性
　　　　限局性
　　　細菌感染別
　　　　細菌性
　　　　無菌性
　2) 慢性腹膜炎
　　　原疾患別
　　　　結核性
　　　　術後肉芽腫性
　　　　癒着性
B 腫瘍性
　1) 癌性腹膜炎
　2) 原発性腹膜腫瘍：中皮腫
　3) 腹膜偽粘液腫：虫垂癌，卵巣癌
　4) 後腹膜腫瘍：線維腫，脂肪腫，神経鞘腫，平滑筋腫，線維肉腫，脂肪肉腫，悪性神経鞘腫，神経芽細胞腫，脊索腫
C 全身疾患付随
　1) 肝硬変，ネフローゼ症候群，膠原病：特発性細菌性腹膜炎
　2) 腎不全：硬化性腹膜炎
　3) 好酸球性腹膜炎
　4) 子宮内膜症

おいて遊離ガス像，腸管内ガス像，腹水，膿瘍，消化管穿孔，腸管捻転，腸間膜浮腫，腸間膜循環障害など，さまざまな所見を呈する．

- 臨床症状は，急激な腹痛，嘔気・嘔吐を呈することが多く，腹部所見では自発痛以外に圧痛を認める．病状増悪により脱水症状が進み，頻脈，乏尿，血圧低下さらにはショック状態に陥る．腹部所見でも Blumberg 症状や筋性防御を呈するが，高齢者の腸間膜動静脈循環障害に起因する腹膜炎では腹部症状に乏しい．血液生化学所見では，白血球数増加，核左方移動が典型的で，敗血症に陥ると白血球数減少，血小板減少を認める．

治療法とその選択

- 限局性腹膜炎では，絶飲食，抗菌薬などの保存的治療に加え，interventional radiology によるドレナージを行う．汎発性腹膜炎は外科的治療の対象となるが，十二指腸潰瘍穿孔例では，全身状態が安定していれば保存的治療を選択しえる．最近では，腹腔鏡下に診断，治療を行った良好な治療成績が報告されている[1]．

予後

- 適切な診断，治療により治療成績は改善されている．しかし，併存疾患の多い高齢者や適切な診断，治療がなされなかった症例では，病状が悪化し，敗血症，DIC に陥り不幸な転帰をとる．

患者説明のポイント

- 病状を十分にわかりやすく説明し，選択しうる治療と合併症，予後を数値で示して説明する．

B 慢性腹膜炎

概念・頻度

- 慢性腹膜炎の代表的疾患である結核性腹膜炎を概説する．

発症機序

- 原発性腹膜炎は頻度が低く，肺結核病巣から血行性，リンパ行性に伝搬する．浸出液型，癒着型，乾酪型に分類でき，多量腹水・小結節，腫瘤形成・狭窄，膿瘍・瘻孔形成などが特徴である．

診断のポイント

- 腹部膨満，腹痛，発熱，腹水，腹痛などが徐々にかつ慢性的に経過する．腹水中，もしくは腹腔鏡下生検した結節からの結核菌の証明が診断根拠となる．

鑑別診断・治療法選択に必要な検査

- 術後癒着性腸閉塞，癌性腹膜炎，腹腔内腫瘍と

の鑑別が必要である．

治療法とその選択

- 抗結核薬が第一選択となる．通常，INH, RFP, PZA, SM または EB の 4 剤併用で 2 か月間治療し，その後 4 か月間 INH, RFP の 2 剤で治療する．しかし，狭窄，腸閉塞症例では外科治療の適応となる．

予後

- 適切な治療を行うことで治癒が期待できる．

患者説明のポイント

- 確定診断に至るまでに種々の検査が必要であり，治療も長期間にわたることを説明する．

C その他

- 原因不明の癒着性腹膜炎，術後異物による肉芽腫性腹膜炎，持続性自己管理腹膜透析による硬化性腹膜炎などがあり，画像検査や腹腔鏡生検で確実に診断し，適切な治療を行う．

腫瘍性腹膜疾患

A 癌性腹膜炎

概念・頻度

- 種々の癌からの転移が腹腔内に播種性に散布され，結節や腹水貯留をきたす．

発症機序

- 癌終末像と考えられ，直接的な散布性，血行性，リンパ行性に拡散していく．原発巣として胃癌，膵癌，卵巣癌，胆道癌，大腸癌などが多く，腹腔外では肺癌，乳癌，食道癌などで生じる．

診断のポイント

- 腹水細胞診や腹腔鏡生検などが診断の決め手となる．鑑別診断は結核性腹膜炎などがある．

治療法とその選択

- 原発巣に応じて抗癌薬を選定し，全身状態や癌の広がりを考慮しながら適応を決定する．投与経路は経静脈的全身投与と腹腔内局所投与，その併用などがある[2]．持続温熱療法が有用であるとの報告もある．また，消化管狭窄症例では，人工肛門造設やバイパス術の適応を熟慮すべきである．

予後

- 原発巣により治療成績は異なる．癌終末像という点を考慮すると，長期生存は困難である．

患者説明のポイント

- 治療成績を説明のうえ，積極的な癌治療を行う適応か，緩和ケアを行うかを理解・選択してもらう．

B 原発性腹膜腫瘍

- 代表的には中皮腫が挙げられ，ほかにリンパ肉腫，リンパ肉芽腫などがある．

概念・頻度

- 石綿工業関係の 60 歳以上の中高年男性に多く，接触後 30〜40 年後に発症するが，詳細な機序は不明である．90％以上が悪性である．

診断のポイント

- 初発症状は腹痛，便秘，腹部膨満感で，進行すると腸管狭窄による腸閉塞，腹水，排便・排尿困難が出現する．腹水細胞診，超音波検査，CT ガイド下生検などが診断に有用である．腹水は血性で，ヒアルロン酸 40 万 mg/dl 以上の高値を示すことが多い．

鑑別診断・治療法選択に必要な検査

- 他癌の腹膜播種，結核性腹膜炎，肉芽腫性腹膜炎との鑑別が困難な症例もあり，剖検により初めて診断確定する場合もある．

治療法と予後

- きわめて予後が不良で20年生存率が20％以下とされ，6か月以内の経過で死亡する症例もある．

患者説明のポイント

- 治療法，治療成績の実情を説明し，予後が良くないことの説明を十分に行う．

C 腹膜偽粘液腫

概念・頻度

- 粘液瘤（腫瘍が被膜に包まれている），粘液性腺癌（粘液が腹腔内に広がり悪性腫瘍細胞が証明される），腹膜偽粘液腫（粘液が腹腔内に広がるが悪性腫瘍細胞が証明されない）の3つに分類される．

発症機序

- 卵巣，虫垂に原発する腺癌で腹腔内に広く播種する．中高年の女性が多く，欧米では症例の80％が女性である．

診断のポイント

- 多房性，円形嚢胞が腹腔内臓器を取り囲むように存在する．多量に粘液が貯留するまでは無症状のことが多い．進行すると体重減少，腹部膨満に加え便秘，嘔気・嘔吐，呼吸困難も出現する．腸管機能は低下し，栄養状態悪化から悪液質に至る．腹腔穿刺によりゼリー状の凝固しやすい膠質性・粘液性貯留液の中に偽粘液が混ざった細胞を証明する必要がある．

鑑別診断・治療法選択に必要な検査

- 癌性腹膜炎との鑑別が問題となるが，粘液ならびに粘液を産生する細胞を証明する．

治療法とその選択効果

- 腹腔内に充満するゼリー状貯留液を腫瘍と可能な限り除去する．持続温熱腹膜灌流法（CHPP）が奏効したという報告もある[3]．

予後

- 徐々に進行する症例が多く，5年生存率は50％以上との報告もある．

患者説明のポイント

- 根治的治療が困難であることを十分に説明し，全身状態，病勢を勘案しながら治療を行うことを説明する．

文献

1) Lau WY, et al：Ann Surg 224：131-138, 1996
2) Yamaguchi H, et al：Cancer15：119：3354-3358, 2013
3) Katayama K, et al：Int J Clin Oncol：14：120-124, 2009

（國崎主税，遠藤 格）

Ⅲ 検査手技

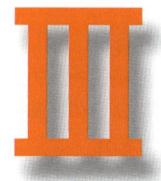

消化管造影（上部・下部）

検査の意義

- 消化管検査には内視鏡検査とX線検査がある．一般的に，X線検査は内視鏡検査より患者の受容性が高い．X線検査は内視鏡検査に比べて病変の罹患部位を解剖学的に客観的に描出できる．消化管造影検査の多くは二重造影法により撮影が行われる．二重造影法では陽性造影剤（バリウム，ガストログラフイン®など）と陰性造影剤（空気，炭酸ガス）を組み合わせて撮影する．一方，充盈像として圧迫像は罹患部位によって利用でき，質的な診断に有用である．
- 本項では，消化管造影検査を食道・胃疾患を診断する上部X線検査，大腸疾患を診断する注腸X線検査について述べる．また，小腸疾患を診断する小腸X線検査についても簡単に触れる．

適応と禁忌

1. 禁忌

- 造影検査としてバリウムを使用する場合にX線検査では，下記の場合に禁忌となる．
1) 消化管に穿孔，閉塞の疑いのある場合（十二指腸までの閉塞では造影後にバリウムを回収できる場合には検査が可能である）．
2) 急性消化管出血がある場合．
3) 妊娠中，または妊娠の疑いがある場合．
4) 体位変換が難しい場合．
5) 上部消化管検査では誤嚥するおそれがある場合（ゾンデを挿入して造影剤・空気を注入すれば検査が可能である．食道癌の進展により反回神経麻痺が疑われる嗄声がある場合には注意が必要である）．

表 III-1　注腸X線検査の前処置

検査2日前	ビサコジル 15 mg＋モサプリド 7.5 mg	
検査前日	朝食	低残渣・低脂肪食
	昼食	低残渣・低脂肪食
	午後1時	ビサコジル 15 mg＋モサプリド 7.5 mg
	午後6時	低残渣・低脂肪食
	午後8時	等張性クエン酸マグネシウム（体重1 kg当たり25 m/服用）
検査当日	検査7分前に抗コリン薬　筋注	

6) 注腸X線検査では肛門括約筋が弛緩した患者の場合．

2. 検査の適応

- 消化管疾患が疑われて，前述した検査の禁忌がない場合に検査の適応となる．この検査は病変の罹患部位を解剖学的に客観的に判定できるので，外科的手技を行うのに際して有用な情報が得られる．
- 腹部手術などで腸管癒着が疑われる場合には内視鏡検査よりも注腸X線検査が行われる．

前処置

- 上部消化管造影検査・小腸検査では前日の午後9時以降の食事を禁止する．
- 注腸X線検査では大腸内に残渣をなくすために，検査前日に低残渣・低脂肪食の摂取とともに多量の緩下剤を服用させる必要がある（表III-1）．大腸検査では夏期や高齢者の場合，脱水を防ぐために水分を補給する必要がある．
- 消化管X線検査では腸管の伸展性を保つために副交感神経遮断薬を筋注する．原則として健診の場合では検査前に薬剤を投与しない．緑内障，前立腺肥大症，心疾患を罹患している患者ではグルカゴンを筋注することがある．糖尿病の患者ではグルカゴンを使用しない．

検査の実際

1. 造影剤

- 上部消化管X線検査ではバリウムとして高濃

消化管造影（上部・下部）　277

① 食道　② 背臥位正面　③ 背臥位第一斜位　④ 背臥位第二斜位　⑤ 腹臥位正面位　⑥ 腹臥位第二斜位

⑦ 腹臥位第一斜位　⑧ 右側臥位　⑨ 背臥位（ふりわけ）　⑩ 半立位第二斜位　⑪ 立位第一斜位　⑫ 立位圧迫

図 III-1　上部消化管 X 線検査
〔松川正明：消化管造影検査．日本医師会雑誌　141 巻特別号（2）：消化器疾患診療のすべて：S77, 2012 より引用〕

度低粘稠性造影剤（200～230 W/V%, 150 ml）を使用する．少量の消泡剤を造影剤に加える．少量の造影剤で広範囲に良好な二重造影像を撮る．

- 小腸検査では 80 W/V% のバリウム 300 ml を使用する．
- 注腸 X 線検査では 100W/V% のバリウム 200 ml を使用する．

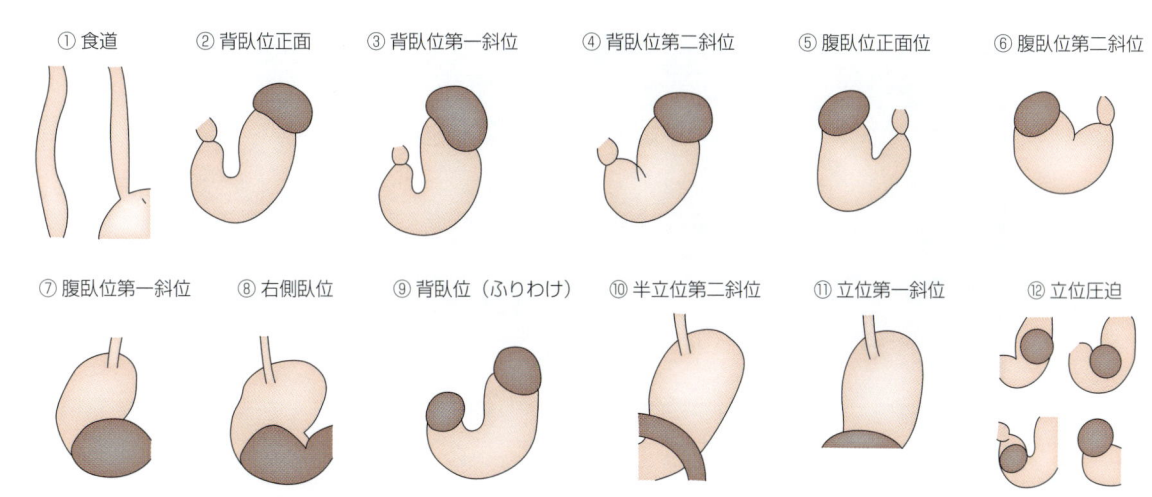

2. 検査の方法

（1）上部消化管 X 線検査

- 上部消化管 X 線検査の撮影順を**図 III-1** に示す．まず，発泡剤 5 g を少量の水で服用させる．これに続いて，立位でバリウムを服用させる．このときに食道の二重造影像を 2 分割で（第一斜位食道中部，食道下部 ①）から撮影する．
- バリウムを全量摂取してから左側臥位にして透視台を水平にして，右から 3 回転させる．背臥位正面像 ②，第一斜位像 ③，第二斜位像 ④ を撮影する．撮影する前にバリウムの付着をよくするために体位変換を行う．腹臥位二重造影像は上腹部に圧迫用の布団を入れて，約 30°の頭低位で正面像 ⑤，第二斜位像 ⑥ を撮影する．次に，約 15°の頭高位で腹臥位第一斜位像 ⑦ と右側臥位 ⑧ を撮影する．次いで，背臥位正面 ⑨，半立位第二斜位像 ⑩，立位第一斜位像 ⑪ を撮影する．最後に，4 分割で圧迫像 ⑫ を撮影する．検査時間は約 7 分間である．詳細は NPO 法人日本消化器がん検診精度管理評価機構による「胃がん X 線検診基準撮影法マニュアル」を参照のこと．病変は胃の伸展性により病変の描出が変化する（**図 III-2，3**）．

（2）小腸 X 線検査

- 小腸 X 線検査では，経鼻または経口的に先端バルーン装着したチューブを十二指腸下行脚まで挿入して，バルーンを拡張させる．次いでバリウムを注入する．背臥位と腹臥位にして撮影する．バリウムの先行部が回腸終末部まで達したら，抗コリン薬を筋注した後にゾンデから送気し，腸管を伸展させる．背臥位では腸管が重なるので，腹臥位に布団を入れて撮影する．
- ゾンデを挿入できない場合にはバリウムを服用させ，腹臥位にして胃から十二指腸へバリウムを排泄させ，小腸ループを丁寧に追いかける．異常をみたとき，その部位を圧迫する．

（3）注腸 X 線検査

- 注腸造影では，左側臥位で経肛門的にゾンデを挿入して，頭低腹臥位にしてバリウムを注入する．次いで，ゆっくりと送気し，盲腸部まで伸展させる．頭低位で体位変換して下部大腸の二

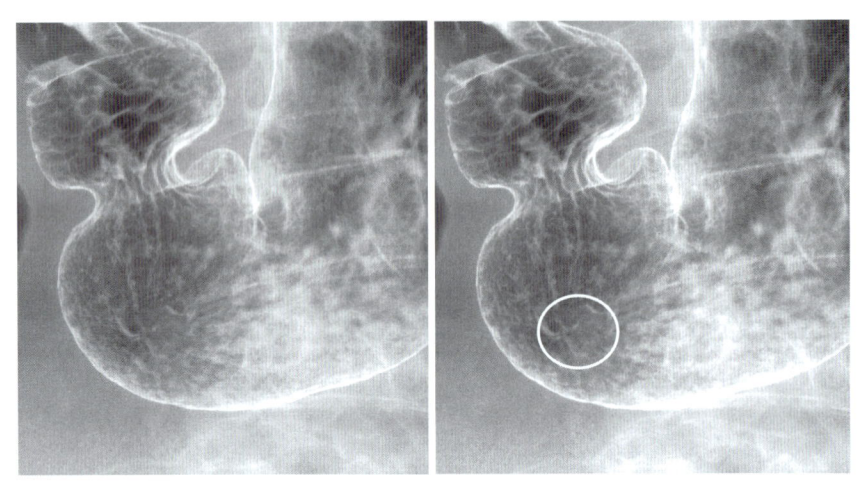

図Ⅲ-2　早期胃癌 Ⅱc
伸展した状態で，病変は淡いバリウム斑が範囲をもって描出した．

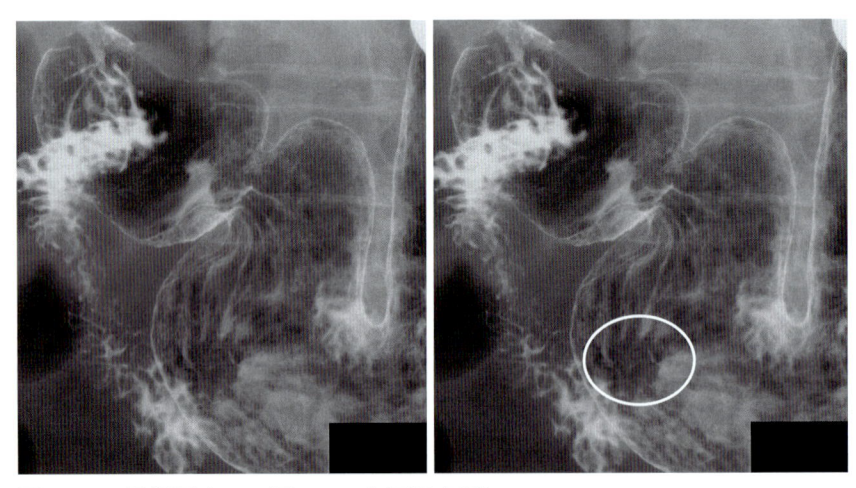

図Ⅲ-3　早期胃癌 Ⅱc（図Ⅲ-2 と同じ症例）
やや収縮した状態で病変は粘膜ひだの引きつれと淡いバリウム斑が描出されている．

重造影像を撮る．直腸S状結腸のバリウムを移動させて二重造影像をさせることが重要である．その次に約30°の半立位にして左側結腸の二重造影像を撮る．頭低位にして右側結腸へバリウムを移動させ，半立位にして右側結腸の二重造影像を得る．また，頭低位にして右側結腸の二重造影像を得る．少なくとも1つの部位を3方向から撮影する．

- 高齢者では頭低位で体位変換を行うため体力が消耗した患者では困難なことがある．

(4) 検査後の注意
- 上部消化管X線検査では検査終了後，速やかに緩下剤と400 ml以上の水分を服用させる．午前中の検査では夕刻にバリウムの排泄を確認する．高齢者では便秘の傾向がある場合には緩下剤を増量する．

検査の危険性・偶発症

- 上部消化管造影検査では，検査後に十分な水分補給・緩下剤をとらない場合にバリウムイレウスになる．

患者説明のポイント

- 消化管造影検査ではバリウムの付着が不良な場合や腸管の重なりで病変が描出できないことがあるので注意が必要である.
- X線検査で病変が指摘された場合には，確定診断するために内視鏡検査の必要性を説明することが重要である.

(松川正明，野村憲弘，浦上尚之)

上部消化管内視鏡

検査の意義

- 上部消化管内視鏡は経口内視鏡(以下，経口)と経鼻内視鏡(以下，経鼻)に分類される．経口では下咽頭から食道，胃，十二指腸の下行部までがその観察範囲であるが，経鼻ではその挿入ルートから咽頭部，喉頭部の観察がさらに可能となる.
- 健診目的で行われることもあり，疑われる疾患や責任臓器を検索する手段でもあり，その用途は非常に広い．しかし，偶発症も少なからずあり侵襲を伴う検査であることから，施行目的を明確とし，被検者の同意の下に行われるべき検査である.

適応と禁忌

- 疾患自体の理解，また内視鏡機器・内視鏡手技の著しい発達により，以前では禁忌とされていた症例においても状況によっては適応，むしろ優先される場合もある．つまり，本検査の適応と禁忌は普遍的なものではなく，時代とともに内視鏡を取り巻くハード・ソフトの変化に対応することを認識しておく.
- 一般的な適応の考え方として「上部消化管内視鏡検査を行うことのメリットが，デメリットを上回る」ことが最低条件である．したがって，十分なインフォームドコンセントにより被検者の十分な理解が得られ同意があれば，本検査が禁忌となる症例はきわめてまれである.

検査の実際と前後の処置

- まず，患者の問診，理学所見，検査データなどより消化器疾患の可能性を想定し，上部消化管内視鏡検査の適応を決めることから始まる．十分なインフォームドコンセントを行い，文書(同意書)による同意を得ておく．特に内視鏡検査に対する問診では，内視鏡検査の安全管理に必要な事項を中心に系統的に行う．できれば内視鏡検査を予定した時点と，内視鏡検査直前の2回のチェックが望ましい．具体的には，基礎疾患の有無，抗コリン薬の投与禁忌，薬剤アレルギー，抗血栓薬の有無などに注意する．なお，経鼻内視鏡を使用する場合，耳鼻科疾患やその領域の手術歴も確認しておく.
- 前処置は経口と経鼻で異なる点がある．消泡剤や粘膜除去剤の使用は共通である．経口では続いて咽頭麻酔が行われる．咽頭麻酔では，キシロカイン®ビスカスやスプレーが汎用されるが，使用される塩酸リドカイン総量は200 mgを超えないように注意する．経鼻では偶発症としての鼻出血があるため，この予防としてナファゾリン硝酸(プリビナ®)の点鼻が行われることが多く，続いて鼻腔内の麻酔をスプレー法かスティック法で行う．経口では咽頭麻酔後に，鎮痙薬や鎮静薬・鎮痛薬などが適時使用される．鎮痙薬としては，副交感神経遮断薬である臭化ブチルスコポラミン(ブスコパン®)や，グルカゴンが使用される．最近はメントール製剤(ミンクリア®)も導入され，スコープを胃内へ挿入した時点で撒布し使用する．ブチルスコポラミンは，心血管系への影響，緑内障や前立

腺肥大などを悪化させる可能性があることに加え，まれであるがショックの報告もあり，その使用には注意を要する．またグルカゴンでは褐色細胞腫などには禁忌であり，糖尿病などの糖代謝異常には使用を控える．鎮静薬・鎮痛薬は欧米ではごく普通に使用されているが，わが国では38％程度の使用率である[1]．主に，ベンゾジアゼピン系薬剤が主に使われ，ジアゼパム，ミダゾラム，フルニトラゼパムが多く使用される．いずれも速やかな導入が可能であるが，心肺系の抑制があるために検査中のモニタリングは当然であるが，万一の場合に救急対応ができるように準備することも必須である．

- 経口と経鼻の使い分けは各々のメリットとデメリットを考慮して決定する．経鼻のメリットとして，患者側では，会話ができる，経口に比較して苦痛が軽度であることなどがあり，医療側では鎮静がないためにリカバリールームが不要，被検者の身体的負担が経口より軽い，などが挙げられる．逆に，経鼻のデメリットとしては鼻腔粘膜の損傷（鼻出血）があり，医療側では前処置がやや煩雑なこと，鼻腔内通過のための煩雑さがあり通過できない場合もあること，検査時間がやや長くなること，経口に比較するとやや画質は劣ることなどが挙げられる．しかしながら，ハード面の差は近年の機器の著しい改良により縮まりつつある．一般に，経鼻はスクリーニング的に使用されることが多く，精密検査としての内視鏡検査では経口が選択されるべきである．

- 経口・経鼻内視鏡の挿入法については，最も重要な項目の1つではあるが，文章による説明では限りがあるため，本項では割愛する．多くの優れた成書ならびに実地の臨床の場で学ばれたい．

- 検査終了後もバイタルサインを含めて慎重に経過観察を行う必要がある．特に鎮痛薬や鎮静薬・鎮痛薬を使用した場合や，検査時間が長かった場合，咽頭反射を中心とした各反射が非常に強かった場合は，リカバリーのため，検査後の回復状態に関し，一定時間，現場での注意深い経過観察が必要である．さらに帰宅時には諸注意を説明し，帰宅後の対応方法も含めて伝えておくことも考慮するべきであり，文書として渡すなどの配慮も必要である．

検査の危険性・偶発症

- 日本消化器内視鏡学会による2003～07年の5年間の全国調査報告[2]では，全内視鏡検査のうち，前処置で発生する偶発症は0.0037％（466件）であり，鎮静薬が原因のものが35.8％（167件）であった．死亡数は0.00009％（11例）であり，鎮静薬が原因であったのが3例で，その内訳は呼吸抑制，低酸素血症，呼吸停止などであった．薬剤関連の偶発症頻度はある一定の頻度で発生することから使用には慎重であるべきである．

- また，上部消化管内視鏡検査（経鼻・経口）約740万件のうち，偶発症は372件（0.005％）であったが，前処置を除くと，輸血や入院を必要とした出血122件（31.8％），裂創88件（22.9％），穿孔（6.5％）の順に多く，そのほかは皮下気腫，縦隔炎，気管支痙攣，頸部フレグモーネなどであった．そのうち，死亡件数は14件（0.0002％）であった．なお，穿孔部位は，食道が52％と半数以上で，胃20％，十二指腸12％であった[2]．

- 出血は，さまざまな原因によりスコープによる消化管粘膜の損傷が起こることで発生することが多い．生検でも0.002％程度で，まれではあるが発生する．従来，抗血栓薬は出血のリスクのために休薬することが多かったが，近年は休薬に伴う血栓塞栓症の発症リスクが重視される傾向であり，抗血栓薬の休薬のガイドラインが関連各学会の合同ガイドライン[3]として報告された．今後はこのガイドラインが普及していくと思われる．

- 穿孔は半数以上が食道で発生し，特に挿入時の

左梨状陥凹，また下咽頭部の憩室（Zenker 憩室など）部の穿孔が多い．裂創は嘔吐反射により噴門直下の粘膜に裂創が起こることがあり，Mallory-Weiss tear と呼ばれる．保存的に治癒することが多いが，時に大量出血で止血処置が必要な場合もある．

患者説明のポイント

- 患者への説明の注意点については上述のとおりである．本検査の必要性とその危険性（偶発症）について，前もって患者に十分な説明を行い，同意を得ることが基本である．最終的には，説明内容と説明者，患者の署名を記載した「同意書」として書面として残すことが必要である．

文献
1) 金子榮藏, 他：Gastroenterol Endosc 46：2600-2609, 2004
2) 芳野純治, 他：Gastroenterol Endosc 52：95-103, 2010
3) 藤本一眞, 他：Gastroenterol Endosc 54：2075-2102, 2012

（加藤智弘）

下部消化管内視鏡

検査の意義

- 現在わが国において大腸に対する画像検査モダリティーとしては，注腸 X 線バリウム検査，内視鏡検査，カプセル内視鏡検査，CT コロノグラフィーが挙げられるが，内視鏡検査のみが直接病変を視ることができる唯一のモダリティーである．
- 大腸内視鏡検査の目的は検診から病変の発見，診断，治療に至るまで幅広い領域を受け持っている．
- 仮にほかのモダリティーで何らかの所見を認めた場合であっても，最終的には内視鏡検査が必須となる．
- 最近の内視鏡画像診断では拡大機能，画像強調等の発達により生検を行わなくとも病理組織像を示唆することができるバーチャルバイオプシーの領域に達しつつある．
- 大腸は個人差のある複雑な走行をしており壁厚も薄いため，内視鏡の操作には繊細かつ高度な技術が要求される．したがって大腸内視鏡医の養成には適切な指導のもとでの時間をかけた修練を要する．

適応と禁忌

- 大腸内視鏡検査の適応としては，臨床所見（腹痛，血便，便通異常，腹部腫瘤など）および検査所見（便潜血反応，貧血，腫瘍マーカー，内視鏡以外のモダリティーでの指摘など）から大腸疾患の存在を示唆する場合，他疾患から大腸への波及が示唆される場合，さらに大腸疾患を否定する場合が挙げられる．
- 適応に関しては内視鏡周辺機器の進歩・発達（硬度可変，CO_2 送気装置など）もあり，以前よりも敷居が低くなってきている．
- 禁忌としては，ショック状態や消化管穿孔など全身状態が不良の場合，内視鏡検査を行うことで合併症を誘発するなど被検者にとって不利益が生じる危険性が高い場合が考えられる．

検査前の準備

- 一般的に被検者に対して検査および治療の目的，手技，合併症に関する同意が得られていることはもちろんであるが，被検者の他科での治療歴，開腹歴，抗凝固薬内服の有無，休薬期間を確認しておくことも重要である．
- 抗凝固薬を投与されている症例では日本消化器内視鏡学会が提示したガイドラインに従うべきである．

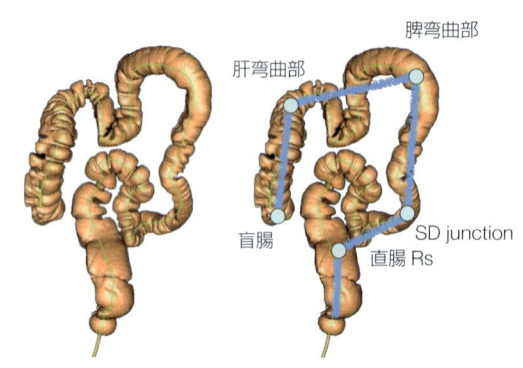

図Ⅲ-4　軸保持短縮法

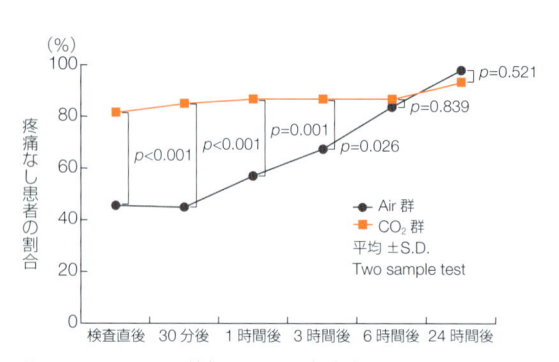

図Ⅲ-5　CO_2送気による疼痛軽減の効果

- 内視鏡検査は，大腸内視鏡挿入法を十分に理解し修練した者だけが行える資格を有する．上部消化管と異なり，大腸では多様性かつ複雑な走行を示し，また脆弱かつ菲薄な腸管壁であることを十分に理解する必要がある．挿入なくして大腸内視鏡検査は成立しない．
- 術者は挿入技術だけではなく病変を発見する知見を有し，さらに診断学，治療の適応基準を理解したうえで，それらにかかわる手技，偶発症に対する対処法に精通していることが求められる．
- 初心者・経験が浅い術者においては，上級者が施行している検査の見学や介助に始まり，上級者の指導監督のもと実際の検査に携わるべきであると考える．また，モデルでの練習，ライブデモンストレーションなどへの参加を通じて理解を深めるべきである．
- 検査を開始する前に内視鏡本体および周辺機器，デバイスなどの動作チェックを行うことは術者として当然の行為である．

前処置

- 大腸内視鏡検査では前処置の良悪が，検査精度に影響を与えるため十分な腸管内清浄が求められる．
- わが国で用いられている腸管洗浄剤はニフレック®やモビプレップ®を代表とするPEG-ELS（polyethyleneglycol-electrolyte lavage solution）法が主流であるが，ほかにはクエン酸マグネシウム製剤（マグコロール®P），リン酸ナトリウム製剤（ビジクリア®）などがある．
- 腸管洗浄剤は生体内での浸透圧との関係で等張液と高張液に大別できるが，腎不全の有無などの被検者の状態を把握したうえで選択する必要がある．
- 良好な腸管清浄度のためには前処置での排泄物を確認することが重要であり，被検者自身の自己申告だけではなくコメディカルとの協力で確認することが重要である．

検査の実際

- 鎮痙薬，場合によってはさらに鎮静薬を投与した後に，直腸指診にて肛門部付近の腫瘤などの有無を確認してから内視鏡を慎重に挿入する．
- 大腸内視鏡挿入法にはさまざまな手法が提示されてきた経緯があるが，現在では軸保持短縮法を基本としている[1]．
- 軸保持短縮法の概念は，大腸の走行で直腸Rs，S状・下行結腸移行部（いわゆるSD junction），脾弯曲部，肝弯曲部，盲腸部の5か所を直線的に結ぶラインを"軸"と仮定し，内視鏡を操作しながら複雑な形をした腸管をこの"軸"に一致するように整復しながら挿入していくことである（図Ⅲ-4）．
- 挿入の基本はトルク操作とアングル操作の協調，送気量のコントロール，体位変換，用手圧

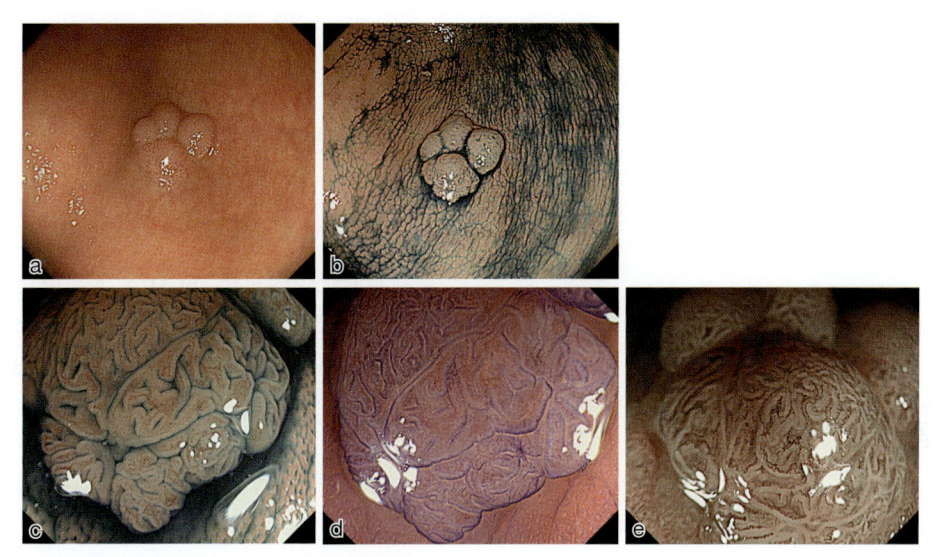

図 III-6 通常および拡大内視鏡観察
a：通常光観察.
b, c：インジゴカルミン（通常，拡大）.
d：クリスタルバイオレット.
e：NBI.

迫であり，これらを状況に応じて駆使しながら挿入する.
- 近年では被検者の負担軽減，挿入時間の短縮などの効果を期待して CO_2 送気が用いられる[2]（図 III-5）.
- 内視鏡先端が盲腸まで到達したら，送気で管腔を拡張させながら内腔を観察する．仮に病変などを示唆した場合には通常光観察，NBI 観察，色素撒布（インジゴカルミン，クリスタルバイオレットなど），拡大観察を通じて質的診断を行い，必要に応じ生検まで行い治療の適応も検討する（図 III-6）.

検査の危険性・偶発症

- 日本消化器内視鏡学会の調査[3]では大腸内視鏡検査に伴う偶発症の発生頻度は 0.004％，死亡頻度は 0.00081％とされている.
- 偶発症の内訳は，穿孔 60.7％，出血 20.5％，ショック 2.4％，後腹膜炎 0.6％であり，治療時よりも挿入時の穿孔が多いとされている.
- 検査前の偶発症としては，高度狭窄症例に対して腸管洗浄剤を投与したことによる腸管穿孔，鎮痙薬や鎮静薬の投与によるショック，血圧低下，呼吸抑制，健忘症，血管炎が挙げられる.
- 腸管穿孔以外で検査中の偶発症としてはスライディングチューブよる損傷，感染症があり，また治療にかかわる偶発症では腸管熱傷，腸管内ガス爆発が挙げられるがいずれも詳細な頻度は不明である.

患者説明のポイント

- 被検者の病状，理学所見，検査所見などより大腸疾患が存在する可能性あるいは否定することが必要と考えられ，そのモダリティーとして内視鏡検査の必要性を理解してもらう.
- 内視鏡検査を施行する利益，不利益を説明したうえで，得られる利益が不利益に勝ることを理解してもらう.

文献
1) 工藤進英：大腸内視鏡挿入法-ビギナーからベテランまで. 医学書院, 1997

2) Yamano H, et al：J Gastroenterol 45：1235-1240, 2010
3) 消化器内視鏡関連の偶発症に関する第3回全国調査報告-1993年より1997年までの5年間．Gastroenterol Endosc 42；303-313, 2000

(山野泰穂)

小腸内視鏡

検査の意義

- 深部小腸は，通常の内視鏡では到達が困難であったが，カプセル内視鏡（capsule endoscopy；CE）とバルーン内視鏡（balloon assisted endoscopy；BAE）という新世代の小腸内視鏡によって，低侵襲に内視鏡観察が可能になった．
- 小腸病変の中でも，大きな形態変化を伴う病変については，小腸造影やCT，MRIでも描出可能であるが，形態変化の少ない小さな病変については描出困難である．小腸内視鏡であれば，色調変化のみの病変や，微小な病変でも見つけることができる．
- CEは嚥下後に消化管の中を蠕動によって運ばれていき，途中で撮影した画像を携帯するデータレコーダーに転送して記録し，ワークステーションで読影する．
- BAEは，オーバーチューブ先端に装着したバルーンで腸管を内側から把持し，腸管のたわみを抑制することで，操作性を保ったまま深部小腸まで到達可能で，組織生検や内視鏡治療も可能である．また，蠕動に頼らないため，経口でも経肛門でも挿入でき，手術でバイパスされた腸管にも挿入できる．

カプセル内視鏡（CE）

適応と禁忌
（Olympus社とGiven Imaging社のCEで異なる）

1．適応
- 上部消化管内視鏡（EGD）・下部消化管内視鏡（CS）を行っても原因不明の消化管出血（obscure gastrointestinal bleeding；OGIB）（両社CEで共通）．
- 小腸疾患の疑い（Given Imaging社CEのみ）〔消化管狭窄が疑われる場合はpatency capsule（後述）を用いた消化管開通性を確認後に施行〕．

2．禁忌
- ペースメーカーや他の電気医療機器の装着後．
- 嚥下障害．
- 閉塞・狭窄・瘻孔疑い（Olympus社CEのみ）．
- Crohn病診断確定後（Olympus社CEのみ）．

検査の実際と前後の処置

1．検査前の消化管開通性評価
- 自覚症状や既往歴（腹部手術，放射線治療，Crohn病など），他の画像所見などから消化管狭窄が疑われる場合，Given Imaging社のpatency capsuleにより消化管開通性が確認できれば，Given Imaging社CEを用いた検査が可能である．
- patency capsuleはCEと同じ大きさ，同じ形状で嚥下後30～72時間で崩壊する，いわばダミーのCEである．CEと同様の食事制限下に嚥下してもらい，30～33時間後までに形状を保ったまま排泄されるか，放射線検査で形状を保ったまま大腸に到達していることが確認できれば，消化管開通性ありと判定される．開通性確認の有効期間は2週間とされているが，早めのCE検査が望ましい．
- 2014年春の時点でpatency capsuleとOlympus社CEとの組み合わせでの使用は認められていない．

2. 前処置

- 鉄剤を内服したまま CE を行うと黒色腸液で何も見えなくなってしまうため，数日前から鉄剤内服を中止しておく．
- 検査8時間前から絶飲食とするが，透明な水やスポーツドリンクなどの水分補給は許可する．
- 質の高い検査とするためのさまざまな前処置薬が試みられているが，経口腸管洗浄剤は残渣を押し流して視野を改善する一方で，血性腸液という重要な所見も押し流してしまう可能性があり，一長一短である．
- 検査前に消泡剤入りの水を服用することは，腸管内の泡を消して視野を改善する効果があり，推奨される．

3. 検査

- データレコーダーに被検者情報を入力し，被検者が装着したアンテナと接続する．
- CE 本体は容器から取り出すと電源が入るので，動作確認後に少量の水で被検者に服用させる．
- CE 服用後は強い磁場や電磁場に近づかないようにする．
- 被検者の活動量が極端に低いと検査時間内に盲腸に到達しないことがあるため，歩ける場合にはできるだけ歩いてもらう．
- CE 服用2時間後から飲水可で，4時間後から軽食摂取を許可する．
- バッテリーで10～15時間作動するが，CE が排泄されるか，リアルタイムビューアーで CE が大腸に到達したことを確認できれば検査を終了する．

4. 読影

- データレコーダーから読影用ワークステーションにデータ転送し，専用の読影アプリケーションを用いて読影する．

検査の危険性・偶発症

- 滞留：消化管狭窄などが原因で，CE が自然排泄されないことがある．2週間以上排泄されなければ，「滞留（retention）」と呼ばれ，その頻度は1.4%と報告[1]されている．炎症性狭窄が原因の場合にはステロイド薬投与により排泄されることがある．待っていても自然排泄が期待できない場合には，BAE を用いた回収を試みる．BAE で回収できない場合には外科的手術による回収が必要になる場合もある．
- 誤嚥：まれではあるが重要な偶発症として，誤嚥して CE が気道内に入ってしまうことがある．咳とともに喀出できなければ窒息して致死的になる場合がある．嚥下困難な場合には通常の上部消化管内視鏡を用いて，CE を胃もしくは十二指腸に誘導する場合がある．

患者説明のポイント

- バッテリーの持続時間内に大腸に到達しない場合や，残渣によって視野不良となり，全小腸を観察できない場合があることを説明しておく．
- 事前にさまざまな検査をしていても滞留を起こしてしまう場合があり，まれに外科的手術が必要になる場合があることを説明しておく．
- カメラの向きや，撮影間隔，視野不良などが原因で大きな腫瘍が撮影されない場合もある．悪性腫瘍の場合には診断の遅れが予後に影響するため，CE 単独ではなく，ダイナミック CT などの他の検査手段も併用すべきことを説明しておく．

バルーン内視鏡（BAE）

適応と禁忌

1. 適応

- 診断目的として，OGIB，小腸疾患の疑い，CE の2次検査がある．
- 処置・治療目的として，組織生検，術前マーキング（点墨，マーキングクリップ），止血術，バルーン拡張術，粘膜切除術・ポリープ切除術，異物回収（滞留した CE も含む）などがある．

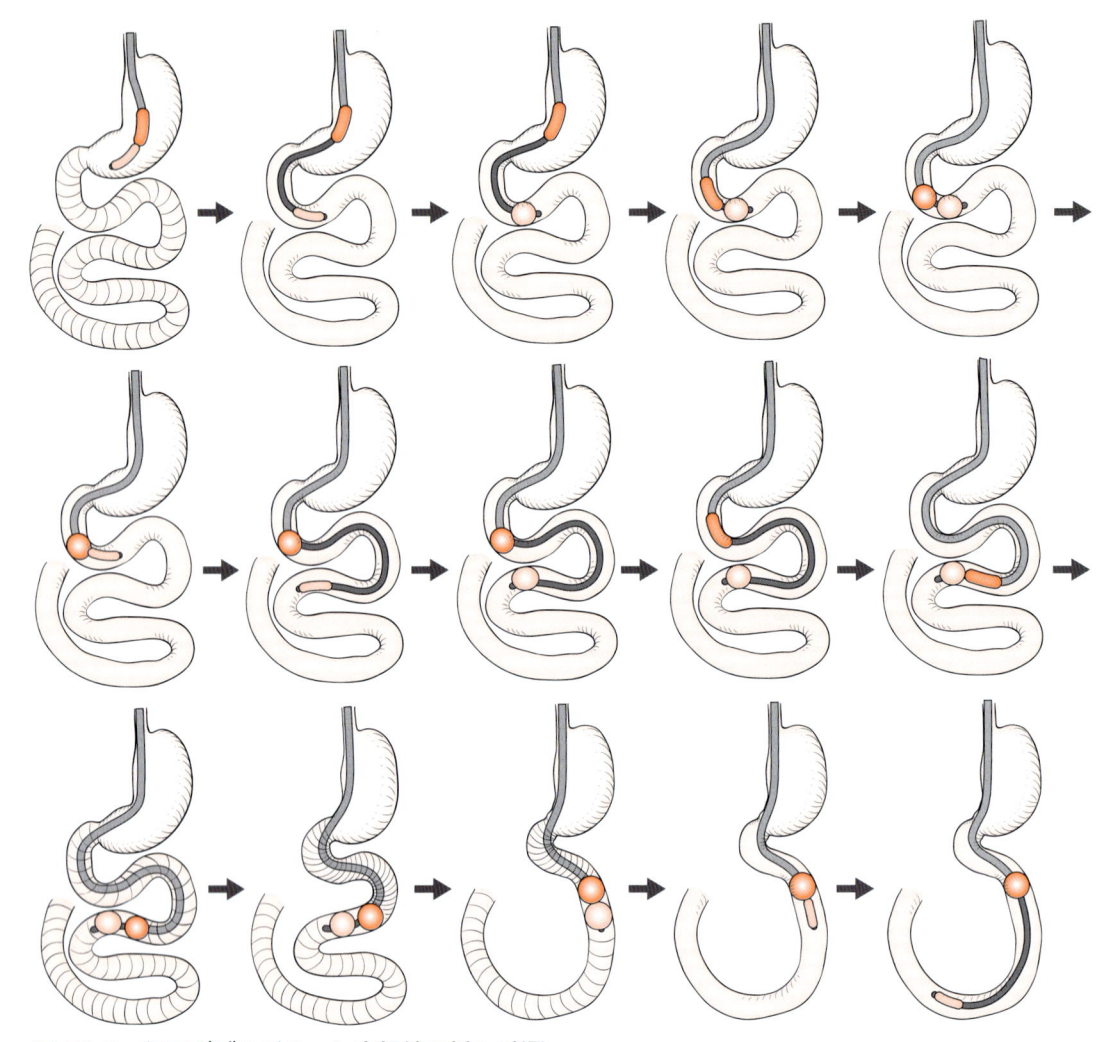

図III-7 経口ダブルバルーン内視鏡の挿入手順

- 経過観察目的として，炎症性腸疾患，消化管ポリポーシスなどがある
- 小腸疾患以外の適応として，術後再建腸管を有する例でのERCPや，通常の内視鏡では挿入・処置が困難な大腸内視鏡にも用いられる．

2. 禁忌

- 通常の消化管内視鏡検査の禁忌と同様で，急性腹症，消化管穿孔，イレウス解除されていない症例，心肺機能の高度低下例，高度な出血傾向，腸管の脆弱性が予想される症例（腸管吻合術の直後，化学療法の直後，Ehlers-Danlos syndrome），全身状態が不良で有用性よりも危険性が上回る症例は禁忌である．

検査の実際と前後の処置

- オーバーチューブを進める際に内視鏡が脱落しないように，内視鏡先端バルーンで腸管を把持できるダブルバルーン内視鏡（double-balloon endoscopy；DBE）と，内視鏡先端バルーンがないシングルバルーン内視鏡（single-balloon endoscopy；SBE）がある．
- 前処置は，経口挿入の場合はEGD，経肛門挿入の場合はCSに準じて行う．
- 検査目的や病変部位によって検査時間は30〜

120分と大きく異なるが，通常の内視鏡より長時間となることが多く，特に経口挿入の場合には鎮静下で検査を行う．
- 内視鏡先端バルーン（DBEの場合）とオーバーチューブ先端バルーンを交互に使って腸管を短縮しながら深部挿入していく（図Ⅲ-7）．
- バルーンで腸管を把持したまま短縮操作をすることで，オーバーチューブ上に腸管を畳み込むように短縮できるため，内視鏡の有効長を超える長さの腸管を観察できる．
- 片方からの挿入のみで全小腸観察ができる場合もあるが，多くの場合は片方から挿入して最深部にマーキングした後に，もう一方からマーキングまで挿入することで，全小腸観察を行う．
- 狭窄や深い潰瘍を越えての挿入はできないが，DBEでは内視鏡先端バルーンを膨らませて逆流を防止しながら造影剤を注入し，未到達範囲の選択的造影が可能である．

検査の危険性・偶発症

- 通常の消化管内視鏡検査と同様に，粘膜損傷，出血，穿孔，誤嚥などの偶発症が起こりうる．
- 特にCrohn病などの深い潰瘍を越えて挿入することは，穿孔の危険が高くなるため注意する．
- BAE特有の偶発症として膵炎がある．十二指腸の偏位による膵臓の変形が原因と考えられている．軽度の高アミラーゼ血症はかなりの高頻度でみられるが，臨床的に問題となる膵炎は，0.3%の頻度[2]で起こり，特に2時間を超えるような長時間の経口挿入で頻度が高くなる．

患者説明のポイント

- 腹腔内の癒着や，内臓脂肪などが原因で，経口・経肛門の両方から検査しても全小腸観察ができない場合もある．
- 血管性病変などの微小な病変は，出血していないタイミングでの検査では見つけられない場合もあるため，出血時には早めに受診するように説明しておく．

文献
1) Liao Z, et al：Gastrointest Endosc 71：280-286, 2010
2) Mensink PB, et al：Endoscopy 39：613-615, 2007

（矢野智則，山本博徳）

腹部超音波検査

- 腹部超音波検査は以下のような検査項目が日常診療で使われており，一部は超音波検査技師が行い，医師が診断する．一部は医師が直接行い，検査技師の介助を必要とするものもある．
- Bモード検査（グレースケール断層法）．
- ドプラ検査．
- 超音波エラストグラフィ．
- 造影超音波検査．
- フュージョンイメージング．

Bモード検査

1．検査の意義

- 消化器疾患が疑われた場合にまず行われる検査である．Bモード検査により得られる画像情報から診断される主な疾患は以下のものがある．

(1) 肝疾患
- びまん性肝疾患：肝硬変，脂肪肝，急性肝炎，肝外傷など．
- 腫瘍性疾患．
- 良性肝腫瘍：血管腫，囊胞，血管筋脂肪腫など．
- 悪性肝腫瘍：肝細胞癌，転移性肝癌，胆管細胞癌，肝門部胆管癌など．

(2) 胆道系疾患
- 胆囊結石，総胆管結石，肝内結石，急性胆囊炎，慢性胆囊炎，胆囊癌など．

(3) 膵臓疾患
- 急性膵炎，慢性膵炎，膵癌，膵嚢胞性疾患など．

(4) 消化管疾患
- 急性虫垂炎，イレウス，胃癌，大腸癌，GISTなど．

(5) 腹膜疾患
- 腹水，腹膜腫瘍性疾患など．

2. 検査の実際
- 用いられるプローブは主にコンベックスタイプであり，周波数は 3.5 MHz 前後である．肝臓において最も深い部分が 15 cm ほどであり，その深さに超音波が届き，かつ診断に必要な空間分解能が得られる周波数である．
- 1走査線上に1回のパルス波を送受信する従来の方法から，位相変調法と呼ばれる，位相を反転させた2つパルス波により，組織からの非線形信号（ハーモニック信号）を取り出し映像化する tissue harmonic 法による B モードが主流になりつつある．これにより，ノイズが低減された高画質の B モード像が得られる．

ドプラ検査

1. 検査の意義と実際
- 血流速度の定量的測定に用いられるパルスドプラ法と，血管内血流をカラー表示するカラードプラ法がある．
- パルスドプラ法は，B モード断層内の血管にサンプルボリュームを置き，流れる赤血球からの散乱超音波のドプラシフトを検出し，それから血流速度を測定し表示するものである．
- B モード断層像において血管断面積を測定し，血流速度との積から分時血流量を求めることもできる．測定技術に依存した測定誤差もあるが，門脈のように，太く，定常流で乱流を示さない場合，臨床的に有用な定量的血流情報を与える．
- カラードプラには，血流の速度と方向を表示するカラードプラ法と，血流量を半定量的に表示するパワードプラ法がある．

2. 検査の適応
- 門脈圧亢進症における，肝内・肝外の異常血行路や，門脈・大循環短絡路（シャント）の診断に有用である．
- 肝胆膵疾患の腫瘍性疾患における腫瘍血管の描出により，腫瘍の鑑別診断に有用な情報を提供することもある．

超音波エラストグラフィ

1. 検査の意義
- 臓器の硬さを知ることにより，疾患の診断，病態の把握に用いる画像診断法がエラストグラフィである．

2. 検査の実際，適応
- 臨床的に用いられるエラストグラフィには，超音波エラストグラフィと MR エラストグラフィがある．前者のほうが簡便でコスト面でも有利なため，肝臓疾患の診断に臨床的に広く用いられるようになりつつある．
- 超音波エラストグラフィには，以下の2つがある．
- strain modulus：プローブによる圧迫や心拍動が伝わることによる臓器の変形（歪み，strain）の程度を表示することにより，臓器の硬さを知る方法．
- shear wave modulus（図 III-8）：横波である剪断波を臓器の中に発生させ，その伝搬速度を，縦波である超音波を用いて測定することにより，臓器の硬さを知る方法．
- strain modulus では，患者間で圧迫や，伝わる心拍動の程度が異なるため，相対的な半定量的な情報しか得られない．C 型慢性肝炎などに疾患を限定すると，肝線維化の推定が行える．
- shear wave modulus には，2つの方法が実用化されている．1つは，棒状のものを用い，体表から機械的に肝臓内に剪断波を送り，その伝搬速度を超音波で測定する方法である．もう1つは，臓器内に焦点を結んだ超音波の push pulse

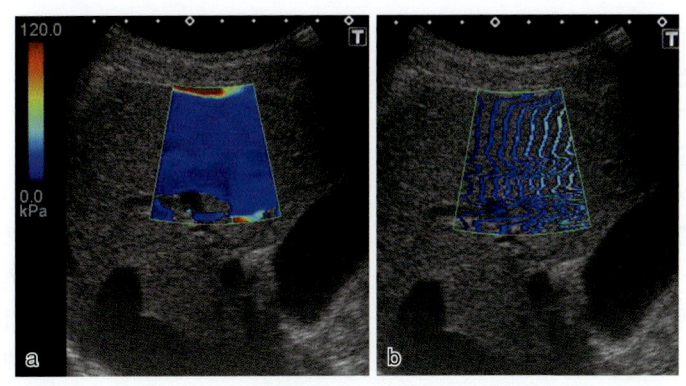

図 III-8　shear wave elastography（カラーマッピング）
aのカラーバーにより，剪断波の伝搬速度から肝臓の硬さが弾性率（kPa）に換算されてカラー表示されていることがわかる．bは等高線表示と呼ばれており，剪断波が肝内を伝搬する様子がわかる．

により，その音響放射圧で剪断波を発生させ，その伝搬速度を超音波で測定する方法である．また，伝搬速度のピクセルごとの分布をカラーマッピングする方法も開発され臨床応用されている．

- shear wave modulus は，strain modulus に比べて定量性が高く，shear wave の伝搬速度（単位はm/sec）で表示することも，弾性率（ヤング率，kPa）に換算して表示することもできる．測定値を絶対値として扱えるため，患者間での比較や，カットオフ値を設定して線維化診断などを行うことができる．
- また，カラーマッピングによって，肝や膵の占拠性疾患の診断や，局所治療の治療域の評価に用いられる．

造影超音波検査

1. 検査の意義
- 現在わが国で用いられている造影剤は，ソナゾイド® とレボビスト® である．欧米や中国では，ソノビューやデフィニティなどの造影剤が用いられている．ソナゾイド® の特徴は，静注されて10分以降にマクロファージに貪食されることによって，血中から肝臓や脾臓などの網内系臓器に移行することである．したがって，ソナゾイド® は肝臓の Kupffer 細胞に貪食されて，Kupffer 細胞をイメージ化することができる．

2. 検査の実際，適応
- ソナゾイド® 静注後，3分までの血管相の造影像は，腫瘍の鑑別診断に使われる．
- 後血管相（Kupffer 細胞相）の造影像は，肝腫瘍とくに小さい転移性肝癌を検出するのに役立つ．この Kupffer 細胞相の病変検出能は，造影CT や造影 MRI のそれより優れている．
- 肝癌の局所治療においては，Kupffer 細胞相の画像を使うことによって，病変の同定や，腫瘍境界の明瞭化に役立ち，より正確な穿刺ガイドとして用いられる．

3. 検査の有害事象
- ソナゾイド® はリン脂質の被膜を有し，内部はペルフルオロブタン（C_4F_{10}）の難溶性ガスで構成されている．被膜のリン脂質は卵黄から抽出されており，卵アレルギーの患者には投与禁忌とされているが，現在まで重篤な副作用の報告はない．

フュージョンイメージング

1. 検査の意義
- フュージョンイメージングとは，過去に取得した CT や MRI の3Dボリュームデータを超音波

診断装置に取り込み，磁場発生装置によって患者の体を磁場の中に入れ，超音波プローブに装着した磁気センサーによって，リアルタイムの超音波断層像とCTあるいはMRIの断層像を一致させて表示する機能である．

2. 検査の実際，適応

- フュージョンイメージングによって，超音波断層では不明瞭な病変や，消化管，骨などが補完的に表示される．
- フュージョンイメージングは，超音波では同定しにくい病変を生検する際や，ラジオ波焼灼療法（RFA）の際の穿刺の場合に有用である．これにより，検査や治療の安全性と確実性（有効性）が向上する．
- また，フュージョンイメージングを使うことによって，超音波診断技術の修練に有効である．

（森安史典）

腹部のCT

検査の意義

- 腹部CTは，肝臓，胆嚢，膵臓，脾臓，消化管，腸間膜などの腫瘍，炎症の検出，診断，治療計画のための広がり，深達度診断，重症度診断また動脈瘤や動脈解離などの血管病変の診断，出血，血栓，塞栓症などの診断，腸管の通過障害，虚血などの診断において日常臨床に欠かせない検査である．

適応と禁忌

- 腹部CTの適応となる主な疾患は，肝臓，胆道，胆嚢，膵臓，脾臓，消化管の腫瘍や肝膿瘍，胆嚢結石，急性，慢性胆嚢炎，急性，慢性膵炎，消化管穿孔，腸閉塞，上腸間膜動脈血栓などである．
- 造影CTに使用されるヨード造影剤には，絶対禁忌，原則禁忌がある．
- 絶対禁忌として，①ヨードまたはヨード造影剤に過敏症の既往歴のある患者，②重篤な甲状腺疾患のある患者が挙げられる．
- 原則禁忌として，①一般状態の極度に悪い患者，②気管支喘息のある患者，③マクログロブリン血症の患者，④多発性骨髄腫の患者，⑤褐色細胞腫，およびその疑いのある患者，⑥テタニーのある患者が挙げられる．
- 気管支喘息の患者は，気管支喘息のない患者に比べ重い副作用の起こる確率が約10倍と高く，活動性あるいは治療中でもコントロールされていない気管支喘息の患者は原則禁忌とされている．治療により気管支喘息の症状がコントロールされている患者に対しては判断が難しく，RCR（The Royal College of Radiologists）のガイドライン[2]の記載では，造影検査によるベネフィットが副作用によるリスクより高いと判断された場合には，造影検査は実施可能であるが，厳重な観察が必要とされている．小児喘息は，無治療，無症状の状態が5年以上経過している場合は治癒していると判断される．
- 造影剤腎症（contrast induced nephropathy）は，ヨード造影剤投与後，72時間以内に血清クレアチニンが前値より0.5 mg/dl以上または25％以上増加した場合と定義されている．腎機能評価には推算GFR（eGFR）が用いられ，その推算式（18歳以上を対象）は，eGFR（ml/分/1.73 m^2）＝194×血清クレアチニン値$^{-1.094}$×年齢$^{-0.287}$（女性は×0.739）である．造影剤腎症による腎機能低下は一般に可逆的で，血清クレアチニンは3～5日後にピークに達した後，7～14日後に前値に戻る．症例によっては，腎機能低下が進行し，人工透析が必要となる場合もある．慢性腎臓病（chronic kidney disease，GFR 60 ml/分/1.73 m^{2}未満）は造影剤腎症のリスク

ファクターとなり，慎重な投与が求められる．
- 妊婦に対しては，ヨード造影剤を投与した場合，造影剤の胎盤通過性，胎児への移行性は確認されているが，移行した造影剤がどの程度の期間で胎児から排泄されるかなどのデータはなく，胎児に対する安全性は明らかでないため，妊婦に対する造影剤の使用は原則避けるべきとされている．
- 授乳婦に対しては，造影剤投与後の乳汁中への移行に関する検討[1,2]にて，乳児の吸収量は授乳婦への投与量の 0.01％以下（100 ml を投与した場合 0.01 ml）となり，新生児・乳児で造影剤を使用する際の量 1.5〜2 ml/kg（最大 15 ml）に比べ非常に少量となることがわかる．しかし，少量であってもアナフィラキシー様反応や甲状腺機能低下を引き起こす可能性があるため，基本的には 2〜3 日の断乳期間を設けるほうが望ましいとされている．海外のガイドラインでは，造影 CT 検査後に母乳を与え，乳児に異常が発生したとの報告は今のところないこと，造影剤の乳汁中への移行は微量で，さらに授乳によって乳児の消化管から吸収される量は少ないことから，通常通り授乳を行ってもよいとされている．

検査の実際と前後の処置

- 造影 CT を慢性腎臓病患者に行う場合，特に eGFR 45 ml/分/1.73 m^2 未満の患者に対しては造影剤腎症の予防策として造影 CT の前後に生理食塩水または等張性重炭酸ナトリウムの輸液を投与し，さらに検査後は腎機能および患者状態の十分な評価を行う．また慢性腎臓病患者には少ない造影剤投与量で実施することも検討する必要がある．最近，低電圧撮影によってヨードの造影効果を上昇させ，造影剤量の減少，被曝線量の低減が試みられている．
- 造影 CT を行うに際し，注意すべき併用薬剤がある．ビグアナイド系薬剤は，主に肝ミトコンドリアの細胞膜に結合して酸化的リン酸化を阻害し，乳酸からの糖新生を抑制することにより血糖を下げ，乳酸産生を増加させる．そのためヨード造影剤の投与により一過性に腎機能が低下した場合，ビグアナイド系糖尿病薬の腎排泄が減少し，乳酸アシドーシスを起こす危険性がある．わが国では，ヨード造影剤を用いて検査を行う場合，検査前は本剤の投与を一時的に中止し（ただし，緊急に検査を行う必要がある場合を除く），投与後 48 時間は本剤の投与を再開しないとしている．しかし，欧米のガイドラインでは，腎機能が正常である場合，造影 CT 前にビグアナイド系糖尿病薬の休薬を勧めるものはほとんどない．
- $β$ 遮断薬は，アナフィラキシー反応に対する治療の第一選択であるアドレナリン（エピネフリン）の効果を減弱し，抗菌薬，非ステロイド性抗炎症薬（NSAIDs），抗腫瘍薬などの腎毒性の強い薬剤の併用では造影剤腎症の危険因子となるため，可能ならば一時的に休薬する．

検査の危険性・偶発症

- 放射線被曝による発癌リスクは，「閾値なしの直線モデル」によるシミュレーションでは 100 mSv 以下の被曝による発癌の増加は 1％以下とされ，CT の X 線被曝による発癌は心配ないとされている．しかし，これはあくまでシミュレーション上の結果で 100 mSv 以下での発癌リスクは実際よくわかっていないのが現状である．その現状を踏まえ，必要最低限の被曝で撮影を行うべきとする ALARA（as low as reasonably achievable）の原則に基づいて検査を行う必要がある．特に CT で同等の条件で撮影した場合，小児の実効線量は成人の 2〜5 倍になるとされ，十分な注意が必要である．
- 妊婦への CT 検査の場合，胎児への被曝が懸念される．胎児に対して，閾線量を超えて被曝すると形態異常や胎児死亡を起こす可能性が出てくる．胎児死亡（流産）が受精後 2 週以内で 100 mGy，形態異常が妊娠 7 週以内で 100

mGy，精神発達遅滞が妊娠8～15週で100～200 mGyとされ，国際放射線防護委員会（ICRP）では「人工妊娠中絶をするのに100 mGy未満の胎児線量を理由にしてはいけない」と勧告されている[3]．一方，発癌，遺伝的影響に関してはよくわかっていないのが実情であり，まず超音波，MRI（磁気共鳴画像診断）といった非侵襲的な検査法で代用できないか検討し，CTが必要な場合は必要最低限の被曝で撮影すべきである．

- 造影剤投与による偶発症として，注射による造影剤の漏れ，末梢神経障害による痛みがある．
- 軽い副作用として嘔気，動悸，頭痛，かゆみ，発疹などがあり，これらの起こる頻度は，約50人につき1人（約2％）である．重い副作用として呼吸困難，意識障害，血圧低下，ショック，腎機能障害，末梢神経障害による激しい痛みなどがあり，これらの起こる頻度は，およそ1,000人につき1人（約0.1％）である．非常にまれであるが，病状，体質によっては約10～20万人につき1人の頻度（約0.0005～0.001％）で，死亡する場合がある．
- 副作用は通常検査30分以内に現れる場合がほとんどだが，検査終了後1時間から数日後にかゆみや発疹などが遅発性に起こることがある．

患者説明のポイント

- 主治医は，腹部CTの必要性を十分に説明し，一般的にCT撮影による発癌のリスクはないとされ，必要最低限の被曝で撮影することを説明する．また造影剤投与の際には副作用が発現する可能性が常にあるため，現疾患の診断における造影剤の必要性，造影剤の副作用およびその副作用の頻度，副作用が起こったときの対応などを説明し，さらにこれらを文書化する必要がある．

文献

1) Nielsen ST, et al：Acta Radiol 28：523-526, 1987
2) Tosch R：Fortschr Rontgenstr 95：189-192, 1961
3) ICRP publication 103：Ann ICRP 37：1-332, 2007

（松木 充，村上卓道）

腹部のMRI

検査の意義

- 磁気共鳴画像（magnetic resonance imaging；MRI）は，水素原子核（プロトン）が静磁場内で電磁波を照射されたときに示す核磁気共鳴現象（nuclear magnetic resonance；NMR）を利用する検査法で，人体内の水や脂肪の量，水の存在状態，動きなどが画像化される．
- MRIは組織コントラスト能に優れ，超音波検査（US）やCTでは描出困難な小病変を明瞭に検出できる．
- T1強調像，T2強調像，拡散強調像などさまざまな撮像法から得られた画像の信号強度の組み合わせから，病変の組織性状を類推できる．
- 特に，脂肪沈着，出血や鉄沈着，囊胞内の内容液の評価に有用である．
- 細胞外液性造影剤に加え，肝では網内系造影剤や肝細胞胆道系造影剤が利用でき，病変の検出ならびに鑑別診断の向上が期待できる．

適応と禁忌

1．適応

- さまざまな肝胆膵疾患および一部の消化管疾患に適応がある．

（1）肝脾疾患
- 囊胞性病変と充実性病変との識別．
- 悪性腫瘍（肝細胞癌や転移性肝腫瘍）の検出．
- 血管腫の確定診断．

- 脂肪沈着を伴う結節性病変（肝細胞癌，血管筋脂肪腫など）の鑑別．
- 脂肪沈着量の推定．
- ヘモジデリン沈着の識別．
- 副脾の診断．

(2) 胆道疾患
- 胆嚢癌と胆嚢腺筋腫症の鑑別．
- 非石灰化胆道結石の検出．
- 胆管癌や胆管炎による胆管内腔の狭窄や壁肥厚の描出．

(3) 膵疾患
- 膵癌と限局性自己免疫性膵炎の鑑別．
- 膵嚢胞性疾患の鑑別と経過観察．
- 膵管狭窄や閉塞の描出．

(4) その他
- 消化管の壁肥厚状態，内腔の拡張の程度の評価．
- 癌性腹膜炎の評価．

2. 禁忌[1]

(1) 静磁場による力学的作用で牽引・回転力を受ける危険が高い体内金属
- 強磁性体（鉄，コバルト，ニッケル）を大量に含む物（非磁性体であるチタンやアルミニウムなどは安全である）．
- 強磁性脳動脈クリップ，磁石作動型脳室シャント装置，眼球内強磁性異物（鉄片など）．
- 磁石固定義眼，歯科デバイス，MRI 非対応の中耳埋め込み装置．
- MRI 非対応の下大静脈フィルター，血管・胆管ステントなど．

(2) 撮像時の傾斜磁場の on-off による誘導電流で誤作動する電子機器
- MRI 非対応の心臓ペースメーカーや体内神経刺激装置（MRI 対応でも適切な操作が必要），残存心外膜ペーシングワイヤー，骨成長刺激装置，体内自動除細動装置など．

(3) 高周波（RF）による加熱で熱傷を生じうる物・状態
- 金属コード，パッチ（ニコチン，ニトログリセリン），刺青，マスカラ，アイライン，カラーコンタクトレンズなど．
- 両手をつなぐ，腕を組む，足を組むなど撮像中に体表が接触する肢位（電流ループを形成し熱傷を引き起こすおそれがある）．

(4) 検査に非協力的な患者，安静臥位が保てない患者
- 閉所恐怖症，幼児では鎮静薬などの投与が必要になることがある．

(5) 妊娠初期（12 週まで）は原則禁忌
- 静磁場，傾斜磁場および RF の胎児への影響を完全には否定できないため．

(6) 造影剤投与の原則禁忌
- 妊婦（造影剤が胎児へ移行するため）．
- 授乳中の女性患者ではガドリニウム（Gd）造影剤が母乳に移行し乳児に影響を及ぼすため，検査施行後 24 時間の授乳制限が必要である．
- 重症腎機能障害患者（GFR 30 ml/分/1.73 m^2 未満）および肝移植後・移植待機患者（腎性全身性線維症を発症する危険性がある）．

検査の実際と前後の処置

1. 撮像法

(1) 単純 MRI
- T1 強調像と T2 強調像を基本とし，腫瘍性病変の診断には拡散強調像を追加する．
- 脂肪沈着の評価には，T1 強調の脂肪抑制画像や位相コントラスト画像を追加する．
- 出血や鉄沈着の評価には脂肪抑制 T1 強調像や T2* 強調像を追加する．
- 胆管・膵管の全体像の評価には MRCP が有用である．
- 消化管を含む腹部全体の評価には，超高速 T2 強調像を利用する．

(2) 造影 MRI
- 細胞外液性造影剤は，ダイナミック造影が可能で，あらゆる領域の多血性病変の検出や腫瘍性病変の鑑別に有用である．静注数分後の平衡相では，壊死や嚢胞の確認（非造影領域）および

粘液成分や線維化成分の類推（遅延性濃染域）が可能である．
- 網内系造影剤は，肝転移巣の検出や他診断法での肝偽病変の評価に有用である．副脾の診断にも有用であるが，肝疾患以外は適応外使用になることに留意する．
- 肝細胞胆道系造影剤は，細胞外液性造影剤と同様にダイナミック造影が可能である．静注10〜20分後の肝細胞相では肝転移や肝細胞癌の検出能の向上が期待できる．特に乏血性早期肝細胞癌の検出に有用である．また，限局性結節性過形成などの鑑別診断にも有用である．

2. 検査前後の処置

- 検査前3〜4時間程度の絶食が望ましい．胆囊の収縮を防ぎ消化管蠕動と内容部によるアーチファクトを軽減するとともに，造影剤副作用による嘔吐時の誤嚥の危険性を排除するためである．
- 造影剤による急性副作用が発生した際に迅速に対処するために，救急用品の所在を確認しておくとともに応援体制を確立しておく．

■ 検査の危険性・偶発事故

- 金属（酸素ボンベ，車いすなど）の吸着．
- RF加熱による熱傷の危険性．
- 造影剤による副作用の発生（急性と遅延性）．
- 偶発的な装置の故障に伴う重大事故（クエンチ）．

■ 患者説明のポイント

- 放射線被曝は全くない．
- USやCTでは得られない情報を取得できることが多く，幅広い適応がある．
- 問診で体内の金属の有無，アレルギー体質の有無，造影剤による副作用の既往歴の有無などを入念にチェックする．女性では妊娠や授乳中の有無をチェックする．
- 検査室では担当医師（放射線科医）や診療放射線技師，看護師の指示に従い，疑問点は遠慮なく質問するよう指導する．
- 検査中はMR装置内の狭い空間で安静臥床を求められる．
- 検査には30分〜1時間を要し，20秒前後の呼吸停止を数回求められることがある．
- 撮像時のコイルの振動による騒音が発生するため，ヘッドホンの装着が必要である．
- 検査中にラジオ波の吸収で体温が上昇し汗ばんでくる．
- 造影剤投与後，検査中に異常を感じたとき（急性副作用）には，迷わず検査中止を要求すること．
- 造影剤による遅延性副作用が帰宅後にまれながら発生することがある．異常を感じたときには病院救急部を受診すること．

文献

1) 荒木力：決定版MRI完全解説．秀潤社，pp 623-636, 2008

（角谷眞澄）

PET

■ 検査の意義

- フルオロデオキシグルコース（FDG）の腫瘍への集積を応用したのがPET（positron emission tomography）検査である．
- 腫瘍細胞では一般に細胞膜上のグルコース輸送体であるグルコース・トランスポーター（GLUT）が過剰発現し，腫瘍細胞内へのグルコースの取り込みが促進している（**図Ⅲ-9**）．また，細胞質にはグルコースリン酸化酵素であるヘキソキナーゼ（HK）が活性化しており，グ

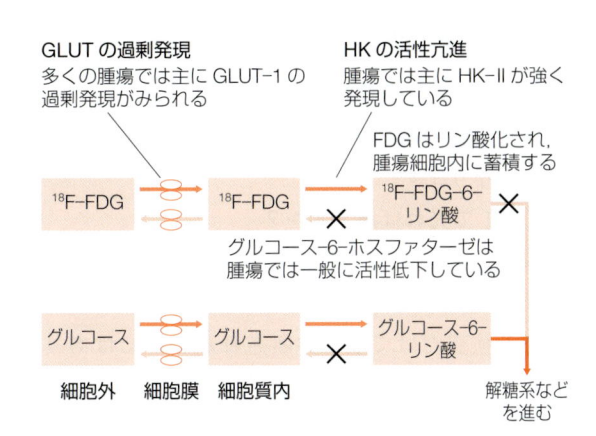

図 III-9 FDG の腫瘍細胞内への取り込みの仕組み

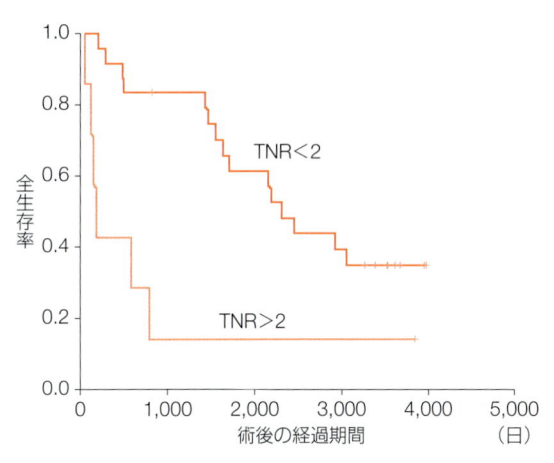

図 III-10 FDG の取り込みの腫瘍/正常比（TNR）からみた肝細胞癌術後生存曲線
〔文献 1）より引用改変〕

ルコースをグルコース-6-リン酸（Glc-6-P）として解糖系へ送り込む働きをする．その反対に糖新生系に作用するグルコース脱リン酸化酵素であるグルコース-6-ホスファターゼ（Glc-6-Pase）は多くの腫瘍細胞で活性低下していることが知られている．このため FDG はグルコースと同様に GLUT を介して腫瘍細胞に取り込まれ，HK によってリン酸化され，FDG-6-リン酸（FDG-6-P）となるが，Glc-6-P と異なり，解糖系やペントースリン酸系に進まず，脱リン酸化もされずに腫瘍細胞内に蓄積（metabolic trapping）するように構造設計されている．大多数の癌で FDG は腫瘍細胞内に蓄積する一方，多くの正常組織では経時的に FDG の集積が低下するため，腫瘍/正常比（TNR）の高い良好な PET 画像が得られる．

- 多くの癌で GLUT-1 発現の亢進が知られており，FDG 集積の程度（standardized uptake value；SUV）との関連がある．ただし，腫瘍の組織型により腫瘍細胞自体への取り込みに違いがあり，炎症細胞にも取り込まれる．また，腫瘍内の線維化，出血，壊死の程度は集積に影響する．肝臓や消化管など生理的集積がある臓器では TNR の高い良好な PET 画像は得にくくなる．このような特徴を理解したうえでの読影が必要である．
- 転移性肝癌では，原発巣を含め肝の転移巣を良好に検出できるが，肝細胞癌の診断については転移性肝癌より一般的に SUV が低く，組織学的な分化度の高いものにその傾向が強く現れる．このため肝細胞癌原発巣の検出に関する有用性は低い（診断感度は 50〜70%）．しかしながら，PET は，肝細胞癌切除症例の予後予測に有用で，TNR＞2，TNR＜2 の生存期間中央値はそれぞれ 182 日，2,310 日であった（**図 III-10**）[1]．一方，分化度をはじめとした悪性度評価にも有用で[2]，肝切除や肝移植前の肝外転移の除外診断にも用いられている．さらに肝切除後の再発時期と再発形式の予測に有用であることから[3]，術後補助療法の適応判断への応用も期待されている．

適応と禁忌

- 消化器領域において FDG-PET は「食道癌，膵癌，大腸癌および転移性肝癌で，他の検査や画像診断で病期診断，転移・再発の診断が確定できない」場合が保険適用とされてきたが，2010年 4 月より，PET および PET/CT の悪性腫瘍における保険診療は，「悪性腫瘍（早期胃癌を除く）：他の検査，画像診断により病期診断，

転移・再発の診断が確定できない患者」に拡大された．ただし，病理組織学的に悪性腫瘍と確認されている患者であること，あるいは臨床病歴，身体所見，PETあるいはPET/CT以外の画像診断所見，腫瘍マーカー，臨床的経過観察などから，臨床的に高い蓋然性をもって悪性腫瘍と診断される患者であることが条件であるものの，早期胃癌を除くすべての悪性腫瘍に適用拡大されたと考えてよい．

- しかしながら，PET/CTは一般的に原発巣の評価よりも遠隔転移の評価，予後予測，再発診断および化学療法の効果判定に有用とされる．このことを十分に理解し，治療方針決定に有用と考えられる際に施行すべきである．
- 糖尿病で空腹時血糖が高い場合，診断能が低下する可能性があり，注意が必要である．約1時間の安静が不可能であれば撮像は困難で，施行できない．

検査の実際と前後の処置

- 検査前5時間の絶食は厳格に守られなければならない．糖分を含む水分の摂取も不可である．絶食が不十分な場合，全身の筋肉にFDGが取り込まれ，病変に対してFDGが集まりにくくなり，適切な診断が困難になる．短い時間で消滅する放射線医薬品のF^{18}-FDGを静脈注射の後，約1時間安静を継続し，20〜50分かけて撮像する．

検査の危険性・偶発症

- PET検査1回の被曝は胃のバリウム検査と変わらないとされる．PET/CTの場合，それにCT検査の分の被曝が加わる．FDG-PETで約3.5〜7 mGy，PET/CTで約25 mGyの被曝となる．
- PET検査のみで癌の診断が確定するものではない．異常所見が認められた場合，さらに追加の造影CT，MRIなどが必要になる．

患者説明のポイント

Q PET検査は保険がききますか？
- 保険適応の場合，3割負担として約3万円の負担になります．

Q PETで光れば癌ですか？
- 取り込みはさまざまな因子に影響されます．生理的な集積もあり，炎症でも集積するので，PET検査だけで癌と診断されるわけではありません．ただし，思わぬ部位の癌や転移が見つかることもあります．

文献

1) Hatano E et al：World J Surg 30：1-6, 2006
2) Seo S, et al：Clin Cancer Res 13：427-433, 2007
3) Kitamura K, et al：Ann Surg Oncol 19：156-162, 2012

（波多野悦朗，東 達也，上本伸二）

内視鏡的逆行性膵胆管造影（ERCP）

検査の意義

- 内視鏡的逆行性膵胆管造影（endoscopic retrograde cholangiopancreatography；ERCP）は，十二指腸内視鏡を用いて十二指腸乳頭開口部からカニューレを挿入し，造影剤を逆行性に注入後，膵管および胆道をX線透視下に直接造影する検査法である．
- 膵胆道系疾患の診断において，超音波やCTでは得られない精度の高い画像を得ることのできる検査法であるが，非侵襲的な磁気共鳴胆管膵管造影（MRCP），超音波内視鏡（EUS）の進歩および普及により，診断目的に施行される件数は減少傾向にある．

- 造影に続いて，膵液および胆汁の吸引，膵胆管ブラッシングで得られた検体を用いた細胞診，膵・胆管生検などを施行することが可能である．
- 近年，治療を目的とした ERCP 関連手技は増加してきており，安全に施行するためにも基本となる ERCP の手技は重要である．
- ERCP は内視鏡検査の中でも偶発症の頻度が比較的高く，まれに致命的となる．検査の必要性と危険性を十分考慮し，事前に患者および家族へ十分な説明を行って，同意を得ることがきわめて重要である．

適応と禁忌

- 膵管および乳頭部を含む胆道系に異常所見をきたす腫瘍，炎症，先天異常などで膵胆管像を診断に必要とする病態が適応となる．侵襲の少ない EUS や MRCP で診断可能な症例では適応となるかどうかを慎重に検討する．
- 診断目的として，膵液や胆汁の採取による細胞診や細菌培養，膵胆管狭窄例におけるブラッシング細胞診，膵胆管生検などが行われる．特に，内視鏡的経鼻膵管ドレナージ（ENPD）を用いた複数回の膵液細胞診は，膵癌早期診断に有用である可能性が報告されている（図 III-11）．また細径プローブを用いた管腔内超音波（intraductal ultrasonography；IDUS）を鑑別診断や腫瘍の進展度診断の目的で行う場合もある．
- 診断に引き続いて，総胆管結石，悪性胆道閉塞などではただちに内視鏡的治療を行う場合も多い．
- 内視鏡検査が忍容できない全身状態不良，スコープの通過が困難な消化管狭窄は禁忌である．ヨードアレルギーの場合，アナフィラキシーショックの既往がある症例は禁忌であるが，過敏症の症例ではステロイド薬投与下で慎重に施行するかどうかを検討する．
- 急性膵炎では基本的に禁忌であるが，臨床徴候，血液検査，各種画像診断などから胆石性膵炎が強く疑われる場合には，緊急 ERCP の適応となる．

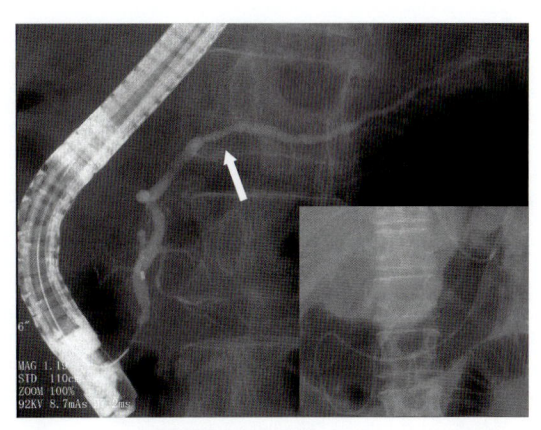

図 III-11　内視鏡的経鼻膵管ドレナージ（ENPD）
ERCP で主膵管の狭窄（矢印）を認め，5 Fr の ENPD チューブを膵管内に留置し，複数回の膵液細胞診を行った．

検査の実際と前後の処置

1. 被検者の状態の把握

- 十分な問診を行い，既往歴（特に腹部手術歴），治療中の疾患，内服中の薬物，血液検査成績，腹部症状の有無などを確認する．特に抗血栓薬の確認は重要である．現行のガイドラインでは，ERCP のみ施行する場合は休薬不要であるが，治療を行う際は手技に応じて休薬および他剤への変更を考慮する（表 III-2）．
- 腹部手術歴がある場合，可能な限りその術式を確認する．Billroth-II 法，Roux-en-Y 法が施行されている場合は，通常の十二指腸内視鏡では十二指腸乳頭へのアプローチが困難な場合があり，小腸内視鏡などを用いたアプローチを考慮する．

2. 検査手順

- 偶発症への対策のため，クリニカルパスなどを用いて入院管理下で行うことが望ましい．
- 前処置は血管を確保し，通常の上部消化管内視鏡と同様に咽頭麻酔後，必要に応じて鎮痙薬，鎮静薬を投与する．術中は生体モニターを装着し，呼吸抑制，血圧低下，徐脈などのバイタル

表 III-2　抗血小板薬・抗凝固薬の休薬例

	ERCP	膵管・胆管ステント（切開を伴わない）	ERCP下処置
アスピリン	不要	休薬不要で可能	休薬不要で可能または3～5日休薬
チエノピリジン（パナルジン®）	不要	休薬不要で可能	アスピリン，シロスタゾール（プレタール®）で置換または5～7日休薬
チエノピリジン以外の抗血小板薬	不要	休薬不要で可能	1日休薬
ワルファリン	不要	休薬不要で可能（治療域）	ヘパリン置換
ダビガトラン（プラザキサ®）	不要	休薬不要で可能（治療域）	ヘパリン置換

表 III-3　乳頭内の胆管膵管の合流形式と開口部の形状

分類	分離型		隔壁型	共通管型
	別開口型	タマネギ型		
胆管・膵管乳頭内合流形式				
乳頭開口部形状				

〔文献2〕より引用）

- サインの変化に注意する．
- 検査は基本的に腹臥位で行う．十二指腸下行脚にスコープを挿入し，乳頭を正面視した後，胆管および膵管への挿管を行う．特に胆管挿管は，乳頭の形態に応じて合流形式を推測し，挿管の戦略を立案する（**表 III-3**）．
- 近年，従来の造影剤注入に先行してガイドワイヤー（GW）を用いて挿管を行う手技が普及しつつある（wire-guided cannulation）．
- 胆管挿管が困難な症例では，膵管GW法（**図 III-12**），パピロトミーナイフを用いる方法などで対応する．
- 検査中は，患者，術者，介助者の被曝が最小限となるよう留意する．

3. 検査後の処置

- 検査終了後は絶食のうえ輸液を行い，バイタルサイン，腹部症状の出現に注意する．また3～4時間後および翌朝に採血を行い，血中アミラーゼ，白血球数，CRPなどを確認することが望ましい．近年，蛋白分解酵素阻害薬は，膵炎予防効果の根拠に乏しいと報告されている．
- 腹痛，背部痛が出現し，アミラーゼの上昇がみられたら急性膵炎を疑い，十分な輸液，蛋白分解酵素阻害薬，抗潰瘍薬による治療を開始し，腹部症状が強い場合は速やかに造影CTを撮像して，膵炎を含む腹部異常所見の確認を行うのが望ましい．
- 検査の翌朝，腹部症状がなく，血液検査の結果偶発症の発生がないことを確認後，食事を開始する．

検査の危険性・偶発症

- ERCPの偶発症は日本消化器内視鏡学会から報告されている．2010年の第5回報告では，診断的ERCPの0.408％，治療的ERCPの0.585％とされている．内視鏡的十二指腸乳頭切開術（EST）や内視鏡的十二指腸乳頭バルーン拡張術（EPBD）に伴う偶発症が多く，慎重な手技と術後管理が必要である（**表 III-4**）．
- ERCPに用いるスコープは後方斜視鏡のため，特に十二指腸挿入時の穿孔に注意する．検査後に皮下気腫などが認められ，穿孔が疑われる場合はただちに腹部単純CTを撮像し，状況を確認する．
- ERCP後膵炎（PEP）は，最も頻度が高い偶発症

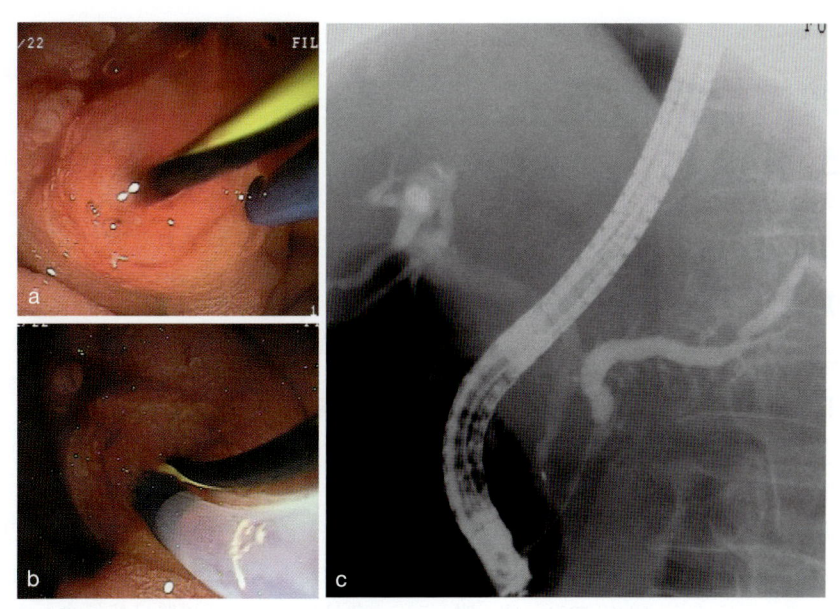

図 III-12　膵管ガイドワイヤー法
先行して膵管にガイドワイヤー(GW)を挿入し(a)，GWの左側から胆管に深部挿管(b)，胆管造影が可能となった(c).

表 III-4　治療的ERCPに関連した偶発症

	治療件数	偶発症数	死亡数
EBD	52,836	211 (0.399%)	5 (0.0095%)
EST	48,172	415 (0.861%)	12 (0.0228%)
ステント留置	22,532	79 (0.351%)	1 (0.0044%)
EPBD	13,979	80 (0.572%)	3 (0.0215%)

〔文献3〕より引用〕

である．患者因子として，若年者，女性，PEPの既往，Oddi括約筋機能不全などが，術者および手技因子としてEST，EPBDなどが挙げられている．

- 近年，一時的な膵管ステント留置術がPEPのリスクを減少させ，特にPEP危険群に対して有効と報告されている．

患者説明のポイント

- なるべく図を用いて，病態に関連する胆膵の解剖，生理から説明を開始し，まず病態を理解してもらう．その後ERCPがなぜ必要かを詳しく説明し，検査によって得られる情報の有用性，検査の手順を説明する．
- PEPなどの偶発症の内容，頻度を説明するとともに，まれに偶発症が重症化し，致死的になる可能性にも触れておく必要がある．同時にERCPに代わりうる検査法も提示し，その長所と短所についても説明する．

文献
1) 真口宏介，他：ERCP．日本消化器内視鏡学会(監)：消化器内視鏡ハンドブック．日本メディカルセンター，pp 391-400, 2012
2) 猪股正秋，他：胆と膵 30：1027-1035, 2009
3) 芳野純治，他：Gastroenterol Endosc 52：95-103, 2010

（花田敬士，平野巨通，岡崎彰仁）

超音波内視鏡検査（FNAを含む）

検査の意義

- 超音波内視鏡検査（endoscopic ultrasonography；EUS）は，消化管領域ならびに胆膵領域の疾患に対して，腫瘍の深達度診断や良悪性の鑑別，リンパ節転移の有無，血管の走行などの情報を得る目的で用いられる．
- 超音波内視鏡下穿刺術（endoscopic ultrasound guided fine needle aspiration；EUS-FNA）は，吸引細胞診や嚢胞穿刺，ドレナージ，神経ブロックなどに用いられる．

適応と禁忌

- EUSやEUS-FNAは，通常の内視鏡が挿入可能な例であれば実施が可能であり，消化管胆膵領域の幅広い疾患の診断・治療に用いられる．
- 消化管領域におけるEUSの適応疾患には，食道癌，胃癌，十二指腸癌，大腸癌，悪性リンパ腫，炎症性腸疾患，食道アカラシア，胃潰瘍，食道・胃静脈瘤，粘膜下腫瘍などがある．
- 胆膵領域におけるEUSの適応疾患は，胆嚢隆起性病変，胆嚢壁肥厚性病変，胆嚢癌，胆管癌，乳頭部癌，胆管狭窄，膵癌，膵腫瘍性病変，膵嚢胞性病変などがある．
- EUS-FNAは，腹腔神経叢ブロック，膵仮性嚢胞・膿瘍ドレナージ，経消化管的胆管ドレナージ，経消化管的膵管ドレナージ，経直腸的骨盤腔内膿瘍ドレナージ，腫瘍や血管性病変へのエタノール局注，アカラシアに対するボツリヌス毒素局注療法などに用いられる．
- EUSの禁忌は，通常の内視鏡検査と同様であり，呼吸循環動態を含めてきわめて全身状態が不良な例や，消化管穿孔や腸閉塞などが疑われる例などである．
- EUS-FNAの禁忌は，抗血栓薬の服用などにより出血傾向にある例，EUSにて病変が明瞭に描出できない例，穿刺ライン上に血管の介在が明らかな例，呼吸性変動によって穿刺中に他臓器の損傷が危惧される例，穿刺によって腫瘍播種の可能性が高い例などである．

検査の実際と前後の処置

1. 検査前

- 患者の既往歴や現病歴，服薬中の薬剤，アレルギーの有無を確認する．
- 消化管内に食物残渣や便が残っていると超音波画像が不明瞭となるため，上部消化管では検査前日の午後9時以降は絶飲食とする．下部消化管では，通常の内視鏡検査の処置に準じて前日は検査食や下剤の投与を行う．

2. 検査の実際

- 消化管病変の超音波画像描出法には，脱気水充満法とバルーン法があり，さらに両者を併用する方法も行われる．
- EUS専用機のほかに，内視鏡の鉗子口から挿入可能な細径超音波プローブが用いられる．細径超音波プローブによる病変の描出は，主に脱気水充満法を用いて行う．このプローブは，専用機が通過できない消化管狭窄に対しても用いられる．
- EUS専用機に比べ細径超音波プローブは直視下で小病変を描出できるという利点があるが，大きな病変や壁外の所見を描出することが難しい場合もある．
- 胆膵領域のEUSでは，脱気水充満法とバルーン法を併用することが多い．また，管腔内超音波検査（intraductal ultrasonography；IDUS）により，胆管内，膵管内やその周囲の病変を描出することが可能である．
- 脱気水の充満により，患者が検査中に嘔吐反射を起こし，脱気水を誤嚥することがあるため注意が必要である．

- EUS-FNA で用いる装置は，通常の EUS 装置がラジアル走査型であるのに対し，内視鏡と同一方向に超音波画像が得られるリニア走査型，コンベックス走査型，メカニカルセクタ走査型である．リニア走査型，コンベックス走査型はドプラ機能を備えており，病変周囲の血管走行などを確認しながら穿刺を行うことが可能である．

検査後

- EUS は検査が長時間になるため，鎮静薬を使用することが多い．このため，検査後は拮抗薬を投与したうえで患者に十分な安静をとらせる．
- EUS-FNA 実施後は，約 2 時間はベッド上安静，当日は絶飲食とし，患者の呼吸循環動態や腹痛の有無などを確認する．

検査の危険性・偶発症

- 前処置薬として咽頭麻酔に用いるリドカイン（キシロカイン®）は，アナフィラキシーショックを誘発する可能性がある．
- 消化管の蠕動運動を抑制する目的で鎮痙薬の臭化ブチルスコポラミン（ブスコパン®）を用いる場合には，不整脈や前立腺肥大症，緑内障が悪化することがあるため，十分な既往歴や現病歴の問診が必要である．
- 臭化ブチルスコポラミンを投与できない患者に対しては，代替としてグルカゴンを筋肉注射することがある．糖尿病患者において，本薬剤は低血糖発作を起こす場合があるため，十分な問診が必要である．
- EUS の鎮静の目的で使用されるベンゾジアゼピン系薬剤やミダゾラム（ドルミカム®）などの薬剤は血圧の低下，血中酸素飽和度の低下など患者の呼吸循環動態に影響を与える可能性がある．そのため，投与直後から検査中，検査終了後にかけて患者モニタリングを行う．患者の呼吸循環動態の急変にただちに対応できるだけの器具や薬剤が検査室に整備されていなければならない．
- 近年では，プロポフォール（ディプリバン®）を用いる施設が増加しつつあるが，呼吸循環動態に与える影響は大きく，使用に熟練した消化器内視鏡医や麻酔科医のもとで投与や患者管理を行う．
- EUS，EUS-FNA のいずれの検査においても，鎮静薬を使用して実施する場合には，患者監視装置によるモニタリングのみではなく，検査者以外の医療従事者（他の医師や看護師）によって，患者の状態を常に確認する．
- EUS 専用機は，通常の内視鏡と比べると先端の硬性部分が長いため，腸管を損傷しやすい．
- EUS 専用機の挿入時は，通常の内視鏡検査と同様に粘膜損傷や消化管穿孔の危険性がある．上部消化管の場合は，食道入口部，下部消化管の場合は S 状結腸が最も穿孔をきたしやすい．胆膵系の場合，十二指腸球部から下行部での無理な操作が穿孔の原因となる．
- 検査後，患者が強い腹痛を訴える場合には，消化管穿孔の危険性を考慮する必要がある．

患者説明のポイント

- EUS は，通常の内視鏡検査に類似しているが得られる画像が全く異なる検査のため，疾患のより正確な診断を行うために必要であることを十分説明し，文書にて同意を得る．
- 検査の苦痛を軽減するために投与する鎮静薬の副作用により呼吸循環動態に変動が生じる可能性があることを説明する．
- EUS-FNA は，消化管から病変を穿刺して細胞を採取するため，出血や消化管穿孔の危険があることを説明する．

文献

1) 斉藤裕輔，他：超音波内視鏡ガイドライン．日本消化器内視鏡学会（監）：消化器内視鏡ガイドライン，第 3 版．医学書院，pp 157-169，2006

2) 神津照雄, 他：超音波内視鏡ガイド下穿刺術ガイドライン. 日本消化器内視鏡学会(監)：消化器内視鏡ガイドライン, 第3版. 医学書院, pp 170-187, 2006

(小林 隆, 芳野純治, 乾 和郎)

血管造影検査

血管造影検査の意義

- 血管造影検査は動脈造影と静脈造影に大別されるが, 通常は動脈造影のことを指すことが多い.
- CTやMRIの技術革新に伴って臨床上必要な情報の多くを得ることができるようになってきており, 血管造影検査の重要性は小さくなりつつあるものの, 選択造影による腫瘍性病変の主支配血管や寄生動脈の同定による由来臓器の確認や浸潤範囲の診断においては, いまだ有用とされている.
- 動脈瘤や動静脈奇形などの血管性病変の診断を行うとともに, 血管閉塞や出血部位の特定とそれに引き続くIVR治療が可能である.
- 術前などの血管解剖の把握は有用な情報であるが, 近年のMDCT (multidetector row CT) によりある程度把握可能となっている.
- 動注CTを併用することにより血行動態や詳細な血管支配領域の解剖学的な特徴を理解することができる.

適応と禁忌

1. 適応

- 肝胆膵領域の腫瘍の術前マッピングを含めた診断や, 非典型症例における鑑別診断を目的として行われるが, 各種画像診断の発達により行われないことも多くなっている.
- 一方, IVR治療を目的とした血管造影は増加傾向にある.

2. 禁忌

(1) 絶対禁忌
- 緊急症例を除き全身状態不良で血管造影により生命に危険が及ぶ可能性が高いと考えられる患者.

(2) 相対禁忌
- 造影剤による重篤な副作用の既往がある患者.
- 造影剤使用不能な程度の腎障害のある患者.
- 血液状態脂肪肝不良で止血困難な状態にあると考えられる患者.
- 体動が激しく, 仰臥位の姿勢を保てないあるいは姿勢保持に対して非協力的な患者.
- 妊娠あるいはその可能性のある患者.

検査の実際と前後の処置

1. 前処置

- 血管造影の目的や必要性, 手技の概略, 検査中の諸注意について十分なインフォームドコンセントを得ておく必要がある.
- 検査中の注意事項としては, 不必要な体動がないように注意することと, 必要に応じて呼吸停止を行うことなどが挙げられる. また, 意識下で検査を行うので体調の変化や要望などを隠すことなく医療者に伝えるように指導しておくことも重要である.
- 術前は絶食とするが, 水分制限は行わない.
- 術直前には排尿・排便を済ませておく. また, 鼠径部穿刺にて検査を行う場合は術後の安静時間が長いので膀胱に留置カテーテルを挿入しておくのが基本である.
- 消化管内のバリウムなどの造影剤は検査の妨げとなるので下剤投与などにより十分に排泄された状態とする必要がある.
- 緊張緩和や迷走神経反射抑制のための前投薬については, 現在あまり行われなくなっている.
- 穿刺部 (特に鼠径部) については感染を助長す

ることより剃毛は行わず，毛深く邪魔になる場合にはバリカンなどである程度の除毛を行っておく．

2．検査手順
(1) 穿刺
- 大腿動脈経由で検査を行うことが多く，通常は右総大腿動脈を穿刺する．場合によっては左大腿動脈や左上腕動脈，左橈骨動脈から検査を行うこともある．
- 穿刺部位は事前に拍動を確かめてから十分な範囲の消毒を行う．鼠径部穿刺の場合は両側ともに消毒を行っておく．
- 滅菌の穴あきドレープで患者全身ならびに検査台全体を覆う．マイクロカテーテルを使用する場合はシステムが尾側に長く伸びるので十分な長さのドレープを選択する必要がある．
- 鼠径部の穿刺位置は，鼠径靱帯の真下にて動脈に挿入されることを目安に，皮膚の穿刺はその数 cm 尾側とする．局所麻酔については皮膚の穿刺部位より開始し，周辺の皮下と穿刺部動脈周囲に十分に浸潤するように薬液を投与する．
- 穿刺部位の小切開や皮下組織の剥離については，細径のシステムを用いる場合には特に必要としない．
- 動脈穿刺は Seldinger 法[1]で行う．左指にて拍動を感じつつ，動脈の移動が起こらないように軽く固定しながら動脈の中央部を貫通するように穿刺する．前壁穿刺については内膜下にガイドワイヤーを送りこんでしまう可能性があるので，よく触れる太い動脈で確実性が高いと思われるとき以外は行わないことが原則である．

(2) ガイドワイヤー，シース挿入
- 穿刺針が動脈を貫通している状態で内筒針を抜去し，血液が拍動性に噴出する状態まで外筒針をゆっくりと引き戻す．十分な逆血がある状態でガイドワイヤーを挿入し，手応えと透視で確認を行いながら腹部大動脈にガイドワイヤーがスムーズに進んで行くことを確かめ，外筒針を抜去する．動脈硬化が強い場合にはガイドワイヤーが進みにくいところもあり，無理な操作で血管損傷を起こす危険性があるので，イントロデューサーシースに付属しているガイドワイヤーよりも，親水性樹脂コーティングの施された血管造影用ガイドワイヤーを用いたほうが安全である．
- ダイレーターを内装したイントロデューサーシースを挿入する．この際には穿刺部位からの出血防止のために穿刺部を軽く圧迫した状態とする．シースが挿入できたら，ダイレーターを抜去し内腔をヘパリン加生食でフラッシュし，血栓化を予防する．

(3) カテーテルとガイドワイヤーの操作
- カテーテルやガイドワイヤーは押す・引く・ひねる動作を基本として，場所や形状によりその組み合わせにより操作を行う．粗暴な操作を行うと血管損傷などの合併症を引き起こすこととなるので常にていねいな操作を心がける．
- ほとんどのカテーテルはあらかじめ形状がついており，造影したい血管の形状に合わせて選択する．選択したいそれぞれの血管形状の特徴に合わせたさまざまなカテーテルが市販されている．種々の形状のカテーテルについては各々特徴とその操作方法に対して十分に習熟しておくことが重要である．
- 頻度は少ないものの，必要に応じて現在でも熱形成により形状をつけて特殊な形状のカテーテルを作製することもある．

3．後処置
- 検査終了後はシースを抜去し，動脈が穿刺されている部位を中心に圧迫止血を行う．
- 大腿動脈内側には大腿静脈が伴走するように走行しているので，静脈の圧迫によるうっ滞は静脈血栓症，ひいては肺動脈血栓塞栓症を引き起こす可能性があるので注意が必要である．
- 用手圧迫を解いた状態で出血あるいは皮下血腫形成がみられないことを確認し，沈子を穿刺部位に当てた状態で圧迫帯あるいは弾性テープで押さえた状態で帰室の途についていただく．

- 圧迫固定に対する安静解除の時間は定まったものはないが，使用したシースの外径や血圧，凝固能等により調節する必要があるが，通常は4～6時間程度が一般的であると思われる．
- 圧迫帯除去後でもすぐに歩行するのではなく，しばらくはベッド上でゆっくりと過ごしていただき，特に問題がなければ徐々に歩行へと移行させればよい．
- 水分については，体内の造影剤排泄の観点からは十分に摂取することが推奨される．食事については，圧迫帯で固定されて仰臥位である状態では十分な食事をとることが困難であると思われ，誤嚥性肺炎のリスクも高くなる．

検査の危険性と合併症

1. 全身性合併症

- アレルギー，アナフィラキシー反応は薬剤を用いる手技に対しては常にその可能性を孕んでいるが，血管造影の場合は造影剤と局所麻酔剤が原因となりうる．非イオン性ヨード性造影剤では全身性の副作用発現率は比較的低いが，まれに死亡例も報告されている．また，遅発性の副作用の報告もあるので検査翌日であっても造影剤に伴う合併症である可能性も考慮しておく必要がある．
- 迷走神経反射は緊張や恐怖などの心的因子や血管，消化管などへの直接刺激によって引き起こされ，迷走神経の亢進により心拍数の低下や末梢血管拡張が起こり，低血圧と徐脈がみられる．顔面蒼白や冷や汗とともに腹部症状も生じ，重症の場合には心停止をきたす可能性もあるので，速やかなアトロピン硫酸塩の投与が推奨される．

2. 穿刺部位における局所性合併症

- 穿刺部位は血管損傷を伴う部位である．したがって，出血や血腫形成，仮性動脈瘤形成のリスクがある．原因は術者側と患者側の両方が原因となりうる．血腫吸収遅延がある場合は仮性動脈瘤を形成している可能性を考え精査を行う必要がある．通常はドプラ超音波の検査で十分である．出血部位を用手的に圧迫する手技やトロンビンを注入する手技が行われるが，治療抵抗性の場合は手術も考慮すべきである．
- 解剖学的に穿刺位置が高位すぎると腹腔内出血のリスクが高まり，低位すぎると動静脈瘻形成のリスクが高まる．
- 動脈壁への刺激により起こる血管攣縮は若年者や女性に生じやすく，このような状態で手技を続行すると血管損傷のリスクが高くなるので，攣縮が解除するまで時間をおくべきである．
- 一方で高齢者の場合は動脈硬化が進んでいるので限局性に動脈狭窄が生じていることも多い．そのような部位に対して無理な操作を行うとやはり血管損傷のリスクが高くなる．閉塞性動脈硬化症の患者の場合は狭窄による拍動の低下がみられることも多く，反対側の動脈のほうが良好な拍動を示す場合は，穿刺部位を変更して検査を行うことも考慮すべきである．

3. カテーテルやガイドワイヤーなどの操作に伴う合併症

- 血管攣縮，血管損傷は無理な操作や不適切なデバイスの選択，過剰な造影剤の注入により起こる．血管の損傷は内膜の損傷から穿孔まで傷の深さはさまざまであるが，透視上でのデバイスの動きに常に注意を払う必要がある．
- カテーテルなどの破損により手技続行が不可能となることもありうることだが，破断により血管内異物となってしまうと回収する必要が生じてくる．透視上でカテーテルの折れやねじれ（キンク）が生じないように注意を払うとともに，手元の操作と先端の動きが一致しない場合は透視の視野外で異常が生じている可能性を考え，デバイスの経路全体の観察を行うことが必要である．

インフォームドコンセントにおいて配慮すべきこと

- 検査の目的や必要性について十分納得してもら

うことが大切で，検査中の注意事項も理解してもらう必要がある．検査は意識下で行われるので，患者の表情に配慮しながら，適度に声かけを行い注意事項の確認や不安解消に努めながら検査を遂行することが重要である．
- アレルギーの既往など過去の検査での状況を確認しておくことが重要である．換言すれば，検査中の出来事は次回以降の検査の参考となるように記載しておくことが望ましい．

文献
1) Seldinger SI：Acta Radiol 39：368-376, 1953

（南 哲弥，山城正司，蒲田敏文）

腹腔鏡検査，肝生検

腹腔鏡検査

検査の意義
- 近年，画像診断の進歩により腹腔鏡検査が行われる機会は減少している．
- 肝臓の色調，結節の形態を直視することにより，疾患に特異的な肝表面像を観察し，診断することが可能である．
- 肝生検，血清学的線維化マーカーによる診断は限界があり，線維化の進展を正確に評価するためには肝表面所見が重要である．
- 腹腔内の観察により，腹水の原因精査，腹腔内疾患の診断にも有用である．

適応と禁忌
1. 適応
- びまん性肝疾患の成因および病期の診断．
- アルコールやウイルスなど複数の疾患が関与している症例．
- 原因不明の腹水（悪性中皮腫，結核性腹膜炎，癌性腹膜炎）．
- 原因不明の腹痛（Fitz-Hugh-Curtis症候群）．
- 悪性腫瘍の進展度評価（腹膜転移の有無，病期診断）．
- 胆嚢疾患の評価．

2. 禁忌
- 高度腹膜癒着．
- 心・肺機能不良．
- 高度の出血傾向．
- 抗血小板薬・抗凝固薬内服中．
- 息止め不良．
- 閉塞性黄疸．
- 血管腫．
- エキノコッカス（播種の危険性）．

検査の実際と前後の処置
- 検査前は絶飲食とする．
- 前処置としてアトロピン硫酸塩および塩酸ペチジン（もしくはペンタゾシン）を使用する．
- 体位変換可能な検査台に仰臥位となり，四肢，体幹を固定する．
- 検査中は心電図，経皮的酸素飽和度のモニタリング，間欠的血圧測定を行う．
- 左下腹部（Monro点：臍と左上腸骨棘を結ぶ線の外側1/3）に0.5％リドカインを用いて局所麻酔を行い，メスで2～3mm切開する．気腹針を刺入し，二酸化炭素または空気で気腹を行う．
- 十分な気腹が得られた時点で，臍の左上部でトロッカー刺入部位を決定する．
- 刺入部を中心に約2cmの範囲に局所麻酔を行い，トロッカーの外筒径に合わせて切開を加える．
- トロッカーを刺入し，光学視管を用いて腹腔内の観察を行う．最近は5mmの細径光学視管を用いることが多い．

- 頭上位とし，左右に検査台を傾けることで，肝臓の観察が容易となる．
- 肝生検を行う場合は，局所麻酔後に生検針を腹腔内に刺入する．肝臓には右葉胆嚢外側上部からやや外側に向けて刺入する．検査前にCTなどで穿刺予定部位の周囲に，腫瘍や血管がないことを見ておく．生検針は14GのSilverman針が一般的である．
- 生検時に内筒を肝内に穿刺した状態で残し，止血用ゼラチンスポンジ細片を肝内に入れながら内筒を抜去し，止血したことを確認して検査を終了する．
- 検査当日は絶飲食とし，3〜4時間の安静臥床とする．また，抗菌薬を術後1〜3日使用する．

検査の危険性・偶発症

- 日本消化器内視鏡学会による2003〜07年の消化器内視鏡関連の偶発症に関する報告によると，診断的腹腔鏡検査による偶発症の頻度（腹腔鏡下肝生検含む）は0.185％（10/5,409例）であった[1]．
1) 気腹操作に伴うもの：気腹針が腹腔内に十分に挿入されていない場合に皮下気腫が生じる．大網に気腹針が当たっている場合に大網気腫が生じることがある．高度になれば縦隔気腫を合併する．
2) 腹腔内臓器損傷，血管損傷：気腹針，トロッカーが盲目的な刺入となるため損傷の危険性がある．十分な気腹を行うとともに，検査前に超音波検査で穿刺予定部位周囲の臓器，血管の走行を確認しておくことで予防できる．
3) 迷走神経反射，血圧低下，徐脈：疼痛，気腹操作に伴って出現する．アトロピン硫酸塩の前投薬によって予防できることが多い．輸液速度の変更，体位変換によっても改善しない場合はエチレフリン塩酸塩を用いて昇圧を図る．
4) 肝生検に伴うもの：腹腔鏡下肝生検は，盲目的に肝臓を穿刺するため，中枢側の門脈や動脈の穿刺や，肝臓を突き抜けて横隔膜に損傷を与える可能性がある．穿刺部の肝表面に肝被膜下血腫を形成することがある．穿刺時の血管損傷は胆道出血や仮性動脈瘤を引き起こす危険性があり，検査から数日して腹痛，血圧低下などで発見されることがまれにある．
5) 感染．

患者説明のポイント

- 腹腔鏡検査は手術に準じた消毒を行い，全身状態を把握しながら行うことを説明する．
- 検査は1時間以上要することが多く，身体拘束を伴うことから患者の負担が大きい．そのため，患者にはなぜ腹腔鏡検査を行う必要性があるかを，他の検査と比較しながら説明しなくてはならない．
- 癒着や血圧低下による検査中止や，肝萎縮が高度で安全に穿刺できない場合は，いたずらに腹腔鏡検査にこだわらず，超音波ガイド下肝生検など代替の方法を用いて行うことも説明しておく必要がある．

肝生検

検査の意義

- 超音波などによる肝硬度診断，血清線維化マーカーによる線維化評価はさまざまな方法が提唱されているが，肝生検が肝線維化診断のゴールドスタンダードである．
- 腹腔鏡下肝生検が主に行われていたが，最近は侵襲の少ない超音波ガイド下肝生検が選択されることが多くなった．

適応と禁忌

1. 適応
- びまん性肝疾患の成因および線維化診断．
- 結節性病変の診断（腫瘍生検）．
- 画像検査で典型的な肝細胞癌や原発巣の明らか

な転移性腫瘍は，生検診断の利益が播種などの危険性を上回るかについて検討が必要である．

2. 禁忌
- 高度の出血傾向．
- 抗血小板薬・抗凝固薬内服中．
- 息止め不良．
- 腹水貯留．
- 閉塞性黄疸．
- 血管腫．
- エキノコッカス（播種の危険性）．

検査の実際と前後の処置

- 検査前から絶飲食とする．
- 前投薬としてアトロピン硫酸塩，ヒドロキシジン塩酸塩（もしくはペンタゾシン）を使用する．
- びまん生検は仰臥位で肝右葉を肋間走査で描出し，腫瘍生検は腫瘍の局在に合わせて体位，穿刺位置を決定する．
- 滅菌カバーをつけた穿刺用プローブを用いて穿刺ライン上に大きな血管，胆管がないこと，肝臓周囲の臓器（胆嚢，腎臓など）とも十分な距離がとれることを確認する．
- 穿刺部周囲の皮下，腹膜に0.5%リドカインで局所麻酔を行い，皮膚をメスで小切開しておく．
- 細い針を使用すると，線維化診断においてサンプリングエラーの危険性が高くなるため，生検針はびまん生検の場合14～16G，腫瘍生検では20～22Gを用いる．吸引型と飛び出し型（削りとり型）があり，後者のほうが扱いやすいが，採取できる組織の長さ（量）は針の突出長によって規定されるため，使用目的に応じて生検針を使い分けることが望ましい．
- 息止めの間に穿刺し，生検を行う．
- 穿刺後は肝表面からの出血を超音波ドプラ検査で評価し，出血がないことを確認して終了する．
- 施設によって異なるが，術後3～4時間の安静臥床を要する．同時に採血を行って貧血の進行

がないことを確認し，食事再開とする．

検査の危険性・偶発症

1) 出血：刺入部からの腹腔内出血，胆管損傷による胆道出血がある．肋骨下縁には肋間動静脈があり，肋骨直下からの穿刺は避ける必要がある．
2) 他臓器損傷，気胸：穿刺ルート上もしくはその前後に肝臓以外の臓器がないことが望ましい．高い肋間からの穿刺は，胸膜を穿刺する可能性がありなるべく避ける．
3) 迷走神経反射，血圧低下，徐脈：疼痛に伴って出現する．アトロピン硫酸塩の前投薬によって予防できることが多い．
4) 感染．

患者説明のポイント

- 血液検査や画像検査だけでなく，なぜ組織診断が必要かについての説明が必要である．

文献
1) 芳野純治，他：Gastroenterol Endosc 52：95-103, 2010

（德本良雄，阿部雅則）

経皮的生検（肝生検を除く）

検査の意義

- 経皮的組織生検（percutaneous tissue biopsy）は，腹部超音波検査（US）やCTなどのガイド下に生検針を用いて組織を採取する方法であり，多くの場合は開腹生検に代わりうる低侵襲で有力な組織診断法である．
- 目的は腫瘍の良・悪性の鑑別，原発部位の同

定，病変の進行度判定などの場合が多く，抗癌薬の感受性試験や遺伝子診断に用いる施設もある．
- 近年，各種画像診断の進歩や内視鏡超音波穿刺吸引生検の普及により，経皮的生検が必要となる場合は減少している．

適応と禁忌

- 適応は各種画像診断では確定診断が得られない場合，治療方針の決定に組織診断が必要な場合である．
- 対象は実質臓器で，肝臓以外では膵臓，胆囊，脾臓，腎臓，リンパ節，後腹膜腫瘍などがある．
- 絶対的な禁忌はないが，出血傾向の著明な患者，多量の腹水のある患者，生検時の静止や呼吸の停止が得られない患者は相対的な禁忌である．
- 画像診断で十分な診断ができる患者，手術により根治が期待できる患者，偶発症が起きた際に回復が困難な患者は避けるべきである．囊胞性腫瘍の生検は囊胞液の漏出による播種の危険性があり，適応外とする施設が多い．
- 血管を確実に避けられない場合や血流が著しく豊富な場合は，止血が確実な開腹下の生検をためらうべきではない．

検査の実際と前後の処置

1．画像装置

- US もしくはマルチスライス CT 透視により生検針の位置をリアルタイムに観察しながら穿刺するのが一般的である．
- MRI ガイド下の生検は，非磁性体の生検針を用いて施行されるようになったが，腹部臓器の生検では一般的でなく，主に乳房，骨病変，前立腺の生検で行われている．

2．穿刺針

- 穿刺針はさまざまなものが発売されているが，細径の吸引生検針とカッティングニードルタイプの生検針に大きく分けられる[1]．
- 膵臓や脾臓など重篤な合併症のリスクが高い部位には細径の吸引生検針を用い，後腹膜腫瘍など，自然な圧迫止血が得られやすい部位にはより大きく組織の取れるカッティングニードルタイプの生検針を用いることが多い．

治療の実際と前後の処置

1．術前

- アスピリン，ワルファリンなど，抗血小板薬・抗凝固薬内服の有無を確認する．内服時は，合併する疾患に基づくガイドライン（「循環器疾患における抗凝固・抗血小板療法に関するガイドライン」[2] など）に記載された指針に準じ，対処を行うのが望ましい．
- 血小板数，出血時間，プロトロンビン時間などの検査で止血凝固能に異常がないことを確認する．
- 検査当日は原則絶食とする．
- 血管ルートは確保するのが望ましい．
- 前投薬は必要に応じてペンタゾシンやミダゾラムを適量投与する．
- 呼吸を停止できる時間が短い場合には，酸素を少量吸入させ，その時間の延長を図る．

2．術中

(1) 超音波ガイド下生検

- US で穿刺部位を観察し，ドプラモードで穿刺ルートに血管がないことを確認する．
- 穿刺部位を消毒し，覆布にて清潔エリアとする．
- 清潔な穿刺用プローブをセットし，穿刺ルートの腹壁，腹膜を局所麻酔する．
- 患者がしっかりと呼吸を止めているのを確認して迅速に穿刺し，生検を行う（**図 III-13**）．
- 穿刺回数が多い場合に播種が起こりやすいという報告があるため，穿刺は3回程度までとする．

(2) CT ガイド下生検

- 事前の CT 画像をもとに計画した穿刺経路に適

した体位となり，表面マーカー（血管造影カテーテルなどを使用）を貼り付ける．
- 血管に近接している部位を穿刺する場合や標的部位が判別しにくい場合には造影する．
- CT撮影を行ってCT装置の位置決め用レーザーと表面マーカーから穿刺部位と穿刺経路を決定し，皮膚をマーキングする．
- 消毒後カテラン針にて穿刺部位を局所麻酔し，試験穿刺をして，針を残した状態でCT撮影する．
- 試験穿刺を参考に生検針を穿刺し，内針を進めた状態でもう一度CT撮影にて標的内に針があるのを確認し，組織を採取する．
- 2回目以降を行う場合は外筒がすでに標的内にあるので，深さに注意してそのまま生検できる．

3．術後
- 採取した標本は速やかにホルマリン固定をする．
- 穿刺した部位は圧迫止血を行い，患者に安静が必要であることを理解させ，術後3〜5時間は臥位にてベッド上安静とする．
- 止血薬および感染防御のため抗菌薬を点滴投与する．

検査の危険性・偶発症
- 偶発症には腹痛，出血，消化管穿孔，胆汁漏出，癌の播種，膵生検の場合は急性膵炎，などがあるが，具体的な発生頻度の報告は少ない．
- 肝生検を含めた経皮的腹部生検のレビューでは，生検による播種の頻度は0.003〜0.006％，致死的な合併症の頻度は0.006〜0.031％と報告されている[3]．

患者説明のポイント
- 検査中および検査後に患者の協力，安静が必要

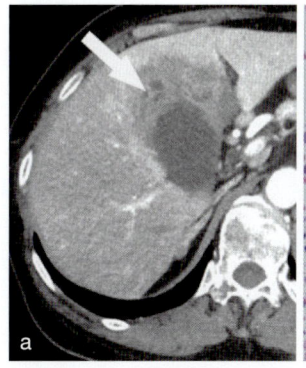

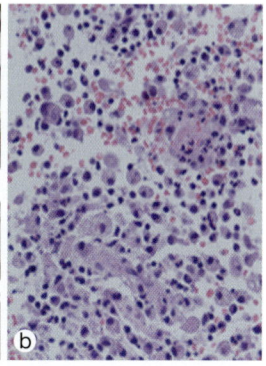

図Ⅲ-13 超音波ガイド下生検
79歳，女性．CTにて胆嚢腫瘤を認めた．経皮的に肝床および胆嚢を穿刺し，生検および細胞診を行ったところ，炎症性肉芽組織とともに泡沫細胞やコレステリン結晶を貪食した多核巨細胞を認め，明らかな異型細胞を認めなかった．最終的には手術にて黄色肉芽腫性胆嚢炎と診断した．
a：CT画像．胆嚢腫瘤および浸潤が疑われる肝床部分に対し，経皮的生検（白矢印）を行った．
b：生検組織標本の画像．

なため，目的，方向，偶発症についてしっかりと理解してもらうことが必要である．特に体位についても説明し，可能であれば実際に予定の体位を長時間保持できるか確認する．
- 血管塞栓術，開腹手術，膵炎の治療など，偶発症が起きた際の対処方法も説明する．

文献
1) 築山俊毅：INNERVISION 17：82-85，2002
2) 循環器病の診断と治療に関するガイドライン研究班：循環器疾患における抗凝固・抗血小板療法に関するガイドライン（2009年度改訂版），2009（http://www.j-circ.or.jp/guideline/pdf/JCS2009_hori_h.pdf）
3) Smith EH：Radiology 178：253-258，1991

（宮部勝之，大原弘隆，城 卓志）

IV 治療

1 処置および治療

胃洗浄，胃管・イレウス管留置

治療の意義

1. 胃洗浄
- 大量服薬あるいは高毒性物質の経口摂取時に胃内の洗浄を行い，吸収を阻害する．

2. 胃管・イレウス管挿入
- 胃管は胃洗浄，胃内の減圧（イレウス時や胃切除後），薬剤や栄養の投与，上部消化管出血の診断などを目的に施行される．
- イレウス管挿入はイレウス時の腸管減圧，造影剤を用いた狭窄や閉塞の診断，薬剤や栄養の投与などを目的に施行される．

適応と禁忌

1. 胃洗浄
- 大量服薬あるいは高毒素性物質の経口摂取から1時間以内の施行が原則．
- 強酸・強アルカリなどの腐食性物質を摂取している場合は禁忌．また，意識障害患者（JCS 30以上）では，非気管挿管下での施行は誤嚥の危険が高く禁忌．

2. 胃管・イレウス管挿入
- イレウス，薬物中毒，経口摂取困難，意識障害，上部消化管出血時に施行する．
- 口腔，咽喉頭に及ぶ重度の頭部外傷，鼻腔や咽頭・食道の閉塞，未治療の凝固異常，食道静脈瘤（比較的禁忌）の場合は禁忌．

治療の実際と前後の処置

1. 胃洗浄
- 大量服薬あるいは高毒性物質の経口摂取から1時間以内に施行することが望ましい．
- 十分に太い（成人 34〜36 Fr，小児 16〜28 Fr），先端が丸い，やや硬質で側孔が多数開いた胃管を経口的に挿入する．
- 可能であれば，左側臥位で頭側を 15° 程度下げて行う．
- 洗浄液は 38℃ 程度に加温した水道水または生理食塩水を用いて，1回注入量を 200〜300 ml（小児では 10〜20 ml/kg）とし，排液が透明になるまで繰り返す．中和剤は一般的には考慮しなくてよい．
- 医療従事者の毒物被曝に留意する．
- 胃洗浄施行後は，活性炭投与が推奨される．微温湯 300〜500 ml に活性炭 50〜100 g を投与する（小児では 1 g/kg）．

2. 胃管挿入
- 鼻腔麻酔と鼻出血予防のため，キシロカイン®ゼリーを 5 ml 程度鼻腔より注入する．
- 先端にキシロカイン®ゼリーを十分に塗布する．
- 可能であれば，左側臥位で挿入する．
- 鼻孔より咽頭に向かいほぼ垂直の角度で挿入する．片側が挿入困難であれば，対側に変更する．
- 食道入口部通過時は，嚥下可能な場合は嚥下に合わせて挿入する．意識障害などで困難な際は，マギール鉗子を用いて挿入する．

- 嚥下運動を繰り返し，数 cm ずつ挿入する．
- 先端が胃内に留置されているかどうかの確認は，まず胃内容物の排出を確認し，カテーテルチップシリンジにて空気を送気し，心窩部に聴診器を当てて気泡音の有無を確認する．通常成人の鼻腔から胃内までの挿入距離は約 55 cm である．

3. イレウス管挿入
- バルーンが1つのシングルバルーンタイプと2つのダブルバルーンタイプがあり，ダブルバルーンタイプは選択的な小腸造影時に使用される．
- 内容物を吸引するメイン・ルーメン（吸引ルーメン）のほか，バルーンを膨らませるためのバルーン・ルーメン，灌流のためのイリゲーション・ルーメンの3つのルーメンから構成されている．
- まず，バルーン・ルーメンから蒸留水を10〜20 ml 注入してバルーンに損傷がないことを確認し，その後十分にバルーンを虚脱させておく．
- 次にメイン・ルーメンからオリーブ油を10〜30 ml 注入し，ガイドワイヤーがスムーズに挿入・抜去できることを確認する．親水性ポリマーでコーティングされたイレウス管の場合には，この操作は不要である．
- 鼻腔・咽頭をキシロカイン®ゼリーで十分に表面麻酔する．
- イレウス管の先端から約15〜20 cm まで十分にキシロカイン®ゼリーを塗布する．

（1）透視下挿入法
- 胃管留置と同様に胃内まで挿入する．
- 胃内まできたらガイドワイヤーを一度抜去し，胃内容を十分に吸引する．
- 再度ガイドワイヤーをイレウス管先端まで挿入する．
- X線透視下に胃大弯側に沿って幽門輪まで誘導する．幽門輪の位置がはっきりしない場合には，20〜30 ml のガストログラフイン®で造影すると容易に確認できる．
- 幽門輪の通過がこの手技の最初の難所である．
- 前庭部を圧迫したり，ゆすったりしながら挿入を試みる．
- 右側臥位で先端を幽門輪近傍まで進め，しばらく待って蠕動を利用して進めることも有用である．
- 難渋する場合は右側臥位にこだわらず，左側臥位，ヘッドアップ，ヘッドダウン，腹臥位など試行錯誤を試みる．
- 先端が十二指腸に入ったら，仰臥位，ヘッドアップにしてガイドワイヤーを少し抜去したり，挿入したりを繰り返しながらチューブを十二指腸下行脚から水平脚へと進め，バルーンに蒸留水を5〜10 ml 注入する．
- 腸蠕動を利用して同様の操作でゆっくり進めていく．腸内容を吸引したり，ガストログラフイン®で腸蠕動を刺激したり，体位変換を適宜繰り返し，できる限り肛門側まで挿入する．
- 挿入が終了した時点で先端のバルーンに蒸留水を注入する（通常 20 ml）．イレウス管は胃内で20〜30 cm のたるみをもたせる．

（2）内視鏡下挿入法
《ガイドワイヤーを用いる方法》
・まず，経鼻内視鏡を鼻腔から十二指腸下行脚まで挿入し，鉗子孔からガイドワイヤーを挿入する．
・ガイドワイヤーが抜けないようにゆっくりと内視鏡のみ抜去した後で，イレウス管をガイドワイヤーに通して十二指腸下行脚まで挿入する．

《把持鉗子を用いる方法》
・あらかじめイレウス管の先端に絹糸を結んでおき，経口的に挿入した内視鏡から把持鉗子を用いて絹糸を把持し，イレウス管を十二指腸に誘導する．

治療の危険性
- 鼻腔，咽頭，上部消化管の損傷：十分なキシロカイン®ゼリーの塗布と，愛護的な操作が必要

である.
- ガイドワイヤーによる損傷：頻度は多くない．造影による腸管の走行を確認する．ガイドワイヤーは軟性部を先行させる．愛護的操作が必要である．
- バルーンの圧迫による腸管壊死：バルーン位置の移動の確認と，バルーン容量の確認，腹部症状の観察が必要である．

患者説明のポイント

- 胃管・イレウス管の留置後，抜去するまでの間の絶飲食，行動制限が生じることを理解してもらう．

文献
1) 奥村徹：胃洗浄．日本中毒学会（編）：急性中毒標準診療ガイド．じほう，pp 17-25，2008
2) 山口芳裕：救急医学 27：1177-1181，2003
3) 亀岡信悟（監）：臨床基本手技実戦マニュアル．南江堂，pp 106-113，2001

（山中健一，田村洋行，吉田行雄）

経腸栄養，経管栄養

経腸栄養，経管栄養の意義と種類

- 「経口摂取こそ最高の栄養療法であり，栄養管理の最終目標である」．これは栄養管理の原則であり，経静脈栄養もちろんのこと，経腸栄養や経管栄養で止まらず，可能であれば経口摂取による栄養補給を最終目標とする．
- 栄養管理には，投与経路を主体とした分類では，一般に，①経口栄養，②経腸栄養，③経静脈栄養がある．しかし，ESPEN（欧州静脈経腸栄養学会）のガイドラインなどでは，enteral

表IV-1 経腸栄養の利点

	経腸栄養法	経静脈栄養法	
		末梢静脈	中心静脈
長時間の管理	可能	困難	可能
栄養学的効果	大きい	非生理的	非生理的
投与可能カロリー	1,500～2,000程度	400～1,400程度	1,500～3,000程度
重篤な合併症	少ない	少ない	比較的多い
管理	比較的簡便	比較的簡便	注意を要する
経費	比較的安価	比較的安価	高価

nutrition（EN：経腸栄養）と parenteral nutrition（PN：経静脈栄養）に大別され，ENの中に，経口栄養法と経管栄養が含まれる．これは英語と日本語の表記・意味・解釈の微妙な差によるものと思われるが，基本的に経消化管的に栄養サポートを行う場合をEN，それ以外の栄養サポートをPNと定義される．
- 経管栄養には，経鼻法と経瘻孔法がある．経鼻法には，先端の消化管内での位置によって経鼻胃管や経鼻腸管などがあり，経瘻孔法には，経食道瘻法，経胃瘻，経胃空腸瘻，経空腸瘻などがある．
- 消化管機能に問題がないが，咀嚼や嚥下障害，周術期など経口摂取が困難，あるいは望ましくない場合には，経管栄養が行われる．
- 消化管が安全に使える場合に，経腸栄養が基本であり，消化管を利用することによって，消化管が本来有する消化吸収機能の維持のみならず免疫能や生理的機能を活性化させる（表IV-1）．
- 経腸栄養が十分に実施できず，必要なエネルギーが充足できない場合には経静脈栄養で補完することが重要となり，補完的中心静脈栄養（supplemental parenteral nutrition；SPN）と言われる．
- 消化管が利用できないときは，絶食期間中の消

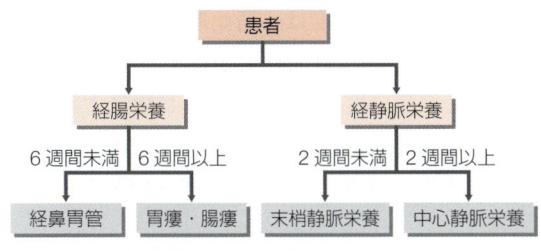

図 IV-1　栄養管理法の選択

化管粘膜の萎縮や，それに伴う免疫能低下の予防のため，少量の摂取でも消化管機能を維持できる GFO (glutamine-fiber-oligosaccharide) などの投与を可能な限り行う．その結果，免疫能の維持や腸内細菌叢の環境保全が可能となり，MRSA 感染症や偽膜性大腸炎の予防につながることがある．

適応と禁忌

- 原則として，腸管が完全もしくは一部使用であれば経腸栄養の適応となる．経腸栄養法には 6 週間を境に短期的経管栄養法と長期的経管栄養法に分けられる．6 週間以上の長期的経管栄養法には，経瘻孔法が適応となる（図 IV-1）．
- チューブの留置位置によって胃内と空腸に分けられる．胃内留置は，生理的順序で消化液の作用や胃酸による殺菌などの利点があるが，胃の貯留能・排泄能の問題・誤嚥・胃食道逆流のリスクがある場合は，空腸留置を考慮する．胃や結腸に比べて小腸蠕動の低下しにくいことから重症患者の早期経腸栄養に空腸からの経腸栄養が有用である．
- 腸閉塞，汎発性腹膜炎，消化管虚血，難治性嘔吐や下痢症など，腸管の通過障害，絶対安静が求められる病態では経腸栄養は一般的に禁忌であるが，部分的にでも腸管が使用できる場合，可及的な腸管の使用も考慮する．

経腸栄養，経管栄養の実際

1. 栄養療法の内容

- 栄養の投与経路として経腸栄養が選択される場合，経鼻法か瘻孔法の適応を検討し，1 日に必要なエネルギー量，三大栄養素（蛋白・糖質・脂質），水分量，電解質，微量元素の投与量を設定する（表 IV-2）．通常，① 水分量，② 蛋白，③ 脂質，④ 糖質，⑤ ビタミン・ミネラルの順に必要量を決定する．
- 経腸栄養剤に含まれる水分量は，1 ml あたり 1 kcal の製剤では，約 80％である．
- 経腸栄養剤の種類は，消化吸収能が保たれている場合には，半消化態栄養剤を第一選択とする．
- Crohn 病などの疾患により消化・吸収障害がある場合には，成分が蛋白ではなく，消化が必要とされないアミノ酸やペプチドである成分栄養剤や消化態栄養剤が適応となる．
- 肝不全，腎・肺機能障害や耐糖能障害などの病態に対してエネルギーと栄養素組成が調整された病態別経腸栄養剤が選択される．
- 周術期や高度侵襲症例では，免疫調整栄養素が強化された経腸栄養剤が有用な場合がある．
- 肝硬変患者に対しては，1.2～1.3 g/kg/日を目安に，十分量の蛋白を投与し，血中アンモニア濃度の上昇を制御しつつ，投与する総アミノ酸の中に占める分岐鎖アミノ酸（BCAA）の割合

表 IV-2　必要なエネルギー量や水分量の決め方

1 日必要エネルギー量＝基礎エネルギー消費量（Harris-Benedict の式）×活動係数×ストレス係数

Harris-Benedict の式
男性：66.5＋(13.7×体重 kg)＋(5×身長 cm)－(6.8×年齢)
女性：655.1＋(9.6×体重 kg)＋(1.8×身長 cm)－(4.7×年齢)
　活動係数：安静 1.0，歩行可能 1.2，労働 1.4～1.8
　ストレス係数：侵襲度や重症度にあわせて 1.0～2.0 に設定される．

- 1 日必要水分量＝30～40 (ml/日)×体重 (kg) もしくは尿量 (1,000～1,500 ml)＋不感蒸泄 500 ml
- 1 日必要蛋白投与量＝ストレス係数×体重 (kg)
- 1 日必要脂肪投与量＝総投与エネルギー量の 20～50％（必須脂肪酸を含む）
- 1 日必要糖質投与量＝総投与エネルギー量－（蛋白質投与エネルギー＋脂質投与エネルギー量）

- を増加することが有効である．
- 標準体重±10％程度の範囲で安定している透析前慢性腎不全患者では，30～35 kcal/kg/日以上の総エネルギー量を投与するのが望ましいとされている．

2. 経鼻胃管の挿入

- 経鼻胃管の挿入方法は，盲目的に挿入する方法とX線透視下で挿入する方法がある．
- 盲目的に挿入する方法は，仰臥位とし上半身を30～40°程度挙上し，チューブ先端と鼻孔にキシロカイン®ゼリーを塗布する．鼻孔から後咽頭までまっすぐ挿入し唾液を飲み込むようにさせて挿入する．可能な限り愛護的に挿入する．幽門前留置の場合には，約55 cm挿入する（一般に鼻孔から約55 cmでチューブの側孔が胃内に入る）．
- 意識障害がなく嚥下反射が正常の患者であれば，ベッドサイドでチューブを留置することが可能である．
- 経鼻胃管は，成人の場合には，チューブの詰まりを回避するためには，成分栄養剤の投与では5 Fr以上，半消化態栄養剤では8 Fr以上の太さが必要とされる．
- シリンジで空気を挿入して聴診器で胃内の気泡を確認する方法は，誤認することがあるので注意深く行う．そのために吸引により胃内容物を確認することが推奨され，挿入後には必ずX線検査で先端を確認することが必要である．
- 幽門後留置の際は，X線透視下でチューブの先端が幽門輪を越えるように誘導し，空腸もしくは十二指腸に留置する．
- 幽門後留置の際は，経鼻内視鏡を用いてガイドワイヤーを挿入すると，幽門輪を越えるのが比較的容易で，ガイドワイヤーを通して，空腸にチューブを留置する．
- 6週間以上の長期的経管栄養法には，経瘻孔法である経皮内視鏡下胃瘻造設（PEG），経皮経食道胃管造設（PTEG），外科的な腸瘻造設術を考慮する．

- 栄養剤の投与速度は，開始時は1回量100 m*l* から200 m*l* を2時間以上かけて投与するなど少量を緩徐に投与開始し，徐々に増量する．注入速度は，胃内に留置した場合は200 m*l*/時以下，空腸に留置した場合は100 m*l*/時以下とする．
- 胃食道逆流の危険が予想される場合には，坐位もしくは30°以上の上半身の挙上，胃排泄能が低下した場合にはクエン酸モサプリドやメトクロプラミドなどの消化管運動賦活剤の投与，経腸栄養剤の半固形化が有用とされている．

治療の危険性・予後

- 経腸栄養法の主な合併症には，チューブに起因する機械的合併症・消化器系合併症・代謝性合併症がある．
- 細径の経腸栄養専用カテーテルは，嚥下運動を妨げにくく，胃食道逆流も少ないため，投与する栄養剤，薬剤を考慮し，可能な限り細経のチューブを選択する．
- カテーテル留置後の確認は聴診だけでは十分ではなく，必ずX線撮影で確認することが求められている．経鼻カテーテルの気管・気管支への誤挿入は，重篤な合併症を招くため，意識障害や嚥下障害のある患者に対し行う際は，十分な注意が必要である．
- 機械的合併症には，経鼻胃管による鼻粘膜や咽頭の潰瘍形成や胃瘻孔挿入部の感染・炎症・壊死，チューブ閉塞がある．
- 消化管系合併症には，嘔吐・下痢などがあり，嘔吐による内容物の逆流による誤嚥性肺炎の発生などがある．
- 代謝性合併症には，高血糖・低血糖・電解質異常・肝機能障害がある．
- 経腸栄養剤調整時やバッグ型製剤以外の経腸栄養剤は，細菌感染を防ぐため，8時間以内に投与を終えることが必要である．

患者説明のポイント

- 経腸栄養の意義，必要性について説明し，理解してもらう．
- 原疾患に対する経腸栄養の効果について説明する．
- 経鼻胃管やPEGなどがもたらすメリット，デメリット（合併症を含む）について説明する．

文献

1) 東口髙志（編）：NST完全ガイド・改訂版―経腸栄養・静脈栄養の基礎と実践．照林社，2009
2) 東口髙志（編）：重症患者と栄養管理Q&A．総合医学社，2012
3) 東口髙志（編）：「治る力」を引き出す―実践！臨床栄養．医学書院，2010
4) Lochs H, et al：Clinical Nutrition 25：180-186, 2006

（岩田正己，東口髙志，森 直治）

表IV-3 浣腸・高圧浣腸の適応と禁忌

浣腸の適応
1) 治療
   機能性，症候性，薬剤性などの便秘に対して
2) 検査前処置
   直腸鏡・大腸内視鏡検査，直腸・肛門機能検査などの前処置として
3) 手術前処置
   腹部・骨盤・下肢の手術などの前処置として

高圧浣腸の適応
1) 治療
   高度の便秘，腸重積などに対して
2) 検査前処置
   大腸内視鏡検査の前処置として（経口腸管洗浄剤で効果不十分な場合など）

浣腸・高圧浣腸の禁忌
1) 消化管穿孔およびその疑いがある患者
2) 腹腔内炎症のある患者
3) 全身衰弱が高度な患者
4) 下部消化管手術直後
5) 嘔気・嘔吐や激しい腹痛など，急性腹症が疑われる患者
6) 中毒性巨大結腸症
7) 腸管内出血が認められる患者（グリセリン浣腸の場合）

浣腸，高圧浣腸

治療の意義

- 狭義には便秘による腹部症状の緩和や検査・手術の前処置として，腸内容の除去を目的に施行されるが，広義には治療目的の薬剤注入（注腸療法）や腸重積に対する非観血的整復術なども含まれる．
- 浣腸とは，肛門を経て腸内に薬液や微温湯などの液体を注入することを指し，直腸壁や粘膜に対する物理的・化学的刺激により蠕動運動を起こさせ，また糞便の軟化作用や直腸粘膜の潤滑化作用などにより排便を促進する．
- 高圧浣腸とは，液圧を用いてS状結腸より口側結腸の糞便を排泄させることを目的とする．

これにより浣腸では難しい下行から横行結腸付近までの洗浄を行うことが可能となる．多くは，腸重積症の治療や大腸内視鏡検査の前処置として施行される．

- 注腸療法には，炎症性腸疾患などに対する5-アミノサリチル酸（5-ASA）製剤や副腎皮質ステロイドの注腸，高カリウム血症に対するイオン交換樹脂の注腸，肝性脳症に対するラクツロース注腸などがある．薬物を肛門より腸内へ注入することにより，局所における直接作用あるいは粘膜より吸収されることにより効果を発現する．

適応と禁忌

- 浣腸・高圧浣腸の適応と禁忌を表IV-3に示す．
- 手術や分娩の前処置として浣腸が行われることがあるが，近年の報告ではその必要性が疑問視されてきており，偶発症などの観点からも浣腸

以外の手段（下剤内服など）で代替可能か否かを検討すべきである．
- 以下のような状態では，有害事象が生じうるので慎重に対応する．
 ・腸管や肛門部に炎症や創傷，痔疾患を有する患者では，出血を促すことによりグリセリンが体内へ吸収され，溶血や腎不全を起こす危険性がある．
 ・腸管麻痺や重度の硬結便のある患者では，蠕動亢進により腹痛などの症状を増悪させることがある．
 ・重篤な心疾患や脳血管疾患を有する患者，高齢者，高度の脱水患者などでは，過度な血圧変動や脳圧亢進，脈拍異常などを誘発し，原疾患の悪化を招くおそれがある．
 ・妊婦に対する安全性は確立されておらず，子宮収縮を誘発し流早産を起こす可能性がある．

治療の実際と前後の処置

1．浣腸

(1) 必要物品
- ディスポーザブルタイプの50％グリセリン浣腸（10, 30, 40, 60, 90, 110, 120, 150 m*l*）またはシリンジとネラトンカテーテル，潤滑剤（キシロカイン®ゼリー，オリーブ油，ワセリンなど）．

(2) 薬液
- 50％グリセリン液．

(3) 注入手技
- 浣腸施行時は，腸管損傷などの合併症予防のため，ベッド上で行う必要があること，また手技に先立ち使用物品を見せるなどして十分に説明しておく．
- 女性患者では女性看護師を同席させるなどプライバシーに配慮する．
- 薬液を湯煎により直腸温よりやや高めの40〜41℃程度に温めておく．
- 挿入体位は，両膝を屈曲させた左側臥位とする（乳児では砕石位でも可）．
- 浣腸器挿入前に，直腸指診を行うことが望ましい．
- 母指と示指で肛門部を開き目視でしっかり肛門を確認のうえ，潤滑剤を塗布したカテーテルをゆっくり挿入する．患者に口呼吸を促すと，腹圧が下がり肛門括約筋の緊張が和らぐので安全に挿入しやすくなる．
- 肛門管を越えたら，腸管の走行に沿ってカテーテルを背側へ向け，抵抗のないことを確認しながら，5〜6 cmまで挿入する（乳幼児では2〜4 cm）．それ以上の挿入は腸管壁を損傷するおそれがある．
- ストッパー付きの製剤では，ストッパーの誤挿入も有害事象として報告されており注意を要する．
- 薬液注入は異常な抵抗や疼痛のないことを確認しながら，ゆっくり（60 m*l* を20秒以上かけて）注入する．
- 注入量は1〜2 m*l*/kgを基本とし，適時増減する．
- 注入が終われば，ガーゼで肛門を押さえながらゆっくり抜去する．カテーテル先端に血液の付着がないことを確認する．
- 臥位のまま3〜5分間程度我慢させ，便意が強くなってから排便させる．
- 反応便の量，気分不快や腹部症状，会陰部や肛門周囲の腫脹，出血（尿，便，肛門部）の有無などに注意する．

2．高圧浣腸

(1) 必要物品
- イリゲーター（irrigator），ネラトンカテーテルまたはバルーン付きカテーテル，クレンメ，点滴スタンド，鉗子，潤滑剤．

(2) 薬液
- 微温湯や生理食塩水．
- 1〜2％の薬用石鹸水．
- 腸重積に対する非観血的整復術の場合は，6倍希釈ガストログラフイン®など．

(3) 注入手技
- 患者への配慮や体位，挿入や観察における注意

点など基本的事項は浣腸施行時と同様である.
- 薬液を注いだイリゲーターにカテーテルを接続し,先端まで満たして鉗子で止め,通常は液面が肛門部から約50 cm の高さとなるよう点滴スタンドに吊り下げる.腸重積整復の場合は100 cm（乳児では80 cm）から開始する[1].
- 肛門内へカテーテルを愛護的に挿入後,鉗子を外し100〜200 ml/分の速度で300〜1,000 ml 程度の薬液を点滴と同じ原理で自然落下させる.

治療の危険性・予後

- グリセリン浣腸に代表される浣腸手技は,日常的に比較的安易に行われているが,グリセリン浣腸による有害事象として溶血・腎不全,消化管穿孔・膿瘍,直腸異物などが,毎年20件前後報告されている[2].
- 直腸粘膜に何らかの損傷がある,もしくは生じた場合には,同部から血管内にグリセリンが移行することにより溶血が引き起こされ,さらに腎不全を呈することがある.遊離ヘモグロビンを除去することで腎不全への進行を阻止できるため,補液,利尿薬,ハプトグロビンの投与などが有効であるが,既報では血液透析や血漿交換を要した症例もある[3].
- カテーテルによる直腸粘膜損傷により腸管穿孔が生じることがある.CT で直腸周囲の気腫像が指摘された症例であっても,汎発性腹膜炎の所見がなければ保存的加療で改善する症例もあるが,ドレナージや人工肛門造設が必要となる場合もあるため慎重に対応する必要がある[3].
- 浣腸液の急速注入や強制排泄などにより,迷走神経反射が生じ,心拍数低下や血圧低下などのショック様症状がみられることがある.

患者説明のポイント

- 浣腸施行の際,臨床現場では患者側からトイレでの実施を要望されることがあるが,トイレなど狭い場所における施行は,肛門部の観察が不十分となり同部を損傷する可能性が高くなるだけでなく,挿入の方向や挿入長の確認が難しく,また立位など腹圧がかかる状態では直腸の屈曲が強くなるため,腸管損傷をきたしやすくなることから,ベッド上で左側臥位にて施行する必要があることを十分に説明し理解を得ることが肝要である.

文献

1) 小児腸重積症の治療.ガイドライン作成委員会（編）：エビデンスに基づいた小児腸重積症の診療ガイドライン.へるす出版,pp 38-69,2012
2) 医薬品医療機器総合機構ホームページ（http://www.info.pmda.go.jp/）
3) 原田知明,他：日本外科系連合学会誌 36：1015-1019,2011

（佐藤秀樹,水野滋章,森山光彦）

腹腔穿刺およびドレナージ

治療の意義

- 腹腔穿刺は腹腔内に貯留する液体の性状を診断し治療に結びつける目的で行う.
- 膿瘍など排出すべき物質であれば引き続きチューブを留置しドレナージを行う.
- 腹部超音波（US）あるいは CT を用いることで,腹腔内のほぼ全域にわたる穿刺・ドレナージが可能である.
- 膵液貯留に対しては超音波内視鏡を用いた経胃的ドレナージも有効である.経皮経胃的なドレナージの報告もある.
- 骨盤腔内の貯留に対して腹壁からのアプローチではしばしば腸管が穿刺ルートの妨げになるが,経腟,経直腸,あるいは CT ガイド下での経大殿筋に穿刺することでドレナージは可能となり,良好な成績に結びついている.

適応と禁忌

- しばしば開腹によるドレナージと穿刺でのドレナージの良否が問題になるが，穿刺ドレナージでの成功率も高く[1,2]，腹腔内膿瘍に対してはすべての症例に試みてよい．
- 特に，超音波ガイド下でのアプローチが可能であれば，ベッドサイドでも行える手技であり，開腹の侵襲が生命に危険を及ぼすような患者ではまず試みる価値がある．
- 重症急性膵炎では壊死組織に感染が加わりドレナージが不良となり成功率は高くない[1〜3]．そのため開腹でのドレナージを視野に入れての試みが必要である．後腹膜からの腹腔鏡でのアプローチが有用との報告もある．
- 消化管と交通する膿瘍では炎症の沈静化が図れた後でも瘻孔が残る場合があり，最終的に開腹手術が必要となることもある[2]．
- 凝固異常や出血傾向のある患者でも，できるだけ出血・凝固異常を是正し，穿刺ルートに注意して行えば禁忌ではない．

治療の実際と前後の処置

- 手技はほとんど局所麻酔で可能であるが，手技中の患者の静止は必要不可欠である．
- 十分な説明と同意を得たうえで患者の精神の安定を図ることが必要である．
- 特に肝膿瘍や閉塞性黄疸でのPTCD，横隔膜下膿瘍のドレナージには呼吸の静止が必要となり患者の協力は欠かせない．
- 患者の体位を工夫することで，穿刺ルートが確保できることがある[1]．
- 消化管損傷の可能性もありうることから，術前にはできれば腸管処置（mechanical preparation）を行いたい．
- 術後には患者のバイタルサインの変動や採血による炎症・貧血，肝機能の経時的変化を含めた全身状態の観察が必要である．
- 穿刺部の変化（出血の有無やドレナージチューブの固定状態など），排液の性状（出血あるいは腸内容の混入の有無），排液の量に注意する．
- ドレナージチューブのねじれが閉塞の原因ともなりうるのでチューブの状態にも注意する．
- 内容物によるチューブの閉塞が考えられる場合，定期的な生理食塩水での洗浄が有効である．
- ドレナージ後3日以降に排液量が増えたり，発熱や白血球増多が4日目以降も持続する場合は再度USやCTで膿瘍の評価を行い，再穿刺か開腹手術への移行を検討すべきである．

治療の危険性・予後

- 単純な膿瘍であればその成功率は90％以上である[1,2]．
- 消化管と交通のある膿瘍でも成功率は80〜90％とされ，この場合には開腹手術に移行しても感染のない状態で瘻孔の閉鎖を行うことができる[1,2]．
- 感染や壊死の加わった膵炎や炎症性腫瘤ではその成功率は30〜50％と報告されており，開腹手術を視野に入れた治療方針が必要である[1〜3]．
- 合併症としては，出血，肝・脾の損傷，消化管の穿孔などが挙げられる．
- まれではあるが消化管内容や膿が腹腔内に撒布されることで腹膜炎を生じ，敗血症に至る合併症もある．
- 腹腔穿刺・ドレナージは対象になる膿瘍と周囲の臓器の位置関係を十分に把握しておけば，それほど煩雑な手技ではなく局所麻酔で行えるので，インフォームドコンセントを十分に行ったうえでまず試みる価値のある方法である．

患者説明のポイント

- この手技の意味や必要性を十分に理解してもらったうえでの協力が必要である．
- 呼吸の調節が必要な上腹部の穿刺では，強い鎮静薬を使うことはできないので，患者の協力が必要不可欠であることを肝に銘じ，十分なイン

フォームドコンセントを行い，患者の精神状態を安定させることが成功の鍵である．
- 合併症に対しても，患者の協力がなければ頻度が増えることなどを詳しく説明するとともに，合併症が起こった場合の対策を説明しておく．

文献
1) McDermott S, et al：Semin Intervent Radiol 29：256-263, 2012
2) vanSonnenberg E, et al：World J Surg 25：362-369, 2001
3) Thoeni RF：Radiology 262：751-764, 2012

〈松本英男，平井敏弘〉

食道バルーンタンポナーデによる止血

治療の意義

- 食道静脈瘤出血に対しては，内視鏡的食道静脈瘤結紮術をはじめとする内視鏡治療の進歩により Sengstaken-Blakemore tube（S-Bチューブ）が使用される機会は少なくなっている．しかしながら，内視鏡治療が困難な状況において，現在においても，食道静脈瘤の緊急処置としては有用であり，必須のものと考えられる．そのため，わが国の救急専門医の経験すべき必須処置の1つとなっている．
- S-Bチューブによる食道静脈瘤破裂に対する止血率は80～90％と，バソプレシンなどの薬物療法による止血率60～70％と比べると，良好な止血効果が得られる[1]．内視鏡的治療が普及してきても，依然としてS-Bチューブの必要性があるのは，内視鏡医でなくても高い一時止血効果により，バイタルの安定化ができ，次の治療を円滑に開始できるからである．
- 緊急出血時に，ただちに内視鏡治療を選択するか，いったんS-Bチューブを使用し止血を図った後に内視鏡治療を行うか，といった問題もあるが，内視鏡治療の止血率の高さおよび合併症の低さから，ただちに内視鏡治療を行うほうが良いと報告されている[2]．また，出血により全身状態が不安定であり内視鏡自体のリスクが高い場合や，大量出血のために内視鏡的治療が困難な場合は，ためらわずS-Bチューブを用いて止血しつつ全身状態の安定を図るべきである．
- しかし，S-Bチューブはあくまでも一時的な治療であり，一時止血を得られたら速やかに内視鏡治療などの根治的な治療に切り替えなくてはならない．

適応と禁忌

- 適応は，食道静脈瘤破裂による出血例および胃静脈瘤破裂による出血例であるが，食道に比べると胃静脈瘤破裂に対する効果は低い．
- 全身状態不良で，内視鏡検査ができないときは，病歴，身体所見，血液検査所見より，肝硬変症や食道・胃静脈瘤の可能性を判断し，S-Bチューブを挿入することもありうる．
- 肝硬変症における消化管出血の約30％は，胃潰瘍などの静脈瘤以外の原因からの出血である．したがって，S-Bチューブで止血されない場合は，食道・胃静脈瘤以外からの出血の可能性が高い．
- 食道狭窄などによりチューブの食道通過が困難な場合やバルーンを膨らませられない場合は禁忌となる．

治療の実際と前後の処置（図Ⅳ-2）

1) S-Bチューブ挿入前確認：バルーンを空気で膨らませて，バルーンの破損の有無を確認する．
2) 挿入時の体位：半坐位でのチューブの挿入を勧めている文献も多いが，意識が低下している患者も多く，仰臥位あるいは側臥位での挿

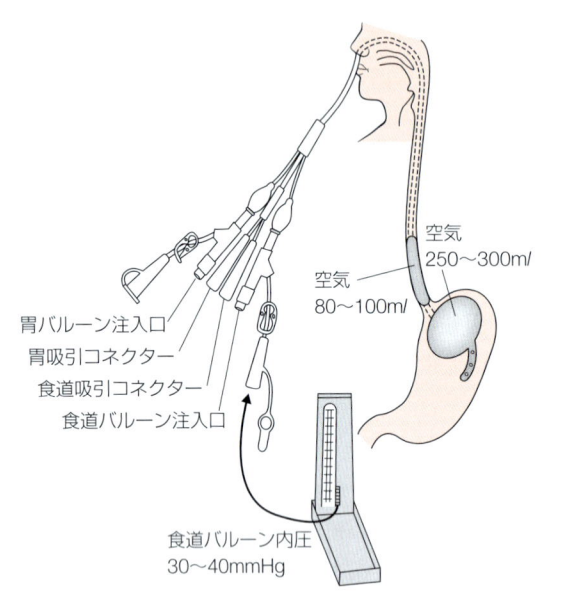

図 IV-2　S-Bチューブの装着図

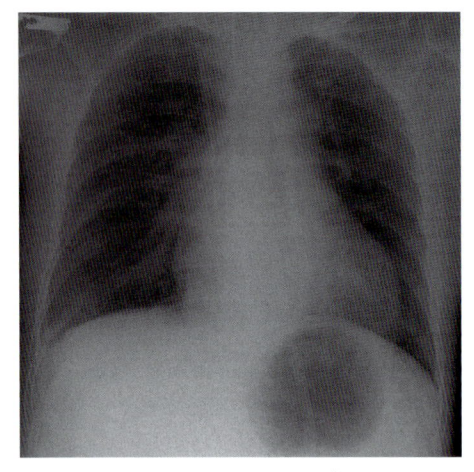

図 IV-3　胃バルーン位置の確認

入も有効である．血液を誤嚥する可能性もあるので，必ず口腔内吸引の準備をしておく．

3) チューブの挿入：胃吸引コネクターから空気を注入しながら心窩部で聴診し，胃バルーンが胃内にあることを確認する．
4) 胃バルーン拡張：胃バルーンに250〜300 mlの空気をゆっくりと注入する．口側に牽引し，胃バルーンが胃噴門部に固定されたことを確認（呼吸に合わせてチューブが上下する），鼻側に固定する．もし，注入時に抵抗がある場合や胃内に存在することに不安がある場合は，100 ml程度空気を挿入した時点で，単純X線にてバルーンの位置を確認する[3]．
5) 食道バルーン拡張：食道バルーン圧を測定するマノメーターを接続し，30〜40 mmHgの圧で膨らませる．大体80〜100 mlくらいを目安とする．
6) チューブの固定：チューブを紐でしばり，点滴台や滑車を利用して，点滴バッグ500 ml程度のおもりで牽引したり，あるいは簡単な方法としてはチューブをスポンジで包み鼻に固定する方法などがある．
7) チューブの固定が終了したら，必ず腹部単純X線でチューブの位置の確認を行う．チューブの挿入長を定期的に確認する（図 IV-3）．
8) 定期的に食道内および胃内吸引孔より吸引を行い，止血がきちんとなされているかどうかを確認する．

治療の危険性・予後

- 合併症は，約10%前後に認められ，誤嚥性肺炎，食道破裂，食道潰瘍，気道閉塞などが報告されている．S-Bチューブを適切に使用するかどうかが重要であり，チューブを使用する施設の熟練度に起因することが多い．
- 誤嚥性肺炎：前もって胃管により胃内容を十分に吸引しておく．挿入時や胃バルーンを引っぱる際には，側臥位あるいは顔を横に向けた状態で行い，口腔内吸引の準備しておく．
- 食道破裂，食道潰瘍：S-Bチューブの長期留置（使用時間は48時間が限度），過度の食道バルーン圧や胃バルーンの食道内への移動により引き起こされる．
- 気道閉塞：胃バルーンが収縮すると食道バルーンがずれて，気道閉塞を起こすことがある．
- 再出血：S-Bチューブ単独で80〜90%と高い一時止血率が得られるが，再出血率は約50%であり，再出血を予防するためには根治的な治療が必要である[3]．

患者説明のポイント

- S-Bチューブの合併症を説明したうえで，大量出血のため全身状態が不安定であり，S-Bチューブを用いて，とにかく一時止血をしなければ生命の危険があることを，患者ならびに家族に十分に説明して理解を得る必要がある．
- S-Bチューブはあくまでも一時的な治療であり，一時止血を得られたら速やかに内視鏡治療などの根治的な治療を行う必要がある旨を伝えておく．

文献

1) Sengstaken RW, et al：Ann. Surg 131：781-789, 1950
2) Lo GH, et al：Gastrointestinal Endosc 38：421-424, 1992
3) 赤星朋比古, 他：S-Bチューブ挿入. 消化器外科 35：1533-1536, 2012

〔赤星朋比古，川中博文，橋爪 誠〕

バルーン拡張術

治療の意義

- 食道狭窄や食道，胃術後症例での吻合部狭窄が高度になると経口摂取が困難となる．
- 食道狭窄は原因疾患により，悪性狭窄と良性狭窄に分けられる．良性狭窄にはバルーン拡張術は有効であるが，悪性狭窄ではバルーン拡張による治療効果は乏しい．
- 食道狭窄の治療目的は，嚥下障害を改善し問題なく食事ができるようにすることにつきる．

適応と禁忌

- 食道の良性狭窄により，嚥下障害を認める症例が良い適応となる．
- 良性食道狭窄に対する第一選択の治療法はバルーン拡張術である．
- 良性狭窄をきたす代表的疾患として逆流性食道炎，腐食性食道炎，食道アカラシア，食道ウェブ，医原性では術後吻合部狭窄（頸部食道胃管吻合部，胃全摘術後の食道空腸吻合部），内視鏡的切除後狭窄[1]などが挙げられる．
- 狭窄の判定には，自覚症状以外に造影所見での狭窄程度（完全，不完全），狭窄長，口側拡張の有無，狭窄部形状（直線，屈曲，瘻孔形成）などの評価が必要である．
- バルーン拡張術で注意すべき症例は，狭窄部肛門側の観察が全くできず，造影検査などでも評価が困難な症例である．
- バルーンダイレーターを狭窄部の肛門側まで抵抗なく容易に挿入できない症例では注意が必要である．
- 食道軸が偏位した症例での無理な挿入は，食道損傷や拡張により食道穿孔の要因となる．バルーンダイレーター挿入の時点でわずかでも抵抗があれば，無理な挿入は決して行わない．
- 悪性食道狭窄で瘻孔や深い潰瘍と伴い，また気道系や大血管に浸潤する症例に対するバルーン拡張は禁忌と考えられる．

準備品

- 通常の内視鏡検査で使用される光源，モニターとスコープが必要である．
- スコープは鉗子口径が2.8 mm以上の機種であれば，鉗子孔よりTTS (through the scope) 型バルーンダイレーターの挿入が可能である．
- 頻用されているTTS型のCREバルーンダイレーター（Boston Scientific社製）は狭窄程度によりバルーン拡張径6〜12 mm，12〜15 mm，15〜20 mmのサイズから選択できる．
- 手技に際しては，パルスオキシメーターにより呼吸状態および自動血圧計や心電計で循環動態のモニタリングを行う．

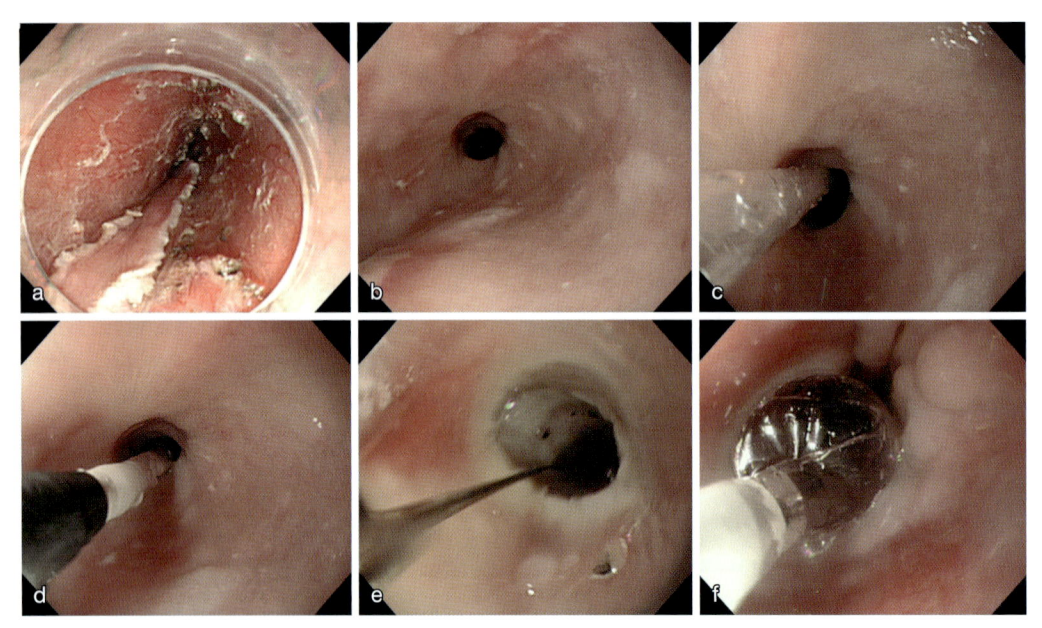

図 IV-4　食道 ESD 後狭窄例に対する TTS
a：広範囲食道 ESD 後．
b：広範囲食道 ESD 後狭窄．
c：TTS バルーンダイレーター先端を狭窄部に挿入．
d：口側端まで抵抗なく挿入．
e：スコープと密着させ狭窄部を観察．
f：狭窄部を越えてスコープを挿入．

前処置

- 高度狭窄例では水分摂取もできず，脱水状態も考慮される．血管確保のもと必要十分な輸液を行う．
- 前処置として通常の上部消化管内視鏡検査と同様に咽頭麻酔を行う．
- バルーン拡張操作に伴う苦痛を軽減ため，鎮静薬を使用し conscious sedation 下に行うことが適当と思われる．

治療の実際（図 IV-4, 5）

- 内視鏡を狭窄部口側まで挿入し狭窄状況を観察した後，狭窄程度に応じたバルーンダイレーターを選択する[2]．
- 内視鏡の鉗子口より潤滑用ゼリーを注入することで TTS 型バルーンダイレーターの挿入が容易になる．
- 内視鏡観察下に狭窄部へのバルーンダイレーターを挿入し，異常抵抗なく狭窄部肛側まで通過するかを確認する．
- 挿入時，少しでも異常抵抗が感じられた際には，無理な挿入は決して行わない．ガイドワイヤー対応のダイレーターの使用や X 線透視下に行う．
- バルーンの中央部と狭窄部の位置が，一致するように調整する．
- バルーンの加圧は少しずつ行い，バルーン拡張後は，牽引し内視鏡先端部と密着させることでバルーン越しに狭窄部の状態が透見できる．
- 拡張後は，内視鏡を少しずつ左右に回転させながら狭窄部を通過させる[3]．
- 拡張後は，狭窄部の裂創の状況や出血，穿孔の有無を確認する．
- 深い裂創や穿孔が疑われた際には，水溶性造影剤を用い食道造影で穿孔の有無，また CT で縦

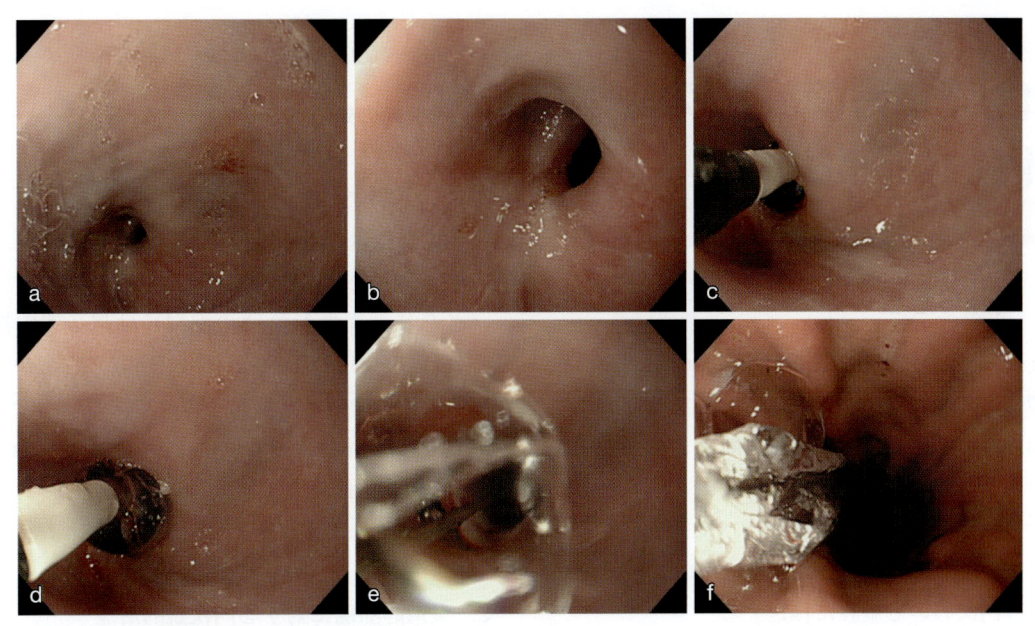

図 IV-5　食道術後吻合部狭窄例に対する TTS
a：頸部食道胃管吻合部の狭窄.
b：近接し狭窄長を推測.
c：口側端まで抵抗なく挿入.
d：バルーンを加圧.
e：スコープと密着させ狭窄部を観察.
f：拡張後に狭窄部を通過.

隔気腫の有無を確認する.

治療の危険性と術後管理

- バルーン拡張による最も重篤な偶発症は食道穿孔である.
- 穿孔を認めた際には，禁食とし点滴管理で抗菌薬を投与し，慎重に全身状態の管理を行う.

患者説明のポイント

- 狭窄の病因とバルーン拡張により期待される効果について説明する.
- 治療効果に関しては，1回の拡張で永久的効果が期待できるものではなく，再度行う可能性があることも説明する.
- バルーン拡張に伴う偶発症として，食道穿孔や出血などが挙げられ，その対応や対策について説明する.

文献
1) 井上晴洋, 他：胃と腸 44：394-397, 2009
2) 平澤大, 他：消化器内視鏡 22：546-549, 2010
3) 島田英雄, 他：食道狭窄治療. 日本消化器内視鏡学会卒後教育委員会（編）：消化器内視鏡ハンドブック. 日本メディカルセンター, pp 211-219, 2012

（島田英雄，小澤壮治，幕内博康）

食道・胃静脈瘤の内視鏡的治療

治療の意義

- 食道・胃静脈瘤は上部消化管出血の主要な出血源であり，大量出血では致命的となる．
- 出血時の緊急内視鏡による診断はきわめて重要であり，ただちに内視鏡的治療によって止血できる．専門医がいない場合はバルーン圧迫止血法（S-B チューブなど）で一時止血し，速やかに専門医のいる施設に移送する．
- 出血既往例は再出血の危険性が高く，早急に適切な治療を必要とする．
- 予防例では出血リスクの高い静脈瘤（high risk varices）かどうかの判定が必要である．
- 静脈瘤治療は基礎疾患の治療ではないので，安全かつ効果的な治療をすべきである．

適応と禁忌

1. 治療適応静脈瘤

- 出血・待機例は絶対的適応であり，予防例では F2 以上または F 因子に関係なく red color sign 陽性の high risk varices が治療適応となる．
- 胃静脈瘤（gastric varices；GV）では上記以外に，GV 上にびらん・潰瘍を認めるものや急速に増大傾向のあるもの，あるいは食道静脈瘤治療後に残存した GV や新生した GV が high risk varices である[1]．

2. 禁忌

- EIS（endoscopic injection sclerotherapy）の禁忌は高度肝障害（Child-Pugh C で総ビリルビン 4 mg/dl 以上），低アルブミン血症（2.5 g/dl 以下），高度血小板減少（2 万/μl 以下），全身の出血傾向（DIC），大量腹水貯留，高度脳症，末期肝癌（Vp3,4），腎不全，心不全などの場合である．

治療の実際と前後の処置

1. 治療前の処置

- 患者および家族に十分なインフォームドコンセント（IC）をしたうえで承諾書を得る．
- 治療前には患者の病態の把握が重要であり，病態に応じた適切な治療法を選択する．
- さらに門脈血行動態の把握には超音波内視鏡（EUS）と 3 次元 CT が有用であり，安全かつ効果的治療を行うために不可欠である．
- 食道静脈瘤では EIS や EVL（endoscopic variceal ligation），孤立性 GV では組織接着剤（シアノアクリレート系薬剤）注入法（CA 法）が行われている．

2. 食道静脈瘤に対する内視鏡的治療

- 出血例では全身管理下に緊急内視鏡を施行し，出血源を確認後ただちに EVL または EIS にて止血する．
- 待機・予防例の基本的治療法として，供血路閉塞を目的に 5％オレイン酸エタノールアミン（EO）の血管内注入法（EO 法）と細血管の消失を目指す 1％エトキシスクレロール（AS）の血管外注入法（AS 法）を異時的に併用した EO・AS 併用法（図 IV-6）[2]が行われている．
- EIS のコツは静脈瘤の完全消失を目指すことであり，静脈瘤完全消失で再発防止を図る．
- 長期間の再発防止効果を得るためには静脈瘤完全消失だけでなく，さらに徹底した治療（地固め法）が必要である．
- EO・AS 併用法後にアルゴンプラズマ凝固法（APC）による地固め法（図 IV-6）[2]を加えるのが最も効果的である．
- EVL は硬化剤を使用しないので EIS 禁忌例（高度肝障害例）でも施行できるが，EVL 単独では再発が高頻度であり，待機・予防例の治療法としては限界がある．
- EVL 後の再発率を低下させるために EIS（AS 法）との併用や EVL 後に APC 地固めを追加することで効果的となる．

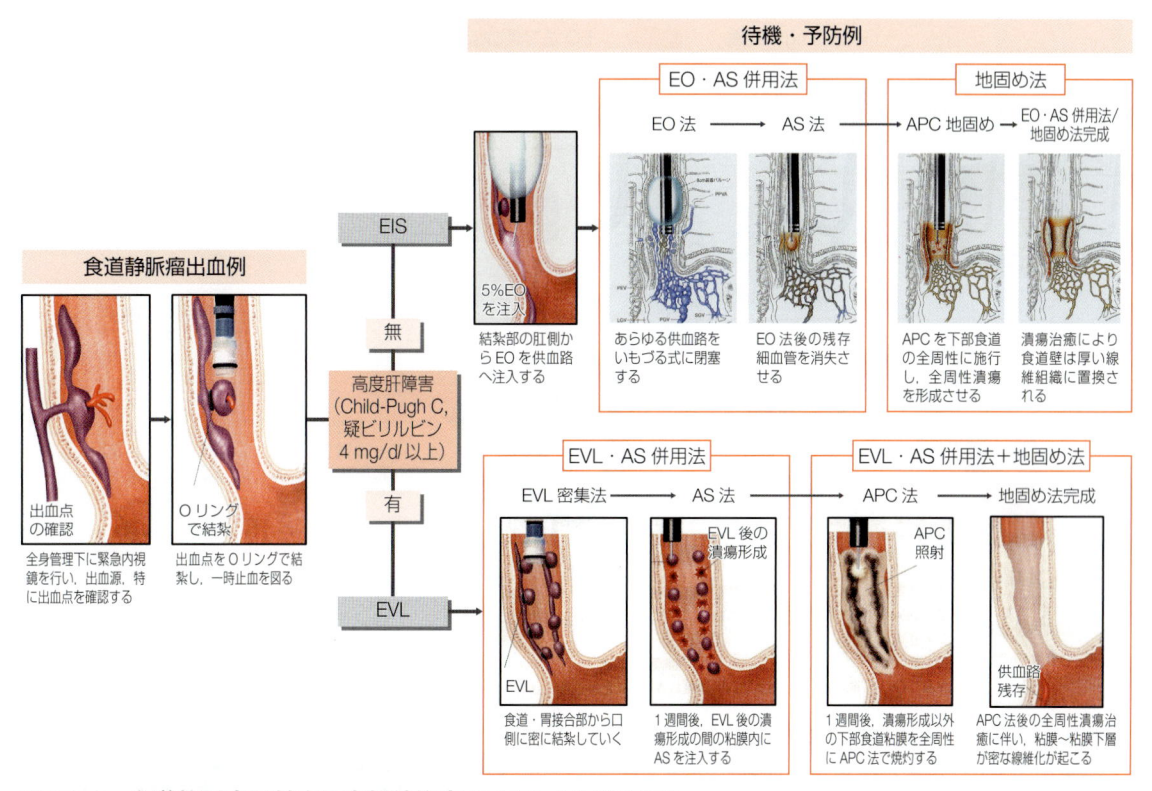

図 IV-6　食道静脈瘤に対する内視鏡治療〔文献 2) より引用改変〕

3. 胃静脈瘤に対する内視鏡的治療
- 出血例は全身管理下に緊急内視鏡にて出血源を確認し，CA 法で止血する．
- 待機・予防例では GV を CA 法で閉塞し，さらにそれらの供血路を EO 法で閉塞する CA・EO 併用法（**図 IV-7**）[2)] が有用である．

4. 治療後の処置
- 治療後は患者の状態や治療内容の報告，および食事，安静度，投与する薬剤（止血薬，抗菌薬など）を指示する．
- 治療後の患者管理のために，クリニカルパスを導入するのが望ましい．

治療の危険性・予後

- EIS の重大合併症には，出血や食道穿孔などの局所的なものと，ショック，門脈血栓，肝不全，腎不全などの全身的なものがある．
- EVL の重大合併症には，O リング脱落による大量出血や出血死，オーバーチューブによる食道損傷や食道穿孔などの報告がある．
- 食道・胃静脈瘤出血に対する内視鏡的止血率は 90％以上と高い．
- EO・AS 併用法と地固め法施行例の 5 年後の累積非再発率は 66.0％，89.5％であった．
- 孤立性 GV に対する CA・EO 併用法の再発率は 8％であった[3)]．
- 治療後の予後は肝障害の程度や肝癌合併の有無に依存する．

患者説明のポイント

- 出血例では治療の必要性とともに全身状態の悪化に伴う危険性，すなわち出血性ショック，出血死のほか，止血後も肝不全や腎不全が起こりうること，止血できない場合の S-B チューブの使用を含め十分に家族に説明する．
- 待機・予防例では基礎疾患，肝障害の程度，静

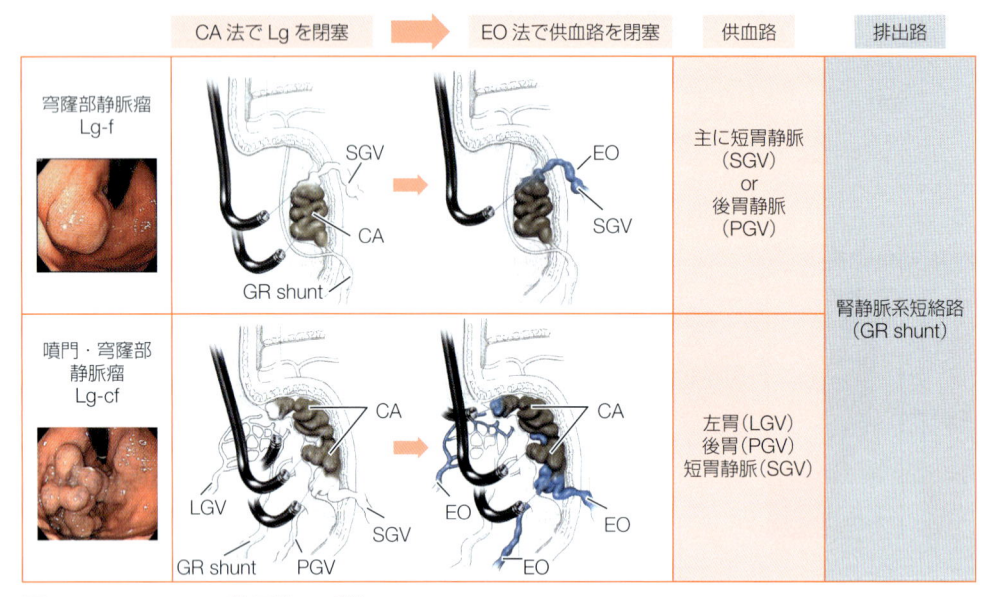

図 IV-7　CA・EO 併用法の手技〔文献 2) より引用改変〕

脈瘤出血のリスクを説明する.
- 治療前の IC として, 治療の必要性, 治療手技, 硬化剤の特徴, 治療効果, 治療に伴う合併症, 治療後の再発, 予後などを説明する.
- 静脈瘤治療は基礎疾患の治療でないこと, 出血により肝障害を増悪させ致命的になる可能性があることを説明する.
- 治療後も静脈瘤再発の可能性があることを説明し, 治療後の食事療法や生活指導, 特に禁酒, 過労を避けることを徹底させる.

文献
1) 小原勝敏, 他：食道・胃静脈瘤内視鏡治療ガイドライン. 日本消化器内視鏡学会（監）：消化器内視鏡ガイドライン, 第3版. 医学書院, pp 215-233, 2006
2) 小原勝敏：Mebio 19：8-15, 2002
3) 小原勝敏, 他：日内会誌 92：58-65, 2003

（小原勝敏）

内視鏡的粘膜切除術（EMR）, 内視鏡的粘膜下層剥離術（ESD）―食道

治療の意義

- 食道癌の根治的治療法は, 外科的切除術, 化学放射線療法（CRT）, 内視鏡切除術（endoscopic resection；ER）などが中心となる.
- 内視鏡的ヨード（ルゴール）染色法の導入により, 1980 年代から表在癌が次々と発見されるようになった. その時点の標準的治療法は食道切除再建術であり, 良好な治療成績が報告されるとともに食道表在癌の生物学的特性が明らかになった.
- 食道切除再建術は非常に侵襲が大きく, 根治が得られたとしても, 手術に伴うさまざまなリスクや後遺症が課題であった. そのような状況で, 食道領域での吸引法開発もあり, 内視鏡

的粘膜切除術（endoscopic mucosal resection；EMR）が消化管全般で急速に普及することとなった[1]．

- EMR の導入は内視鏡医の診断意欲を高め，ハイリスク例の設定により 1990 年代にはさらに多くの食道表在癌が発見され，EMR は内視鏡的粘膜下層剝離術（endoscopic submucosal dissection；ESD）へと進化を遂げ，今日に至っている．
- 食道表在癌へ ER をどのように適用し，その適応をどのように拡大するか，アルゴンプラズマ凝固法（APC）や CRT など他の治療法との組み合わせをどうするかなどの検討が行われ，食道癌治療における ER の重要性はますます高まっている．

表IV-4　表在癌の組織学的深達度と脈管侵襲，リンパ節転移

	number	n（＋）	ly/v（−）	ly/v（＋）
M1	42	0	0/42 (0%)	0 (0%)
M2	36	0	0/34 (0%)	0/2 (0%)
M3	38	3 (8%)	0/28 (0%)	3/10 (30%)
SM1	23	3 (13%)	0/11 (0%)	3/12 (25%)
SM2	66	23 (35%)	0/15 (0%)	23/51 (45%)
SM3	66	43 (65%)	0/2 (0%)	43/64 (67%)

食道切除術（n＝271，東京医科歯科大学 1985～2001 年）．

適応と禁忌

- ER の適応を考える場合，対象病変の性状と同時に，実施しようとしている ER の技術的背景を知る必要がある．また，患者個人において ER がどのような意義を有するかを判断できる食道癌全般に関する知識も必須で，全人的な視座が必要である．
- 脈管侵襲（ly，v）は粘膜癌（T1a）のうち LPM（M2）からみられるようになり，リンパ節転移は MM（M3）で約 5％，粘膜下層癌（T1b）の SM1 で 15％ 前後，SM2 で 35％ 前後，SM3 になると 50％ 以上である（**表IV-4**）[1]．M2 までの癌は ER の良い適応であり，M3 以深の癌では転移リスクを考慮した治療方針を設定する．
- 食道表在癌に対する治療方針は，本来，転移の有無，部位，程度に応じて考えるべきものであるが，最新の CT や MRI，ポジトロン断層撮影（PET）などでも，微小転移診断は困難である．そのため，深達度とリンパ節転移頻度とが密接な関連を有していることを根拠に，治療方針は深達度亜分類別に決められている[2,3]．
- T1a の M3 病変，T1b のうち粘膜下層への浸潤が 200 μm 未満にとどまる病巣（SM1 癌）は相対的適応となる．転移の頻度が低く，外科手術や CRT での治療リスクを考慮した場合，根治性の面からも十分な意義があるためである．
- 一括切除が原則で，小病変では安全性とコストの両面で EMR が優れる．EMR での一括切除が困難な場合には ESD を行う．
- 切除組織の病理検索で，深達度 M3 以深，切除断端（側方，深部）陽性ないし判定不能，脈管侵襲（ly，v）陽性，浸潤形式 INFc などの場合，外科手術，CRT など追加治療を考慮する．
- 粘膜切除範囲が 3/4 周以上の場合，高度の食道狭窄が生じるため，ステロイド薬の粘膜下層注入や全身投与，予防的拡張術など適切な対策を講じる．または最初から他の治療法を選択する．
- 適応外の T1b 食道癌でも，他疾患の併存など個人的背景によっては ER の適用される場合がある．合併症や後遺症のリスク，がん治療としての全体的バランスを考慮する．
- 食道癌ではステップアップないし診断的切除と言われる治療戦略がある[1]．他の根治的治療法（手術，CRT）の侵襲度と著しい格差があり，最新の機器を用いても亜深達度（M1～SM3）精密診断には限界がある．そのため，ER を最初

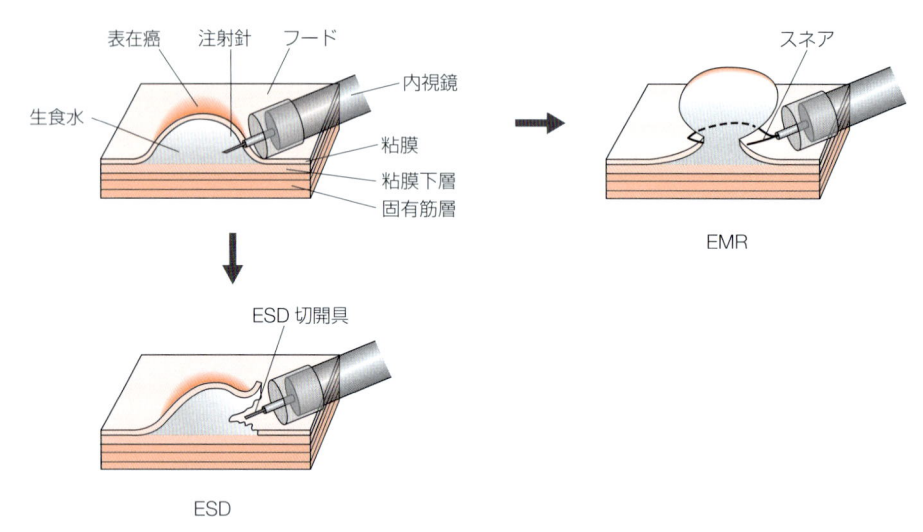

図 IV-8　食道表在癌の内視鏡切除術：EMR と ESD の切除様式

の治療法と位置付け，患者への過大侵襲を避けるための臨床的対応策である．
- ER 後は病理組織学的な診断情報に基づき，患者・家族へ詳細な説明を行い，その患者個人にとっての有益性およびリスクを考慮し，最適な以後の経過観察ないし追加治療方針を決める．

治療の実際と前後の処置

- 食道 ER 手技には EMR と ESD があり（図 IV-8），それぞれに長所と短所がある．
- EMR には把持法と吸引法とがあり，後者には特製のチューブを用いる方法とフードを用いるものとがある．前者は狙撃性に優れるが技術的難度がやや高く一回切除範囲が狭い．後者は技術的に容易でチューブ法では径 2～3 cm の一回切除も可能である．
- ESD ではフックナイフや IT ナイフ，フレックスナイフなどが工夫され，範囲の広い病巣を一括で切除するのに適しているものの，EMR より高度の技術が必要である．
- ER 前に特別の準備は必要ないが，精密な領域診断と，用いる治療法で生じうる合併症への対応策を熟知しておく必要がある．頻度が低いとはいえ出血や穿孔など重篤な合併症の発生リスクを考慮し，入院治療を原則とする．
- ER 時には適当な鎮静・鎮痛が必要で，ESD ではより強い鎮静を考慮し，患者背景によっては全身麻酔を考慮する．
- ER 時の所見により術後の安静度，経口摂取再開時期を決め，切除組織の病理組織所見により経過観察間隔などを設定する．

治療の危険性・予後

- EMR では一瞬の高周波通電を 1 回ないし分割数に応じて行うのみであるが，ESD では切除のほぼすべての時間使用し続けることとなり，相対的に食道穿孔や出血の頻度が高くなることは避けられず，長時間処置など患者への負担も EMR よりは高い．
- 適応病変であれば食道癌は根治となる可能性が高く，疾患特異的 5 年生存率はほぼ 100％であるが，心臓疾患，脳血管疾患など他の原因も考慮すると，5 年全生存率は 90％程度である．
- 食道癌の根治後に新たな食道癌の生じる危険性（多発癌），咽頭癌や喉頭癌，口腔内癌などが同時ないし異時性に生じる危険性（重複癌）が高く（多重癌，癌の領域発生），胃や大腸，肺など他の癌との重複を含めると 2～3 人に 1 人は

新たな癌が生じると考えておく必要がある．

患者説明のポイント

- 転移のない表在癌では根治的治療となるが，転移の臨床診断がまだ難しく，そのリスクを考慮しつつ適応が決められること．
- 転移や癌の広がり診断の限界を考慮し，また，手術やCRTなど他の根治的治療法の身体的負担の大きさも考慮し，安全にERを実施できると判断された場合，相対的適応になる場合があること．
- 安全で患者に優しい治療法であるが，まれに出血や食道穿孔などの重篤な術中合併症，高度の食道狭窄などの術後合併症の発生する可能性があること．
- 内視鏡切除した癌組織は詳細な病理検査が行われ，それにより追加治療や経過観察法が決まること．
- 癌の状況には十分な時間的余裕があり，手術や放射線ないし抗癌薬治療，APCなど，他の治療法と慎重に比較することの重要性．

文献
1) 河野辰幸，他：消化器外科 35：1109-1115，2012
2) 内視鏡的治療．日本食道学会（編）：食道癌診断治療ガイドライン，2012年4月版．金原出版，pp 14-18，2012
3) 石原立，他：食道癌に対する内視鏡治療．日本消化器内視鏡学会卒後教育委員会（編）：消化器内視鏡ハンドブック．日本メディカルセンター，pp 181-189，2012

〔河野辰幸，川田研郎，中島康晃〕

内視鏡的粘膜切除術（EMR），内視鏡的粘膜下層剝離術（ESD）─胃

治療の意義

- 早期胃癌に対する内視鏡的粘膜切除術（endoscopic mucosal resection；EMR），内視鏡的粘膜下層剝離術（endoscopic submucosal dissection；ESD）は胃が温存されるため，根治できる可能性があればEMR/ESDを行う．

適応と禁忌

- 消化器内視鏡学会による「胃癌に対するEMR/ESDガイドライン」[1]に準じる（**表IV-5**）．
・絶対適応病変：2cm以下のUL（−），cT1aの分化型癌
・適応拡大病変：
　①2cmを超えるUL（−），cT1aの分化型癌
　②3cm以下のUL（＋），cT1aの分化型癌
　③2cm以下のUL（−），cT1aの未分化型癌
- なお，初回のEMR，ESD時の病変が適応内病変で，その後に粘膜内癌で局所再発した病変であれば適応拡大病変として取り扱う．
- cT1bの診断は困難であるため，診断的意味合いを含めたEMR，ESDを行うこともある．
- 禁忌となりうるかどうかは個々の年齢や基礎疾患，全身状態を考慮し，本人に十分な説明を行った後に決定する．腫瘍を治療することが患者の生命予後に寄与することが前提である．

治療の実際と前後の処置

- EMR：病変を生理食塩水などで挙上させ，スネアで絞扼して高周波で切除する方法．2チャンネルスコープを用いて行うストリップバイオプシー法や，先端にアタッチメントを装着し

表 IV-5 術前の治療適応の評価

深達度	潰瘍	分化型		未分化型	
cT1a (M)	UL (−)	≦2 cm	>2 cm	≦2 cm	>2 cm
	UL (+)	≦3 cm	>3 cm		
cT1b (SM)					

絶対適応病変　　適応拡大病変　　適応外病変

cT1a（M）：粘膜内癌（術前診断），cT1b（SM）：粘膜下層浸潤癌（術前診断），UL：潰瘍（瘢痕）所見．

〔文献1）より引用〕

表 IV-6 切除後の病理学的評価[*1]

深達度	潰瘍	分化型優位		未分化型優位	
pT1a (M)	UL (−)	≦2 cm	>2 cm	≦2 cm	>2 cm
	UL (+)	≦3 cm	>3 cm		
pT1b (SM1)		≦3 cm	>3 cm		

治癒切除　　適応拡大治癒切除[*2]　　非治癒切除

[*1] 一括切除かつ HM0, VM0, ly（−），v（−）の場合に限る．
[*2] 例外規定あり．

cT1a（M）：粘膜内癌（術前診断），cT1b（SM）：粘膜下層浸潤癌（術前診断），UL：潰瘍（瘢痕）所見．

〔文献1）より引用〕

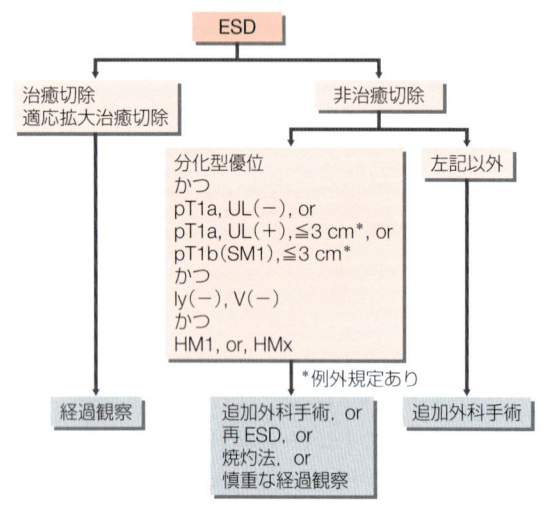

図 IV-9 治療後の方針

ESD
├─ 治癒切除／適応拡大治癒切除 → 経過観察
└─ 非治癒切除
    ├─ 分化型優位 かつ pT1a, UL（−），or pT1a, UL（+），≦3 cm*，or pT1b（SM1），≦3 cm かつ ly（−），V（−）かつ HM1, or, HMx → 追加外科手術，or 再ESD, or 焼灼法，or 慎重な経過観察
    └─ 左記以外 → 追加外科手術

*例外規定あり

cT1a（M）：粘膜内癌（術前診断），cT1b（SM）：粘膜下層浸潤癌（術前診断），UL：潰瘍（瘢痕）所見．

〔文献1）より引用〕

て行う EMRC（endoscopic mucosal resection using cap-fitted panendoscopy）法がある．

- ESD：高周波ナイフを用いて病変周囲の粘膜を切開し，その後粘膜下層を剥離する方法．現在までにさまざまなデバイスが開発され，臨床現場で用いられており，それぞれの特性を理解し選択する．
- EMR による一括切除率は ESD よりも低くなる．特に腫瘍の大きさが 1 cm を超える場合は EMR による一括切除率が ESD よりも低くなる

ことが報告されている．
- 治療後は病理学的に根治性の評価を行い，その後の治療方針を決定する（表 IV-6，図 IV-9）．
- 未分化型成分が混在する分化型症例に関してのエビデンスは十分でないため，① 2 cm 以上，pT1a，UL（−）で分化型優位であっても，未分化型成分が長径で 2 cm を超えるもの，② 3 cm 以下，pT1b（SM）で分化型優位であっても，SM 浸潤部に未分化型成分があるものは非治癒として追加外科切除とする．なお，3 cm 以下，pT1a，UL（+）で，分化型優位であれば未分化型成分を有していても転移の可能性が 1% 未満と考えられ，適応拡大治癒切除とする．

治療の危険性・予後

1. 偶発症

- 治療に関する主な偶発症として術中と術後に起こる出血，穿孔が挙げられる．これらの偶発症が起こりうることを常に念頭に置き，それらの対処法を習得しておく必要がある．

(1) 穿孔
- 術中穿孔の頻度は 1〜5% と報告される[2]．クリップで穿孔部位を閉鎖し，経鼻胃管による減圧，抗菌薬および PPI の投与で保存的に経過観

察する．腹膜炎を併発した場合は外科にコンサルトし，外科的治療の適応を検討する．
- 遅発性穿孔の発生率は 0.45％ と報告され[3]，保存的に経過観察できないこともあり，原則的には開腹手術の適応となる．

(2) 出血
- 術中に出血に対しては止血鉗子などでの止血が行われる．クリップによる止血はその後の処置の妨げになるため極力使用しないほうがよい．術後出血に対しても止血鉗子による止血が行われるが，熱を加えすぎないよう過凝固に注意する．切除後の潰瘍面の露出血管を凝固止血することで術後出血の頻度が低下する．

2. 経過観察
- 胃癌に対する EMR/ESD 後には異時性多発癌が発生するリスクがあるため，1 回/年の内視鏡検査によるサーベイランスが必要である．
- 切除後の病理診断で適応拡大治癒切除の場合は，上部消化管内視鏡検査に加えて，1～2 回/年の腹部超音波検査，CT 検査などで転移の有無を調べることが望ましい．

患者説明のポイント

- 病名，治療の目的，成績，偶発症とその頻度，対処法，代替可能な治療を説明し，同意を得る．書面での十分な説明が必要だが，図を用いると理解しやすい．
- 多くの施設では適応拡大病変に対し日常的に ESD が試みられているが，標準治療は外科切除である．適応拡大病変に対する ESD の多施設共同試験が継続中であるため，現時点では臨床研究として行うことを説明する．

文献
1) Gastroenterology Endoscopy 6：310-323, 2014
2) Ohta T, et al：Gastrointest Endosc 75：1159-1165, 2012
3) Hanaoka N, et al：Endoscopy 42：1112-1115, 2010

（鼻岡 昇，飯石浩康）

内視鏡的粘膜切除術（EMR），内視鏡的粘膜下層剥離術（ESD）―大腸

治療の意義
- 大腸癌においては腺腫・癌化説に基づき腺腫性ポリープを切除することで，大腸癌の罹患率，ひいては死亡率を減少させることが明らかとなってきている．*de novo* 癌と考えられる病変に対しても早期発見することで内視鏡にて完全治癒切除が期待できる．

適応と禁忌
- 適応は腺腫・早期癌のうちリンパ節転移の危険性がきわめて低いものが対象となる．
- 腺腫においては 5 mm 以下の小さな腺腫も含めて治療すべきか否かに関して結論は出ていないが，6 mm 以上の腺腫に関しては内視鏡治療することが一般的である．
- 早期癌では粘膜内癌および SM 癌においては ① 高～中分化腺癌，② 浸潤距離 1,000 μm 未満，③ 脈管侵襲陰性，④ 簇出 Grade1，⑤ 垂直断端陰性を満たした場合に，リンパ節転移の危険性がきわめて低いとされる．
- Ip に関しては，SM 浸潤距離に関して modified Haggitt 分類を適用するべきという意見もある．
- 過形成性ポリープは一般的に癌化しないという定説であったが，最近 sessile serrated adenoma/polyp (SSA/P) という概念が提唱され，大腸癌の一部は SSA/P からいわゆる serrated pathway を経て発癌すると想定されているが，個々の自然史や発癌率に関しては，まだ不明な点が多い．

治療の実際と前後の処置

- 内視鏡的粘膜切除術（endoscopic mucosal resection；EMR）は，経内視鏡的に生理食塩水あるいはヒアルロン酸ナトリウム溶液などを表面型腫瘍の粘膜下層に局注し，スネアで病変を絞扼し高周波装置を用いて通電・切除する方法である．EMR の際，分割切除となった場合，分割 EMR という．また，粗大結節や癌部を組織学的に正確に診断するため，最初に大きく分断（分割）しないよう切除し，その後も切除部位を計画的に分割切除する手法を計画的分割 EMR という[1]．
- 内視鏡的粘膜下層剝離術（endoscopic submucosal dissection；ESD）は，経内視鏡的に生理食塩水あるいはヒアルロン酸ナトリウム溶液などを腫瘍の粘膜下層に局注し，ESD 用電気メスと高周波装置を用いて病変の周囲を切開し，粘膜下層を剝離することにより，大きさにかかわらず病変を含む範囲を一括で切除できる方法である[2]．わが国では，2012 年 4 月に 20〜50 mm の早期大腸悪性腫瘍が ESD の保険適用となった．

治療の危険性・予後

- 合併症に関しては熟練者が施行すれば EMR と ESD の間に差はほとんどない．
- 出血と穿孔が主な合併症として挙げられる．
- 出血に関しては術中出血，術直後出血，後出血がある．輸血や緊急手術を要する出血はまれである．
- 穿孔に関しても，術中穿孔と遅発性穿孔がある．術中穿孔は穿孔部位の縫縮が完全で，腸液のリークがなければ腹部所見，炎症反応を慎重にモニターすることで絶食＋抗菌薬投与による保存的治療も可能であるが，外科医と緊密に連携をとり緊急手術のタイミングを逃してはならない．遅発性穿孔に関しては基本外科手術の適応となる．

患者説明のポイント

1．EMR と ESD の違い

- EMR[1] は通常 20 mm 以下の表面型腫瘍に対して適用する．生理食塩水あるいはヒアルロン酸ナトリウム溶液などを表面型腫瘍の粘膜下層に局注し，スネアで病変を絞扼し高周波装置を用いて通電・切除する方法である（図IV-10）．
- 一方，ESD[2] は 20 mm を超える粘膜内から SM 浅層までの癌（Tis〜T1a）を疑う病変で，EMR で一括切除が困難な病変に適用する．EMR 同様，生理食塩水あるいはヒアルロン酸ナトリウム溶液などを腫瘍の粘膜下層に局注した後に，スネアでなく，ESD 専用電気メスを用いて病変の周囲を切開し，粘膜下層を剝離することにより，大きさにかかわらず病変を含む範囲を一括で切除できる方法である（図IV-11）．

2．EMR の利点・欠点

（1）利点

- 局注やスネアリングにコツがあり，慣れが必要であるが，ESD に比較し手技が簡便であり，外来治療も可能である．

（2）欠点

- スネアの大きさから一括切除できる大きさに限界があり，一般的に 20 mm 以上の病変に対し EMR を適用すると分割切除となるおそれがある．
- 分割切除の問題点は，早期癌において SM 浸潤などがあった場合に，詳細な病理検索が困難となる場合がある．その場合外科手術など適切な追加治療が選択できない危険性がある[1]．
- 局所再発のリスクがある．再発しても腺腫あるいは粘膜内癌の再発であれば，再度の内視鏡治療が可能とされるが，頻度は低いものの浸潤癌再発や局所リンパ節再発をきたした場合は，サルベージ治療の有効性は明らかでない．

3．ESD の利点・欠点

（1）利点

- 腫瘍径に関係なく粘膜内病変であれば内視鏡的

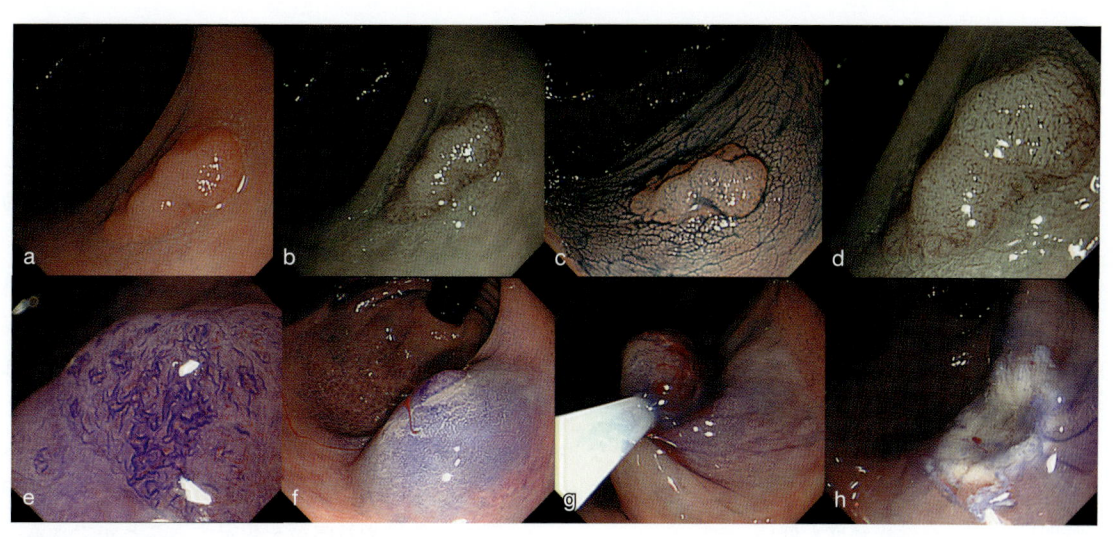

内視鏡的粘膜切除術（EMR），内視鏡的粘膜下層剥離術（ESD）—大腸　335

図 IV-10　EMR
a：通常内視鏡像．10 mm 大の 0-IIa．
b：NBI 内視鏡像．病変周囲が brownish で中心は同色調．
c：インジゴカルミン撒布像．
d：NBI 拡大．蛇行した血管が観察され佐野分類 II なし IIIA と診断．
e：クリスタルバイオレット染色拡大．IIIL から IIIs pit が観察．
f：生理食塩水を局注．lifting 良好．
g：スネアで絞扼．
h：一括切除．治癒切除．

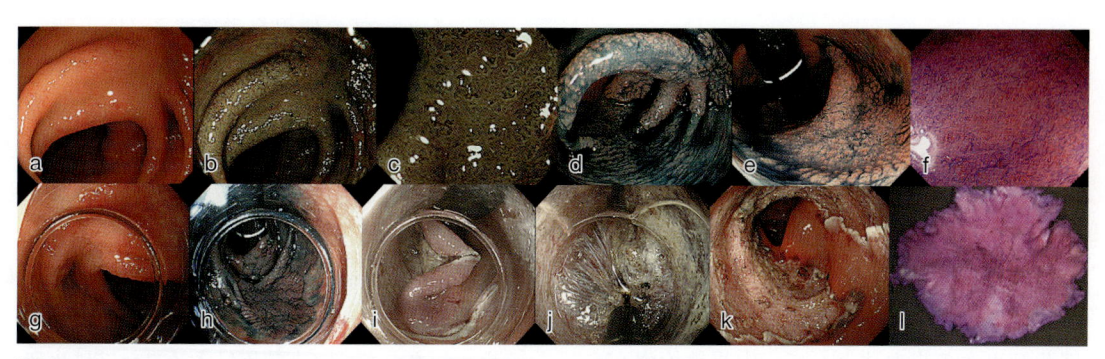

図 IV-11　ESD
a：通常内視鏡像．70 mm 大の 0～IIa（LST-NG）著明な襞集中と認める．
b：NBI 内視鏡像．病変の境界が明瞭に描出．
c：NBI 拡大．蛇行した血管が観察され佐野分類 IIIA と診断．
d：インジゴカルミン撒布像（通常像）．病変境界が明瞭に描出される．
e：インジゴカルミン撒布像（反転像）．病変は口側に伸展している．
f：クリスタルバイオレット染色拡大．IIIs pit が観察．
g：ST フードショートタイプを装着．
h：反転像．
i：口側から ESD を開始．
j：IT knifenano で SM 層の剥離．
k：一括切除が完了．
l：切除検体．治癒切除が得られた．

に治癒切除が可能である．現在保険の縛りはあるが，技術的には50 mm以上の粘膜内癌も治療可能である[2]．

(2) 欠点

- 手技の習得に時間がかかり，特に大腸では筋層が薄く穿孔の危険性から，適切なデバイスを使用し，確立したストラテジーで治療することが必須である．
- EMRと比較すると治療時間が長い傾向にあるが，適応は原則，従来外科手術が施行されていた病変であることから，単純な比較は意味がない．むしろ腹腔鏡手術などと比較した場合，術時間は短く，合併症頻度も低い．

文献

1) Saito Y, et al：Surg. Endosc 24：343-352, 2010
2) Saito Y, et al：Gastrointest Endosc 72：1217-1225, 2010
3) Uraoka T, et al：Gut 55：1592-1597, 2006

（斎藤　豊，松田尚久，藤井隆広）

内視鏡的止血処置
—上部消化管

治療の意義

- 消化管出血の止血法として，内視鏡治療，interventional radiology (IVR)，外科手術がある．現時点では奏効率，簡便性，低侵襲性などの点から内視鏡的止血が第一選択である．特に上部消化管の良性疾患において，内視鏡止血成功率は諸家の報告から9割以上と高率である．ただし，腫瘍出血を含め止血困難例も一定の割合で存在するため，外科医・放射線科医と連携しながら対応する体制を整えておくことが重要である．

治療の実際と前後の処置

- 施行前にまず循環動態や呼吸状態の安定を図ることが重要である．しかし，全身状態が安定していなくても内視鏡施行が可能と考えられる場合は，止血を試みることがある．
- 施行前にCT（可能であれば造影が望ましい）等の画像検査で，責任病変，出血の状況，肝疾患の有無などを評価しておくことが推奨される．おおよその出血部位や疾患が推定できることが多く，また出血の状態（造影剤の腸管内への漏出を認めた場合など）から内視鏡的止血困難の可能性や対応策を想定することができる．
- 消化管出血時の緊急内視鏡の第1の目的は，出血状態の確認および責任病変の同定であり，出血点が発見できた場合には引き続いて止血を試みる．
- 緊急内視鏡時には，胃内に血液や食物残渣があり十分な視野が得られないことが多く，まずは可能な限り除去を試みる．頻回のスコープの出し入れが必要な場合には，誤嚥予防のためオーバーチューブの使用を考慮する（挿入時の咽頭・食道損傷に注意）．検査時には可能な範囲で体位変換を行い，なるべく広い範囲の観察を心がける．ただし，検査が長時間になることは避け，時間を空けての再検査を検討することも選択肢である．
- 出血部位が接線方向に存在し正面視が困難な場合は先端フードなどのデバイスを用いる．ウォータージェット装置付きスコープは止血点を確認しながら操作を行ううえで有用である．
- 処置後は，全身状態および発熱や疼痛（腹痛，胸痛）などの症状に注意し，通常よりも症状が強い場合は，穿孔などの合併症，偶発症を疑い，画像，血液生化学検査を進める．
- 止血法は，食道・胃静脈瘤からの出血（静脈瘤性出血）とそれ以外の病変からの出血（非静脈瘤性出血）に分けて考えることが一般的である．

1. 非静脈瘤性出血に対する内視鏡止血

- 上部消化管出血をきたす代表的な疾患である消化性潰瘍について，内視鏡治療が出血持続率や再出血率を低下させ，外科手術への移行率を有意に低下させることが明らかになっている．活動性出血（Forrest 分類 Ia, Ib）および非出血性露出血管（IIa）症例が内視鏡的止血術の良い適応である．

- 作用機序から，局注法〔純エタノール，高張ナトリウム・エピネフリン（HSE）など〕，機械的止血法（クリップ，結紮術，留置スネアなど），熱凝固法〔高周波，ヒータープローブ，アルゴンプラズマ凝固（APC），マイクロ波凝固など〕の各法に大別され，これらは単独あるいは併用される．薬剤撒布（トロンビン，アルギン酸ナトリウムなど）が併用されることも多い．

- 文献的には各法間で臨床効果に有意差は認められていない．局注法単独に比べて他の方法を併用することにより再出血予防効果が上昇することが知られている．最もエビデンスが豊富なクリップ法においては，再出血を有意に予防するが，単独と局注法を追加した場合の奏効率に差はないとの報告がある．

- クリップ法は機械的に血管を圧迫し止血を得る方法で，確実性が高く，組織傷害性が低いため偶発症が少ない．以前に比べて装置の使用法も簡便になり頻用されている．ただし，出血点をピンポイントで同定し正面からアプローチする必要があり，また組織が固い場合には使用が難しいなど，取扱いに熟練する必要がある．必要に応じて先端フードの使用や複数種類のクリップの使い分けを行う．

- 局注法は血管収縮作用，物理的な組織変性作用を介して止血を得る方法である．露出血管の近傍に少量ずつ注入する方法が一般的であり，純エタノールでは 0.1～0.2 ml ずつ，HSE（10% NaCl 20 ml＋0.1% エピネフリン 1 ml）では 0.5～1 ml ずつ 4 か所程度に浅く注入する．なお，穿孔を避けるため，純エタノールの総投与量は 3 ml を超えないようにする．

- 熱凝固法は接触型（ヒータープローブ，止血鉗子など）と非接触型（レーザー，APC）に大別される．前者は古くから用いられている方法であり，出血点が明確である場合には有効で，最近では止血鉗子がよく用いられている．モノポーラタイプでは押し付けながら通電すると壁深部へ傷害が及び，穿孔の危険性が高くなる．バイポーラタイプでは先端カップ間のみの凝固のため安全であるが，より厳密な止血点の把持が求められる．APC は広範囲を一定の深度で焼灼することができるため，点の出血に加えてびまん性出血や小血管病変（GAVE など）にも有用である．ただし，非接触型ではあるがある程度近づけないとプラズマビームが発生せず十分凝固が得られない．一方，粘膜に押し付けて焼灼すると粘膜下気腫や穿孔を生じる可能性があり注意する．

- 実際に用いる場合は，最も得意とする技術を磨くとともに，他法の特徴についても熟知し，困難例では適切に使い分けることが重要である．

2. 静脈瘤性出血に対する内視鏡止血

- 食道・胃静脈瘤に対する治療としては，内視鏡的硬化療法（endoscopic injection sclerotherapy；EIS）と内視鏡的静脈瘤結紮術（endoscopic variceal ligation；EVL）が主に行われており，そのほかにクリッピング，熱凝固（APC など），留置スネアなどが用いられている．

- 食道静脈瘤からの出血が疑われる症例では，止血用バルーンを装着して行う．出血時に圧迫で止血を得ることができるため，出血による状態悪化を防ぐことができ，また視野の確保が可能になるためである．

- 食道静脈瘤出血時の緊急止血には，簡便性，低侵襲性，確実性を有する EVL を用いるのが一般的である．単独では EIS と比べて再発率が高いことが指摘されているが，待機的に EIS や焼灼術などを加えることによって再発率は低下する．EIS については，強い瘢痕など EVL 困難

症例などで用いられるが，通常用いられるオレイン酸エタノールアミンの静脈内注入は肝不全（総ビリルビン 4.0 mg/dl 以上，アルブミン 2.5 g/dl 以下，血小板数 2 万/μl 以下，全身の出血傾向，多量の腹水，肝性脳症），腎機能低下例では原則禁忌であり注意する．細血管からの出血例ではポリドカノールを局注する方法も用いられる．

- 出血予防としての食道静脈瘤治療は，EIS あるいは EVL，熱凝固法（いわゆる地固め法）などを組み合わせて行うことが多く，各施設で工夫がなされている．
- 胃静脈瘤出血時の緊急止血には，Histoacryl® などのシアノアクリレート系薬剤による内視鏡的塞栓療法が第一選択と考えられる．同薬剤は血管内注入後ただちに凝固し血管を塞栓することによって止血効果を得る．周囲臓器や血管に流入し塞栓症を発症する危険性がある．通常リピオドールを混じ，注入時は可能な限り X 線透視下で周囲の脈管への流出がないことを確認しながら行う．他の方法としてクリップを用いた止血の有用性が報告されている．しかし根治術ではなく，一時的に止血が得られた後速やかに血行動態を加味した根治術（EIS やバルーン下逆行性経静脈的塞栓術）を検討する．

治療の危険性・予後

- 通常の内視鏡で認められる偶発症（穿孔，炎症，誤嚥性肺炎など）に加え，穿刺や焼灼など腸管により侵襲的処置を行うため，処置そのものの危険性が高くなる．しかも対象は消化管出血をきたし重篤な状態に陥っている患者であり，処置中の急変を常に念頭に置いてバランスよく対応することが重要である．
- 予後は原疾患によるが，良性疾患であれば止血後に再発予防策を講じることによって治癒を見込むことができる．悪性腫瘍からの出血であっても，一時的にせよ止血が得られれば全身状態を立て直し次の治療を検討する余地が生じ，予後が改善する可能性がある．

患者説明のポイント

- 通常の内視鏡検査に比べて偶発症や重篤な合併症のリスクが高い処置であり，基本的には書面にてインフォームドコンセントを得るべきである．治療の必要性，施行する可能性のある治療内容，合併症などについて説明し同意を得る．

文献
1) 日本消化器内視鏡学会（監）：消化器内視鏡ハンドブック．日本メディカルセンター，2012
2) 日本消化器病学会（編）：消化性潰瘍診療ガイドライン．南江堂，2009

（山本貴嗣，久山 泰）

内視鏡的止血処置 —下部消化管

治療の意義

- 下部消化管の出血は主に鮮血便となることが多い．疾患によっては大量の出血をきたし，緊急の内視鏡的止血術が必要となることもあるが，一方で，痔疾のように出血量が限定的であることもある．患者は「便器に赤い血がいっぱい出た」と同じように表現していても出血量には大差がある．
- 問診だけでなく，バイタルサインや血液検査などで推定出血量を十分に把握することが重要である．
- 下部消化管の場合，緊急検査・治療では，挿入時に血液と糞便が大量に残存している中を盲腸や回腸末端部まで到達させる必要があるため，挿入自体の難度が高いことが多い．憩室出血のように，出血源がわかりにくいことも多い．こ

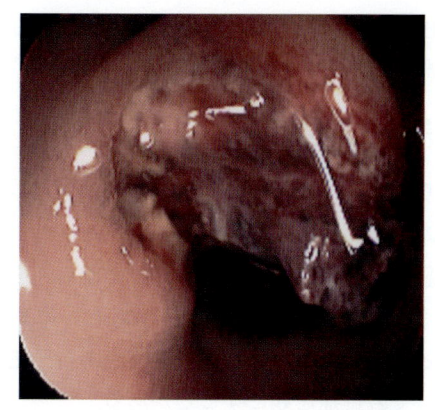

図 IV-12　ポリペクトミー後の出血

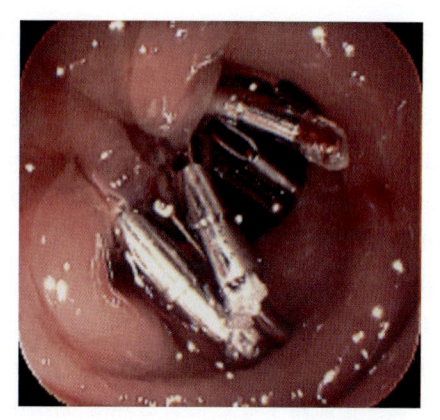

図 IV-13　クリップによる止血術後

のため，バイタルサインが安定していれば，洗腸液を服用させてから治療を行うことも考慮すべきである．CTや出血シンチグラム，血管造影などの他のモダリティを併用することも検討すべきである．
- 一方で，動脈性の出血は一刻を争うことがある．特に潰瘍や腫瘍からの出血では動脈性のこともある．ポリープ切除後の後出血ではIpポリープのように小さい病変でも太い動脈を含むこともあるので注意が必要である（図 IV-12, 13）．

適応と禁忌

- 適応・禁忌については全身状態（特に循環状態）の安定が必要である．出血性ショックになっている場合は輸血や昇圧剤などの治療を先行する必要がある．
- 内視鏡的止血術の技術的な進歩により，技術的な適応限界は減少してきている．イレウス状態の患者に対して下部内視鏡検査は危険を伴うことが多いが，逆にイレウス管を留置することも可能になってきている（なお，イレウスの状態の患者に洗腸液を服用させるのは禁忌である）．

治療の実際と前後の処置

- 問診が重要である．抗血栓薬（抗血小板薬・抗凝固薬）の服用の有無，下血の始まった時間と量，腹痛の有無，他疾患の合併などについて十分に情報を採取する．
- バイタルサイン，意識状態を把握し，血液検査で貧血の把握を行う．
- 造影CTで腸管内に造影剤が漏れ出ることで出血源がわかることもある．CTは短時間に可能で診断に関する情報量も多い（大腸の炎症の程度，腫瘍性病変の可能性，イレウス・狭窄の有無，虚血性腸炎の有無など）．CTがすぐにできない場合は腹部単純X線検査や腹部超音波検査などで情報を集める．
- 状態が安定しており，イレウスが否定されていれば，洗腸液の服用が望ましい．特に憩室出血においては，洗腸液なしで行うと，出血源がわかりにくいことが多い．憩室は多発し，血液は多くの憩室に滞留しており，その場での出血が不明のことがあるためである．洗腸液の服用が困難な場合，グリセリン浣腸が可能であるかどうかを検討する．高圧浣腸は腸管に圧力をかけるために穿孔のリスクがあるのでメリットは少ない．浣腸も難しい場合は，前処置なしで検査を開始するが，レンズの汚れや血塊・残便の吸引に苦労することが多い．
- 鉗子孔が大きい太い内視鏡のほうが治療に適している．新しい内視鏡スコープには送水装置がついているものも多いので，積極的に利用する．

- 内視鏡を用いた止血ではクリップ法，高張ナトリウム・エピネフリン（HSE）やエタノール液の局注，止血鉗子やアルゴンプラズマ凝固法（APC）による熱凝固，EVL（endoscopic variceal ligation），トロンビン溶解液の撒布などの手技が用いられる．
- 噴出性の出血にはHSEの局注後のクリップが最も優れている．
- 湧出性の出血には同様のHSE後のクリップのほかに，止血鉗子などによる熱凝固，APCによる凝固が有用である．胃に比べて消化管壁が薄いため，エタノール局注は大きな腫瘍からの出血以外には勧められない．
- 腫瘍性出血（良性腫瘍，大腸癌，他臓器癌の浸潤または転移，GISTなど）の出血にはクリップ・熱凝固が有効である．クリップは術後に外れやすい点に留意が必要である．
- angioectasiaや毛細血管からの出血にはAPCが有効である．
- 内視鏡的に止血が得られない場合は，interventional radiology（IVR）による止血や，外科手術をためらわない．
- 感染性腸炎，虚血性腸炎，潰瘍性大腸炎，放射線性腸炎など，広範な出血源に対しては，局所治療は必ずしも有効でない．原疾患の治療が重要である．内視鏡的にはトロンビン撒布が有効である．

治療の危険性・予後

- 内視鏡的な止血は成功すれば根治性が高く，適切な処置の後は血圧などの回復に優れている．
- 前処置が行われていない場合などは，出血源が不明で治療できないこともある．
- 大腸内視鏡検査であるため，一定の割合で穿孔などが起こることを説明しておく必要がある．
- クリップについては，特に潰瘍からの出血・腫瘍からの出血の場合は，クリップが外れることにより再出血が起きることがある．
- エタノール局注，熱凝固（APCも含む）では組織破壊を伴っているため遅発性の穿孔の可能性がある．

患者説明のポイント

- 全身状態の安定が何より優先すべきであって，やみくもな内視鏡挿入は勧められない．
- 緊急内視鏡の場合，前処置不良のため，出血部位まで到達できない可能性がある．術処置によって止血が得られない可能性がある．処置によって合併症を起こすことがある．
- 止血が行われても再出血の可能性があること．
- 今回止血できても，抗血栓薬服用中の患者や，憩室出血の場合，出血を何度も繰り返す可能性があること．
- 止血が困難なときは，IVRや手術を行う必要があること．

文献
1) 日本消化器病学会（編）：大腸ポリープ診療ガイドライン2014．南江堂，2014
2) 一瀬雅夫，岡政志（編）：すぐに使える消化器内視鏡治療の患者説明用ハンドブック．文光堂，2009
3) Liaquat H, et al：Gastrointest Endosc. 77：401-407, 2013

（岡 政志）

経皮内視鏡的胃瘻造設術（PEG）

治療の意義

- 経皮内視鏡的胃瘻造設術（PEG）は，内視鏡的に胃と体表の間に瘻孔を形成する手技である．
- 主たる目的は経腸栄養の投与経路設置である．
- それ以外に，減圧ドレナージや瘻孔を介した特殊治療目的で施行されることがある．
- 経鼻胃管と比較して，鼻腔や咽頭にチューブが

EPBD

治療の意義

- EPBD (endoscopic papillary balloon dilation：内視鏡的乳頭バルーン拡張術) は ERCP の応用手技.
- 十二指腸乳頭をバルーンで拡張しこの後の手技につなげる (上述).
- EST に比べ手技は熟練を要さないが, 切開しないのでその後の胆管へのアプローチや結石除去で熟練を要する.
- 術後膵炎の頻度が EST と比べ多い可能性がある.

適応と禁忌

1. 適応

- 少数 (3 個以下), 小結石 (10 mm 以下) の胆管結石.
- EST 困難例 (出血傾向 (肝硬変, 血液透析), Billroth II 法再建後, Roux-en-Y 再建後, 憩室内乳頭).
- 上流の胆管狭窄 (原発性硬化性胆管炎, 肝移植後など, EST で逆行による感染が危惧).
- 抗血小板薬, 抗凝固薬を内服中*.

  *前述のガイドライン上, EPBD は出血低危険度に分類. 抗血小板薬, 抗凝固薬は必要なら継続可.

2. 禁忌

- EPBD 後に重症膵炎を発症した症例 (相対的禁忌).

治療の実際と前後の処置・管理

- 造影での下部胆管径を超えないバルーンを選択 (6〜8 mm 径が多い).
- バルーン中央の"ノッチ"(乳頭括約筋部分) が切れるまで加圧.
- 東京大学病院では従来ノッチ消失後 15 秒行っていたが, 5 分など長時間拡張の有用性が報告され, いまなお議論されているトピックである[1].

患者説明のポイント

- 乳頭機能は温存される.
- EPBD の合併症は急性膵炎の危険性が約 5%[2]. 多くは軽症だが重症膵炎を発症する危険性はある.
- 1 回の内視鏡治療では結石除去しきれない可能性がある.

治療の危険性・予後

- 乳頭機能が温存されるので長期的な胆道感染症や胆管結石の再発率が少ないと報告されている[3].
- 胆管結石除去後に有石胆嚢の摘出術を行わないと約 4 年で 15.6% に胆管結石再発を認めるが, 胆摘術を行うと約 5 年で 2.4% の再発にとどまる[2].

EPLBD (表 IV-10)

- EPLBD (endoscopic papillary large-balloon dilation：内視鏡的乳頭大口径バルーン拡張術) は大口径バルーンで乳頭を拡張する手技.
- 破砕なしで大きな結石を除去できる. 近年急速に普及. わが国でも EPLBD 専用のバルーンが保険収載された.
- 原法は乳頭に小 EST を加えた後にバルーン拡張するが, 近年 EST を付加しない EPLBD の安全性, 有効性も報告されてきている.

※バスケット, バルーンカテーテルで胆管結石除去困難例では以下の方法もある.

1. 内視鏡的機械砕石術 (endoscopic mechanical lithotripsy；EML)

- 金属製のバスケットとシースで結石を破砕し除去.
- 巨大結石, 多発結石, 結石に比べ下部胆管が細い例が適応に. 下部胆管高度狭窄例は嵌頓の危険があり, 禁忌・リスクはリソトリプターの胆管嵌頓, 金属シースによる穿孔.

経乳頭的治療手技およびドレナージ

ERCP

適応と禁忌

- ERCP（endoscopic retrograde cholangiopancreatography：内視鏡的逆行性膵胆管造影検査）の適応は胆道・膵疾患の診断，治療が必要な症例．
- 禁忌は上部消化管内視鏡禁忌例．

治療の実際と前後の処置

- 前処置：食止め，抗凝固薬確認，血管確保，鎮痙薬，鎮静薬の投与，モニタリング，酸素投与．
- 経口・経十二指腸的に胆道・膵管にアプローチ．
- 後処置：帰室3時間後採血（膵炎や出血の確認），翌朝の採血，X線，バイタルサインで食出し．必要ならCTを検討．

治療の危険性・予後

- 膵炎（初回例11%，2回目以降3%），出血（1%以下），穿孔（1%以下）．

患者説明のポイント

- 胆膵疾患の標準的検査である．
- 膵炎，出血，腸管や胆管穿孔などが偶発症．重症膵炎は致命的になりうる．
- 消化管内視鏡検査の偶発症も起こりうる．
- ERCPが成功しないこともある（内視鏡挿入不可，カニュレーション困難）．
- 胆管結石は再発することがある．

EST

治療の意義

- EST（endoscopic sphincterotomy：内視鏡的乳頭括約筋切開術）はERCPの応用手技．
- 高周波ナイフ（パピロトーム）で十二指腸乳頭を一部切開し，この後の処置（結石除去，ステンティング）を容易にし，合併症防止につなげる．

適応と禁忌

1. 適応
- 総胆管結石・胆石性膵炎・膵石の治療，胆管ステント留置や経口胆道鏡の前処置など．

2. 禁忌
- 出血傾向（血小板5万/μl以下，抗血小板薬や抗凝固薬内服中*）．
- 傍乳頭憩室で切開困難．

*「抗血栓薬服用患者に対する消化器内視鏡診療ガイドライン」（日本消化器内視鏡学会，2012）ではアスピリン単独内服は必要に応じてEST施行可．アスピリン併用の2剤内服もアスピリンのみは継続可．

治療の実際と前後の処置・管理

- 高周波発生装置を準備，体に電極板を貼る．
- 胆管に高周波ナイフを挿入し切開する．

治療の危険性・予後

- 出血，穿孔のリスクはEPBD（後述）より高い．ガイドラインでは出血高危険度に分類．
- 胆囊結石合併例では胆囊炎発症の危険性が高いため，胆囊摘出術の施行が望ましい．

患者説明のポイント

- 今後の処置が行いやすい．
- 成功しないことがある（憩室で切開不可，切開しても結石除去不可）．
- 恒久的に乳頭機能は廃絶されるため，長期的に胆管炎などを起こす可能性がある．

表 IV-9 PEG の方法と特徴

	pull/push法	introducer法	introducer変法
手技の評価	歴史あり安定	普及率劣る	市販後間もない
チューブの太さ	太い	細い	太い
製品の豊富さ	多い	少ない	少ない
内視鏡挿入回数	2回	1回	1回
胃壁固定	原則的に不要	必要	必要
瘻孔感染の頻度	多い	少ない	少ない
頭頸部癌における癌播種	リスクあり	なし	なし
出血	あまりない	あまりない	やや多い

バンパー埋没症候群を防ぐために、バンパーによる瘻孔の固定は緩めにする．

治療の危険性・予後

- PEG 受療者の大半は高齢、寝たきり状態であり、全身状態も不良のことが多い．そのため合併症発生リスクは高く、時に致命的となる．
- 治療後の合併症には、① 内視鏡操作に関連した合併症（鎮静に伴う呼吸抑制、誤嚥性肺炎など）、② PEG 手技に関連した合併症（創部感染、内臓誤穿刺、出血など）、③ 手技後維持期の管理などに関連した合併症（バンパー埋没症候群、チューブ逸脱など）の 3 つに大別できる．
- PEG 自体は原疾患の治療には結びつかないが、PEG ルートを利用した適切な経腸栄養によって状態が改善する可能性がある．経口摂取が可能となり、PEG チューブを介した栄養から離脱が可能となる場合もある．PEG チューブからの栄養が不要となり、今後使用の予定がなければ抜去することも可能である．

患者説明のポイント

- PEG 受療者の多くは、健全な自己判断能力がなく、さらに発症前の本人の意思表示もない場合が大半である．よってこのような場合に、医学的に有効であると判断されれば、家族の同意において PEG は施行される[1]．
- 「高齢者ケアの意思決定プロセスに関するガイドライン—人工的水分・栄養補給を中心として」[2]では、AHN を導入しないことも含めた選択肢について、医学的評価に加え、患者自身の人生にとっての益と害という観点で評価することとされており、医療・介護スタッフと本人、家族、代理人らがコミュニケーションを通して、ともに納得できる合意形成とそれに基づく選択・決定を目指すことが求められる．
- 上記ガイドラインにおける AHN の差し控えの言及は PEG に限ったものではない．むしろ延命も目指して AHN を行う選択がなされた場合には、消化管機能に問題がない限り中長期的な経腸栄養が望ましく、その理想的な投与ルートとして PEG は有効な手段であることを説明する[1]．
- 原疾患の予後は PEG によって改善するものではないこと十分に説明する．

文献

1) 鈴木裕, 他：経皮内視鏡的胃瘻造設術ガイドライン. 日本消化器内視鏡学会卒後教育委員会（編）：消化器内視鏡ガイドライン, 第 3 版. 医学書院, pp 310-323, 2006
2) 日本老年医学会：日老医誌 49：633-645, 2012
3) 藤本一眞, 他：Gastroenterol Endosc 54：2073-2102, 2012

（前谷 容, 新後閑弘章）

表IV-7　PEGの適応

1. 嚥下・摂食障害
 - 脳血管障害，認知症などのため，自発的に摂食できない
 - 神経・筋疾患などのため，摂食不能または困難
 - 頭頸部・顔面外傷のため摂食困難
 - 頭頸部癌，食道癌の放射線化学療法のため摂食困難
 - 喉頭咽頭，食道，胃噴門部狭窄
 - 食道穿孔
2. 繰り返す誤嚥性肺炎
 - 摂食できるが誤嚥を繰り返す
 - 経鼻胃管留置に伴う誤嚥
3. 炎症性腸疾患
 - 長期経腸栄養を必要とする炎症性腸疾患，特にCrohn病患者
4. 減圧治療
 - 幽門狭窄
 - 上部小腸狭窄
5. その他の特殊治療

〔文献1）より引用改変〕

表IV-8　PEGの絶対的禁忌と相対的禁忌

絶対的禁忌
 - 通常の内視鏡検査の絶対的禁忌
 - 内視鏡が通過不可能な咽頭・食道狭窄
 - 胃前壁を腹壁に近接させることができない
 - 補正できない出血傾向
 - 消化管閉塞（減圧ドレナージ目的以外の場合）

相対的禁忌
 - 大量の腹水貯留
 - 極度の肥満
 - 顕著な肝腫大
 - 胃の腫瘍性病変や急性粘膜病変
 - 横隔膜ヘルニア
 - 出血傾向
 - 妊娠
 - 門脈圧亢進
 - 腹膜透析
 - 癌性腹膜炎
 - 全身状態不良
 - 生命予後不良
 - 胃手術既往
 - 説明と同意が得られない

〔文献1）より引用〕

ないため留置後に嚥下訓練や咀嚼訓練が行いやすい．

適応と禁忌

- PEGの適応と禁忌を表IV-7，8に示すが，さらに医学的側面と倫理的側面からの検討が必要となる[1]．
- まず摂食困難となった患者に対して，人工的水分・栄養補給（AHN）の導入を行うか否かについて，患者や家族，代理人，医療・介護スタッフにおいて，① 患者の延命と ② 患者のQOLの両面から方針を考え，共に納得できる意思決定を行うことが求められる[2]．
- 患者の延命も目指してAHNを施行するという判断（①+②）となった場合，消化管が機能しており消化吸収が可能であれば，医学的には経腸栄養の適応であり，経腸栄養の期間が4週間以上であればPEGの適応となる[1]（ESPENガイドラインでは2～3週間を超える場合はPEGの適応としている）．

治療の実際と前後の処置

- PEGの術式にはカテーテルが胃内から体外へ引き出す方法（outward法）と体外から胃内へ直接挿入する方法（inward法）とに大別できる．
- outward法にはpull法，push法があり，inward法にはintroducer法，introducer変法がある．inward法では瘻孔拡張やカテーテル挿入に際し，腹壁と胃壁が離れやすいため胃壁固定が必要となる．
- 各方法の特徴を表IV-9に示した．
- 「抗血栓薬服用者に対する消化器内視鏡診療ガイドライン」では，PEGは出血高危険度手技に分類されており[3]，内服中の抗血栓薬がある場合はこれに即して抗血栓薬の中止などを考慮する．
- 術前の処置として，特にoutward法では瘻孔感染のリスクが高いため術前に咽頭培養検査や口腔ケアを行う．胃の偏位や穿刺ルートの介在臓器の有無の確認に腹部CTなどの画像検査が有用な場合がある．
- 術後の処置として，瘻孔感染のリスクを減らすため抗菌薬の投与を1～3日程度行う．抗菌薬は咽頭培養の結果を参照して選択する．経腸栄養は造設24～48時間後から開始する．感染や

表 IV-10 EST/EPBD/EPLBD

	EST	EPBD	EPLBD
下部胆管径	制限なし	制限なし	12 mm 以上
結石径	制限なし	10 mm 以下が望ましい	制限なし
結石数	制限なし	3 個以下が望ましい	制限なし
手技難易度	難	普通	やや難
穿孔リスク	中等度	低	低～中等度
出血リスク	高	低	中
抗血小板薬，抗凝固薬	アスピリン継続は可	休薬なしで可	アスピリン継続は可
処置後の挿管	易	普通	易
憩室内乳頭	不可	可	症例による
Billroth II 法，Roux-en-Y 再建	難しい	可	可
膵炎リスク	低	EST よりは高	低～高
乳頭機能	廃絶	温存	温存?

表 IV-11 plastic stent/ENBD

	plastic stent	ENBD
ドレナージ方法	内瘻	外瘻
留置中の QOL	良	悪
自己抜去の危険性	無	有
ステントによる潰瘍形成	無	有
ドレナージ状況の把握	不可	可
胆泥や食物残渣による早期閉塞	起こりうる	ほぼなし
留置後のチューブ洗浄	不可	可
ステントの kinking（ねじれ）	なし	起こりうる

2. 電気水圧衝撃波（electrohydraulic lithotripsy；EHL）

- 電気水圧衝撃波で結石を直接破砕する．
- EML で砕石困難な症例は経口胆道鏡（POCS）下に胆管内へアプローチし，EHL プローブを挿入し直視下に放電して結石を破砕する．
- POCS が胆管内へ挿入できない症例は行えない．
- 合併症は出血や穿孔など．

EBD

- EBD（endoscopic biliary drainage：内視鏡的胆道ドレナージ）には内瘻法であるステントと外瘻法である経鼻胆道ドレナージ（endoscopic nasobiliary drainage；ENBD）がある．
- 内瘻法では plastic stent（PS）と金属ステント（self-expandable metallic stent；SEMS）があり，

その選択については「内視鏡的ステント療法—胆道」の項を参照．
- PS と ENBD は症例や目的で使い分ける（表 IV-11）．
- 過去の RCT で，ENBD と PS では重症胆管炎の治療成績に差がないという結論が得られている．

文献

1) Liao WC, et al：Clin Gastroenterol Hepatol. 10：1101-1109, 2012
2) Tsujino T, et al：Clin Gastroenterol Hepatol 5：130-137, 2007
3) Yasuda I, et al：Gastrointest Endosc 72：1185-1191, 2010

（斎藤友隆，伊佐山浩通，小池和彦）

内視鏡的ステント療法
—消化管

治療の意義

- 消化管用ステント（食道用，胃十二指腸用，大腸用ステント）は，悪性狭窄による消化管の閉塞・狭窄を拡張し，開存性を維持するために留置される医療機器であり，基本的に自己拡張型金属製ステント（self-expandable metallic stent；SEMS）である（表Ⅳ-12）．

適応と禁忌

- 食道用ステントの適応は経口摂取困難な食道癌性狭窄例で化学療法や化学放射線療法が困難な症例である．ただしステントにより患者のQOLが改善することが期待できなければならない．
- 胃十二指腸用ステントの適応は幽門部・十二指腸の手術不能悪性狭窄が適応であり，肛門側腸管の狭窄合併や多発腹膜播種性転移の存在は適応外である．
- 大腸用ステントは吻合部再発やSchnitzler転移による直腸狭窄，狭窄症状を伴う切除不能の大腸癌を含めた悪性狭窄，およびイレウス症状併発する大腸癌で緊急手術回避目的（BTS）が適応とされる．
- 2012年の厚生労働省医薬食品局からの注意喚起で，消化管用ステントを留置した患者において，留置前に実施した癌の放射線療法や化学療法で組織が脆弱な状態にありステント拡張により消化管穿孔に至った可能性も報告されているため，特にステント留置前に放射線療法または化学療法を施行している患者および癌の浸潤が著しい患者への適用は慎重に行うこととされている．
- いずれのステントも長大・複雑な狭窄・膿瘍合併症例，出血傾向，穿孔・炎症併発例は適応外である．また潰瘍瘢痕や吻合部狭窄など良性狭窄に対しては保険適用外である．
- 留置部位として，食道では食道入口部に近い頸部食道狭窄，直腸では肛門に近い部位では高度の違和感を生じることがあり適応には慎重になるべきである．

治療の実際（留置方法と留置後の経過観察）

- 必ず透視下で内視鏡を用いてステント留置は行い，複数の医師，看護師，放射線技師など十分なスタッフの準備も必要である．なお多くのthrough-the-scope（TTS）typeのデリバリーシステムは10 Frであるため，チャンネル径が3.7 mm以上の内視鏡が必要になる．
- 内視鏡と造影にて狭窄部位の状態と位置の把握を行い，狭窄部に正確にステントを留置するために狭窄部位のマーカーでのセッティングを行う．食道や胃十二指腸ステント留置では外部マーカー（体表のクリップなど）が，大腸では金属クリップなどによる内部マーカーが使用されることが多い．
- 狭窄部にガイドワイヤーを通過させ，その後に食道や胃十二指腸では必要に応じてブジーやバルーンでの拡張を行う．大腸では拡張で穿孔のリスクが高いので拡張は禁忌である．
- 内視鏡の鉗子チャンネル内を通してデリバリーシステムを送るTTS法ではそのまま，over-the-wire（OTW）法では内視鏡抜去後にステントデリバリーシステムをガイドワイヤーに沿わせて狭窄部を越えて進め，主に透視で位置決めを行いステントを展開する．
- 経口摂取は，留置後腹痛などの症状がなければ当日から飲水摂取可能であり，食事摂取に関しては，留置後1～3日の採血および腹部X線検査などで異常がないことを確認し，ステントが拡張していれば全身状況に合わせて摂食を開始

表 IV-12 日本で販売されている消化管ステント（2014年1月現在）

消化管ステントの比較	食道用ステント	胃十二指腸用ステント	大腸用ステント
適応	悪性狭窄に対する緩和治療	悪性狭窄に対する緩和治療	悪性狭窄に対する緩和治療とBTS
日本保険収載年	1995年	2010年	2012年
種類	covered/noncovered TTS/OTW プロキシマルリリース/ディスタルリリース 逆流防止弁付きもある	covered/noncovered TTS ディスタルリリース	noncovered TTS/OTW ディスタルリリース
日本販売製品数	5社[*1]	2社[*2]	2社[*2]
長さ	5.8～15 cm	6～12 cm	6～12 cm
径	16～23 mm	20～22 mm	18～25 mm

[*1] ボストン，センチュリー（テウン），クック，MCメディカル（M.I. Tech），メディコスヒラタ（ボナ），パイオラックス（エラ）が薬事認可も保険未収載．
[*2] ボストン，センチュリー（テウン）．
BTS：bridge to surgery, TTS：trough the scope, OTW：over the wire.

する．摂食状況の評価としては，患者の自覚症状に加えて，X線検査や透視の所見を参考にする．
- また長期的には migration（逸脱）や穿孔が起こるので経過観察は必須であり，必要に応じて stent in stent などの両介入を行う必要がある．

ステント治療の成績

- 食道用ステントの食事摂取改善効果は 80～90％，留置手技に伴う偶発症として誤嚥性肺炎，胸痛，出血，発熱が 20～30％発生し，後期偶発症として出血，瘻孔形成，胃食道逆流，ステント逸脱・閉塞などが 35～45％報告されている．
- 胃十二指腸用ステントで臨床的成功率は約90％で多くの場合固形食摂取が可能となる．早期の偶発症が 10％程度，晩期の偶発症が 20％程度，穿孔や出血など致死的な偶発症が 1％前後と報告されている．また胃空腸吻合術との比較では食事摂取開始や在院日数などの短期成績はステント群で良好だが，長期的な食事摂取状況は胃空腸吻合術で良好であり，2～3か月以上長期予後が望める患者では，胃空腸吻合術が好ましい可能性も示唆されている．
- 大腸ステント留置成功率は約90％で，留置が可能であればほぼ全例で良好な減圧が可能であり，姑息的留置の場合は約半年の長期留置が可能である．留置時偶発症は，穿孔 5％，migration 3％．留置後では穿孔 4％，migration 10％，再閉塞率が 10％，死亡率が 0.5％程度である．BTS 大腸ステントと緊急手術との術後成績の比較ではステント群で術後合併症率，死亡率，長期ストーマ率が低い報告が多い．

患者説明のポイント

- いずれのステントも一定の偶発症の可能性があり，進行した悪性疾患をベースとした全身状態から偶発症発症時には重篤になる可能性が高いために十分なインフォームドコンセント（IC）は欠かせない．
- 食道用ステントで代替治療を呈示することは困難ではあるが，瘻孔形成や出血，穿孔などのリ

スクが長期的には高頻度で発生することとステント留置後の化学・放射線療法が偶発症の発生を増加させるために施行困難であること含めて慎重な適応の検討とICが必要である.
- 胃十二指腸用ステントの対象患者は外科的なバイパス術(胃空腸吻合)の適応でもある.特にステントでは長期留置の成績が不明であるので各々のメリット・デメリットについて明確にICをすべきである.
- 大腸用ステントの対象患者は外科的な人工肛門造設術またはバイパス手術の適応でもある.手術との違いを明確にして患者にICをしてから施行すべきである.

文献
1) 日本消化器内視鏡学会(監):消化器内視鏡ハンドブック.日本メディカルセンター,2012

(斉田芳久)

内視鏡的ステント療法―胆道

治療の意義

- 胆道領域の内視鏡的ステント療法とは,ERCPの要領で経乳頭的に胆管内にステントを留置し,胆汁流出路を確保する胆道ドレナージ法の1つであり,内視鏡的胆管ステント留置術(endoscopic biliary stenting;EBS)と呼ばれる.さらに,最近では新たな内視鏡による手法として,超音波内視鏡下穿刺吸引術(endoscopic ultrasound guided fine needle aspiration;EUS-FNA)を応用して十二指腸あるいは胃から胆管にステントを留置する胆道ドレナージ法も登場してきている.
- 胆汁流出障害が起こると急性胆管炎や閉塞性黄疸をきたす.急性胆管炎は重症化する場合があり,閉塞性黄疸が持続すると肝再生能の低下,血液凝固能の低下,耐糖能の低下をきたし,重篤化した場合には肝・腎・消化管などの多臓器障害・不全に至ることがあるため,できるだけ速やかに胆道ドレナージを行うことが推奨されている.
- 胆道ドレナージ法には,内視鏡的胆道ドレナージ(endoscopic biliary drainage;EBD),経皮経肝的胆道ドレナージ(percutaneous transhepatic biliary drainage;PTBD),外科的ドレナージがあるが,低侵襲性の観点からEBDが普及してきている.EBDには,EBSのほかに外瘻法である内視鏡的経鼻胆道ドレナージ(endoscopic naso-biliary drainage;ENBD)がある.EBSはステントを介し,胆汁を消化管内に流出するため生理的であり,長期的なドレナージに適するが,ステント閉塞や胆管炎などを発症する場合がある.一方,ENBDは胆汁排泄量の把握,洗浄や胆管炎改善後の造影が可能であり,急性期の胆管炎あるいは術前例に適するが,患者にとって負担があり,短期間のドレナージに限定される.
- EBSに用いるステントには,プラスティックステント(PS),メタリックステント(MS),covered MS(CS)がある.PSには,先端形状,径,長さの異なる多種類があり,MS・CSもメーカーによって径,長さ,拡張力などが異なる.
- PS,MS,CSには,それぞれ長所・短所がある.PSは交換が容易であり,安価であるが,開存期間が短い.MSは細いイントロデューサーで大口径が得られ,側枝を塞がない長所があるが,メッシュの隙間からの腫瘍のin-growthの問題があるほか,高価で抜去不能である.CSはMSと同様に細いイントロデューサーで大口径が得られ,腫瘍in-growthを防止でき,また抜去可能であるが,側枝閉塞の危険

性があるほか，高価，ステントの逸脱・迷入が問題となる．
- 切除不能悪性胆道狭窄に対するステント留置に際しては，中・下部胆管狭窄にはCSが第一選択となってきているが，肝門部胆管狭窄に対してはCSを用いることは不適であり，ステント選択について統一した見解は得られていない．
- 肝門部胆管狭窄に対するステント留置に際し，PSかMSを用いて左・右肝管への2本以上のステント留置（両葉ドレナージ）が良いか，どちらか片方（片葉ドレナージ）の1本留置で良いかについても議論が続いている．
- 肝門部胆管狭窄に対するMSを用いた両葉ドレナージに際しては，2本を左右に並列させるように留置するside-by-side法と最初に留置したMSのメッシュの隙間を通して2本目を留置するpartial-stent-in-stent法があり，欧米では前者，わが国では後者が好まれて行われているが，その選択についての統一した見解は得られていない．

適応と禁忌

- 急性胆管炎に対する胆道ドレナージおよび閉塞性黄疸の改善を要する例が適応となる．
- 良性疾患としては，胆管結石による胆管炎の改善あるいは結石治療後の胆管炎予防，慢性膵炎，術後胆管損傷などによる良性胆管狭窄例などが適応となる．
- 悪性疾患としては，胆管癌，乳頭部癌のほか胆嚢癌や膵癌，リンパ節転移による胆管浸潤・圧排例など悪性胆道狭窄が適応として多く，特に切除不能例に対する長期的な内瘻術として行う頻度が高い．このほか，切除適応例の術前の減黄にも用いられる．
- 以前は，胃切除術後のBillroth II法再建，Roux-en-Y再建例あるいは胆道再建術後（膵頭十二指腸切除や肝切除など）例に対する内視鏡治療は困難とされてきたが，バルーン内視鏡（ダブルバルーンやシングルバルーン）の登場により対処可能となってきている．
- 禁忌は，内視鏡の施行が危険と判断される例である．このほか内視鏡挿入困難例，乳頭あるいは胆管消化管吻合部への到達困難例に対しては他の胆道ドレナージ法を選択する．

治療の実際と前後の処置

- ERCPカテーテルにて胆管を造影し，ガイドワイヤー（GW）を肝内胆管まで誘導する．カテーテルを抜去し，PS留置の場合にはGWにステントを沿わせて，プッシャーカテーテルにて押し込む．MSあるいはCS留置の場合には，GWにイントロデューサーを沿わせて目的部まで誘導し，ステントをリリースする．
- ステントの留置位置は，上端は胆管狭窄がある場合には狭窄を越えた位置とし，下端は通常は乳頭をまたいで十二指腸に出して留置するが，下端を胆管内とする場合もある．
- 8 Fr以上のPSやMS，CSを乳頭をまたいで留置する場合には，膵管口をステントによって閉塞させる危険性があるため内視鏡的乳頭括約筋切開術（endoscopic sphincterotomy；EST）を施行しておく必要がある．しかし，7 Fr以下のステントを留置する場合および主膵管狭窄・閉塞がみられる膵癌例に対するステント留置に際しては，ESTは必ずしも必須ではない．
- 前処置は，通常の上部消化管内視鏡検査と同様に咽頭麻酔を行い，鎮痙薬として臭化ブチルスコポラミン，あるいは高齢者，虚血性心疾患，前立腺肥大，緑内障の患者にはグルカゴンを用いる．患者の苦痛の軽減のためにルートを確保して鎮静を行う．鎮静には，鎮静薬か鎮痛薬の使用あるいは両者の併用がある．
- 術中には，呼吸抑制と血圧低下の危険性を考慮し，自動血圧計，心電図，パルスオキシメーターにてモニタリングする．
- 検査後の管理としては，術当日は絶食とし，輸液を行い，バイタルサイン，腹部症状を観察していく．蛋白分解酵素阻害薬，抗菌薬の投与に

- ついては，わが国では慣習的に行われている．
- 通常は，翌朝に採血を行い，問題がなければ食事を開始する．処置から3～4時間後の採血が膵炎発症の予測に有用との意見もあるが，統一した見解は得られていない．

治療の危険性・予後

- ERCP関連手技の偶発症として，急性膵炎，消化管穿孔，急性胆道炎，出血のほか，ショック，呼吸抑制，誤嚥性肺炎などがある．最も頻度が高く重篤化する危険があるのが急性膵炎であり，ERCP関連手技後の膵炎発生率は欧米の前向き調査にて3.5％と報告されている．
- EBS留置直後に胆管炎を発症あるいは増悪がみられる場合があり，その際にはステントを抜去し，ENBDとする必要がある．
- 留置後の後期偶発症として，ステントの閉塞，胆管炎の発症やステントの逸脱・迷入などがある．ステント閉塞，胆管炎は，胆泥の形成，出血，食残，腫瘍のin-growthあるいはover-growthなどで発生する．特に，ステント下端を十二指腸内とした場合にはステントを介しての十二指腸内容液の胆管内への逆流が主な要因となる．ステント逸脱・迷入はPSとCSで認められるが，迷入した場合には重篤な胆管炎を発生する危険性があり，経過観察に際し留意する．
- ステントの機能不全が発生した場合には，抜去可能であれば抜去し交換するか，抜去後いったんENBDとし再度ステント留置を行う．MSでは抜去不能であり，ステント内に新たなMS，CSあるいはPSを留置する．
- EBS自体が患者の生命予後に直接関与することは少ないが，減黄の維持が予後の延長に寄与すると考えられている．ステントの開存期間については，PSではステント径にもよるが1～3か月程度，CS，MSでは3か月～1年程度である．

患者説明のポイント

- EBSは，原則として入院で行う．
- ERCP関連手技としての偶発症の危険性について説明し，同意を得る．
- ステント留置後には，閉塞や胆管炎などのステント機能不全を起こす可能性があることを説明する．特に，悪性疾患でも長期生存する例があり，交換などの処置が複数回になる，あるいは他の胆道ドレナージが必要になる可能性についても説明しておく．

文献

1) 急性胆管炎・胆嚢炎診療ガイドライン改訂出版委員会：急性胆管炎・胆嚢炎診療ガイドライン2013．医学図書出版，2013
2) Isayama H, et al：Gut 53：729-734，2004
3) 日本消化器内視鏡学会卒後教育委員会（責任編集）：消化器内視鏡ハンドブック．日本メディカルセンター，pp 391-400，2012

（真口宏介，潟沼朗生，高橋邦幸）

超音波内視鏡下治療

治療の意義

- 消化管に近接する病変・臓器・構造物に対して超音波内視鏡（endoscopic ultrasonography；EUS）ガイド下に穿刺を行って，薬剤を注入したり，ドレナージを留置したりする手技が，近年盛んに開発されており，すでにそのいくつかは臨床応用されている（表IV-13）．
- 中でも，わが国において比較的よく行われている手技は，膵仮性嚢胞・感染性膵壊死に対するドレナージ，胆道ドレナージ，腹腔神経叢ブ

表 IV-13 臨床応用されている超音波内視鏡ガイド下治療

ドレナージ
・膵仮性囊胞・感染性膵壊死ドレナージ
・胆道ドレナージ
・膵管ドレナージ
・その他の腹腔内・骨盤内膿瘍ドレナージ

注入
・腹腔神経叢ブロック
・膵囊胞に対するアブレーション（エタノール，抗癌薬注入）
・充実性腫瘍に対するアブレーション（エタノール局注，ラジオ波焼灼など）
・膵癌に対する抗腫瘍薬局注
・アカラシアに対するボツリヌス毒素局注
・術前マーキングとしての tattooing
・放射線照射のための位置決めマーカー留置
・小線源留置
・静脈瘤や出血血管に対するコイル留置/塞栓剤注入

表 IV-14 超音波内視鏡（EUS）ガイド下胆道ドレナージ

消化管胆道瘻孔形成術
・胆管十二指腸瘻孔形成術（choledochoduodenostomy；EUS-CDS）
・肝内胆管胃瘻孔形成術（hepaticogastrostomy；EUS-HGS）
EUS-ERCP ランデブー法（EUS-ERCP rendezvous；EUS-ERCP RV）
順行性胆道ドレナージ（antegrade stenting；EUS-AGS）

ロック（celiac plexus neurolysis；CPN）である．
● 超音波内視鏡ガイド下に穿刺手技を行う利点は，リアルタイム映像下に穿刺対象に対して正確なアプローチが行えることであり，また，介在する血管や臓器を避けて安全な穿刺を行うことができる．

適応と禁忌

1．膵仮性囊胞・感染性膵壊死ドレナージ

《適応》
・感染や腹痛を伴い保存的治療に抵抗を示す膵仮性囊胞，感染性膵壊死．
・消化管壁と囊胞壁の癒着が確認できる例．

《禁忌》
・囊胞内あるいは壁に仮性動脈瘤がある例．
・出血傾向を伴う例（すべての穿刺手技に共通）．

2．胆道ドレナージ

《適応》
・内視鏡的（経乳頭的）胆道ドレナージが不成功，あるいは不能である例．例えば，腫瘍浸潤による消化管狭窄，術後消化管再建などで内視鏡が乳頭に到達できない例や胆管への選択的カニュレーションが不成功であった例．

3．腹腔神経叢ブロック（EUS-CPN）

《適応》
・モルヒネによる疼痛コントロールが困難な上腹部悪性腫瘍（主に膵癌）に由来するがん性疼痛．

治療の実際と前後の処置

1．膵仮性囊胞・感染性膵壊死ドレナージ

● EUS ガイド下に 19 ゲージ穿刺針で囊胞を穿刺した後，内容液を吸引して性状を確認するとともに，細菌培養に提出する．
● 穿刺針内にガイドワイヤーを挿入していき，囊胞内に十分挿入したら，ガイドワイヤーを留置したまま穿刺針を抜去する．
● 胆管拡張用ダイレーターあるいは通電ダイレーターで瘻孔を拡張した後，さらに胆管拡張用バルーンで瘻孔を拡張し，ダブルピッグテール型ステント（内瘻）か経鼻胆道ドレナージ（ENBD）チューブ（外瘻），あるいはその両方を留置する．感染性囊胞においては洗浄できるように，内瘻と外瘻の両方を通常留置する．
● 感染性膵壊死においてはドレナージのみでは治療効果が不十分なことが多く，瘻孔をさらに大口径のバルーンで拡張した後，内視鏡を囊胞腔へ挿入して壊死組織を除去する治療（内視鏡的ネクロセクトミー）が行われている．

2．胆道ドレナージ

● EUS ガイド下穿刺を利用した胆道へのアプローチ法には，**表 IV-14** に示すものがある．
● EUS-CDS では十二指腸球部から総胆管を，

- EUS-HGS では胃から左葉肝内胆管を穿刺し，ガイドワイヤーを胆管内に挿入したのち瘻孔を拡張して，消化管と胆管の間にステントを留置する．
- EUS-ERCP RV では，胃から左葉肝内胆管，あるいは十二指腸球部から総胆管を穿刺した後，ガイドワイヤーを胆管下流，さらには乳頭を通して十二指腸内まで進める．その後，ガイドワイヤーを留置したまま EUS スコープを抜去し，ERCP スコープに入れ替え，十二指腸に出ているガイドワイヤーを利用して，通常の ERCP と同様にステント留置を行う．
- EUS-AGS では，EUS-RV と同様にガイドワイヤーを乳頭から出した後，スコープを入れ替えずにそのままガイドワイヤー誘導下にステントを留置する．

3. EUS-CPN

- 上腹部臓器の痛みを中枢に伝える中継地点である腹腔神経叢は，腹腔動脈および上腸間膜動脈を取り囲むように存在する．
- EUS-CPN には，腹腔動脈根部直上を穿刺する central 法と腹腔動脈の両側を穿刺する bilateral 法がある．
- 穿刺後，神経破壊剤である無水エタノールを注入する．
- 最近では，EUS で神経節自体が描出できることが明らかとなり，これを直接穿刺して無水エタノールを注入する方法 (direct celiac ganglia neurolysis；EUS-CGN) も行われている．

治療の危険性・予後

1. 膵仮性囊胞・感染性膵壊死ドレナージ

- 膵仮性囊胞ドレナージの手技成功率は 91〜100%，治療奏効率は 82〜100%，合併症発生率は 6.3% とされ，出血，感染，気腹，ステント迷入が報告されている．
- 感染性膵壊死に対する内視鏡的ネクロセクトミーの治療成功率は 75〜91%，合併症発生率は 26〜33%，死亡率は 5.8〜11% であり，最も多い合併症は出血，次いで穿孔，空気塞栓となる．

2. 胆道ドレナージ

- EUS-CDS/-HGS の手技成功率は 50〜100%/65〜100%，治療奏効率は 73〜100%/75〜100%．合併症発生率は 16%/16% とされ，胆汁性腹膜炎，気腹，出血，ステント逸脱・迷入，biloma 形成などが報告されている．
- EUS-ERCP RV の手技成功率は 50〜100%．合併症発生率は 11% とされ，膵炎，胆汁性腹膜炎，気腹，出血，穿孔などが報告されている．
- EUS-AGS の報告は，まだ少数例のものがわずかにみられるのみであるが，手技成功率 57〜100%，合併症として膵炎の報告がみられる．

3. EUS-CPN

- EUS-CPN の有効率は 45〜89% と報告されている．また，多施設比較対照試験において EUS-CPN よりも EUS-CGN のほうが有効率が高かったとの報告がある (45.5% vs. 73.5%)．
- EUS-CPN の合併症は，一過性疼痛増強 36.0%，一過性低血圧 20.0%，一過性下痢 23.4%，酩酊 8.5%，後腹膜出血 1% などが報告されている．なお，EUS-CGN と EUS-CPN の合併症発生率に差はないとされている．

患者説明のポイント

1. 膵仮性囊胞・感染性膵壊死ドレナージ

- 膵仮性囊胞ドレナージは，比較的安全で，低侵襲かつ治療奏効率の高い手技であるが，時に出血，穿孔といった重篤な合併症が起こりうる．
- 感染性膵壊死は致死率の高い予後不良な病態であり，保存的治療では治癒は見込めない．従来，開腹ドレナージ＋ネクロセクトミーが標準治療として行われてきたが，最近ではより低侵襲な内視鏡的あるいは経皮的治療を優先して行うことが勧められている．ただし，合併症発生率は高く，手技関連死亡例もみられる．

2. 胆道ドレナージ

- 内視鏡的胆道ドレナージ不能あるいは不成功例

に対しては，経皮経肝胆道ドレナージ（percutaneous transhepatic biliary drainage；PTBD）が一般的に行われている．EUSガイド下胆道ドレナージは一期的に内瘻化ができ，外瘻留置に伴う苦痛を伴わないといったPTBDに対する利点はあるが，標準的な治療法としてまだ確立された手技ではないため，限られた専門施設において倫理委員会の承認を得たうえで，限定的な対象に対して行われるべきである．

3. EUS-CPN

- 比較的安全で簡単な手技であり，約70％の症例に疼痛緩和，モルヒネの減量が期待できるが，今のところ保険収載された手技ではないため，各施設の倫理委員会の承認を得たうえで，費用も含めた十分なインフォームドコンセントを得て行う．

文献

1) 神津照雄, 他：超音波内視鏡ガイド下穿刺術ガイドライン. 日本消化器内視鏡学会卒後教育委員会（編）：消化器内視鏡ガイドライン，第3版. 医学書院, pp 170-187, 2006
2) 北野雅之, 他：超音波内視鏡ガイド下穿刺術. 日本消化器内視鏡学会卒後教育委員会（編）：消化器内視鏡ハンドブック. 日本メディカルセンター, pp 111-122, 2012
3) 山口武人, 他：膵管・仮性嚢胞ドレナージ. 日本消化器内視鏡学会卒後教育委員会（編）：消化器内視鏡ハンドブック. 日本メディカルセンター, pp 437-448, 2012

（安田一朗，土井晋平）

経皮的ドレナージ（胆道，膿瘍，嚢胞）および除石

治療の意義

- 胆道に対する経皮的ドレナージは，閉塞性黄疸および胆管炎の治療としての経皮経肝的胆管ドレナージ（percutaneous transhepatic biliary drainage；PTBD）と急性胆嚢炎の治療としての経皮経肝的胆嚢ドレナージ（percutaneous transhepatic gallbladder drainage；PTGBD）がある．経皮経肝的胆嚢ドレナージにはチューブを留置せず針で穿刺排液するpercutaneous transhepatic gallbladder aspiration（PTGBA）もある．肝膿瘍，膵臓膿瘍の感染を改善するための経皮的ドレナージ，巨大な肝嚢胞による胆道の圧迫を解除する経皮的ドレナージもある．

適応と禁忌

1. 適応

(1) PTBD

- 急性胆管炎の多くは胆管結石で生じるため肝内胆管の拡張が軽度であり，PTBDより内視鏡的胆道ドレナージ（endoscopic biliary drainage；EBD）が優先される．癌の患者では胆道の閉塞が徐々に生じ肝内胆管の拡張が高度のためPTBDが容易である．現在では癌による閉塞でもEBDが第一選択で，EBDが困難な時にPTBDが選択されることが多い．

(2) PTGBD

- 手術リスクの高い急性胆嚢炎が最も良い適応である．

(3) 肝膿瘍ドレナージ

- 肝膿瘍が疑われれば，起因菌同定のために，チューブを留置しない場合でも穿刺吸引が施行されることが多い．

(4) 膵膿瘍ドレナージ

- 現在では超音波内視鏡下ドレナージが第一選択であり，それが困難なときが適応となる．

2. 禁忌

- 経皮的ドレナージの禁忌は出血傾向と多量の腹水貯留である．

治療の実際と前後の処置

- 経皮的ドレナージは局所麻酔下の超音波ガイ

- 下が主流である.
- 施行前日に超音波検査を行い腹水の有無と穿刺経路を確認しておく.抗菌薬の投与を開始する.
- 当日朝は絶食とし輸液を施行する.術直前に鎮痛薬を使用するが,患者とのコミュニケーションを維持できなくなるような過度の鎮静薬の使用は避ける.
- 患者をX線透視室に移動し皮膚を消毒し穿刺部位を十分に局所麻酔し超音波ガイド下に穿刺する.

1. PTBDの場合

- 患者が呼吸を止める指示に従えるときは,胆管に水平に穿刺するとガイドワイヤーの誘導がきわめて容易である.最も呼吸性移動が少ない肝鎌状靱帯近く,つまり正中からのB3本幹穿刺が第一選択となる.
- 穿刺後に薄めた造影剤で造影しガイドワイヤーを挿入しダイレーターで経路を拡張後に7〜8 Frのカテーテルを挿入する.経皮的ドレナージが完成したら,糸と接着剤で皮膚とドレナージチューブを十分固定し,排液バッグを接続する.
- PTBD完了後,総胆管結石の場合は,PTBDカテーテルからガイドワイヤーを挿入し乳頭から出してERCPで迎えるランデブー方式による除石が有用である.
- 胃切除などで乳頭に内視鏡的に到達できない総胆管結石例では経皮経肝的乳頭バルーン拡張術後に内視鏡的機械的砕石具をガイドワイヤー誘導下に胆管内に挿入する砕石法が有用である.
- かつては経皮経肝胆道鏡下の肝内結節除去術が一部の施設で盛んに行われてきたが,2014年現在,国内では電気水圧衝撃波(EHL)が入手不可能であるため,ほとんどの施設で施行できない.

2. PTGBDの場合

- 右肋間からの穿刺となる.胆囊と肝臓が付着した部位での穿刺が胆汁漏出を防止するうえで大切である.胆囊底部側は遊離腔からの穿刺となるので避ける必要があるが頸部寄りすぎると胆囊動脈穿刺の危険が生じる.胆囊を三等分した体部の頸部寄りの穿刺が良い.

3. 肝膿瘍ドレナージの場合

- 肝実質の薄い部位からの穿刺は肝臓表面への出血および漏出の危険があるので,十分な肝実質を介して穿刺できる部位を選択する.

4. 膵膿瘍ドレナージの場合

- 左背部からの穿刺となるが,中腋窩線のやや背部側では下行結腸を穿刺する危険がある.患者を右側臥位として後腋窩線の背部側,つまり本当の背部から穿刺する.

治療の危険性・予後

- 経皮的ドレナージを施行するときは,チューブ逸脱等の偶発症による緊急開腹術,出血による緊急血管造影が必要になる可能性がある.
- 認知症でチューブの自己抜去のおそれがあるときは経皮的ドレナージは施行できない.
- 出血傾向のある症例は胆道出血,腹水貯留例では胆汁漏出を生じるのでPTBDは施行できない.
- 肝門部多発分断例のPTBDでは,すべてのチューブを内瘻することが困難で外瘻のままとなることがある.
- 以上を考慮しPTBDの危険度が高いときは,内視鏡的ドレナージの得意な他の施設への転院も考慮する.その施設でも内視鏡的ドレナージが困難なときはPTBDをあきらめる勇気も必要である.
- 経皮的膵膿瘍ドレナージでは,膿瘍腔が縮小してもカテーテル抜去後に数か月から1年にわたり,穿刺部位の皮膚から膵液の漏出が続き重篤な皮膚炎を起こすことがある.そのため現在ではEUS下ステント挿入術で膵液を胃内に排泄させる手法が優先されている.

患者説明のポイント

- 根本的に，PTBDを施行するときは，その手技を施行しないと患者の生命が危ないことをきちんと説明しておくべきである．
- カテーテルの逸脱を防ぐために，施行後数日はベッド上で安静が必要になる．
- 穿刺時には一時的な呼吸停止等の患者の協力が必要である．
- チューブ挿入のためのダイレーター挿入時が最も痛みが強い．

文献

1) 急性胆管炎・胆嚢炎診療ガイドライン改訂出版委員会：急性胆管炎に対する胆管ドレナージの適応と手技．急性胆管炎・胆嚢炎診療ガイドライン2013．医学図書出版，pp 137-149, 2013
2) 急性胆管炎・胆嚢炎診療ガイドライン改訂出版委員会：急性胆嚢炎に対する胆嚢ドレナージの適応と手技．急性胆管炎・胆嚢炎診療ガイドライン2013．医学図書出版，pp 151-160, 2013

（玉田喜一）

肝動脈塞栓化学療法，肝動注化学療法

治療の意義

- わが国では，B型・C型肝炎ウイルス感染を伴う慢性肝疾患を背景に生じる肝細胞癌が70％を占めている．これらの症例は高頻度に多中心性発癌・再発を繰り返し，その結果として根治的な外科切除や局所療法が困難となることも多い．
- 肝臓は，肝動脈と門脈の二重の血流支配を受けている．典型的な肝細胞癌は多血性であり，肝動脈血より栄養されている．肝動注化学療法（hepatic arterial infusion chemotherapy；HAIC）は，この肝細胞癌の血流支配に準じて，経カテーテル的に抗癌薬を注入する治療法である．また，肝動脈塞栓化学療法（transcatheter arterial chemoembolization；TACE）は栄養血管に抗癌薬および塞栓物質を注入し，抗癌薬の長期停留と阻血により腫瘍を壊死に陥らせる治療法である．
- これらの治療法は，根治治療が困難となった進行肝細胞癌における集学的治療の中心的役割を担っている．

適応と禁忌

1. 肝動脈塞栓化学療法（TACE）

- 良い治療適応は，CT/MRIなどの肝動脈造影において腫瘍濃染像を呈する，いわゆる多血性肝細胞癌である．腫瘍濃染像を呈さない，いわゆる乏血性の早期肝細胞癌は治療効果が期待できない．
- 「科学的根拠に基づく肝癌診療ガイドライン」[1]の肝癌治療アルゴリズムでは，外科的切除が困難な腫瘍径が3 cmを超える，もしくは腫瘍数が4個以上の根治不能と判断された進行肝細胞癌においてTACEを推奨している．
- 肝外転移合併例では，転移病変に対する治療効果は期待できず，肝内病変に対するTACEの延命効果は明らかではない．
- 一般的に肝予備能不良例（Child-Pugh C），ECOG performance status（PS）3以上，門脈本幹に腫瘍塞栓を有する症例は禁忌である．

2. 肝動注化学療法（HAIC）

- HAICは代謝臓器である肝臓を抗癌薬が最初に通過することで全身性の副作用を軽減できる利点と，栄養血管への直接投与による局所薬剤濃度の上昇に伴う利点を有する．
- 「科学的根拠に基づく肝癌診療ガイドライン」[1]の肝癌治療アルゴリズムでは，TACEと同じく腫瘍数が4個以上の進行肝細胞癌において

HAICを推奨している．
- しかしながら，HAICはランダム化比較試験による延命効果が明らかにされておらず，標準的治療としては確立していない．したがって，エビデンスの得られているTACEの適応とならない症例（例：高度の門脈腫瘍塞栓を有する）もしくはTACEに対して治療抵抗性をもつ症例が良い適応である．
- TACEと同じく，肝外転移合併例では，転移病変に対する治療効果は期待できず，HAICの有用性は明らかではない．
- 一般的に肝予備能不良例（Child-Pugh C），ECOG performance status（PS）3以上の症例は禁忌である．また，汎血球減少を伴う症例は，十分な観察下でHAICを行うことが必要である．

治療の実際と前後の処置

- 治療前に肝予備能，腎機能，造影剤や薬剤に対するアレルギーの既往を確認する．
- また治療前には，血管造影検査に際してリスクとなる疾患（動脈解離，閉塞性動脈硬化症，静脈血栓症，鼠径ヘルニアなど），抗血栓薬内服の有無，そのほかの出血傾向の有無について把握する．
- 術中は血圧，脈拍，SpO_2をモニター管理することが望ましい．
- バイタルサインの変動に備え，血管確保を行い，必要に応じて数日継続する．
- 術後は感染予防目的に抗菌薬の投与を検討する．

1．肝動脈塞栓化学療法（TACE）

- 大腿動脈または上腕動脈などから経皮的にカテーテルを挿入し，選択的血管造影（上腸間膜動脈，腹腔動脈，総肝動脈など）を行う．腫瘍栄養血管を同定し，マイクロカテーテルを担癌区域の目的血管まで挿入する．塞栓による副作用の軽減目的に区域枝より末梢レベルまで選択的挿入が望ましい．
- 目的血管に挿入したら，抗癌薬と油性造影剤（リピオドール®）の混合液を注入し腫瘍全体に薬剤を密に分布させた後，多孔性ゼラチン粒（ジェルパート®）を血流が停滞するまで注入する（Lip-TACE）．腫瘍栄養血管が複数認められる場合は，それぞれに選択的に挿入しLip-TACEを繰り返し，栄養血管を残さず塞栓することを目標とする．
- 選択される塞栓物質としてはゼラチンスポンジが一般的であったが近年，欧米では血管塞栓用マイクロスフェアが副作用の少なさから一般的に使用されるようになり，2014年よりわが国でも使用可能となる見通しである．また，近年先端バルーン付きのマイクロカテーテルが開発され，バルーン閉塞下でのTACEにより高い薬剤集積と局所制御率が示されている．

2．肝動注化学療法（HAIC）

- HAICは頻回の投与で効果を発揮してくる治療であり，投与法としては単回投与を定期的に繰り返す方法と，肝動脈に挿入したカテーテルと皮下に埋没させた薬剤注入ポートを接続し薬剤を投与する方法（リザーバー動注療法）がある．
- リザーバー動注療法では適切な薬剤分布を得るとともに薬剤性潰瘍などの合併症を防止することが重要であり，熟練した医師の管理下に行う必要がある．
- 単回投与法ではTACEと同様の手順で固有肝動脈や左右肝動脈までカテーテルを挿入し予定した薬剤を投与する．
- レジメンに沿って計画的に治療を行い，奏効例では直接治療効果が高い局所療法の併用を検討し，非奏効時は漫然と長期投与することなく，他の治療法もしくは緩和医療への切り替えを検討する．

治療の危険性・予後

1．肝動脈塞栓化学療法（TACE）

- TACEでは，治療当日から数日間に発熱，腹痛，嘔気・嘔吐（塞栓術後症候群）などが認められる．また塞栓範囲により程度はさまざまで

表 IV-15 進行肝細胞癌における肝動注化学療法の治療成績

抗腫瘍薬	症例数	奏効率(%)	生存期間中央値(月)	1年生存率(%)/2年生存率(%)	報告者	報告年
エピルビシン	45	9	6.0	20/—	Ikeda M	2007
シスプラチン	80	33.8	—	67.5/50.8	Yoshikawa M	2008
5-FU+シスプラチン*	48	48	10.2	45/31	Ando E	2002
5-FU+シスプラチン	41	22	12.0	47.1/—	Park JY	2005
5-FU+シスプラチン	71	35	10.2	46.5/21.9	Niizeki T	2013
5-FU+シスプラチン	476	40.5	14.0	—/—	Nouso K	2013
5-FU+リピオドール®懸濁シスプラチン*	51	86.3	33.0	72.9/58.1	Nagamatsu H	2010
5-FU+シスプラチン+ロイコボリン	29	48.3	11.8	48/24	Yamasaki T	2005
5-FU+シスプラチン+メトトレキサート+インターフェロン*	34	45	11.0	24/15	Kaneko S	2002
5-FU+インターフェロン*	55	43.6	11.8	48.9/28.8	Ota H	2005
5-FU+インターフェロン*	116	52.6	6.9	34/18	Obi S	2006
5-FU+インターフェロン	55	29	9.0	39/17	Uka K	2007

*全症例が門脈腫瘍塞栓を合併する肝細胞癌.

あるが，一過性の肝機能低下もみられ，肝機能不良例は治療後の肝不全に注意が必要である.
- そのほかの有害事象として，肝膿瘍・胆管炎（胆道疾患術後は要注意），造影剤や抗癌薬などによるアレルギー反応，カテーテル挿入に伴う出血や血管損傷，抗腫瘍薬による汎血球減少（骨髄抑制）などもみられる．また，塞栓物質や抗癌薬が肝臓以外の臓器に流入することがあり，これに伴う胆囊炎，胃・十二指腸潰瘍，膵炎，脾梗塞などにも注意が必要である.
- 全国原発性肝癌追跡調査報告によると，切除不能肝細胞癌に対してTACEが施行された8,510例の累積生存率は，1年82％，3年47％，5年26％であった[2].
- また，同調査における多変量解析の結果，TACE施行例の独立予後危険因子は，肝障害度，腫瘍進行度分類，AFP値であった.

2. 肝動注化学療法（HAIC）

- HAICでは，抗癌薬投与による副作用と皮下埋め込み式リザーバーの留置に伴う合併症（血管損傷，カテーテル・ポート挿入部の感染，カテーテル閉塞など）に注意が必要である.
- 抗癌薬に伴う副作用としては，嘔気・食欲不振などの消化器症状，汎血球減少（骨髄抑制），腎障害，肝障害などがみられる．そのことから，肝機能不良例は肝不全に注意が必要である．また，抗癌薬が胃・十二指腸の栄養血管に流入することがあり，これに伴う胃・十二指腸潰瘍にも注意が必要である.
- 切除不能肝細胞癌に対して，さまざまなHAIC（抗癌薬）のレジメンが報告されている（**表IV-15**）．これらの報告をみると，生存期間中央値は6.0〜33.0か月，累積生存率は1年20〜72.9％，2年15〜58.1％であった．全症例が門脈腫瘍塞栓を合併する肝細胞癌の検討でも同等の成績が得られている．これらの結果は，進行肝細胞癌の無治療例の予後（2〜3か月）の報告[3]と比べて良好な予後が得られているが，ランダム化比

患者説明のポイント

- 両治療は共にカテーテル下での抗癌薬を使った治療法であり，それぞれの治療の適応，方法，起こりうる有害事象については詳細に説明を行う必要がある．
- 有害事象によっては，それに対する治療の必要性が生じたり，入院期間が延長する可能性があること，HAICにおいては治療継続が困難になる可能性があることを説明しておく必要がある．
- 両治療は肝内腫瘍に対する治療法であり，肝外に転移した腫瘍に対しては効果が期待できないことを説明しておく．

文献

1) 日本肝臓学会（編）：科学的根拠に基づく肝癌診療ガイドライン．金原出版，2013
2) Takayasu K, et al：Gastroenterology 131：461-469, 2006
3) Llovet JM, et al：Hepatology 29：62-67, 1999

（住江修治，新関　敬，佐田通夫）

経皮的局所療法（PEIT, PMCT, RFA）

治療の意義

- 肝細胞癌では肝硬変合併や多発病変により切除適応例は20〜30％である．また，いわゆる「根治的」切除がなされても微小転移や異時性の多中心性発癌により5年以内に80％が再発する．このため，種々の非外科的治療が開発されてきた．
- 非外科的治療の中で，経皮的局所療法と総称される治療法がある．主に超音波ガイド下に注入針や電極を病変部に挿入し，化学物質や熱で癌を壊死させる治療法である．的確に病変全体を治療すれば根治的となる治療法である．開腹術や全身麻酔が不要なため，肝切除と比較すれば低侵襲で，再発に対する再治療も容易である．また，費用対効果も優れている．
- 1980年代前半からエタノール注入療法（PEIT）が，1990年代半ばからマイクロ波凝固療法（PMCT）が行われてきた．
- PEITは，注入針を挿入し，病変内およびその周囲に無水エタノールを注入し，壊死を起こさせる治療法である[1]．被膜や隔壁の存在などでエタノールの分布が不均一になるため，壊死範囲の予想が困難で，安定した成績を残すことは困難であった．
- PMCTは，電極を病変に挿入し，電子レンジと同じ原理（誘電加熱）により熱を発生させ，癌を破壊する治療法である．壊死範囲が径1.5cm，長さ2.5cmと小さいという短所がある．
- 現在ではほとんどがラジオ波焼灼術（RFA）である[2]．電極を病変に挿入し，高周波を使って電極周囲に熱を発生させ，癌を壊死させる治療法である．経皮的アプローチ以外に腹腔鏡下，胸腔鏡下，開腹下に実施されることもある．本体（ジェネレーター）で発生したラジオ波を電極先端から病変部に伝達させ，組織抵抗で発生する熱（抵抗加熱）を利用して病変部の温度を上昇させている．電極から人体に流れ込んだ電流は大腿部に貼付した対極板を経由してジェネレーターに還流する．電気メスと本質的には同じであるが，RFAでは組織壊死が広範囲になるよう，組織との接触面積を大きくして，緩徐に熱を発生させている．
- 複数のランダム化比較試験により，RFAはPEITよりも局所制御能に優れ，長期生存率も高いことが示されている．このため，最近では，病変が消化管と癒着している場合や腸管胆管逆流がみられる場合など，RFAが不適な症

例のみに PEIT が実施されている．本項では，主に RFA について記載する．
- RFA をはじめとする経皮的局所療法の適応は肝切除の適応と重なるため，どちらの治療法が優れているか学会では議論になっている．しかし，実際の診療では，癌治療における QOL 重視の潮流などから，RFA などを選択する患者が増加している．

適応と禁忌

- RFA は，熱で腫瘍組織を壊死させるため，腫瘍の種類を問わず抗腫瘍効果が得られる．わが国では主に肝細胞癌に用いられているが，欧米では大腸癌の肝転移などに広く用いられている．
- 肝細胞癌における RFA の一般的な適応は，以下のとおりである．
1) 病変の大きさと数は 3 cm 以下 3 個以内（ただし，3 cm，3 個を境界に成績に明確な差があるわけではない．小さければ小さいほど，数が少なければ少ないほど，治療成績は良好となる）．
2) 明らかな脈管侵襲がない．
3) 肝外病変がない．
- 次のような状態は，偶発症が起こる確率が高い．一般的には禁忌である．
1) 著明な出血傾向のある患者．
2) コントロール不能の腹水がある患者．
3) 腸管胆管逆流のある患者．
4) 安全な穿刺経路が確保できない病変．
5) 消化管と癒着している病変．
6) 肝門部のグリソン鞘に接する病変．
- 上記は，初発症例の適応である．再発症例でも初発症例に準じるが，それまでの経過も考慮して適応を決定する．
- 患者ごとに，本人の希望などを考慮し，ほかに効果的な治療法がないか，RFA により根治や生存期間の延長などが十分期待できるか，偶発症を生じる確率など，ベネフィットとリスクを勘案して，適応を最終決定する．

治療の実際と前後の処置

- RFA では，実際の治療だけでなく，プランニング，治療効果の評価，外来での経過観察，の 4 点すべてをきちんと行なわないと良好な成績は達成できない．
- プランニングは，以下のように行う．
1) 前日までに，病歴を把握し（肝切除などを受けているか，どの部位とどの部位に治療がなされているかなど），CT や外来腹部超音波検査など，すべての画像を総合的に検討する．
2) どのような体位でどのような部位からアプローチして穿刺・焼灼するかを確認する．いくつかの病変がある場合，どのような順番で生検や治療を行うかも決定しておく．
- 治療の実際を以下に示す．
1) 午前中に RFA 予定の患者は朝食止めとし，午後に RFA 予定の患者は昼食止めとする．
2) 酸素飽和度（S_pO_2）と脈拍数のモニターを指先に，血圧モニターを点滴ラインが入っていない側の上腕に装着する．
3) 点滴ラインからペンタゾシン，ヒドロキシジン，硫酸アトロピンを投与する．投与量は肝機能や年齢，体重などにより調節する．また，心疾患や緑内障，前立腺肥大などのある患者では硫酸アトロピンは使用しない．
4) 皮膚の消毒後，患者に背臥位，右半側臥位，坐位など必要な体位を取らせる．体位により病変の正確な穿刺ができる確率が変わってくる．プローブができるだけ垂直に皮膚に当たるよう，体位を工夫する．
5) 腹部超音波で病変を描出し，穿刺し，焼灼する．
6) 病変がある程度以上大きな場合には，見上げ面中央と見下げ面の右側，見下げ面の左側などのように電極を病変内のいくつかの部位に系統的に入れ分けることにより，病変全体を焼灼する．

7) 術後3時間は絶対安静，それ以降は翌朝主治医がチェックするまでベッド上安静とする．
- 治療の評価は，以下のように行う．
1) 治療翌日に評価CTを実施する．
2) 病変部がすべてのスライスで非造影領域の中に含まれる，すなわちすべてのスライスで全周性にsafety marginを伴い壊死している必要がある．
3) 単純結節型と比べて単純結節周囲増殖型や多結節癒合型ではsafety marginを大きくとる．また，転移性肝腫瘍でもsafety marginは大きくとる必要がある．
4) 明らかな癌の残存がなくても，残存する可能性があれば，原則として追加RFAを実施する．
- 外来での経過観察も重要である．肝細胞癌も転移性肝癌も，治療後の再発率が高い．3～4か月ごとに造影CTと超音波，腫瘍マーカーをチェックし，再発を早期に発見する必要がある．

治療の危険性・予後

- RFAの偶発症に関して82の報告をまとめた海外の論文によると，3,670例中327例（8.9％）で偶発症がみられ，20例（0.5％）が死亡している[3]．
- わが国では近畿地区の施設を中心としたアンケート調査で，2,614例中偶発症は207例（7.9％），死亡は9例（0.3％）と報告されている[4]．
- 第18回全国原発性肝癌追跡調査報告によれば，RFAで治療された肝細胞癌9,643例の生存率は1年95.0％，2年86.2％，3年76.7％，4年66.3％，5年56.3％，7年39.3％であった．一方，肝切除25,066例の生存率は1年88.2％，2年78.4％，3年69.5％，4年61.7％，5年54.2％，7年42.0％，10年29.0％であった．RFAで治療された症例は高齢で肝機能が悪く病変数が多い，一方，肝切除症例では病変が大きいなど背景が異なるため，単純比較はできないが，RFAの長期成績は良好と考えられる．
- RFAを施行した初発肝細胞癌1,170例では，生存率は，1年96.6％，3年80.5％，5年60.2％，7年45.1％，10年27.3％で，生存期間中央値は6.4年であった[2]．5年以上の生存は325例であった．病変の最大径が3cm以内で病変数3個以下の822例に限ると，生存率は1年97.1％，3年83.7％，5年65.2％，7年48.8％，10年32.5％で，生存期間中央値は6.9年であった．生存率に寄与する因子は，年齢，HCV抗体，Child-Pughスコア，病変の大きさ，病変数，PIVKA-2値，AFP-L3値であった．
- なお，局所再発率は1年1.4％，3年3.2％，53年3.2％，7年3.2％，10年3.2％であった．一方，異所性再発率（肝外転移を含む）は1年25.6％，3年63.3％，5年74.8％，7年78.1％，10年80.8％であった[2]．

患者説明のポイント

- RFAは，外科手術と比較すると低侵襲で安全な治療法とされているが，それでも数％の症例で偶発症が起こる．どのような症例でも偶発症は起こりうる．観血的処置や外科的治療，数か月間の入院が必要なこともあり，術死もある．術前に患者や家族に十分理解してもらい，インフォームドコンセントを得る必要がある．
- RFAにより病変が十分焼灼されたかどうかは造影CTなどで評価する．治療効果をより確実にするため，明らかな残存がなくともRFAを再度実施することがある．
- 肝細胞癌でも転移性肝癌でも，治療後の再発率は高く，5年間で70～80％が再発する．定期的に検査を実施し，再発を早期に発見する必要がある．なお，高い再発率は，微小転移や多中心性発癌が主な原因であり，他の治療法でも同様である．

文献

1) Shiina S, et al：Liver Int 32：1434-1442, 2012
2) Shiina S, et al：Gastroenterology 129：122-130, 2005
3) Mulier S, et al：Br J Surg 89：1206-1222, 2002
4) 春日井博志, 他：肝臓 44：632-640, 2003

〈椎名秀一朗, 近藤祐嗣, 建石良介〉

体外衝撃波結石破砕療法（ESWL）

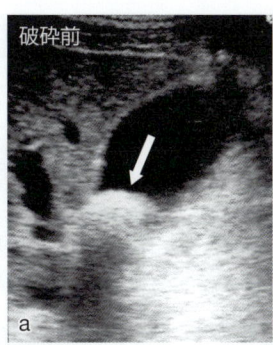

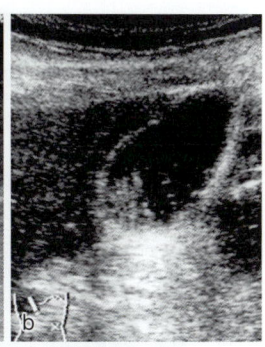

図 IV-14　ESWL による胆嚢結石治療
純コレステロール石（a の矢印）に対し ESWL を行ったところ, 翌日には b のようにわずかなデブリが残るのみとなった.

治療の意義

- 体外衝撃波結石破砕療法（extracorporeal shock-wave lithotripsy；ESWL）は X 線透視あるいは超音波で焦点を合わせ, 胆石または膵石を破砕して除去する非手術的治療法である.
- 外科手術に比べて侵襲性が少なく, 安全に結石を消失させることができる（図 IV-14, 15）.

適応と禁忌

1. 適応

(1) 胆嚢結石
- 直径 2 cm 以下, 1 個の純コレステロール石（単純 X 線撮影で陰性, CT 値 50 HU 未満, 特徴的なエコー像）が最も良い適応である.
- 症状をするコレステロール胆石で, 直径 3 cm 以下, 3 個以下が適応である.
- 急性胆嚢炎, 充満結石, 胆嚢造影陰性例は適応とならない.

(2) 総胆管結石
- 内視鏡的結石除去術（内視鏡的乳頭括約筋切開術, 内視鏡的乳頭バルーン拡張術など）を行っても結石除去が困難な症例（バスケットカテーテルで把持困難な巨大結石）が適応となる.

(3) 膵石
- 疼痛を有し, 主膵管内に存在する結石が膵液排出の障害となっている症例が適応となる.
- 膵頭部の嵌頓結石が最も良い適応である.
- 膵外分泌機能が保たれていると考えられる CT で膵萎縮を認めない症例が適応である.
- 十二指腸狭窄, 高度胆管狭窄, 膵癌などの合併症がある場合や膵尾部のみに結石が存在し, 内視鏡を用いても排石不良が推測される症例は適応とならない.
- 2014 年 4 月から膵石に対する ESWL の保険適用が承認された.

2. 禁忌
- 妊娠, 腹部大動脈瘤, 出血傾向, 不整脈, 心臓ペースメーカーの装着者は禁忌である.

治療の実際と前後の処置

- 使用する結石破砕装置によって実施方法が異なるので, ここでは藤田保健衛生大学坂文種報徳會病院の方法を示す.

1) 治療当日は朝から絶飲食とし, 血管確保して生理的食塩水または乳酸加リンゲル液 500 m*l* を点滴する.
2) 患者を電動式治療台に腹臥位で寝かせ, ペンタゾシン 30 mg とジアゼパム 10 mg を静注する.
3) 治療台を動かして結石に焦点を合わせるが, 方法には X 線透視と超音波がある. 総胆管結

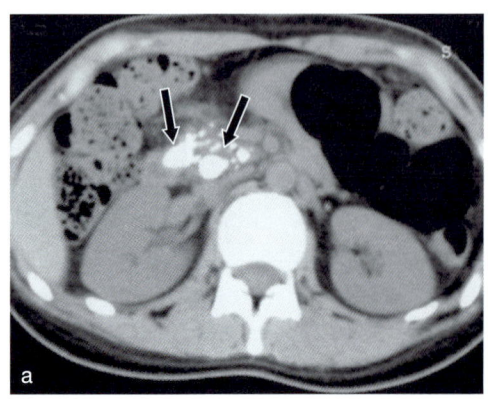

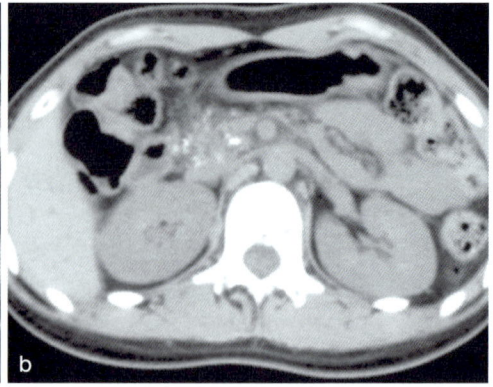

図 IV-15　ESWL による膵石治療
膵石（a の矢印）に対し計 3 回の ESWL と内視鏡治療を行ったところ，b のように分枝膵管内にわずかに残るのみとなった．

　石あるいは X 線透過性膵石では，あらかじめ行った内視鏡的経鼻胆（膵）管ドレナージカテーテルから胆（膵）管造影下に X 線透視で行う．
4）衝撃波照射は出力 10 kV から開始して徐々に上げ，20 kV で固定する．
5）1 回につき 2,000〜3,000 発の衝撃波を照射する．破砕中に疼痛を訴える場合はペンタゾシンやジアゼパムを適宜静注する．
6）終了直後は飲水のみ許可し，食事は夕食から開始する．
7）膵石の場合，翌朝採血して，血清アミラーゼを測定することが望ましい．
- 破砕の効果判定は，胆嚢結石は腹部超音波（**図 IV-14**），総胆管結石は経鼻胆管ドレナージカテーテルによる胆管造影，膵石は腹部単純 X 線写真（圧迫像），CT（**図 IV-15**），ERCP などで行う．
- 胆嚢結石ではウルソデオキシコール酸 600 mg/日を経口投与することで消失率が向上する．
- 総胆管結石では ESWL で破砕した結石を内視鏡的に除去する．
- 膵石で ESWL 後に破砕片が排石しない場合は，内視鏡的膵石除去術を行う．

治療の危険性・予後

- 偶発症には皮下出血，排石痛，血尿，急性胆嚢炎，急性胆管炎，急性膵炎，肝被膜下血腫，肝機能障害などがある．
- ESWL 後に結石再発することがある．結石再発率は，胆嚢結石 54〜60％，膵石 20〜30％と報告されている．

患者説明のポイント

1. 胆嚢結石
- コレステロール胆石の 1 年後の結石消失率は 63〜90％である．
- 破砕片の排出に伴う一過性の腹痛，嘔気・嘔吐が出現することがある．
- 破砕片の嵌頓による急性胆嚢炎，急性胆管炎を発症することがある．その場合は経皮経肝胆嚢ドレナージや内視鏡的胆道ドレナージなどの治療が必要となる．
- 胆嚢を温存する治療法なので結石再発の可能性があり，10 年再発率は 54〜60％と報告されている．
- 胆嚢癌発生の危険性があるので，治療後も定期的な経過観察が必要である．

2. 総胆管結石
- 焦点合わせのために経鼻胆管ドレナージを行う

が，これは結石嵌頓による急性胆管炎の予防や破砕効果判定のためにも有用である．
- 鼻からチューブを出すため，鼻や喉の違和感を伴う．
- 破砕した後で内視鏡を用いて結石を除去する治療を行う．

3．膵石
- アルコール性膵炎の場合には，禁酒が最も重要である．アルコール摂取は急性膵炎発作や結石再発の原因となる．
- 結石破砕効果は80〜100％と良好な成績で，ESWL単独での結石消失率は49〜82％と報告されている．
- 内視鏡治療併用した最終的な結石消失率は76〜100％と報告されており，成功例での平均治療回数は4〜5回である．
- 結石再発率が約20〜30％あり，再発を繰り返すこともある．
- 結石除去に成功しても慢性膵炎が完治するわけではなく，慢性膵炎の治療や経過観察が必要である．
- ESWLを行っても，疼痛コントロールが困難な場合や合併症のため，外科手術を行わなくてはならないことが5〜10％ある．

文献
1) 日本消化器病学会（編）：胆石症診療ガイドライン．南江堂，2009
2) 三好広尚，他：日消誌 98：1349-1356, 2001
3) 乾和郎，他：膵臓 29：121-148, 2014

〔乾 和郎，山本智支，三好広尚〕

血液浄化療法

治療の意義

- 血液浄化療法（blood purification therapy）とは，病因物質が血液に存在すると考えられる病態において，血液中に蓄積しているさまざまな病因物質を直接除去し，欠乏する物質を血中に補充することにより病態の改善を図る治療手段である．
- 血液浄化療法により，水・電解質・酸塩基のバランスを正常化して体内環境の恒常性を回復させたり，炎症性メディエーター，サイトカインや有害物質を除去したり，また不足している凝固因子や蛋白成分を補填することも可能である．
- 血液浄化療法によって全身状態を改善し，生命を維持し，新たな合併症の発生を予防し，疾患から病状回復するまでの時間を提供することが期待できる．
- 薬物中毒や腎不全の場合を除いて，血液浄化療法のみが単独で実施されることはまれであり，他の治療と組み合わせて実施すべきで，血液浄化療法は対症療法の1つであるという認識が必要である．
- 主な血液浄化療法の種類を表Ⅳ-16に示すが，大きく以下の7種類がある．① 血液透析（hemodialysis；HD），② 血液濾過（hemofiltration；HF），③ 血液透析濾過法（hemodiafiltration；HDF），④ 持続的血液透析（continuous hemodialysis；CHD），⑤ 持続的血液濾過（continuous hemofiltration；CHF），⑥ 持続的血液透析濾過療法（continuous hemodiafiltration；CHDF），⑦ アフェレーシス（apheresis）．アフェレーシスには，血漿交換（plasma exchange；PE），二重濾

表 IV-16　主な血液浄化療法の種類

種類	略語
血液透析	HD (hemodialysis)
血液濾過	HF (hemofiltration)
血液透析濾過	HDF (hemodiafiltration)
持続的血液透析	CHD (continuous hemodialysis)
持続的血液濾過	CHF (continuous hemofiltration)
持続的血液透析濾過	CHDF (continuous hemodiafiltration)
アフェレーシス　血液吸着	HA (hemoadsorption)
アフェレーシス　直接血液吸着	DHP (direct hemoadsorption)
アフェレーシス　単純血漿交換	PE (plasma exchange)・PP (plasmapheresis)
アフェレーシス　二重濾過血漿交換	DFPP (double filtration plasmapheresis)
アフェレーシス　血漿吸着	PA (plasma adsorption)

過法（double filtration plasmapheresis；DFPP），血漿吸着療法（plasma adsorption；PA），直接血液吸着療法（direct hemoperfusion；DHP），白血球除去療法などがある．

適応と禁忌

- 肝疾患領域で適応と考えられる病態は劇症肝炎，術後肝不全やその他の急性肝不全など，肝性脳症を呈したり，プロトロンビン時間が著明に延長したり，高度の黄疸が認められる場合である[1]．
- 膵疾患では，重症急性膵炎が良い適応とされ，CHDF が行われている[2]．
- 消化管穿孔性腹膜炎の場合，固定化ポリミキシン B を用いたエンドトキシン吸着療法が行われている[3]．
- 本来の血液浄化療法とは趣旨を異にするが，潰瘍性大腸炎には，血液中の白血球などを吸着除去・機能変化をもたらす治療法である白血球除去療法が行われている．白血球除去療法には，ビーズによる顆粒球吸着療法（GCAP），フィルターによる方法（LCAP）の 2 種類がある．また，顆粒球吸着療法は Crohn 病に対しても効果が認められている．
- 以上のように，消化器疾患領域で適応と考えられる病態は比較的少ないが重篤な疾患が多い．
- もともと循環動態が不安定な場合，出血傾向を示す場合も多く，そうした病態自体が禁忌となることは少ない．例えば HDF の代わりに持続的血液透析濾過法（CHDF）を行うなど，手技を変更することでリスクを回避することが可能である．
- 近年，劇症肝炎に対し，急激に肝性脳症，脳浮腫が増悪しないよう，浄化量をさらに増加させる高流量血液濾過透析（high flow hemodiafiltration；HF-HDF）が施行されている．

治療の実際と前後の処置

- PD 以外の血液浄化療法ではブラッドアクセスの確保が必要である．
- フレキシブルダブルルーメン（FDL）カテーテルの留置は，右内頸静脈から留置されるのが理想的である．外頸静脈，鎖骨下静脈，大腿静脈，または伏在静脈にも挿入できるが，外頸静脈の太さや位置によってはカテーテルの挿入が困難になることがあり，鎖骨下静脈への留置は，中心静脈狭窄・閉塞や気胸のおそれ，大腿静脈は 4 日間以上の留置では感染のリスクが高くなるなどの理由により右側内頸静脈への挿入が推奨される．
- PE 単独や白血球除去療法は，末梢の太い静脈を 2 本用いて実施することが可能である．
- 急性肝不全症例や出血性病変または出血傾向を有する患者の血液体外循環時には，血中半減期が短いメシル酸ナファモスタットを灌流血液の凝固防止に用いる．
- 血液浄化用装置は，複数のポンプと各種モニター，センサーが一体化した小型のものが市販されている．目的に応じたディスポーザブルの血液浄化用カラムと回路を取り付け，抗凝固薬

を加えた生理食塩水で洗浄してから用いる.
- 急性肝不全の場合,PEによって生じた電解質などの異常をすぐにHDFあるいはCHDFによって是正する目的で両者を併用することも多い.急性肝不全に対する人工肝補助療法に関する最近の調査報告では,84%の症例で血漿交換と血液濾過透析の併用が行われている.
- PEの補充液には通常40～50単位の新鮮凍結血漿が用いられる.
- 原発性胆汁性肝硬変症など高度の黄疸症例に対してイオン交換樹脂を用いたビリルビン吸着カラムが使用されることもある.
- 重症急性膵炎では,CHDFによる血液浄化療法が盛んに行われているが,腹腔内の膵壊死物質や逸脱酵素を除去できるPDが行われることもある.
- 血液浄化療法を安全に施行するために,①バイタルサイン(血圧,脈拍数,呼吸数,心電図,中心静脈圧,尿量,体温),②意識状態,③動脈血酸素飽和度・血液ガス分析,④電解質・酸塩基平衡,⑤ヘマトクリット,⑥血糖値,⑦凝固時間,⑧濾液量,除水量,補充液投与量,⑨出血の有無,⑩皮疹の有無(PE)の項目について注意する必要がある.

治療の危険性・予後

- 体外循環を行う点で循環器系への影響は大きい.カテーテル留置に伴う合併症としてはカテーテル感染症,血栓症,動脈の誤穿刺,抜去後の出血などがある.
- そのほか,回路やカラムの生体適合性に伴う合併症や血液製剤の使用に関する問題,抗凝固薬使用による出血傾向などのリスクがある.
- 血液浄化療法を必要とする病態はどれも重篤で,治療の有効性の判定のポイントを設定するのが困難なため,血液浄化療法の有用性をランダム化比較試験で判定するのは難しい.
- しかし,血液浄化療法は現在,これらの重篤な病態における集学的治療の中心的治療法であり,今後の治療成績の蓄積により,さらに臨床的意義が明らかにされることが期待される.

患者説明のポイント

- 治療を実施している最中にはブラッドアクセス部位を急に動かさないよう体動に注意が必要である.
- PEでは血液製剤使用に伴う感染症などのリスクについて十分に説明する必要がある.
- 血液浄化療法の保険適用回数に制限があることを十分検討することも重要である.

文献

1) 内藤智雄,他:日本アフェレシス学会雑誌 22:167-176,2003
2) 平澤博之,他:重症急性膵炎における humoral mediator からみた持続的血液濾過透析(CHDF)の有効性に関する検討.厚生労働省特定疾患対策事業重症急性膵炎の救命率を改善するための研究班 平成11年度研究報告書.pp 162-170,2000
3) Cruz DN, et al:JAMA 301:2445-2452,2009

(末次 淳,森脇久隆)

2 手術手技

麻酔

概念

- 患者が苦痛なく，安心して手術を受けるために麻酔は必須の手技である．
- 麻酔の種類には，全身麻酔，区域・局所麻酔がある．区域麻酔には脊髄くも膜下麻酔，硬膜外麻酔，伝達麻酔がある．手術術式や患者状態によってこれらの麻酔方法を単独，あるいは併用して麻酔を行う．
- 近年，高齢患者の増加により，外科医，麻酔科医をはじめ看護師，薬剤師，理学療法士，管理栄養士など多職種連携による取り組みによって，周術期の患者回復を促進するチーム医療の重要性が高まってきている．

術前管理

- 安全な麻酔を行うためには術前管理が重要となる．術前診察において患者の状態を評価し，適切な麻酔方法を決定する．
- 術前診察時に介入すべき問題があった場合は，手術までに解決できるようにする．手術までに問題点を解決できない場合，手術リスクと患者リスクを鑑みて，必要であれば手術の延期を考慮する．
- 介入すべき問題の例としては，喫煙，栄養不良，治療不十分の内科疾患（コントロールされていない高血圧，糖尿病など）がある．
- 抗凝固薬を内服している場合，中止可能な薬剤かどうか判断する必要がある．心房細動症例などでは早期に入院して，ワルファリンからヘパリンへの移行（ヘパリンブリッジ）が必要な場合もある．
- 手術当日の糖尿病薬の内服は低血糖の危険性があるので術前は中止する．インスリンの使用に関しては，点滴などで投与されるブドウ糖の量，速度を加味して，必要に応じて使用することもある．その場合でも，全身麻酔下では低血糖の発見は困難であるため，投与量に関しては慎重な判断が求められる．
- 肺血栓塞栓症，深部静脈血栓症の予防のために，術前リスクを評価し，手術中の予防策を検討する．また，臨床症状（下腿の左右差など）や検査値から血栓が疑われた場合，下肢超音波検査の施行も考慮する．
- 小顎，開口制限，挿管困難の既往など気道確保に難渋する可能性がある場合，気管支ファイバーなど挿管補助具の用意を考慮する必要があるため麻酔科に連絡する．
- 重篤な薬剤アレルギーの既往，悪性高熱症の家族歴などがある場合，麻酔科に連絡する．
- 術前の絶食時間は8時間（軽食であれば6時間）以上，確保することが望ましい[1]．
- 飲水は麻酔2時間前まで可能である．ただし，水，茶，アップルジュースあるいはオレンジジュース（果肉を含まない果物ジュース），コーヒー（ミルクを含まない）に限定する[1]．
- 近年，術前経口補水，炭水化物負荷が実践されているが，アミノ酸摂取量が多くなると胃排泄

時間が遅くなるため，摂取量には留意する[1]．
- 不安軽減を目的とした麻酔前投薬（ベンゾジアゼピン系薬剤）は，画一的な処方は避け，患者個々の緊張度や術前合併症（大動脈疾患など）などを考慮して，必要な症例において使用する．

モニタリング[2]

- 麻酔中は医師がいて，絶え間なく患者を看視する．
- 最小限，必要なモニタリングとしてはパルスオキシメータ，心電図，血圧計，全身麻酔ではカプノメータを装着する．血圧測定は原則として5分間隔で測定し，必要ならば頻回に測定する．
- 観血的動脈圧ラインなどは個々の症例に応じて必要性を吟味する．

全身麻酔

- 全身麻酔の導入方法には，緩徐導入，急速導入，迅速導入がある．また，気道確保困難が予想される症例においては意識下挿管を行う場合もある．
- 食事摂取後6時間以内，イレウス，妊婦など誤嚥の危険性の高い患者では迅速導入を選択する．
- 麻酔導入前には100％酸素を十分に吸入させて酸素化を行う．これによって，無呼吸で低酸素血症に陥るまでの時間を延長することができる．安全に麻酔導入を行うためには必須である．
- 全身麻酔薬には吸入麻酔薬（セボフルラン，イソフルラン，デスフルラン），静脈麻酔薬（プロポフォールなど）がある．
- 静脈麻酔薬を用いて全身麻酔を行う場合には，脳波モニターを併用して鎮静度を評価することが望ましい．
- 全身麻酔中は十分な鎮痛が重要である．鎮痛にはレミフェンタニル，フェンタニル，モルヒネなどの麻薬，リドカイン，ロピバカイン，ブピバカイン，レボブピバカインなどの局所麻酔薬を用いた区域麻酔を単独あるいは併用することにより行う．
- 手術中から術後鎮痛を考慮しておく必要がある．患者が疼痛時にボタンを押すことにより鎮痛薬を投与することができる患者管理鎮痛法（patient controlled analgesia；PCA）も有用な手段である．
- 術後鎮痛として麻薬を用いる場合，呼吸抑制や嘔気・嘔吐といった副作用に留意する．
- 筋弛緩薬は非脱分極性筋弛緩薬（ベクロニウム，ロクロニウム）を使用することがほとんどである．
- 連刺激法などを用いて筋弛緩の程度を術中はモニタリングして，必要に応じて，適宜，筋弛緩薬を追加する．
- ロクロニウムは代謝産物に筋弛緩活性がないため持続投与を行うことができる．
- 手術終了後は，筋弛緩薬の残存がないかをモニタリングを用いて確認する．残存があった場合，呼吸不全，誤嚥の危険性があるため，筋弛緩薬の拮抗薬（ネオスチグミン，スガマデクス）を用いて筋弛緩薬の作用を拮抗させる必要がある．

区域麻酔

- 区域麻酔は全身麻酔を要せずに手術をすることを可能にする．また，全身麻酔と併用することにより術中・術後鎮痛法として利用できる．
- 区域麻酔で施行する予定であっても，局所麻酔薬中毒や高位脊髄麻酔など重篤な合併症の際には呼吸，循環管理が必要となる．したがって，全身麻酔に移行できる体制，少なくとも気道確保が可能な環境を整えておかなければならない．
- 脊髄くも膜下麻酔は脊髄損傷の危険性を回避するためL2-L3より尾側で穿刺する．
- 脊髄くも膜下麻酔では麻酔効果は薬液注入後

1〜2分以内に出現する．15〜20分は麻酔範囲が広がり，それに伴う血圧低下が起こりうる．したがって，穿刺後，しばらくは頻回の血圧測定を行うなど十分な観察が必要である．
- 持続硬膜外麻酔は術後鎮痛に有用なばかりでなく，麻薬の全身投与量の削減，局所麻酔薬による交感神経遮断による腸管運動の促進によって術後の嘔気・嘔吐の軽減にも有用である．
- 硬膜外カテーテルを留置する際には，血液，髄液の逆流がないことを目視するとともに，2 ml 程度の局所麻酔薬（アドレナリン含有が好ましい）を注入し，血管内や脊髄くも膜下腔への誤挿入がないかを確認する．
- 硬膜外麻酔，脊髄くも膜下麻酔は，刺入部の感染症がある，血小板減少・抗凝固薬の使用など出血傾向を有する，敗血症・菌血症，ショック状態など施行が禁忌となる症例がある．施行前に該当しないか十分に確認する必要がある．

術後管理

- 麻酔直後は循環，呼吸状態の観察に加え，鎮痛の状態，シバリングの有無などを十分に吟味し，病棟への帰室あるいは回復室，集中治療室への移送などを適切に判断する．
- 術後は必ず回診を行い，嗄声や歯牙損傷，皮膚トラブルや神経学的な異常（麻痺，視野欠損など）がないかなどを確認する．

文献
1) 日本麻酔科学会：公益社団法人日本麻酔科学会 術前絶飲食ガイドライン．2012
（http://www.anesth.or.jp/guide/pdf/kangae2.pdf）
2) 日本麻酔科学会：安全な麻酔のためのモニター指針．1993（第2回改訂 2009）
（http://www.anesth.or.jp/guide/pdf/monitor2.pdf）

（矢田部智昭，横山正尚）

術中合併症

- 手術において，安全性と根治性の確保が最も重要とされることは論をまたない．手術は常に不確実性を伴っており，時には生命の危機や重大な障害に至る合併症を併発する可能性がある．細心の注意を払ってもなお不可避な合併症はあり，合併症を併発する可能性を認識しておくことが重要である．
- 合併症は患者に苦痛をもたらすばかりでなく，術後回復の遅延をもたらす．身体的のみならず，社会的，精神的苦痛ももたらすことを認識しなければならない．
- 近年の腹腔鏡下手術の普及には著しいものがある．拡大視効果から局所の視認性には優れているが，特有の合併症も報告されている．
- 高度進行癌症例に対する拡大手術やサルベージ手術などでは，合併症の増加は避けられない．近年盛んに行われている術前化学療法/放射線療法後の手術もリスクの増加をもたらす．
- 術中合併症には手術操作に起因するものと術中管理（麻酔や薬物，カテーテルなど）に起因するものが挙げられる．
- 合併症には，どのような手術にも起こりうるもの，ある種の手術に特有のもの，さらに個々の症例に特有の要因によるものもある．
- 術中出血は程度の差こそあれすべての手術で不可避である．出血量を少量に抑えることは重要であり，大量出血は術中・術後の患者状態に直接的に影響を及ぼす．出血の予防と対応は手術の大きなポイントとなる．術中出血に関する最近の調査としては，日本内視鏡外科学会が行った腹腔鏡下手術のアンケート調査の結果[1]が最も臨床に即していると考えられ，**表 IV-17** に示した．

表 IV-17　腹腔鏡下手術における出血・他臓器損傷率（2011年度）

術式	出血 (%)	他臓器損傷 (%)
食道手術	1.0741	0.3759
胃癌手術	0.8986	0.2606
消化性潰瘍	0.1422	0.1422
胃粘膜下腫瘍手術	0.5031	0.2516
大腸・小腸手術	0.2246*	0.1610
肝臓手術	0.9680*	0.2978
胆嚢摘出術	0.0039*	0.0076
総胆管結石手術	0.3004	0.1716
膵臓手術	1.0989*	0
ヘルニア手術	0.0827	0.0292
脾臓手術	4.5455*	0.3788

*開腹移行を要する．　　〔文献1) より算定〕

- 術中合併症は術中に処置を完結するものが多く，発生頻度を正確に把握することは困難である．全国的な集計としては日本消化器外科学会データベース委員会の調査[2]における術中死亡率・在院死亡率・再手術率が最も臨床に即したデータと考えられ，表IV-18に示した．
- わが国では National Clinical Database (NCD) による手術症例登録が2011年に開始され，一般外科医が行っている手術の95%以上をカバーする年間120数万件が入力されている．このデータベースの解析により合併症の詳細が明らかになることが期待される．

合併症を回避するために

- 術前より解剖を熟知するとともに手術手順を確認し，起こりうる合併症を把握しておくことが重要である．術後に発症する合併症の多くも手術中の操作に起因する．術中は慎重な操作を心がけることが必要である．
- 出血や臓器損傷は解剖学的誤認や，個々の症例に特有のバリエーションに起因するものが多い．的確な術野展開とランドマークの確認，剝離層の認識が必要である．術前画像により外科解剖を見極めたうえでの手術シミュレーションが重要となる．1例ごとに周到な術前準備を行い，基本に忠実な手術操作を行わなければならない．
- 術前からリスクを回避するための術前処置を行っておくことも必要である．合併症対策は術前準備の段階から始まっている．
- 手術デバイスの進歩も著しく，安全性は格段に向上してきている．それぞれの特性を理解し，使用方法に習熟したうえで適切に機材を選択・駆使することが重要である．

術中合併症の対処

- 万が一不測の事態を生じた場合には，術者はあらゆる可能性を考え慎重かつ迅速な判断に迫られる．損傷部位や範囲，程度を的確に把握し対処する必要がある．
- 合併症を生じた場合，最も重要なことはそれ以外の合併症を起こさないことである．ブラインド操作を避け2次損傷を招かないことが必要である．冷静な対応により術後合併症を誘発しない処置を行うべきである．再手術時の条件は不良となることが多く，術中に処置を完結させることも重要である．
- 手術終了時には，合併症のないことを術者全員で再度確認することが必要である．

インフォームドコンセント (IC)

- 手術前に，手術の必要性と方法はもちろんのこと術中合併症に関しても説明し，十分に理解を得ておくことが必要である．すなわち，リスクを背負って手術を受ける意義を伝え，納得のうえで手術を行うことが理想である．
- 合併症の発生頻度，原因や状況，その重篤度と対処法やその後の経過につき伝えたうえで了承を得ることが基本である．手術の危険性をむやみに羅列することは，患者・家族に不安を招く可能性があるので，発生頻度や重症度について具体的に説明しておく必要がある．

表Ⅳ-18　術式における手術死亡・再手術率（2008年度）

術式	術死率(%)	在院死亡率(%)	合計死亡率(%)	再手術率(%)
食道切除再建術	0.90	2.00	3.00	2.40
胃吻合術	1.10	1.60	2.60	0.70
胃切除術	0.20	0.40	0.60	0.50
胃全摘術	0.40	0.90	1.30	1.00
結腸右半切除術	0.30	0.50	0.70	0.60
腸閉塞手術	1.20	1.20	2.40	0.90
高位前方切除術	0.10	0.20	0.20	0.90
低位前方切除術	0.20	0.30	0.40	2.40
肝外側区域切除	0.20	0.40	0.60	0.30
肝切除術	0.90	1.40	2.30	1.00
胆嚢摘出術	0.04	0	0.10	0.20
膵頭十二指腸切除術	0.90	1.20	2.10	1.40
ヘルニア手術	0	0	0	0.10
急性汎発性腹膜炎手術	2.90	2.90	5.80	1.40

〔文献2）より引用改変〕

- 手術の説明はケースバイケースで考え，個々の症例の疾患や既往，手術内容に応じたリスクを説明すべきである．
- 術前にリスクを説明していたとしても，合併症が発生した場合には，迅速に伝える必要がある．患者サイドの術前の認識より実際の合併症が重く感じられることが多く，その都度的確に状況を説明していくことが重要である．
- 患者自身に行うことを原則とするが，家族にも周知しておく必要がある．
- ICの内容をその都度的確に記録に残しておかねばならない．

文献

1) 内視鏡外科手術に関するアンケート調査―第11回集計結果報告．日本内視鏡外科学会雑誌 17：572-574, 2012
2) 日本消化器外科学会データベース委員会2009年度調査報告．2011
（http://www.jsgs.or.jp/modules/oshirase/index.php?content_id=212）

（尾山勝信，藤村　隆，太田哲生）

術後合併症

- 手術という侵襲的な治療行為において起こりうる合併症を熟知し理解しておくことは，早期の適切な対処のみならず，重篤化を防止するためにも重要である．またその程度を適切に評価するためにNational Cancer Institute (NCI) が公表する Common Terminology Criteria for Adverse Events (CTCAE) においてもv4.0からは合併症のカテゴリーが詳細に加えられている．さらに，術後合併症に特化し有害事象共通の大まかなgradingの方針のみが決められている外科合併症規準（Clavien-Dindo分類）が提案され，臨床試験における手術手技の評価において頻用されるようになってきている．

循環器系合併症

1．術後急性心不全

- 心疾患の既往，大量輸液，ショック，低酸素血

症などが誘因となる.
- 心拍数, 前負荷 (血管内容量), 後負荷 (末梢血管抵抗), 心収縮力の4つの心ポンプ機能を念頭に置きつつ, 状況に応じてSwan-Ganzカテーテルによる血行動態評価も考慮しながら循環管理を行う.
- Fowler位 (半坐位) を基本として適切な酸素投与を行い, 重篤な場合は人工呼吸管理へと移行する.
- 循環動態の改善を図るために強心・昇圧薬, 血管拡張薬, 利尿薬, 不整脈改善薬などの投与を行う.

2. 虚血性心疾患 (狭心症, 心筋梗塞)
- 術後の心筋虚血は, 周術期ストレスによる血圧上昇, 頻脈などを誘因として発症する.
- 周術期心筋梗塞の死亡率は10%を超えるともされており, 速やかな循環器専門医との連携を要する.

3. 不整脈
- 疼痛, 低酸素血症, 循環血液量の変化による洞性頻脈や上室性頻拍, 硬膜外麻酔の影響による徐脈が多い.
- 生理的要因の排除, 電解質異常の是正, 持続する心房細動の場合は抗凝固療法, 抗血小板療法も考慮する. 心室頻拍・心室細動に対しては速やかに電気的除細動を行う.

呼吸器系合併症

1. 肺炎
- 消化器外科手術後合併症の中でも頻度が高く, 重篤化すると致死率も高いため低肺機能の場合は口腔ケア, 呼吸器リハビリテーションなどの予防も考慮する.
- 気道分泌物の貯留, 喀痰排出困難, 誤嚥などが原因となる.
- 起因菌としてグラム陽性球菌の減少, グラム陰性桿菌の増加傾向があり, 誤嚥によるものは嫌気性菌によるものが多く, 感受性のある適切な抗菌薬投与と肺理学療法, 栄養状態の改善により治療する.

2. 無気肺
- 肺の圧迫, 肺胞内ガスの吸収, サーファクタントの機能不全から生じるとされており, 術後呼吸器合併症の中では最も頻度が高く, 肺炎のリスクとなる.
- 胸部X線で虚脱した肺の陰影, 気管支偏位, 横隔膜挙上, 血液ガス分析で動脈血酸素分圧の低下により診断され, 気管支鏡で診断および吸痰による治療可能な場合もある.
- 疼痛管理, 呼吸理学療法, 陽圧換気により虚脱した肺胞を再開通させ治療する.

3. 肺水腫
- 心原性肺水腫と肺胞毛細血管の透過性亢進により惹起される非心原性肺水腫に大別される.
- 心原性肺水腫では過剰輸液を避け, 中心静脈圧のモニター, 強心薬, 血管拡張薬, 利尿薬を併用する.

4. 急性呼吸窮迫症候群
- 急性肺障害, shock lungとも呼ばれ, 非心原性肺水腫の代表である.
- 肺に集積した好中球が活性酸素や蛋白分解酵素を放出して肺微小血管内皮を障害するとされており, 副腎皮質ホルモン製剤や好中球エラスターゼ阻害薬投与などが有用である.

5. 気胸
- 原因として上腹部手術の際, 食道裂孔付近の縦隔胸膜損傷, 全身麻酔や人工呼吸による陽圧換気が挙げられる.
- 軽度の場合は無症状のことも多く, 経過観察で改善することも多いが, 陽圧換気下であれば軽度の気胸でも胸腔ドレナージが必要であり, 緊張性気胸を疑う場合は早急な処置を要する.

6. 肺動脈血栓塞栓症
- 原因の多くは深部静脈血栓症であり, 肺血栓塞栓症とは連続した病態であることから静脈血栓塞栓症と総称される.
- 症状は非特異的なことが多く, D-ダイマー値上昇, CT, 肺動脈造影による血栓の検出, 肺

シンチグラフィーによる血流欠損が有用とされている．
- 治療はヘパリン，ワルファリンによる抗凝固療法を行う．
- 重症例では組織プラスミノーゲンアクチベーター（t-PA）やウロキナーゼによる血栓溶解療法，カテーテルを用いた血栓破砕，吸引，外科的血栓除去も考慮される．
- 高リスク症例では，予防的処置として，下大静脈フィルター留置も検討する．

消化器系合併症

1．縫合不全
- 原因としては，吻合部の血流障害，過緊張などの局所因子と，低栄養，糖尿病，肝障害，動脈硬化，副腎皮質ホルモン投与などの全身因子，内圧上昇，膵液漏，腹腔内膿瘍などの術後因子が挙げられる．
- 食事開始に伴う発熱や炎症反応，腹腔内ドレーン排液の混濁がみられたときに消化管造影やCTで診断される．
- 治療の基本方針はドレナージ，感染対策，栄養管理である．適切な位置にドレナージを置き，適宜造影検査，洗浄を行いながら瘻孔形成して閉鎖していくようにする．適切な抗菌薬投与とともに，絶飲食のうえ，経中心静脈的に高カロリー栄養を投与し，可能であれば経腸栄養も考慮する．

2．イレウス
- 腹部手術後の腸管運動麻痺の遷延，腹膜炎などの感染，癒着などが原因となり生じる．
- 腹痛，腹部膨満，嘔気・嘔吐，排便・排ガスの停止があり，立位腹部X線で鏡面像（ニボー）を呈する．血流障害，絞扼性イレウスを疑う場合はCTも行う．
- 絶飲食，補液，腸管内減圧チューブ挿入により初期治療を行うが，保存的治療で改善しない場合は手術適応を考える．

3．術後肝機能障害
- 薬剤性，慢性肝炎・肝硬変の急性増悪，肝切除においての急激な肝容積の喪失により生じる．
- 軽症の場合は原因の除去，肝庇護剤の投与で改善することも多いが，重症，肝不全に対しては分岐鎖アミノ酸製剤投与，低酸素血症，腹水，乏尿，消化管出血予防，感染予防に対する対策を要する．

4．急性胃粘膜病変
- 侵襲の大きい手術後に，吐血，下血で発症することがあり，速やかな内視鏡検査により診断される．
- H_2受容体拮抗薬やプロトンポンプ阻害薬による保存的治療が第一選択である．

5．ダンピング症候群
- 初期ダンピング症候群では食直後から30分以内に冷汗，動悸，めまい，倦怠感，腹痛，嘔気などが出現する．少量分割摂取，糖質の多いものを避けるように栄養指導，抗セロトニン薬投与などを行う．
- 後期ダンピング症候群では食後2～3時間に低血糖症状で発症する．食事指導，適切な糖分の摂取により予防可能なことを指導する．

6．胆汁漏・膵液漏
- 一般的には術後第3病日以降にドレーンの浸出液，あるいは腹水のビリルビンもしくはアミラーゼ値が血清値の3倍以上ある場合と定義される．
- 肝切除後，胆管再建後，胆嚢摘出後，膵切除後，胃切除後などさまざまな原因が挙げられる．
- ドレナージにより排出量が減少し自然治癒することが多いが，長期化する場合は内視鏡的経鼻胆道ドレナージや経乳頭的ステント留置も考慮する．

術後感染症

1．術後創感染
- 原因として，創部汚染，残存異物，血腫，壊

死，易感染性素因，2次的感染症が挙げられる．
- 手術部位感染（surgical site infection；SSI）対策として，術直前の適切な皮膚消毒は推奨されるが，創閉鎖前や皮下組織の消毒は一般的には推奨されていない．
- 治療は，感染創の開放ドレナージ処置，局所の洗浄，デブリードマン，適切な抗菌薬投与を行う．深部膿瘍に対しては超音波やCTガイド下穿刺によるドレナージを考慮するが，難渋する場合は外科手術を要する場合もある．
- 近年，予防としてインスリン療法を含めた血糖管理，術後回復強化プロトコール（enhanced recovery after surgery protocol；ERAS）が有効とされる．

2. 敗血症
- 感染を伴う全身性炎症反応症候群（systemic inflammatory response syndrome；SIRS）と定義される．
- 呼吸不全，中枢神経障害，急性腎障害，凝固異常，副腎不全などを伴うこともあり，それらに対する治療とともに標的とする微生物に対する抗菌薬を投与し治療する．

出血・凝固系合併症

1. 術後出血
- 不十分な止血，予期しえない血管損傷，縫合不全，膵液漏からの欠陥破綻などが原因となりうる．
- 適切な輸液・輸血により血行動態が安定しない場合には緊急手術も考慮する．

2. 播種性血管内凝固症候群（DIC）
- 手術による組織損傷，術前より存在する感染症，悪性腫瘍をはじめあらゆる生体侵襲が原因となり，重篤になると多臓器障害に陥る．
- 原因疾患の除去が治療の原則で，ヘパリン，合成蛋白分解酵素阻害薬，トロンボモジュリン，アンチトロンビンⅢ製剤などの抗凝固療法を行う．

精神・中枢神経系合併症

1. 脳血管障害
- 高血圧，糖尿病，動脈硬化症などの基礎疾患を有する場合，脳出血，脳梗塞のリスクがあり，血圧の急激な変動を避けるようにする．

2. 術後せん妄・不穏
- 高齢，脳血管障害，術後疼痛や環境変化などの複数の要因が重なって発症する．
- 要因の除去，トランキライザーをはじめとした抗精神病薬により治療する．

腎・尿路系合併症

1. 急性腎不全
- 腎前性，腎性，腎後性に大別されるが，現在では急性腎障害の概念へと移行してきている．
- 原因除去，輸液，利尿薬投与などにより改善傾向になければ持続的血液濾過透析も考慮する．

2. 尿路感染症
- 尿道カテーテル留置は膀胱炎，腎盂腎炎等の原因となりうる．
- 頻尿，排尿痛，発熱などの症候を有する場合はニューキノロン系，ペニシリン系などの抗菌薬投与により治療する．

内分泌・代謝系合併症

1. 術後耐糖能異常
- 手術侵襲により外科的糖尿病が引き起こされることがあり，感染症のリスクを増大させるため，血糖は一般的には200 mg/dl以下を目標にコントロールすることが勧められている．

文献
1) 花﨑和弘，他：外科周術期の血糖管理の意義．花﨑和弘（編）：臨床に役立つ最新血糖管理マニュアル．医学図書出版，pp89-95，2012
2) 並川努，他：消化器外科 35：806-807，2012
3) 宗景絵里，他：外科 76：11-14，2014

（並川 努，田村精平，花﨑和弘）

腹腔鏡下手術

手術の意義

- 日本内視鏡外科学会第11回アンケート調査によると腹部外科領域では，腹腔鏡下手術は1990～2011年12月に692,017例，2011年1年間で66,749例が施行された．10年前の調査では約2/3が胆囊摘出術であったが，最近は良性疾患だけでなく，徐々に悪性疾患にも腹腔鏡下手術が行われるようになった．疾患別の症例数の推移を図Ⅳ-16に示したが，胆囊疾患と大腸・小腸疾患はほぼ同数となった．

1. 利点

- 創が小さく整容性に優れ，また術後創痛が軽微である．
- 腸管蠕動の回復が早く，早期の経口摂取や退院が可能である．
- 腹腔鏡の拡大視効果は，神経温存などの精緻な手術を可能とする．
- 術者，助手，スコピストらが，術野を共有するため教育効果が高い．

2. 欠点

- 2次元の視野は遠近感が欠如し，鉗子操作や視野展開など特殊な技術を要する．
- 開腹手術の触感が欠如し，手術時間が長い傾向にある．
- 材料費など医療費が高額となる．
- 悪性疾患における腹腔鏡手術の長期予後に関してはいまだ不明の点もあり，種々の臨床試験が進行している．

適応と禁忌

1. 良性疾患

- 良性疾患，特に胆石症は腹腔鏡下手術の良い適応である（表Ⅳ-19）．急性腹症などの緊急手術においても，腹腔鏡下手術はバイタルサインが安定している症例では診断的意義も高く，同

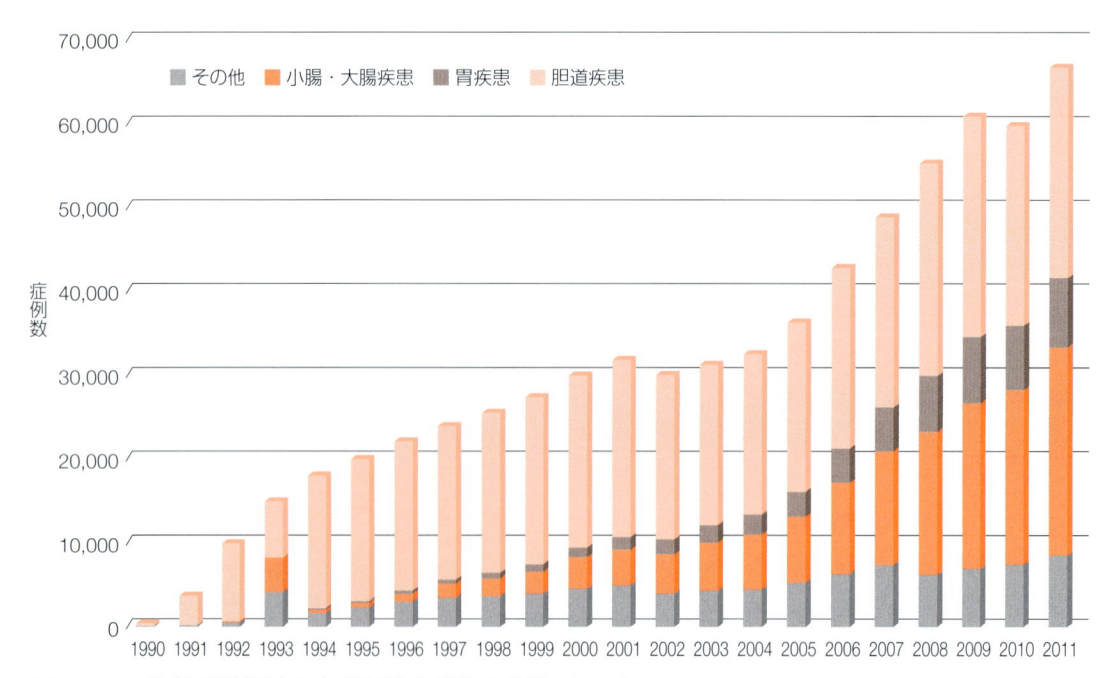

図Ⅳ-16 腹部外科領域の疾患別総症例数の推移〔文献1）より引用〕

時に治療もできる．

2．悪性腫瘍

- 腹腔鏡下手術のうち悪性腫瘍が占める割合は2001年で15％であったが，2011年には66％となり，消化器癌に対する腹腔鏡下手術が急速に増加している（図IV-17）．拡大リンパ節郭清を必要としない早期癌が適応とされていたが，手術手技の向上や手術器械の開発により，主に結腸は進行癌にも行われるようになった．
- しかし，長期成績は不明なものもあり，現在行われている臨床試験の結果が待たれる．

表IV-19　腹腔鏡下手術が行われた消化器疾患（2010〜2011年）

良性疾患（n=68,217）

食道（n=1,191）	GERD，食道アカラシア，食道良性腫瘍，食道粘膜下腫瘍，食道憩室，食道気管瘻
胃・十二指腸（n=2,398）	消化性潰瘍，胃十二指腸穿孔，胃粘膜下腫瘍
小腸・大腸（n=14,609）	虫垂炎，Crohn病，潰瘍性大腸炎，憩室炎，腸閉塞，医原性腸穿孔，良性腫瘍，直腸脱
肝（n=430）	肝血管腫，肝囊胞
胆道（n=48,515）	胆石症，胆囊ポリープ，胆囊腺筋症，胆囊炎
膵（n=310）	膵炎，仮性膵囊胞，膵損傷
脾（n=764）	特発性血小板減少性紫斑病，遺伝性球状赤血球症，良性脾腫瘍，脾外傷，脾機能亢進症

悪性疾患（n=50,149）

食道（n=2,311）	食道癌
胃・十二指腸（n=14,577）	胃癌
小腸・大腸（n=31,023）	大腸癌，小腸癌，カルチノイド
肝（n=1,764）	肝細胞癌，胆管細胞癌，転移性肝腫瘍
胆道（n=247）	胆囊癌
膵（n=158）	膵癌，島細胞腫
脾（n=69）	悪性脾腫瘍

〔文献1）より作成〕

3．ハイリスク例，高齢者

- 心疾患を有するハイリスク症例や高齢者に対しては，従来は手術時間が長くなるため適応外とする傾向にあった．最近は，手術手技の向上から手術時間が短縮され，これらの症例にも安全に行われている．特に高齢者には本法の低侵襲性は有利である．

4．癒着例

- 腹腔鏡下の癒着剝離は腸管損傷などの可能性が高く，開腹歴のある症例に対して腹腔鏡下手術は適応外と考えられていた．しかし，手術手技の向上により，癒着例に対しても本法の利点を生かして行われるようになった．最近は，癒着性の腸閉塞の治療も，腹腔鏡下手術で行われるようになった．すなわち腹腔鏡の拡大視効果は剝離層をわかりやすくし，小さな創は，早期の腸管蠕動の回復を促すため，再癒着が軽減されるなどの利点がある．

手術の実際と術前・術後の処置の管理

- 腹腔鏡下手術は初めにスコープを挿入し，その後必要に応じて5〜12 mmのポートを数か所挿入し手術を行う．
- 腹腔内の視野を確保するために気腹法が主に用いられている．気腹法とはポートを通じ，CO_2ガスを8〜12 mmHgの圧で腹腔内を拡張する．気腹法は腹腔内の視野は良好だが，心肺機能や肝血流量に若干の影響を与える．
- 最近ではより整容性を求め，ポート数を減らすreduced port surgery，細径鉗子を用いるneedle-scopic surgery，またスコープ，術者の操作を1つの創より行うsingle incision surgeryなども試されている．また，手術ロボットの導入も行われるようになった．しかしそれら新しい手技の意義や安全性については明らかではない．
- 周術期管理は，開腹とほぼ同様ではあるが，腹腔鏡手術では疼痛管理が簡略化でき，歩行や経口摂取の開始が早い．

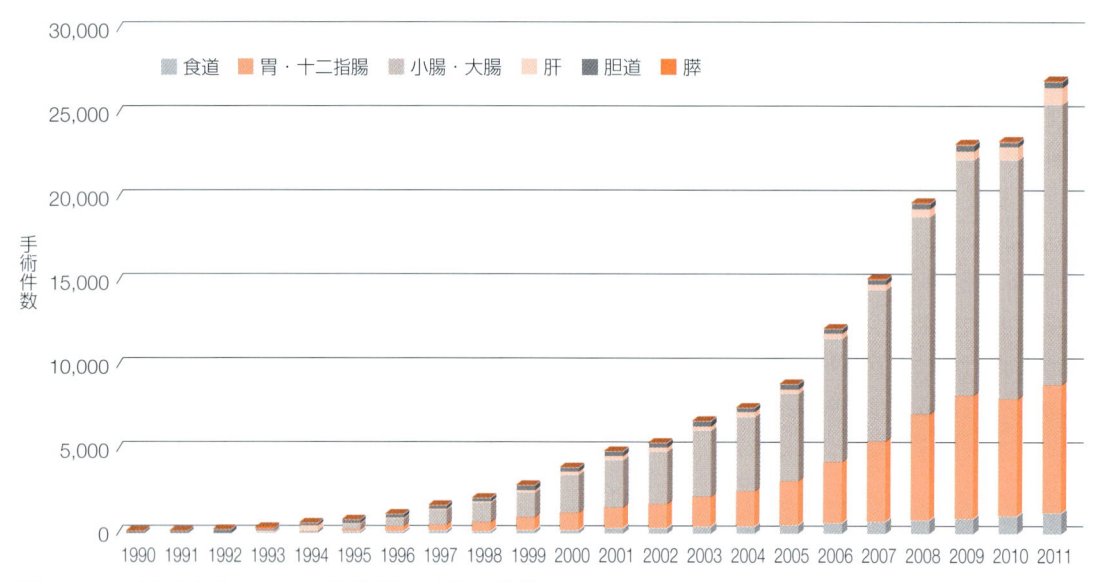

図 IV-17 悪性疾患における腹腔鏡下手術の推移〔文献1）より作成〕

手術の危険性・予後

1. 気腹による合併症

- 心肺機能低下：気腹により腹腔内圧が上昇するため，横隔膜が圧排され下大静脈還流量も減少する．結果として心拍出量の低下を認める．通常の気腹圧8〜12 mmHgでは安全とされているが，心肺機能が低下した症例では，気腹操作に伴うバイタルサインの変動に注意が必要である．
- 深部静脈血栓症：気腹による腹腔内圧上昇に伴い下大静脈が圧排され，下肢の血流がうっ滞し深部静脈に血栓を生じる．術後離床時の肺梗塞発症のリスクが高いとも言われている．そのため，術中術後の弾性ストッキングや間欠的下肢加圧装置の着用，抗凝固薬投与を適宜行う．

2. 体位変換による合併症

- 心肺機能低下：術中視野確保のために，体位変換を行うこともある．特に直腸の手術は小腸を術野から排除するため頭低位とする．その際もバイタルサインの変動に注意する．
- 神経圧迫症状：長時間の体位固定により，神経を圧迫する可能性がある．その結果，頸部，上肢，下肢など，術後にしびれや麻痺などの神経症状が生じる．術前に頸部，体幹，四肢を良肢位で固定を確実に行い，過度の負荷がかかる部位の有無を確認する．また，術中も常に体幹や，四肢のずれなどないかを確認する．

3. 手術操作による術中偶発症と術後合併症

- 臓器損傷：腹腔鏡下手術はモニター上の近接視野で行うため，視野外での不適切な鉗子操作により，臓器の損傷が生じる可能性がある．また，ポート留置時に臓器損傷を併発する可能性もある．
- 出血：不適切な手術操作により，血管損傷をきたすと視野の急激な悪化をきたす．鉗子による過度の牽引や把持で，脆弱な組織は出血をきたしやすい．また，ポート挿入時に腹壁の動静脈などの血管損傷により，出血をきたすことがある．
- 日本内視鏡外科学会の調査では術死が2010〜2011年で，25例報告された．手術手技に関連する死因としては気管壊死1例，縫合不全8例，腸管穿孔1例，膵液瘻1例であり，そのほかに肺炎3例，肺梗塞2例であった．一方，ポート挿入時の血管損傷，腸管損傷による死亡

例の報告はなかった．

患者への説明のポイント

- 創が小さく創痛が軽く，早期の離床，経口摂取，退院が可能である．
- 低侵襲の手術ではあるが，難易度は高く手術時間は開腹手術より長くなる可能性がある．
- 上記のような特有の合併症がある．
- 技術的に困難な症例や術中偶発症を認めた場合は，開腹移行となることがある．
- 進行癌に対する腹腔鏡下手術の長期予後は明らかではない．

文献

1) 内視鏡外科手術に関するアンケート調査—第11回集計結果報告．日内視鏡外会誌 17：572-621，2012

（筒井敦子，中村隆俊，渡邊昌彦）

ロボット手術

ロボット支援手術の歴史

- 内視鏡手術支援ロボットは，戦場や無医村における遠隔手術を目的として開発され，1997年3月より臨床応用が始まった．
- 現在，da Vinci Surgical System（Intuitive Surgical, Inc., USA）は唯一のFDA承認を得たマスタースレーブ方式による市販型内視鏡手術支援ロボットである．
- わが国でのロボット支援手術の初例（胆囊摘出術）は2000年に行われた．
- 2009年11月にda Vinci S HD Surgical Systemが薬事法承認された．
- 2012年4月から前立腺全摘術に対するロボッ

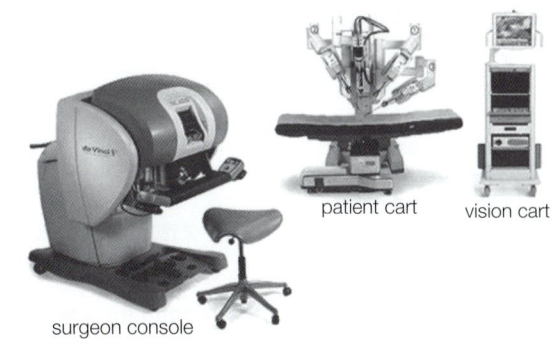

図 IV-18　da Vinci S HD Surgical System の構成

ト加算が保険収載された．
- 2014年2月現在，国内のda Vinci保有台数は161台となり，日本は世界第二の内視鏡手術支援ロボット保有国である．

da Vinci Surgical System の特長

- surgeon console, patient cart および vision cart の3部の装置から構成される（図 IV-18）．
- 高解像度3次元画像と拡大視，鉗子の関節機能，手振れ防止機能，motion scaling など，従来の鏡視下手術の欠点を補完する特長を複数有しており，より直感的な鏡視下手術操作を可能とする[1]．

海外での消化器外科領域におけるロボット支援手術の現状

- 海外では，ロボット支援手術の70％以上が前立腺全摘および子宮全摘であり，現状では消化器外科領域のロボット支援手術は泌尿器科や婦人科領域ほど盛んではない．
- 内視鏡手術支援ロボットの威力は，狭いスペースでの縫合結紮操作や鉗子の角度が不自然になりやすい術式で発揮されると考えられており，噴門形成や結腸・直腸癌手術，gastric bypass での使用頻度が高い．
- これらの術式は従来から腹腔鏡下手術が主流であり，開腹術と比較した低侵襲術式の短期成績改善効果は多数報告されているが，内視鏡手術

表 IV-20　da Vinci Surgical System 導入手順

1. On-site training
   ロボット購入施設でのドライモデルを用いたトレーニング
2. On-line training
   web-based の筆記試験
3. Off-site training
   Intuitive surgical 社公認トレーニングセンターでの豚を用いた basic training
4. Case observation
   Intuitive surgical 社公認見学サイトでのロボット支援手術見学

支援ロボット使用による従来の鏡視下手術に対する優越性はいまだ明らかにされていない.
- 胃，食道，肝胆膵領域の悪性疾患に対するロボット支援手術の報告は散見されるが，サンプル数の少ない feasibility study が中心である[1,2].
- 胃癌に対するロボット支援手術は韓国で最も多く行われ，主に早期胃癌を対象として 1,000 例以上の経験がある.

国内での消化器外科領域におけるロボット支援手術の現状

- 2009 年より本格的に開始された.
- 先進医療や医療保険に未収載のため，施設ごとに倫理委員会承認のもと臨床試験として実施されている.
- 費用の負担は，最初の 5 例程度は施設負担とし，その後は自費診療による患者負担としている施設が多い．自己負担額は，施設や対象臓器にもよるが，おおよそ 200〜400 万円程度である.
- 胃癌に対するロボット支援手術約 350 例を筆頭に，徐々に症例の集積が進みつつある.
- 藤田保健衛生大学病院では内視鏡手術支援ロボットの特長を活用することで従来の開胸・開腹手術や鏡視下手術より再現性の高い精緻な手術を実現できる可能性があると考え，2009 年に全国に先駆けて da Vinci S HD を導入した[1,2].
- 藤田保健衛生大学病院ではこれまでに消化器外科領域のロボット支援手術を約 300 例（胃 160 例，食道 30 例，肝 30 例，胆膵 20 例，大腸 50 例）施行した.

ロボット支援手術導入の手順

- 2011 年に日本内視鏡外科学会から内視鏡手術支援ロボット手術導入に際し以下の 7 つの条件を満たすことが望ましいとする提言がなされた.
1) 術者・助手は Intuitive Surgical 社が定める所定のトレーニング（**表 IV-20**）を受け，certificate を取得する必要がある.
2) 術者は日本消化器外科学会消化器外科専門医を取得している.
3) 術者は日本内視鏡外科学会技術認定取得医である.
4) 第 1 例目施行以前に，術者，助手，手術室看護師を含めた医療チームとして，所定の施設にて十分な手術の臨床見学を行う.
5) ロボット手術導入において，その当初は，同手術の経験豊富な指導者を招聘しその指導下に行う（proctoring 制度）.
6) ロボット手術は臨床研究段階であり，実施にあたっては患者および関係者にその利点および起こりうる偶発症・合併症について具体的に説明し，十分な理解のうえで同意を得る.
7) 上記 1)〜6) の条件を満たしたうえで，各施設全体としての独自の導入ガイドラインを作成し，各施設の倫理委員会の承認を得て，安全な導入に努める.
- 国内の消化器外科領域の certificate 取得者は約 240 人である.

ロボット支援手術の実際（図 IV-19, 20）

- 藤田保健衛生大学上部消化管外科（以下，当科）では，以下の方法にてロボット支援手術を行っている.
・Surgeon console には術者が座る．患者に docking された patient cart の左右に助手（外科医）が各 1 人ずつ立ち，器械出し看護師と協力して鉗

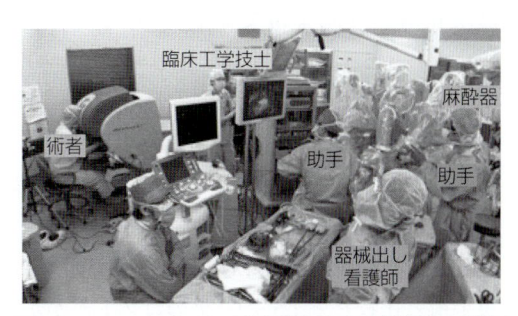

図IV-19　ロボット支援手術中の手術室の様子

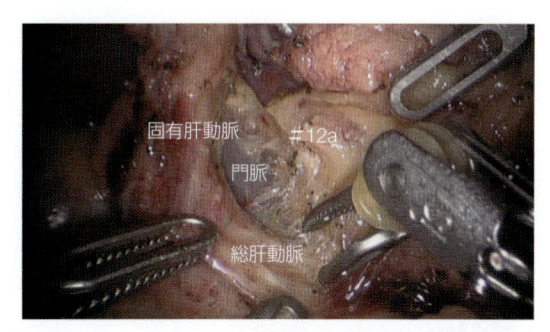

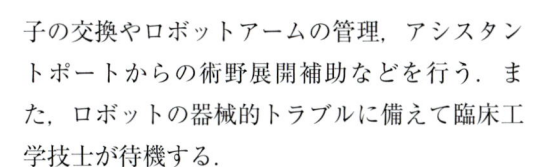

図IV-20　ロボット支援胃切除術中の腹腔鏡画像

子の交換やロボットアームの管理，アシスタントポートからの術野展開補助などを行う．また，ロボットの器械的トラブルに備えて臨床工学技士が待機する．

- 内視鏡手術支援ロボットはあくまで鏡視下手術を支援するツールであり，万能ではない．その特長を最大限に引き出すためのセットアップや術者と助手の連携が不可欠であり，究極のチーム医療と考えている．
- 筆者らの提唱する"one-hand four-finger theory"に基づくポート配置，"da Vinci 軸理論"に基づくドッキング，double bipolar 法による切開，剝離，凝固はあらゆる領域のロボット支援手術に普遍的に応用しうる優れたロボット使用方法である．詳細は他稿に譲る[2]．
- 術前・術後管理は対象疾患に応じた従来の鏡視下手術に準じて行っている．

臨床データから示唆されるロボット支援手術の優位性

- 進行胃癌症例を対象として 2008 年までに当科で行った腹腔鏡下胃切除と開腹胃切除の短期・長期成績を比較したところ，腹腔鏡下胃切除では開腹手術に比べて手術時間は延長したが，出血量が減少し，在院日数が短縮され，長期成績も二群間に有意差を認めなかった[3]．しかしながら，術後早期合併症発生率については腹腔鏡下手術と開腹手術の間に有意差を認めず[3]，鏡視下手術の欠点を補完する複数の優れた機能を有する内視鏡手術支援ロボット da Vinci Surgical System を胃切除に使用することで，術後早期合併症を軽減し，さらに短期成績を改善できる可能性が考えられた．

- 当科では 2009 年より手術的治療の適応とした胃癌全症例を対象とし，自費診療による内視鏡手術支援ロボットの使用に同意した患者（ロボット群）にロボット支援胃切除を，保険診療による腹腔鏡下手術を希望した患者（従来法群）に腹腔鏡下胃切除を施行した．

- 2012 年までの 4 年間にロボット群 126 例，従来法群 530 例の計 656 例を経験し，そのうち姑息的手術 57 例，全身状態不良に伴う縮小手術 46 例，重複癌 2 例，各術者の当該術式経験数 10 例以内に相当する 25 例を除外した 526 例（ロボット群 88 例，従来法群 438 例）を解析対象とした．

- ロボットを使用することにより膵液漏（Clavien-Dindo 分類の Grade 3 以上）が従来法の 4.3％に対しロボット群では 0％と有意（$p=0.029$）に減少し，膵液漏を中心とした局所合併症（Clavien-Dindo 分類の Grade 3 以上）が従来法の 9.8％から，ロボット群では 1.1％に有意（$p=0.007$）に減少した．その結果，術後在院日数が有意（$p=0.021$）に短縮された．

- 多変量解析ではロボットを使用することで術後早期合併症発症率を 1/5 程度に軽減できる可能性が示唆された〔OR (95% CI) = 6.174 (1.454〜26.224)，$p=0.014$〕．

- 従来法群では切除範囲（胃全摘 vs. 幽門側胃切除）やリンパ節郭清範囲（D2 vs. D1＋）を拡大することにより合併症発症率を含む術後短期成績が悪化したが，ロボット群では切除や郭清範囲によらず短期成績は一定であり，内視鏡手術支援ロボットを使用することにより鏡視下手術の難易度を軽減する効果が得られる可能性が示唆された[4]．
- 食道癌根治術では，内視鏡手術支援ロボットの使用により従来の腹臥位胸腔鏡下手術と比べて術後反回神経麻痺に伴う咽喉頭機能障害が軽減し，短期成績が改善される可能性が示唆された[2]．
- 肝臓手術におけるグリソン鞘一括処理や，肝脱転操作，膵手術における膵管空腸吻合，胆管空腸吻合等にも内視鏡手術支援ロボットの使用が有効であるという印象を得ている．

ロボット支援手術の問題点と未来への展望

- 長い手術時間：ロボット支援手術では，少なくとも開腹術に比べて手術時間が長くなる傾向が指摘されている．その一因として，術中のロボットアームの干渉による手術の中断が挙げられる．Surgeon console の操作法はもちろん，"da Vinci 軸理論"や"one-hand four-finger theory"など，ドッキングやポート配置にも十分理解を深める必要がある[2]．施設ごとにロボット支援手術に習熟した術者，助手，麻酔科医，看護師，臨床工学技士による専門チームを養成することも肝要である．
- エビデンスの不足：前述のとおり，消化器外科領域におけるロボット支援手術の短期成績や長期成績への寄与については不明である．新規手術術式の最適化を目的として，各施設がロボット支援手術症例を全例登録できる全国規模の臨床データベースシステムを構築し，多施設共同前向きコホート研究を行っていく必要がある．
- コストの高さ：da Vinci Surgical System の定価は現在購入可能な Si で3億3,000万円（single console）もしくは3億6,000万円（dual console）である．また，年間維持費として700〜1,000万円程度が必要となり，鉗子類も非常に高価である．費用対効果を悪化させる最大の要因は，従来法に比べて長い手術時間であり，ロボット支援手術は従来の鏡視下手術あるいは開胸・開腹手術と比較して1.5〜2.7倍のコストがかかると算出されている．
- 前述したとおり，国内では消化器外科領域のロボット支援手術は自費診療あるいは病院負担のみで施行可能である．藤田保健衛生大学病院では1例あたり約200〜400万円の自費診療としており，手術症例数の十分な蓄積が困難な状況である．内視鏡手術支援ロボットの利点をより多くの患者が享受し，エビデンスを蓄積しながらさらに次世代の外科手術を開発していくため，先進医療への承認，さらには保険収載が強く望まれる．

文献
1) Uyama I, et al：World J Surg 36：331-337, 2012
2) 須田康一, 他：手術 68：819-825, 2014
3) Shinohara T, et al：Surg Endosc 27：286-294, 2013
4) Suda K, et al：Surg Endosc 2014 July 17, in print

〔須田康一，石田善敬，宇山一朗〕

高齢者の手術

- 国連の世界保健機関（WHO）の定義では，65歳以上のことを高齢者としている．高齢者の医療の確保に関する法律や各種法令では，「65〜74歳までを前期高齢者，75歳以上を後期高齢者」と規定している．加齢に伴い，身体の各臓器に種々の形態的・機能的変化が発生する．ヒ

トの生理機能は，一般的に加齢とともに直線的に低下していくが，その低下の速度は各臓器によって異なるし，個人差も大きい．加齢による身体機能低下に関してもう1つの重要な点は，加齢に伴い負荷に対する抵抗力（予備力）が低下することである．したがって，非高齢者と比較し，高齢者の手術では些細なことが重篤な合併症につながりかねないため，細心の注意をもって手術に臨まなければならない．

高齢者の生理的特徴

1．循環器系
- 加齢とともに，冠動脈の効果，弁膜の変性，左室壁の肥厚，刺激伝達系の変性，β受容体の感受性低下が起こり，主要臓器血液量や予備能が低下する．左室・右室容積は加齢とともに低下し，心房容積は増加し，弁膜径も増加する．大動脈弁や僧帽弁輪は加齢とともに石灰化の程度が増加し，弁膜症や閉鎖不全などの弁膜症を引き起こす．また，動脈硬化の進展により大動脈壁の進展性は低下し，収縮期血圧の上昇および脈圧の開大を引き起こし，心血管障害のリスクを増大させる．
- さらに圧受容器反射の障害などの神経系の障害，レニン・アンギオテンシン系，プロスタグランジン系などの体液性血圧調整機能の低下により，標的臓器の血流自動能が障害され，標的臓器に必要な血圧の閾値が上昇し，降圧による腎機能悪化や脳血管障害に注意する必要がある．

2．呼吸器系
- 高齢者では肺活量，1秒量，1秒率，肺拡散能の減少とクロージングボリュームの増加を認める．また，咳嗽反射や嚥下機能の低下も認め，周術期の肺炎のリスクとなる．高齢者の呼吸器疾患で問題となることが多いのは慢性閉塞性肺疾患（chronic obstructive pulmonary disease；COPD）である．
- 長期喫煙，呼吸困難，1秒量減少，低酸素症，高二酸化炭素血症，低栄養状態は術後の呼吸不全の危険因子である．

3．腎臓系
- 加齢による腎機能の変化として，腎血流量の低下，糸球体濾過率の低下，尿濃縮率の低下が挙げられる．加齢に伴い，動脈硬化が進行し，糸球体が不可逆的に硬化をきたす．腎血流量は10歳ごとに10％減少すると言われ，わが国では65歳以上の男性で約30％，女性で40％が慢性腎臓病となる．
- 加齢による筋肉量の減少から血清Cr値が正常であっても腎機能障害を認めることが多く，GFRを算出するなど，腎機能を正確に評価する必要がある．加齢によるGFRの低下は0.3 ml/分/年であり，高血圧を合併する場合は4〜8 ml/分/年となり，糖尿病性腎症の場合は2〜20 ml/分/年まで低下するとされる．

4．代謝・内分泌系
- 加齢に伴うインスリンの分泌の変化やインスリン感受性の変化により耐糖能は低下する．糖尿病は感染症，創治癒遅延，脳血管障害，心筋虚血などの術後合併症の危険因子である．

高齢者の術前リスク評価

- 高齢者の手術がハイリスクとされる理由として，予備能力の低下と，もともと持っている既往症が多いことが挙げられる．熊本大学消化器外科では術前のリスク評価としてE-PASS（Estimation of Physiologic ability and surgical stress）を用いている[1]．高齢者の手術では術前の患者の状態に応じて，例えば郭清範囲を控えるなどし，安全な手術を心がける．

高齢者の周術期管理

1．循環器系の管理
- ACC/AHAのガイドラインでは，周術期心血管リスク因子と術前評価のアルゴリズムが示されている[2]．緊急性がない場合は手術を延期し，心機能評価を十分に行い，必要ならば循環器系

の治療を優先する．
- 虚血性心疾患を有する患者では循環動態と適度なヘモグロビン値を保つことが重要で，高リスク症例ではヘモグロビン値を 8～10 g/dl に保つ．頻脈には β 遮断薬が有用である．慢性心不全による低心機能患者では前負荷がかからないよう，in-out balance に細心を払う．

2．呼吸器系の管理
- 術前からの禁煙を徹底する．術後の呼吸器合併症を減少させるには 4 週間以上の禁煙が必要とされる．また，術前より肺理学療法を積極的に行い，術後は早急に離床を促す．
- COPD や喘息など閉塞性機能障害を伴う患者は抗コリン薬や β 刺激薬の投与が基本であり，重症例ではステロイド薬も考慮する．ブラを有する患者の人工呼吸器管理では陽圧換気により容易にブラの破綻を生じるため高気道内圧を避ける．

3．腎臓系の管理
- 循環動態の安定を保ち，腎血流量を維持することが重要である．また，薬剤（NSAIDs，抗菌薬，カルシウム製剤など）による腎障害に注意する．低用量 hANP（human atrial natriuretic peptide）は冠動脈バイパス手術において腎機能の悪化を予防するという報告がある．
- 急性腎不全を合併した場合は速やかに持続的血液濾過透析（CHDF）を導入する．

4．代謝・内分泌系の管理
- 術後は手術侵襲によるストレスやインスリン拮抗ホルモン（カテコラミン，コルチゾール，グルカゴン）の分泌増加などにより血糖が上昇しやすい．周術期は積極的な血糖のコントロールが必要であるが，NICE-SUGAR 試験では強化血糖管理（81～108 mg/dl）と通常血糖管理（180 mg/dl 以下）を比較し，強化血糖管理群の死亡率が高い結果となった．この結果を踏まえ，周術期の血糖管理は 180 mg/dl 以下が望ましい．

おわりに
- 急激な高齢化のなか，今後も高齢者に対する手術件数は増加していく．高齢者だからといって手術適応外とする必要はないが，術前の正確な診断と機能評価による手術適応の決定，および術式の選択，手術，合併症予防を含めた周術期管理，術後においては合併症の早期発見・早期対策を心がけなければならない．

文献
1) Haga Y, et al：Surg Today 29：219-225, 1999
2) Fleisher LA, et al：Circulation 116：e418-e499, 2007

（岩上志朗，吉田直矢，馬場秀夫）

食道癌の手術

手術の意義
- リンパ節転移の可能性があるものに対する切除は，内視鏡的切除では不完全となる可能性があるため外科手術のみが主病巣とリンパ節を切除できる．
- 切除標本の病理学的検索により，正確な癌の進行度および術後治療計画の決定に有用である．
- 非外科的切除治療で外科的切除を凌駕する根治性を示す治療はいまだない．
- 他臓器浸潤例（T4 癌）でも切除可能な場合は根治性があるし，集学的治療との併用で治癒切除を可能にできる場合がある．

適応と禁忌
1．適応
- 次の諸条件を満たす症例が適応となる．

- リンパ節転移の可能性があるもの（深達度 MM 以深，図 IV-21）．
- 合併切除が困難な臓器（大動脈，気管，気管支，肺静脈など）への直接浸潤がないもの．
- 遠隔転移がないもの（血行性転移，胸腹膜播種）．

2. 禁忌あるいは慎重な適応を要する症例

- 次の重症な合併疾患を有する症例は禁忌もしくは適応を慎重に決めなくてはならない．
- 呼吸機能障害：間質性肺炎など拘束性障害や肺気腫など閉塞性障害では適応を慎重に決めなくてはならない．MMF＜1.0 l/秒，$FEV_{1.0}$＜1.9 l は要注意である．
- 心機能障害：ejection fraction（EF）が低いものは禁忌で，虚血性心疾患や不整脈は十分な術前評価を要する．
- 肝機能障害：肝硬変症で Child-Pugh C は禁忌，食道静脈瘤を有するものは基本的に適応外である．脾機能亢進症（血小板数＜6 万/mm^3）は補正または摘脾を要する．
- 腎機能障害：透析患者は禁忌ではないが術後肺合併症や縫合不全のハイリスクである．
- 超高齢者（＞85 歳）は慎重な適応を検討しなくてはいけならない．
- 手術治療を拒否する患者だけでなく，手術治療に積極的でない患者も適応を慎重にすべきである．

手術の実際と術前・術後の処置，管理

1. 手術の実際

- 頸部，胸部あるいは腹部食道癌で手術の実際は多少異なる．ここでは胸部食道癌に対する手術を中心に述べる．
- 胸部食道癌根治手術は一般的に頸部，胸部，腹部の3領域にわたる手術である（頸部リンパ節郭清を省略できるものもある）．
- 右開胸・開腹下に胸腹部食道を摘出して，残胃にて胃管作製して，これを頸部に挙上して食道胃吻合をするのが一般的である．

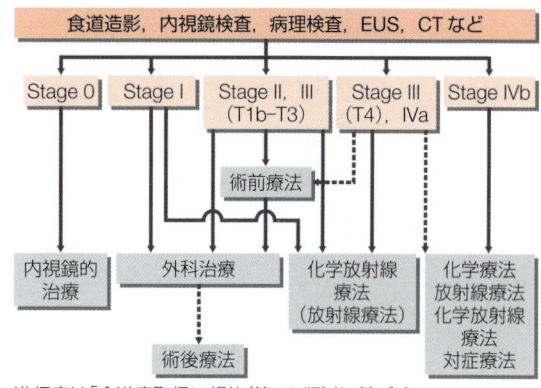

図 IV-21 食道癌治療のアルゴリズム
〔文献1）より引用〕

- 胸部操作でのリンパ節郭清は食道周囲のリンパ節のほかに，気管・気管支周囲，両側反回神経周囲，大動脈弓下，両側肺間膜，横隔膜上が重要である（図 IV-22）．
- 胸管，気管支動脈，迷走神経肺枝の温存の可否は解決していない．
- 胸部操作を胸腔鏡もしくは小開胸併用の胸腔鏡補助下に行うこともできる．またその体位は右開胸と同様に左側臥位だけではなく腹臥位でも可能である．腹臥位胸腔鏡下手術では気胸を併用して術野の確保を得ることが可能なばかりでなく，分離肺換気麻酔を省略することもできる．
- 腹部操作では左右傍噴門部，左胃動脈周囲，胃小弯，腹腔動脈周囲リンパ節郭清が重要である．
- 腹部操作を腹腔鏡下もしくは腹腔鏡補助下に行うこともできる．
- 胃管作製も腹腔鏡下に行えるが小開腹より臓器を取り出し，そのまま体腔外で胃管作製することも多い．
- 頸部操作では襟状切開（collar incision）で食道傍リンパ節［101］と鎖骨上リンパ節［104］の郭清が中心となる．［101］郭清は胸腔内からで十分可能なものがある．
- 胃が併存疾患や胃切除の既往で利用できないと

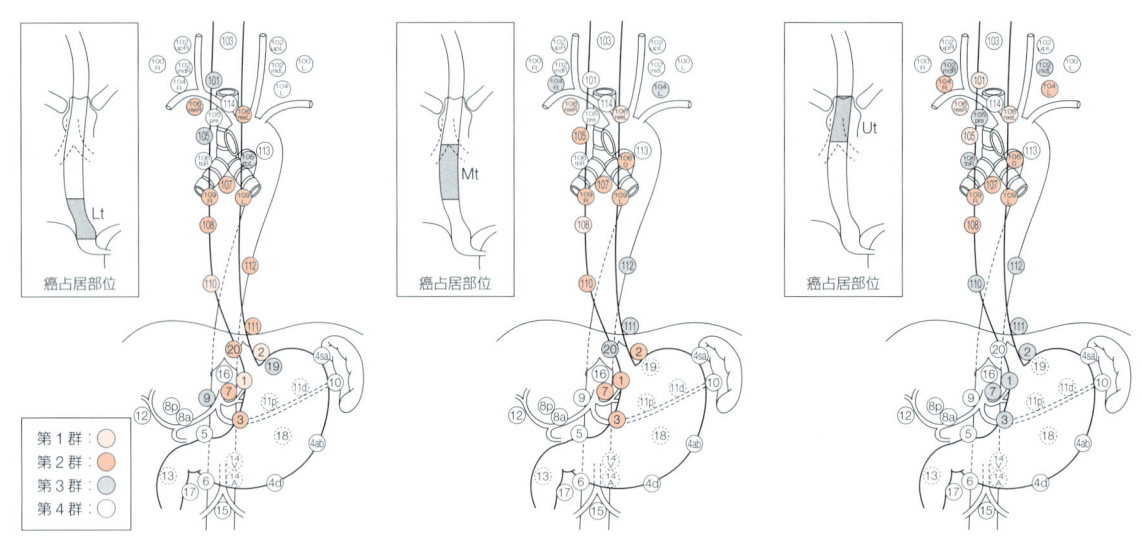

図 IV-22　郭清用リンパ節
〔日本食道学会（編）：臨床・病理 食道癌取扱い規約，第10版補訂版．pp 22-24，金原出版，2008より引用〕

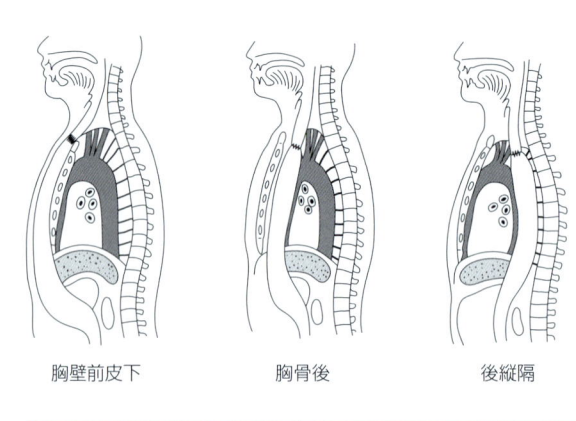

再建経路	安全性	挙上性	整容性	術後照射	縫合不全
後縦隔	やや低	良	良	やや不適	少
胸骨後	中間	中間	良	適	中間
胸壁前皮下	高	悪	悪	適	やや多

図 IV-23　再建経路

きは結腸か小腸を用いる．
- 再建臓器の頸部への挙上経路には，後縦隔経路，胸骨後経路，胸壁前経路がある．それぞれの特徴を図示する（**図 IV-23**）．
- 経腸チューブの造設により早期に経腸栄養が開始されるが，その応用には統一見解はない．

2．術前・術後の処置，管理
- 術前の呼吸訓練と禁煙指導は重要である．
- 経口摂取不良で栄養低下状態にある患者は中心静脈栄養で補正に努める．術前の経口・経腸的な栄養補給剤で免疫力を高める試みもある．
- cStage II もしくは III では術前化学療法が推奨されている．T4症例では down staging のために化学放射線療法も併用することがある．
- 術中術後のステロイド投与は SIRS から MOF に至る経路を遮断するために推奨されている．
- 肺動脈塞栓症の一般的な予防策で弾性ストッキング，フットポンプ，低分子ヘパリンを併用する．

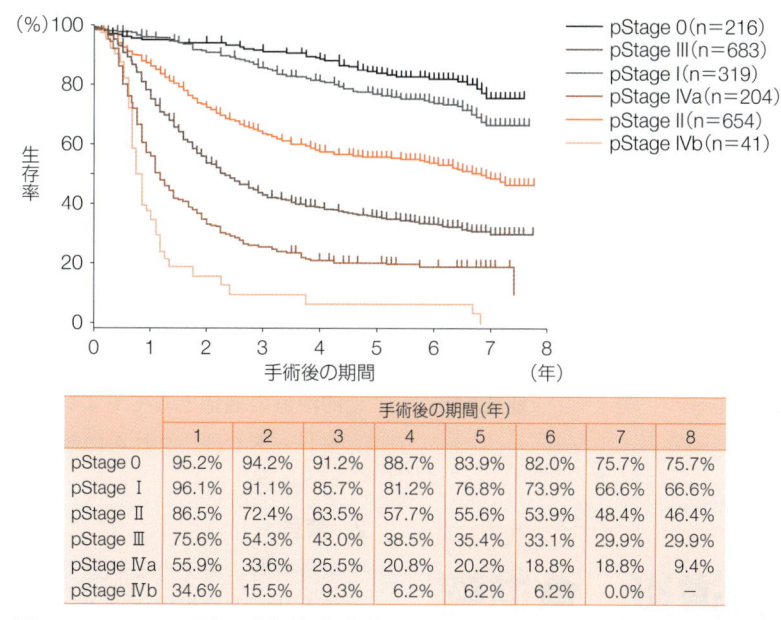

図 IV-24 Stage 別の手術治療成績〔文献 3）より引用〕

	1	2	3	4	5	6	7	8
pStage 0	95.2%	94.2%	91.2%	88.7%	83.9%	82.0%	75.7%	75.7%
pStage I	96.1%	91.1%	85.7%	81.2%	76.8%	73.9%	66.6%	66.6%
pStage II	86.5%	72.4%	63.5%	57.7%	55.6%	53.9%	48.4%	46.4%
pStage III	75.6%	54.3%	43.0%	38.5%	35.4%	33.1%	29.9%	29.9%
pStage IVa	55.9%	33.6%	25.5%	20.8%	20.2%	18.8%	18.8%	9.4%
pStage IVb	34.6%	15.5%	9.3%	6.2%	6.2%	6.2%	0.0%	—

- 呼吸器合併症予防のための去痰，早期離床を積極的に行う．
- 輸液の in-out balance 管理は厳密に行わないと呼吸器合併症，循環不全を併発しやすい．
- 経口摂取再開は反回神経麻痺の状況にもよるが，水分は誤嚥しやすいので半固形食などで嚥下リハビリテーションを始める方法もある．

手術の危険性・予後

- 手術侵襲が高度であるために 40〜60％の手術合併症と 2〜5％の在院死亡率が認められる．
- 最も頻度が高い合併症は，呼吸器合併症（誤嚥性肺炎を含む），反回神経麻痺，縫合不全，循環器合併症（不整脈など）である．
- Stage 別の手術治療成績を図 IV-24 に示す．
- 術後の後遺症は呼吸機能低下と食事摂取状況の変調が挙げられる．術後の経過とともに改善されるものもある．肺炎を併発しやすく，また食事摂取量の低下に伴って 5〜10 kg の体重減少がある．

患者説明のポイント

- 上記手術の危険性・予後に加えて以下のことにも言及する．
- 手術治療以外の治療法（内視鏡的切除術，放射線化学療法）を提示し（可能ならば専門医により），治療法に選択肢があることを説明する．
- cStage II もしくは III 食道癌では術前化学療法併用の根治術が最も治療成績が良い．
- 術前に化学療法を併用しなかった症例でも術後に進行度に応じて化学（放射線）療法を行うべきと判断されることがある．
- 胸腔鏡下手術は体壁の破壊を最小限にして呼吸器合併症を軽減する目的で 1990 年代より行われはじめ，保険収載もされ，日本内視鏡外科学会の技術認定医制度にも食道癌手術分野がある．さらに，十分とは言えないが，治療成績においても短期成績でエビデンスレベルの高い報告もみられるようになってきた．しかし「食道癌診断・治療ガイドライン」では標準治療の 1 つになっていないが全食道癌手術の約 30％が胸腔鏡下に行われている現状は言及すべきであ

ろう．ロボット支援下食道癌手術の有益性はいまだ不明の点が多く，現在は自由診療で一部の施設でのみ行われている．

文献
1) 日本食道学会（編）：食道癌診断・治療ガイドライン，第3版．金原出版，2012
2) 能城浩和，他：日本臨牀69；294-297，2011
3) The Japanese Society in Esophageal Diseases. Comprehensive Registry of Esophageal Cancer in Japan, 2004

（能城浩和）

逆流性食道炎，食道裂孔ヘルニアの手術

逆流性食道炎

手術の意義

- 逆流性食道炎は，酸とペプシンを含む胃液を主体として，時に胆汁や膵液を含んだ消化液が胃から食道に逆流することで発生する病態である．
- 逆流性食道炎に対する内科的治療は，プロトンポンプ阻害薬（PPI）などにより逆流物の障害性を失活させるのが主体である．それに対し外科的治療は逆流自体を防御することが目的である．

適応と禁忌

1. 適応
- 手術適応については，SAGES（Society American Gastrointestinal Endoscopic Surgeons）のガイドラインは，①内科の治療に失敗した症例，②年齢，治療期間，医療費など諸事情により内科的治療に成功しても外科的治療が望ましい症例，③Barrett食道や狭窄，高度の食道炎を有する症例，④巨大な食道裂孔ヘルニアによる出血や嚥下障害などの合併症を有する症例，⑤喘息，嗄声，咳嗽，胸痛，誤嚥などの非定型的な症状を有したり，24時間pHモニタリングで高度の逆流を証明しうる症例としている．日本消化器病学会の「胃食道逆流症（GERD）診療ガイドライン」でも難治性GERD，長期的なPPIの継続投与を要するびらん性GERD患者は外科的治療の適応としてもよいと述べており（推奨グレードC1），これらに準拠するのが妥当と考えられる．

2. 禁忌
- 全身麻酔に耐えうる状態でない患者，食道静脈瘤を伴った門脈圧亢進症は禁忌である．

手術の実際と術前・術後の処置，管理

- 術前は，逆流性食道炎による喘息などの呼吸器症状を呈することもあり留意すべきである．
- 術前検査として，奏効率の高い手術を行うために上部消化管造影，上部消化管内視鏡に加え24時間pH検査，食道内圧検査などの生理学的検討に基づいた治療計画が有用である．
- 逆流性食道炎に対する逆流防止の手術法としては，下部食道を胃底部で全周性に巻くように縫合するNissen法や，食道後方を中心に非全周性に縫合するToupet法が主に行われている．また，短食道症例では胃小弯を用い腹部食道を形成するCollis法が用いられる（図Ⅳ-25）．
- Nissen法が非全周性のToupet法に比較して逆流防止効果においては優位性があるとされている．一方，Toupet法は1/4周性に巻き付けない部分があるため手術後の嚥下困難を起こしにくいという報告もある．GERD診療ガイドラインでは両術式の合併症，食道炎の長期成績に差がないと記されている（エビデンスレベルⅡ）．
- 術後は，鼓腸，通過障害や再発が問題となる．また，迷走神経の損傷が原因となる術後性消化性潰瘍が時に難治性となることもある．そのた

Nissen法　　　　Toupet法　　　　Collis法

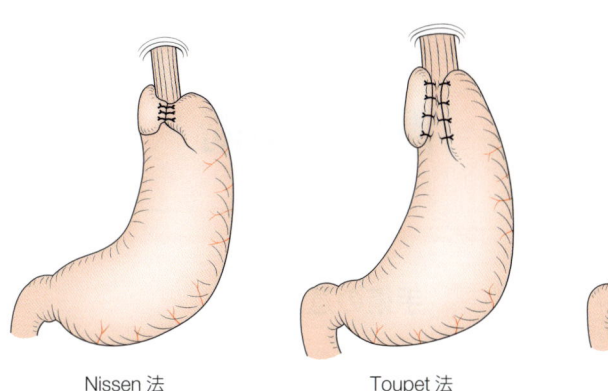

図 IV-25　逆流性食道炎に対する逆流防止の手術法

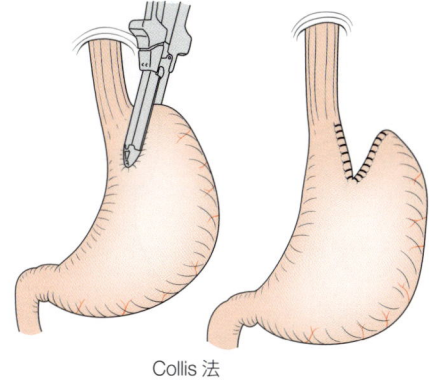

め，術後も PPI の内服を続けることもある．

手術の危険性・予後

- 本術式は，最近は腹腔鏡下に行われることが多い．術中に生じる合併症としては出血，気胸，高 CO_2 血症，食道損傷，脾損傷などが挙げられる．止血や修復が困難なときは開腹術に移行することがある．
- 本術式の奏効率は 90％ と良好であるが，上述のような合併症がしばしば認められるため注意を要する．

患者説明のポイント

- 本術式により胸やけなどの症状が改善することが多く，腹腔鏡下手術はその低侵襲，整容性において優位性が期待できるが，やはり手術に伴うリスク（出血，穿孔，副損傷，開腹術への移行，創部痛，再発など）を常に念頭に置かなければならない．

食道裂孔ヘルニア

手術の意義

- 食道裂孔ヘルニアは，滑脱型，傍食道型とその混合型に分類される．滑脱型では，逆流性食道炎が臨床上問題となり，薬物治療に抵抗性を示す症例では逆流防止手術が考慮される．一方，傍食道型および混合型では通過障害，胸痛，圧迫性呼吸障害を認める場合に手術が考慮される．
- 手術は逆流性食道炎と同様に，多くは腹腔鏡下で行われている．

適応と禁忌

- 滑脱型では，逆流性食道炎の手術の適応と禁忌に準じる．
- 傍食道型の手術適応は，① 全胃が胸腔内に脱出している症例，② 食道閉塞やそれに伴う噯気障害による腹部ガス膨満，呼吸困難をもつ症例，③ 慢性の出血性貧血を伴う症例，④ 胃軸捻転を伴う症例（upside-down stomach）などが挙げられる．

手術の実際と術前・術後の処置，管理

- 食道裂孔ヘルニアの手術法は解剖学的修復と逆流防止術からなる．前者の修復は，胃の腹腔内への還納と食道裂孔の縫縮からなる．食道胃接合部や横隔膜脚を十分剝離し胃を腹腔内へ還納後，背側より食道裂孔を縫縮する（図 IV-26a）．
- 食道裂孔が脆弱な症例や，再手術の場合はメッシュを用いて補強を行うこともある．
- 逆流防止手術は逆流性食道炎根治術に準じて

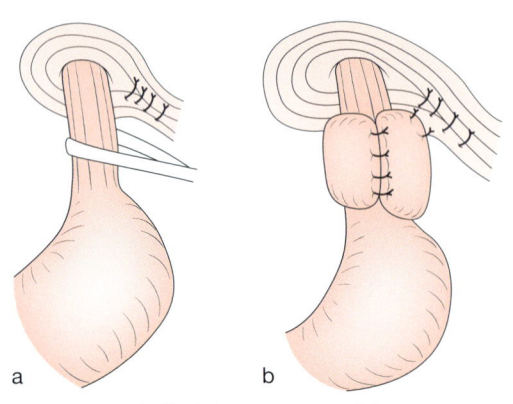

図 IV-26　食道裂孔ヘルニアの手術
a：ヘルニア門の閉鎖．
b：噴門形成を行い横隔膜に固定．

wrap形成術を行い，ヘルニアの再発防止のために胃噴門部を腹腔内に固定する（図IV-26b）．
- 術前後の処置管理としては，ほぼ逆流性食道炎根治術に準じる．

手術の危険性・予後

- 食道裂孔ヘルニアの手術は腹腔鏡下で行われるようになり逆流性食道炎の手術と同様に副損傷に留意すべきである．
- 食道裂孔縫縮を行う際に縫縮不良は再発の原因となり，過度な縫縮時は通過障害の原因となる．

患者説明のポイント

- 傍食道型では，胃軸捻転やヘルニア嵌頓の場合は緊急手術を要することがある．
- 術後通過障害の発生や，再発による再手術の可能性があることを説明する．

文献
1) 中島政信，他：Mebio 22：70-74，2005
2) 森俊幸，他：外科治療 95：322-332，2006
3) 井谷史嗣，他：手術 67：1391-1397，2013

（加藤広行，里村仁志，中島政信）

胃癌の手術

手術の意義

- わが国では，胃癌は悪性腫瘍による死因は肺癌に次いで第2位であるが，罹患率では第1位である．
- 予防的リンパ節郭清を含めた胃切除が標準であり，肉眼的に癌を完全切除（R0切除）することが患者の最大のメリットであるが，一方で胃切除に伴う後遺症（胃切除後症候群）を一定頻度で伴うことに留意する．
- 病期に応じた手術術式の選択には，2010年10月に改訂された「胃癌治療ガイドライン（第3版）」(2014年度改訂予定)[1]に掲載されたアルゴリズムを参照する．
- 早期胃癌に対しては，ガイドライン上は臨床研究の位置付けではあるが，内視鏡的粘膜下層剝離術（ESD）の適応が拡大し，腹腔鏡下手術，機能温存術式も年々普及している状況で，治療の低侵襲下およびQOL維持を目指す方向で進んでいる．

適応と禁忌（表IV-21）

- ガイドラインでは手術の種類が定義され，治癒切除を定型手術と非定型手術（縮小手術，拡大手術）に，非治癒切除を緩和手術と減量手術に分類している．
- 定型手術とは胃の2/3以上切除とD2リンパ節郭清で，T1N0以外の症例を対象に幽門側胃切除，胃全摘が行われる．
- 予防的な大動脈周囲リンパ節郭清の意義はJCOG9501試験で否定されており，D2郭清が標準である．
- リンパ節転移リスクのあるT1症例では，画像

表 IV-21　日常診療で推奨される進行度別治療法の適応

	N0	N1 (1〜2個)	N2 (3〜6個)	N3 (7個以上)
T1a (M)	IA ESD/EMR (一括切除)〔分化型, 2 cm 以下, UL (−)〕, 胃切除 D1 (上記以外)	IB 定型手術	IIA 定型手術	IIB 定型手術
T1b (SM)	IA 胃切除 D1 (分化型, 1.5 cm 以下), 胃切除 D1+ (上記以外)			
T2 (MP)	IB 定型手術	IIA 定型手術, 補助化学療法 (pStage IIA)	IIB 定型手術, 補助化学療法 (pStage IIB)	IIIA 定型手術, 補助化学療法 (pStage IIA)
T3 (SS)	IIA 定型手術	IIB 定型手術, 補助化学療法 (pStage IIB)	IIIA 定型手術, 補助化学療法 (pStage IIIA)	IIIB 定型手術, 補助化学療法 (pStage IIIB)
T4a (SE)	IIB 定型手術, 補助化学療法 (pStage IIB)	IIIA 定型手術, 補助化学療法 (pStage IIIA)	IIB 定型手術, 補助化学療法 (pStage IIIB)	IIC 定型手術, 補助化学療法 (pStage IIIC)
T4b (SI)	IIIB 定型手術＋合併切除, 補助化学療法 (pStage IIIB)	IIIB 定型手術＋合併切除, 補助化学療法 (pStage IIIB)	IIIC 定型手術＋合併切除, 補助化学療法 (pStage IIIC)	IIIC 定型手術＋合併切除, 補助化学療法 (pStage IIIC)
Any T/N, M1	IV 化学療法, 放射線治療, 緩和手術, 対症療法			

〔文献 1〕より引用〕

- 検査でリンパ節転移が明らかでない場合に縮小手術が選択される.
- 縮小手術にはリンパ節郭清範囲の縮小と, 胃の切除量の縮小の 2 側面がある.
- 幽門保存胃切除術 (PPG) は, ダンピング症候群が他の術式と比較し少ないとされ, 胃癌の遠位側縁が幽門から 4 cm 以上離れている場合に適応を考慮してよい.
- 噴門側胃切除術 (PG) は, 胃上部の腫瘍で 1/2 以上の胃を温存できる場合に適応を考慮してよい.
- PG 後の再建法は, 簡便な食道胃吻合, 逆流性食道炎の予防を目的とした空腸間置, ダブルトラクト法などがあるが, 一定見解はなく, 至適再建法については今後の課題である.
- 根治切除を望めない Stage IV の症例では胃切除ではなく化学療法が治療の中心となる.
- 腹膜播種の画像診断には限界があり, 腹膜播種を合併する頻度の高い大型 3 型, 4 型に対しては審査腹腔鏡による腹腔内観察を最初に行うことが多い.
- 全身麻酔下の手術に耐えられない患者, 出血・狭窄等の症状のない Stage IV の患者に対する胃切除は適応外と判断されることが多い.

手術の実際と術前・術後の処置, 管理

- 原発巣の評価のために上部内視鏡検査は必須であるが, 肉眼的評価よりも広範囲に腫瘍が広がっていることも少なからずあるため, 生検による癌の診断のみならず癌の進展を否定するた

- めの negative biopsy を行っておくのがよい.
- 胸腹部 CT による転移検索を行い，転移が否定できない病変を認めた場合には MRI や超音波検査など他の手段を検討する．
- 食道浸潤胃癌の場合には，食道浸潤長により術式選択が変わりうるため消化管造影検査による評価を行うことが望ましい．
- 全身麻酔下手術に備えた全身検査は他の手術と同様で，血液生化学検査，凝固系検査，心電図，呼吸機能検査，感染症，血糖値などで特殊な検査はない．
- 大腸の合併切除の可能性がある場合には術前日に腸管処置が望ましいが，それ以外の場合は不要である．
- 胃切除範囲の決定については，腫瘍の辺縁から十分な断端距離を確保すべく，T1 症例では肉眼的に 2 cm，限局型の T2 以深では 3 cm，浸潤型では 5 cm 以上の距離をとって胃の切離を行う．断端距離が上記よりも短い場合には，切離断端の病理迅速診断による断端陰性の確認を行うことが望ましい．
- 幽門側胃切除後の再建法は，Billroth I 法あるいは Roux-en-Y 法が選択されることが多いが，胃全摘後はほとんどが Roux-en-Y 法で行われる．
- Roux-en-Y 再建を行うと，挙上空腸と横行結腸間膜の間に間隙が生じる（Petersen defect）．空腸空腸吻合部や横行結腸間膜の孔に加えて，内ヘルニア予防のために縫合閉鎖することが望ましい．
- 胃癌の手術における術後管理は，他の全身麻酔後の管理と同様であり，バイタルサイン，血液生化学検査によるモニタリング，輸液量・尿量による循環管理，SpO_2・酸素投与による呼吸管理である．上腹部創による術後疼痛のため呼吸抑制が起こりやすく，持続硬膜外麻酔による除痛を積極的に行い早期離床を促す．
- 経鼻胃管は吻合部出血のモニタリング目的で術翌日まで留置することもあるが，減圧目的で留置する必要はなく術後早々に抜去してよい．
- 胃癌手術の3大合併症は，①出血，②縫合不全，③膵液瘻である．
- ドレーンを留置する目的は，術後出血の有無および膵液瘻のモニタリングである．ドレーン排液中のアミラーゼ値の測定は膵液瘻の確認にきわめて有用であり，ドレーン排液量・性状の確認に加えて行っておくのがよい．
- 膵液瘻を合併した場合にはドレーンの性状がワインレッド色になり，徐々に混濁してくるため肉眼的に判断可能である．膿瘍となることがほとんどであり，ドレーンの留置を続け，定期的にドレーン造影による膿瘍腔の評価を行い，膿瘍腔が限局化したら持続洗浄を行う．膿瘍腔が内瘻化するとドレーン造影の際に腸管が描出されるようになり，以後は徐々にドレーンを抜いてくる．
- 胃切除に伴い胃の容積が小さくなっている（あるいは全摘でなくなっている）ため，術後はゆっくりと少なめに食べることを説明する．

手術の危険性・予後

- NCD データを用いた胃全摘 20,011 例の合併症は，手術部位感染 8.4％，縫合不全 4.4％，Grade B 以上の膵液瘻 2.6％，術後 30 日以内の死亡が 0.9％，在院死亡が 2.2％と報告された．幽門側胃切除後の合併症・死亡率は一般的にこれらよりも頻度が低い．
- 脾摘を伴う胃全摘の場合は，伴わない場合と比較し膵液瘻の頻度が上がり，膵脾合併切除の場合にはさらに上がる．膵液瘻は重篤な合併症につながる可能性があり，緻密なドレーン管理が必須である．
- 胃切除後症候群として，ダンピング症候群（早期・後期），消化吸収能力低下に伴う体重減少，迷走神経切離に伴う下痢，逆流性食道炎，胆石，鉄欠乏性貧血，ビタミン B_{12} 欠乏による貧血が挙げられる．
- 手術による治療成績，予後は，病期により違い

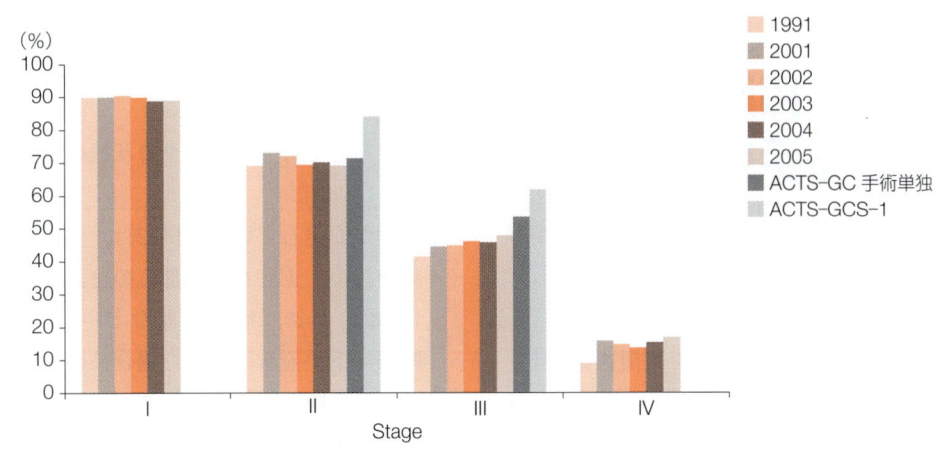

図 IV-27　Stage 別（「胃癌取扱い規約（第 13 版）」に基づく）の 5 年生存率の推移
〔全国胃癌登録データ（日本胃癌学会）および ACTS-GC 試験のデータを基に作成〕

がある（図 IV-27）．全国胃癌登録調査の報告によると，5 年生存率は Stage I では 10 年以上90％前後で推移し不変．Stage II では手術単独では 70％前後で推移し不変，S-1 内服による術後補助化学療法で 80％以上に改善した．
- Stage III の 5 年生存率は時代の変遷とともに徐々に上向いており，S-1 内服による術後補助化学療法で 60％以上に改善した．
- Stage IV の治療成績は不良で，その成績向上は大きな課題であり続けている．

患者説明のポイント

- 患者へ癌を告知したうえで，癌の推定病期に基づいた手術内容につき説明する．
- 早期胃癌は，外科的切除による生存率がきわめて良好であることを説明する．リンパ節転移リスクについて評価し，ESD 適応の有無についても説明する．
- 進行胃癌の場合には，早期胃癌と比較し術後生存率が低い事実を説明し，病理検査結果によって判明する病期によっては術後補助化学療法が推奨されることを伝える．また，腹膜播種，遠隔転移が術中に判明した場合には胃切除を行わないことがあることに言及する．
- 術式の詳細，再建法，進行癌では他臓器合併切除の可能性を説明し，術中・術後合併症の内容・頻度，また術式に応じて起こりうる胃切除後症候群の可能性について言及する．
- 説明の際には，わかりやすい平易な用語を用い，患者の社会的立場や家族関係なども考慮することが肝心である．

文献
1) 日本胃癌学会（編）：胃癌治療ガイドライン，第 3 版．金原出版，2010

（山下裕玄，瀬戸泰之）

胃・十二指腸潰瘍穿孔に対する手術

手術の意義

- H$_2$受容体拮抗薬やプロトンポンプ阻害薬（PPI）の登場以来，消化性潰瘍の穿孔に対しても内科的治療の成績が飛躍的に向上したため，手術治療を要する重症例は減少している．しかしながら，穿孔症例自体の減少は軽微であり，内科的治療での難治症例や全身状態の悪い症例に対しては，現在でも手術治療が唯一有効な治療法である．
- 保存的治療では比較的長期の絶食・胃内減圧・抗菌薬投与などが必要となり，入院が長期間となる．手術治療を選択することで治療期間の短縮につながる場合もあると考えられ，手術による合併症などを考慮したうえで，治療選択肢の1つとして検討されるべきである．

適応と禁忌

- 基本的に，内科的治療の適応外と判断された症例や内科的治療で改善のみられなかった症例は全例が手術適応であり，このような場合には迅速に手術治療に移行するべきである[1]．
- 内科的治療の適応外となる因子としては，不安定な循環・呼吸状態，70歳以上の高齢者，発症後12時間以上を経過した症例，上腹部に限局しない腹膜炎症状，多量の腹水，重篤な併存疾患，大量の胃内容物などが挙げられ，状態が悪い場合には緊急手術の適応となる[2]．
- 原則的に手術治療に対する禁忌はないが，術前に可能な限り全身状態の安定を図ることが重要である．

手術の実際と術前・術後の処置，管理

1. 術前の処置，管理

- 輸液などで可能な限り全身状態の安定・改善を図る．
- 状態が安定している症例では，上部消化管内視鏡を行い，正確な穿孔部位の確認や状態の評価（狭窄の有無，癌の有無など）を行う．特に，腹腔鏡下手術を予定した場合には，癒着などのために術中に穿孔部の確認が困難なことも経験され，術前の正確な診断が有効なことも多い．

2. 手術

- 基本原則は，穿孔部位の閉鎖・補強と十分な腹腔内の洗浄・ドレナージであり，状態が許せば腹腔鏡下手術も適応となる．

(1) 大網充填術，単純閉鎖術

- 通常，開腹下に穿孔部への大網充填や穿孔部の単純閉鎖と大網による被覆を行う．また腹腔内の汚染部を中心に十分な洗浄を行い，術後の汚染や液貯留が疑われる部位にはドレーンを留置する．
- 腹腔鏡下での手技に習熟した施設においては，患者の循環・呼吸状態が安定し，腸管拡張や高度の腹腔内汚染のない症例に限り，同様の術式を腹腔鏡下に施行することも可能である．しかしながら，十分な腹腔内の検索や洗浄が困難なこともあり，処置が不十分と判断した場合には開腹術への移行を選択する必要がある．

(2) 広範囲胃切除，迷走神経切離術

- 近年，胃切除を必要とする消化性潰瘍穿孔例は多くないが，穿孔部が大きな場合や胃壁の状態が悪い症例，出血や狭窄を伴う症例，術前に胃癌の合併が強く疑われる症例には胃切除術も選択される．
- 迷走神経切離は，理論的には単純閉鎖や大網充填に追加することで酸分泌の抑制につながり有効であると考えられるが，近年薬物療法による治療効果が非常に高く，一般的に神経切離が必要となる症例は少ないものと考えられる．

3. 術後の処置，管理

- 胃・十二指腸を温存した術式の選択が多く，術直後から H_2 受容体拮抗薬や PPI の継続的な投与が重要である．
- 術後経過に合わせて上部消化管内視鏡検査を行い，潰瘍穿孔部の治癒状況や *Helicobacter pylori* の感染の有無などを確認する．感染がある場合には，除菌し再発予防を行う．
- 入院経過中に必ず潰瘍部からの生検を行い，癌の合併がないことを常に注意する．

手術の危険性・予後

- 内科的治療成績の向上もあり，術後の死亡率は数％程度と減少していることが予想される．しかしながら，高齢者や全身状態の悪い症例などではより高い死亡率が予想され，術後にも厳重な管理が必要である[3]．

患者説明のポイント

- 多くの場合，良性の消化性潰瘍を原因とした穿孔であるが，少ないながら胃癌による穿孔の可能性もある．この場合，術後に再度胃切除やリンパ節郭清などの手術治療が必要になるが，腹膜播種などによる再発の危険性が高く，根治的な治療は困難となる可能性がある．
- 結腸・直腸など他部位の消化管穿孔に比べると救命率は高いが，全身状態や既往によっては致死的となることもあり，また縫合不全・感染・その他の合併症のため長期の入院・加療が必要となる可能性がある．
- 術後には，潰瘍の原因となる薬剤の中止や抗潰瘍薬の継続的な投与が必要となる．

文献
1) 日本消化器病学会（編）：消化性潰瘍診療ガイドライン．南江堂，pp 120-122, pp 128-131, 2009
2) 井上暁，他：日臨外会誌 64：2665-2670, 2003
3) 須藤隆一郎，他：日消外会誌 35：1599-1604, 2002

〈大辻英吾，岡本和真，小西博貴〉

大腸癌の手術

手術の意義
- 手術成績を表 IV-22 に示す．

手術の適応と方針
- 大腸癌の進行度と併存疾患の程度から総合的に耐術能を判断し手術適応の有無を決定するが，本項では大腸癌の進行度に関連したものに限定して解説する．

1. Stage 0〜III 大腸癌の手術適応
- Stage 0〜III 大腸癌手術におけるリンパ節郭清度は，術前の臨床所見あるいは術中所見によるリンパ節転移度と腫瘍の壁深達度から決定する．
- 術前・術中診断でリンパ節転移を疑う症例に対しては，D3 郭清を行う．
- 術前・術中診断でリンパ節転移を認めない場合は壁深達度に応じたリンパ節郭清を行う．
- M 癌にはリンパ節転移がないため D0 または D1 郭清を行う．
- SM 癌には約 10％のリンパ節転移があるため D2 郭清を行う．
- MP 癌には主リンパ節転移が約 1％あるため，D2 または D3 郭清を行う．
- SS，A 以深の癌には D3 郭清を行う．
- 術前検査により隣接臓器（仙骨，膀胱，前立腺，子宮，腟）への浸潤が疑われる場合には，他の非治癒因子がない限り積極的に合併切除を行う．

2. Stage IV 大腸癌の手術治療方針
- Stage IV 大腸癌は肝，肺，腹膜，その他（骨，脳，遠隔リンパ節など）の同時性転移を伴う．
- 遠隔転移巣ならびに原発巣がともに切除可能な

表 IV-22　手術成績

1) 大腸癌治癒切除後の Stage 別再発率 (%)
   Stage　　　　　　I 3.7, II 13.3, III 30.8
2) 初発再発部位 (RS は結腸癌として集計) (%)
   結腸癌：　　　　肝 7.0, 肺 3.5, 局所 1.8, 吻合部 0.3, その他 3.6
   直腸癌：　　　　肝 7.3, 肺 7.5, 局所 8.8, 吻合部 0.8, その他 4.2
3) Stage 別 5 年生存率 (%)
   結腸癌：　　　　0 93.0, I 92.3, II 85.4, IIIa 80.4, IIIb 63.8, IV 19.9
   直腸 (RS) 癌：　0 89.4, I 91.5, II 84.8, IIIa 78.0, IIIb 60.0, IV 19.8
   直腸 (Ra, Rb) 癌：0 97.6, I 90.6, II 83.1, IIIa 73.0, IIIb 53.5, IV 14.8

〔文献 1) より作成〕

場合，原発巣の根治切除を行うとともに，同時あるいは異時的に遠隔転移巣の切除を考慮する．
- 遠隔転移巣が切除可能であるが原発巣の切除が不可能な場合，原発巣および遠隔転移巣の切除は行わず，他の治療法を選択する．
- 遠隔転移巣の切除は不可能であるが原発巣切除が可能な場合．
・原発巣の臨床症状（閉塞や出血など）がある場合は患者の全身状態などを考慮に入れて，原発巣切除あるいは人工肛門造設，ステント留置などの適応を決める．
・原発巣による症状がない場合の原発巣切除の有用性は確立されていない．

3. 再発大腸癌
- 再発大腸癌の治療目的は予後向上と QOL の改善である．

(1) 遠隔転移再発
- 再発臓器が 1 臓器の場合，手術にて再発巣の完全切除が可能であれば切除を考慮する．
- 再発臓器が 2 臓器以上の場合，それぞれが切除可能であれば切除を考慮してもよいが，治療効果については統一見解は得られていない．
- 肝，肺転移に対して不顕性転移を除外するために一定の観察期間をおいてから切除を行うという方針もある．

(2) 局所再発（主に直腸癌）
- 直腸癌局所再発には，吻合部再発と骨盤内再発がある．
- 切除可能であれば切除を考慮する．
- 切除不能であれば放射線療法と全身化学療法の単独または併用を考慮する．
- 局所再発に対する手術は，吻合部再発には前方切除や腹会陰式直腸切断術，泌尿生殖器への浸潤には骨盤内臓全摘術が行われる．
- 局所再発の術後には高率に血行性転移，特に肺再発を合併する傾向があり，R0 手術を施行しえても原発巣切除と同等の成績は望めず 5 年生存率は 20～40％である．

手術の実際と術前・術後の処置，管理

1. 術前処置，管理
- 施設ごとに格差が大きく，エビデンスはないが京都大学病院を例に記載する．

(1) 食事
- 前日：低残渣食．
- 当日：絶食．

(2) 下剤
- 前日午後：クエン酸マグネシウム，ピコスルファートナトリウム．
- 当日：なし
※腫瘍により腸閉塞状態にあるときは穿孔の原因となるので下剤投与は禁忌である．

(3) 抗菌薬
- 前日：メトロニダゾール，硫酸カナマイシン．
- 当日：手術直前にセフメタゾール点滴，手術中は 3 時間ごとに追加．

(4) ストーマサイトマーキング（ストーマを造設する可能性がある場合）

2. 術後処置, 管理

- 起こりうる合併症を想定し, 自覚症状として腹痛や腹部膨満感など, 他覚的所見として熱型, 血圧, 脈拍, 腹部の理学的所見, 排ガスの有無, 便の状態, ドレーン排液の量・性状などの観察を行う.
- 適宜 X 線撮影, 血液検査を行う.
- 京都大学病院では手術翌日より飲水, 結腸癌手術では術後 2 日目, 直腸癌手術では 3 日目より食事を開始している.

3. 手術の実際

(1) 結腸癌に対する標準手術
- 結腸癌の標準手術は原発巣を含む腸管切除と病期に応じたリンパ節郭清である.
- 結腸癌のリンパ流は, 支配動脈に沿ってその根部へ向かう中枢方向（主リンパ節, 中間リンパ節）と, 腸管軸に沿った方向（傍腸管リンパ節）がある.
- 結腸癌における腸管傍リンパ節の範囲は, 腫瘍と支配動脈の位置関係によって定義される.
- 腫瘍辺縁から 10 cm 以上離れた腸管傍リンパ節の転移はまれである.

(2) 直腸癌に対する標準手術
- 直腸切除の原則は TME (total mesorectal excision) または TSME (tumor-specific mesorectal excision) である.
- TME とは肛門管直上までの直腸間膜をすべて切除する術式である.
- TSME とは腫瘍の位置に応じた直腸間膜を部分的に切除する術式である.
- RS 癌および Ra 癌で 3 cm 以上, Rb 癌で 2 cm 以上の直腸壁内および間膜内の肛門側進展はまれであることから, 切離腸管長および直腸間膜の切離長はこの範囲を含む肛門側切離端を確保することを目安に決定する.
- 側方リンパ節郭清の適応は, 腫瘍下縁が腹膜反転部より肛門側にあり, かつ固有筋層を越えて浸潤する症例である.
- 側方リンパ節郭清を行うことにより局所再発率は約 50% 低下し, 5 年生存率は約 9% 改善すると予測される.
- 括約筋間直腸切除術 (intersphincteric resection；ISR) は, 肛門に近い下部直腸癌に対し, 内肛門括約筋を切除することにより安全な肛門側切離端を確保し永久人工肛門を回避する術式である.

(3) 早期直腸癌に対する局所切除術
- 第 2 Houston 弁（腹膜反転部）より肛門側にある M 癌および SM 軽度浸潤癌が適応である.
- 切除標本の組織学的検索によって, 治療の根治性と追加治療（リンパ節郭清を伴う腸切除）の必要性を判定する.

(4) 腹腔鏡下大腸切除術
- 結腸癌および RS 癌に対する腹腔鏡下手術では開腹手術と比較して手術時間が長い一方, 出血量, 腸管運動の回復, 在院期間などの短期成績において優れ, 術後合併症発生率および腫瘍学的長期成績が同等であることが報告されている.
- D3 郭清を伴う結腸切除術, 横行結腸癌, 高度肥満例, 高度癒着例は難度が高いので各施設の手術チームの習熟度を十分に考慮して行う必要がある.
- 直腸癌に対する腹腔鏡下手術の有効性と安全性は十分に確立されているとはいえない.

■ 手術の危険性・予後

1. 手術死亡率

- National Clinical Database (NCD) および日本消化器外科学会アンケート調査の集計結果を示す.
- 結腸右半切除術 2.3%, 低位前方切除術 0.8% (NCD 2011-2012).
- 結腸手術（回盲部 0.73%, S 状 0.64%, 右半 0.89%, 左半 0.79%）, 直腸手術（高位 0.13%, 低位 0.42%, 切断 0.89%）(消化器外科学会アンケート調査 2008).

2. 術中合併症

- 出血：他臓器浸潤を伴う進行癌の手術や骨盤内臓器全摘術では危険が高くなる．
- 尿管損傷：まれであるが，局所進行癌，再発直腸癌の手術では危険は高くなる．
- 腹腔鏡手術で注意すべき合併症：トロッカーや鉗子，電気メス操作による腸管，血管損傷．

3. 術後合併症

(1) 出血
- 腹腔内出血の多くは手術後24時間以内に発症する．
- 大腸手術での器械吻合後の吻合部出血の頻度は0.6～1.6％とされている．

(2) 深部静脈血栓症
- 大腸癌手術に伴う症候性肺血栓塞栓症の発症頻度は約1％とされている．
- 予防として間欠的空気圧迫法かつ（または）低用量未分画ヘパリン持続投与を行う．

(3) 縫合不全
- 結腸癌手術ではまれであるが，直腸前方切除術後での頻度は2～10％である．
- 吻合部の血流や緊張が関与し，低位前方切除術で縫合不全の頻度は高くなる．
- 糖尿病などの併存疾患を有する患者，ステロイド使用患者，骨盤内放射線照射の既往のある患者ではこの危険が高い．
- 病変が限局している場合は絶食，抗菌薬治療，可能なら膿瘍のドレナージを図る．
- 汎発性腹膜炎の場合は緊急手術として腹腔内を十分に洗浄，ドレナージを行い，必要なら吻合部の口側腸管を人工肛門として吻合部への便の流入を防止するようにする．一般状態が改善し，吻合部の治癒が得られたら人工肛門を閉鎖する手術を予定する．

(4) 腸閉塞
- 結腸癌手術と比較して直腸切断術や骨盤内臓器全摘術では小腸が骨盤底に癒着するため頻度は高いとされる．

(5) 感染（創部，腹腔内）
- 穿孔例などの汚染手術，肥満患者や糖尿病患者，ステロイド使用患者ではこの危険が高い．
- 直腸切断術や骨盤内臓器全摘術では骨盤内の死腔に滲出液が貯留して骨盤内膿瘍を起こすことがある．

(6) 排尿機能障害
- 進行直腸癌手術において排尿を司る自律神経を部分的に合併切除した場合，排尿困難や尿失禁が生じる．
- 自律神経を完全に切除した場合，自力排尿ができず自己導尿や留置カテーテルが必要となる．
- 症状は術後一過性のこともあるが，長期間にわたり続くこともある．

(7) 男性性機能障害
- 直腸癌の手術においては性機能を司る自律神経の損傷により男性性機能（勃起，射精）障害を生じることがある．
- 通常の神経温存TMEでも性機能障害が生じることはあるが，自律神経を合併切除した場合や側方リンパ節郭清を行った場合，性機能障害の頻度と程度はより増悪する．
- 症状は術後一過性のこともあるが，長期間にわたり続くこともある．

(8) 排便障害
- 直腸切除術後では，排便回数の増加，便の漏れ（特に夜間），便とガスの区別がつかないなどの症状が起こりやすい．
- 肛門に近い部位まで切除した場合，すなわち残存直腸が短いほど排便障害の程度は増加する．

■ 患者説明のポイント

- 大腸および周辺臓器の解剖について簡単なシェーマを用い，どの部分を切除しどのように再建するのかを説明する．
- 病変が肛門に近い直腸癌の場合，術中の判断によっては直腸切断術に変更になる場合もありうる．
- 特に直腸前方切除で，縫合不全の危険が高いと

判断される場合には一時的に口側腸管で人工肛門を造設し，吻合部の治癒が得られてから人工肛門を閉鎖することを考慮する．
- 手術に伴う合併症とその対策（後述）．
- 切除標本の病理組織学的検査に基づいて病期診断を確定し，その後の治療方針を決定する．

文献
1) 大腸癌研究会（編）：大腸癌治療ガイドライン（医師用），2014年版．金原出版，2014
2) 大腸癌研究会（編）：大腸癌取扱い規約，第8版．金原出版，2013

（平井健次郎，長谷川 傑，坂井義治）

炎症性腸疾患の手術

潰瘍性大腸炎（UC）

- 手術率は内科的治療の進歩で減少傾向，1年で5％，5年で12％，10年で16％，長期経過患者でdysplasiaや癌が増加．

手術の意義

- 手術の意義は根治性と社会生活への早期復帰，QOL向上と癌合併に対する予後改善である．

適応と禁忌

- 絶対的適応は大腸穿孔，大量出血，中毒性巨大結腸症，重症型，劇症型で強力な内科的治療無効，high grade dysplasia，大腸癌合併症例．
- 相対的適応は内科的治療抵抗難治例，重度副作用発現，小児成長障害，難治壊疽性膿皮症，大腸合併症（狭窄，瘻孔，low grade dysplasiaで癌合併の可能性が高い）．

手術の実際と術前・術後の処置，管理

1. 術前評価（一般的な検査以外）
- 画像診断（CT，超音波）による腸管壁の状態（術式選択に有用），D-ダイマー高値例では血栓の有無（静脈血栓が多い），直腸病変の活動性の有無（術式選択に有用）．
- ステロイド大量長期使用例では副腎皮質ホルモンに関する検査（周術期に有用）．

2. 手術術式の選択と特徴（危険性を含む）
(1) 開腹アプローチ
- 鏡視下手術と従来型開腹の基本的違いは開腹創の大きさだけで，術式内容の違いはない．
- 腹腔鏡手術用デバイスの発達で鏡視下手術が増加中．

(2) 標準手術術式（図IV-28）
- 大腸全摘，回腸嚢肛門吻合術（ileoanal anastomosis；IAA）：肛門管直腸粘膜を陰窩を含めて全粘膜抜去を行い全大腸を切除し，回腸嚢（パウチ）を作製して肛門皮膚と吻合する術式で，UCに関して根治性が高い．通常は安全性のため一時的双孔式人工肛門を造設して3か月以降に閉鎖する二期分割手術が選択される．緊急手術症例や全身状態不良例ではさらなる安全性から三期分割手術（結腸亜全摘，回腸単孔式人工肛門造設，S状結腸粘液瘻またはハルトマン手術）が選択されることがあるが結腸粘液瘻を第一選択とし，ハルトマンは第二選択とすることが原則．
- 大腸全摘，回腸嚢肛門管吻合術（ileoanal canal anastomosis；IACA）：IAAは肛門管直腸粘膜病変の有無に無関係だったが，IACAは肛門管直腸粘膜を残して吻合するため，肛門管直腸粘膜に活動性病変があると吻合が困難．肛門機能は術直後から維持されやすいが残存直腸粘膜のUC再燃，癌化などの問題点を残すためUCに関して根治性は劣り，定期的サーベイランスが必須だが，腹腔鏡手術の良い適応術式．

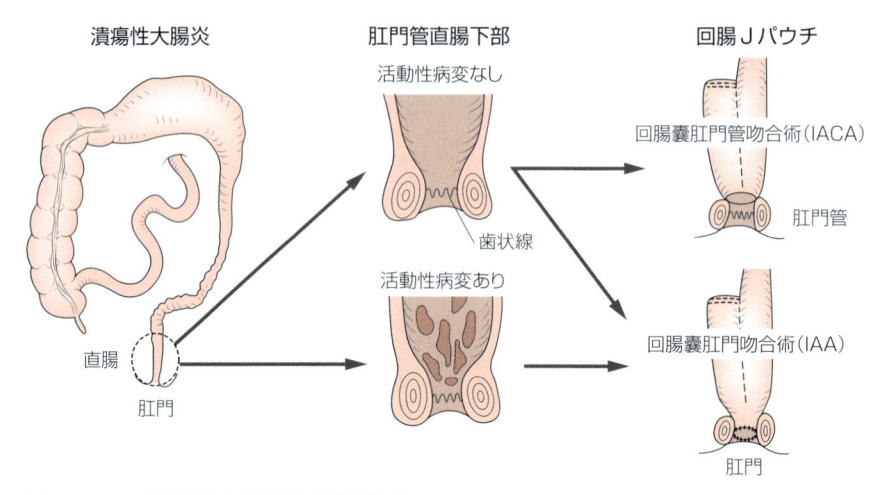

図IV-28　潰瘍性大腸炎の手術術式

(3) その他の術式
- 高齢者，全身状態不良例，肛門機能不全の場合，結腸全摘，回腸直腸吻合術または大腸全摘，回腸単孔式人工肛門造設術が侵襲が小さく推奨されるが，前者では直腸病変が非活動性であることが必須の条件で，IACA同様，サーベイランスが必要．

手術の予後

1．周術期（一般的な管理以外）
- 大腸喪失による脱水に注意し補液を十分に行う．ステロイド大量使用例では術中，術後ステロイド補充治療を行う．抗体療法，免疫抑制薬使用例では感染症など合併症の発生に注意．
- 抗菌薬の極力短期使用でMRSAなどの発症を防ぐ．便培養，血液培養検査を適宜実施．

2．術後合併症（一般的な合併症以外）
(1) 頻便（小腸便）に伴う肛門周囲皮膚炎
- アズノール®軟膏単独またはアズノール®軟膏と亜鉛華軟膏を等量混合軟膏の予防的塗布が有効．

(2) パウチ炎
- 排便を我慢させないことと腹圧排便を極力回避する．
- メトロニダゾール（フラジール®）（500 mg/日）またはシプロフロキサシン（シプロキサン®）（400〜600 mg/日）の抗菌薬2週間投与で併用投与もある．
- 5-ASA製剤の注腸，ガストローム®注腸も有効な場合もある．
- 難治症例ではCrohn病，indeterminate腸炎，感染性腸炎を鑑別する．

(3) 吻合部狭窄
- IAAでは手縫い吻合のため用手的拡張術が可能で，子宮頸管拡張器（ヘガール型）で拡張（14〜16 Fr，11〜13 mm）を術後1か月から開始し，定期的に診断的治療を行う．
- IACAでは器械吻合のため用手的拡張術抵抗性で，経肛門的外科的拡張術が必要となる．

患者説明のポイント

- 肛門機能が術後低下することは術式によらず避けられない．
- 二期手術の一期目術後の直腸粘液失禁はほぼ全員に発生するが，二期目（人工肛門閉鎖）術後に排便が始まると消失する．
- 排便は術前と異なり一回排便が数回に分けて行われるためすっきり排便できなくなるが，過度な腹圧排便習慣は避ける．
- 排便を我慢するとパウチ炎になりやすい．
- 排便回数が当初，10回以上になるが半年，年単位で減少する．

- ガスと便意を区別できるようになることも多い．
- 学生の場合，頻回の排便行為がいじめの対象となることがあり，学校側と事前に相談する．
- 大腸がないため脱水症状を引き起こしやすい．
- 女性の場合，術後の妊娠性は問題なく，妊娠中もパウチ機能は維持される．
- 直腸粘膜が一部残る場合，術後の定期的な通院検査が必要となる．

Crohn 病（CD）

- 手術率は，1年で16％，5年で33％，10年で47％，で再手術症例も多い．長期経過患者で腸管癌合併や痔瘻癌症例が増加．

手術の意義

- 手術の意義は社会生活への早期復帰，QOL向上であって，腸管に関して根治性はないが，肛門部病変は一部，根治性が期待できる．

適応と禁忌

- 絶対的適応は腸管穿孔，大量出血，内科的治療不応の器質的な腸閉塞，体外ドレナージ不応の膿瘍（腹腔内，後腹膜），症状のある内瘻，小腸癌，大腸癌，痔瘻癌．
- 相対的適応は難治性腸管狭窄，内瘻，外瘻，小児の成長障害，難治性肛門部病変，肛門機能低下によるQOL低下例（失禁，頻便など）．

手術の実際と術前・術後の処置，管理

1. 術前評価（一般的な検査以外）

- 腸管病変で穿孔膿瘍形成がある場合，尿管の走行を画像で確認（合併症予防）．
- 長期経過例の肛門部病変の癌合併率が高いので粘液成分の有無，必要に応じて麻酔下での細胞診，生検を行う．
- MRI，瘻孔造影などで主瘻管の走行，膿瘍腔を確認（術式選択に有用）．

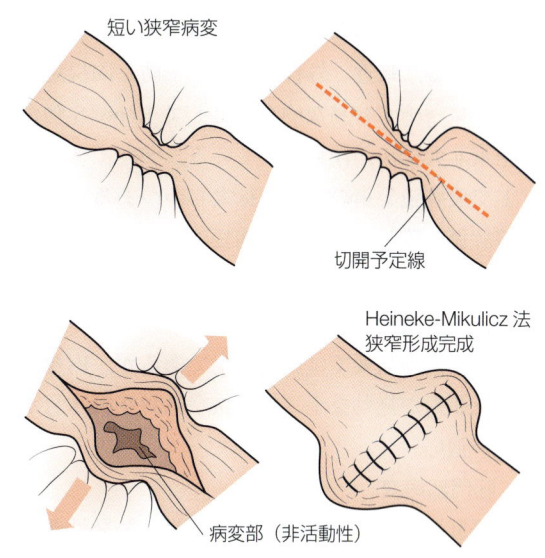

図 IV-29 狭窄形成術（Heineke-Mikulicz 法）

- 専門施設では肛門機能検査を行い，小児では成長障害の有無を評価．

2. 手術術式の選択と特徴（危険性を含む）

（1）腸管病変

- 手術の根治性がないため腸管温存を原則とする．
- 腸管病変の60％は回盲部，35％は小腸（回腸＞空腸），大腸病変は5％程度と少ない．

《狭窄形成術（stricture plasty）》

・適応は小腸のみで，病変部が残ることから病変部の非活動性を大前提とし，可及的に病変生検する．狭窄長が短く伸展性がある場合はHeineke-Mikulicz法（図 IV-29），長い場合はFinney法が頻用される．特殊な狭窄形成術としてside-to-side isoperistaltic法，double Heineke-Mikulicz法が多発連続狭窄に用いられている．狭窄形成部の再狭窄率は吻合部狭窄率の半分程度と良好だが，発癌例もある．

《病変腸管切除》

・病変部小範囲切除を原則とし，吻合部再発はほぼ必発で，従来吻合法（端端吻合，側側吻合，機能的端端吻合）での再手術となる外科的再発は5年で20〜30％程度あり，内視鏡的観察や

バルーン拡張術が容易な吻合法の開発が切望されている．最近，外科的再発を予防し内視鏡的アプローチが容易な吻合法として Kono-S 吻合や東北大学法が注目されている．デバイスの向上で腹腔鏡手術の適応が拡大しつつあるが，術前評価の難しい残存小腸病変の有無や長さを測定することは重要．

《バイパス手術》
・小腸や大腸病変では原則禁止であるが，内視鏡的拡張術が無効な十二指腸狭窄に胃空腸吻合が良い適応．

(2) 肛門部病変
● 直腸肛門病変は CD 病特有原発巣，続発性難治性病変，通常型病変の3種類がある．続発性難治性病変として最多の難治性痔瘻や通常型病変は根治性が期待できるが，CD の再燃により新病変出現が多く，肛門括約筋温存を原則．

《切開排膿》
・軽症例（自覚症状が軽度）の場合は抗菌薬併用で切開排膿を第一選択．

《seton 法》
・中等症（持続性の疼痛，排膿）以上では瘻管内に seton を留置するドレナージ（ルース）seton 法，複雑多発例では2次口同士の seton を追加する．下部直腸に1次口がある場合は適応に限界がある．

《人工肛門造設》
・重症例（QOL 低下例）で seton では不十分な症例，直腸腟瘻，直腸尿道瘻で有症状（便，ガス漏）症例，下部直腸病変による高度肛門部狭窄症例が対象．

《拡張術》
・肛門狭窄（肛門管に限局した輪状狭窄）に対しては内視鏡的拡張術やヘガールなど用手的拡張術，経肛門的外科的拡張術が適応だが，下部直腸病変に関連した狭窄は効果が少ない．

手術の予後

1. 周術期（一般的な管理以外）
● ステロイド大量使用例では術中，術後ステロイド補充治療を行う．
● 抗体療法，免疫抑制薬使用例では感染症など合併症の発生に注意する．
● 抗菌薬は極力短期の使用で MRSA などの発症を防ぐ．便培養，血液培養を適宜行う．
● 脱水に注意し補液を十分行うことで血栓予防．

2. 術後合併症（一般的な合併症以外）
● 縫合不全率は高いが体外ドレナージなど保存的治療を優先．
● 人工肛門に用いた腸管病変による合併症（穿孔，皮下膿瘍）の出現に注意．
● 肛門部病変は痔瘻癌が顕性化していない場合もあり継続的なサーベイランスが必要．

患者説明のポイント

● 腸管手術の場合，手術による根治性はなく，あくまでも生活の質向上が主目的である．
● 禁煙，経腸栄養など患者自身の努力で腸管手術後の再発再燃が軽減できる．
● 病歴の長い場合，痔瘻癌などが危惧されるので定期的な肛門診察が必要である．
● 肛門周囲膿瘍を放置すると腟瘻，膀胱瘻など難治性瘻孔となるので早期受診が必要である．

文献
1) Frolkis AD, et al : Gastroenterology 145：996-1006, 2013
2) 厚生労働省科学研究費補助金「難治性炎症性腸管障害に関する調査研究班」総括研究報告書（研究代表者：渡辺守），2013
3) 特集 ディベート炎症性腸疾患の外科治療：外科 76：229-292，2014

（河野 透，笠井章次，北川真吾）

人工肛門，腸瘻造設術

手術の意義

- 人工肛門は腸瘻も含め近年ストーマと呼称される．ストーマは基本的に排泄をコントロールできない非禁制（インコンチネンス）の排泄口である．
- 空腸瘻などの口側消化管のストーマは，多くは栄養などの注入を目的としチューブが使用されることが多い．回腸・結腸のストーマは便の排泄路を切除した後に通過路を作製するためや，縫合不全などに対して肛門側の腸管に便を通過させないために造設される．
- ハルトマン手術時のストーマは，縫合しないことによる手術時間の短縮や縫合不全のリスク回避の目的で造設される．
- 上記の目的のために，一時的に作製するストーマと永久的に使用するストーマに分類される．

適応と禁忌

- 直腸癌に対する腹会陰式直腸切断術（マイルス手術）時のS状結腸ストーマや，潰瘍性大腸炎や家族性大腸ポリポーシスに対する大腸全摘術後の回腸ストーマは，永久的ストーマの代表であり，適応である．
- 直腸癌に対する肛門温存手術後の，吻合部を安静に保つための横行結腸や回腸のループ式ストーマは一時的ストーマの代表である．
- 腹膜炎などの手術で，吻合部を保護もしくは吻合を回避したい場合もストーマ造設の適応となる．
- 婦人科癌や腹腔内の癌などによる腸管の狭窄や閉塞による通過障害がある場合には，その口側にストーマが造設される．
- 基本的にストーマ造設には禁忌はない．全身状態不良な場合や手術リスクが高度で，手術が行えない場合のみ禁忌とされる．

手術の実際と術前・術後の処置，管理

1. 術前処置，管理

- 手術する疾患や術式，ストーマの必要性，ストーマの合併症を含む手術関連合併症，ストーマ造設後の生活や排泄処置などに関する十分なインフォームドコンセントを行う．
- 機械的ないし化学的な術前腸管前処置を適切に行う．近年，化学的前処置は省略される．
- 適切な腹部の位置にストーマサイトマーキング（ストーマの位置決め）を経験豊富な医療従事者が行う．不適切な部位にストーマが造設されると，術後のストーマ合併症の発生やストーマ管理困難の原因となる．

2. 手術の実際

- 腸管の切除や吻合などが行われる場合には，手術野の汚染を回避するためにストーマ造設は手術の最後に行う．
- ストーマ開口部の皮膚切開と腹壁のストーマ貫通部の処置は，ストーマ造設が術前に決定している場合には手術の最初に行う．
- 皮膚切開は，メスや剪刀を用いて楕円形や円形に挙上腸管とほぼ同じ大きさになるように行う．最終的に円形のストーマ口が形成されるように切開することが重要である．
- 腹壁の筋肉は，多くの場合splitする．
- 腹壁の筋膜は，挙上腸管と腸間膜に緊張がかからない程度の大きさに直線もしくは十字に切開する．
- 腹膜は腹膜内経路の場合には，挙上腸管と腸間膜を圧迫しない程度に切開する．腹膜外経路の場合にも，腸管の血行障害をきたさない程度に腹膜前スペースの剝離を行う．
- 腸管を挙上する場合には，ストーマに過度の緊張がかからないように十分に腸管を遊離し，血行障害がないように注意する．

- 特に腹膜内経路の場合には，挙上腸管と腹膜の間のスペースを縫合し，術後のイレウスが起こらないようにする．
- 小腸ストーマの場合には最終的なストーマの高さが約 2 cm，結腸ストーマでは約 1 cm になるように作製する．このためには，挙上する小腸は皮膚面上 5 cm 以上，結腸では 3 cm 以上は必要となる．
- 挙上した腸管は開口して，反転して粘膜皮膚縫合を行う．
- 腹腔鏡手術によるストーマ造設の場合も基本的な作製法は同じであるが，鉗子ポートの挿入部位がストーマサイトに使用される．
- 単孔式腹腔鏡下ストーマ造設では，ストーマサイトのみで造設が可能である．

3. 術後の処置，管理

- ストーマの血行の状態や縫合部の状態，感染の有無などを毎日観察する．
- ストーマ造設後 7 日目には抜糸を行う．
- ストーマ装具の選択とストーマケアの指導を行う．
- 管理方法には，自然排便法と灌注排便法がある．術直後の管理はストーマ装具を使用して自然排便法で行う．左側結腸のストーマでは灌注排便法が可能であり，必要に応じて本法を習得する．灌注排便法の利点は，施行に多少時間を要するが，1〜2 日程度便の排便が起こらない点にある．

術後合併症

- 術後合併症には術後 1 か月以内に発生する早期合併症と，その後に発生する晩期合併症がある．
- ストーマ周囲皮膚炎・皮膚障害は，程度や範囲の差はあれ，最も頻度の高い合併症であり，ストーマ管理を困難にし QOL を低下させる．
- 早期合併症には，ストーマ粘膜皮膚離開，ストーマ陥没，ストーマ壊死，ストーマ周囲皮膚炎・皮膚障害，ストーマ部感染・ストーマ周囲皮膚膿瘍，ストーマ閉塞などがある．
- 晩期合併症には，ストーマ脱出，傍ストーマヘルニア，ストーマ狭窄，ストーマ静脈瘤，ストーマ周囲皮膚炎・皮膚障害などがある．

患者説明のポイント

- ストーマ造設の意義，必要性を十分説明する．この理解が患者に対するストーマの受容に重要である．
- ストーマ造設後の排便管理の指導をきちんと行い，ストーマ造設後にも術前と同様な社会生活が可能であることを説明する．
- 永久ストーマの患者では，障害者総合支援法による装具の保障などの社会保障制度があることを知らせる．

文献

1) 日本ストーマ・排泄リハビリテーション学会，日本大腸肛門病学会（編）：消化管ストーマ造設の手引き．文光堂，pp 21-137，2014
2) 前田耕太郎，他：ストーマの造設・管理．杉原健一（編）：大腸癌．医薬ジャーナル社，pp 106-115，2012
3) 前田耕太郎，他：日外会誌 111：110-112，2010

〈前田耕太郎，勝野秀稔，塩田規帆〉

虫垂切除術

手術の意義

- 急性虫垂炎は良性疾患とはいえ放置した場合，穿孔・腹膜炎をきたし，診断の遅れが重症化を招く危険がある．
- 抗菌薬による保存的治療と手術を比較した無作為比較試験によれば，初期治療で手術を回避できた抗菌薬反応群においても 20〜30％ の患者

は再入院して虫垂切除が必要になり，再発率も高い[1]．

- 急性虫垂炎と診断された場合，手術を第一選択とする．単純性急性虫垂炎の診断で保存的治療とした場合でも，慎重に経過をみて，手術が必要となれば，タイミングを逸しないことが重要である．
- 発症から5日以上経過し，膿瘍など炎症部位が局在化している場合には保存的治療に反応することもあり，CTまたは超音波ガイド下ドレナージも選択肢の1つである．この際 interval appendectomy（待機的虫垂切除術）も考慮する．高度な炎症のある症例に，緊急手術を行った場合，回盲部切除など拡大手術となる可能性や，術後膿瘍形成のリスクが高くなる．

適応と禁忌

- 臨床的に腹膜刺激症状を呈し，白血球数およびCRP（C-reactive protein）の上昇があり，画像的に急性虫垂炎と診断された症例は基本的に手術適応である[2]．CTの普及によりnegative appendectomy（術中に虫垂炎が否定された虫垂切除例症例）の割合は低下しており，術前CTが有用である．
- 耐術能が低下した，麻酔禁忌の症例は手術禁忌である．

手術の実際と術前・術後の処置，管理

1．手術の実際

（1）開腹手術

- 一般的に皮膚切開には，① 交差切開，② 傍腹直筋切開，③ 正中切開がある（**図 IV-30a**）．
- 単純性虫垂炎では通常3〜5 cm 程度の交差切開を，高度の炎症を伴う複雑性虫垂炎では創の延長が可能な傍腹直筋切開あるいは正中切開を考慮する．

（2）腹腔鏡手術

- 腹腔内の操作性を確保するため，経鼻胃管による胃の減圧を行う．

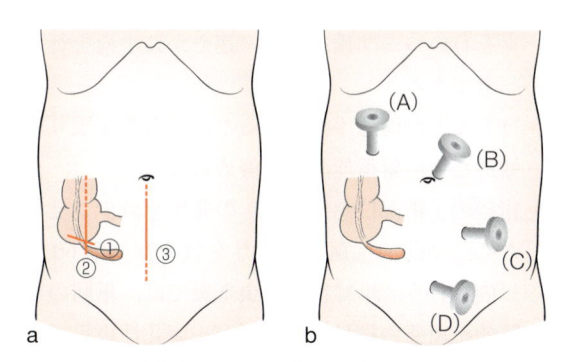

図 IV-30 開腹における皮膚切開の位置と腹腔鏡手術におけるポート位置の選択
a：開腹手術．b：腹腔鏡手術．

- 患者は，術野確保のため頭低位，左下側臥位になる可能性があり，ベッドへの体位固定は十分に行う．当科ではモニターは患者右足の右側，執刀医は患者左側，助手が患者右側に立つ．気腹およびポートのセッティング後，助手も患者の左側に移動して腹腔鏡手術を開始する．
- ポートの挿入位置は，基本的には triangulation の原則を意識する．すなわち，虫垂が十分描出できる中央に内視鏡ポートを，これを挟んで操作用ポートを挿入する〔**図 IV-30b**，(B) がカメラなら (A)(C) 操作用，(C) がカメラなら (B)(D) 操作用，など〕．最近では単孔式腹腔鏡下虫垂切除術を施行する施設もあるが，安全性は必ずしも確立しておらず，執刀医の高度な技量が要求される．

（3）手技

- 大網や終末回腸が癒着しているケースでは，愛護的に癒着剝離を行う．盲腸の結腸ひだが虫垂を同定の目印となる．虫垂受動後，動静脈，次いで虫垂を結紮切離する．腹腔鏡での結紮，縫合埋没は可能だが技術を要する．自動縫合器での虫垂切除も可能である．

2．術前・術後の処置，管理

- 腹痛や下痢，嘔吐により，受診時すでに脱水傾向となっていることが多く，術前に十分な補液，電解質の補正を行う．汎発性腹膜炎を呈している症例では，バイタルサインのモニタリン

グを行いつつ準備を行い，速やかに手術を行うべきである．
- ほとんどが緊急手術となるため，可能な限り客観的な術前耐術能評価に努める．
- 術後の手術部位感染（SSI）の発生を減少させるため，予防的抗菌薬の投与を執刀開始前60分以内に行う．単純性急性虫垂炎では，単回の予防的抗菌薬の投与で十分だが，穿孔性虫垂炎では結腸内の細菌が腹腔内に撒布されているため，最初はグラム陰性桿菌や嫌気性菌をターゲットとした広域抗菌薬を選択し，術中の培養検査の感受性に基づいて抗菌薬の再検討を行う．
- 急性虫垂炎に対しては，開腹手術と腹腔鏡手術を比較した無作為比較試験は多く存在し，腹腔鏡手術が広く受け入れられているが，執刀医の経験，施設の設備，スタッフの理解，患者の対術能，など総合的に判断して術式を決定する[3]．
- 診断が非確定的な症例，肥満および高齢者の症例では，腹腔鏡手術に利点があるとされる．
- 術前に画像的な確定診断がついていないものの，臨床経過から虫垂炎を疑って手術に望む場合，negative appendectomy となる可能性があり，手術によって必ずしも症状が改善しない．この場合，術後も原因の精査および治療の継続が必要となることを説明する．

手術の危険性・予後

- 多数の基礎疾患があり術前からリスクが高い症例，あるいは診断が遅れて重症化した症例でない限り，基本的に生命予後は良い．
- 最大の合併症は術後SSIである．徹底した腹腔内洗浄と抗菌薬の投与によりSSI発症のリスクは軽減しうるが，穿孔性虫垂炎では感染リスクは高くなる．
- 腹腔鏡手術では開腹手術と比較して表層感染は減少するが，腸管2次損傷など腹腔鏡手術に特有の合併症には十分注意する．

患者説明のポイント

- 保存的治療と手術療法があるが，基本的には手術療法が標準的な治療であること，保存的治療を選択した場合，反応性が悪ければ緊急手術となる可能性があり，また20〜30％では1年以内に手術が必要となる可能性がある．
- 事前の画像検査や臨床所見で，穿孔性虫垂炎や，膿瘍形成が疑われる場合には，術後手術創感染の発生の危険が高くなり，経過によっては再手術や術後ドレナージが必要となったり，術後腸閉塞になる可能性がある．
- 中高年以上の患者では，頻度は少ないが虫垂原発の悪性疾患が皆無ではないことにも言及する．
- 腹腔鏡手術が考慮される場合，開腹手術と比較して，利点・欠点を説明する．

文献

1) Vons C, et al：Lancet 377：1573-1579, 2011
2) Cole MA, et al：Emerg Med Pract 13：1-29, 2011
3) Korndorffer JR Jr, et al：Surg Endosc 24：757-61, 2010

（近藤喜太，藤原俊義）

肝切除

手術の意義

- 肝切除術は，肝細胞癌や転移性肝癌などの病変部分を確実に治療できる唯一の方法であり，以前と比較して格段に安全に，そして低侵襲に行うことが可能となった．
- 病変部位，特に肝細胞癌の切除には，過不足のない系統的切除（解剖学的切除）が望まれ，短

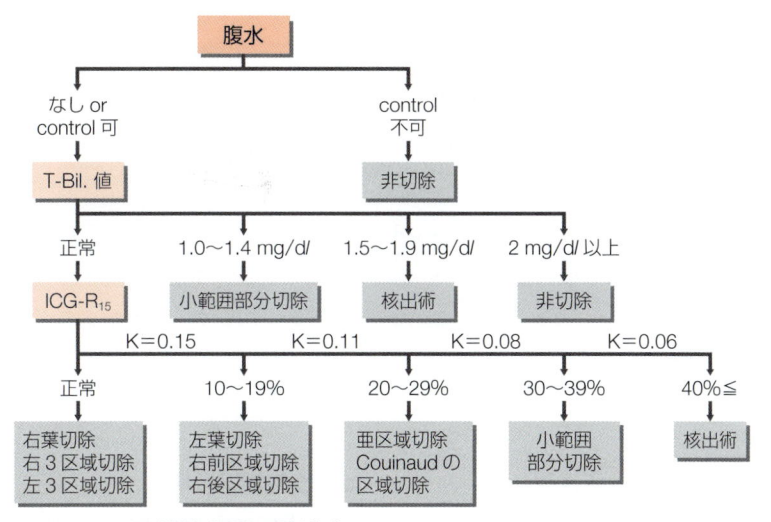

図IV-31　肝機能と肝切除適応
〔幕内雅敏，他：外科診療 29：1530-1536, 1987 より引用〕

期成績，長期成績ともに理論的に向上させうると考えられている．
- 肝切除術の安全性向上には，肝予備能評価，肝解剖の理解，門脈塞栓術による残肝容積増量，エネルギーデバイスなどの進歩，周術期管理の向上などが寄与している．
- 小範囲の部分切除から始まった腹腔鏡下肝切除であるが，外側区域切除はすでに定型化され，現在では系統的亜区域切除から完全腹腔鏡下の肝葉切除まで可能となった．
- 腹腔鏡下肝切除は肝癌に対する局所根治性の高い低侵襲治療として，繰り返す治療にも向いていると考えられる．

適応と禁忌

- 肝硬変のない肝臓では非癌肝の60％までは肝機能にほとんど影響を与えずに切除できるが，70％を超えると何らかの肝機能障害を起こし，合併症を併発すると肝不全で死亡することがある．
- 障害肝では図IV-31に従って肝の切除範囲を決定することが多い．
- 非癌肝の60％を超える切除では，術後肝不全を回避するため術前肝内門脈塞栓術を行い，切除部分の萎縮と残存予定肝の再生肥大を図る．
- 肝臓は再生肥大の顕著な臓器であり，正常肝に対する広範囲肝切除では1週間で肝機能が正常化し，数か月で肝体積が約90％の回復をみる．
- 切除される肝の容積はCTから肝区域の面積を積分して計算できる．
- 硬変肝は再生肥大が遅く，$ICG-R_{15}$が40％を超える，またはChild-Pugh Cの高度肝硬変では再生肥大はほとんど期待できないため，肝切除以外の治療を考慮する．
- 腹腔鏡下肝切除だからといって，障害肝に対する手術適応が拡大することはない．

手術の実際と術前・術後の処置，管理

1．手術の実際

- 肝切除の分類を図IV-32に示す．
1) 肝部分切除：主としてCouinaudの肝区域より小範囲のnon-anatomical resectionであり，欧米ではlimited resectionと呼ばれる．
2) 系統的亜区域切除：Couinaudの1区域あるいは，Healeyの1/3～2/3の区域の切除が主である．門脈の分岐様式とその支配領域によって切除領域によって切除領域が決定される．
3) 区域切除：Healeyの1区域切除で，右後区域

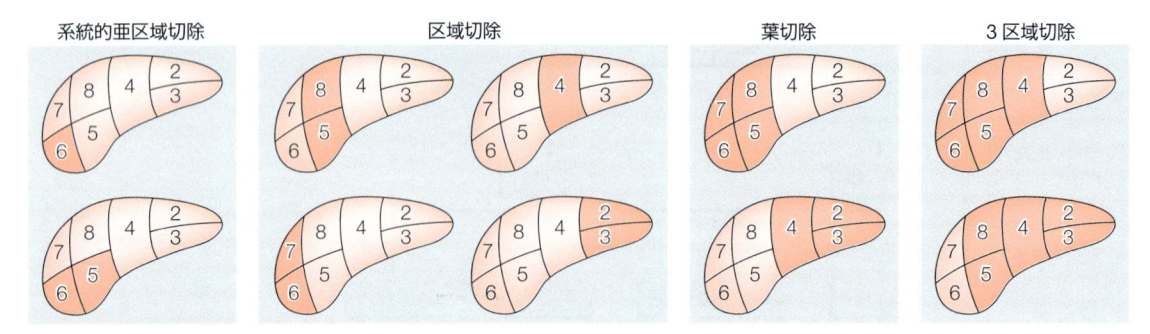

図Ⅳ-32 肝切除の分類
濃いオレンジの部分が切除部位.

切除，右前区域切除，左内側区域切除，左外側区域切除がある.
4) 葉切除：右葉切除，左葉切除．中肝静脈を残して切除するが，ドナー肝切除ではグラフトに付けて切除することもある.
5) 3区域切除：右3区域切除（右葉と左内側区域），左3区域切除（左葉と右前区域）.
6) 中央2区域切除：右前区域と左内側区域の切除.

- 肝門部で動門脈枝を遮断すると，肝表面に阻血域が得られる．系統的亜区域切除では，門脈枝の穿刺と色素の注入により切除範囲の同定が可能である．肝門部で動門脈を処理せず，血管周囲結合織を血管とともに結紮する Glisson 一括処理によって阻血域を得る方法もある.
- 肝切除における出血のコントロールは重要であり，Pringle 法（肝十二指腸間膜を圧迫し駆血する），controlled method（肝門で動門脈を結紮しその阻血域の中で肝を切離する），crush clamp method（大きな鉗子を肝臓にかけて圧挫しその末梢の肝を切除する），片葉あるいは選択的阻血法（肝門で動門脈を剝離し肝への流入血の一部を一時的に遮断する）などのさまざまな方法により出血を制御する.
- 肝実質を切離する方法には，超音波破砕吸引装置，鉗子などが用いられている．両者とも肝実質を破砕し，残った血管を結紮切離する方法である.

2. 腹腔鏡下肝切除

- 最近では腹腔鏡下での肝切除が行われるようになってきた．拡大視効果により繊細な手術が可能となり，手術モニターで術者，助手，麻酔科医，メディカルスタッフ全員での視野の共有が可能となる（**図Ⅳ-33**）.
- 腹腔鏡下肝切除の手術手技は開腹肝切除と大きな差はないが，より繊細な手術操作と気腹圧による肝静脈系出血の減少により，術中出血量が減少する．しかし，トレーニングしないまま安易に行うことは危険であり，腹腔鏡下肝切除の手技の理解と習熟が必要である.

3. 術前・術後の処置，管理

- 術前は慎重に肝予備能評価し，栄養管理，腹水のコントロールを行う．特に肝硬変患者では繊細な術前管理が必要で，安静を保ち高蛋白・食塩制限食をとらせる.
- 腹水は完全に消失するように利尿薬でコントロールする.
- 低蛋白血症があれば，アルブミンや新鮮凍結血漿（FFP）の投与を考慮する.
- 経口摂取を保つことは重要で，免疫能の低下を防ぐためにも術前術後を通じて長期間の絶食は避ける.
- 正常肝に対する肝切除の術後輸液管理は，他の消化器外科手術後の輸液管理とさほど変わらないが，大量肝切除あるいは障害肝（肝予備能低下症例）に対する肝切除後では，術後の低蛋白

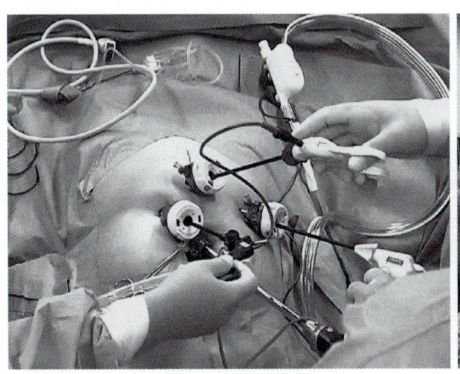

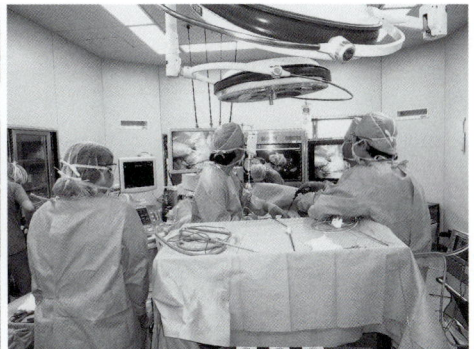

図 IV-33　腹腔鏡下肝切除の術中写真

血症に伴い膠質浸透圧が低下し，サードスペースへ水分が移行して浮腫・腹水の原因となる．血管内のボリュームを十分に保つことが，循環動態の安定と腎機能低下の防止を図るだけでなく，大量肝切除後の肝再生に重要な因子の1つとなる．
- 術後はドレーンからの出血，胆汁漏に注意しながら，早期からの歩行，経口摂取を開始する．
- 腹水や胸水に対しては利尿薬で対応し，肺でのガス交換が不良の場合は胸腔ドレナージを行う．

手術の危険性と予後

- DPCデータベースを用いた肝癌（54,145例）の解析によると，肝切除の在院死亡率は2.6％と報告されている[1]．
- 肝切除後の主な術後合併症は，胆汁漏，腹腔内出血，胸水貯留，発熱がある．胆汁漏の発生頻度は4～17％[2]，出血は1.1％と報告されている[3]．

患者説明のポイント

- 立体的な手術であるため理解が難しく，手術内容はシェーマや模型を用いて丁寧に説明する．
- 手術時間，出血量，術後合併症を詳細に説明する．特に出血に関しては，不慮の大量出血があること，命にかかわる場面も起こりうることを説明しておく．
- 患者およびその家族は，肝切除すべてが大手術であると考えていることも多く，切除範囲を説明した後，手術手技，手術器械の進歩により肝切除の安全性は大きく向上したことを伝え不安を解消する．

文献
1) Sato M, et al：J Gastroenterol 47：1125-1133, 2012
2) Ijichi M, et al：Arch Surg 135：1395-1400, 2000
3) Midorikawa Y, et al：Surgery 126：484-491, 1999

（新田浩幸，高原武志，若林　剛）

胆嚢摘出術

手術の意義

- 胆嚢摘出術は胆嚢を全摘する術式であり，胆嚢病変を確実に除去しうる根治的治療法である．
- 胆嚢摘出術の対象となる疾患は基本的には良性疾患である．有症状の場合は適応に迷うことは少ないが，無症状の場合は，将来発現しうる症状や病態について十分に考慮したうえで，手術適応とするか，手術をせずに経過観察するかを判断する．

適応と禁忌

- 適応症例は，胆囊結石，胆囊ポリープ，胆囊腺筋症などの胆囊良性疾患の中で，①胆囊炎を示す症例，②胆囊癌の可能性を否定できない症例，③上記疾患が原因と考えられる症状を繰り返す症例などである．
- 無症状胆囊結石症例に対しては施設により意見が異なるが，①胆囊内に結石が充満している症例，② negative cholecystogram の症例，③患者本人が手術を希望する場合，④高齢や併存疾患のため将来の手術危険性がきわめて高いと考えられる症例などは相対的適応症例である．
- 禁忌症例は，重篤な併存疾患，高齢などの麻酔・手術の危険性が高く，術中・術後に重篤な合併症が発生する可能性がきわめて高い症例である．

手術の実際と術前・術後の処置, 管理

1. 手術の実際

- 現在行われている胆囊摘出術には，開腹胆囊摘出術と腹腔鏡下胆囊摘出術があり，高度の炎症性変化が予想されるなどの特別な理由がない限りは，患者にとって侵襲の少ない腹腔鏡下胆囊摘出術がまず考慮される．
- 急性胆囊炎の場合，中等度までの重症度で，発症から72時間以内であれば早期の手術が推奨される．一方，高度の重症度や発症から72時間以上経過した症例では，ドレナージなどの治療の後に，待機的な手術が推奨される[1]．
- 開腹胆囊摘出術は，上腹部を大きく切開し，直視下に胆囊を摘出する術式である．胆囊の剥離と，胆囊動脈・胆囊管の処理を行い，胆囊を摘出する．腹腔内を生理食塩水で十分に洗浄後，止血を確認し，ドレーンを留置して閉腹する．
- 腹腔鏡下胆囊摘出術は，右上腹部を中心として腹部に3～4か所，5～15 mm の皮膚切開を加え，そこからトロッカーを腹腔内に挿入し，腹腔鏡により映し出されたモニターを見ながら内視鏡手術用の鉗子を用いて胆囊を摘出する方法である．まず，Calot の三角を展開して胆囊動脈を処理し，胆囊管をクリッピングして切断する．この際必要があれば，術中胆管造影を行い胆管の走行を確認する．続いて胆囊を剥離し，胆囊を摘出するのが一般的である．

2. 術前・術後の処置，管理

- 緊急手術と待機手術の場合で若干異なるが，基本的には一般的な腹部手術と大きな違いはない．経過順調な待機的な腹腔鏡下胆囊摘出術の場合では，数日で日常生活が行える状態まで回復する．

手術の危険性・予後

1. 手術の危険性

- 腹腔鏡下胆囊摘出術は，開腹胆囊摘出術にはない術中偶発症・合併症がみられる．また，炎症性変化を有する症例では，総胆管などの胆管損傷や右肝動脈などの血管損傷を生じやすいため注意が必要である．術中，これらの損傷を生じると，術後さらに大きな合併症につながる可能性が高く，腹腔鏡下手術で安全な操作が困難な場合は，開腹手術への移行をためらってはならない．胆囊摘出術での術中偶発症と術後合併症を表 IV-23 に示す．

2. 手術と関連した予後

- 多くの症例は良好に経過するが，胆囊摘出術後にみられる一連の症状を総称する病態である胆囊摘出後症候群を発症する症例があり，その一部に処置や再手術を要する症例がある．特に，胆管損傷後にみられる胆管狭窄は治療に難渋することが多い．
- 胆囊摘出術は小さな損傷が大きな合併症を引き起こしやすい術式であることを十分に認識することが重要である．

患者説明のポイント

- ほとんどの対象疾患が良性疾患であるため，手術を受ける患者側に手術を軽くみる傾向があ

表 IV-23　胆嚢摘出術における術中偶発症，術後合併症

	開腹胆嚢摘出術と腹腔鏡下胆嚢摘出術に共通のもの	腹腔鏡下胆嚢摘出術に特有のもの	
		手術操作に関するもの	気腹に関するもの
術中偶発症	1. 血管損傷による出血 2. 胆管損傷	1. トロッカー刺入部からの出血 2. 他臓器損傷 　① 消化管 　② 肝 　③ 横隔膜，ほか	1. CO_2ガスによる肺塞栓 2. 無気肺 3. 横隔膜穿孔 4. 高CO_2血症
術後合併症	1. 血管損傷による出血 2. 胆管損傷，胆管狭窄 3. 胆汁瘻，胆汁性腹膜炎 4. 腹腔内感染 5. 創感染 6. 遺残結石	1. トロッカー刺入部からの出血	1. 深部静脈血栓症からの肺塞栓 2. 皮下気腫 3. 術後肩痛

り，「うまくいってあたりまえ」という意識があることを認識する．手術は原則として全身麻酔下で行われるため，胆嚢摘出術も他の手術と同様に術中・術後の循環系，呼吸器系合併症を発症する可能性があること，そして胆嚢摘出術特有の術中偶発症や術後合併症があることについても十分に説明しておく．
- 腹腔鏡下胆嚢摘出術の場合，腹腔鏡下手術の続行が困難と判断したときには術中に開腹術へ移行することの了解を術前に得ておく．
- 胆嚢の炎症所見が強い症例では，術前に正確に質的診断をすることが困難なことがあり，術後の病理検査で癌と診断される症例がありうることを説明しておく．
- 手術をせず経過観察する場合，必ず定期的に検査を受けること，経過中に症状が発現し，場合によっては緊急に対処が必要な病態となる可能性があること，長期の経過中に悪性病変が合併する可能性があることを説明しておく．

文献
1) Yamashita Y, et al：J Hepatobiliary Pancreat Sci 20：89-96, 2013

（黒田慎太郎，小林　剛，大段秀樹）

胆管癌の手術

手術の意義，適応と禁忌

- 胆管癌において根治を狙える治療法は切除術のみである．肝外胆管癌に対する外科的切除術は大別すると肝門部領域癌に対する肝切除と遠位胆管癌に対する膵頭十二指腸切除に大別される．旧規約の中部胆管に存在する限局的な癌腫に対しては胆管切除が行われることもあるが超高齢者など少数例に限られている．
- 胆管癌の確定診断は細胞学的に行われるべきである．しかし，胆汁細胞診の陽性率は70％程度であり，連日施行しても癌が証明できない場合には，画像診断と腫瘍マーカーで癌疑いとして患者に十分説明したうえで同意を得て切除を行う場合もある．
- 黄疸，胆管炎を有する症例では胆道ドレナージ後に手術を行うことが一般的である．遠隔転移を有する症例には切除は行われない．明確な禁忌ではないが，performance statusの悪い（3以上）症例では手術は行われないことが多い．

肝門部領域癌の手術

肝門部領域癌に対する手術の実際

- 肝門部領域に対する切除術式は肝葉＋尾状葉切除が標準術式である．これは尾状葉胆管枝が肝門部に合流するため浸潤を受けやすく温存が困難なためである．肝予備能が保たれていれば本術式を採用する．癌腫の占拠部位が左側中心であれば肝左葉切除を，右側中心であれば肝右葉切除を選択する．

- リンパ節郭清については，肝十二指腸間膜内リンパ節であるNo12a，b，c，p，hおよび総肝動脈周囲リンパ節（No8a，p），上膵頭後部リンパ節（No13a）の郭清が施行されることが多い．所属リンパ節の転移頻度は35％程度という報告がある．

- 胆管断端に癌が遺残することは避けるべきである．そのため，術中迅速病理診断を行う施設が多い．しかし，迅速診断で癌陽性という返答がきても，たいていの場合，初回切除部位が胆管切離限界であることが多く，追加切除は5mm程度しか行うことができない．

肝門部領域癌の手術の危険性・予後

- 術後合併症には，胆汁瘻，肝不全，膵液瘻，腹腔内膿瘍，などがある．2011年のNational Clinical Databaseのデータによれば，肝切除術（外側区域切除を除く）の手術関連死亡率は3.8％である[1]．胆管癌に対する肝切除では胆道再建が加わり腸液が術野に漏出する手術となるため，これよりも高い手術関連死亡率が想定される．

- 切除後の遠隔成績は5年生存率約40％，平均生存期間3年程度である．遠隔成績に影響を及ぼす因子としては，切除断端癌陽性，リンパ節転移が挙げられる．これらの因子が認められない症例の予後は比較的良好である．

患者説明のポイント

- 胆管癌は直接あるいは神経周囲浸潤を介して周囲の肝動脈・門脈に浸潤する．

- そのため，右肝動脈と右門脈を切除する右葉切除のほうがen bloc切除としては手技的にも容易で根治的である．腫瘍が左側寄りの場合には左葉＋尾状葉切除を選択するが，この場合には右肝動脈が総肝管の背側5mm以内を走行することが多いため，剝離面までの距離が短くなる．そのため腫瘍の動脈浸潤が疑われた場合は無理に剝離せず，腫瘍とともに右肝動脈を合併切除し，再建すべきである[2]．よって，肝門部領域癌の手術は，形成外科との連携がとれ，動脈再建が可能な施設で行うべきである．

- 肝動脈合併切除再建については手技の困難さもさることながら，そのような高度進展症例に切除術を施行しても期待されるほどの予後は得られないという意見もみられる．しかし，近年積極的に施行する施設が増えてきた．

- 右葉切除以上の肝切除では術前に門脈塞栓術を施行する施設が多い[3]．何％切除のときに門脈塞栓を行うかは施設間で意見が異なり，60％切除という施設もあれば80％までは大丈夫とする意見もある．わが国では一般的に減黄後も肝予備能は低下していると考えられており，60％程度を門脈塞栓術の適応とすることが多い．門脈塞栓術を行う施設／行わない施設間で肝予備能評価が異なることも一因である．減黄後の肝予備能評価にはさまざまな方法が提唱されている．ICG15分値，残肝ICGK値，高崎の式，残肝体積，アシアロシンチによる分肝機能検査などである．

遠位胆管癌の手術

遠位胆管癌の手術の実際

- 遠位胆管癌の標準術式は膵頭十二指腸切除術で

ある．術前に内視鏡的胆道ドレナージ術が行われることが多い．
- 遠位胆管の領域リンパ節は，肝十二指腸間膜内リンパ節（No 12a，b，c，p，h）および総肝動脈幹リンパ節（No8a，p）膵頭後部リンパ節（No13a，b）膵頭前面（No17ab）腸間膜根部リンパ節（No 14p，d）とされている（規約）．切除例全体におけるリンパ節転移陽性頻度は約50％である．このうち上腸間膜動脈に沿うリンパ節であるNo14の転移頻度についてはさまざまな報告があり，10〜28％と決して無視できない頻度である[4]．リンパ節郭清はこれらの領域リンパ節を切除する．リンパ節転移個数が多い場合は切除しても予後不良であるという報告が散見される．

遠位胆管癌の手術の危険性・予後

- 術後合併症としては膵液瘻，胃排出障害，胆汁瘻，腹腔内膿瘍，吻合部潰瘍などが挙げられる．膵液瘻の発生率は10〜20％である．続発する仮性動脈瘤破裂は時に致死的な合併症となる．2011年のNational Clinical Databaseのデータによれば膵頭十二指腸切除の手術関連死亡率は2.9％である[1]．
- 切除後の遠隔成績は，5年生存率約40％，平均生存期間3年程度である．遠隔成績に影響を及ぼす因子としては，切除断端癌陽性，リンパ節転移陽性，膵浸潤陽性が挙げられる．これらの因子が認められない症例の予後は比較的良好である．

患者説明のポイント

- 近年，胆膵悪性腫瘍に対する腹腔鏡下手術の導入が行われている．下部胆管癌においても腹腔鏡下膵頭十二指腸切除が施行されている．しかし，いまだに本術式自体は保険収載されておらず臨床研究として行われている．
- 全世界では1992年のGagnerの報告以来，腹腔鏡下膵頭十二指腸切除術の適応は拡大されつつあり，進行膵癌にも適応されるようになりつつある．しかし，2011年の英国でのレビューで集積された症例数は126例に過ぎず，本術式の短期，長期成績ともにこれからの症例集積を待って評価されるべきであろう．

中部胆管癌の手術

中部胆管癌の手術の実際

- 改訂された規約では中部胆管癌という呼称はなくなった．しかし，肝門部領域胆管と遠位胆管の境界部（中部胆管）に主座を有する癌は決してまれではない．
- 問題となるのは癌の進展範囲の術前診断能が十分でないことにある．非常に限局した乳頭状腫瘍であれば胆管切除で長期生存が得られることもある．その一方で，主座が中部にあり遠位，肝門部領域の両方に進展するいわゆる広範囲胆管癌であれば肝膵同時切除術（hepatopancreato-duodenectomy；HPD）が必要なこともある．

中部胆管癌の手術の危険性・予後

- HPDは以前から高い合併症発生率と在院死亡率（10〜20％）が報告されてきた．しかし，ハイボリュームセンターの報告では，在院死亡率は2％前後とされており，決して施行を諦める術式ではなくなりつつある．切除後の遠隔成績は他の胆管癌と同様に5年生存率30〜40％，平均生存期間3年程度である．

文献

1) 今野弘之，他：日消外会誌 46：952-963, 2013
2) Nagino M, et al：Ann Surg 252：115-123, 2010
3) 胆道癌診療ガイドライン作成出版委員会（編）：エビデンスに基づいた胆道癌診療ガイドライン，第1版．pp 66-67, 医学図書出版，2007
4) 遠藤格，他：胆道 26：570-576, 2012

（遠藤 格，松山隆生，森 隆太郎）

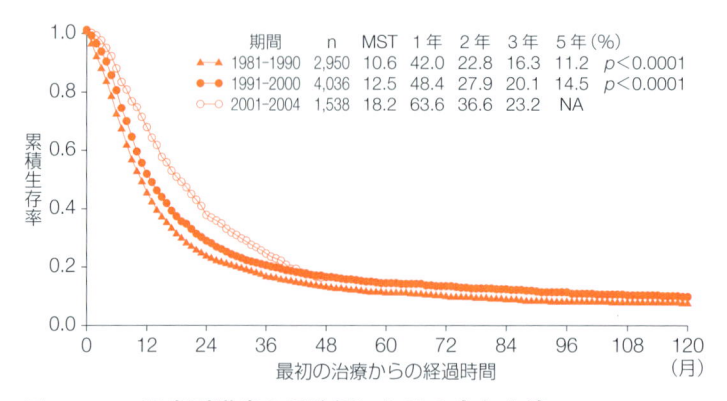

期間	n	MST	1年	2年	3年	5年(%)	
1981-1990	2,950	10.6	42.0	22.8	16.3	11.2	$p<0.0001$
1991-2000	4,036	12.5	48.4	27.9	20.1	14.5	$p<0.0001$
2001-2004	1,538	18.2	63.6	36.6	23.2	NA	

図 IV-34　通常型膵癌の切除例における生存曲線
〔膵癌登録報告 2007．膵臓 22：e39, 2007 より引用〕

膵癌の手術

手術の意義

- 「膵癌診療ガイドライン」では切除可能膵癌に対する標準治療は「手術＋術後補助化学療法」となっている[1]．現時点では切除可能膵癌の治療については手術が第一選択である．
- Stage IVa 膵癌に対する治療法として外科手術と放射線化学療法の2つの治療法を比較する厚生労働省研究班によるランダム化比較試験（RCT）が行われた．結果は，1年生存率は放射線化学療法群（32％）と比較して外科手術群（62％）では有意に延長し，Stage IVa 膵癌に対する手術の有用性が証明された．
- 膵癌全国登録によると膵癌全体の切除率は40％前後と低いが，通常型膵癌の切除症例の生存期間中央値は 18.2 か月（2001〜2004 年：1,538 症例）と手術成績は向上してきている（**図 IV-34**）[2]．
- 非切除症例の生存期間中央値は 7.8 か月（2001〜2004 年：1,020 症例）といまだ不良である（**図 IV-35**）[2]．

適応と禁忌

- 全米総合がん情報ネットワーク（NCCN）[3]において膵癌は切除判定基準として"resectable（切除可能）"，"borderline resectable（切除境界）"，"unresectable（切除不能）"に分類されている（**表 IV-24**）[3]．
- borderline resectable 膵癌を加えた膵癌治療のアルゴリズムを**図 IV-36**に示す．borderline resectable 膵癌に対する治療法のコンセンサスが得られていないのが現状である．

1. borderline resectable 膵癌の治療

- 膵癌において長期予後が得られる治療法は現時点では外科手術のみであることを考えると，borderline resectable 膵癌に対して，安易に切除不能膵癌に対する治療法を導入すべきではない．
- borderline resectable 膵癌に対して R0 率を向上させるため，術前放射科化学療法などの術前療法を行い，その後に手術を行う方法が普及し始めている．
- 長期予後を得るために外科手術が重要であるが，切除断端に癌遺残を認めない R0 手術を目指すことが長期予後のための重要な点である．
- 「膵癌診療ガイドライン」における「borderline resectable 膵癌の治療：わが国における外科的切除の意義は？」というクリニカルクエスチョ

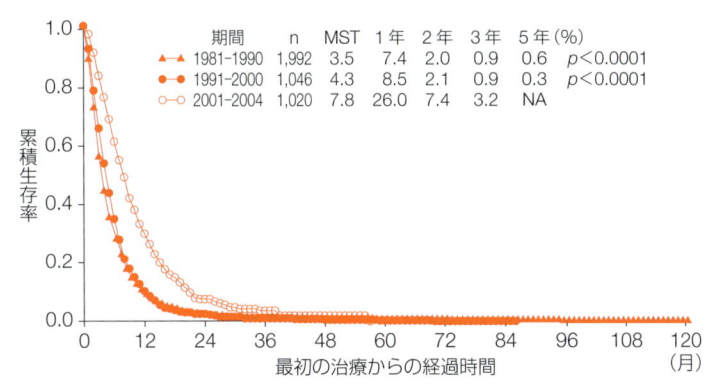

図 IV-35　通常型膵癌の非切除例における生存曲線
〔膵癌登録報告 2007. 膵臓 22：e45, 2007 より引用〕

表 IV-24　NCCN ガイドラインによる膵癌の切除可能判定基準

切除可能
- 遠隔転移がない
- 画像検査にて門脈および上腸間膜静脈（SMV）に歪みを認めない
- 腹腔動脈，総肝動脈と上腸間膜動脈（SMA）の周囲に明瞭な脂肪層を認める

切除境界
- 遠隔転移がない
- 近位側および遠位側は安全な切除と置換が可能な状態を維持しているが，SMV または門脈に歪みまたは狭小化もしくは閉塞を伴った浸潤を認める
- 総肝動脈に至る胃十二指腸動脈の encasement または abutment を認めるが，腹腔動脈への進展は認めない
- SMA に腫瘍が接しているが，血管壁の半周は超えていない

切除不能
- 膵頭部
  - ▶遠隔転移を認める
  - ▶SMA の半周を超える encasement を認めるか，腹腔動脈に腫瘍が接しているか，IVC の encasement を認める
  - ▶再建不能の SMV/門脈閉塞を認める
  - ▶大動脈浸潤または大動脈の encasement を認める
- 膵体部
  - ▶遠隔転移を認める
  - ▶SMA または腹腔動脈の半周を超える encasement を認める
  - ▶再建不能の SMV/門脈閉塞を認める
  - ▶大動脈浸潤を認める
- 膵尾部
  - ▶遠隔転移を認める
  - ▶SMA または腹腔動脈の半周を超える encasement を認める
- リンパ節の状態
  - ▶切除手術の術野に含まれないリンパ節に転移が認められる場合は切除不能とすべき

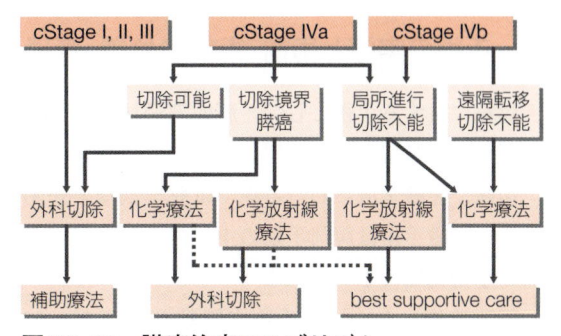

図 IV-36　膵癌治療アルゴリズム

ンに対しては，「術前治療を行うことで，外科的切除の治療成績が改善するかについては今後の臨床試験や研究で明らかにされるべきである」としている[1].

2. R0 のための門脈合併切除の意義

- 膵癌において，門脈合併切除の意義を検討した RCT はなく，すべてが後ろ向き研究である．
- R0 は膵癌における長期生存の重要因子であるため，現時点では門脈合併切除によって R0 が得られるならば施行すべきである．

3. 膵癌に対する拡大郭清の意義

- 「拡大リンパ節郭清は膵癌の術後生存率向上に寄与するのか」というクリニカルクエスチョンに対して 4 つの RCT が米国（Johns Hopkins, Mayo Clinic）2 編，イタリア 1 編，日本 1 編から報告されている．
- これらの 4 編の論文に関しては標準郭清，拡大

郭清の定義の違いがそれぞれ異なっているものの，すべてのRCTの結論としては膵癌に対する拡大郭清は生存率向上に寄与しなかった，と報告している．
- 合併症率においては標準郭清 vs. 拡大郭清ではイタリアは45% vs. 34%と標準郭清で高いが，他の3編のRCTでは，日本0% vs. 48%，Mayo Clinic 8% vs. 42%，Johns Hopkins 29% vs. 43%，と拡大郭清で高いことが示されており，拡大郭清は生存率に寄与しないだけでなく，術後合併症発生率を増加させる傾向にあると結論付けられる．

手術の実際と術前・術後の処置，管理

- 膵癌に対する手術として，膵頭部領域癌では膵頭十二指腸切除，膵体尾部領域癌では膵体尾部切除，膵臓全域にわたる癌では膵全摘などがある．膵臓手術は腹部手術の中で最も難易度が高い手術領域の1つである．
- 膵臓手術において，手術症例数が年間20〜25例の一定以上のハイボリュームセンターでは合併症や死亡率が低い傾向にある．
- 膵頭十二指腸切除術において幽門輪温存による術後QOLや栄養状態の改善については明らかではない．
- 膵頭部癌における膵頭十二指腸切除術において幽門輪温存による生存率の低下はなく，手術根治度は幽門輪温存の有無による差はない．
- 膵体尾部切除術における膵切離として手縫い縫合，自動縫合器，バイポーラシザーズ，超音波凝固切開装置，超音波外科吸引装置，ソフト凝固システムなどさまざまな方法が施行されている．しかし，どの手技が膵液瘻を減少させるかというコンセンサスはいまだ得られていない．

手術の危険性・予後

- 膵臓手術において手術手技および周術期管理の発達により手術関連死亡は5%未満となってきているが，術後合併症の発生率は30〜65%といまだ高率である．
- 膵臓手術において最も注意すべき合併症は膵液瘻である．2005年に Postoperative pancreatic fistula : An international study group (ISGPF) は膵液瘻を「ドレーン排液量にかかわらず血清アミラーゼ値の3倍以上の排液アミラーゼ値が術後3日目に認める」と定義している．
- 膵液瘻によって惹起される腹腔内出血や腹腔内膿瘍は手術関連死亡につながる重篤な合併症である．
- 膵頭十二指腸切除に伴う膵液瘻の発生率は10〜20%，膵体尾部切除術後における膵液瘻の発生頻度は20〜30%である．
- 膵液瘻と診断された場合には，絶食・高カロリー輸液を行い，適切なドレナージ，抗菌薬投与，プロテアーゼ阻害薬の投与を行い，膵液瘻から2次的に腹腔内膿瘍と腹腔内出血が発生しないように注意する．
- 膵頭十二指腸切除において膵液瘻を減少させる術式，周術期管理の臨床試験として①膵腸吻合 vs. 膵胃吻合，② stent vs. no stent，③膵管空腸粘膜吻合 vs. 陥入法，④ソマトスタチンの使用の有無などがある．
- ①膵腸吻合 vs. 膵胃吻合，②膵管空腸粘膜吻合 vs. 陥入法，③ソマトスタチンの使用の有無については，どちらが膵液瘻を減少させるかというコンセンサスはいまだ得られていない．
- 膵頭十二指腸切除の膵消化管吻合におけるステントチューブに関しては，臨床試験で外瘻は no stent よりも soft pancreas の状態において膵液瘻の発生を有意に減少させる結果が得られている．
- 膵液瘻による炎症の波及によって起こる腹腔内出血に対する治療は，再開腹は癒着や線維化，組織の脆弱化のため剥離や止血が困難な可能性が高いため，血管造影による出血部位の確認と interventional radiology (IVR) が第一選択となる．
- 腹腔内出血においてはその1〜2日前に起こる

予兆出血，いわゆる sentinel bleeding に注意が必要である．

患者説明のポイント

- 術前診断で切除可能膵癌と診断しても，開腹所見で微小肝転移や腹膜播種が発見されることや，局所進行が著しく切除不能膵癌と診断されることがあることを説明する．
- 開腹所見で非切除になった場合，単開腹やバイパス術を行うこととなるが，術前に非切除の可能性，その場合の化学療法を含めた全体的な治療方針をあらかじめ説明しておく．
- 手術関連死亡は5％未満であるが，膵切除術の術後合併症の発生率は30〜65％といまだ高率であることを説明しておく．
- 特に重要な合併症は膵液瘻であり，膵液瘻から2次的に発生する腹腔内膿瘍，腹腔内出血，敗血症は致死的になる可能性があることもあらかじめ説明しておく．
- 根治切除が得られた場合でも，長期予後のために術後補助化学療法の必要性について説明しておく．

文献

1) 日本膵臓学会膵癌診療ガイドライン改訂委員会（編）：科学的根拠に基づく膵癌診療ガイドライン，2013年版．金原出版，2013
2) 江川新一，他：膵癌登録報告2007ダイジェスト．膵臓 23：105-123，2008
3) NCCN Clinical Practice Guideline in Oncology, Version 2. 2013：Pancreatic Adenocarcinoma

（川井 学，山上裕機）

肝移植

手術の意義

- 肝移植（脳死，生体）は，多種多様な末期肝疾患あるいは代謝性肝疾患の治療法として確立されている．
- わが国では，生体肝移植（年間450件程度），脳死肝移植（年間40〜50件程度）が施行されている（図IV-37）．
- 非代償性肝硬変に合併した肝細胞癌に対する治療として有効であり，腫瘍および発生母地を同時に摘出できるという意義がある．

適応と禁忌

1．適応

- 対象疾患は，先天性胆道閉鎖症，進行性肝内胆汁うっ滞症（原発性胆汁性肝硬変と原発性硬化性胆管炎を含む），Alagille 症候群，Budd-Chiari 症候群，先天性代謝性肝疾患（家族性アミロイドポリニューロパチーを含む），多発囊胞肝，Caroli 病，肝硬変（非代償期）および劇症肝炎（ウイルス性，自己免疫性，薬剤性，成因不明を含む）である．
- なお，肝硬変に肝細胞癌を合併している場合には，わが国での保険適用としては遠隔転移と血管侵襲を認めないもので，肝内に径5 cm以下1個，または径3 cm以下3個以内が存在する場合に限る（ミラノ基準内）．

2．禁忌

- 肝以外の臓器の悪性疾患の既往があり，治癒されたと考えられない患者（例：1年前，進行胃癌に対する手術後）．
- 肝外転移を合併する肝癌．
- 肝胆道系以外の感染，敗血症．

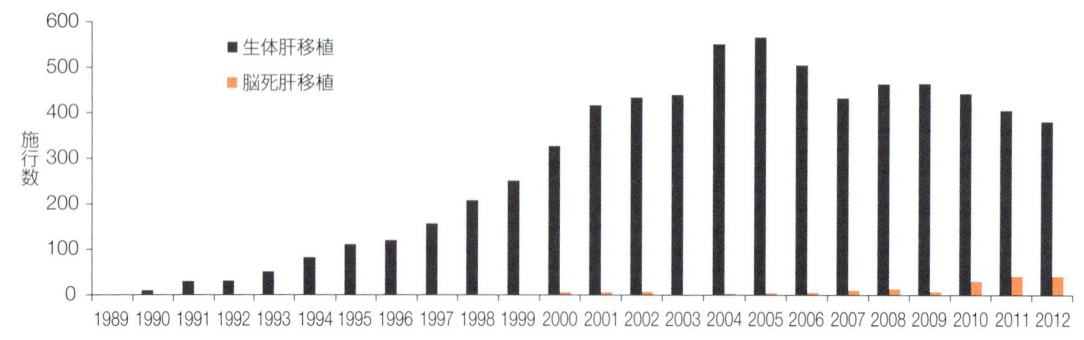

図IV-37　わが国における肝移植施行数の推移

- 薬物依存症.
- 高度の心肺障害.
- 肺内の右⇒左シャントによる強い低酸素血症.
- アルコール依存症であり，移植を前提とした一定の禁酒期間が得られない患者（脳死肝移植では18か月の禁酒期間が必要，生体肝移植では6か月としている施設が多い）．

生体肝移植におけるドナーの条件

- 生体肝移植に関する正確な情報を提供され，本人の自発的意思として部分肝提供を希望している．
- 日本移植学会では，ドナーとなりうる条件として，レシピエントとの続柄が民法上の親族の範囲である，6親等以内の血族，3親等以内の姻族（配偶者ならびに配偶者の3親等以内）の範囲内とすることを倫理指針としている．
- 生体肝提供手術の内容および，それに付随する危険性を十分理解したうえでの提供であることが確認できている．
- 健常人であり，提供肝と残肝計測，脈管解剖精査などの後に，医学的に耐術すると判断された場合．
- 高度の脂肪肝がない.
- 活動性の感染症がない.
- B型肝炎，C型肝炎，HIVなどのウイルス感染を認めない．
- HTLV-1陽性の場合，レシピエントも陽性の場合は提供可能である．
- 悪性腫瘍の既往がない，あるいはあったとしても治癒したと判断される．
- 臓器提供に関して，強要，金品授受などの利益供与がない．
- 手術後の長期経過観察が可能である．

手術の実際と術前・術後の処置，管理

1. 術前の処置

- 術前に各種細菌培養（咽頭，喀痰，尿，便など）を施行し，培養陽性の場合，感染症内科にコンサルトし，同菌株に対する治療の必要性，また周術期抗菌薬の種類を決定する．
- 術前に全身スクリーニングし，肝外悪性疾患を否定する．
- 耳鼻咽喉科，歯科受診し，副鼻腔炎や齲歯など，術後免疫抑制下で感染の原因となるような病変の有無を明らかにし，病変があった場合は，速やかに治療を開始する．
- 周術期感染症の予防として，抗菌薬投与のほか，免疫抑制剤使用に伴う日和見感染（ウイルス，真菌，原虫など）に対する予防投与が必要となる．
- ABO型不適合肝移植では，術前にリツキシマブ投与，血漿交換が行われる．

2. 生体ドナーの術前評価

- 血液検査にて肝機能のほか，前述禁忌事項の有無を評価する．
- 腹部超音波検査にて脂肪肝の有無を評価する．脂肪肝が疑わしい場合は，肝生検を含めた評価

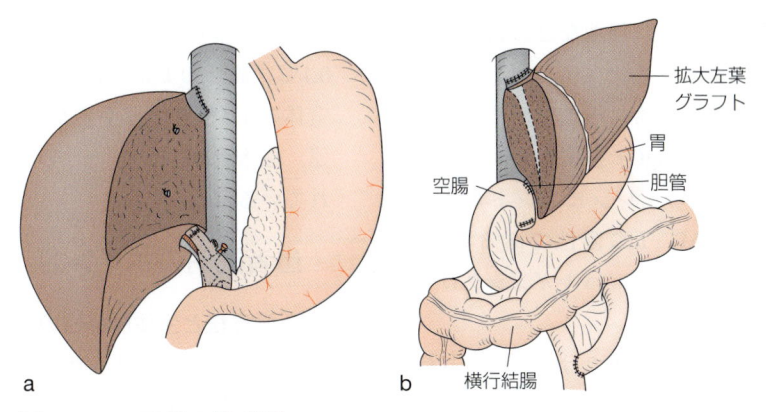

図 IV-38 手術の模式図
a：右葉グラフトを用いた肝移植（胆管胆管吻合）．
b：拡大左葉グラフトを用いた肝移植（胆管空腸吻合）．

を検討する．
- 腹部造影 CT を施行し，血管解剖，グラフト容量を評価する．体表面積から算出されるレシピエント標準肝容積の 30～40％以上となるグラフトが選択される．ドナー残肝は 30～35％以上確保でき，安全性が担保されることが必須である．

3．手術の実際
（1）レシピエント
- 病的肝を全摘し，生体肝移植では部分肝を移植する．ドナーとレシピエントの体格を考慮し，成人であれば右葉，左葉グラフトが用いられ，後区域グラフトが選択されることもある（図 IV-38）．成人から小児では，外側区域グラフトや，体格によってはさらに縮小したモノセグメントグラフトなどの報告もみられる．脳死肝移植では全肝移植となることが多いが，体格に応じて分割移植が行われることもある．
- グラフトは移植直前まで，臓器保存液にて冷保存される．脳死肝移植では，冷保存許容時間の目安は 12 時間とされる．
- 静脈吻合，門脈吻合後，再灌流を行い，その後，動脈吻合，胆道再建を行う．
- 生体肝移植における動脈吻合は，顕微鏡下に施行されることが多い．
- 胆道再建は，胆管病変のない症例では，胆管胆管吻合が行われることが多い．

（2）ドナー
- ドナーの安全性を保つべく，術中胆管造影を行い，ドナー胆管が狭窄をきたさないように十分注意し，正確な胆管切離の位置を決定する．

4．術後管理
- 呼吸，循環などの全身管理に加えて，免疫抑制，感染症予防，種々の合併症対策を念頭に置いた管理をまず集中治療室で行う．
- ステロイド薬，カルシニューリン阻害薬（プログラフ，あるいはシクロスポリン A），代謝拮抗薬（ミコフェノール酸モフェチル）などの免疫抑制剤を開始する．
- 肝機能増悪を認めた場合は，超音波ドプラ検査による血流評価，造影 CT による肝内病変，腹腔内病変の検索を行う．また同時に急性拒絶反応の可能性を念頭に，肝生検を考慮する．
- 肝生検にて拒絶反応を認めた場合は，その程度に応じて，ステロイドパルス療法，免疫抑制剤強化などを行う．
- 周術期のシンバイオティクス投与や早期経腸栄養などの栄養管理は，肝移植後の敗血症発症を低下させるという報告がみられる[1]．
- 感染症予防としては，細菌，ウイルス，真菌，原虫を念頭に置いた薬剤を投与する．定期的に，鼻腔・咽頭，喀痰，尿，便，外瘻胆汁など

の監視培養を行い，感染，保菌などの状態に合わせて，抗菌薬を投与する．
- レシピエント，ドナーともに術前にサイトメガロウイルス IgG（CMV-IgG）を検査し，感染の既往の有無を評価する．レシピエント CMV-IgG 陰性，ドナー CMV-IgG 陽性である場合，術直後よりガンシクロビル，バルガンシクロビルなどを投与する．
- B 型肝炎患者に対する肝移植では，術前より核酸アナログを投与し，術中，術後に抗 HBs ヒト免疫グロブリンの投与を行い，HBs 抗体価を定期的に測定する．術後速やかに核酸アナログを再開する．
- C 型肝炎患者では，術後定期的にウイルス量をフォローする．肝機能障害出現時には肝生検を施行し，拒絶反応と C 型肝炎再燃の鑑別を行う．肝移植後の C 型肝炎治療に関しては，予防的に治療を行う場合と明らかな肝炎像を認めてから治療を開始する場合と施設による違いがみられるが，プロテアーゼ阻害薬の登場により，今後の新たな治療法の確立が期待される．

5．生体ドナーの術後管理
- 通常の肝切除に準じた管理を行う．同種輸血は極力使用しない．
- 早期離床，早期経口摂取が望ましい．
- 精神的なケアも重要である．

手術の危険性・予後

- 累積生存率は，1 年（成人 80.5％，小児 88.5％），3 年（成人 75.0％，小児 86.9％），5 年（成人 71.8％，小児 85.7％）（日本肝移植研究会症例登録より）．
- 動脈，門脈，静脈の各血管吻合に伴う合併症が生じる可能性がある．動脈血栓が生じた場合（5％），急速な肝壊死が進むため，再手術による緊急血栓除去術を施行する必要があり，あるいは再移植が必要となる場合もある．
- わが国における多施設調査では，ドナーの合併症の発生率 8.4％で，その内訳は胆汁漏 2.6％，胃排泄障害 0.8％，創合併症 1.2％，腹腔内膿瘍 0.1％，脱毛 0.1％，上肢神経障害 0.2％など．全体の 1.3％で，再手術が必要であり，胆道再建，癒着剥離，止血，ヘルニア修復などが行われている[3]．

患者説明のポイント

Q 脳死肝移植と生体肝移植の違いは？
- 両者の治療成績は同等である．
- 脳死肝移植を希望された場合，日本臓器移植ネットワークが管理する全国の待機リストに登録する必要がある．2014 年 2 月時点での登録者数は約 400 人，2010 年の改正臓器移植法施行後，年間の脳死肝移植数は増加しているもののいまだ 40 件程度であり，待機期間が長くなる可能性がある．
- 脳死肝移植登録中に，親族からの提供希望があれば，生体肝移植を施行することも可能である．

Q 術後に注意する点は？
- 術後，免疫抑制剤を規則正しく服用することが重要である．

Q レシピエントとドナーの血液型が異なる場合の治療成績は？
- ABO 不適合肝移植の治療成績は，適合例，一致例よりやや劣るものの，近年の工夫（リツキシマブ使用，血漿交換など）により，大きく改善してきている[2]．

Q 生体ドナーの手術の安全性は？
- 生体肝移植において，最優先事項がドナーの安全性であることを，よく理解してもらう．一般的な肝切除と同様の合併症（出血，胆汁漏，肝機能障害，感染）わが国では，6,000 件以上の生体肝移植が施行されてきたが，その中で 1 人のドナー死亡例があったことを伝える．

Q 移植したグラフトが機能しない場合は？
- グラフト不全により，再移植が必要となることがあることを説明する．

文献

1) Eguchi S, et al：Am J Surg 201：498-502, 2011
2) Egawa H, et al：Am J Transplant 14：102-114, 2014
3) Hashikura Y, et al：Transplantation 88：110-114, 2009

（曽山明彦，高槻光寿，江口 晋）

鼠径ヘルニア手術

手術の意義

- 鼠径ヘルニア（inguinal hernia）の主症状は鼠径部の膨隆や痛みであり，まれに嵌頓すると痛みが増強し，腸閉塞，腸管壊死の症状を呈することがある．
- 手術が必要な理由は，ヘルニアが存在する限り嵌頓の危険性があるからであり，未然に緊急手術が必要となるような病態を回避する点にある．
- ヘルニアが存在していても，通常は膨隆時の不快感程度であり，日常生活上のQOLを改善させる意義がある．

適応と禁忌

- 鼠径ヘルニアと診断されたならば，原則として全例手術適応がある．ただし，臥床中などで嵌頓の危険性がきわめて低い症例や，余命が限られている悪性腫瘍末期の患者などには，適応はない．
- 鼠径ヘルニアの手術は，施設によって局所麻酔，脊椎麻酔，全身麻酔で行われており，全身状態により麻酔のリスクが高いと思われる症例には，局所麻酔での手術が選択可能である．
- 心疾患や脳疾患で，抗凝固療法を減量または中止できない症例は，鏡視下アプローチ法は困難で，前方アプローチ法が選択される場合が多い．
- 下腹部の開腹手術既往があると，症例によっては鏡視下アプローチ法は困難である．

手術の実際と術前・術後の処置，管理

1．手術の実際

- 鼠径ヘルニアの術式は，これまでのBassini法やmesh plug法などの前方アプローチ法と，腹腔鏡を用いる鏡視下アプローチ法に大別される．
- 近年，鏡視下アプローチ法が急速に広まっているが，まだ，標準手術までには至っていない．しかし前方アプローチ法よりも，整容性，術後疼痛や早期社会復帰，確実な診断などの点で優れている．
- 腹腔鏡を用いる鏡視下アプローチ法には腹腔から行う腹腔鏡下経腹的腹膜前修復法（trans-abdominal preperitoneal repair；TAPP）と，腹膜外から行う腹腔鏡下経腹膜外腔修復法（totally extraperitoneal repair；TEP）があり，それぞれ一長一短がある．
- 日本内視鏡外科学会のアンケート調査（2011年，393施設）では，全例に腹腔鏡下手術を行う施設が11％であった[1]．術式別割合はTAPP 12.0％，TEP 7.1％，mesh plug法30.7％，bilayer法10.5％，Kugel法14.2％，direct Kugel法14.8％，従来法その他が10.8％であった[2]．
- 前方アプローチ法でメッシュを用いない術式は，Bassini法のほか，Marcy法，ilio-pubic tract法，McVay法などがある．ヘルニア嚢の高位結紮，切離の後，ヘルニア門を患者自身の筋膜や靱帯などを縫合することによって閉鎖・補強する方法である．これらの術式の短所は，脆弱化した組織を縫合するため補強が不十分で，再発の可能性のあることである．メッシュの用いにくい感染の危険性が高い症例には適応となる．
- mesh plug法は，最も多くの症例で行われてい

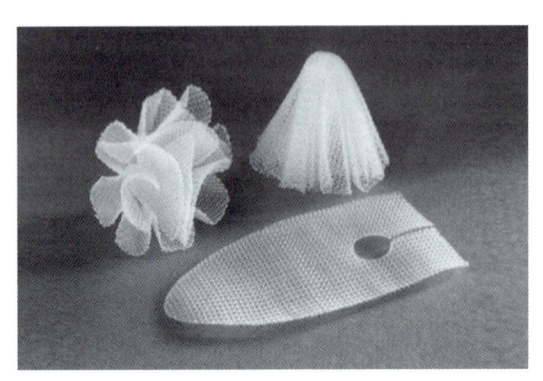

図 IV-39　Bard メッシュ（プラグ）®

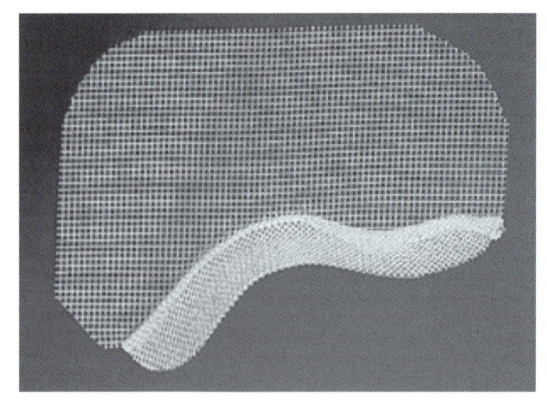

図 IV-40　Parietex anatomical mesh®（右側用）

る術式である．傘型の plug を内鼠径輪またはヘルニア門に挿入してヘルニア門を閉鎖し，さらに Lichtenstein 法と同じようにメッシュを当てて補強する方法である（図 IV-39）．
- bilayer 法（Prolene Hernia System® 法）は，長楕円形の上部パッチと円形の下部パッチを円筒状のコネクターによって一体化した bilayer のメッシュを用いる方法である．下部パッチを横筋筋膜下で腹膜前腔に挿入し，ヘルニア門すべてを覆う術式である．
- Kugel 法は，Kugel patch と呼ばれる特殊な形状記憶型のメッシュを，腹膜前腔に挿入する方法である．内鼠径輪の 1 cm 頭側から到達するのが Kugel 原法で，内鼠径輪から到達するのが direct Kugel 法である．腹膜前腔を前方から広く剝離し，Hesselbach 三角から内鼠径輪の外側までをメッシュで覆ってしまう術式である．
- TAPP は臍部と左右の側腹部にポートを挿入し，気腹下で行う．腹腔内から観察するとヘルニアの診断が最も確実である．腹膜の剝離範囲は，内側は腹直筋鞘背面からクーパー靱帯まで，前壁と外側はヘルニア門より約 3 cm 以上外側までである．メッシュをポートから挿入し，タッカーで固定する（図 IV-40）．腹膜縫合を行いメッシュが腹腔に露出しないようにする．術後の創痛は少ない．
- TEP は臍部から腹膜外を剝離して腹膜前腔に空間をつくり行う手術である．アプローチ以外は TAPP と同様で，腹膜の剝離を行い，メッシュを挿入，固定する．
- メッシュの素材はポリプロピレン，ポリエステルなどがあり，最近は生体反応が起こりにくい light weight, large pore のものが主流となっている．メッシュは術後約 70〜80％ に収縮することを考慮して手術を行う必要がある．
- 嵌頓症例に対する術式は，施設によってまちまちであるが，消化管壊死を伴う場合は，感染の危険性が高いため通常はメッシュを用いない術式が選択される．

2．術前，術後の処置
- 会陰部の剃毛などの必要はない．必要であれば術野周囲の除毛を行う．
- 術後感染の発症率は 0.5〜1％ 程度と報告されている．
- 予防的抗菌薬投与は，執刀前に第一世代セフェム系抗菌薬を使用する．特に問題ある症例でない限り，術後の抗菌薬投与は原則として 1〜2 回で十分と考えられる．
- 前夜に緩下剤を内服させ，腸管処理を行っておく．
- 原則として経鼻胃管は入れない．また尿道カテーテルも片側の場合は入れないが，両側の症例や，再発症例には留置している．
- 術創は真皮埋没縫合で閉鎖し，ドレッシング

テープを貼付し，数日間はそのままとし，消毒処置は必要ない．しかし浸出液が多い場合は適宜交換が必要である．創部の圧迫は必要ないと考えられるが，臍部の創については表面に綿球をおいて，ドレッシングテープで密閉し，内部の空気を吸引して陰圧にするようにしている．

3．術後の管理

- 術後疼痛は，前方アプローチ法に比べて，鏡視下アプローチ法は軽度であり，ほとんど鎮痛薬を必要としない．
- 術後疼痛がある場合は，ロキソプロフェンの内服薬，インドメタシンの坐剤の投与，またはペンタゾシンの筋注などを行う．
- 術後約3時間後から歩行，飲水を許可し，頭痛や嘔気がなければ食事を再開する．問題なければ術後1〜2日目に退院としている．
- 術直後より日常動作の制限は必要ないが，激しい運動は3〜4週間避けたほうが無難である．

手術の合併症

- 共通の合併症としては出血，血腫，創感染，メッシュ感染，漿液腫，再発，慢性疼痛などに注意が必要である．
- TAPP特有の術中合併症として，頻度は低いが腸管損傷，膀胱損傷，精管損傷，血管損傷，神経損傷などがある．
- 慢性疼痛は剝離中の神経損傷，電気メスなどによる熱損傷，メッシュによる瘢痕形成などが原因と考えられている．
- 漿液腫は剝離操作やメッシュに対する炎症反応で発生し，サックの大きなヘルニアで発生することが多い．通常は術後1〜2か月以内に自然消失する．
- 術後の再発率は1％以下と報告されている．再発の原因はヘルニアの見落とし，不十分な剝離，メッシュの不十分な固定，メッシュの移動などとされている．再発した鼠径ヘルニアに対してはTAPPによる修復が有用である．

患者説明のポイント

- 手術術式，合併症について詳細に説明する．
- 全身麻酔で行う場合は，他の手術と同様に呼吸器系や循環器系の合併症の危険性を説明しておく．
- TAPPの場合，対側のヘルニアが判明する場合があり，その場合そちらも修復するかどうか相談，説明しておく．

文献

1) 内視鏡外科手術に関するアンケート調査―第11回集計結果報告．日内外会誌 17：591-594, 2012
（https://www.med-amc.com/jcs_society/member/info/?cont=no11_index&societyCode=jses）
2) 日本内視鏡外科学会ガイドライン委員会：内視鏡外科診療ガイドライン―ヘルニア（案）．
（https://www.med-amc.com/jcs_society/images/guideline_public_comment/hernia.pdf）

（浦上 淳，高岡宗徳，猶本良夫）

肛門疾患の手術

内痔核

手術の意義

- 内痔核の脱出や粘膜脱による肛門部不快感の改善．
- 出血による貧血の改善．

適応と禁忌

- 標準術式として PPH（procedure for prolapse and hemorrhoids），ALTA（アルタ）療法（aluminum potassium sulfate/tannic acid：ジオン®注），結

紮切除術がある．
- PPH は，痔静脈の怒張が軽度な粘膜脱が良い適応で，禁忌はない．
- ALTA 療法は，内痔核の脱出や出血が適応で，禁忌は，嵌頓痔核，妊婦，授乳婦，透析患者である．
- 結紮切除術は，内痔核の脱出や出血が適応で，禁忌はない．

手術の実際と術前・術後の処置，管理

- PPH では，専用の器械吻合器を用いて直腸粘膜を環状に切除し，痔核への血流遮断と痔核の吊り上げ固定を行う．
- ALTA 療法では，四段階注射法にて硬化剤であるジオン®注を内痔核に注入する．ALTA 療法を行うには四段階注射法を習得する講習会への参加が義務付けられている．
- 結紮切除術では，怒張した痔核を肛門縁の皮膚を含めて切除し，流入する痔動脈を根部で結紮する．再発率の低い確立した術式だが，短所として術後の創部痛や出血と術者の技量による成績の差がある．
- 複数の痔核が存在する場合，症状の主因と思われる最大の痔核のみに結紮切除術を行い，小さな痔核には ALTA 療法を行う複合手術も行われている．
- どの術式でも術前には低残渣食と下剤で腸管前処置を行うことが望ましい．
- 術後は翌日から経口摂取可能だが，出血や疼痛に注意・対処する．
- PPH や ALTA では，合併症を生じない限り日帰り手術や術翌日退院も可能である．
- 結紮切除術では，排便時の疼痛軽減を目的に酸化マグネシウムなどで軟便化を図り，排便後の創部を坐浴やシャワー浴などで清浄化する必要があるため，その指導に 1 週間程度の入院を要することが多いが，さまざまな配慮を行って日帰り手術を行っている施設もある．

手術の危険性・予後

- PPH では縫合線から出血する場合がある．切除範囲に歯状線を含んだり直腸壁を全層性に切除する不適切な手術が行われた場合は，術後に難治性疼痛や肛門狭窄を生じる場合があり，まれながら女性では直腸腟瘻を合併する場合もある．
- ALTA 療法では，薬液の注入が過量であったり深過ぎたりした場合は，直腸潰瘍，直腸狭窄，肛門周囲膿瘍，前立腺炎を生じる場合がある．
- 結紮切除術では，切除部からの出血，肛門部痛，肛門狭窄，便失禁を生じる場合がある．

患者説明のポイント

- 術式選択に関しては，粘膜脱の要素が主体の内痔核（粘膜性痔核）には PPH，腫脹した内痔核成分のみ（血管性痔核）には ALTA 療法，内痔核成分のみならず皮垂を含めた外痔核成分にも対処する必要がある場合は結紮切除術が良い適応と考えられるが，術者の経験や方針によっても異なる．各術式の長所・短所を患者に説明し，十分に相談したうえで決定する．

痔瘻

手術の意義

- 2 次口からの膿や粘液の排出による不快感の改善．
- 2 次口が閉塞した場合の肛門周囲膿瘍発生の予防．
- 長期経過痔瘻からの癌の発生予防．

適応と禁忌

- 適応は，2 次口から粘液や膿が排出したり，肛門周囲膿瘍を繰り返す場合で，禁忌はない．
- 乳児痔瘻は自然治癒することが多いので，しばらく経過観察する．

- Crohn病，結核，白血病などに伴う痔瘻は，ドレナージ術やseton（シートン）法にとどめ，原疾患の治療を優先させる．

手術の実際と術前・術後の処置, 管理

- 標準術式として切開開放術（lay open），くり抜き（coring out）法，seton法があり，痔瘻のタイプ，患者の年齢，性別，肛門機能に応じて，根治性と肛門括約筋温存のバランスを勘案して適切な術式を選択，組み合わせる．
- 切開開放術では，皮膚と肛門括約筋を含めて瘻管を切開開放する．根治性が高いが肛門括約筋を切離するため低位痔瘻に行うことが多い．
- くり抜き法では，瘻管をくり抜いて摘除し，原発口を縫合閉鎖する．肛門機能温存のために高位痔瘻に行うことが多いが，再発率が10〜20％と比較的高い．
- seton法では，掻爬またはくり抜いた瘻管内に糸，ゴム，テープなどを通してドレナージを維持する．坐骨直腸窩痔瘻，骨盤直腸窩痔瘻やCrohn病に伴う複雑痔瘻に対して行うことが多い．肛門機能が温存できて根治性も高いが，治癒までに3〜12か月と長期間を要する．
- どの術式でも術前には低残渣食と下剤で腸管前処置を行うことが望ましい．
- 術後は翌日から経口摂取可能だが，出血や疼痛に注意・対処する．
- 排便後の創部を坐浴やシャワー浴などで清浄化する必要があるため，その指導に数日〜1週間程度の入院を要することが多い．

手術の危険性・予後

- 根治のために肛門括約筋を切離せざるをえない場合は，便失禁を生じることがある．

患者説明のポイント

- 一口に「痔瘻」といっても，単純なものから複雑なものまでさまざまであり，術式も治療に要する期間もさまざまであることを説明する．
- 術式の選択に際しては，前記の各術式の長短所を患者に説明し，痔瘻の根治性と肛門機能温存のバランスを勘案して十分に相談したうえで決定する．

裂肛

手術の意義

- 慢性裂肛による肛門痛，排便困難を改善する．

適応と禁忌

- 急性裂肛は自然治癒することが多いので手術はしない．
- 慢性裂肛に対する標準術式として内肛門括約筋側方切開術（lateral internal sphincterotomy；LIS）と皮膚弁移動術（sliding skin graft；SSG）がある．
- LISは，肛門に瘢痕狭窄や潰瘍は存在しないが，内肛門括約筋の攣縮による肛門内圧の上昇が原因で肛門が機能的に狭窄している患者が適応で，禁忌は肛門内圧が低い患者である．
- SSGは，肛門に瘢痕狭窄や潰瘍を伴う慢性裂肛が適応で，禁忌はない．

手術の実際と術前・術後の処置, 管理

- LISでは，肛門括約筋間溝の小切開創からメスまたは鋏を挿入して，内肛門括約筋の肛側一部を歯状線近くまで側方で切離する．
- SSGでは，見張り疣などの随伴病変を切除した後，潰瘍底の瘢痕を切除し，硬化した内肛門括約筋を浅く乱切する．さらに粘膜皮膚縫合を行って潰瘍部を閉鎖した後，外側の皮膚を切開して作製した皮膚弁を肛門管内に移動させて，縫合部に緊張がかからないようにする．
- どの術式でも術前には，低残渣食と下剤で腸管前処置を行うことが望ましい．
- 術後は翌日から経口摂取可能だが，出血や疼痛に注意・対処する．

- SSGでは，排便後の創部を坐浴やシャワー浴等で清浄化する必要があるため，その指導に数日の入院を要することがある．

手術の危険性・予後

- LISでもSSGでも，内肛門括約筋を切離・切開しすぎると，術後に便失禁を生じる場合がある．

患者説明のポイント

- 慢性裂肛では，器質性でも機能性でも，肛門狭窄が肛門部痛や排便困難の原因となっているため，肛門を適切な大きさまで拡張するのが手術の目的であるが，その肛門拡張のため術後に便失禁を生じる可能性があることを説明する．

文献

1) 味村俊樹：痔核，痔瘻，裂肛．菅野健太郎，他（編）：消化器疾患最新の治療 2011-2012．南江堂，pp 254-256，2011
2) 竹馬彰，他：臨床外科 63：209-217，2008
3) 野垣正宏，他：臨床外科 63：175-180，2008

（味村俊樹）

3 がんの薬物療法・緩和医療

がん薬物療法の基礎

抗癌薬の基礎知識

- 投与された抗癌薬は，正常組織と癌細胞において吸収，分布，代謝，排泄（pharmacokinetics；PK）され，その過程で作用（pharmacodynamics；PD）を発揮する．
- 抗癌薬の殺細胞効果は主にアポトーシスによってもたらされる．
- 主な作用点からDNA作用薬（ドキソルビシン，シクロホスファミド，シスプラチン，オキサリプラチン，ネダプラチン，イリノテカンなど），代謝拮抗薬（5-FU，UFT，S-1，カペシタビン，メトトレキサート，ゲムシタビンなど），微小管阻害薬（ビンクリスチン，パクリタキセル，ドセタキセルなど）などに分類される（図IV-41）．
- 近年，がんの増殖や進展を促す蛋白の異常発現，あるいは遺伝子異常により恒常的に活性化されたがん関連蛋白を標的とする薬剤の開発が進んでいる．これらは分子標的薬と呼ばれ，すでにイマチニブ，エルロチニブ，ソラフェニブ，スニチニブ，レゴラフェニブなどの小分子化合物や，ベバシズマブ，セツキシマブ，パニツムマブ，トラスツズマブなどの抗体薬が消化器がんの標準治療に組み込まれている（図IV-41）．
- 抗腫瘍効果の増強と耐性の克服のために，しばしば多剤併用療法が行われる．

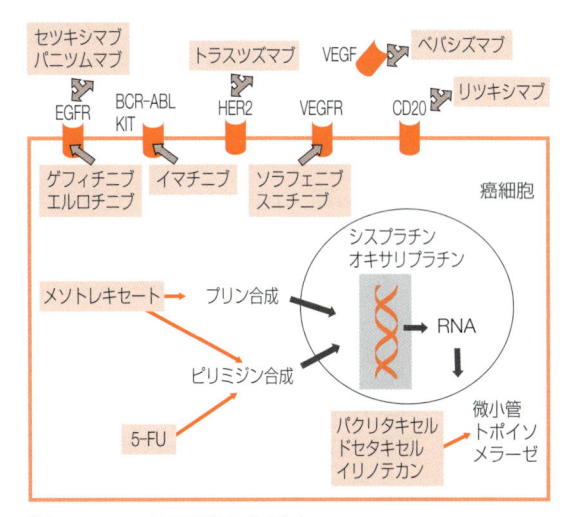

図IV-41 抗癌薬の作用点

がんの臨床試験

- 抗癌薬の臨床試験は「治験」と「医師主導自主臨床試験」に分けられる．治験は薬事法に規定された新薬承認のための臨床試験で，製薬企業主導のものと医師主導のものとがある．
- 治療法開発のための臨床試験は段階的に順（相）を踏んで行われる．
- 第Ⅰ相試験：初めてヒトに投与する薬剤あるいは新たな併用療法の安全性を検討する．主たる目標（エンドポイント）は用量制限毒性の評価と最大耐用量の決定である．
- 第Ⅱ相試験：単アームで短期的なエンドポイントを用いて有効性を探索し安全性を確認す

る．いくつかの新たな治療を無作為に割り付けて比較し次相へ移行できる最適な治療法を選択する場合もある．
・第III相試験：生存期間の延長や安全性，利便性，生活の質（QOL）の改善をエンドポイントとして既存の標準治療と新治療の検証的な比較を行う．
・第IV相試験：支販後に多数の臨床例を調査し，長期使用の安全性や，まれではあるが注意すべき重篤な毒性を検討する．
- 臨床試験で用いられる治療効果のエンドポイントには，以下のようなものがある．
・全生存期間（overall survival；OS）：イベントは，あらゆる死亡．
・無増悪生存期間（progression free survival；PFS）：あらゆる死亡/増悪/再発．
・無再発生存期間（relapse free survival；RFS）：あらゆる死亡/再発．
・無病生存期間（disease free survival；DFS）：あらゆる死亡/再発/2次がん．
・治療成功期間（time to treatment failure；TTF）：あらゆる死亡/増悪/再発/治療中止．
・全奏効割合（overall response rate；ORR）：全登録例における奏効例の割合
- 全登録例または全適格例を対象として，期間の起算日は登録日，イベントは，いずれか最も早いものを用いる．
- 臨床で使用できるほとんどの薬剤は，第III相試験において有用性が確認されたものである．

抗癌薬治療の実際

- 多くのがん種で治療ガイドラインが出版されているので，熟読のうえ，個々の患者の治療レジメンの決定に役立てる．
- 基本的にがん薬物治療の適応となる患者は，ECOG（Eastern Cooperative Oncology Group）のPS（performance status）0〜2の全身状態が比較的良好で，骨髄，心，肺，肝，腎などの臓器機能が保たれている患者である．
- 抗癌薬は，一般的に有効域と毒性域が近接しており，臨床薬理を理解したうえで，患者状態の的確な把握と画像診断による治療効果の評価や血液検査などの定期的な有害事象（副作用）のモニタリングが重要である．
- 投与開始後は，適切な間隔で治療効果を判定し，無効で有害な治療は避ける．治療効果の判定には「固形がんの治療効果判定のための新ガイドライン」（response evaluation criteria in solid tumors；RECIST）[1]を使用するのが望ましいが，日常臨床における治療継続の是非を規定するものではない．
- 有害事象は有害事象共通用語規準（Common Terminology Criteria for Adverse Events；CTCAE）[2]を用いて評価するのが望ましい．
- CTCAEでは，重症度Grade 1〜5を以下の原則に従って定義し，具体的な説明を個別に記載している．
・Grade 1 軽症：症状がない，または軽度の症状がある．臨床所見または検査所見のみの異常，治療を要さない．
・Grade 2 中等症：最小限/局所的/非侵襲的治療を要する．年齢相応の身の回り以外の日常生活動作の制限．
・Grade 3 重症または医学的に重大：ただちに生命を脅かすものではない．入院または入院期間の延長を要する．身の回りの日常生活動作の制限．
・Grade 4 生命を脅かす：緊急処置を要する．
・Grade 5：有害事象による死亡．

がん薬物療法の提供体制

- 治療方針決定に至るまでの過程が複雑であり，治療自体の危険度の高さや治癒率の低さなどの特殊性を有している．
- 複雑な背景を有するがん患者の治療方針の決定には複数の治療専門スタッフ（内科，外科，放射線科，緩和ケア，看護師，薬剤師など）による検討が望ましい．

- 治療のプロセスは，治療内容の説明と同意，レジメンのオーダー，調剤，投与，有害事象のアセスメントとマネジメント，効果判定と治療の継続・変更の検討などを経る．チーム医療の活用が重要である．
- 安全で効果的な治療を提供するためには，がん治療のための専門部門，治療レジメンの審査と管理，外来がん化学療法センター，がん関連救急医療体制，緩和ケアチーム，がん患者相談支援センター，などの治療施設の基盤整備が不可欠である．

文献

1) 固形がんの治療効果判定のための新ガイドライン（RECIST ガイドライン）―改訂版 version 1.1―日本語訳 JCOG 版 ver. 1.0.
（http://www.jcog.jp/doctor/tool/RECISTv11J_20100810.pdf）
2) 有害事象共通用語規準 v4.0 日本語訳 JCOG 版（略称：CTCAE v4.0-JCOG）．
（http://www.jcog.jp/doctor/tool/CTCAEv4J_20130409.pdf）

（兵頭一之介）

支持療法

概念・原則

- がん支持療法とは，がん患者の QOL を改善するために行われるケアであり，その目標は，疾患による苦痛，治療による副作用を予防ないし早期治療することにある．がん薬物療法における適切な副作用対策はがん支持療法の重要な部分である．
- 薬物療法における副作用と有害事象は定義が異なる．有害事象（adverse event）とは，医薬品の投与を受けた患者に生じた医療上のあらゆる好ましくない出来事であり，その薬剤や処置との因果関係の有無は問わない．一方，薬物有害反応（adverse drug reaction）とは，有害事象のうち医薬品との因果関係が否定できないもの，薬剤との合理的な因果関係があるものを言う．一般的には，副作用は薬物有害反応の意味で使用されている．
- 副作用対策は，原則，事前の予防対策である．起こりうる事象の予測を患者に説明し，事前の予防対策が計画的に過不足なく実施されていなければならない．有害事象が発生してしまった場合は，その原因について十分に検討し，その程度が正確に評価されなければ，適正な処置計画は立てられない．

副作用の評価方法とその意義

- 有害事象評価は，米国 National Cancer Institute（NCI）が公表した Common Terminology Criteria for Adverse Events（CTCAE）が全世界的に「共通言語」として使用されている．わが国においても日本臨床腫瘍研究グループ（JCOG）より v4.0 日本語訳 JCOG 版がウェブサイトに公開されている[1]．
- CTCAE はあくまでも医療者側が判定した安全性の評価であり，患者の苦痛度を示すものではない．両者は必ずしも一致していないことに留意したい．患者が評価する苦痛度は QOL 評価である．実臨床では，患者に対し安全性と苦痛度の両面から評価しなければ適切な評価にはならない．

ガイドラインなどの利用

- わが国では，日本癌治療学会より「制吐薬適正使用ガイドライン」および「G-CSF 適正使用ガイドライン」，そして日本臨床腫瘍学会より「発熱性好中球減少症（FN）診療ガイドライン」および「腫瘍崩壊症候群（TLS）診療ガイダンス」など，抗癌薬治療の支持療法のガイドライ

ンが発刊されている．また，他のがん関連学会より，種々の症状緩和ガイドラインも発刊されている．
- ガイドライン以外にも，厚生労働省ホームページより重篤副作用疾患別対応マニュアル[2]，NCI がん情報サイトより「支持療法と緩和ケアの情報」[3]，そのほかにも日本癌治療学会（がん診療ガイドライン：http://www.jsco-cpg.jp/top.html），米国臨床腫瘍学会（ASCO Guidelines：http://www.asco.org/quality-guidelines/guidelines）等々のホームページから情報を得ることができる．これらはいずれも専門家らの検討や EBM から導かれた内容であり，コンセンサスが得られているという点で優れており，まず初めに利用すべき情報源である．

骨髄毒性

- ほとんどの抗癌薬の用量規制毒性である．目安として，好中球減少は化学療法後 7～14 日ごろに，血小板減少は 14～21 日，そして赤血球減少は化学療法後 4 週間程度で出現する．
- 好中球減少の程度・持続期間が感染症発症のリスクと相関がみられることより，最悪値を示す時期と程度（nadir）を見極めることが重要である．
- 発熱性好中球減少は，オンコロジー・エマージェンシーとして速やかに抗菌薬を含む感染症対策と G-CSF を中心とした管理が必要となる．学会で公開するガイドラインを参照されたい．

消化器毒性

- 嘔気・嘔吐は抗癌薬治療を受けている患者の約 70～80％に認められる高頻度の合併症である．精神的苦痛度が大きく，抗悪性腫瘍薬治療施行患者が苦痛と感じる自覚症状では常にトップ 3 に入る．発現時期から急性，遅発性，予測性に分類される．制吐療法の基本的考え方は，抗癌薬の嘔吐リスクに応じた適切な制吐剤の予防的な使用である．
- 下痢は，抗癌薬投与直後から発症するコリン作動性の早発性下痢と，抗癌薬投与数日～2 週間後くらいで発症する腸粘膜障害による遅発性下痢がある．それぞれに対応した処置が行われるが，遅発性下痢は遷延化し骨髄抑制の時期と重なり，重症化することがあることに注意を要する．
- 口内炎は，化学療法開始後 3～10 日ほどで発症して，改善に 2～3 週間要することが多い．一度発症してしまうと，抗癌薬治療継続に大きく影響するため十分な予防と発症初期からの評価および予防・ケアが必要である．予防およびケアの基本は口腔内の清潔化と湿潤の保持である．

血管外漏出

- 漏出時の皮膚組織障害の程度によって，抗癌薬は vesicant drug（起壊死性），irritant drug（炎症性），non-vesicant drug（起炎症性）に分類される．vesicant drug，あるいは大量の irritant drug 漏出時は処置を必要とする．
- 処置の基本は投与の中止，点滴針からの漏出薬剤の組織液の吸引除去，ステロイド薬の局注と塗布，冷湿布とされているが，ステロイド薬の有効性は明確にされているわけではない．適宜，皮膚科医の診察を仰ぐ．

過敏症

- アナフィラキシーにみられる致死的な全身過敏反応もあり，その対策は重要である．対策のポイントは，発症をあらかじめ予測・監視することである．過敏症が予測される患者には前処置で発現をある程度予防することができる．ただし，前処置が完全というわけではなく，重篤症状に対する対処の準備は考慮されなければならない．対策については，厚生労働省「重篤副作用疾患別対応マニュアル【過敏症】」の項を参照されたい[2]．

肺毒性

- 近年,急速な新薬開発に従い薬剤性肺障害の報告は急増してきている.薬剤により薬剤性肺障害の発症パターンと発症頻度が異なる.臨床症状は多彩であり特異的な治療はない.治療は被疑薬物投与の中止,ステロイド薬の投与,呼吸不全への対策,全身管理である.対策方法の詳細は厚生労働省「重篤副作用疾患別対応マニュアル【呼吸器】」の項も参照されたい[2].

心毒性

- 心毒性は,不可逆的な機能障害となり,治療関連死の一因ともなるため重大な副作用として取り扱われる.予測される心毒性の予防,早期発見・早期治療が不可欠である.ドキソルビシンは,蓄積性の心毒性であり,その総投与量が450〜550 mg/m^{2}に達すると急激に心不全の発生頻度が高くなることが知られている.

腎毒性

- 腎障害による腎機能低下はさらに抗癌薬の排泄遅延を引き起こし全身的な副作用を増強してしまう.化学療法施行時の腎毒性の原因は,抗癌薬およびその代謝産物の直接的作用によるもののほかに,腫瘍細胞の大量壊死によるもの(tumor lysis syndrome)がある.対応策は日本臨床腫瘍学会ガイダンスおよび厚生労働省「重篤副作用疾患別対応マニュアル【腎臓】」の項も参照されたい[2].

肝毒性

- 抗癌薬投与後のB型肝炎ウイルスの再活性化から劇症化する症例が報告され注目されている.治療開始前にHBV関連マーカーの検査を実施し,検査結果に応じて,厚生労働省研究班が公表する「免疫抑制・化学療法により発症するB型肝炎対策ガイドライン」に沿った対応や治療を行う.

文献

1) 有害事象共通用語規準 v4.0 日本語訳JCOG版(略称:CTCAE v4.0-JCOG).
(http://www.jcog.jp/doctor/tool/CTCAEv4J_20130409.pdf)
2) 厚生労働省:重篤副作用疾患別対応マニュアル.
(http://www.mhlw.go.jp/topics/2006/11/tp1122-1.html)
3) PDQ® 日本語版がん情報サイト:支持療法と緩和ケアの情報.(http://cancerinfo.tri-kobe.org/index.html)

(佐藤 温)

食道癌

薬物療法の意義

- 食道癌に対する化学療法は,① 根治切除率の向上と生存成績向上を目指した術前・術後の補助化学療法,② 切除可能例を対象にした根治的化学放射線療法(CRT)あるいは術前化学放射線療法,③ 遠隔転移を有する症例に対する症状緩和や延命を目的とした全身化学療法に大別される.すなわち,食道癌の化学療法は,どの病期においても手術・放射線療法を組み合わせて用いられ,食道癌治療の重要な鍵を握っている.

適応

1. 術前補助化学療法

- わが国では,JCOG(日本臨床腫瘍研究グループ)の食道癌グループにおいて,切除可能な臨床病期食道癌に対する手術補助療法に関する多施設共同研究が継続的に行われている.
- 2003年に報告されたJCOG9204臨床試験では,病理病期(UICC-TNM,第6版)II/III胸部食道癌を対象に,手術単独治療群と5-FU+シスプラチン併用療法(CF療法)による術後補助化

表 IV-25 Stage 別の治療法（UICC-TNM，第7版）

Stage IA
・手術療法（標準治療）
・EMR
・根治化学放射線療法

Stage IB〜III（non T4）
・術前化学療法＋手術（標準治療）
・根治化学放射線療法

Stage III（T4），Stage IV
・best supportive care
・化学療法
・放射線療法
・化学放射線療法
・食道ステント

学療法群がランダム化比較試験で検討された．全生存割合では有意差を認めるに至らなかったが，5年無病生存割合では52% vs. 61%と有意に術後補助化学療法群が良好であった（$p=0.037$）．

- 引き続き行われた JCOG9907 では補助化学療法の施行時期が検討された．臨床病期（UICC-TNM，第6版）II/III 胸部食道癌を対象に術前補助化学療法（CF療法，2コース）群と術後補助化学療法（CF療法，2コース）群がランダム化比較試験で検討された．術前補助化学療法群は術後補助化学療法群に比べ，主要評価項目である無増悪生存期間に有意差を認めなかったものの，有意に全生存期間の延長を認めた（5年生存割合 55% vs. 43%，HR＝0.73，$p=0.04$）[1]．

- 以上の臨床試験の結果より，わが国における切除可能食道癌〔UICC-TNM（第6版）では Stage II/III（non-T4），UICC-TNM（第7版）では Stage IB/II/III（non-T4）〕の標準治療は，<u>CF療法による術前補助化学療法＋外科切除</u>である（表 IV-25）．

2. 根治的化学放射線療法

- 切除可能な食道癌〔UICC-TNM（第6版）の Stage II/III（non-T4）〕を対象として化学放射線療法の第 II 相試験（JCOG9906）が行われた[2]．結果は完全奏効割合 62.2%，3年生存割合 44.7%，5年生存割合 36.8%であった．同様の対象である JCOG9907 試験における術前化学療法群よりも劣る治療成績であった．

- 米国では Radiation Therapy Oncology Group（RTOG）を中心に，CF療法と同時併用で総線量 50.4 Gy/28 fr（標準線量群）と 64.8 Gy/36 fr（高線量群）の2群比較（RTOG9405/INT0123）を行った[3]．生存期間中央値は 18.1 か月 vs. 13.0 か月，2年生存割合は 40% vs. 31%と両群に有意差はないものの，標準線量群の生存が良好な傾向を示したことから，標準的照射線量は 50.4 Gy となった．

- また，RTOG9405/INT0123 試験は米国からの報告であるが，85%が扁平上皮癌であることから，わが国の治療を考慮するうえでも外挿可能と考えられ，国内で RTOG レジメンを用いた CRT の第 I 相，第 II 相試験が行われた．結果は完全奏効割合 70.6%，3年生存率 63.8%と JCOG9907 試験における術前化学療法群と同等の良好な成績であった．

- 現在，進行中である臨床病期 II/III（non-T4）（UICC-TNM，第6版）食道癌に対する根治的化学放射線療法＋/−救済治療の第 II 相試験（JCOG0909）においては RTOG レジメンが採用されている．

- 以上の臨床試験の結果より，高齢者・基礎疾患などにより耐術困難・外科切除術拒否患者に対する切除可能食道癌の標準治療は，<u>CF療法を同時併用した CRT</u> である．

3. 切除不能進行食道癌の化学放射線療法

- T4（他臓器浸潤を伴う腫瘍）または M1lym（縦隔，胃周囲リンパ節以外の遠隔リンパ節転移を伴う腫瘍）症例の場合，完全切除は困難であり，治療成績も不良である．

- T4/M1lym の切除不能進行食道癌を対象にした化学放射線療法に関する第 II 相試験が Ohtsu ら，Ishida ら（JCOG9516：進行食道癌に対するシスプラチン＋5-FU・放射線同時併用療法の第 II 相試験）より報告されている．

- Ohtsuらの報告（JCOG9906と同レジメン）では，54例の検討で完全奏効割合33％，3年生存割合23％であり，Ishidaらの報告では，60例の検討で完全奏効割合15％，生存期間中央値8.4か月，2年生存割合31.5％と，それぞれ比較的良好な成績が報告された．
- 局所進行食道扁平上皮癌に対し標準用量CF療法の化学放射線療法を対照として，低用量CF療法による化学放射線療法を比較する多施設共同第II/III相試験（JCOG0303）が行われた．低用量CF療法はエビデンスがないものの，副作用も軽微であるためわが国で汎用されてきた．しかし，本試験の比較第II相試験部分（中間解析時点）の結果から，有害事象および有効性において低用量CF療法にメリットが認められず，JCOG効果・安全性評価委員会は第III相試験への移行中止を勧告し，本試験は途中で中止となった．
- 以上の臨床試験の結果より，T4またはM1lym食道癌に対して，標準用量CF療法の化学放射線療法が依然として標準的な投与スケジュールであることが確認された．

4. 再発および緩和的化学療法

- 遠隔リンパ節転移や臓器転移，再発病巣を有する患者には化学療法が治療の主体となる．
- 腫瘍による食道狭窄や癌性疼痛などの症状を有する患者に対して，症状緩和目的の放射線療法や化学放射線療法，食道ステントが施行されることもある．
- 再発食道癌も基本的には化学療法が主体であるが，再発部位や再発巣の個数によっては外科切除や放射線療法，化学放射線療法が適応となることがある．
- 切除不能・再発食道癌を対象とした化学療法のbest supportive careを対照としたランダム化比較試験は国内外でほとんど存在せず，確立された標準治療はない．このため，一般臨床ではCF療法が標準治療とみなされている．
- 諸家の報告をまとめると，CF療法の奏効割合は25～35％，生存期間の中央値は5～9か月である．
- 腎機能障害や大量の輸液負荷が困難，心肺機能低下などのためにシスプラチンの投与が困難な場合，ネダプラチンを用いた治療が行われる．JCOG9905-DI（ネダプラチン：90 mg/m^2 day1, 5-FU：800 mg/m^2 day1～5, 4週間ごと）では，奏効割合39.5％，生存期間中央値8.9か月とCF療法とほぼ同等であったが，血液毒性がやや強くなることに注意が必要である．
- 切除不能進行・再発食道癌を対象としたDCF療法〔ドセタキセル（DTX）：30～40 mg/m^2 day1, 15, シスプラチン：80 mg/m^2 day1, 5-FU：800 mg/m^2 day1～5, 4週ごと〕の第I/II相試験（JCOG0807）の結果，奏効割合62％，生存期間の中央値11.1か月であった．
- 2次治療として，一般臨床ではCF療法failure後にタキサン系抗癌薬〔DTX, パクリタキセル（PTX）〕が行われることが多い．共に国内で行われた第II相試験が報告されている．
- DTX（70 mg/m^2 day1, 3週ごと）では2次治療に限ると奏効割合16％であった．
- Weekly PTX（100 mg/m^2 毎週1回, 6週投与1週休薬）は奏効割合44.2％，生存期間中央値10.4か月と良好な成績が報告[12]され，2011年11月に食道癌に対し公知承認された．

薬物療法の実際

- 術前補助化学療法：シスプラチン（80 mg/m^2 day1, 点滴静注）＋5-FU（800 mg/m^2 day1～5, 持続静注）を3週ごとに2コース投与する．
- CRT：シスプラチン（75 mg/m^2 day1, 点滴静注）＋5-FU（1000 mg/m^2 day1～4, 持続静注）を4週ごとに投与する．放射線治療（1日1回, 1回1.8 Gy, 総照射線量50.4 Gy）と同時に2コース同時併用し，放射線治療後に2コース追加する．
- 切除不能進行の化学放射線療法：シスプラチン（70 mg/m^2 day1, 点滴静注）＋5-FU（700 mg/

m^2 day1〜4，持続静注）を 4 週ごとに投与する．放射線治療（1 日 1 回，1 回 2 Gy，総照射線量 60 Gy）と同時に 2 コース同時併用し，放射線治療後に 2 コース追加する．
- 再発および緩和的化学療法：シスプラチン（80 mg/m^2 day1，点滴静注）＋5-FU（800 mg/m^2 day1〜5，持続静注）を 4 週間ごとに 4〜6 コース投与する．

《注意点》
- 腎障害を予防するために輸液による水負荷の必要があり，入院にて施行する必要がある．
- 前投薬として 1〜2 l の輸液，制吐薬，ステロイド薬，利尿薬を投与する．
- シスプラチンは高度催吐性リスクの抗癌薬であるので，NK_1 受容体拮抗薬であるアプレピタントと第 2 世代 5-HT_3 受容体拮抗薬，デキサメタゾンの 3 剤併用が推奨されている．
- day1 のシスプラチン投与後も約 1 l 程度の輸液が必要である．
- シスプラチン投与日より数日間は 1 日 2 l 程度の輸液を行い，1 日尿量や体重増加に応じて利尿薬の投与が必要になる．

患者説明のポイント

- 治療スケジュールを説明する（治療方法だけでなく，内視鏡や CT など評価の検査スケジュールについても説明する）．
- 予想される治療効果（奏効割合など）について説明する．
- 頻度が高いと予測される有害事象（骨髄抑制，嘔気・嘔吐，下痢，便秘，口内炎，食道炎や腎機能障害など）と対策（制吐薬，止瀉薬，下剤，口腔ケア，輸液など）を説明する．
- 治療前の T stage が T4 である場合，瘻孔形成（食道-気管瘻，食道-肺瘻など）の可能性がある．
- 飲水可能であれば，腎機能低下予防のために治療中，1 日 1.5〜2 l 程度の水分摂取を促す．
- 放射線治療と併用する場合，有害事象（骨髄抑制や食道炎）が強く発現し，遷延する可能性がある．
- 放射線治療の照射野が広い場合には放射線肺臓炎の危険性がある．
- 放射線治療後に晩期毒性が発現する可能性がある．
- 腫瘍遺残および局所再発時には，救済手術（サルベージ手術）が考慮される．

文献
1) Ando N, et al.：Ann Surg Oncol 19：68-74, 2012
2) Kato K, et al.：Int J Radiat Oncol Biol Phys 81：684-690, 2011
3) Minsky BD, et al.：J Clin Oncol 20：1167-1174, 2002

〈野村基雄，室 圭〉

胃癌

薬物療法の意義

- 切除不能進行・再発胃癌に対する化学療法を行うことの意義は，化学療法を使用しない対症療法 BSC（best supportive care）のみの群と化学療法群との間に無作為化比較試験が行われ，化学療法群に生存期間の延長が認められたことである．近年，治療薬の開発や併用療法の進歩により高い腫瘍縮小効果や生存期間の延長が実現できるようになってきている．わが国においては S-1＋シスプラチン（CDDP）が標準的治療として確立されている．
- HER2 陽性胃癌についてもトラスツズマブによる治療が標準化された．しかしながら化学療法のみによる完全治癒は期待できず，生存期間中央値（median survival time；MST）はいまだ 10〜13 か月程度である．癌の進行による症状の軽

減や進行の遅延および生存期間の延長が治療目標となる．また術後補助化学療法はわが国および韓国においてその意義が認められ標準的治療が確立している．一方，術前化学療法も術後再発の抑制や予後の延長には重要な意義をもつことが明らかになりつつある．

適応と禁忌

- 切除不能進行・再発症例・遠隔転移例などが対象となる．全身状態の良好な PS（performance status）0～2 までの患者を適応とすべきであり，原則として PS 3～4 は適応外である．さらに毒性のある抗癌薬を複数併用するために全身の主要臓器機能が保たれていることが重要である．特に骨髄造血機能，肝機能，腎機能，心肺機能が保たれており十分な説明のもとインフォームドコンセントが得られていることが重要である．
- 禁忌とすべきことは重篤な感染，炎症を有する症例や重篤（入院加療を要する）な合併症（腸管麻痺，腸閉塞，間質性肺炎または肺線維症，コントロールが困難な糖尿病，腎不全，肝硬変など）を有する症例，多量の腹水，または胸水貯留症例や妊婦または授乳婦および妊娠の可能性（意思）のある女性，妊娠させる意思のある男性などとなる．B 型肝炎ウイルス（HBV）キャリアおよび既感染者に対しては，HBV 再活性化の予防のため，ガイドライン[1]に沿って対策を行う．
- いずれにしても新規抗癌薬も増えつつあり，各種薬剤の使用上の注意を十分に確認すべきである．

薬物療法の実際

1. 1 次化学療法（図 IV-42）

- 胃癌化学療法においてはこれまで有用なバイオマーカーがなかったが，国際共同研究である ToGA 試験により初めてその有用性が報告された．これにより 1 次化学療法前に HER2 検査を行うことが必要となった．ただし，陽性率は胃癌においては 13～22％ 程度の報告が多い．

- まず大多数である HER2 陰性胃癌においては，すでに 2010 年の胃癌治療ガイドラインにも掲載されているように S-1＋CDDP が標準的治療として推奨されている．JCOG9912 試験において，5-FU をコントロールアームとし，当時すでにコミュニティスタンダードとなっていた S-1 単剤の非劣性が証明され，さらに SPIRITS 試験[2]では，S-1 単剤をコントロールとし，S-1＋CDDP 併用療法の優越性を検証するデザインで実施され S-1＋CDDP の優越性が証明されたため，先の JCOG9912 試験の結果と合わせて，わが国における標準治療は S-1＋CDDP 併用療法と位置付けられた．

- S-1＋ドセタキセル療法は S-1 単独療法に対するわが国の臨床試験グループ JACCRO と韓国による共同研究として行われた START 試験によってその生存期間の延長が示された．外来治療を希望する症例や高齢者など腎機能が低下気味で CDDP の使用しにくい症例などには有用な標準的な治療法の 1 つと思われる．

- S-1＋オキサリプラチンは，標準治療の S-1＋CDDP との非劣性試験を終え最終の結果待ちの段階であるが，少なくとも無増悪生存期間（PFS）に関しては非劣性を証明しており外来治

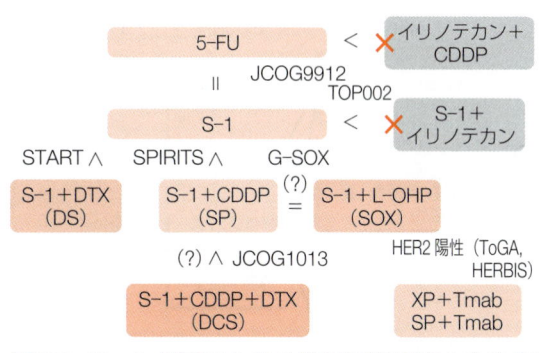

図 IV-42　わが国における進行再発胃癌 1 次治療の変遷

CDDP：シスプラチン，DTX：ドセタキセル，L-OHP：オキサリプラチン，Tmab：トラスツズマブ．

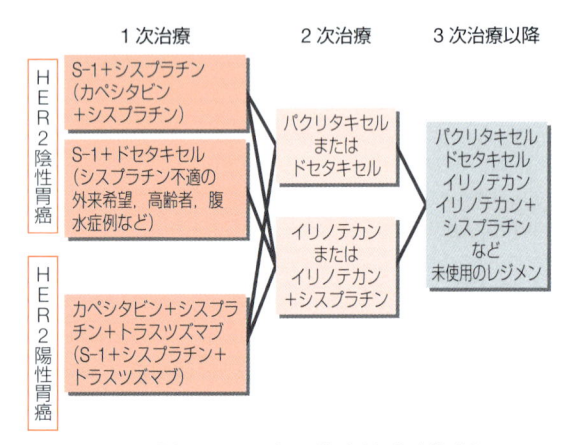

図IV-43 進行再発胃癌の治療戦略（私案）

療可能なレジメンと考えられ結果が期待されるが，いまだオキサリプラチンはわが国では未承認である．
- さらに強力なレジメンとしてドセタキセル＋CDDP＋S-1（DCS）療法の第II相試験の良好な結果を受け，現在標準治療のS-1＋CDDPとの優越性試験をJCOG1013試験としており，さらなる3剤併用療法の効果が期待される．
- HER2陽性胃癌に対しては，ToGA試験[3]のサブグループ解析で，IHC3＋，またはIHC2＋かつFISH陽性のHER2高発現群に効果が高いことが示されている．カペシタビン＋CDDP＋トラスツズマブ療法が標準的治療として推奨されるレジメンである．3週スケジュールのS-1＋CDDP＋トラスツズマブ療法は，第II相試験で良好な成績が示されているが第III相試験のデータはなく慎重に投与すべきであろう．

2. 2次化学療法（図IV-43）
- 2次治療の標準治療確立に向けた臨床試験でドイツのAIOグループや韓国から2次治療における化学療法とBSCに対する有用性を示すデータが報告された．いずれも全生存期間（OS）における化学療法群の優越性が示されており2次化学療法の意義が証明された．
- わが国からは，多数の臨床試験が行われている．第III相試験では，WJOG 4007試験ではイリノテカン（CPT-11）のパクリタキセル（週1回投与法）に対する全生存期間の優越性は検証されなかったが，MSTが9か月前後でいずれの治療法も有用であろうと考えられる．
- TRICS試験とTCOG GI-0801試験はCPT-11に対するCPT-11＋CDDPの優越性を検証するデザインで実施され，TRICS試験はOSを，TCOG GI-0801試験はPFSを1次エンドポイントとしている．TRICS試験は優越性を証明できなかったが，TCOG試験は優越性が証明できている．TCOG試験においてはCDDPを加えることでCPT-11の投与量を下げて下痢などの毒性を抑えている．

3. 術後補助化学療法
- 術後の再発を抑制，生存率を向上させるために行われたACTS-GC試験[4]によりS-1の有効性が示され，わが国における術後補助化学療法の標準治療となった．ACTS-GC試験での対象症例は，「胃癌取扱い規約（第13版）」による根治A，B手術（D2以上のリンパ節郭清）を受けたpStage II，IIIA，IIIB症例（ただしT1症例を除く）であり，手術からの回復を待って，術後6週間以内にS-1投与を開始する．標準量80 mg/m^2/日の4週間投与，2週間休薬を1コースとし，術後1年間継続する．毒性に応じて2週間投与，1週間休薬に変更するなどの対応を適宜行う．なお，現在次の補助化学療法レジメンとして，S-1単独に対するS-1＋ドセタキセル療法の第III相比較試験が進行中である．
- 韓国で実施されたCLASSIC試験においてカペシタビンとオキサリプラチン併用療法の有用性が示されたが，わが国ではオキサリプラチンは胃癌に対しては未承認である．

4. 術前化学療法
- 手術前に化学療法を行うことにより，生存期間の延長ができるか？との命題に対してJCOGでは肉眼的に根治切除可能な大型3型および4型胃癌を対象とし，術前S-1・CDDP療法＋手術＋術後S-1補助化学療法が，標準治療である手術＋術後S-1補助化学療法に対して優れて

いることをランダム化比較試験にて検証する試験が行われている．また，術前にDCS療法を行う第Ⅱ相試験も行われており，今後の治療法の進歩に期待がもたれる．

患者説明のポイント

- 化学療法は毒性が高く治療の危険性リスクについて十分な時間をかけ，患者とその家族，担当の看護師，薬剤師，時には心理療法士を同席させて行うべきであろう．しかしながら化学療法のメリット，意義，予後などについても十分に理解してもらうことにより，より安全に効果を期待することができることを説明すべきであろう．不十分な治療ではメリットは得られないと思われる．また，治療と同時に緩和ケアを開始することにより，予後の改善がみられることが報告されており，積極的に導入すべきことと思われる．

文献

1) HBV再活性化．日本肝臓学会肝炎診療ガイドライン作成委員会（編）：B型肝炎治療ガイドライン，第1.2版（2013年9月版）．2013
2) Koizumi W, et al：Lancet Oncol 9：215-221, 2008
3) Bang YJ, et al：Lancet 376：687-697, 2010
4) Sakuramoto S, et al：N Engl J Med 357：1810-1820, 2007

〈小泉和三郎〉

大腸癌

- 大腸癌は，女性の悪性新生物による死亡の中では最多，男性では肺癌，胃癌に次いで第3位であり，死亡数は年々増加傾向にある．抗癌薬や分子標的薬，支持療法の進歩により，切除不能進行再発大腸癌の生存期間中央値（median survival time；MST）は2年を超えるようになってきた．2013年には経口マルチキナーゼ阻害薬であるレゴラフェニブも承認され，切除不能進行再発大腸癌の患者に対する治療選択肢は増えてきているが，いまだに根治を望むことは困難である．また，根治切除後の補助化学療法については，どのような患者が補助化学療法の恩恵にあずかるか，わが国のデータはまだまだ不十分な点が多い．

補助化学療法

薬物療法の意義

- R0の切除術が行われたStage Ⅲの結腸癌に対して，術後4～8週以内に補助化学療法を6か月行うことで，予後の向上が期待できる．
- 直腸癌は，海外では術前化学放射線療法が推奨されているが，切除後の局所再発率が低いわが国においては結腸癌と同様に扱うのが妥当であると考えられている．
- Stage Ⅱに対する術後補助化学療法の有用性は確立されていないが，再発するリスクの高い症例（ハイリスク群）には考慮する．Stage Ⅱで再発するリスクの低い症例に対しては，現時点では経過観察が推奨される．
- 肝転移切除後，肺転移切除後の補助化学療法の有用性は確立していない．しかし，補助化学療法が肝切除単独と比較して無増悪生存期間の延長を示した臨床研究もあり，また，Stage Ⅲよりも再発のリスクが高いことを考慮し，肝切除後に補助化学療法を行うことは容認されている．現在わが国では肝切除単独と術後FOLFOXを比較する臨床試験が進行中である．

適応

- R0の切除が行われたStage Ⅲ，あるいはハイリスク群のStage Ⅱの結腸・直腸癌．

- ハイリスク群の定義は学会によって異なる．American Society of Clinical Oncology（ASCO）ガイドラインでは，郭清リンパ節数12個未満，T4例，穿孔例，低分化腺癌・印環細胞癌・粘液癌，European Society of Medical Oncology（ESMO）ガイドラインでは，T4例，低分化腺癌または未分化癌，ly（＋），傍神経浸潤，初発症状が腸閉塞または腸穿孔，郭清リンパ節数12個未満，高CEA，と定義している．
- Eastern Cooperative Oncology Group（ECOG）のperformance status（PS）が0～2．
- 主要臓器機能が保たれている．

薬物療法の実際

- Stage IIIの結腸癌に対する補助化学療法として，フッ化ピリミジン系製剤単剤よりオキサリプラチン（L-OHP）を加えたFOLFOX〔5-FU/ロイコボリン（LV）/L-OHP〕あるいはXELOX（カペシタビン/L-OHP）が再発抑制および生存期間延長の上乗せ効果がある[1]．ただし，手術成績の良いわが国においてL-OHPの上乗せ効果に関しては十分なデータがないため，蓄積毒性である末梢神経障害などの毒性により大きくQOLを損なわないよう配慮する．海外からの報告では，Stage IIIに術後FOLFOXを6か月投与することで，5年無再発割合は66％，6年の生存割合は73％である．
- Stage IIに対するL-OHP上乗せの有効性はないが，ハイリスクStage IIにはフッ化ピリミジン系製剤を含むレジメンである5-FU/LV，カペシタビン，UFT/LVを投与することが容認されている．Stage IIであっても，脈管侵襲やリンパ管侵襲が中等度以上の場合や，前述したリスク因子が複数個ある場合は，Stage IIIと同等に扱いL-OHPを追加したFOLFOXやXELOXも考慮する．
- 投与期間は6か月．至適投与期間の検証をすべく，現在6か月と3か月の比較試験が進行中である．
- イリノテカン（CPT-11）や，分子標的薬であるベバシズマブ（Bmab），セツキシマブ（Cmab）の上乗せ効果は否定されている．
- 肝転移切除後の補助療法は，現時点で確立した標準治療がないため，慎重経過観察とするか，フッ化ピリミジン系製剤単独投与とするか，L-OHPも追加するかの判断は，全身状態や年齢，患者が再発予防に対してどこまで積極的に考えているか，などがポイントになる．

患者説明のポイント

- 補助療法は6か月限定である．
- Stage IIIおよびハイリスク群Stage IIに対する術後補助療法は再発予防を期待するものであるが，補助療法を行わなくても再発しない人，補助療法を行っても再発する人がいる．

切除不能進行・再発例に対する化学療法

薬物療法の意義

- best supportive care（BSC）のMSTが8か月であるのに対して，キードラッグであるフッ化ピリミジン系製剤，CPT-11，L-OHPを使うことにより2年を超えるMSTが望める．
- 腫瘍縮小により，通過障害の解除などQOLの改善が期待できる．
- 化学療法が奏効することで切除可能になることもある．

適応

- 肝，肺，リンパ節への転移，腹膜播種などがあり切除不能な場合．
- ECOGのPSが0～2．
- 主要臓器機能が保たれている．

薬物療法の実際

- 基本的には前述したキードラッグの抗癌薬であ

るフッ化ピリミジン系製剤，CPT-11，L-OHPを1次治療，2次治療で使い，分子標的薬のVEGF（vascular endothelial growth factor）阻害薬であるBmab，抗EGFR（epidermal growth factor receptor）抗体薬であるCmab，パニツムマブ（Pmab）を抗癌薬に組み合わせる（図IV-44）．

- 上記抗癌薬・分子標的薬に耐性となった場合，VEGF受容体阻害剤であるレゴラフェニブの投与（3週投与，1週休薬）がBSCと比べて予後を改善することが報告され，わが国では2013年3月に承認された．
- 1次治療でFOLFOX±Bmabに対するXELOX±BmabまたはSOX（S-1/L-OHP）±Bmabの非劣性および，2次治療でFOLFIRI（5-FU/LV/CPT-11）に対するIRIS（S-1/CPT-11）の非劣性が示されている．フッ化ピリミジン系製剤は5-FU，カペシタビン，S-1から1つ選択する．経口フッ化ピリミジン系製剤を選択することで，ポート造設やインフューザーポンプによる2日間の持続静注が不要になるメリットがある反面，カペシタビンによる手足症候群（Grade 3/4：4〜6%）やS-1での下痢（Grade 3/4：20%）の頻度は5-FUと比べて上昇する．
- 1次治療におけるXELIRI（カペシタビン＋CPT-11）は，FOLFIRIと比較して無増悪生存期間で劣り，さらにGrade 3/4の下痢の頻度が47%と高頻度であることから，現時点で推奨されない．
- L-OHP（FOLFOX）とCPT-11（FOLFIRI）のどちらを先行するかに関してMSTに差はないが，有害事象のプロファイルが異なるため患者の身体状態や希望により1次治療を選択することが多い[2]．
- L-OHPでは蓄積性の末梢神経障害，CPT-11では下痢や脱毛が問題となる．後者は重篤な下痢を引き起こすこともあり，高度腹膜播種を認める患者には使用困難である．
- L-OHPによる末梢神経障害は蓄積毒性である．強い神経毒性が出現した場合は，L-OHPを除

フッ化 ピリミジン系	どちらか 1剤選択	分子標的薬
以下より1剤選択	以下より1剤選択	以下より1剤選択
・5-FU/LV ・カペシタビン	・L-OHP ・CPT-11	・Bmab ・Cmab/Pmab*

→ レゴラフェニブ

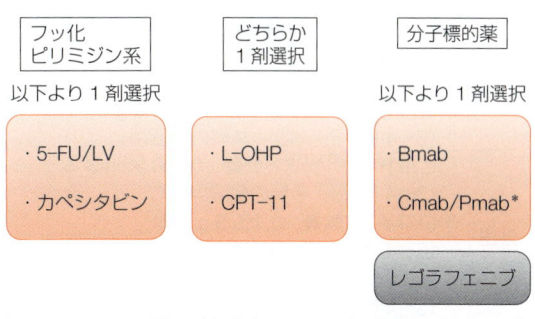

図IV-44 切除不能進行・再発大腸癌に対する化学療法レジメンの骨組み

*KRAS野生型にのみ使用
・カペシタビン＋CPT-11の組み合わせは推奨されない．
・CPT-11を含むレジメンに耐性となった場合，CPT-11＋Cmab/Pmabが有効．
・3次治療以降ではCmab/Pmabの単剤投与も考慮．
・レゴラフェニブは単剤でラストラインに使用．

いたレジメン（sLV5FU2）に変更し，神経毒性が改善していれば腫瘍の再増大がみられたところで再びL-OHPを加える「stop and go strategy」により，生存期間を保ちながら神経毒性を軽減できる[3]．

- 抗EGFR抗体薬はKRAS野生型にのみ有効であり，変異型に対してはCmabを追加することで逆に治療効果が下がることが報告されている．KRAS遺伝子変異があると，理論上もそれより上流のシグナル阻害である抗EGFR抗体薬の効果は期待できない．日本人においてKRAS遺伝子exon2のcodon12とcodon13における変異は大腸癌の約40%にみられる．そのほか，KRAS変異としてcodon61（2%），codon146変異（2%），KRAS以外にもBRAF変異（5〜15%）やNRAS変異（3〜5%）を有する症例でも抗EGFR抗体薬の効果がないことの報告がある．
- KRAS野生型のCPT-11耐性例には，Cmab単剤よりCPT-11＋Cmabが有効．
- 分子標的薬の選択も，毒性のプロファイルが判断材料の1つである．
- 抗EGFR抗体薬では，Grade 3/4の皮膚反応が約20%と高頻度にみられる．そのうち多くが

表 IV-26 抗EGFR抗体薬による皮膚障害対策の処方例

外用	①ヒルドイド®ローション 0.3% 5g 3本 （3～4回/日，顔面・体幹の保湿用） ②ヒルドイド®ソフト軟膏 0.3% 25g 3本 （3～4回/日，手足の保湿用） ③ロコイド®軟膏 0.1% 5g 2本 （3～4回/日，顔面，発疹・赤いところ） ④メサデルム®ローション 0.1% 10g 2本 （3～4回/日，頭皮，発疹・赤いところ） ⑤アンテベート®軟膏 0.05% 5g 2本 （3～4回/日，体幹，発疹・赤いところ）
内服	ミノサイクリンカプセル（50）2cap 分2 朝夕食後 28日*

*ミノサイクリンは最初の28日間のみ内服.

ざ瘡様皮疹であり，抗EGFR抗体薬を使用する場合は開始日より皮膚障害の予防治療が欠かせない．処方例を**表IV-26**に示す．

- 抗EGFR抗体薬による皮膚障害は，ステロイド軟膏やミノサイクリン内服により改善が期待できるが，Grade 3に至った場合は抗EGFR抗体薬の投与は延期したほうがよい．ただし，抗EGFR抗体薬による皮膚障害と効果が相関するという報告もあり，皮膚障害の適切な管理によりできる限り投与継続を目指す．
- Bmabを1次治療で抗癌薬と組み合わせて使用し耐性になった場合，2次治療でもBmabを継続して別の抗癌薬と併用することで延命効果が期待できる（beyond PD）．

患者説明のポイント

- 切除不能進行・再発大腸癌は根治が望めない．化学療法は，患者らしく過ごせる時間をできるだけ長く保つための手段の1つであり，原疾患による症状や治療の副作用とうまく付き合っていくことが大切である，ということをはじめにきちんと説明する．
- 化学療法は原則，有効かつ副作用が許容範囲であれば病状が進行するまで継続する．
- フッ化ピリミジン系製剤は，5-FUであればポート造設，インフューザーポンプの管理，カ

ペシタビンであれば手足症候群のリスク，S-1であれば下痢や発熱性好中球減少のリスクを考慮したうえで選択する．
- L-OHPとCPT-11の選択は，前述のとおり毒性プロファイルに対する患者希望を考慮する．

文献

1) André T, et al：J Clin Oncol 27：3109-3116, 2009
2) Tournigand C, et al：J Clin Oncol 22：229-237, 2004
3) Tournigand C, et al：J Clin Oncol 24：394-400, 2006

（谷山智子，朴 成和）

肝癌

- 肝細胞癌に対する治療に関しては，2005年以来，肝癌の診療ガイドラインが発表されており，腫瘍の状態，背景肝予備能により，推奨される治療方法が示されている[1,2]．早期肝癌（3cm以下少数），中期肝癌（3cm超，3個超だが脈管浸潤なし）に対しては，肝切除・経皮的局所治療，肝動脈塞栓化学療法（TACE）などの有力な治療が存在するため，抗癌薬，動注化学療法，分子標的薬のような薬物主体の治療法は，ただちには考慮されていない．
- 分子標的薬はこれらガイドラインの中で，肝切除・局所療法・TACEが不可能な症例，またこれらの治療効果が期待できない進行肝癌症例に対する治療とされている．

補助化学療法としての分子標的薬

薬物療法の意義

- 肝細胞癌に対する分子標的薬の補助化学療法と

しての意義は，現時点では明らかにされていない．根治治療後のソラフェニブ（ネクサバール®）投与により再発予防が可能となるかどうか（STORM 試験）の臨床試験に関しては有用性を明らかにすることができなかったと結論付けられた．現時点で，TACE 施行症例での病変進行抑制が可能かどうか（TACTICS 試験，SPACE 試験）の臨床試験が行われているが，これら比較的早期の肝癌でのソラフェニブ投与の補助化学療法としての意義は明らかになっていない．

適応

- 他治療が可能な症例や再発病変のない「根治的状態」の肝癌に対して，分子標的薬の適応はない．一方，5-FU 製剤などの従来型の抗癌薬と同様に，再発抑制効果があるか，また TACE 施行症例での有用性などに関しては明らかになっていない．

薬物療法の実際

- 分子標的薬は肝癌に対する補助化学療法としての意義は明らかにされておらず，薬事承認もされていない．いくつかの施設では，放射線治療や TACE に併用してソラフェニブが使用されている．

患者説明のポイント

- 特定の施設においては，倫理委員会の承認のもとに放射線治療や TACE に併用する治療として，個々に患者に説明がなされている．

切除不能進行肝癌・再発例に対する分子標的薬

薬物療法の意義

- SHARP 試験[3]では，602 例の進行肝癌に対する大規模ランダム化比較試験として行われ，無治療群の生存期間中央値 7.9 か月に対してソラフェニブ群では 10.7 か月に延長し，ハザード比 0.69（$p<0.001$）で有意に生存期間の延長を示した．画像診断的にも腫瘍進展までの期間（中央値）は，無治療群 2.8 か月に対してソラフェニブ群 5.5 か月と有意（$p<0.001$）に腫瘍増殖抑制効果がみられた．同様に，Asia-Pacific 試験は 226 例の進行肝癌に対するランダム化比較試験であり，ソラフェニブとプラセボ群との間で病勢進行率・全生存率などが検討された．全生存期間中央値は，プラセボ群の 4.2 か月に比しソラフェニブ群は 6.5 か月であり，有意な延長がみられた（$p=0.014$）．また，病勢進行までの期間の中央値は，プラセボ群 1.4 か月であったのに対しソラフェニブ群 2.8 か月と，有意な延長を認めた（$p=0.0005$）．
- ソラフェニブは Child-Pugh A の肝機能良好者に行う治療であり，Child-Pugh B～C の進行した肝硬変に使用すると短期間での肝不全などの有害事象が発生することが知られている．さらに手足皮膚反応，高血圧，下痢，出血傾向などさまざまな種類の副作用が多いことも熟知して投与する必要がある．また，腫瘍縮小を示す「奏効率」は全体の数％にとどまる治療であり，腫瘍の「増大を抑制する」ことを目的とする治療であるとの認識が必要である．

適応

- 2008 年 7 月にソラフェニブの進行肝細胞癌への有効性が大規模二重盲検ランダム化比較試験（SHARP 試験）[3]で示され，2009 年 5 月よりわが国でも進行肝癌（門脈浸潤，肝外転移のある肝機能良好例など）に対する治療として保険診療が可能となった．2014 年時点で，肝癌に対して使用可能な分子標的薬はソラフェニブのみである．
- 現在のソラフェニブ治療の主な適応は，①TACE 不能/不応例，②脈管浸潤症例，③肝外転移症例の 3 つである．TACE 不応例のうち，

腫瘍が小型の症例での治療効果がやや高いと報告されている．門脈主幹部浸潤例では動注化学療法より直接治療効果での奏効（CR/PR）率が劣ることが知られている．また肝外転移の中では，肺転移症例で奏効が得られたとする症例報告が比較的多い，などの知見が得られているが，一般的な意味で「ソラフェニブが奏効する症例」に関しては十分にはわかっていない．
- 現時点では Child-Pugh A の症例のみがソラフェニブ治療の適応となっているが，局所治療や TACE を反復することで肝機能の悪化が起こるため，良好な肝機能が維持できている早い時期に「一度ソラフェニブを使ってみる」という考え方もある．
- Child-Pugh A の良好な肝機能を有する肝癌患者で，肝切除，経皮的局所治療，TACE などの有効な治療が行えないか無効と判断された症例が治療適応である．消化管出血が懸念される例，脳転移合併例，黄疸合併・トランスアミナーゼ 200 IU 以上などの肝障害の症例は適応外である．

薬物療法の実際

- ソラフェニブは 1 日量 800 mg，朝夕，分 2 の処方で投与する．最近では，副作用を懸念して 400 mg/日で減量投与開始し，副作用を確認しながら徐々に 800 mg/日に増加する方法も試みられている．
- 初期には手足皮膚反応・皮疹・高血圧・下痢などの症状のほか，トランスアミナーゼ上昇などの肝障害が起こるため，最初の 4 週間は毎週の血液検査，臨床症状の確認のための通院が必要である．

患者説明のポイント

- 進行した肝癌でほかに有効な治療がないために行う治療であり，腫瘍が消失したり良好な縮小が得られることは少ないことを認識してもらう．腫瘍増大・進行を抑制でき，その結果生存率の延長が証明されている唯一の治療であることを説明する．
- 門脈浸潤肝癌に対しては，わが国では臨床的なコンセンサスとして持続動注化学療法が有用であると考えられており，持続動注化学療法の一般的な成績や「手間」なども比較のために説明することが多い．
- 副作用の説明は最も時間を割いて行うべきである．ほとんどの人に起こる手足皮膚反応や皮疹，下痢，高血圧などの一般的な副作用に関しては，起こるものとして対処法まで話すことが多い．特に手足皮膚反応に対しては，治療開始時より角質保護などの日常ケアや皮膚塗布剤を処方することで，患者の治療に対する意識が高まる効果もみられる．肝障害の悪化や出血性副作用など，投与中止に至るような副作用もひととおり説明することが大切で，さまざまなパンフレットや紙媒体の資料，ウェブサイトの紹介などが有用である．

文献

1) 日本肝臓学会（編）：科学的根拠に基づく肝癌診療ガイドライン，2013 年版．金原出版，2013
2) 日本肝臓学会（編）：肝癌診療マニュアル，第 2 版．医学書院，2010
3) Llovet JM, et al：N Engl J Med 359：378-390, 2008

〈池田健次〉

胆道癌

薬物療法の適応

- 胆道癌においては切除手術が唯一治癒を望める治療であり，まず第一に手術を検討する．切除不能あるいは再発例では，薬物療法の適応が適

切か否かを検討する．術前，術後の補助療法の有用性はこれまでのところ確認されていない．
- 胆道癌は，原発性硬化性胆管炎など画像診断だけでは癌との鑑別が難しい病態もあり，また，ときに神経内分泌腫瘍（癌を含む）など腺癌以外の特殊な組織型も認めることから，病理診断は必須である．
- 薬物療法の主な適応として，全身状態が保たれていること〔PS (performance status) 0〜2〕，臓器機能が保たれていること，十分な減黄と胆管炎がコントロールされていること，組織診あるいは細胞診による病理診断が確定していること，などが挙げられる．特に，胆道癌の特徴となる閉塞性黄疸のコントロールは重要であり，血清総ビリルビン値が 3 mg/dl 以下あるいは順調に減黄が進んでいる状況が目安となる．

切除不能胆道癌に対する薬物療法

- 2000 年前後より，ゲムシタビン（GEM）を用いた臨床試験が行われるようになった．わが国で行われた GEM の第 II 相試験では奏効率 17.5％，無増悪生存期間（PFS）中央値 2.6 か月，全生存期間（OS）中央値 7.6 か月と良好な成績が得られ，2006 年に保険適用が承認された．
- 続いて，テガフール・ギメラシル・オテラシルカリウム配合薬（S-1）による第 II 相試験が実施され，GEM と同等以上の治療成績が得られたことから，2007 年に胆道癌への適応が承認された．
- 英国で実施された GEM 単独と GEM＋シスプラチン（CDDP）（併用療法（GC 療法）の第 III 相試験（ABC-02 試験）の結果，GC 療法による有意な生存期間の延長が確認された（**表 IV-27**）[1]．わが国でも同様のレジメンを用いた比較試験（BT-22 試験）が行われ，GC 療法で良好な治療成績が得られたことから（**表 IV-27**）[2]，2012 年，CDDP の保険適用が承認された．

GEM＋CDDP 併用療法（GC 療法）の実施

- 第 III 相試験の結果から，現在，切除不能胆道癌に対する標準治療は GC 療法であり，第一選択の治療として考慮する．
- CDDP を含むレジメンであり，良好な全身状態（PS 0〜1）および主要臓器の機能が維持されていること，などが適応の条件となる．
- GC 療法では，GEM 1,000 mg/m^2，30 分点滴静注，CDDP 25 mg/m^2，60 分点滴静注を週 1 回，2 週連続投与後，1 週休薬の 3 週を 1 サイクルとする用法用量が用いられる．1 回の治療は，制吐薬，補液を含めて 3〜4 時間かかる（**図 IV-45**）．
- 治療期間は，原則として GC 療法は 8 コース（16 回の投与）を上限として実施する．GC 療法の後は状況に応じて GEM 単独治療に移行し，明らかな病勢増悪あるいは忍容性がなくなるまで継続する．
- 原則として，Grade 3 以上の非血液毒性あるいは Grade 4 の血液毒性が認めた場合は休薬する．GEM は骨髄抑制など有害事象の発現に応じて減量するが，CDDP は低用量を用いており，減量しない．

その他の治療

- GEM 単独治療は，毒性が比較的弱く，全身状態が不良な場合（PS 2）や高齢者など CDDP の投与が難しい場合に用いる．
- S-1 単独療法は GC 療法あるいは GEM 単独療法後の 2 次治療として用いられるが，2 次治療の有用性は確立していない．
- GEM＋S-1 併用療法（GS 療法）は嘔気・嘔吐などの消化器毒性が比較的少なく，点滴時間も GEM のみの 30 分程度と短い利点がある．S-1 単独と GS 療法によるランダム化第 II 相試験（JCOG0805 試験）の結果，主要評価項目の 1 年生存割合が GS 療法 52.9％，S-1 単独 40.0％と

表 IV−27　切除不能胆道癌に対する 1 次化学療法：主なランダム化比較試験

レジメン	n	奏効率 (%)	PFS 中央値 (月)	OS 中央値 (月)	HR (95% CI), p 値	著者 (年)
ゲムシタビン	206	15.5	5.0	8.1	0.64 (0.52〜0.80), p<0.001	Valle (2010)[1]
ゲムシタビン+シスプラチン	204	26.1	8.0	11.7		
ゲムシタビン	42	11.9	3.7	7.7	0.69 (0.42〜1.13) —	Okusaka (2010)[2]
ゲムシタビン+シスプラチン	41	19.5	5.8	11.2		
S−1	46	17.4	4.2	9.0	0.86 (0.54〜1.36) p=0.52	Morizane (2012)[3]
ゲムシタビン+S−1	44	36.4	7.1	12.5		

PFS：progression−free survival, OS：overall survival, HR：hazard ratio, CI：confidence interval.

治療開始 → 1.0 時間 → 2.0 時間 → 3.0 時間

薬剤	投与ルート	点滴時間
生理食塩水 500 ml +$MgSO_4$ 8mEq	末梢主管	90 分
生理食塩水 500 ml	末梢主管	100 分

薬剤	投与ルート	点滴時間
$5HT_3$ 受容体拮抗薬 1A デキサメタゾン 6.6 mg 生理食塩水 100 ml	末梢側管	30 分
シスプラチン 25 mg/m^2 生理食塩水 100 ml	末梢側管	60 分
ゲムシタビン 1000 mg/m^2 生理食塩水 100 ml	末梢側管	30 分

図 IV−45　ゲムシタビン+シスプラチン併用療法 (GC 療法) の投与の実際

GS 療法で良好な成績が得られた (**表 IV−27**)[3]. 現在, GS 療法と GC 療法による第 III 相試験 (JCOG1113 試験) が実施されている.

術後補助療法の動向

- 胆道癌では切除手術が唯一治癒の望める治療としてガイドラインでも推奨されている. しかし, 治癒切除率は 40% 前後と低く, 術後再発も高率に認めている.
- 切除の補助療法が必須と考えられるが, これまで術前および術後補助療法の大規模な臨床試験はほとんど行われておらず, ガイドラインでは, 現状では推奨すべきレジメンがなく臨床試験として行われることが望まれる, とされている.
- これまでわが国では GEM や S−1 を用いた臨床試験がいくつか行われている. 特に NPO 法人名古屋外科支援機構による第 III 相試験 (BCAT) は, 胆管癌切除例に対する GEM の術後補助化学療法と手術単独との比較試験であり, すでに登録が終了している. また, 現在胆道癌を対象に S−1 単独を用いた第 III 相試験 (JCOG1202 試験) が 350 例の予定で実施中である.
- 海外でも手術単独との第 III 相試験がいくつか行われ, 英国ではカペシタビン (n＝360 例),

フランスでは GEMOX 療法（n＝190 例）が用いられている．

患者説明のポイント

- 胆道癌の治療選択の考え方として，切除手術が可能かどうかを検討したうえで，切除不能であれば，薬物療法を行う．
- 薬物療法の適応は，利益が見込める状態であることの確認が大切であり，治療前の評価や組織診断を確実に行う必要があることを説明し，理解を得る．
- 閉塞性黄疸例では，治療に先立って十分な減黄が必要である．
- GC 療法では骨髄抑制，嘔気・嘔吐が主な副作用であり，発熱時や嘔気が発現した場合の対策を十分説明する．特に，胆管内ステント留置例ではステントの閉塞や胆管炎併発を疑う症状と発現時の対応を確認する．

文献
1) Valle J, et al：N Engl J Med 362：1273-1281, 2010
2) Okusaka T, et al：Br J Cancer 103：469-474, 2010
3) Morizane C, et al：Cancer Sci 104：1211-1216, 2013

（古瀬純司）

長，生活の質（QOL）の向上を目標に実施される．
- 近年までこれらの有用性に対するエビデンスを有する膵癌補助化学療法のレジメンは確立していなかったが，ESPAC-1 試験（5-FU＋ホリナートカルシウムの延命効果を報告），CONKO-001 試験（ゲムシタビンの延命効果を報告），ESPAC-3 試験（ゲムシタビンの安全性を報告），JASPAC-01 試験（S-1 の延命効果を報告）などの大規模ランダム化試験により，術後補助化学療法レジメンの意義が証明され，実臨床においても標準治療として導入されてきている．

適応

- わが国では JASPAC-01 試験により術後補助化学療法としての S-1 とゲムシタビンとを比較する第 III 相試験が実施され，S-1 群の生存期間が有意に良好であったことから標準治療として受け入れられている．本試験では主な適格基準は以下のとおりで，実臨床における適応もこれに準じて検討する必要がある．
1) 原発が肉眼的に完全切除されており，以下のすべてを満たす症例．
   ① Stage II 以下，もしくは腹腔動脈合併切除を施行した Stage III の症例（UICC，第 6 版）
   ② 局所癌遺残度が R0 か R1
   ③ 術中腹水洗浄細胞診が陰性
2) 遠隔転移や癌性腹水のない症例．
3) 十分経口摂取が可能な症例．
4) 年齢 20 歳以上．
5) ECOG performance status（PS）が 0 または 1 の症例．
6) 以下に示す主要臓器（骨髄，肝，腎）機能の十分保持されている症例．
   ① 白血球数：3,000/mm^3 以上 12,000/mm^3 以下
   ② 血小板数：100,000/mm^3 以上
   ③ 血色素量：8.0 g/dl 以上
   ④ 総ビリルビン：2.0 mg/dl 以下
   ⑤ AST および ALT：100 IU/l 以下

膵癌

補助化学療法

薬物療法の意義

- 膵癌は根治切除後であっても術後早期に再発し，予後が不良であることが多い．補助化学療法は，生存期間の延長，無再発生存期間の延

⑥ 血清クレアチニン：1.2 mg/dl 以下

薬物療法の実際

- 「膵癌診療ガイドライン 2013 年版」[1]においては，「術後補助療法のレジメンは S-1 単独療法が推奨され（グレード A），S-1 に対する忍容性が低い症例などではゲムシタビン単独療法が勧められる（グレード B）」とされており，わが国においてはこの 2 レジメンが主に用いられている．
- S-1 単独療法：1 回 40 mg/m^2 を 1 日 2 回，4 週間連日経口投与し，2 週休薬する．これを 1 コースとし，4 コースまたは再発が確認されるまで投与する．
- ゲムシタビン単独療法：1 回 1,000 mg/m^2 を 30 分かけて週 1 回，3 週連続投与し，4 週目は休薬する．これを 1 コースとし，6 か月または再発が確認されるまで投与する．

患者説明のポイント

- 術後補助化学療法の目的，治療スケジュール，副作用とその対策法，日常生活における注意事項，などを患者説明同意文書やパンフレット，面談票などを用いて説明を行う．できるだけ家族などのキーパーソンにも同席してもらい，治療の支援や環境整備，患者への理解を促すことも重要である．

切除不能進行・再発例の薬物療法

薬物療法の意義

- 切除不能膵癌はいかなる治療でも完治は望めず，その予後は不良である．化学療法は，生存期間の延長，無増悪生存期間の延長，生活の質（QOL）の向上を目標に実施される．

適応

- まず，全身状態や患者の希望を考慮し，積極的に化学療法を行うか，症状緩和に専念するのかを判断する．造影 CT や MRI，生検などにより腫瘍の評価とともに，血液生化学検査，尿検査，心電図，胸部単純 X 線・CT などを実施し，主要臓器機能が保持されていることや，合併症や既往歴の有無を確認し，治療を開始する．参考として，わが国で実施された第 III 相試験の主な適格基準を示す．

1) 病理学的に腺癌または腺扁平上皮癌が確認されている症例．
2) 年齢 20 歳以上，80 歳未満．
3) ECOG PS が 0〜1 の症例．
4) 下に示す主要臓器（骨髄，肝，腎）機能の十分保持されている症例．
 ① 白血球数：3,500/mm^3 以上
 ② 好中球数：2,000/mm^3 以上
 ③ 血小板数：100,000/mm^3 以上
 ④ 総ビリルビン：2.0 mg/dl 以下
 ⑤ AST および ALT：150 IU/l 以下
 ⑥ 血清クレアチニン：1.2 mg/dl 以下

薬物療法の実際

- 「膵癌診療ガイドライン 2013 年版」[1]においては，「1 次化学療法として，ゲムシタビン単独治療，ゲムシタビン＋エルロチニブ併用治療，または S-1 単独治療が推奨される（グレード A）」とされており，この 3 レジメンが主に用いられているが，2013 年 12 月に FOLFIRINOX（5-FU＋レボホリナート＋イリノテカン＋オキサリプラチン）が保険適用となりこれに追加された．2 次治療としては 1 次治療に応じて，S-1 もしくはゲムシタビンが選択されることが多い．
- S-1 単独治療：1 回 40 mg/m^2 を 1 日 2 回，4 週間連日経口投与し，2 週休薬する．これを 1 コースとし，増悪が確認されるまで投与する．
- ゲムシタビン単独治療：1 回 1,000 mg/m^2 を 30 分かけて週 1 回，3 週連続投与し，4 週目は休薬する．これを 1 コースとし，増悪が確認され

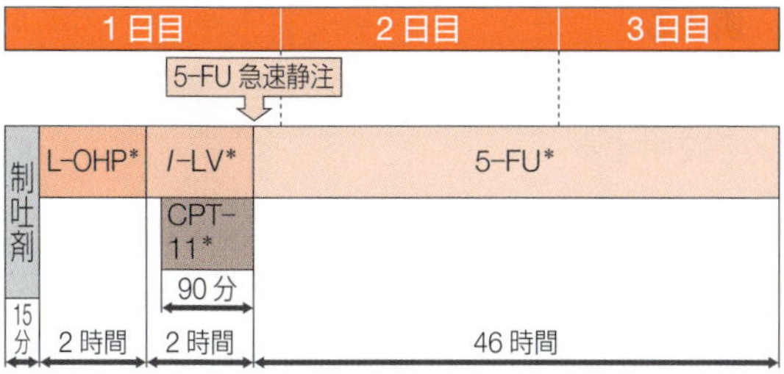

	1日目	2日目	3日目

5-FU 急速静注

| 制吐剤 | L-OHP* | l-LV* | 5-FU* |
| 15分 | 2時間 | CPT-11* 90分 2時間 | 46時間 |

各薬剤の初回投与量

L-OHP	CPT-11	l-LV	5-FU 急速静注	5-FU 持続静注
85 mg/m²	180 mg/m²	200 mg/m²	400 mg/m²	2,400 mg/m²

制吐剤（国立がん研究センター中央病院の例）

	1日目	2日目	3日目	4日目
アプレピタント(mg)	125	80	80	
5HT₃受容体拮抗薬(mg)	1(グラニセトロン静注)			
デキサメタゾン(mg)	9.9(静注)	8(経口)	8(経口)	8(経口)

図 IV-46　FOLFIRINOX のレジメン
L-OHP：オキサリプラチン，CPT-11：イリノテカン，l-LV：レボホリナート．
＊静脈内点滴にて投与．

るまで投与する．
- ゲムシタビン＋エルロチニブ併用治療：上記のゲムシタビン塩酸塩単独治療にエルロチニブ100 mg を空腹時（例：朝食の 1 時間前）に連日経口投与し，増悪が確認されるまで継続する．
- FOLFIRINOX：上記の適応に加え，65 歳未満，総ビリルビン値施設基準値上限以下，下痢を認めない，UGT1A1 遺伝子多型をもたない，などの厳格な症例選択が推奨されている（図 IV-46）．

患者説明のポイント

- 化学療法の目的，治療スケジュール，副作用とその対策法，日常生活における注意事項などを患者説明同意文書やパンフレット，面談票などを用いて説明を行う．できるだけ家族などキーパーソンにも同席してもらい，治療への支援を促す．膵癌は予後不良な厳しい疾患であり，治療を行いながら今後の時間を有意義に使えるような配慮も重要である．

文献

1) 日本膵臓学会膵癌診療ガイドライン改訂委員会（編）：科学的根拠に基づく膵癌診療ガイドライン 2013 年版．金原出版，2013

（奥坂拓志）

消化管間質腫瘍（GIST）

疾患の概要と特徴

- 消化管間質腫瘍（gastrointestinal stromal tumor；GIST）は，臨床的な発生頻度が年 1〜2 人/10 万人程度のまれな腫瘍である．GIST の発生と増殖の原因の約 90％ は，KIT あるいは PDGFRA 遺伝子変異である．これら以外に BRAF，RAS，SDH，NF-1 遺伝子変異でも発生するが非常にまれである（これらをまとめて wild type GIST と呼ぶ）＊．
- 術前，消化管粘膜下の腫瘤あるいは腹部の腫瘤として発見され，手術あるいは生検後の病理組織検査で KIT や DOG1 などの発現を確認したうえで GIST と診断される[1,2]．
- 切除可能な初発 GIST の治療第一選択は臓器機能温存を考慮した肉眼的完全切除である．
- 切除不能・転移・再発の場合は，分子標的薬（イマチニブ，スニチニブ，レゴラフェニブ）が用いられる（図 IV-47）．

＊PDGFRA：血小板由来増殖因子受容体α遺伝子，SDH：succinate dehydrogenase（コハク酸脱水素酵素）．

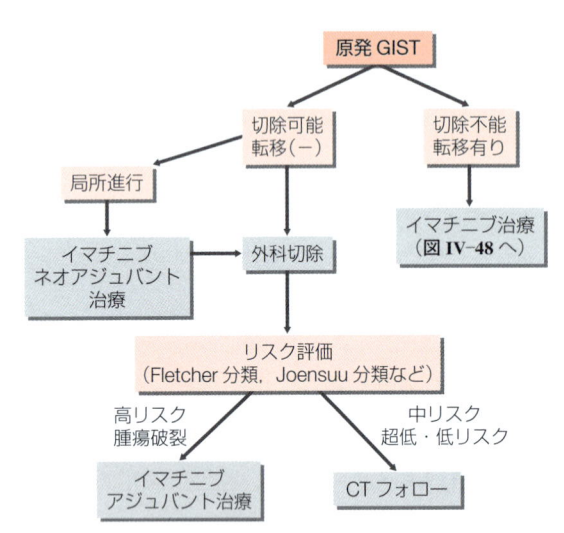

図Ⅳ-47　GIST治療の概要：切除可能GIST治療
初発で切除可能なGISTの治療アルゴリズムを示す．

集学的治療での薬物療法

ネオアジュバント治療

1. 目的と適応
- 切除可能な初発の局所進行GISTに対し，臓器機能温存，根治切除率や外科切除の安全性の向上を目指し，術前にイマチニブを投与，腫瘍縮小後に外科切除を行う．

2. 治療の実際（図Ⅳ-47）
- 生検などでGISTとの組織診断の後，イマチニブ400 mg/日を開始する．約1か月後に画像検査で治療効果を判定，治療効果があれば十分な縮小効果が得られるまで（通常6か月程度）治療し，その後外科切除を行う[1,2]．
- 術後も約3年間のアジュバント治療を行うことが多い．
- 術前後の休薬は，有害事象が軽度であれば，前後合わせて1週間〜10日間程度で十分である．

3. 患者説明のポイント
- 切除可能な初発GISTが対象となるため，イマチニブの効果がない場合（約10〜15％存在）や重篤な有害事象がある場合は，ただちにイマチニブを中止し，外科切除を行うことを事前に説明する．
- 術前治療で腫瘍壊死に伴う感染・穿孔のリスクを説明する．

アジュバント治療

1. 目的と適応
- 外科切除後の再発予防であり，生命予後の改善が目的である．
- 適応例は初発GISTで肉眼的完全切除後，FletcherあるいはJoensuuなどのリスク分類で高リスクと判定されたGISTである[2,3]．わが国の修正Fletcher分類のclinically malignant GISTもアジュバント治療の対象である[2]．

2. 治療の実際（図Ⅳ-47）
- 術後経口摂取が十分にできるようになった後，イマチニブ400 mg/日を開始し，3年間内服する．
- 内服中のCTフォローは6か月に1回，アジュバント終了後2年間は3〜4か月に1回，造影CTにてフォローを行う．
- アジュバント中の再発にはスニチニブを，アジュバント終了後の再発にはイマチニブ再投与を行う．
- 遺伝子変異が特殊な場合は，アジュバント治療効果は期待できず，勧められない[1,2]．

3. 患者説明のポイント
- 3年のアジュバント治療で無増悪生存期間（progression-free survival；PFS）だけでなく全生存（overall survival；OS）の改善もみられたが，至適投与期間は未定で，再発リスクの高い症例（例：clinically malignant GISTや腫瘍破裂症例）にはより長い治療が推奨される[1,2]．
- 費用の説明も重要．

進行再発例の薬物治療

意義・目的と適応

- イマチニブ，スニチニブ，レゴラフェニブと

いった分子標的薬（チロシンキナーゼ阻害薬，tyrosine kinase inhibitor；TKI）は，進行再発GISTに用いることで，そのOSを1.5年から5年以上に改善し，QOLも改善した.
- TKI治療時のPS（performance status）は2以下が望ましい.

治療の実際（図IV-48）

1．イマチニブ
- 400 mg/日で開始，治療効果のないとき，あるいは有害事象が強く不忍容時はスニチニブに切り替える.
- 有害事象が強い場合は，300 mgまでの減量や短期間の休薬を考慮する.

2．スニチニブ
- 50 mg/日を4週間内服，その後2週間休薬を入れ，これを1サイクルとして繰り返し治療する.
- 50 mg/日を内服できない場合には，37.5 mg/日に減量ないし休薬を入れる.

3．レゴラフェニブ
- 160 mg/日を3週間内服，その後1週間休薬を1サイクルとして治療を行う.

TKI治療のポイント

- 効果判定で治療継続か中断を決める際，RECIST基準でPD（progressive disease）でなければ継続を考慮する[1,2].
- 効果判定は造影CTで行うが，迷う場合は，PET-CTの併用や判定基準をChoi基準に変更して判定する[1,2].
- TKIの薬剤相互作用，食事との関係に関してはそれぞれ特徴があるので各添付文書を参照.
- 有害事象に関しては，治療前から介入を始める（例：塩分制限を行い，内服状況や有害事象，血圧などの日誌をこまめにつける習慣をもつよう指導する．スニチニブやレゴラフェニブ投与前には，手足症候群予防のための介入を行う）[3].

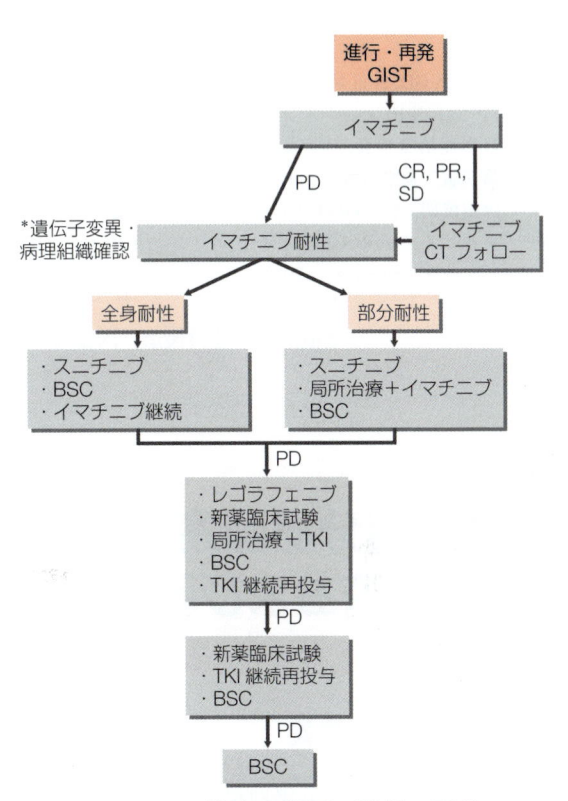

図IV-48 GIST治療の概要：進行・再発GIST治療

切除不能，転移，再発GISTの治療概略を示す.
TKI：tyrosine kinase inhibitor（イマチニブ，スニチニブまたはレゴラフェニブ），BSC：best supportive care，CR：complete response，PR：partial response，SD：stable disease，PD：progressive disease，局所治療：外科切除，動脈塞栓術（TAE），ラジオ波焼灼療法（RFA）などを含む.

患者説明のポイント

- 薬剤費が高価なため，高額療養費制度などの医療制度の説明を行う[3].
- 有害事象による短期の休薬を除き，長期の休薬やエビデンス以下の用量の内服は腫瘍進行を早める可能性があるので，規則正しい内服と生活を促す.
- 中等度以上の有害事象が起こった場合は，内服を一時止め，ただちに担当医に連絡するように説明する.

文献

1) Demetri GD, et al：J Natl Compr Canc Netw 8 Suppl 2：S1-S41, 2010
2) 日本癌治療学会，他（編）：GIST 診療ガイドライン，第3版．金原出版，pp 17-66, 2014
3) 西田俊朗，他：GIST の治療．西田俊朗（編）：患者と家族にもわかる GIST ガイドブック．メディカルレビュー社，pp 36-89, 2013

（西田俊朗，土井俊彦，内藤陽一）

神経内分泌腫瘍（消化管および膵）

薬物療法の意義

- 膵・消化管神経内分泌腫瘍（neuroendocrine tumor；NET）の治療においては，腫瘍の機能性，深達度，転移の有無を正確に評価し，腫瘍の分化度および悪性度に合わせた治療が必要である．2010年に改訂された WHO 分類では（**表IV-28**），Ki-67 指数により高分化型の NET G1/G2 と低分化型の NEC（neuroendocrine carcinoma）G3 に大別され治療方針も異なる．
- 膵・消化管 NET 外科的切除による治癒を目指すのが標準であるが，切除不能進行・再発例では，腫瘍増殖を抑制し生命予後を改善させることと，臨床症状の改善の両方を目的とした治療が必要である．

適応

- 膵・消化管 NET に対する抗腫瘍効果を目指した薬物治療は，切除不能例のうち増悪または臨床的に腫瘍量が多いと判断される場合において適応となる．ただし，NET G1/G2 は数年以上の経過において腫瘍増大がみられない症例が含まれているため，抗腫瘍効果を目指した全身薬物治療は，腫瘍増大が明らかな例や，腫瘍が広範に存在し腫瘍増大が起こると臓器機能や生命にかかわるおそれのある例が適応となる．
- 機能性で内分泌症状を伴う膵・消化管 NET の治療には，内分泌症状の緩和を目的とした薬物療法が適応となる．
- 術後の補助化学療法に関しては十分なエビデンスはない．しかし，NEC G3 は術後高頻度に再発をきたすため，術後化学療法が行われている．

薬物療法の実際

- 膵・消化管 NET に対する全身化学療法に関してわが国ではいまだコンセンサスがなく，保険適用外レジメンがほとんどである．NET G1/G2 に対する化学療法は，欧米ではストレプトゾトシン（STZ）が標準治療であるが，わが国では使用できない．海外では STZ に 5-FU やドキソルビシンの組み合わせで使用される．また，テモゾロミドとカペシタビンなどの併用療法も期待されている．
- NEC G3 は小細胞肺癌に準じた治療が行われている．エトポシド/シスプラチン（CDDP）併用療法やイリノテカン/CDDP 併用療法が推奨されている．しかし，高い奏効割合が報告されているが，いずれもランダム化比較試験は実施されておらず，保険未承認である．
- 膵 NET G1/G2 に対して新規分子標的薬を用いた国際臨床試験が行われ，mTOR 阻害薬であるエベロリムスとマルチキナーゼ阻害薬であるスニチニブの有効性が示され，わが国で保険適用となり標準治療薬として推奨される．
- ソマトスタチンアナログのオクトレオチドは機能性 NET でのペプチドホルモン合成・分泌の阻害作用を有し，膵・消化管 NET の内分泌症状の緩和に有用であり推奨される．インスリノーマで，ソマトスタチンアナログのインスリン抑制が弱い場合は，グルカゴンなどの拮抗ホルモンの分泌を抑えるため，かえって低血糖を

表 IV-28　神経内分泌腫瘍（NET）の WHO 病理組織分類（2000 年，2010 年）

WHO 2000	WHO 2010
1　Well-differentiated endocrine tumor（WDET）	1　NET G1 高分化 G1：細胞分裂数＜2 個/10 高倍視野 and/or ≦2% Ki67 index
2　Well-differentiated endocrine carcinoma（WDEC）	2　NET G2 高分化 G2：細胞分裂数 2～20 個/10 高倍視野 and/or 3～20% Ki67 index
3　Poorly-differentiated endocrine carcinoma/small cell carcinoma（PDEC）	3　NEC（large cell or small cell type） 低分化 G3：細胞分裂数＞20 個/10 高倍視野 and/or＞20% Ki67 index

〔Bosman FT, et al：WHO classification of tumors of the digestive system, IARC Press, Lyon, 2010 より引用〕

悪化させることがあるので注意が必要である．そのほかの内分泌症状に対する薬物療法を以下に示す．

1）ガストリノーマによる消化性潰瘍の治療，下痢などの内分泌症状に対しては高用量の PPI を用いる．
2）VIP オーマによる急激な下痢による脱水症状に対して，電解質液の大量の補液を行う．
3）インスリノーマによる急性期低血糖に対して高濃度のブドウ糖補充が有効であるが，低血糖発作の頻度の抑制にジアゾキシドやエベロリムスが有効なことがある．
4）グルカゴノーマによる遊走性壊死性紅斑にアミノ酸と脂肪酸の定期的輸注が有効である．
5）カルチノイド症候群の下痢に対してロペラミドなどの止痢薬が有効である．消化器症状に対してオンダンセトロンの有用性が報告されている（この目的では本邦未承認）．カルチノイドクリーゼが手術，麻酔，生検，腫瘍の触診，ストレスなどによって引き起こされることがあり，その際は血漿製剤の輸注とソマトスタチンアナログによる治療が推奨される．手術や麻酔，生検を予定しているカルチノイド症候群患者にはオクトレオチドの術前使用が推奨される．

- ソマトスタチンアナログのオクトレオチド LAR の中腸由来の転移性高分化型 NET 患者抗腫瘍効果が報告され，わが国において切除不能進行・再発例の消化管 NET に保険適用となった．
- NET の肝転移は血流が豊富であり，動脈塞栓療法および動脈塞栓化学療法が肝転移の局所治療としてまたラジオ波などの腫瘍焼灼が有用なことがある．

患者説明のポイント

- 機能性 NET では，腫瘍が小さい時期からさまざまなホルモン症状が体に出るため，比較的腫瘍サイズが小さい時期に診断されることが多い．非機能性 NET では特異的症状を呈さず，腫瘍増大による症状（周囲への圧迫・浸潤）や遠隔転移で発見されることが多い．
- MEN-1，von Hippel-Lindau 病，von Recklinghausen 病，および tuberous sclerosis の遺伝子異常疾患との関連が報告されており，合併している場合は治療方針も異なるため鑑別することが必要である．

（伊藤鉄英，五十嵐久人）

MALT リンパ腫，悪性リンパ腫

薬物療法の意義

- 胃 mucosa-associated lymphoid tissue（MALT）リンパ腫は，低悪性度リンパ腫（indolent lymphoma）であり，多くが限局期（Lugano 分類 I/II$_1$）で診断され，*Helicobacter pylori* 除菌療法により 70～80％が治癒する．
- 除菌療法抵抗例においては，従来，外科切除が行われてきたが，近年では，外科治療が他の保存的治療を上回る結果を示さないことから，胃切除に伴う QOL の低下を考慮し，内視鏡的にコントロールの困難な腸穿孔や出血例を除いて，放射線治療や化学療法などの非外科的治療を選択することが多くなった．
- 除菌療法，放射線療法抵抗性の限局期や進行期（Lugano 分類 II$_2$ 以上）胃 MALT リンパ腫であっても，病勢進行が遅く，無症候性であれば，生存期間の不利にならないため，無治療経過観察（watch and wait）が選択肢の 1 つである．症候性の場合は，症状の改善と生存期間の延長を目標に，患者の全身状態や年齢を考慮し，化学療法を検討する．

適応

- MALT リンパ腫における化学療法の対象症例は，進行期が主であり，限局期においては，除菌療法や放射線療法無効例かつ症候性の場合に適応を考慮する．
- 治療適応は，B 症状（発熱，寝汗，体重減少），bulky 病変，症候性の脾腫，腫瘍による臓器圧迫，胸・腹水，病勢の進行などのいずれかを認めた場合である．これらを認めない無症候性の場合は，3～6 か月ごとに腫瘍評価を行い，watch and wait を行う．watch and wait を行う際に留意すべきなのが，aggressive lymphoma であるびまん性大細胞型 B 細胞リンパ腫（diffuse large B-cell lymphoma；DLBCL）への形質転換であり，生検を施行することが重要である．

薬物療法の実際

- MALT リンパ腫は多くが限局期で診断されるため，進行期症例は頻度が低く，大規模な臨床試験は困難であり，至適な治療方針は未確立である．現在は，同じく indolent lymphoma である濾胞性リンパ腫と同様の治療方針をとることが一般的である．
- 化学療法には，リツキシマブを併用する R-CHOP 療法（シクロホスファミド，ドキソルビシン，ビンクリスチン，プレドニゾロン），R-CVP 療法（シクロホスファミド，ビンクリスチン，プレドニゾロン）や R-B 療法（ベンダムスチン）といった治療法がある．高齢者にはリツキシマブ単独療法が勧められる．
- リツキシマブ（375 mg/m^2，点滴静注）は抗 CD20 キメラ型抗体であり，他のキメラ型抗体と同様にインフュージョンリアクションに注意する．大半は初回投与時に起こり，抗ヒスタミン薬やアセトアミノフェンなどの解熱鎮痛薬の前投薬を行う．初回投与時は入院にて行い，最初の 1 時間は 25 mg/時の速度で行い，患者の状態を十分観察しながら，200 mg/時まで徐々に速度を上げていく．
- ほかに，化学療法単独治療として，シクロホスファミド経口投与があり，限局期または進行期 MALT リンパ腫症例に投与されたデータでは，75％に完全奏効が認められ，5 年無イベント生存率は 50％，5 年全生存率は 75％であった．進行期症例においても有効性は示されているが，投与を中止することによって再発する症例が少なくない．またほかに，プリンアナログ製剤であるフルダラビンやクラドリビンの有効性も報告されている．

- 治療抵抗性および再発性のMALTリンパ腫では，病変の急速な進行や全身状態の増悪を認める例では再生検を行い，DLBCLへの形質転換を除外する．症候性の場合は，前述のリツキシマブを含むレジメンが適応となる．また，放射性同位元素^{90}Y（イットリウム90）にて標識された抗CD20抗体であるイブリツモマブ・チウキセタンによる放射線免疫療法も救済治療の選択肢である．そのほか，大量化学療法・自家造血幹細胞移植，同種造血幹細胞移植の適応も考慮されるが，いずれもその意義は確立されたものではないため適応は慎重に決定すべきである．

患者説明のポイント

- 消化管MALTリンパ腫は基本的に進行の遅い予後良好な疾患であり，無症状であれば，watch and waitが治療の選択肢となることを説明する必要がある．
- 無治療経過観察中または症候性にて化学療法を施行し治癒が得られた場合においても，病勢の進行，再発やDLBCLに形質転換する場合があり，定期的な腫瘍評価が必要であることを伝える必要がある．

文献
1) 胃悪性リンパ腫の診療手引き．日本胃癌学会（編）：胃癌治療ガイドライン，第3版．金原出版，2010
2) 日本血液学会（編）：造血器腫瘍診療ガイドライン2013年版（第1版）．金原出版，2013

（川添彬人，土井俊彦）

緩和医療

緩和医療の歴史的背景

- わが国のホスピス緩和ケア（hospice palliative care）発展の歴史は，およそ40年余りである．その歴史は，大きく4つの時期に区分できる（**表IV-29**）．すなわち，揺籃期，創成期，成長期，発展期である[1]．
- わが国のホスピス緩和ケアの「揺籃期」は，1973年に淀川キリスト教病院で始められた「死に逝く人たちのための組織されたケア（Organized Care of Dying Patients；OCDP）」という多職種チームの活動に始まる．
- 「創成期」は，1981年に聖隷三方原病院聖隷ホスピス創設から始まった．わが国では，ホスピスは病院という医療施設の中に設けられた病棟として運営されてきた．一方，1987年に「WHO方式がん疼痛治療法」がわが国に紹介され，これが世界保健機関（WHO）による「緩和ケア」のことばと概念の普及のきっかけとなった．
- 1990年に健康保険（以下，医療保険）の診療報酬に「緩和ケア病棟入院料」が新たに設けられ，「成長期」に入った．ホスピス・緩和ケア病棟は医療保険に組み入れられて，がん医療の1つの選択肢として普及が進んだ．
- 2007年4月の「がん対策基本法」施行，「がん対策推進基本計画」策定は，わが国の緩和ケアが「成長期」から「発展期」へと変わる転換点となった．2007年以降，緩和ケアは医療保険の診療報酬のみならず，がん医療政策の重点課題として取り組まれるようになった．「発展期」になり緩和ケアチームや緩和ケア外来での活動が医療保険で認められるようになり，緩和ケア

表 IV-29 わが国のホスピス緩和ケア発展の歴史

揺籃期
1973　淀川キリスト教病院における OCDP（Organized Care of Dying Patients）の活動始まる

創成期
1981　わが国初めての施設，聖隷ホスピスの設立
1987　WHO 編集「がんの痛みからの解放」翻訳出版

成長期
1990　医療保険の診療報酬「緩和ケア病棟入院料」新設
1991　全国ホスピス・緩和ケア病棟連絡協議会（後に日本ホスピス緩和ケア協会）設立される
1993　WHO 編集「がんの痛みからの解放とパリアティブ・ケア」翻訳出版
1996　「日本緩和医療学会」設立される
2002　診療報酬「緩和ケア診療加算」新設

発展期
2007　「がん対策基本法」施行，「がん対策推進基本計画」策定

表 IV-30 緩和ケアアプローチの基本原則

1. 良好な QOL の重視
2. 全人的アプローチ
3. 患者と家族（介護者）を包含するケア
4. 患者の自律と選択を尊重する態度
5. 率直かつ思いやりのあるコミュニケーション

NCHSPCS (Occasional Paper8)：Specialist Palliative Care：A Statement of Definitions.

はホスピス・緩和ケア病棟だけでなく，一般病棟や外来診療でも提供される一般的なケアという理解が徐々に広がっている．そこで，緩和ケアを「基本的な緩和ケア」と「専門的な緩和ケア」にレベルを分けることが提唱されている[2]．

緩和医療と緩和ケアアプローチ

- 緩和医療（palliative medicine）は，緩和ケアにおける実践と理論を統合した診療領域であり，同時に学問領域である．緩和医療は，1988 年に英国で医学の専門領域として認められた．その専門領域とは，第 1 に人生の終わり（the end of life）に焦点を当てた「包括的」かつ「積極的」な医療ケアのアプローチであること，第 2 に患者と家族をケアの 1 単位としてとらえること，第 3 に患者の QOL の向上と尊厳を重視すること，第 4 に患者と家族の求めること（needs）に応えるだけでなく，効果的かつ十分な医療ケアを提供すること，である．これらの目標に到達するために多くの国で系統的なニーズの評価方法，学際的な多職種によるチームアプローチ，教育・研修・研究の方法論が研究されている[2]．
- 一方，支持療法（supportive care）については，欧州緩和医療学会（European Association for Palliative Care；EAPC）は「白書」で明確な定義をしている．すなわち「支持療法は，がん自体またはがん治療に伴う有害な事象を予防し，管理することである．これは，身体的，心理社会的な症状や有害事象として，患者ががんと診断されてからのすべての体験を含んでいる．また，リハビリテーションやがん体験者の経験も重要である．緩和ケアと支持療法の間には明確な境界はなく，かなりの部分が重なっている」と定義している．
- 現在，わが国のがん医療では，緩和医療と支持療法を合わせた概念として「がんと診断された時からの緩和ケア」という考え方が提唱されている．この考え方は，言い換えれば「がん医療に緩和ケアアプローチを取り入れる」ということである．
- 緩和ケアアプローチとは，基本的，専門的緩和ケアを問わず強調されるべき 5 つの主要な原則である（**表 IV-30**）．その原則の第 1 は，QOL の重視である．適切で良好な症状マネジメントはその重要な要素となる．第 2 は全人的アプローチである．緩和ケアでは，死の過程にある個人をその人の過去の人生経験と現在の状況との関連において認識し，かつ，受け止めることを学ばなければならない．第 3 は，患者と患者にかかわる人たちの両者を包含するケアという認識である．緩和ケアでは，患者を取り巻く人々，すなわち「家族と友人」もまた患者同様に重視される．第 4 は，患者の自律と選択を尊重することである．患者が何を望むかを明確にし，その目標の達成を援助するために，個別

的，創造的かつ肯定的に対応する必要がある．第5は，率直かつ思いやりのあるコミュニケーションである．緩和ケアは，終末期における予後の告知のような困難な課題について，率直かつ思いやりのある話し合いこそが人々から感謝されることを具体的に示すことで広がった．近年，提唱されているアドバンス・ケア・プランニング（advance care planning）も緩和ケアアプローチの重要な構成要素といえる[3]．

緩和医療の基本教育プログラム

- わが国では，近年，「がんと診断された時からの緩和ケア」を提供するために，「緩和ケアを専門としない医師や看護師，薬剤師などの医療従事者」が緩和ケアの基本的な事項について学び，実践してもらうための「基本教育プログラム」[*1]が普及している．日本緩和医療学会は，2008年から全国の「がん診療連携拠点病院」を中心にしてがん診療に携わる医師に対する基本教育プログラム（Palliative care Emphasis program on symptom management and Assessment for Continuous medical Education；PEACE）を提供し，さらに2011年から米国の看護師に対する緩和ケアとエンドオブライフ・ケアの基本教育プログラム（End-of-Life Nursing Education Consortium；ELNEC）を基にした日本版ELNEC-Jを開発し，提供している．日本緩和医療薬学会は2012年に薬剤師に対する緩和ケアとエンドオブライフ・ケアの基本教育プログラム（Pharmacy Education for Oncology and Palliative care Leading to happy End of Life；PEOPLE）を作成した．こういった緩和ケアを専門としない医療従事者への基本教育プログラムは，今後わが国に「基本的な緩和ケア」の普及をもたらし，緩和ケア実践の広い基盤をつくることになる．

[*1]それぞれの「基本教育プログラム」の詳細は，日本緩和医療学会（http://www.jspm-peace.jp/，https://www.jspm.ne.jp/elnec/index.html），日本緩和医療薬学会（http://jpps.umin.jp/file/131028_peple_about.pdf）の関連ホームページを参照．

消化器病診療における緩和医療の役割

- 消化器疾患の中でも，消化器悪性腫瘍は罹患率，死亡率とも高い疾患である．最新の国立がん研究センターの推計によれば，罹患数の多いがんは順に胃癌，肺癌，大腸癌，乳癌，前立腺癌であり，死亡数の多いがんは順に肺癌，胃癌，大腸癌，膵癌，肝癌である（2014年7月）．そして，罹患数，死亡数とも75歳以上の高齢者の割合が増加すると推測され，増加の最も主要な因子は「高齢化」としている．特に苦痛を伴う消化器がんとして知られている膵癌は高齢化の影響を除いても罹患数，死亡数の増加が著しいとされている．したがって，消化器がんのなかでも胃癌，大腸癌，膵癌，肝癌は，予防や治療のみならず緩和ケアを診断時から導入する必要がある疾患といえる．

- 消化器がんの基本的な緩和ケアとして，第1に痛みのみならず苦痛な消化器症状への症状マネジメントが挙げられる．すでに嘔気・嘔吐，悪性消化管閉塞，悪性腹水，便秘に関しては緩和医療学会から診療ガイドライン[*2]が公表されている．第2に患者は病気をもつ人間として理解して，その尊厳を守る全人的アプローチを心がける．第3に患者と家族をケアの1単位として，看護師を中心として介護にあたる家族へのケアを提供する．第4にたとえ高齢者であってもその自律と選択を尊重する態度をもつ必要がある．特に高齢者に対する侵襲の大きい治療の選択にあたっては，緩和ケアを含めた十分な情報の提供と慎重な対応が求められる．第5に率直かつ思いやりのあるコミュニケーションが求められる．悪い知らせを伝えることを含めたコミュニケーション技術の習得[*2]が必要である．

[*2]日本緩和医療学会の診療ガイドラインのホームページ（http://www.jspm.ne.jp/guidelines/）および日本サイコオンコロジー学会のコミュニケーション技術研修会のホームページ（http://www.share-cst.jp/）を参照．

緩和医療に関する患者への説明

- 「がんと診断された時からの緩和ケア」の普及にあたって、緩和医療について医師をはじめとした医療従事者が患者や家族にどのように説明するか、その説明のポイントを次に示す[3]。

(1) 苦痛に焦点を当てた診療や看護：あなたのつらさに耳を傾けます

- 従来からがんと診断された直後の心理的衝撃や再発・転移後のうつ状態などに対する適切な対応が必要とされてきたが、具体的な対応策は明示されてこなかった。厚生労働省は近年、診療報酬に「がん患者カウンセリング料」を新設し、さらに「がん患者指導管理料」に改定した。これは、緩和ケアの基本教育プログラムを受けた医師とがん看護および緩和ケアの専門・認定看護師が組んでカウンセリングを提供するというもので、診療報酬の面から「苦痛に焦点を当てた診療や看護」を推進するものである。

(2) 十分で適切な情報提供と意思決定の支援：あなたとともに治療を考えます

- がん治療は、手術、放射線、薬物の三本柱から構成される。しかし、各治療に関するメリット、デメリットについて、患者、家族に十分な情報が提供されているとはいえず、さらに治療方針の決定にあたって患者、家族が適切な意思決定をするための環境が整備されていない。そこで、「がん患者指導管理料」では専門・認定看護師がカウンセリングを提供した場合、がん薬物療法の専門薬剤師がカウンセリングを提供した場合、それぞれに診療報酬を認めることになり、医師以外の専門職も情報提供や意思決定に係わる仕組みがつくられた。

(3) 苦痛な症状の適切な緩和：あなたの辛い症状を和らげます

- がん患者は、病状が進むにつれて痛みをはじめとしたさまざまな苦痛な症状、不眠や不安、焦燥感などの精神的に苦痛な症状に悩むことが多い。がん診療に携わる医師は、緩和ケアの基本教育プログラムを受けて、これらの症状マネジメントに習熟する必要がある。そして、緩和が困難な症状に関して、緩和ケアの専門家に相談できる環境も整える必要がある。「基本的な緩和ケア」と「専門的な緩和ケア」が円滑に連携する仕組みが求められている。

(4) 専門的な緩和ケアの提供：専門スタッフにも相談ができます

- 緩和ケアの専門家が専門的な医療サービスを提供する場所は、現在、病院の緩和ケア病棟、緩和ケア外来、緩和ケアチームが主なものである。これらの専門家に患者、家族が円滑に相談できる仕組みをつくる必要がある。

(5) 地域の緩和ケアネットワーク：あなたの住み慣れた場所で治療や緩和ケアを受けられます

- 地域医療では、緩和ケアの基本教育プログラムが十分に普及しているとはいえない。がん診療連携拠点病院の新たな要件として緩和ケアの地域連携を推進することが打ち出された。今後地域の在宅緩和ケアチームや専門家に相談ができたり、直接専門的な緩和ケアを提供する仕組みをつくることになる。

文献

1) 志真泰夫：緩和ケアの歴史と展望．日本緩和医療学会（編）：専門家をめざす人のための緩和医療学．南江堂，2014
2) Radbruch L, et al：Eur J Palliat Care：16；278-289, 2009
3) 日本緩和医療学会（編）：がんとわかったときからはじまる緩和ケア―私たちがあなたに提供できる緩和ケアの「5つの支援」．平成25年度厚生労働省委託事業 緩和ケア普及啓発事業, 2013

(志真泰夫)

V 倫理に関する事項

医療事故取り扱い

- 近年，特に21世紀に入って医療訴訟が急激に増加してきている．主には民事事件であるが，その損害賠償額が急激に増加してきている．最近では医療事故の刑事事件化と言われる現象もみられる．
- 医療裁判においては，民事事件も刑事事件も医療という高度に専門的な領域において，医学的知識という医療者のいわば独占となっている「証拠の偏在」があり，これを巡って医療者側と患者側とのアンバランスが生じ，結果として裁判を長引かせ，解決を困難にしている．
- したがって，医療者として，基本的な法律や訴訟に関する最低限度の知識を持っておくべきである．

医療関連訴訟の現状

- 急増した医療関係訴訟は2004年をピークとしてその後はやや減少傾向にあるが，予断を許さない．
- 医療関係訴訟の平均審理期間は短縮傾向にあるが，一般民事事件と比較してみると長い．終局区分は和解が多い．
- 刑事立件数は増加している．

医療裁判の基本

- 医療者は，医療行為が正当行為として社会によって付託されたものであることを認識すること．
- 医療者として知っておくべき最小限の法律知識を身に付けておくこと．
- 医師法に定める行政上の責任が近年重要視されている．
- 民事事件と刑事事件の差異について基本的なことを理解しておくこと．
- 医療事故が発生した場合，冷静，迅速な対応が必要で，法的責任以外の対応を日常十分に認識しておくこと．

医療訴訟における民事訴訟手続

- 医療者も，医療訴訟手続の流れおよび基本を理解しておくべきである．
- 民事訴訟は，私的紛争解決の手段であるから，当事者主義が大原則であり，事実の主張や証拠収集は当事者の責任に委ねられる．
- 民事裁判では，争点・証拠整理手続が重要であり，「争点整理票」，「診療経過一覧表」，および証人，本人などの「意見書（陳述書）」が要請される．
- 多くの裁判所で集中審理方式がとられ，医療裁判の合理化・迅速化が図られている．
- 民事裁判では，判決以外に訴訟上の和解があり，当事者の意思あるいは裁判所の勧告により，いつの時点でも可能である．民事紛争では，訴訟以外にも和解（示談）や民事調停，ADRなどの解決手段がある．

医療訴訟における刑事訴訟手続

- 最近，医療事故においても刑事事件化する例が増加している．
- 刑事訴訟法は，人権保障と真実発見のバランスを基本としている．
- 捜査は，告訴・告発，事故報告書や医師法21条（異状死の届け出）なども捜査の端緒となって開始される．
- 逮捕，差押・捜索などの強制処分は，人権侵害を伴うので，令状主義など憲法上，刑事訴訟法上のさまざまな制約が課されている．
- 正式裁判以外にも略式裁判があり，簡略な手続で罰金刑が科される．

医療における「行政処分」

- 医療事故をはじめ医療者をめぐる刑事事件は，

有罪であれば必ず行政処分が科されると考えるべきである．
- 医師に対する行政処分は医師法7条に規定され，「免許取消」，「免許停止」，「戒告」，さらに行政指導としての「厳重注意」がある．
- 個別事案をみると破廉恥罪も多く，さらに経済事案としての不正保険請求が多い．
- 民事事件でも重大な注意義務違反がある場合には行政処分が科される傾向にある．

医療事故と過失

- 刑事裁判においては，医療事故のほとんどの場合，刑法211条（業務上過失致死傷罪）が適用される．
- 民事裁判においては，医療事故は民法709条（不法行為）あるいは民法415条（債務不履行）によって損害賠償責任が生じる．
- 刑事裁判，民事裁判ともに，注意義務違反すなわち過失の有無が重要な争点となる．
- 注意義務違反の基準は，過失責任主義がとられ，診療当時の「医療水準」に照らして判断される．

医療水準

- 医療水準は，医療訴訟における過失，つまり注意義務違反の基準となる概念である．
- 医療水準の判断は，病院の性格，地域の特性など多くの状況を総合的に判断し，かつ具体的に決定すべきものである．
- 医療水準は時代とともに変化しつつあり，国際的な視野で判断する必要がある．
- 重要なことは，医療者，患者がともにインターネットなどにより，より容易となった医療情報を的確に入手し，適切な検討を行うことである．

医療訴訟における因果関係

- 医療事故訴訟においては，医療行為上の過失と身体侵害の関連性が問題となり，これが因果関係である．
- 訴訟上の因果関係は，一点の疑義も許されない自然科学的証明ではない．法的因果関係は，経験則に照らして，全証拠を総合検討し，特定の事実が特定の結果をもたらした関係を是認しうる程度の「高度の蓋然性」を証明すること，つまり，まず間違いないであろうと判断できることである．
- 法的因果関係の判定は，通常人が疑いを差し挟まない程度に真実性の確信を持ちうるものであることを要し，かつそれで足りる．
- スキルス胃癌の見逃しのような不作為による誤診の場合でも，仮に正確に診断されていれば，たとえ短期間でも延命できた可能性があれば，そこには内視鏡診断の遅れのような過失が認定され，内視鏡診断の遅れと死亡との因果関係ありとされる．

説明義務違反，転医義務違反

- 近時，説明義務違反は，医療行為の過失とは独立して，慰謝料として判断されることが多い．
- 説明義務の範囲と程度は，その医療行為の危険性などによって決まり，医師の裁量権との関連は微妙であるが，医療行為の阻害や医師の過大な負担にならないような方法を構築すべきである．
- 自分の病院などで，診断・治療できないような場合，適当な病院に転医させることも説明義務の重要な要素である．

医療訴訟における損害賠償

- 医療訴訟においては，不法行為（民法709条）の場合も，債務不履行（民法415条）の場合も，結果的に損害賠償の問題となる．
- 損害は，財産的損害と精神的損害（慰謝料）に大別される．
- 損害額算定には交通事故の算定基準が用いられるが，医療訴訟特有の事情によって個別に算定される．

- 過失と結果との間に因果関係が証明されない場合でも，医師が医療水準に従った医療行為を行わなかった場合には，「相当程度の可能性」があれば，損害賠償責任が課せられる．
- 要するに，医療は，生命・身体を守るきわめて専門性の高い領域であり，患者との信頼関係もその基盤となっており，交通事故など以上に，結果発生の責任は重大なものと認識すべきである．

証拠保全

- 訴訟提起前の証拠収集方法として，証拠保全やカルテ開示がある．
- 証拠保全は，「将来の本案訴訟における証拠調べを待っていたのでは，改ざんや滅失などによってその取り調べが不能または困難となる場合に，その証拠方法について，あらかじめ証拠調べを行い，その結果を保全する手続き」である．
- 証拠保全の裁判所に対する申し立てには，その事由と疎明が必要である．その事由としては，カルテの改ざんを中心としてさまざまな理由がある．
- 証拠保全手続きがとられると，その後はカルテの改ざんや隠蔽は不可能となり，医療側にとってもそのような争いがなくなるので，有利になるともいえる．

文献
1) 寺野彰：医師のための法律と訴訟．メジカルビュー社，2014
2) 秋吉仁美（編）：リーガル・プログレッシブ・シリーズ　医療訴訟．青林書院，2009

（寺野　彰）

利益相反

利益相反とは

- 産学連携による医学研究（基礎研究，臨床研究，臨床試験など）が盛んになればなるほど，公的な存在である大学や研究機関，学術団体などが特定の企業の活動に深く関与することになり，その結果，教育，研究という学術機関，学術団体としてあくまで公明・公正な判断を下さねばならないという責任と，産学連携活動に伴って個人が得る利益とが衝突・相反する状態が必然的に発生する．こうした状態を「利益相反（conflict of interest；COI）」と呼ぶ．
- 他の領域の産学連携研究とは異なり，医学研究の対象・被験者としては健常人，患者などの参加が不可欠であることから，医学研究者にとって資金や利益の提供者となる企業組織，団体などとの利益相反状態が深刻になればなるほど，研究の方法，データの解析，結果の解釈が資金提供者に有利なように歪められるおそれが生じる．これは対象・被験者の人権や生命の安全・安心が損なわれることにもつながりうる．また，適切な研究成果であるにもかかわらず，社会から公正な評価を受けられないことも起こりうる．

申告すべき研究対象

- 当初，COI の申告対象は臨床研究に限られていたが，日本医学会の指針に従い，医学研究全般に敷衍されることになってきている．臨床研究の基礎となる生命科学研究においても COI の問題が発生しうることは自明のことで，COI マネージメントの研究対象は人間を対象とした臨床研究や臨床試験に限定されず，産学連携を背

景とする基礎的な生命科学研究全般にまで拡大されている．すなわち，企業・営利を目的とする法人・団体などから資金援助や利益供与を受けている基礎研究従事者も COI 状態の自己申告書を提出することが義務付けられている．

申告すべき事項

- 以下の 1)～9) の事項で基準額を超える場合には，その正確な状況を日本消化器病学会（以下，本学会）理事長に申告する．

1) 企業・法人組織，営利を目的とする団体の役員，顧問職，社員などへの就任：1 つの企業・組織や団体からの報酬額が年間 100 万円以上．
2) 企業の株の保有：1 つの企業についての年間の株式による利益（配当，売却益の総和）が 100 万円以上の場合，あるいは当該全株式の 5％ 以上を所有する場合．
3) 企業・法人組織，営利を目的とする団体からの特許権使用料：年間 100 万円以上．
4) 企業・法人組織，営利を目的とする団体から，会議の出席（発表）に対し，研究者を拘束した時間・労力に対して支払われた日当（講演料など）：1 つの企業・組織・団体からの年間の講演料が合計 100 万円以上．
5) 企業・法人組織，営利を目的とする団体がパンフレットなどの執筆に対して支払った原稿料：1 つの企業・団体からの年間の原稿料が合計 100 万円以上．
6) 企業・法人組織，営利を目的とする団体が提供する医学研究費（治験，受託研究，共同研究，臨床試験費など）：1 つの企業・団体から申告者個人または申告者が所属する部局（講座・分野）あるいは研究室の代表者に支払われた総額が年間 200 万円以上．
7) 企業・法人組織，営利を目的とする団体が提供する研究費（奨学・奨励寄付金など）：1 つの企業・組織や団体から，申告者個人または申告者が所属する部局（講座・分野）あるいは研究室の代表者に支払われた総額が年間 200 万円以上．
8) 企業・法人組織，営利を目的とする団体が提供する寄付講座：金額を問わない．
9) 企業・法人組織，営利を目的とする団体が提供する研究，教育，診療とは無関係な旅行，贈答品：1 つの企業・組織や団体から受けた総額が年間 5 万円以上．

- 上記の申告すべき項目のなかで，企業・法人組織・団体からの奨学寄付金の受け入れ先は，機関の長（学長か病院長）と講座・分野の長と大きく 2 つに分かれている．前者の場合，研究者個人とのかかわりはないと判断されがちだが，企業，法人組織，団体から機関の長を経由した形で奨学寄付金が発表者個人か，発表者が所属する部局（講座，分野）あるいは研究室へ配分されている場合にはその額を申告する必要がある．

- さらに企業からの寄付金などを非営利法人（例：NPO）や公益法人（例：財団）を介して資金援助（受託研究費，研究助成費）された場合も，同様に自己申告する必要がある．また，研究者が多岐にわたる活動を行っており，当該研究とは別の名目で企業から資金援助を受けている場合でも申告をしておくことが望ましい．資金援助金が高額であればあるほど，研究成果の客観性や公平性が損なわれている印象を第三者に与えやすいことから，社会からの疑念や疑義が生じないようにするためにも，関連企業からの研究支援が間接的に存在すると想定される場合には，自ら COI 自己申告をしておくべきである．

申告の時期および申告者

1. 学会主催の講演会などで発表・講演を行う場合

- 会員，非会員の別を問わず，本学会が主催する講演会（年次総会，大会，ポストグラデュエイトコース，支部教育講演会），市民公開講座，支部例会，附置研究会，関連研究会，スポン

サードセミナー（ランチョンセミナー，イブニングセミナーなど）で臨床研究に関する発表・講演を行う場合，筆頭発表者は臨床研究に関連する企業や営利を目的とした団体との経済的な関係について過去1年間におけるCOI状態の有無を抄録登録時に申告する．この申告は発表者の配偶者，一親等内の親族，生計を共にする者すべてを対象とする．さらに発表・講演に際しては，最初にCOI状態の一覧をスライドで示す．ポスター発表の場合もCOI状態の一覧を展示する．

2. 学会機関誌に投稿する場合

- 本学会の機関誌（Journal of Gastroenterology, Clinical Journal of Gastroenterology, 日本消化器病学会雑誌）などで発表（総説，原著論文など）する著者全員は，投稿時からさかのぼって過去2年間以内におけるCOI状態を投稿規定に定める様式を用いて事前に学会事務局へ届け出る．具体的にはcorresponding authorが当該論文にかかる著者全員からのCOI状態に関する申告書を取りまとめて提出する．

3. 役員，特定の委員に就任する場合

- 学会役員（理事長，理事，監事），執行評議員，財団評議員，学術講演会担当責任者（会長など），各種委員会委員長，特定の委員会委員（学術集会検討委員会，機関誌編集委員会，学術研究助成金選考委員会，社会貢献の評価・改善検討委員会，ガイドライン委員会，社会保険審議委員会，倫理委員会，利益相反委員会），および作業部会の委員，学会事務職員は就任時の前年度1年間におけるCOI状態の有無を届け出る．さらに就任後に新たにCOI状態が発生した場合には修正申告を行う．

おわりに

- 学会としてのCOIマネージメントの詳細は本学会ホームページに指針，細則さらにQ&Aの形で公表しているので一読されたい．

〈福井　博〉

個人情報の取り扱い方

守秘義務

- 刑法134条（秘密漏示）は，「医師，薬剤師，医薬品販売業者，助産師，弁護士，弁護人，公証人又はこれらの職にあった者が，正当な理由がないのに，その業務上取り扱ったことについて知り得た人の秘密を漏らしたときは，六月以下の懲役又は十万円以下の罰金に処する」と定めている．秘密とは，「特定の小範囲の者にしか知られていない事実であって，これを他人に知られないことが，客観的に見て本人の利益と認められるものをいう」（大塚仁「刑法概説（各論）」）とされている．患者の主観だけで守秘義務の有無が決せられるものではない．

- ここでいう秘密が，医師患者間の診療関係から知り得た人の秘密だけに限定されていないことに注意を要する．2012年2月13日最高裁判所第二小法廷決定は，精神科の医師が，その知識，経験に基づく，診断を含む精神医学的判断を内容とする鑑定を家庭裁判所から命じられ，そのための鑑定資料として少年らの供述調書等の写しの貸出しを受けていたところ，正当な理由がないのに，同鑑定資料や鑑定結果を記載した書面を第三者に閲覧させ，少年およびその実父の秘密を漏らしたというものである．千葉勝美裁判官の補足意見は，「医師の職業倫理についての古典的・基本的な資料ともいうべき"ヒポクラテスの誓い"の中に，『医療行為との関係があるなしにかかわらず，人の生活について見聞したもののうち，外部に言いふらすべきでないものについては，秘密にすべきものと認め，私は沈黙を守る』というくだりがある．そこには，患者の秘密に限定せず，およそ人の秘

密を漏らすような反倫理的な行為は，医師として慎むべきであるという崇高な考えが現れているが，刑法134条も，正にこのような見解を基礎にするものであると考える」と述べている．
- 2005年7月19日最高裁判所第一小法廷決定は，救急患者に対する治療の目的で，被告人から尿を採取し，採取した尿について薬物検査を行った事案について，「医療上の必要性があった」としたうえで，患者から承諾を得ていたと認められないとしても，医療行為として違法であるとはいえない，と判示した．また，「医師が，必要な治療または検査の過程で採取した患者の尿から違法な薬物の成分を検出した場合に，これを捜査機関に通報することは，正当行為として許容されるものであって，医師の守秘義務に違反しない」と判示した．
- 医師の守秘義務違反について刑事責任を問う事例はまれであり，裁判例もきわめて限られている．「秘密」や「正当な理由」などの文言の解釈にあたっては，刑事処罰を最後の手段（ultima ratio）とする刑法の謙抑性が十分に考慮されるべきである．

個人情報保護法

- 「個人情報の保護に関する法律」（平成15年5月30日法律第57号）（以下，「個人情報保護法」）ほど，医療介護の世界でさまざまな誤解にさらされてきたものはない．この法律は，個人情報の高度利用を促進するための基盤整備を行うという性質が強く，決して個人情報の利用を取り締まるための法律ではない．個人情報保護法のポイントは以下のとおりである．

1. 法律の目的

- 法律全体の目的を定めた1条は，「この法律は，高度情報通信社会の進展に伴い個人情報の利用が著しく拡大していることにかんがみ（中略）個人情報を取り扱う事業者の遵守すべき義務等を定めることにより，個人情報の有用性に配慮しつつ，個人の権利利益を保護することを目的とする」と定めている．
- キーワードは「高度情報通信社会の進展に伴う個人情報の利用の拡大」であり，個人情報の有用性とともに個人の権利利益の保護とのバランスをとっていくために，その調整の手段として，「個人情報を取り扱う事業者の遵守すべき義務等を定める」としているのである．

2. 個人情報の利用目的と同意

- 15条1項は，「個人情報取扱事業者は，個人情報を取り扱うに当たっては，その利用の目的（以下「利用目的」という．）をできる限り特定しなければならない」と定めている．15条2項は，「個人情報取扱事業者は，利用目的を変更する場合には，変更前の利用目的と相当の関連性を有すると合理的に認められる範囲を超えて行ってはならない」と定めている．つまり，できる限り特定した最初の利用目的と相当の関連性があれば，合理的な範囲で利用目的を後から変えることができるということになる．
- 16条1項は「個人情報取扱事業者は，あらかじめ本人の同意を得ないで，前条の規定により特定された利用目的の達成に必要な範囲を超えて，個人情報を取り扱ってはならない」と規定している．診療を受けることについての患者の同意はある．それと関連性のある合理的範囲内で医療機関は個人情報を利用することになる．

3. 同意を不要とする例外規定

- 16条3項は，本人の同意なく個人情報を利用できる例外規定を置いている．「一　法令に基づく場合　二　人の生命，身体又は財産の保護のために必要がある場合であって，本人の同意を得ることが困難であるとき．三　公衆衛生の向上又は児童の健全な育成の推進のために特に必要がある場合であって，本人の同意を得ることが困難であるとき．四　国の機関若しくは地方公共団体又はその委託を受けた者が法令の定める事務を遂行することに対して協力する必要がある場合であって，本人の同意を得ることにより当該事務の遂行に支障を及ぼすおそれがあ

るとき.」
- 上記の場合には，本人の同意なく個人情報を利用できる．もちろん，本人の情報コントロール権は重要であるが，何らかの法令の規定があれば例外になる．
- さらに，23条は，「個人情報取扱事業者は，次に掲げる場合を除くほか，あらかじめ本人の同意を得ないで，個人データを第三者に提供してはならない」という規定をおいており，16条3項の一～四と同様の場合について本人の同意を不要としている．

4. 適用除外と罰則規定

- 50条は，適用除外規定であり，「個人情報取扱事業者のうち次の各号に掲げる者については，その個人情報を取り扱う目的の全部又は一部がそれぞれ当該各号に規定する目的であるときは，前章の規定は，適用しない」として，報道機関（報道を業として行う個人を含む），著述業者，大学その他の学術機関や団体，宗教団体，政治団体は適用除外となっている．
- 34条1項で主務大臣には是正勧告の権限があり，さらに，「前項の規定による勧告を受けた個人情報取扱事業者が正当な理由がなくてその勧告に係る措置をとらなかった場合において個人の重大な権利利益の侵害が切迫していると認めるとき」(34条2項)や，「違反した場合において個人の重大な権利利益を害する事実があるため緊急に措置をとる必要があると認めるとき」(34条3項)に是正命令を発する権限がある．それでもなお是正しないときに初めて刑事処罰が行われる（第6章罰則，56条以下参照）．罰則の適用についてはきわめて慎重な立場をとる法制度であるといえよう．

ガイドライン

- 厚生労働省は，法の趣旨を実現するために「医療・介護関係事業者における個人情報の適切な取扱いのためのガイドライン」(2004年12月24日)を制定し，2006年4月21日と2010年9月17日に改訂を行っている（2014年7月現在）．

（児玉安司）

急性期医療（救急）

- 急性期医療，特に救急領域の医療現場における臨床倫理の考え方と，現時点でガイドラインとして公表されている臨床倫理問題である「終末期医療」と「治療拒否・輸血拒否」について解説する．

救急領域における臨床倫理の考え方

- 救急領域の医療現場においても，生命倫理の4原則である，敬意（respect for persons），無危害（nonmaleficence），利益（beneficence），正義（justice）に則った対応が求められる．そのうえで，患者，その関係者，医療者間において，立場や考えの違いから生じる問題を同定，分析し，各々の価値観を尊重しながら，どのような診療選択が最善かを考察する臨床倫理の考え方が必要とされる[1]．
- 一般医療と比較して患者，医療者双方が時間的，精神的に余裕のない状況にあることが多く，さらに診療が複雑で多岐に及ぶ場合があり，関係する診療科，職種も多くなることから，職種の壁を越えたチーム医療の導入が求められる．

救急医療における終末期医療

1. 救急医療における終末期医療の特徴

- 救急医療では，突然発症した重篤な疾病や不慮の事故による致死的な外傷を対象とするため，終末期の期間が数時間から数日ときわめて短時間のことがある．

- 患者本人の意図確認が困難であったり，患者家族が終末期について議論する心理的余裕がない．
- 医師の中にも「救命不可能であれば，延命処置を中止する」考えから「治療が無意味とわかっていても永遠に続くわけではないから，現状を維持する」とか「救命は不可能とわかっていても延命処置は絶対に中止できない」とする考えまで，大きな差がある．

2. 救急医療における終末期医療ガイドライン

- 2004年に日本救急医学会において，救急医療における終末期医療に関する諸問題を検討する「救急医療における終末期医療のあり方に関する特別委員会」が組織された．
- その活動の一環として「救急医療における終末期医療に関する提言（ガイドライン）」[2]が2007年11月に公表された．その一部を抜粋し表V-1に示す．本ガイドラインには以下の点が強調されている．
  - 「終末期」については，通常の医療現場における慢性疾患を含む一般的な終末期医療についてではなく，救急医療を展開する場において遭遇する症例の終末期という限定された状況が想定されている．
  - 延命処置への対応は主治医個人の判断ではなく，医療チームの判断である．
  - 家族らの意思は常に変化する可能性があり，そのような場合には適切かつ真摯に対応する．
  - 一連の判断の過程を診療録に適切に記載する．
- 現在，日本救急医学会，日本集中治療医学会，日本循環器学会の3学会が共同で，「救急・集中治療における終末期に関する提言（ガイドライン）」を作成しており，公表が待たれる．

■ 治療拒否・輸血拒否

1. 治療拒否について

- 医療行為を行う場合には，基本的に患者本人の同意，承諾が必要である．
- 承諾がなければ倫理的に許容されず，また法的

表V-1 救急医療における終末期医療に関する提言（ガイドライン）

終末期の定義とその判断

救急医療における「終末期」とは，突然発症した重篤な疾病や不慮の事故などに対して適切な医療の継続にもかかわらず死が間近に迫っている状態で，救急医療の現場で，以下1）～4）のいずれかのような状況を指す．
1) 不可逆的な全脳機能不全（脳死診断後や脳血流停止の確認後などを含む）と診断された場合
2) 生命が新たに開始された人工的な装置に依存し，生命維持に必須な臓器の機能不全が不可逆的であり，移植などの代替手段もない場合
3) その時点で行われている治療に加えて，さらに行うべき治療方法がなく，現状の治療を継続しても数日以内に死亡することが予測される場合
4) 悪性疾患や回復不可能な疾病の末期であることが，積極的な治療の開始後に判明した場合

なお，上記の「終末期」の判断については，主治医と主治医以外の複数医師により客観的になされる必要がある．

延命処置を中止する方法についての選択肢

一連の過程において，すでに装着した生命維持装置や投与中の薬剤などを中止する方法（withdrawal），またはそれ以上の積極的な対応をしない方法（withholding）について，以下，1）～4）などを選択する．
1) 人工呼吸器，ペースメーカー，人工心肺などを中止，または取り外す
2) 人工透析，血液浄化などを行わない
3) 人工呼吸器設定や昇圧剤投与量など，呼吸管理・循環管理の方法を変更する
4) 水分や栄養の補給などを制限するか，中止する

ただし，以上のいずれにおいても，薬物の過量投与や筋弛緩薬投与などの医療行為により死期を早めることは行わない．

〔文献2）より抜粋〕

には傷害罪や不法行為に問われることとなる．
- 医学的適応があるにもかかわらず，治療拒否の意向を示す場合には，患者の判断能力の有無が問題となる．
- 判断能力が欠如していると考えられる場合は，患者の治療拒否は，医師としての義務や善行によって制限され，転帰が重篤な場合には無視することが許容される．

2. 宗教的理由による輸血拒否

- エホバの証人患者に代表される宗教的理由による輸血拒否は，判断能力を有する患者が，説明を受けたうえで，医師の推奨する治療を拒否す

表 V-2 宗教的輸血拒否に関するガイドライン

1. 当事者が18歳以上で医療に関する判断能力がある場合（なお，医療に関する判断能力は主治医を含めた複数の医師によって評価する）
   1) 医療側が無輸血治療を最後まで貫く場合
      当事者は，医療側に本人署名の「免責証明書」を提出する．
   2) 医療側は無輸血治療が難しいと判断した場合
      医療側は，当事者に早めに転院を勧告する．

2. 当事者が18歳未満，または医療に関する判断能力がないと判断される場合
   1) 当事者が15歳以上で医療に関する判断能力がある場合
      (1) 親権者は輸血を拒否するが，当事者が輸血を希望する場合
          当事者は輸血同意書を提出する．
      (2) 親権者は輸血を希望するが，当事者が輸血を拒否する場合
          医療側はなるべく無輸血治療を行うが，最終的に必要な場合には輸血を行う．親権者から輸血同意書を提出してもらう．
      (3) 親権者と当事者の両方が輸血拒否する場合
          18歳以上に準じる．
   2) 親権者が拒否するが，当事者が15歳未満，または医療に関する判断能力がない場合
      (1) 親権者の双方が拒否する場合
          医療側は，親権者の理解が得られるように努力し，なるべく無輸血治療を行うが，最終的に輸血が必要になれば，輸血を行う．親権者の同意が全く得られず，むしろ治療行為が阻害されるような状況においては，児童相談所に虐待通告し，児童相談所で一時保護のうえ，児童相談所から親権喪失を申し立て，合わせて親権者の職務停止の処分を受け，親権代行者の同意により輸血を行う．
      (2) 親権者の一方が輸血に同意し，他方が拒否する場合
          親権者の双方の同意を得るように努力するが，緊急を要する場合などには，輸血を希望する親権者の同意に基づいて輸血を行う．

〔文献3）より抜粋〕

るケースの代表例である．

- 2008年2月に宗教的輸血拒否に関する合同委員会（日本輸血・細胞治療学会，日本麻酔科学会，日本小児科学会，日本産科婦人科学会，日本外科学会の医療関連5学会および法律・マスコミの代表を含む）によって「宗教的輸血拒否に関するガイドライン」[3]が公表されている．表 V-2 に示す．
- 輸血治療の対象を18歳以上，15歳以上18歳未満，15歳未満の3つに区分する．
- 患者が判断能力のある成人の場合は，輸血拒否を個人の人格権としてとらえる．
- 無輸血治療の継続の場合には輸血拒否に関する免責証明書を患者が提出する．無輸血治療が困難と判断される場合には早急な転院を勧告する．
- 満15歳未満の小児では，医療ネグレクトの概念を取り入れた対応をとり，輸血療法を含む最善の治療を提供する．
- 輸血後は，信仰や親の意思に反して輸血を受けたことで，深い自責の念に苦しむことがないように，継続的に児童心理の専門家らによるカウンセリングを実施する．
- 各医療施設内で十分に討議を行い，倫理委員会などで承認を得たうえでその施設に見合う形での運用も可能とされている．

おわりに

- 救急医療の現場では，突然の発症と病勢の強さを持つ患者に対して短時間に適切な処置が必要となり，時間的・精神的余裕がない状況で，臨床倫理の問題に遭遇することが多い．日常的に臨床倫理に関連した問題点を認識すること，問題に遭遇した場合の対応に関して，あらかじめガイドラインなどを把握しておくことが望まれる．

文献

1) 浅井篤，他：臨床倫理．丸善出版，2012
2) 救急医療における終末期医療に関する提言（ガイドライン）．日本救急医学会（http://www.jaam.jp/html/info/2007/info-20071116.htm）
3) 宗教的理由による輸血拒否に関するガイドライン．宗教的輸血拒否に関する合同委員会（http://www.jstmct.or.jp/jstmct/Guideline/Reference.aspx?ID=13）

（原田敬介，成松英智，平田公一）

慢性期医療・高齢者医療

- 高齢者の人工的水分・栄養補給をめぐる倫理面のガイドラインとしては，日本老年医学会の「高齢者ケアの意思決定プロセスに関するガイドライン―人工的水分・栄養補給の導入を中心として」[1]があり，これの第3部は人工的水分・栄養補給をめぐるものであるが，第1, 2部は高齢者医療に限らず一般的な臨床倫理の考え方を提示しているので，医療を進めるにあたっては，これを参考にするのが有益であろう．ここでは，同ガイドライン（GL）の考え方を要約して提示する．

意思決定プロセスは共同で進める

- 意思決定プロセスのあり方としては，《情報共有―合意》モデルを採っている．それは次の1)～3)のような順序で進められるものである（GL 第1部概要, 1.6）．
1) 医療者側から本人・家族側に，本人の状況および治療の可能性についての医学的情報を「説明する」．
2) 本人・家族側からその個別の人生の事情，生き方，価値観を「聞き取る」．
3) 以上により，相互の情報を共有し，情報のやりとりおよび話し合いのプロセスを通して治療方針について両者の合意を目指し，合意に基づく共同の意思決定をする．
- これをめぐって特徴的な点を次に挙げる．
  - 高齢者の場合は，介護従事者も関係者となってくるため，本人・家族（時にはさらに代理人など）と担当の医療・ケアチームがコミュニケーションを通して合意を目指すことが勧められる（GL 1.1）．つまり，従来は「医療者は選択肢を提示し，説明するが，決めるのは本人（ないしはその代理としての家族）である」といった考え方になりがちであったが，医療・介護従事者は，どれを選ぶかに到るまで本人・家族と共に考え，一緒に決めるというあり方を推奨している．これは「本人が決める」ことに違いはないのだが，「本人だけで決める」のではなく，「皆で決める」のである．
  - このようなプロセスのためには，関係者の相互信頼関係が前提となる．したがって，そういう関係を築きながら意思決定プロセスを進めるという倫理的あり方も示唆されていることになる．もちろん，いつもこのような仕方で円満に合意に達するとは限らないので，合意できない場合にどうするかについての指針（ほぼ「反社会的でない限り，本人の意思に沿った選択をする」という内容になっている）も付いている（GL 1.10）．
  - 本人の意思確認ができる場合・できない場合の対処も，「皆で決める」という考え方が基本になる（GL 1.4）．本人の意思確認ができるときであっても，そこで選択されることが家族の生活に影響する限りは（GL 1.3），家族も当事者として参加する．他方，意思確認ができない場合でも本人が何らか意思表明できる場合は，本人に残っている力に応じて説明し，本人の気持ちを大事にするといった対応が相応しい．
  - こうしたプロセスで「本人だけが決める」のではないという考え方は，「本人の意思ないし意思の推定」だけに基づいて決めるのではなく，これと「本人にとっての最善」についての関係者の判断との双方で決定を支えるという方法にも現れている（GL 1.5）

人生のために生命を整える

- 「いのちについてどう考えるか」（GL 第2部）は，「人工的栄養補給を行えば生命の延長が可能であるのにこれをしないことは倫理的に問題だが，だからといって，これを行って延びた生の内容が本人にとって幸いとは言いがたいのに

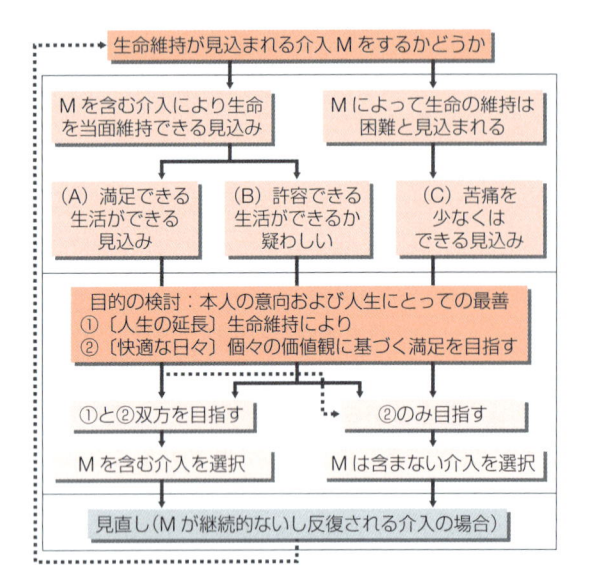

図 V-1　医学的判断―人生の観点での検討

行うことも，倫理的に問題だ」という人々の困惑を念頭に置いたものとなっている．この点に関する指針の要点は次の通りである．

・「人生」と「生命」を区別し，「本人の人生をより豊かにしうる限り，生命はより長く続いたほうが良い」とする (GL 第 2 部概要)．
・「生命」は医学的介入によって働きかける対象であり，本人の人生を支える土台である．「人生」は本人が周囲の人々と関係しながら，「これまでかく生きてきた」，「これからかく生きたい」と自ら物語りを創りつつ生きるものである．そこで，その人生が「より豊かになる」ことが見込まれるなら，生命がより長く続くように，また，QOL がより良くなるようにと，生命に働きかける医学的介入が妥当となる．言い換えると，「人工的栄養補給をすれば生命が延びる」ということだけでは，それを選択する理由にはならず，「延びた人生の内容が本人にとって幸いとは言いがたい」場合は，これを行わないことが倫理的に適切であることになる．
・ある治療が当該の本人に適切であるかどうかは，延命効果と本人の QOL（一般的価値観を物差しとした評価）についての医学的な判断をベースにしたうえで，本人の意思およびその背景にある人生の事情・人生観・個人的価値観を物差しとした QOL の見込みに基づく判断によらなければならない．
・医学的判断と本人の人生にとっての最善についての判断を組み合わせた，生命維持効果が見込まれる治療についての意思決定プロセスの流れをガイドラインは提示している (GL 2.1, 2.2, 2.3)．これを試みにフローチャートにしたものを図 V-1 に示す (ただし，図中の「見直し」の部分は，GL 第 3 部で提示されているものを使っている)．

人工的水分・栄養補給をめぐって

・以上で示した考え方を人工的水分・栄養補給（以下，AHN）の選択に適用して挙げられる留意点の主なものを以下に示す (GL 第 3 部)．
・「口から食べられなくなったら，即 AHN 導入を検討」ではなく，その前に経口摂取の可能性を十分検討する．食事の工夫，摂取のやり方の工夫，あるいは口腔内の状態の改善などによって対処できるかもしれない．
・AHN 導入を検討するとなった場合，本人の現在の状態に対して，何を目指すケアをするかという目的と，どの AHN の方法を選ぶかという手段とを区別したうえで，両者を組み合わせて考える．
・ここで，目的としては，① 人生の延長，② 快適な生活があり，① と ② の双方を目指すか，② のみを目指すかが選ばれる．例えば「胃瘻にするか，末梢点滴かです――前者にすればまだ 1 年，2 年と生きる可能性がありますが，後者にすれば，1 か月半くらいでしょう」などと本人・家族に提示したのでは，① に関する情報のみで ② に関する見込みを欠いており，かつ，目的と手段とが混じった情報として伝わるので，本人側が順を追って考えることを妨げてしまう．① と ② の双方を目指す場合は，人工栄養の具体的方法を選ぶことになるが，② のみ

を目指すという選択の場合には，栄養補給は選ばず，水分補給は快適さのために必要・有効である場合のみ，選ぶことになる．
- いったん選んだ後も，状況の変化に応じ，また定期的に「見直し」を行い，以上の検討を繰り返す（GL 3.3）．例えば，①と②の双方を目指すこととし，胃瘻造設による人工栄養補給を選択した後，相当の期間よい人生を続けられたが，やがて身体全体が衰えてきたとする．このとき，検討プロセスをたどり直したところ，②のみを目指すのが最善だとなったならば，①を目指す栄養補給は終了することになる．これがいわゆる「胃瘻の中止」の意味である．これは決して「死の選択」でも，「餓死させる」でもなく，本人の人生にとって最善の道を選んだというだけのことなのである．
- 高齢者のAHN選択をめぐっては，家族の都合，受け入れ施設の条件といった要素のゆえに，本人の人生にとっての最善を実現し難い状況がしばしばある．ガイドラインは，そういう現実を無視した建前を語るのでも，現実に流されるのでもない道を次のように示している．
- 「現在の環境の許容範囲内でできるかぎり本人の最善を目指し，また家族の負担を許容できる程度に抑える道を探す努力をする」（GL 3.4）——そういう道は見つからないかもしれないが，努力はする，というわけである．

文献
1) 高齢者ケアの意思決定プロセスに関するガイドライン—人工的水分・栄養補給の導入を中心として．日本老年医学会
  （http://www.jpn-geriat-soc.or.jp/proposal/guideline.html）

〈清水哲郎〉

先端医療—臓器移植・再生分野

臓器移植の倫理

臓器売買の禁止

- 最も重要な倫理規定は臓器売買の禁止である．臓器売買はわが国の臓器の移植に関する法律で禁止されているので，抵触すると法的に罰則を受ける．国際的な臓器売買を抑止するためにイスタンブール宣言が2008年に出されてからは，米国を除いて外国人の臓器移植は世界中で原則禁止であるから，海外の施設や斡旋業者への依頼を受けても断るべきである．国内の死体臓器移植は日本臓器移植ネットワークが全例関与しているので心配ないが，生体臓器移植の場合には注意が必要となる．原則として生体ドナーは親族に限定されているが，結婚して間もない間柄の夫婦間や姻族間の生体臓器移植は注意が必要と考える．特に国際結婚の場合には注意が必要である．また，養子縁組を介する親族間の生体臓器移植の場合には，慎重な態度が必要である．もしも，金銭授受が疑われた場合には提供に至るプロセスを即座に中止する．

死体臓器移植の倫理

- 脳死臓器移植と献腎移植である死体臓器移植は，「臓器の移植に関する法律」（1997年，2009年改正）と法律の運用に関するガイドライン（1997年，2010年改正）で規定されているので，倫理的問題が生じる可能性は少ないが，以下に倫理指針のエッセンスを記載する．
1) 移植医は脳死の判定に関与してはならない．
2) 臓器の配分は日本臓器移植ネットワークを介して公平，公正に決定される．

3）レシピエントの移植適応に関しては臓器ごとの専門委員会などにより客観的に決定される．

生体臓器移植の倫理

- 健常であるドナーに侵襲を及ぼすような医療行為は，本来は望ましくない．やむを得ずこれを行う場合には，① ドナーの安全性がきわめて高い確率で保障されること，② ドナーの自発的意思がしっかりと確認されること，が大前提である．したがって，この大前提を確保するための最低条件として倫理指針があると認識している．倫理指針のエッセンスを以下に記載する．

1）ドナーは親族に限定し，親族の範囲の最大限は6親等内の血族，および3親等内の姻族である．
2）生体ドナーの自由意志は家族以外の第三者が確認する．第三者とはドナーの権利保護の立場に立ち，精神科医等の移植に係わらない複数のものとする．
3）ドナーが本人である証明書と，レシピエントと親族関係にある証明書の提出が義務付けられている．
4）生体ドナーは20歳以上の成人に限定されるが，特殊な場合として18歳および19歳で可能となる場合もある．その場合には親権者，または未成年者後見人からも書面による承諾が必要であり，さらに日本移植学会倫理委員会に意見を求める必要がある．
5）非常に例外的なことであるが，親族以外の生体ドナーの場合がある．この際には金銭授受などの利益供与の可能性を特に疑ってきわめて慎重に進める必要がある．当該施設の倫理委員会の審査だけでなく，日本移植学会倫理委員会の審査は必須である．

再生医療の倫理

- 再生医療とは病気やけがで機能不全となった組

表 V-3 再生医療法の下でのリスクに応じた再生医療等提供の手続き

第一種再生医療等	第二種再生医療等	第三種再生医療等
高リスク	中リスク	低リスク
iPS細胞を用いた再生医療 ES細胞を用いた再生医療 遺伝子導入リンパ球を用いた各種癌治療 自己脂肪幹細胞を用いた腎疾患治療 他家脂肪幹細胞を用いた再生医療	自己脂肪幹細胞を用いた豊胸術・再建術	活性化リンパ球を用いた各種癌治療
当該施設の審査組織 特定認定再生医療等委員会	特定認定再生医療等委員会	認定再生医療等委員会
厚生労働省への対応 厚生科学審議会で調査	厚生労働大臣に計画の提出	厚生労働大臣に計画を提出

織や臓器を再生させる医療であると定義されており，さらには創薬のための再生医療技術の応用も再生医療に含まれると解釈されている．
- わが国特有の医療制度である自由診療という制度の下で，脂肪幹細胞を用いた豊胸術や癌に対する細胞免疫療法が再生医療として市中のクリニックで行われ，さらには無規制のわが国へ海外から幹細胞を持ち込んで再生医療が行われることが多くなり死亡症例を含むさまざまな弊害が問題となってきた．
- このような現状の中，iPS細胞医学を世界でリードするわが国において良質な再生医療の研究開発を進めるためには，安全性の面および迅速な実用化の面から新たなルールづくりが必要とされ，2013年11月20日に「再生医療等の安全性の確保等に関する法律（再生医療法）」が成立した．これまでは，当該医療機関の倫理審査

- 委員会の承認と厚生労働大臣承認の下に行われてきた臨床研究（現時点で90件）と自由診療（実態不明）がわが国の再生医療研究の実態であったが，再生医療法の下では，これらをすべて含んで，① 第一種再生医療等，② 第二種再生医療等，③ 第三種再生医療等の3種に分けて行うことになる（表V-3）.
- 再生医療法の施行は2014年秋の予定で，今後はすべての再生医療は厚生労働大臣への研究計画書の提出が義務付けられるので，これに違反すると法的に罰則を受けることとなる．もう1点重要なことは第一種，第二種再生医療等の審査は通常の倫理委員会ではなく，"特定認定再生医療等委員会"で審議されなければならないとされている．この委員会は高度の審査能力と第三者制を兼ね備えるというコンセプトを有しており，通常の倫理委員会メンバーの他に再生医療に関して見識を有する者，細胞培養加工に関する見識を有する者が必要であり，第三者制を確保するために同一の医療機関に所属する者は委員会メンバーの半数未満とされている.

〔上本伸二〕

先端医療―遺伝子医療分野

- 従来，遺伝学的知識が医療の場で利用されるのは，染色体異常症や先天代謝異常などの小児科領域，あるいはきわめてまれで重篤な遺伝疾患に限られる傾向があった．しかし，ヒトゲノム解析研究の爆発的進展により，数多くの疾患の発症に関連する遺伝子が単離され，種々の遺伝学的検査が可能になってきたことから，遺伝医学はすべての医学・医療領域の「共通言語」として理解しておく必要が生じている．
- 遺伝学的検査により明らかにされる遺伝情報（genetic data）は，① 生涯変化しない情報（不変性），② 将来を予測しうる情報（予測性），③ 血縁者も関与しうる情報（共有性）であるため，その扱い方は通常の臨床情報とは異なり，特別な配慮が求められる．本項では，遺伝学的検査に関するガイドラインを紹介し，遺伝カウンセリングを中心とする遺伝子医療部門との連携の重要性について述べてみたい．

遺伝学的検査に関するガイドライン

- 日本医学会では，2011年に，個人の遺伝情報が適切にかつ有効に医療の場で利用されることを目的として，「医療における遺伝学的検査・診断に関するガイドライン」(http://jams.med.or.jp/guideline/genetics-diagnosis.html) を公表した．このガイドラインの特徴を一言で表すと「研究段階の遺伝学的検査から実用段階に入った遺伝学的検査のガイドライン」ということになる．そのため，遺伝学的検査を，① すでに発症している患者の診断を目的として行われる遺伝学的検査と，② 非発症保因者診断，発症前診断，出生前診断を目的に行われる遺伝学的検査の2つに分類し，それぞれにおいて必要とされる診療体制の違いを明確に記載している．
- すでに発症している患者の診断を目的として行われる遺伝学的検査では，原則として，一般診療の流れの中で主治医の責任において行うべきであるとしている．すなわち，主治医が臨床的有用性を確認し，患者・家族に対し，検査前の適切な時期にその意義や目的の説明を行うとともに，結果が得られた後の状況，および検査結果が血縁者に影響を与える可能性があることなどについても患者・家族が十分に理解したうえで検査を受けるかどうか自己決定できるよう支援することとしている．
- 一方，非発症保因者診断，発症前診断，出生前診断を目的に行われる遺伝学的検査において

は，通常，被検者は検査実施時点では，患者ではないため，一般診療とは異なり，遺伝医療（遺伝子診療）として，事前に適切な遺伝カウンセリングを行った後に実施すべきであるとしている．

遺伝カウンセリングの重要性

- 通常の診療行為の中で，鑑別診断，除外診断，あるいは確定診断を目的として，遺伝学的検査が行われている機会が増加してきている．わが国では，発端者の診断・治療にあたっている主治医がさまざまな遺伝に関する情報提供を患者・家族に行っていると考えられるが，遺伝医療で最も重要な遺伝カウンセリングは単なる情報提供だけではなく心理的・精神的・社会的サポートを行うことがきわめて重要である．また，すでに発症している患者の確定診断が遺伝子レベルでなされると，その情報は同一家系内の血縁者の健康管理に役立てられることが多い．すなわち，まだ発症していない健康な方を対象に発症前診断を行い，もし陽性という結果が得られた場合には，早期診断のための定期的スクリーニングを開始することが可能となる．治療法・予防法のある疾患については，患者の血縁者に積極的にその家系の遺伝情報を伝えるべきであるが，患者の主治医が血縁者にアプローチすることは容易なことではない．
- 遺伝カウンセリングは，疾患の遺伝学的関与について，その医学的影響，心理学的影響および家族への影響を人々が理解し，それに適応していくことを助けるプロセスである．このプロセスには，① 疾患の発生および再発の可能性を評価するための家族歴および病歴の解釈，② 遺伝現象，検査，マネジメント，予防，資源および研究についての教育，③ インフォームドチョイス（十分な情報を得たうえでの自律的選択），およびリスクや状況への適応を促進するためのカウンセリング，などが含まれる．

遺伝カウンセリング担当者の養成

- 現在，わが国には，遺伝カウンセリング担当者を養成するものとして，医師を対象とした「臨床遺伝専門医制度」（http://jbmg.org/）と非医師を対象とした「認定遺伝カウンセラー制度」（http://plaza.umin.ac.jp/~GC/）がある．
- 臨床遺伝専門医は基本領域学会（18学会）の専門医取得後，原則として3年間の臨床遺伝医療を実践した後に受験資格が得られるもので，2014年2月現在1,147人が認定されている．
- 一方，認定遺伝カウンセラーは遺伝医療を必要としている患者や家族に適切な遺伝情報や社会の支援体制等を含むさまざまな情報提供を行い，心理的，社会的サポートを通して当事者の自律的な意思決定を支援する保健医療・専門職であり，全国11の修士課程の専門コースで養成されている．2005年に制度が開始されてから，2013年度までに151人が認定されており，全国の遺伝子医療部門，医療機関，検査企業，教育機関などで，わが国の遺伝医療の充実を目的とした活動を行っている．

全国遺伝子医療部門連絡会議

- 従来，わが国においては遺伝学的検査や遺伝カウンセリングを行う遺伝子医療のシステムづくりが遅れていることが指摘されていたが，2000年4月に文部科学省に正式に認められた信州大学をはじめとして，遺伝子解析に関連するガイドラインが制定されたのを契機に，ほとんどの大学病院などの特定機能病院に遺伝子診療部（Department of Clinical Genetics）が設立されるなど，全国的に遺伝子診療の基盤整備が進められている．
- 全国遺伝子医療部門連絡会議は，遺伝子医療部門の存在する高度医療機関（大学病院，臨床遺伝専門医研修施設など）の代表者により構成され，わが国の遺伝子医療（遺伝学的検査および遺伝カウンセリングなど）の充実・発展のため

の活動を行っている．
- 2013年度現在，104の医療機関（80の全医科大学の大学病院と23のそのほかの病院・教育機関）が加盟し，遺伝子医療が抱える種々の問題解決のための活動を行い，その成果を報告書，およびホームページ上で公表している（http://www.idenshiiryoubumon.org/）．このホームページには，「遺伝子医療実施施設検索システム」のボタンがあり，これをクリックすると，疾患分類別，および地域（都道府県）別で，遺伝子医療（遺伝学的検査，遺伝カウンセリングなど）の実施施設を検索することができる．消化器病の領域で，遺伝子医療との連携が強く求められるものは多くはないと思われるが，この検索システムには，家族性腫瘍の疾患分類の中に「消化器がん」の項目があるので，ご利用いただきたい．

おわりに

- ゲノム科学研究の進展により，個々人の遺伝的背景を基礎に，最も適した医療を提供しようという個別化医療が実現されようとしている．次世代シークエンサーの登場により全ゲノム解析が安価に実施できるようになり，"genotype first"すなわち，"まず最初に患者の遺伝子情報を明らかにしてからその後の対応を考える"という医療にシフトしていくことは間違いない．
- しかし，注意が必要なのは，単一遺伝子疾患を除けば，多くの疾患の易罹患性に関する遺伝子情報は確率情報であるということである．遺伝子情報に基づく最適な医療の提供といっても，その患者にとって，必ず良いとは限らない．ゲノム情報を診療の場で適切に利用するためには，各種遺伝学的検査の臨床的有用性を評価するシステムの構築，および遺伝カウンセリングなど遺伝子医療体制の構築が必要である．
- それとともに，広く社会一般にゲノム情報の臨床応用についての利点とリスクを深く理解していただかなければならない．そのためには，常に新たなゲノム科学研究の進展の状況と，起こりうる社会的課題を抽出・整理し，それを基盤に，多分野の専門家および一般市民が協同して議論を深めておくことが必要である．

〈福嶋義光〉

検体，診療情報と臨床研究への利用

検体・診療情報の臨床研究への利用に関する指針

- 疫学研究や臨床研究に検体や診療情報を利用する際の指針は，文部科学省および厚生労働省による「疫学研究に関する倫理指針」[1]および「臨床研究に関する倫理指針」[2]（以下，併せて「倫理指針」）に記載されている*．研究者は，研究開始時までに研究対象者から試料・診療情報などの利用にかかわる同意を受け，当該同意に関する記録を作成することが原則である．
- ヒトゲノム・遺伝子の解析研究にかかわる検体に関しては，「ヒトゲノム・遺伝子解析研究に関する倫理指針」[3]に則り，実施する．

*2014年7月現在，見直しがなされている[4]．

試料等および診療情報の定義

- 「倫理指針」によると，研究に用いられる「試料等」とは，研究に用いようとする血液，組織，細胞，体液，排泄物およびこれらから抽出したDNAなどの人の体の一部を言い，死者にかかわるものも含まれる．ただし，学術的な価値が定まり，研究実績として十分認められ，研究用に広く一般に利用され，かつ，一般に入手可能な組織，細胞，体液および排泄物ならびにこれらから抽出したDNAなどは含まれない．

- 「既存試料」には，① 臨床研究計画書の作成時までにすでに存在する試料，および ② 臨床研究計画書の作成時以降に収集した試料であって，収集の時点では当該臨床研究に用いることを目的としていなかったものが含まれる．
- 「診療情報」とは，診断および治療を通じて得られた疾病名，投薬名，検査結果などの情報を言う．
- 「個人情報」とは，生存する個人に関する情報であって，氏名，生年月日その他の記述などにより特定の個人を識別することができるもの（他の情報と容易に照合することができ，それにより特定の個人を識別することができることとなるものを含む）を言う．
- 死者にかかわる情報に関しては，それが同時に遺族などの生存する個人に関する情報である場合には，当該生存する個人の個人情報となる．

試料等および診療情報の匿名化

- 試料・診療情報などの利用にあたっては，原則として匿名化する必要がある．「匿名化」とは，個人情報から個人を識別することができる情報の全部または一部を取り除き，代わりにその人とかかわりのない符号または番号を付すことを言う．
- 試料に付随する情報のうち，ある情報だけでは特定の人を識別できない情報であっても，各種の名簿などで入手できる情報と組み合わせることにより，その人を識別できる場合には，組み合わせに必要な情報の全部または一部を取り除いて，その人が識別できないようにする．これは「連結可能匿名化」と「連結不可能匿名化」に分けられる．
- 「連結可能匿名化」とは，必要な場合に個人を識別できるように，その人と新たに付された符号または番号の対応表を残す方法による匿名化を言う．
- 「連結不可能匿名化」とは，個人を識別できないように，その人と新たに付された符号または番号の対応表を残さない方法による匿名化を言う．

試料等の利用に関してのインフォームドコンセントの取得とその原則

- 研究者は，試料を研究に利用する際には，研究対象者に研究に関する十分な説明を行い，研究の意義，目的，方法などを理解していただき，自由意志に基づいた同意を得る必要がある（インフォームドコンセント）．その際，次の4点が原則となる．
1) 広く医学の進歩を目的とした研究に用いること．
2) 提供者の自由意志であり，撤回も可能であること．
3) 倫理審査委員会により審査され，機関の長の承認を得たのちに実施されること．
4) 検体が匿名化されていること．

研究対象者から同意を受けることができない場合

- 研究対象者から同意を受けることができない場合は，次のいずれかに該当することについて，倫理審査委員会の承認を得て，組織の代表者の許可を受けたときに限り，当該試料を利用することができる．
1) 当該試料が匿名化されていること．
2) 1) に該当しない場合，試料の利用に関して同意のみが与えられているが当該研究における利用が明示されていない研究の場合は，次の要件を満たしていること．
   ① 当該研究の実施について試料の利用目的を含む情報を公開していること
   ② その同意が，当該研究の目的と相当の関連性があると認められること
3) 当該試料が1) および2) に該当しない場合は，次に掲げる要件を満たしていること．
   ① 当該臨床研究の実施について試料の利用目的を含む情報を公開していること

② 研究対象者となる者が研究対象者となることを拒否できるようにすること
③ 公衆衛生の向上のために特に必要がある場合であって，研究対象者の同意を得ることが困難であること

包括同意による研究

- 診療の際に得られた検査データや経過，治療の際に得られた血液などの生体試料の残りなどを，その時点では具体的には決まっていなくても，将来何らかの研究に使用するために初診時に同意を受けたい場合に「包括同意」として同意を得ることができる．
- 包括同意の依頼文は，掲示板またはホームページにその趣旨を掲載し，文書で同意を得る．包括同意が得られた試料・診療情報に関しては，個別に説明や同意を得ることは必要ないが，上記（研究対象者から同意を受けることができない場合）に則り，研究計画について倫理審査委員会の承認を得て，その研究内容の詳細や対象者を，院内掲示またはホームページなどで周知する必要がある．

試料等の保存

- 研究責任者は，試料の保存にあたっては，以下のことを守る必要がある．
1) 研究に関する試料を保存する場合には，研究計画書にその方法などを記載するとともに，個人情報の漏えい，混交，盗難，紛失などが起こらないよう適切に，かつ研究結果の確認に資するよう整然と管理しなければならない．
2) 試料の保存については，研究対象者との同意事項を遵守し，試料を廃棄する際には，必ず匿名化しなければならない．
3) 保存期間が定められていない試料を保存する場合には，研究の終了後遅滞なく，研究機関の長に対して，① 試料の名称，② 試料の保管場所，③ 試料の管理責任者，④ 研究対象者から得た同意の内容について，報告しなければならない．これらの内容に変更が生じた場合も同様である．

他の機関への試料の提供，あるいは他の機関の試料の利用

1. 試料の提供を受けて研究を実施する場合
- 研究責任者は，所属機関外の者から既存試料の提供を受けて研究を実施しようとするときは，提供を受ける試料の内容および提供を受ける必要性を研究計画書に記載して倫理審査委員会の承認を得て，組織の代表者等の許可を受けなければならない．

2. 既存試料を提供する場合
- 所属機関外の者に臨床研究に用いるための試料を提供する場合には，試料提供時までに被験者から試料の提供および当該臨床研究における利用にかかわる同意を受け，ならびに当該同意に関する記録を作成することを原則とする．ただし，当該同意を受けることができない場合には，上記（研究対象者から同意を受けることができない場合）の条件を必要とする．

文献

1) 文部科学省・厚生労働省「疫学研究に関する倫理指針」(2007年11月1日施行，2008年12月1日一部改正)(http://www.niph.go.jp/wadai/ekigakurinri/rinrishishin.htm)
2) 厚生労働省「臨床研究に関する倫理指針」(2003年7月30日，2008年7月31日全部改正，平成21年4月1日より施行)(http://www.mhlw.go.jp/general/seido/kousei/i-kenkyu/rinsyo/dl/shishin.pdf)
3) 文部科学省・厚生労働省・経済産業省「ヒトゲノム・遺伝子解析研究に関する倫理指針」(2013年2月8日全部改正)(http://www.mhlw.go.jp/seisakunitsuite/bunya/hokabunya/kenkyujigyou/i-kenkyu/dl/130208sisin.pdf)
4) 第11回疫学研究に関する倫理指針及び臨床研究に関する倫理指針の見直しに係る合同会議資料(http://www.mhlw.go.jp/stf/shingi/0000047898.html)

〈石橋大海〉

臨床試験における倫理と関連委員会

- 臨床研究における倫理はヘルシンキ宣言（人間を対象とする医学研究の倫理的原則，世界医師会）が基本であるが，それ以外にも各種の法規制，倫理指針（**表V-4**）を遵守する必要がある．研究内容によって，遵守すべき法令・指針も異なり，法令などが規定する倫理審査委員会等の成立要件も違うので研究者にとっては難解なシステムとなっている．
- また，倫理上の審査に加えて，個人情報保護への対応，公的研究費においては利益相反管理も必要である．臨床研究が該当する法令・指針によって，倫理審査の申請先（事務局），提出書類も異なるため，その判断が研究者にとっては最初の難関となるが，本項では臨床試験に限定して解説した．

臨床試験とは

- 臨床試験は臨床研究のサブセットであり，医学における介入研究と定義されることが多い．介入とは研究目的で，ヒトの健康に関するさまざまな事象に影響を与える要因（健康の保持増進につながる行動，医療における疾病の予防，診断または治療のための投薬，検査などを含む）の有無や程度を制御する行為（通常の診療を超える医療行為であって，研究目的で実施するものを含む）とされる．
- 侵襲とは研究目的で研究対象者の身体または精神に日常生活で被る範囲を超える非生理的作用を及ぼす行為を指す．侵襲を伴う介入研究を例示すると未承認薬を用いた研究，新医療技術を用いた研究，既承認薬などを割り付けした研究，終日行動規制を行う研究，採血を行う研究，咽頭ぬぐい液を検体とする体外診断薬を用

表V-4 遵守すべき法令・倫理指針など（厚生労働科学研究公募要項から）

- ヒトに関するクローン技術等の規制に関する法律（平成12年法律第146号）
- 感染症の予防及び感染症の患者に対する医療に関する法律（平成18年法律第106号）
- 遺伝子組換え生物等の使用等の規制による生物多様性の確保に関する法律（カルタヘナ議定書，平成15年法律第97号）
- 特定胚の取扱いに関する指針（平成13年文部科学省告示第173号）
- ヒトES細胞の樹立及び分配に関する指針（平成21年文部科学省告示第156号）
- ヒトES細胞の使用に関する指針（平成21年文部科学省告示第157号）
- ヒトiPS細胞又はヒト組織幹細胞からの生殖細胞の作成を行う研究に関する指針（平成22年文部科学省告示88号）
- ヒトゲノム・遺伝子解析研究に関する倫理指針（平成25年文部科学省・厚生労働省・経済産業省告示第1号）
- 医薬品の臨床試験の実施の基準に関する省令（平成9年厚生省令第28号）
- 医療機器の臨床試験の実施の基準に関する省令（平成17年厚生労働省令第36号）
- 手術等で摘出されたヒト組織を用いた研究開発の在り方について（平成10年厚生科学審議会答申）
- 疫学研究に関する倫理指針（平成19年文部科学省・厚生労働省告示第1号）
- 遺伝子治療臨床研究に関する指針（平成16年文部科学省・厚生労働省告示第2号）
- 臨床研究に関する倫理指針（平成20年厚生労働省告示第415号）
- ヒト幹細胞を用いる臨床研究に関する指針（平成22年厚生労働省告示第380号）
- 研究機関等における動物実験等の実施に関する基本指針（平成18年文部科学省告示第71号），厚生労働省の所管する実施機関における動物実験等の実施に関する基本指針（平成18年6月1日付厚生労働省大臣官房厚生科学課長通知）または農林水産省の所管する研究機関等における動物実験等の実施に関する基本指針（平成18年6月1日付農林水産省農林水産技術会議事務局長通知）

いた研究などとなる．侵襲を伴わない介入研究の例として食品を用いた研究，うがい効果の有無の検証などの生活習慣にかかわる研究，日常生活レベルの運動負荷をかける研究などが挙げられる．侵襲の有無によって説明・同意の手順に違いが出ることがある．

臨床試験の実施の手順の原則

- 臨床試験を実施するにあたってはさまざまな法規制・指針に準拠する必要がある．臨床試験を実施するためには，大原則として臨床試験実施機関の長の承認が必要である．この承認は実施医療機関の長の個人としての承認ではない．当該臨床試験を実施することに関し，倫理審査委員会に諮問し，その結果で承認するという手順を踏むことが求められている．基本的な流れは図V-2のとおりである．

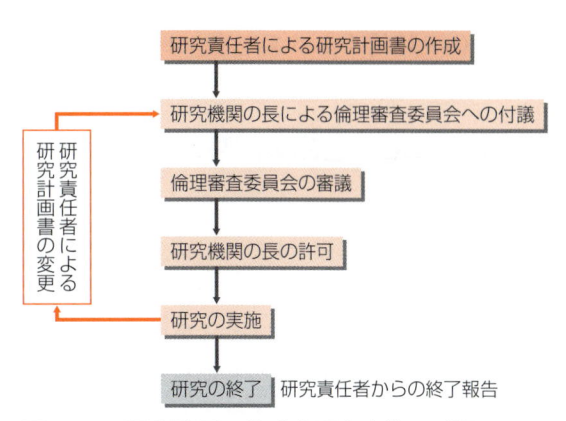

図 V-2 研究計画に基づく研究実施の手順

臨床試験の倫理審査の法的根拠
（表 V-4）

- まず法令，通知などの基準にかかわる用語を簡単に解説する．法治国家の構造として，憲法・法律があり，法律に基づいた規制として「省令」があり，その下に「告示」，「通知」が置かれるといった序列がある．例えば，医薬品などの承認申請に用いられる臨床試験（＝治験）が対応する「医薬品の臨床試験の実施の基準に関する省令」（厚生省令第28号，以下，J-GCP）は厚生労働省の告示である「臨床研究に関する倫理指針」に優先する．
- 遺伝子組換えやクローン技術を含む研究やES細胞などを含む研究を除くほとんどの臨床試験は，J-GCP対応の（企業主導あるいは医師主導）治験あるいは製薬企業などが実施する製造販売後臨床試験などの医薬品医療機器等法（改正薬事法）の規制下にある臨床試験とそれ以外の臨床試験に大別すると理解しやすい．治験や製薬企業などからの依頼を受けて実施する「医薬品の製造販売後の調査および試験の実施の基準」（厚生労働省令第171号，GPSP）に基づいて行われる臨床研究などは，省令に基づくため，臨床研究や疫学研究の倫理指針，ならびにヒトゲノム・遺伝子解析研究に関する倫理指針は適用されない．
- J-GCPは医薬品規制調和国際会議による臨床試験の倫理指針（以下，ICH-GCP）に基づいて1997年に策定されているが，ICH-GCPより詳細な設定がされている部分もあり，同一ではない．J-GCPには治験の依頼をしようとする者による治験の準備に関する基準として治験実施計画書の項目の内容が，治験依頼者による治験の管理に関する基準として治験薬の管理，副作用情報，モニタリング・監査など，治験を行う基準として，治験審査委員会，実施医療機関，治験責任医師，被験者の文書同意の詳細などが細かく規定されており，詳細はガイダンス（薬食審査発1228第7号）に記載されている．治験については医薬品医療機器総合機構の実地調査もされているため，大きな問題は指摘されていない．
- 企業主導治験・医師主導治験など薬事法が適用される臨床試験以外の医師主導臨床試験の多くは「臨床研究に関する倫理指針」が対応する．これはガイダンスであるので法律違反にならないが，公的研究機関や公的研究費を受けている場合にはペナルティが発生する．現在，疫学研究の倫理指針と臨床研究の倫理指針を統合した「人を対象とする医学系研究に関する倫理指針」（以下，統合指針）の取りまとめ中であり，執筆時点と異なる可能性があるが，2013年夏に臨床試験データ操作の疑惑のために一連の論文が撤回された事件を踏まえて，統合指針は

ICH-GCP に近くなっていくことが想定される．

ICH-GCP と臨床試験の倫理指針の違い

- ヒトを対象とする臨床試験の計画，実施，記録および報告に関し，被験者の権利，安全および福祉がヘルシンキ宣言に基づく原則に沿った形で保護され，倫理的，科学的な質を担保するための基準として日米欧 3 極で 1996 年に ICH-GCP が合意されており，ICH-GCP に基づいて，わが国の医薬品・医療機器の製造販売承認申請時に添付される臨床試験成績の品質保証の基準として J-GCP がつくられた．米国では 1974 年に国家研究法が成立し，臨床研究は法律に基づいて倫理審査委員会で倫理審査がされている．しかし，わが国では治験以外の臨床研究は法で規制されていない．
- 臨床試験を実施する立場で治験と現行の臨床研究の指針とを比較してみると手間がずいぶん違っている．治験の倫理審査では，① 自施設で起きた重篤な有害事象，② 治験の実施体制の変更，③ 治験薬にかかわる安全性情報（治験薬概要書で予測できない副作用情報，年に 1 回の安全性定期報告など），④ 年に 1 回以上の治験を継続することについてなどの資料を提出するため，ほぼ毎月継続審査を受けなければならない．
- 一方，多くの臨床研究は ICH-GCP に準拠してモニタリング・監査が実施されていないのでデータの確認がされていない．臨床試験を実施するにあたって，最も人手がかかるのが，データセンター運営やモニタリングである．統合指針では医薬品または医療機器の有効性または安全性に関する研究には ICH-GCP に準拠してモニタリングなどが義務化されることが議論されており，そうなった場合は臨床試験を実施するハードルが高くなることが予想される．

臨床試験成績の透明化のためにしなければならないこと

- 臨床試験成績の透明化を図るために，ICH-GCP 準拠以外にも，① 臨床研究の登録制度，② 利益相反管理，③ 倫理審査委員会の厚生労働省などへの登録・情報公開，④ 重篤な有害事象発生時の対応が求められている．

1. 臨床研究の登録

- 医学雑誌編集者国際委員会（ICMJE）が 2004 年 9 月に，介入を伴う前向きの検証的臨床試験は最初の参加者の組み入れまでに試験の概要の登録を論文掲載の必要条件とする旨の声明を公表した．ネガティブな臨床試験結果の隠蔽や不開示に伴う出版バイアスの抑止や解析手順の透明化，無駄な試験の排除など臨床試験の透明性確保，臨床試験へのアクセスの確保などを目的としている．国内では UMIN-CTR，日本医師会治験促進センター，JAPIC に無料の登録サイトが用意されている．国内試験であっても米国 NIH の ClinicalTrials.gov には登録可能である．

2. 利益相反（conflict of interest；COI）管理

- 「経済的な COI 状態が生じること自体に問題があるわけではなく，施設・機関がそれらを適切にマネジメントし，バイアスがかけられているとみられかねない状況を是正し，研究者および施設・機関をいわれなき非難から守るような仕組みを構築することが重要」（日本医学会）とされ，研究計画書への利益相反に関する状況の記載だけでなく，厚生労働科学研究費などでは倫理審査委員会とは別に COI 管理委員会による管理が求められている．

3. 倫理審査委員会などの公開

- 全国に 1,217 ある治験審査委員会（2013 年 12 月現在）については医薬品医療機器総合機構のホームページに，また厚生労働省の臨床研究倫理審査委員会報告システムには 1,325 の倫理審査委員会が登録されており，毎年，更新されている．

4. 重篤な有害事象発生時の対応

- 重篤な有害事象発生時は研究機関の長に報告するだけでなく，他の共同研究者との情報共有が必要である．また，予測できない重篤な有害事象発現時には国への報告が求められている．

■ 臨床試験（治験を除く）を計画する立場からみた倫理審査と倫理審査委員会

- 臨床試験を計画する者は，研究計画書を作成する．研究計画書に記載する事項は，倫理指針などで規定されている．
- 侵襲を有する介入試験である臨床試験では，同意説明文書による被験者の文書同意が必須である．同意説明文書への記載内容も倫理指針などで規定されている．
- 臨床試験は補償保険など，研究によって生じた健康被害に対する補償および対応も検討する必要がある．研究責任者は臨床研究に関連する重篤な有害事象および不具合などに関する情報を倫理審査委員会に報告する必要があり，その手順を決めておく．
- 遺伝子解析研究が併存するのであれば個人情報管理者を設置し，遺伝子情報を被験者に開示するのであれば，遺伝カウンセリングの機会を提供する必要がある．
- 倫理審査委員会で承認された後も，試験開始前に臨床試験の登録，試験開始後も実施医療機関の長を介して倫理審査委員会へ重篤な有害事象などの報告，経過報告，終了報告が必要である．

■ 共同研究の臨床試験を実施する立場からみた倫理審査と倫理審査委員会

- 共同研究で，主たる研究機関で倫理審査委員会の承認を受けている臨床試験について実施医療機関として参加する場合には，迅速審査の対象となりうる．しかしながら，自施設で重篤な有害事象などが発現した場合は実施機関の長を介して倫理審査委員会へ報告することが必要である．また，研究経過の報告，終了報告も必要である．

■ 倫理審査委員会を運営する立場（事務局）から見た倫理と倫理審査委員会

- 治験審査委員会は現行の倫理審査委員会の要件を包含するため，治験審査委員会が臨床研究の倫理審査委員会を兼ねることが多いが，ヒトゲノム・遺伝子解析研究に関する倫理指針や遺伝子治療臨床研究に関する指針などで規定する倫理審査委員会の要件を満たさないこともあるので注意が必要である．大学などでは倫理審査委員会・事務局が複数あるため，どこが所管となるのか混乱することがある．
- 臨床研究の倫理指針における倫理審査委員会の設置要件は現行では法人などに限定されているが，今後，要件が変わる可能性がある．
- 委員は医学・医療の専門家，人文・社会科学の有識者，一般の立場を代表する者，外部委員，男女両性といった要件がある．倫理審査委員会の情報（委員名簿，開催状況，会議録など）は厚生労働省が指定したデータベースに少なくとも年1回は公開することが求められており，今後，委員会の認定なども視野に入っている．倫理審査は被験者保護から臨床試験の信頼性担保の監視役になりつつある．

〈伊藤澄信〉

セカンドオピニオン

- セカンドオピニオンに限らず患者に納得いただける説明というのは難しい。セカンドオピニオンは告知を前提とした患者・家族への説明である。30数年前，筆者が研修医のころにはがんの病名告知すら禁忌であったが，今や病状告知が当然のごとく求められる。
- セカンドオピニオンの背景には，患者・家族の意識の変化とともに患者・家族の不安・不信・不満が存在する。本項ではセカンドオピニオンとともに「治らない状況をどう説明するか」について考察したい[1]。

セカンドオピニオンとは

- セカンドオピニオンは，患者あるいはその家族が，現在診療を受けている医師とは別の医師から，自分あるいは家族の疾患にかかわる診断や治療について独立したアドバイスを受けることと定義される。現在診療を受けている医師からの説明がファーストオピニオンである。セカンドオピニオンは患者・医療者間の信頼関係を強化することが本来の趣旨である。
- セカンドオピニオン外来では検査や治療は行われない。また，医療訴訟の相談・転院希望など直接治療にかかわる問題はその範疇から外れる。
- 「セカンドオピニオン」のわが国での歴史は浅く，がん医療の均てん化が取り上げられるようになったころから注目され[2]，2006年4月に診療情報提供料Ⅱが新設されたことで広く実施されるようになった。

セカンドオピニオンの実際

- セカンドオピニオンを受ける場合，医療機関ごとに相談の受付方法，場所，相談時間，料金などの確認が必要である。費用は保険外診療となり10,000円（3,000〜20,000円，消費税別），時間は30〜60分を設定しているところが多い。がん診療連携拠点病院の指定要件や国立病院機構の通知などではセカンドオピニオンが申し出やすいよう配慮すべきことが指導されている。
- 四国がんセンターを例に実際を紹介する。当院は入院405床，がん登録件数約3,000件/年の愛媛県がん診療連携拠点病院である。セカンドオピニオン窓口への問合せ件数は500人超/年あり，実際にセカンドオピニオンに至るのは約400件/年である。診療科は多い順に消化器，呼吸器科，泌尿器科，乳腺外科，婦人科，頭頸科であった（2012年度）。
- 受付窓口の注意として，申込者である患者・家族には通常の受診（転院）相談とセカンドオピニオンの違いが理解されていないことも多いため，受付時に医療相談員が内容を確認する。患者本人・家族の電話相談で済む場合も多く，逆に転院を希望している場合は慎重な判断が求められる。セカンドオピニオンの当日に外来診療（検査の実施など）が加わると全額自己負担となってしまうので，事前に自費診療と保険診療の区別について説明しておく必要がある。

セカンドオピニオンの動機

- セカンドオピニオンを求める動機は，①診断結果や治療方針を確認したい，②専門家の意見を聞きたい，③今の治療に疑問（不安・不信・不満）がある，が挙げられる。
- 相談は治療方針に関することが80〜90％，診断に関することが5％，転院希望や担当医への不満が数％存在する。治療方針の内訳としては再発や根治不能な場合の化学療法・放射線治療（50〜60％），緩和ケア（20〜30％），手術適応・方法（乳房温存，センチネルリンパ節，骨盤内臓器全摘，早期がん，内視鏡治療など）（10〜20％）がある。そのほかに術後補助化学療法，

肝動注，造血幹細胞移植，免疫療法，温熱療法，民間療法などもある．

セカンドオピニオンの回答

- 患者への説明は，相談の場で紙に書いて説明する．紹介元の担当医にはセカンドオピニオンとしての意見と患者への説明内容を記して文書で返書する．
- 別の専門家の意見も聞いて自分で治療法を選びたいという場合，多くはセカンドオピニオンにより納得され，紹介元での診療継続に収まる．術後再発時の化学療法など効果の不確実性や副作用，療養生活上の観点から治療法の選択に悩んでいる場合には，一専門医としての体験を踏まえ前医の説明を補強し，真摯に患者の意思決定をサポートする．
- 紹介医と意見が異なる場合やあえて前医から提示されていない治療方針を提示する場合には，医師たるプロフェッショナルのマナーとして前医への配慮が求められる．最近は，標準治療を逸脱した治療方針がファーストオピニオンとして提示されている事例にはほとんど遭遇することがなくなった．
- 担当医への不満・不信があると推察される場合について踏み込んでみたい．不満としては，「面談の時間が少ない，詳しく説明してもらえない，予後の説明がない」といった場合や，「複数の診療科を受診しているが意見が異なる」という訴えを経験する．主治医の意図が誤解されていたり，正しく伝わっていなかったりする．そのような場合には，紹介医の方針と患者の理解のズレの解消を図る．患者・家族が納得できるように紹介医の説明を補強し一定の方向に収束させる．
- 「これまでの治療がこれでよかったのか」と悩んでいる場合もある．患者はエビデンスではなく救いを求めている．患者の悩み・関心事は全く言葉に表出されていない場合もある．医師の支持的対応力が試される場面であり，平素からカウンセリング技法や臨床心理学などの専門書にあたるなど対応力を磨いておきたい[3]．民間療法などについて明らかに不利益な治療を選択しようとしている場合には専門的立場から軌道修正を試みるべきであるが，断定的に否定せず，まずは患者の味方であることを認めてもらわなければ始まらない．
- 患者本人と家族の意向にズレがある場合の対応についても触れておきたい．家族から，「がんであったことは伏せて欲しい」，「切除しきれなかったことは伏せて欲しい」という要望により本人に真実が伝えられていない場合がある．納得のいく説明がなくて本人は苦悶している．本人・家族とも困り果て，「セカンドオピニオン」の形で仲裁を求められていると考えるべきであろう．本人の年齢や立場，家庭の問題など事情はさまざまであろうが，いつかは真実を伝えないと収拾不能に陥る．セカンドオピニオンを求めてきたタイミングが厳しい現実を共有するタイミングとも言えるかもしれない．

説明不足となりやすい医療用語

- セカンドオピニオンからみて説明が正しく伝わりにくい用語，理解にズレが生じやすい言葉を挙げる．相手に伝わる言葉で説明が必要である．
・標準治療："並"の治療と思う．患者は"上"の治療を受けたいという希望をもつ．根拠に基づいた最善最良の治療（ベストプラクティス）である．
・根治的（局所）切除：根治的切除を受けたのになぜ再発したのかと不信に思う．肉眼で確認できるがんをすべて切除しても再発の可能性が残る．
・抗癌薬の有効率：がんが治る率であると期待してしまう．がんが一時的に縮小する率である．
・再発の早期発見：「調子が悪いことを伝えていたのに様子をみましょうと言われて再発の発見・治療が遅れた」という不満はよく聞かされ

る．一部の例外はあるとしても「再発の早期発見・早期治療は予後を改善しない」ことを患者は知らない．再発前のタイミングで話しておくべきである．
- 再発時の抗癌薬治療：再発時の抗癌薬治療目的は延命（緩和医療）である．再発時には今後の見通し（治る見込みがなくなったこと）について説明が必要である．術後アジュバンドとして治癒を目指す抗癌薬治療と再発後に延命を目指す抗癌薬治療の違いは患者にはわからない．
- 抗癌薬の効果と有害事象：細胞毒性が強い抗癌薬は一般に performance status 2 までが適応である．治療の適応がなくなった段階でも患者には通常体力が残っている．そのときにわかに緩和医療を勧められることには抵抗感がある．早い段階で治療終了時のことを説明しておく必要がある．

考察

逆説的で恐縮であるが，先日次のような投書をいただいた．「医者の心ない一言に父がとても傷つきました．まだ頑張ろうと思っている父に対し，"それは無理です"はないと思います．いきなり言われたので聞いていた家族もびっくりしました．その場は，父に上手く取り繕ったのですが，その後もずっとそのことが辛いと言い続けていました．家族としてはダメだとわかっていても，少しの可能性にでもかけたいのです．その希望を踏みにじったひどい一言でした．医者はたしかに偉いかもわかりませんが，人の心の痛みもわからないような医者は，人間としては失格です」．そこに至る数年間（?）を共に病気と闘った患者と主治医の関係を灰じんに帰した発言である．医師にはその場の空気を察し相談者の心情・背景に思いを至らした深い思慮の結果として相手の心を支えることが求められている．この場面では回答を保留する対応がベターだったかもしれない．しかし元をただせばその発言に行きつくまでの長い経過中に主治医が説明責任を果たしてこなかったことの結末ではなかろうか．

セカンドオピニオンに対応してみて「わかりやすく客観的に説明する」ことの難しさを自覚させられることは多い．セカンドオピニオンは1回限りの一期一会であり，説明を保留するチャンスは与えられていない．他方，セカンドオピニオンを受ける患者本人・家族にも覚悟が求められる．治らない状況の中で真実を知ることは，必ずしも当事者の望む希望にはつながらない．「楽観が許されない状況の中で生きること」には本来医療者が立ち入れない患者・家族の領分が存在する．しかし医療者はしばしばそこに踏み込まざるをえない．医療者としては悩みながら腹をくくって対応するしかない．厳粛なる真実を伝えることの難しさを分かち合い，医療者の負担を軽減するところに現在のセカンドオピニオンの価値は存在する．

文献
1) 春日武彦：「治らない」時代の医療者心得帳―カスガ先生の答えのない悩み相談室．医学書院，2007
2) 野村和宏：セカンドオピニオン―その背景と推進．〈http://www.fukushihoken.metro.tokyo.jp/iryo/iryo_hoken/gijiroku/second.files/s.o_02.pdf〉
3) 春日武彦：援助者必携　はじめての精神科，第2版．医学書院，2011

〈谷水正人，村上貴俊〉

インフォームドコンセント

概念

- インフォームドコンセント（informed consent）は，「正しい情報を得た，あるいは伝えられたうえでの合意」を意味する概念である．あらゆる法的契約に適応される概念であるが，わが国では主に医療行為について汎用されている．

- 医療法1条「医療の担い手は，医療を提供するに当たり，適切な説明を行い，医療を受ける者の理解を得るように努めなければならない」に定められている内容の実践形式である．国際法的にもジョグジャカルタ原則（2006年）に必要性，重要性が明記されている．ここでの説明は医療を受ける者が自己決定権を行使が可能であるための必要な情報として十分なものであることが必要であるが，緊急性，重大性，患者の年齢，理解力などにより，相応の考慮が必要である．なお，同意は医療者，医療を受ける者双方の意見の一致・コンセンサスを意味しており，決して医療者が提供する方針・情報を，医療を受ける者が受け入れるものではないことを銘記する必要がある．すなわち，医療者の権威（パターナリズム）による医療ではなく，医療を受ける者の選択権・自由意志を最大限尊重する理念である．
- なお，臨床試験/治験については，ニュルンベルグ綱領を基にしたヘルシンキ宣言にインフォームドコンセントの必要性が勧告されている．

インフォームドコンセントの実践

- 通常は医療を受ける患者本人や家族に対し，口頭，必要に応じて文書を併用して医療の内容の方針について説明をする．すなわち，病状，その時点での病名，予後，診断上の問題点，治療方法の種類と，有害事象を含む利益・不利益，予後に関する事項を科学的に正確に伝達し，理解を求める．しかし，その説明の範囲，程度についての具体的ガイドラインはなく，各医療機関の裁量に委ねられている．説明にあたっては，説明を受ける者の心情，価値観，理解力を十分に考慮して，理解が得られるように専門用語などは避けわかりやすく説明し，決して，一方的な説明にならないようにすることが大切である．医療を受ける者が誤解したり，説明不足で誤った判断となった場合，説明義務違反となるので，説明には十分な時間をかけることも必要である．また，できうる限り多くの情報を提供することも重要である．
- 説明にあたって，本人と家族で意見が一致しない場合は本人の意思が優先されるのが原則である．なお，医療者は判断力のある医療を受ける本人には説明義務があるが，その家族に対する説明の法的義務はないことが判例で確認されている．
- 選択すべき項目が複数存在し，しかもそれらの優劣が明確でない状況で，その医療を受ける本人が1つを選択する必要が生じる場合がある．こうした場面における選択・決定をインフォームドチョイス（informed choice），インフォームドデジション（informed decision）と呼称する．
- 同意・納得，あるいは拒否が得られた場合，一般には「十分な説明を受け理解したうえで，同意します/拒否します」という，書面に署名することで医療を受ける者は明確な意思表示をすることになる．書面による合意は法的には必須ではないが，現在では書面による意思確認が通常となっている．こうした一連の手続きを経て得られた同意について，医療を受けるものは選択した同意事項に関する方針および結果に責任を負うこととなる．また，撤回を示さない限りは同意された医療に協力することが求められる．
- 外科治療，がん治療などで，予想される有害事象について，医療者の責任追及を行わないなどの誓約書もみられるが，重過失がある場合の責任追及や起訴を制限するものではないとされている．
- インフォームドコンセントは医療を受ける者の人権擁護，自己決定権の擁護が基本ではあるが，医療者側と医療を受ける者間の信頼関係を築くうえでも重要であるという1995年の厚生省「インフォームド・コンセントの在り方に関する検討会」の報告書の指摘を銘記すべきである．

インフォームドコンセントの実現が困難な場合

- インフォームドコンセントは医療を受ける者が十分な理解力，判断力，時間的余裕などがあるという前提で成立している．しかし，上記の点が満たされない場合も少なからず存在する．

1. **未成年者に対するインフォームドコンセント**
- 未成年者であっても判断能力が十分と認定されれば，そのインフォームドコンセント，決定意思は尊重されるのは当然ではあるが，判断能力の評価法は確立されていない．米国小児科学会では15歳以上では本人に対してインフォームドコンセントを得るべきとしている．
- 理解困難な乳児，幼児については保護者の同意に基づく医療となり，本人の自己決定権は制限されるが，子ども自身が「未来を得る権利」を有していることより，保護者が代替同意の根拠を有するとされている．

2. **意思疎通困難な場合のインフォームドコンセント**
- 意識障害，認知症などの状態で判断が困難で意思能力が欠如している場合は，本人の意思確認は困難である．この場合は，家族，法律上の後見人などの代理人による同意により，インフォームドコンセントを得ることになる．

3. **精神疾患を有する場合のインフォームドコンセント**
- 精神保健及び精神障害者福祉に関する法律により，医療を受ける者の意思にかかわらず合法的に入院，医療を行うことが可能である．医療保護入院は精神保健指定医の診断により，家族の同意を得たうえでの入院加療が行われる．措置入院，緊急措置入院は家族の同意なしでも入院加療が可能である．

4. **救急患者のインフォームドコンセント**
- 生命の危機など時間的余裕がない場合には，いわゆるインフォームドコンセントを省略して医療を行うことは容認されている．こうした点から，意思表示カード，例えば心肺停止時の蘇生を拒否するDNR（do not resuscitate）の意思表示などの普及が必要である．

5. **医療を受ける本人の主義，主張によりインフォームドコンセントが困難な場合**
- 医学的に標準的とされる治療法以外の治療法を選択し，その選択が医学的に明らかに不適切となる場合もある．インフォームドコンセントでは本人の主体的選択が優先されるので，十分な情報提供を行ったのであれば，本人の自己決定権は最大限に尊重されることとなり，それに伴う責任も本人が負うこととなる．

6. **がんに対するインフォームドコンセント**
- わが国ではがんの告知は家族のみという慣習があったが，インフォームドコンセントの普及により，本人への告知率は大きく上昇しており，原則となってきている．しかし，終末期では告知を望まない場合も少なくない．本人の性格，精神状態，家族の希望を総合的に勘案し，本人に説明する情報内容を考慮することが現時点では必要であろう．

臨床現場でのインフォームドコンセントの実際

1) 現病歴，現在までの検査成績から担当医が判断した病名・病態のわかりやすい説明．
2) 必要な検査，手技を含めた治療の必要性と理由，その選択の理由．
3) 具体的な検査，治療の手順と前後における注意事項の説明．
4) 行われる検査，治療により期待できる効果を，他の方策による可能性を含めて具体的に示す．
5) 検査，治療により生じる可能性のある偶発症，有害事象，および判明していればその頻度についてわかりやすく説明する．施設における状況も説明することが望ましい．

- 上記の点について十分な理解を得るための説明が大切である．また，既往の疾患とそれらに対する治療，現在受けている他領域での治療内容

を勘案して，それらの影響，配慮についても説明することも重要である．

おわりに

- インフォームドコンセントは医療を制約するものではなく，医療者の知識・技能を最大限に発揮する要素である．またこれにより，医療を受ける者との相互理解・信頼を築くものである．

（銭谷幹男）

VI 知っておきたい重要事項

消化器感染症の取り扱い

- 本項では，消化器感染症のうち，都道府県知事や保健所などへの届け出が必要となる主な疾患について述べる．
- 「感染症の予防及び感染症の患者に対する医療に関する法律（感染症法）」に基づき全数報告の対象となる消化器感染症は，3類感染症のコレラ，細菌性赤痢，腸管出血性大腸菌感染症，腸チフス，パラチフス，5類感染症のアメーバ赤痢，クリプトスポリジウム症，ジアルジア症である（肝疾患については他項参照）．ほかに，黄色ブドウ球菌，ボツリヌス菌，カピロバクター，サルモネラ，腸炎ビブリオなどの細菌やノロウイルス，ロタウイルスなどのウイルスによる食中毒が発生した場合も保健所に届け出ることが望ましい．
- 以下に，各疾患の概念・頻度，症状や診断，治療法，報告の基準を解説するとともに，消化器感染症の予防方法，届け出方法と患者の取り扱いについても述べる．

コレラ

概念・頻度

- コレラ毒素産生性コレラ菌（*Vibrio cholerae* O1）または *V. cholerae* O139 による急性感染性腸炎である．
- これらの菌に汚染された食品や飲料水を介して経口感染する．
- わが国におけるコレラは，ほとんどが輸入感染症である．

症状

- 潜伏期間は数時間から5日，通常1日前後である．
- 下痢を主症状とする．
- 軽症の場合は1日数回程度の下痢で便量も1l以下である．
- 重症の場合は"米のとぎ汁"様の便臭のない水様便を1日数lから数十lも排泄し，激しい嘔吐を繰り返し，脱水と電解質の喪失，チアノーゼ，体重の減少，頻脈，血圧の低下，皮膚の乾燥や弾力性の消失，無尿，虚脱などの症状，および低カリウム血症による腓腹筋（時には大腿筋）の痙攣が起こる．
- 胃切除を受けた人や高齢者では重症になることがあり，まれに死亡例もみられる．

診断

- 患者から新鮮な下痢便を採取し，O1 あるいは O139 血清型のコレラ菌を分離・同定する．
- さらに，分離菌における毒素産生の確認あるいは PCR 法での毒素遺伝子の検出により診断を確定する．

治療

- 大量に喪失した水分や電解質を補給する．
- 重症例に対してはニューキノロン系，テトラサイクリン系の抗菌薬を投与する．

報告の基準

- O1 あるいは O139 血清型のコレラ菌を分離・同定し，分離菌における毒素産生あるいは毒素遺伝子が確認された場合は，本症に特徴的な症状や臨床所見の有無にかかわらずただちに届出を行う．
- コレラの臨床的特徴を有する死体を検案し，本症による死亡が疑われる場合はただちに届出を行う．

細菌性赤痢

概念・頻度

- 赤痢菌（*Shigella dysenteriae*, *S. flexneri*, *S. boydii*, *S. sonnei*）の経口感染で起こる急性感染性大腸炎である．
- 赤痢菌は主に大腸上皮に侵入して細胞壊死を起こし，粘膜の出血性化膿性炎症や潰瘍をきたす．
- わが国での発症数は徐々に減ってきており，最近では年間数百人程度である．

症状

- 潜伏期は1〜3日である．
- 発熱，下痢，腹痛を伴うしぶり腹，膿・粘血便の排泄などを呈する．
- 軽症下痢あるいは無症状に経過する例も多い．
- 症状は一般に成人よりも小児のほうが重い．

診断

- 患者便を採取し，赤痢菌を分離・同定する．
- わが国では *S. sonnei* が多い．

治療

- ニューキノロン系やフルオロキノン系の抗菌薬を投与する．
- ヒトからヒトへの感染が多く，十分な手洗いや食品の加熱が重要である．

報告の基準

- 赤痢菌を分離・同定した場合は，本症に特徴的な症状や臨床所見の有無にかかわらずただちに届出を行う．
- 細菌性赤痢の臨床的特徴を有する死体を検案し，本症による死亡が疑われる場合はただちに届出を行う．

腸管出血性大腸菌感染症

概念・頻度

- ベロ毒素を産生する腸管出血性大腸菌（enterohemorrhagic *E.coli*, Shiga toxin-producing *E. coli* など）の感染によって起こる全身性の疾患である．
- 代表的な血清型にはO157，O26，O111などがある．
- 飲食物を介する経口感染と患者の糞便を介した感染経路がある．
- わが国では年間3,000〜4,500例程度の発症がある．

症状

- 腹痛，水様性下痢および血便をきたす．
- 嘔吐や38℃台の高熱を伴うこともある．
- ベロ毒素の作用により溶血性尿毒症症候群（hemolytic uremic syndrome；HUS）や脳症を引き起こすことがある．
- 小児や高齢者では重症化することがある．

診断

- 患者便を採取し，大腸菌を分離・同定する．
- 分離菌における毒素産生の確認あるいはPCR法による毒素遺伝子の検出を行う．
- HUS発症例では血清から抗原凝集抗体または抗ベロ毒素抗体が検出される場合もある．

治療

- 適切な抗菌薬を使用することが基本である．しかし，ST合剤などを使用した場合にHUSが悪化した症例も報告されており，個々の患者の状況を考慮して対応する必要がある．
- 血便や腹痛が激しい場合はHUSの発症を考慮し，乏尿と浮腫に注意しながら血液検査や尿検査等を1〜2日に1回程度行う．入院治療が望ましい．

報告の基準

- O157 などの血清型の大腸菌を分離・同定した場合は，本症に特徴的な症状や臨床所見の有無にかかわらずただちに届出を行う．
- 腸管出血性大腸菌感染症の臨床的特徴を有する死体を検案し，本症による死亡が疑われる場合はただちに届出を行う．

腸チフス，パラチフス

概念・頻度

- チフス菌（*Salmonella enterica* serovar *Typhi*）およびパラチフス A 菌（*Salmonella enterica* serovar *Paratyphi A*）の感染による全身性疾患である．
- 感染源は汚染された飲み水や食物，さらには接触感染や性行為，下着，ネズミの糞から感染することもある．
- 胆嚢保菌者から感染する場合が多い．
- チフス菌は腸管から腸間膜リンパ節に侵入してマクロファージに感染し，菌血症を起こす．その後，チフス菌は腸管に戻り腸管障害を惹起する．
- わが国での発生数は年間 20〜35 例前後であり，その約 7〜8 割は海外渡航歴が明らかである．最近，海外渡航歴のない国内感染例が増加傾向にある．

症状

- 潜伏期間は 7〜14 日で発熱を伴って発症する．
- 高熱の持続，バラ疹，脾腫，下痢などが出現する．
- 腸管出血や穿孔を起こすこともある．
- 重症例では意識障害や難聴をきたす．
- 無症状病原体保有者の多くは胆嚢内保菌者であり，胆石や慢性胆嚢炎に合併して，永続保菌者となることがある．
- 腸チフスとパラチフスは同様の症状であるが，パラチフスのほうが一般に軽症である．

診断

- 患者の血液，骨髄液，便，尿，胆汁から，チフス菌を分離・同定する．

治療

- 起因菌に感受性のあるニューキノロン系抗菌薬が第一選択となる．
- ニューキノロン系の効果が低い場合は第 3 世代セフェム系を使用することがある．
- 治療後も 1 年間ほどチフス菌を排出する場合がある．

報告の基準

- チフス菌を分離・同定した場合は，本症に特徴的な症状や臨床所見の有無にかかわらずただちに届出を行う．
- 腸チフスの臨床的特徴を有する死体を検案し，本症による死亡が疑われる場合はただちに届出を行う．

赤痢アメーバ

概念・頻度

- 赤痢アメーバ（*Entamoeba histolytica*）の感染に起因する疾患で，腸管および腸管以外の臓器に病変を形成する．
- 感染源は回復期患者，サル，ネズミ，汚染された飲食物などである．性行為でも感染する．
- わが国での発生数は年間 800 例程度である．

症状

- 腸管アメーバ症と腸管外アメーバ症に分類される．
- 腸管アメーバ症は下痢，イチゴゼリー状の粘血便，しぶり腹，鼓腸，下腹部痛などの腹部症状

が主体である．数日から数週間の間隔で増悪と寛解を繰り返す．盲腸から上行結腸とS状結腸から直腸に潰瘍を形成する．穿孔することもある．

- 腸管外アメーバ症は腸管部よりアメーバが血行性に転移することによる．成人男性に多く，肝膿瘍が最も高頻度にみられる．高熱，季肋部痛，嘔吐，体重減少，寝汗，全身倦怠感をきたす．そのほか，皮膚，脳や肺に膿瘍が形成されることもある．

診断

- 患者の便や病変部組織から，検鏡にて赤痢アメーバを検出する．
- ELISA法により赤痢アメーバの抗原を検出する．
- PCR法により赤痢アメーバの遺伝子を検出する．
- 患者血清から赤痢アメーバ抗体を検出する．

治療

- 抗菌薬としてメトロニダゾール，テトラサイクリンを投与する．
- 肝膿瘍は，抗菌薬の使用とともに膿瘍ドレナージを併用することがある．

報告の基準

- 症状や所見から赤痢アメーバが疑われ，かつ，赤痢アメーバを分離・同定した場合は，7日以内に届出を行う．
- 赤痢アメーバの臨床的特徴を有する死体を検案し，かつ，赤痢アメーバを分離・同定し，本症による死亡が疑われる場合は，7日以内に届出を行う．

食中毒

概念・頻度

- 有害・有毒な微生物や化学物質を含む飲食物を経口摂取したため起こる下痢や嘔吐や発熱などの疾病の総称である．
- 消化器感染症に起因する食中毒には細菌性食中毒とウイルス性食中毒がある．
- わが国における頻度は年間2万人程度である．

症状

- 毒素型の細菌性食中毒は，黄色ブドウ球菌やボツリヌス菌で起きやすく，菌が産生する毒素によって，比較的短時間のうちに腹部あるいは全身症状を引き起こす．
- 感染型の細菌性食中毒は，カンピロバクターやサルモネラ，腸炎ビブリオなどの菌で起こりやすく，1～数日後に，腹部症状で発症する場合が多い．
- ウイルス性食中毒であるノロウイルスおよびロタウイルス感染症は患者の吐物や便あるいはそれに接触した人によって調理された食物から感染する場合が多く，1～2日の潜伏期を経て激しい嘔吐，下痢をきたす．ロタウイルス感染症では，白色下痢をきたすことがある．

診断

- 細菌性食中毒では起因菌の分離・同定や毒素の証明を行う．
- ウイルス性食中毒では起因ウイルス抗体価の上昇を確認する．

治療

- 十分な水分，電解質補給を行う．
- 感染型の細菌性食中毒に関しては，感受性のある抗菌薬の投与が原則である．

報告の基準

- 食品衛生法により，食中毒患者などを診断またはその死体を検案した医師は，24時間以内に最寄りの保健所長に届け出なければならないと定められている．
- 感染症法に基づく届出については，指定の届け出様式を記載し，最寄りの保健所長を経由して都道府県知事に提出する．
- 3類感染症であるコレラ，細菌性赤痢，腸管出血性大腸菌感染症，腸チフス，パラチフスと診断され，都道府県知事によって感染症のまん延を防止する必要があると判断された場合は，就業制限が行われることがある．入院の勧告や措置の規定はなく，病状に合わせて対応する．
- 食中毒については，できるだけ速やかに保健所に連絡する．文書・電話・口頭のいずれの方法でもよい．

消化器感染症の予防方法

- 石鹸と流水でよく手を洗う．
- 患者の吐物や糞便に触れない．
- 患者の家のトイレ，洗面所，ドアのノブなどは逆性石鹸あるいは両性界面活性剤などを用いて消毒する．患者の衣類やリネン，食器についても消毒用薬液に浸してから洗濯，洗浄する．
- 患者はできるだけ浴槽につからずシャワー浴とする．また，他人と一緒の入浴は避ける．
- 学校や保育所，老人福祉施設などでの集団生活の場では2次感染のおそれがあるので，患者はなるべく出向かない．

文献

1) 厚生労働省：感染症法に基づく医師の届出のお願い．
(http://www.mhlw.go.jp/bunya/kenkou/kekkaku-kansen-shou11/01.html)
2) 厚生労働省：食中毒．
(http://www.mhlw.go.jp/stf/seisakunitsuite/bunya/kenkou_iryou/shokuhin/syokuchu/index.html)
3) 国立感染症研究所感染症情報センター：輸入感染症（旅行者感染症）．
(http://idsc.nih.go.jp/disease/cholera/index.html)
4) 国立感染症研究所感染症情報センター：腸管感染症（食中毒を含む）．
(http://idsc.nih.go.jp/disease/intestines.html)

〔藤谷幹浩，高後 裕〕

肥満と消化器疾患

肥満・肥満症とは

- 肥満とは，脂肪組織の蓄積した状態を指し，世界的にはBMI (body mass index：体重kg/身長m^2) 30以上と定義されているが，わが国では軽度の過体重であっても糖尿病や高血圧症を発症しやすいためBMI 25以上と定義されている．欧米ではBMI 25以上の過体重・肥満例は，男性70％，女性60％以上を占め，BMI 30以上の肥満例も30％に達している．わが国ではBMI 30以上の肥満例は3％にすぎないが，BMI 25以上の肥満例は男性で33％，女性で25％を占めている[1]．
- わが国の35万人以上，平均12.5年間のコホートの結果では，BMI 23～25の死亡率に比べ，BMI 30以上の男性ではハザード比1.36，BMI 30以上の女性ではハザード比1.37の死亡率となっている[2]．わが国では，肥満のうち，肥満に起因ないし関連する健康障害を合併する例，あるいは健康障害を合併しやすい内臓肥満（内臓脂肪面積100 cm^{2}以上あるいはウエスト周囲長が男性85 cm以上，女性90 cm以上）例を，医学的に減量を必要とする病態として，「肥満症」の疾患単位として取り扱っている[3]．肥満となり，内臓脂肪が蓄積されると，内臓脂肪から分泌されるさまざまな生理活性物質のうち，

インスリン抵抗性物質の分泌が増加し，高インスリン血症，耐糖能異常・糖尿病を合併する．同時に高インスリン血症は，高血圧症，脂質異常症を合併し，これらは動脈硬化促進因子となるとともに，発癌や癌の進展に関連する．そのほか，食道胃疾患，大腸疾患，脂肪肝や胆道・膵疾患の発症にも関与する[4]．

- 腸内細菌叢は，アレルギー疾患や皮膚疾患，神経疾患などに関与するが，肥満にも大きく関与する．一方が肥満，他方がやせの双子において，肥満例の腸内細菌を移植された無菌マウスはやせ例の腸内細菌を移植された無菌マウスに比べ，体重増加，脂肪蓄積をきたした．肥満の原因となる腸内細菌は，食事で摂取した栄養素をより吸収しやすい形に分解するとともに，より高カロリー，高脂肪食，高炭水化物食を好むようになると考えられる[5]．

肥満と食道，胃疾患

- 肥満に関連する食道，胃疾患には，胃食道逆流症（GERD），Barrett 食道，食道腺癌，胃噴門部癌がある．GERD は，内臓肥満によって胃が圧排されることで，胃の内圧が高まり，下部食道括約筋（LES）が一時的に弛緩し，胃液や食物残渣が食道に逆流することで生じる．また，肥満例には食道裂孔ヘルニアを合併することが多く，この状態でも LES 機能が低下することで GERD が生じる．さらに，脂肪含有が多い食事摂取の場合にも LES 機能が低下する．

- 欧米においては，近年 GERD に関連する Barrett 食道や食道腺癌，胃噴門部癌が著増している．しかしわが国を含めたアジアでは，GERD の頻度は増加しているにもかかわらず，これらの疾患の増加はみられていない．人種差あるいは *Helicobacter pylori*（Hp）感染，食事摂取内容の違い，などがその要因と考えられる．

肥満と大腸疾患

- 肥満に関連する大腸疾患は，大腸癌が代表的であるが，そのほかに大腸憩室症，虚血性腸炎などがある．大腸癌はわが国においては近年増加しており，欧米での発生頻度と同等となっている．わが国の 30 万人以上，平均 11 年間のコホートの結果では，BMI が $1\,kg/m^2$ 増加するごとに，男性で 1.03，女性で 1.02 のハザード比の上昇がみられる．大腸癌の部位別では近位大腸との関連が強く，また性差では男性が女性よりも関連が強い．BMI 25 以上における大腸癌の発生頻度は，男性は 3.6％，女性は 2.6％である．

- 肥満による大腸癌発癌のメカニズムとして，肥満，特に内臓肥満に伴い，脂肪細胞から TNFα，レジスチン，遊離脂肪酸などのインスリン抵抗性惹起物質が分泌され，高インスリン血症となり，PI3K/Akt 系や JNK 系を活性化して細胞増殖，発癌に向かうとともに，脂肪細胞からアディポネクチンなどのインスリン感受性亢進物質の分泌が低下し，AMPK の低下，mTOR 系の抑制が効かず，発癌に向かうことが明らかとなった．また，生活習慣と発癌との関連についても明らかとなってきており，赤身肉や加工肉，アルコール摂取は大腸癌の促進因子，身体活動は抑制因子であることが確実となってきた．

- そのほか，肥満に合併する糖尿病や脂質異常症，高血圧症は，動脈硬化促進因子であり，虚血性腸炎のリスクとなる．また肥満に伴う便秘症は，腸管内圧の上昇につながり，大腸憩室症のリスクとなる．

肥満と肝疾患

- 肥満を基盤にする肝障害の代表は非アルコール性脂肪性肝疾患（NAFLD）であり，わが国では成人男性の 30％，女性の 20％が罹患している．BMI 別では，BMI 25 未満では NAFLD の頻度は 10％以下であるのに対し，BMI 25〜30 では 34％，30 以上では 70％以上である．内臓肥満例では，男女とも 60〜80％の NAFLD の頻度

である．NAFLDのうち，炎症や肝細胞障害，線維化を伴い，肝硬変や肝細胞癌まで進行するNASHは約20%であり，インスリン抵抗性に伴う酸化ストレス増加，酸化ストレス除去機構の低下，脂質代謝に関する遺伝子多型などとともに，酸化ストレス誘発因子の鉄過剰摂取，抗酸化作用のある多価不飽和脂肪酸やビタミン，亜鉛，カテキン，ポリフェノールの摂取不足といった食習慣の因子が挙げられている．NAFLD患者の50〜60%には，糖尿病や脂質異常症，高血圧症を合併しているが，各疾患間に差はみられない．

- 肥満や糖尿病は，肝発癌の危険因子である．ウイルス性肝硬変例においてBMI 25以上は，肝細胞癌の発生頻度が有意に高く，またわが国のコホートおよび症例対照研究では，BMI 25以上の肝発癌の相対リスクはそれ以下例に比べ1.74であり，BMIが$1 kg/m^2$増加による相対リスクは1.13である．NASHからの肝発癌の高危険因子は，高齢者，高度肝線維化例，肥満や糖尿病合併例である．

肥満と胆道疾患

- 肥満に関連する胆道疾患には，胆囊結石症，胆囊癌，胆囊コレステローシス，などがある．胆囊結石は，結石成分の違いから，コレステロール石と色素石に大きく分けられるが，肥満に関連する結石はコレステロール石で，5F（40歳以上 over-forty，女性 female，肥満 fatty，白人 fair，経産婦 fecund）がリスクファクターとされている．また，急激なダイエットもリスクファクターとなる．肥満に伴う高インスリン血症，脂質異常症により，肝でのHMG-CoA還元酵素の活性亢進，コレステロール合成亢進とともに，肝細胞から毛細胆管へコレステロールを移送するABCG5/G8の活性亢進により胆汁中のコレステロール濃度が上昇すること，胆汁酸低下によるミセル形成不全が生じること，が結石形成の1つの要因である．また，肥満や糖尿病では，腸管からのコレステロール吸収に関与するNPC1L1の活性上昇に伴うコレステロール吸収が高まる．さらに肥満や高インスリン血症は，コレシストキニン（CCK）感受性低下，胆囊収縮能低下をきたし，胆囊内に結石形成が生じやすくなる．

- 消化器領域の術後，長期の絶食，長期の中心静脈栄養，ダイエットに伴う食事摂取回数の低下では，胆囊収縮機能が低下するため胆石形成が起こるが，急激な食事性のコレステロール摂取の減少は，内因性のコレステロール合成増加，胆汁酸合成減少のため，同様に結石形成が起こる．

肥満と膵疾患

- 肥満に関連する膵疾患は，膵癌と急性膵炎である．肥満例は非肥満例に比べ，1.2〜2倍の膵癌の相対リスクになっている．肥満による膵癌の発生機序は，他の癌の機序と同様に，高インスリン血症に伴う細胞増殖系の活性化，酸化ストレスによる癌化，などの機序が想定されている．新規発症膵癌群とコントロール群を比較した症例対照研究では，糖尿病の合併は有意に膵癌群で多く，約50%である．また，膵癌群とコントロール群で受診歴を後ろ向きに検討した研究では，膵癌群で膵癌と診断される5年以内に糖尿病の基準を満たしている割合が約40%である．これらの結果は，糖尿病が膵癌早期診断のマーカーとなりうる可能性を示唆している．

- 肥満は，アルコールや胆石といった急性膵炎の成因にかかわらず，急性膵炎の重症化因子である．肥満に伴い脂肪細胞から分泌されるレプチンは増加し，アディポネクチンは減少するため，相対的にレプチン作用が増強されて膵炎重症化をきたす機序がマウスにおいて実証されている．また，肥満においてインターロイキン（IL）-12やIL-18などの炎症性サイトカインの増加が膵炎重症化の因子であることがラットに

おいて実証されている．肥満と慢性膵炎の関連については，不明な点が多いが，肥満に伴う酸化ストレスの増加が膵星細胞の活性化をきたし，膵炎線維化進展にかかわることが想定されている．

肥満の内科的治療

- 肥満治療の目的は，減量により合併した糖尿病や脂質異常症，高血圧などのメタボリックな病態や消化器疾患を改善することにある．治療法は，栄養療法や運動療法といった生活習慣の改善が基本であり，これらの治療を継続し減量を維持するための行動療法がある．また，薬物療法や手術療法を併用する方法もある．
- 栄養療法の基本は，適切な必要エネルギー量（身体活動量に応じて 25～35 kcal/kg 標準体重）を，炭水化物，蛋白質，脂質の三大栄養素でバランスよく摂取することにある．三大栄養素のバランスは，摂取エネルギー量の 55％を炭水化物で，20％を蛋白質で，25％を脂質で摂取することが標準食として推奨されている．同時にビタミンやミネラルといった微量栄養素や食物繊維の摂取の過不足にも注意が必要となる．
- 運動には，速足歩行やジョギング，水泳などの有酸素運動とともに，筋力トレーニングやストレッチ体操といったレジスタンス運動の 2 種類があり，どちらも重要である．運動療法単独では減量効果に限度があるが，栄養療法と併用すると筋肉量増加，脂肪蓄積抑制によりリバウンドの少ない減量効果が持続するため，運動療法は必須である．運動の目安は，1 日平均 4～5 エクササイズ〔エクササイズは運動強度（METs）に運動時間を乗じたもの〕で 1 週間あたり 23 エクササイズである．
- さらに，栄養療法，運動療法のみではリバウンドを起こすことも少なくないため，セルフモニタリング（日々，体重とともに食事や運動の内容と量，生活行動などを記録する）を中心とした行動療法が必要である．体重は，起床時，朝食後，夕食前（あるいは夕食後でもよい），就寝前の 4 回測定し，毎日起床時の値で減量ができているかの判断を行い，夕食前が朝食後より増加している場合は，日中の運動量が少ない，あるいは日中の食事量が多いことを考慮する．
- 薬物療法は，栄養療法，運動療法で改善がみられなかった，あるいは減量を急いで行う必要がある場合に適応となる．抗肥満薬には，作用機序の面から，① 食欲中枢に作用し，食事摂取を抑制するもの（マジンドールなど），② 消化吸収を抑制するもの（オルリスタットやセチリスタットなど），③ 熱産生を促進するもの（防風通聖散など），がある．併存する糖尿病や脂質異常症，高血圧の治療も並行して行う必要がある．

肥満の外科的治療

- 合併症（難治性の糖尿病や睡眠呼吸障害など）を有する場合や内科的治療に難渋する場合は，手術による治療を行うことがある．
- 肥満外科手術には，① 胃内容縮小術（胃内バルーン留置術や胃噴門部バンディング，袖状胃切除術），② 吸収制限術（Roux-en-Y 胃バイパス術や biliopancreatic diversion）の 2 つの方法がある．
- わが国では年間 200 例程度に袖状胃切除術を主とした肥満手術が行われている．袖状胃切除術や吸収制限術では，吸収制限による減量効果のほかに，小腸から分泌される GLP-1 や PYY が増加し食欲抑制効果とともに，糖尿病改善効果がみられる．しかしながら，欧米での長期予後では，術後のアルコール依存が増加したり，慢性疼痛に対するオピオイド鎮痛薬の使用量が増加するなどの adverse 効果が報告されているため，症例の適応を厳格に行う必要がある．また，術後も摂取カロリー制限を継続しないと効果が減弱するため，チームでのサポートが重要である．

文献

1) http://www.oecd-ilibrary.org/economics/oecd-factbook-2013/
2) Sasazaki S, et al：J Epidemiol 21：417-430, 2011
3) 肥満症診断基準 2011：肥満研究 17（臨時増刊号），2011
4) 日本消化器病学会（編）：肥満と消化器疾患．金原出版，2010
5) Ridaura VK, et al：Science 341：1241214, 2013

（松浦文三）

腸内細菌叢と消化器疾患

腸内細菌叢とは

- 腸内細菌の半数以上が難培養菌からなり，最新の培養法を用いてもいまだ分離が困難な状況にある．そのため，腸内細菌の解析は細菌由来の 16S リボゾーム DNA（rDNA）を標的とした分子生物学的解析法によることが多い．
- ヒトの消化管には 10^{14} 個に及ぶ細菌が存在する．これらは約 500〜1,000 種類の細菌からなるが，うち 30〜40 種類で全体の大半を占めている．腸内細菌の 99% 以上が，*Firmicutes*，*Bacteroidetes*，*Proteobacteria*，*Actinobacteria* の 4 つの門（phylum）に属する．最も優勢な *Firmicutes* 門の多くが *Clostridium* cluster IV と XIV からなり付着細菌の 60% を占める．
- *Clostridium* cluster は 16S rDNA の塩基配列に基づき，分子系統的に分類したもので未整理の分類群も存在するため *Clostridium* 属以外の菌も含まれる．*Clostridium* cluster IV には *C. leptum* や *Faecalibacterium prausnitzii* が含まれ，sub-cluster XIVa の代表が *C. coccoides* である．
- *Bacteroides* 門は付着細菌の約 20% を占める．*Escherichia coli* などの *Enterobacteria* 科の細菌は *Proteobacteria* 門の構成菌である．
- ヒトの便の半分以上が細菌かその死骸からなるが，これらの細菌は無秩序に存在しているのではなく，各々がテリトリーを保ちながら全体として集団を形成している．この集団のことを腸内細菌叢（叢＝草むら）あるいは腸内フローラ（フローラ＝お花畑）と呼ぶ．

プロバイオティクスとプレバイオティクス

- プロバイオティクスは，"腸管内の微生物環境を変化させることにより宿主に有益な効果をもたらす生菌剤"と定義される．代表的なプロバイオティクスとして，*Lactobacillus*（乳酸桿菌）と *Bifidobacterium*（ビフィズス菌）がある．
- プレバイオティクスは"ヒトの消化管内で消化吸収されずに，腸内細菌叢のうち有益とされる細菌叢の成長や活動度を選択的に刺激する因子"と定義されている．具体的には食物繊維やオリゴ糖などが含まれる．
- *Lactobacillus* は，腸内の糖類を代謝して乳酸を産生することにより自身の生存に必要な ATP を得ている．一方，*Bifidobacterium* はフルクトース 6 リン酸経路によりブドウ糖を代謝して，酢酸と乳酸を 3：2 の比で産生する．
- ヒトの上部消化管には嚥下による空気（酸素）が存在する．*Lactobacillus* は通性嫌気性菌であるため酸素分圧の高い上部小腸でも生育可能であるが，*Bifidobacterium* は偏性嫌気性菌であるため嫌気度の高い大腸で生菌度が高い．
- これらの細菌に由来する乳酸は他の細菌により代謝され酢酸，プロピオン酸，酪酸などの短鎖脂肪酸へと誘導される．さらに，下部消化管では食物繊維の嫌気性菌による発酵により短鎖脂肪酸が誘導される．
- 有機酸の濃度の上昇により大腸の管腔内 pH は 5〜7 となる．酸性環境下では *C. perfringens* などの有害菌（悪玉菌）の増殖は抑えられ，結果として乳酸菌（善玉菌）が悪玉菌を数的に凌駕

する.
- *C. perfringens* は腐敗菌の 1 つで,蛋白質を腐敗させてアンモニア,アミン,フェノール,インドールなどの有害物質を生成する.

機能性消化管障害(functional gastrointestinal disorder;FGID)

- FGID,特に過敏性腸症候群(irritable bowel syndrome;IBS)では健常人と比較して腸内細菌叢の変化が指摘されている.
- IBS では特定の細菌の関与は考えにくく,小腸細菌叢の量的,質的変化が病態の形成に関与することが示唆されている.
- IBS の病因,病態と関連して,小腸細菌増殖症候群(small intestinal bacterial overgrowth syndrome;SIBO)が注目されている.SIBO は上部消化管における細菌の数的な増加,構成菌の変化として特徴付けられ,IBS の症状を有する患者の 20〜80% が後述する呼気試験で SIBO と診断される.
- 胃酸の存在により上部消化管では細菌数が非常に少ないが,プロトンポンプ阻害薬(PPI)は胃酸分泌を抑制し上部小腸の細菌数の増加や症状を伴った SIBO の発症にかかわるとする報告がある.
- SIBO の診断に水素またはメタン呼気試験が用いられる.ラクツロースを摂取した後,呼気に含まれる水素,メタンの量をガスクロマトグラフで分析する方法が一般的である.
- ラクツロースは通常,結腸に到達し初めて大腸内細菌により分解され水素またはメタンが生成される.この水素やメタンは吸収され肺から呼気として排出される.これに対し,SIBO 患者では,ラクツロースは上部消化管で増殖した細菌によって分解され,呼気テストにおいて水素が 2 つのピークとして検出される.ラクツロースを用いた呼気試験の感度と特異度は 52% と 86% とされている.
- ラクツロースを使った呼気テストのほかに,ブドウ糖(グルコース)を使った呼気テストがあるが,ブドウ糖の吸収は迅速なため十二指腸や近位空腸における SIBO の発見には有効だが,遠位小腸の SIBO を見逃す危険性が指摘されている.
- 腸内細菌を標的とした治療法(プロバイオティクス,プレバイオティクス,抗菌薬)が導入されている.IBS に対するプロバイオティクス療法は,有益な腸内細菌を投与することにより腸内環境を改善して,腸管の炎症や臨床症状の改善をねらうことが目的である.
- プレバイオティクスの IBS に対する有効性を示した報告はほとんどない.欧米では食事成分のなかでも難消化性の炭水化物や食物繊維が腹部膨満につながると考えられており,ラクツロースやイヌリンは便中の *Bifidobacterium* とガスの増加による鼓腸を招く.
- 抗菌薬の投与は最も効率的に腸内細菌を操作する方法であるが,耐性菌の出現などを考えると安易な使用は厳に慎むべきである.難吸収性抗菌薬リファキシミンの有効性が報告されているが,この薬剤についても耐性菌の出現が報告されている.

炎症性腸疾患(inflammatory bowel disease;IBD)

- IBD における腸内細菌叢の構成の変化(dysbiosis)に関する報告をみると,その多くは Crohn 病(CD)に関するものである.
- 潰瘍性大腸炎(UC)の寛解期の腸内細菌叢は健常人に近く,CD は寛解期でも健常人や寛解期 UC とは異なるパターンをとる.
- CD では,細菌叢多様性の減少,adherent/invasive *E. coli* を含む *Enterobacteria* 科の増加,*Firmicutes* 門(特に *Clostridium*)の減少がみられる.*Firmicutes* 門の減少は *Clostridium* subcluster XIVa と cluster IV の減少による.*E. coli* などの *Enterobacteria* 科を含む *Proteobacteria* 門は相対的に増加している.

- CDではFirmicutes門のF. prausnitziiが減少している．この細菌はin vitroおよびin vivoにおいて強力な抗炎症作用を示す．F. prausnitziiの低下がCD術後再発につながることも示されている．便中F. prausnitzii量の少ないCD患者では多い患者と比較して有意に臨床活動度が高い．
- CDの腸内細菌叢でRuminococcus gnavusの増加が示されている．上皮細胞を覆う粘液は重要な生体防御機構の1つだが，この細菌は粘液分解にかかわり，その結果管腔内抗原が上皮細胞や免疫担当細胞と容易に接触して炎症の増悪につながると考えられている．
- 生後1年以内の抗生物質の投与が有意にCDの発症率を上げる．腸内細菌叢の成立の時期の抗菌薬による攪乱が腸内細菌叢に変化を及ぼしCDの発症につながると考えられる．
- Clostridiumは大腸粘膜での制御性T細胞の誘導に重要な役割を果たしている．制御性T細胞は，粘膜の過剰な免疫応答を抑制する重要なヘルパーT細胞で，Clostridiumの減少は制御性T細胞の誘導の異常につながりIBDの発症，増悪につながる可能性が示唆される．
- F. prausnitziiyやEubacteriumなどのClostridium属は，酪酸などの短鎖脂肪酸の主要な産生菌である．短鎖脂肪酸は，上皮細胞の重要なエネルギー源となるだけでなく，抗炎症作用を発揮する．Clostridium属の減少は短鎖脂肪酸の産生不全につながり粘膜の抗炎症作用，粘膜修復作用の低下につながる．
- 硫酸塩を分解する細菌（硫酸還元菌）の増殖は，硫化水素の産生を誘導し上皮細胞の酪酸利用を障害する．上皮細胞の酪酸利用の障害は粘膜障害，粘膜再生の障害につながりIBDの病態形成に関与すると考えられている．
- 食事性脂肪が胆汁酸組成の変化（タウロコール酸の増加）につながり，このタウロコール酸の増加が硫酸還元菌の増加，IBD発症，増悪につながる可能性がモデルマウスによる研究から報告された．

腸内細菌を標的としたIBDの治療

- プレバイオティクスとして，ラクツロース，小麦ふすま，サイリウムなどのUCに対する有効性が報告されている．
- UCの寛解導入療法におけるプロバイオティクスの効果について，従来の治療法を凌駕する効果は証明されていない．一方，UCの寛解維持効果についてはメタアナリシスの結果が報告されている．
- CDの寛解導入効果に関するプロバイオティクスの有用性は示されていない．CDの寛解維持効果についてのメタアナリシスの結果では，プラセボを対象としたE. coli Nissle, Lactobacillus GG, Lactobacillus GGのいずれにも有効性は認められなかった．
- UC患者に対するアモキシシリン，テトラサイクリン，メトロニダゾールからなる抗菌療法を報告している．3か月と12か月時点での多剤併用群の有効率はプラセボ群と比較して有意に高かった．

文献
1) Sartor RB：Gastroenterology 134：577-594, 2008
2) Sekirov I, et al：Physiological reviews 90：859-904, 2010
3) Joossens M, et al：Gut 60：631-637, 2011

（安藤 朗，藤山佳秀）

索引 (主要な説明のあるページを太字で示す)

数字・欧文

3類感染症　89, 486, 490
4類感染症　89
5-アミノサリチル酸製剤
　　　　　　　95, 101, 106
5類感染症　89, 486
5-ASA　95, 101, 106
5-FU　425
　――, 食道癌　429
　――, 膵癌　258
　――, 大腸癌　125, 436

A

A型胃炎　41, 138
A型肝炎　14, 141
AAアミロイドーシス　181
ABC検診　50
abdominal pain　2
acoustic shadow　214
acquired hernia　265
ACTS-GC試験　434
acute gastric mucosal lesion (AGML)
　　　　　　　　　　　　38
acute liver failure　144
acute obstructive suppurative cholangitis (AOSC)　219
adenomatous polyp　61
adenomyomatosis of the gallbladder (ADM)　222
advance care planning　453
adverse drug reaction　427
adverse event　427
AFP　191
AFP-L3分画　191
AHN　341
ALアミロイドーシス　181
allograft rejection　160
ALT　151, 158
ALTA療法　421

Altemeire法, 直腸脱　132
anal fissure　134
anal fistula　133
angiodysplasia　77
angioectasia　77
angiomyolipoma (AML)　193, 207
antimitochondrial antibodies (AMA)
　　　　　　　　　　　　160
apheresis　363
argon plasma coagulation (APC)
　　　　　79, 326, 337, 340
arteriovenous malformation (AVM)
　　　　　　　　　　　　78
asymptomatic PBC (aPBC)　160
attenuated familial adenomatous polyposis (AFAP)　127
autoimmune pancreatitis (AIP)　247

B

B型肝炎　141
　――, 肝移植　418
B型肝炎ウイルス　13, 149, 429, 433
B型慢性肝炎　149
B細胞リンパ腫　55
Bモード検査　287
balloon assisted endoscopy (BAE)
　　　　　78, 284, **285**
balloon-occluded retrograde transvenous obliteration (B-RTO)
　　　　　　　　　　34, 167
Barrett食道　23, 491
Barrett腺癌　23
Bassini法, 鼠径ヘルニア手術　419
beaded appearance　229, 237
Behçet病　98
　――の診断基準　99
Bifidobacterium　494
bilayer法, 鼠径ヘルニア手術　420
Billroth I 法　390
bird beak's sign　129
blood purification therapy　363

Blumberg sign (Blumberg徴候)
　　　　　　　　　　　3, 84
body mass index (BMI)　490
Boerhaave症候群　35, 37
Borchardtの三徴　22
BT-PABA試験　246
Budd-Chiari症候群　30, 211

C

C型肝炎　14, 141
　――, 肝移植　418
C型肝炎ウイルス　153
C型慢性肝炎　153
CA法　33
Cajal介在細胞　58
Cameron潰瘍　22
capsule endoscopy (CE)　78, **284**
capsule-like rim　250
CDDP　431, 432, 433, 434, 441
CE　111
celiac plexus neurolysis (CPN)　351
central stellate scar　206
CF療法　429
Charcotの三徴　14, 214, 220
Child-Pugh分類　193, 194
cholangio-venous reflex　220
CHOP療法　56, 74
CHPP　273
chromosomal instability (CIN)　123
chronic obstructive pulmonary disease (COPD)　381
CLASSIC試験　434
*Clostridium*属　496
Clostridium difficile　110
CNSDC　160
CoCC　197
coffee bean sign　129
collagenous colitis　112
collagenous gastritis　41, 42
Collis法, 逆流性食道炎の手術
　　　　　　　　　　　386
comet like echo　223

Common Terminology Criteria for Adverse Events（CTCAE） 427
conflict of interest（COI） 458, 476
congenital hernia 265
continuous hemodiafiltration（CHDF） 243, 363, 382
continuous hemodialysis（CHD） 363
continuous hemofiltration（CHF） 363
contrast induced nephropathy 290
corkscrew-like defect 129
cotton-wool appearance 208
Courvoisier 徴候 14
Cowden 病 127, 135, 136
CPT-11 436, 437
Crigler-Najjar 症候群 15
Crohn 病 11, 86, 93, 495
―――― の手術 97, 399
―――― の診断基準 94
―――― の治療指針 96
Cronkhite-Canada 症候群 135
CT 290
CT ガイド下生検 308
Cullen 徴候 241
cyst by cyst 254
cyst in cyst 253
cystic degeneration of solid tumors 251

D

D 型急性肝炎 141
D3 郭清 393
da Vinci Surgical System 377
damage control surgery（DCS） 269
DCF 療法 431
defecography 130
diagnostic peritoneal lavage（DPL） 268
Dieulafoy's lesion 77
diffuse large B-cell lymphoma（DLBCL） 55, 73, 450
direct acting antivirals（DAA） 154
direct celiac ganglia neurolysis（EUS-CGN） 352
disseminated intravascular coagulation（DIC） 373
DNA 作用薬 425
double-balloon endoscopy（DBE） 286
double target sign 186
Dubin-Johnson 症候群 16

E

E 型肝炎 14, 141
E. coli 185
EB ウイルス 14
echo free space 6

electrohydraulic lithotripsy（EHL） 345
endoscopic biliary drainage（EBD） 221, 345, 348, 353
endoscopic biliary stenting（EBS） 348
endoscopic injection sclerotherapy（EIS） 33, 167, 337
endoscopic mechanical lithotripsy（EML） 344
endoscopic mucosal resection（EMR） 329, 331, 334
――――, 胃癌 52
――――, 大腸癌 124
――――, 大腸ポリープ 122
endoscopic mucosal resection using cap-fitted panendoscopy（EMRC）法 332
endoscopic naso-biliary drainage（ENBD） 345, 348
――――, 急性胆管炎 221
――――, 胆管癌 228
endoscopic naso-gallbladder drainage（ENGBD） 219
endoscopic naso-pancreatic drainage（ENPD） 297
endoscopic necrosectomy 252
endoscopic papillary balloon dilation（EPBD） 216, 344
endoscopic papillary large-balloon dilation（EPLBD） 216, 344
endoscopic polypectomy 122
endoscopic retrgrade cholangiography（ERC） 225
endoscopic retrograde cholangiopancreatography（ERCP） 296, 343
――――, 肝内結石症 216
――――, 急性膵炎 234
――――, 急性胆管炎 220
――――, 膵癌 257
――――, 膵胆管合流異常 234
――――, 胆囊ポリープ 224
――――, の偶発症 298, 350
endoscopic sphincterotomy（ES, EST） 243, 343, 349
endoscopic submucosal dissection（ESD） 329, 331, 334
――――, 胃癌 52
――――, 大腸癌 124
――――, 大腸ポリープ 122
endoscopic ultrasonography（EUS） 300, 350
――――, 胆囊癌 225
――――, 胆囊ポリープ 223
――――, 慢性膵炎 246
endoscopic ultrasound guided fine

needle aspiration（EUS-FNA） 300, 348
――――, 胃粘膜下腫瘍 57
――――, 膵癌 257
――――, 膵神経内分泌腫瘍 262
endoscopic variceal ligation（EVL） 33, 167, 326, 337, 340
enhanced recovery after surgery protocol（ERAS） 373
Entamoeba histolytica 488
enteral nutrition（EN） 314
Enterobacter cloacae 185
EO・AS 併用法 326
EOB-MRI 166, 192
epigastric pain syndrome（EPS） 44
Epstein-Barr virus 14
ERCP 後膵炎 298
esophageal rosette 26
esophageal varices（EV） 30
EUS-AGS 351
EUS-CDS 351
EUS-ERCP ランデブー法 351
EUS-HGS 351
extracorporeal shockwave lithotripsy（ESWL） 214, 216, 247, 361
extra-hepatic portal obstruction（EHO） 209

F

familial adenomatous polyposis（FAP） 135, 136, 230
FDG 294
FDG-PET 294
femoral hernia 264
fine needle aspiration（FNA） 243
Finney 法, Crohn 病の手術 399
focal nodular hyperplasia（FNH） 206
focused assessment with sonography for trauma（FAST） 268
FOLFIRI 療法 125, 437
FOLFIRINOX 療法 258, 444
FOLFOX 療法 125, 436, 437
follicular lymphoma（FL） 73
Fox 徴候 241
free reflux 19
functional dyspepsia（FD） 6, 40, 43
functional gastrointestinal disorder（FGID） 495
fundic gland polyp 61

G

Gant-Miwa 法, 直腸脱 131
Gardner 症候群 135, 136
gastric varices（GV） 30
gastroesophageal reflux disease（GERD） 18, 22, 23, 491

──，治療のフローチャート　20
gastrointestinal stromal tumor（GIST）
　　　　　　　　57, 72, 445
GC 療法　441
Gigot 分類，肝囊胞　189
Gilbert 症候群　15
Grey-Turner 徴候　241
groin hernia　264
Guillain-Barré 症候群　92
GVHD　160

H

H_2 受容体拮抗薬（H_2RA）
　　　　　　　　39, 45, 48, 69
Hartmann 手術　129, 397
Hassab 手術　34
haustra　81
HBe 抗原　150
HBs 抗原　150
HBV DNA 量　150
HCV-RNA　153
heel drop sign　84
Heineke-Mikulicz 法，Crohn 病の手術　399
Helicobacter heilmannii 感染胃炎
　　　　　　　　42
Helicobacter pylori 感染
　　　　　　　　39, 40, 43, 46, 49, 55
Helicobacter pylori 除菌　48, 450
Heller-Dor 手術　27
hemangioma　208
hemodiafiltration（HDF）　363
hemodialysis（HD）　363
hemofiltration（HF）　363
hemolytic uremic syndrome（HUS）
　　　　　　　　92, 487
hemorrhoids　132
hemosuccus pancreaticus　246
hepatic arterial infusion chemotherapy（HAIC）　195, 355
hepatitis B virus（HBV）　149, 433
hepatitis C virus（HCV）　153
hepatocellular adenoma　203
hepatopancreatoduodenectomy（HPD）　411
hereditary non-polyposis colorectal cancer（HNPCC）　126
high flow hemodiafiltration（HF-HDF）　364
Hirschsprung 病　129
hospice palliative care　451
Howship-Romberg 徴候　265
HSE　337, 340
hyperplastic polyp　61
hyperplstic and preneoplastic lesions
　　　　　　　　259

I

idiopathic esophageal rupture　35
idiopathic portal hypertention（IPH）
　　　　　　　　209
IgG4 関連硬化性胆管炎
　　　　　　　　199, 229, 237
──の診断基準　238
IgG4 関連疾患　249
ileoanal anastomosis（IAA）　397
ileoanal canal anastomosis（IACA）
　　　　　　　　397
Imamura-Doppman 法　261
incisional hernia　264
inflammatory bowel disease（IBD）
　　　　　　　　495
inflammatory pseudotumor（IPT）
　　　　　　　　208
informed choice　481
informed consent　480
informed decision　481
inguinal hernia　264, 419
intersphincteric resection（ISR）
　　　　　　　　125, 395
interval appendectomy　85
intraductal papillary-mucinous neoplasm（IPMN）　246, 251, 254
intraductal ultrasonography（IDUS）
　　　　　　　　297, 300
intrathoracic stomach　21
IPNB　197
irritable bowel syndrome（IBS）
　　　　　　　　6, 114, 495

J・K

juvenile polyposis（JP）　135, 136
Kasabach-Merritt 症候群　208
Kayser-Fleischer 角膜輪　179
Kerckring 皺襞　81
keyboard sign　6, 82
Klebsiella pneumoniae　185
Kugel 法，鼠径ヘルニア手術
　　　　　　　　266, 420
Kupffer（細胞）相　203, 207, 289

L

L-OHP　436, 437
Lactobacillus　494
late evening snack（LES）　167
late onset hepatic failure（LOHF）
　　　　　　　　145, 172
lateral internal sphincterotomy（LIS）
　　　　　　　　423
Lay open 法，痔瘻　134
Lichtenstein 法，鼠径ヘルニア手術
　　　　　　　　266

Li-Fraumeni 症候群　127
liver metastases　200
long segment Barrett esophagus（LSBE）　23
long stricture with prestenostic dilatation　229
lower esophageal sphincter（LES）
　　　　　　　　18, 25
Lugano 国際会議分類　56, 74
LV　125, 437
lymphocytic colitis　112
Lynch 症候群　123, 126

M

Mackler の三徴　35
magnetic resonance cholangiopancreatography（MRCP）
　　　　　　　　199, 214, 224, 228
magnetic resonance imaging（MRI）
　　　　　　　　292
Mallory-Weiss 症候群　10, 36
Mallory-Weiss tear　281
MALT リンパ腫　55, 450
marginal strong echo　208
McBurney　84
MCT　193
MEN1　261
mesenteroaxial volvulus　22
mesh plug 法，鼠径ヘルニア手術
　　　　　　　　419
mesodiverticular band　69
metastatic liver cancer　201
microsatellite instability（MSI）　123
microscopic colitis　112
minimally invasive transanal surgery（MITAS）　125
Mirizzi 症候群　229
mixed adeno-neuroendocrine carcinoma（MANEC）　259
mucinous cystic neoplasm（MCN）
　　　　　　　　197, 251, 253
Muir-Torre 症候群　127
multi-detector computed tomography（MDCT）　199
multiple endocrine neoplasia（MEN）
　　　　　　　　138
Murphy 徴候　14, 218
Mycobacterium tuberculosis　85

N

Naclerio's V sign　35
NBI　28
negative appendectomy　403
NET G1　259
NET G2　259
neuralgia　267

neuroendocrine carcinoma (NEC)　259, 448
neuroendocrine neoplasm (NEN)　259
neuroendocrine tumor (NET)　255, 448
Nissen 法，逆流性食道炎の手術　386
non ulcer dyspepsia (NUD)　43
nonalcoholic fatty liver disease (NAFLD)　176, 491
nonalcoholic steatohepatitis (NASH)　165, 170, 176, 191
non-erosive reflux disease (NERD)　18
non-occlusive mesenteric ischemia (NOMI)　113
NSAIDs　38
NSAIDs 潰瘍　46, 48
NSAIDs 起因性小腸潰瘍症　103
NSAIDs 起因性腸病変　111
Nuck 管嚢腫　265

O

obscure gastrointestinal bleeding (OGIB)　9, 78, 284
obturator hernia　264
organonoaxial volvulus　22
ovarian-like stroma (OS)　253

P

palliative medicine　452
pancreatic NEN (PNEN)　259
PanIN　256
parastomal hernia　264
parenteral nutrition (PN)　314
partial splenic artery embolization (PSE)　168
patency capsule　284
patient controlled analgesia (PCA)　367
PCR 法　87
PEG　316, 340
──の合併症　342
PEG-ELS 法（polyethyleneglycol-electrolyte lavage solution）　282
PEI　194
PEIT　358
percutaneous tissue biopsy　307
percutaneous transhepatic biliary drainage (PTBD)　221, 348, 353
percutaneous transhepatic gallbladder aspiration (PTGBA)　219, 353
percutaneous transhepatic gallbladder drainage (PTGBD)　219, 353
per-oral endoscopic myotomy (POEM)　27
Peutz-Jeghers 症候群　75, 76, 135, 136
PFD 試験　246
piles　132
pit pattern 診断　120, 124
PIVKA-II　191
plasma exchange (PE)　363
plastic stent (PS)　345, 348
PMCT　358
POCS　188, 216
positron emission tomography (PET)　294
post-infectious IBS　115
postprandial distress syndrome (PDS)　44
PPI　45, 48, 495
PPI テスト　19
prednisolone (PSL)　106
primary biliary cirrhosis (PBC)　15, 160
primary sclerosing cholangitis (PSC)　15, 107, 236
──の診断基準　237
procedure for prolapse and hemorrhoids (PPH)　421
pruned-tree appearance　229, 237
Psuedomonas aeruginosa　185
PTC　221, 228
PTCS　188, 216
PTEG　316

R

radiofrequency ablation (RFA)　24, 193, 358
R-B 療法　450
R-CHOP 療法　56, 74, 450
R-CVP 療法　450
regional transit abnormality (RTA)　72
Rehn-Delrme 法，直腸脱　132
response evaluation criteria in solid tumors (RECIST)　426
revised trauma score (RTS)　270
Reynolds の五徴　220
Richter 型嵌頓　265
Rokitansky-Aschoff sinus (RAS)　222
Rome III
──，機能性ディスペプシアの診断基準　44
──，過敏性腸症候群の診断基準　12, 115
Rosenstein 徴候　84
Rotor 症候群　16
Roux-en-Y 法　390

Rovsing 徴候　84

S

S 状結腸軸捻転症　128
S 状結腸ストーマ　401
S 状結腸切除術　129
S-1　425
──，胃癌　54, 432
──，肝門部胆管癌　199
──，膵癌　258, 443
──，大腸癌　437
──，胆道癌　229, 441
SASI test　261
Seldinger 法　303
self-expandable metallic stent (SEMS)　345, 346
Sengstaken-Blakemore tube (S-B チューブ)　32, 321
sentinel loop sign　84
serous cystic neoplasm (SCN)　251, 253
serum-ascites albumin gradient (SAAG)　6
seton 法
──，Crohn 病　400
──，痔瘻　134, 423
SHARP 試験　439
shear wave modulus　288
shifting dullness　5
shock liver　14
shock lung　371
short segment Barrett esophagus (SSBE)　23
sigmoid volvulus　128
silk sign　265
simple ulcer (SU)　99
single-balloon endoscopy (SBE)　286
Sjögren 症候群　164
sliding skin graft (SSG)　423
SMA　64
small intestinal bacterial overgrowth syndrome (SIBO)　495
SMV　65
sonographic Murphy's sign　218
SPACE 試験　439
specialized intestinal metaplasia (SIM)　23
storiform fibrosis　247
STORM 試験　439
strain modulus　288
strain reflux　19
stricture plasty　399
supplemental parenteral nutrition (SPN)　314
supportive care　452

surgical site infection（SSI） 373
sustained viral response（SVR） 153
symptomatic PBC（sPBC） 160
systemic inflammatory response syndrome（SIRS） 146, 373

T

T 細胞リンパ腫　55
TACTICS 試験　439
Thiersch 法，直腸脱　131
TLESR　18
TNM 分類
　──，小腸癌　71
　──，小腸 GIST　72
to-and-fro movement　6, 82
total mesorectal excision（TME） 125, 395
totally extraperitoneal repair（TEP） 266, 419
Toupet 法，逆流性食道炎の手術　386
trans-abdominal preperitoneal repair（TAPP） 266, 419
transanal endoscopic microsurgery（TEM） 125
transcatheter arterial chemoembolization（TACE） 195, 355, 438
transcatheter arterial embolization（TAE） 269
transjugular intrahepatic portosystemic shunt（TIPS） 34, 167
tumor lysis syndrome　429
tumor-specific mesorectal excision（TSME） 125, 395
Turcot 症候群　127, 135, 136
tyrosine kinase inhibitor（TKI） 447

U

UDCA　216
UFT　425
ulcerative colitis（UC） 104
umbilical hernia　264
upside-down stomach　21, 22, 387

V

vascular ectasia　77
vascular endothelial growth factor（VEGF）阻害薬　437
Vibrio cholerae　486
VIPoma（VIP オーマ） 260, 449

W

walled-off necrosis（WON） 251, 252
WDHA 症候群　261
Whipple 病　68
whirl sign　82
wild type GIST　445
Wilson 病　179
wire-guided cannulation　298

X・Z

XELOX 療法　125, 436
Zeifer 分類　37
Zieve 症候群　13
Zollinger-Ellison 症候群　138, 260

和文

あ

アカラシア　25
アコチアミド　45
アザチオプリン　96, 107
アジュバント治療，GIST　446
アセトアミノフェン　172
アダリムマブ　95, 101, 107
アドバンス・ケア・プランニング　453
アナフィラキシー　428
アニサキス症　39
アフェレーシス　363
アプレピタント　432
アミロイドーシス　181
アムステルダム基準 II，Lynch 症候群　127
アメーバ性肝膿瘍　185
アメーバ性大腸炎　90, 91
アルコール性肝炎　174
　──の重症度スコア　175
アルコール性肝硬変　174
アルコール性肝障害　13, **173**
　──の診断基準　173
アルコール性肝線維症　174
アルコール性脂肪肝　174, 176
アルコール性膵炎　240
アルコール性慢性膵炎　245
アルゴンプラズマ凝固法　326, 337, 340
圧痛　2

い

イソニアジド　88
イマチニブ　59, 73, 425, 446, 447
イリノテカン　125, 425, 434, 436, 437
イレウス　80, 128, 339
　──，術後合併症　372
イレウス管　312
インスリノーマ　260, 448
インターフェロン　143, 148, 151, 154
インフォームドコンセント　480
　──，術中合併症　369
インフォームドチョイス　481
インフォームドデシジョン　481
インフリキシマブ　95, 101, 107
医師法　456
医療事故　456
医療水準　457
医療訴訟　456
胃 GIST　57

胃MALTリンパ腫　55, 450
　——の内視鏡分類　56
胃悪性リンパ腫の肉眼分類　55
胃潰瘍　46
胃カルチノイド　138, 139
胃管　312
胃癌　49, 331, 432
　——の手術　388
　——の進行度分類　54
　——の肉眼分類　50
胃軸捻転　22
胃・十二指腸潰瘍　46
胃・十二指腸潰瘍穿孔　392
胃静脈瘤　30, 326
胃食道逆流症　18, 22, 23, 491
　——, 治療のフローチャート　20
胃切除後症候群　390
胃洗浄　312
胃腺腫　62
胃底腺ポリープ　61
胃内容縮小術　493
胃粘膜下腫瘍　57
胃バルーン拡張　322
胃ポリープ　61
萎縮性胃炎　19
異所性胃粘膜　69
移植片対宿主病　160
意思決定プロセス　465
遺伝カウンセリング　470
遺伝学的検査に関するガイドライン
　　　469
遺伝性球状赤血球症　14
遺伝性非ポリポーシス性大腸癌
　　　126
一時的ストーマ　401
一過性LES弛緩　18
咽頭麻酔　279

う
ウイルス性食中毒　489
ウェルシュ菌　11, 91
ウェルシュ菌腸炎　89
ウルソデオキシコール酸
　　　159, 163, 172, 188, 216, 239

え
エキノコックス症　183
エタノール注入療法　358
エタンブトール　88
エベロリムス　448
エラストグラフィ　288
エルシニア　89
エルシニア腸炎　90, 91
エルロチニブ　425, 444
エンテカビル　143, 148, 151
壊疽型虚血性腸炎　113

壊疽性膿皮症　107
永久的ストーマ　401
疫学研究に関する倫理指針　471
炎症性偽腫瘍　193, 208
炎症性腸疾患　11, 93, 104, 495
　——の手術　397
炎症性ポリープ　222
延命処置　463
遠位胆管癌の手術　410

お
オキサリプラチン　425
　——, 胃癌　433
　——, 大腸癌　125, 436, 437
オクトレオチド　448
黄色ブドウ球菌　91, 489
黄色ブドウ球菌腸炎　89
黄疸　13, 142
　——をきたす疾患　14
横隔膜ヘルニア　22
音響陰影　214

か
カウンセリング, がん患者　454
カタル性虫垂炎　83
カプセル内視鏡
　　　72, 73, 76, 78, 94, 103, 111, 284
　——, 消化管出血　9
カペシタビン　425
　——, 胃癌　434
　——, 大腸癌　125, 436, 437
カラードプラ　288
カルチノイド　259
カルチノイド症候群　138, 139, 449
カンピロバクター　11, 489
カンピロバクター腸炎
　　　89, 90, 91, 92
ガストリノーマ　260, 449
がん支持療法　427
がんの告知　482
がん薬物療法　425, 427
下部消化管内視鏡検査　281
　——, 血便　9
下部食道括約筋　18, 25
化学放射線療法
　——, 食道癌　430
　——, 膵癌　258
化学療法
　——, 胃MALTリンパ腫　56, 450
　——, 胃癌　54, 432
　——, 肝内胆管癌　197
　——, 肝門部胆管癌　199
　——, 食道癌　429
　——, 神経内分泌腫瘍　448
　——, 膵癌　258
　——, 大腸癌　125, 435

　——, 胆管癌　229
　——, 胆道癌　440
　——, 腸結核　88
化膿性肝膿瘍　185
枯れ枝・剪定状変化　229
家族性アミロイドーシス　181
家族性大腸腺腫症
　　　75, 76, 123, 135, 230
過形成性ポリープ　61, 222
過誤腫性ポリープ, 小腸　75
過敏性腸症候群　6, 10, 11, 114, 495
介入研究　474
回腸ストーマ　401
回腸囊　397
回腸囊肛門管吻合術　397
回腸囊肛門吻合術　397
海綿状血管腫　208
海綿状血管増生　211
潰瘍性大腸炎　11, 104, 495
　——の手術　397
外痔核　133
外鼠径ヘルニア　264
拡大内視鏡検査　124
核酸アナログ　151
括約筋間直腸切除術　395
褐色尿　13, 142
肝移植　194, 415
　——, 肝細胞癌　194
肝炎ウイルス　141
肝外胆管の区分　198
肝外門脈閉塞症　30, 210
肝寄生虫症　182
肝吸虫症　182
肝血管筋脂肪腫　193, 207
肝血管腫　192
肝硬変　30, 165
肝細胞癌　190, 197, 355, 404, 438
　——, 経皮的局所療法　358
肝細胞腺腫　193, 203
肝腫大　182
肝障害度　193
肝膵同時切除術　411
肝生検の偶発症　307
肝性胸水　5
肝性脳症　142, 147, 168
肝切除術　404
肝線維化の評価　166
肝多包虫症　182
肝単包虫症　182
肝蛭症　182
肝動注化学療法　195, 355
肝動脈塞栓化学療法　195, 355, 438
肝毒性　429
肝内結石　229
肝内結石症　187, 213, 229
肝内胆管胃瘻孔形成術　351

和文索引　503

肝内胆管癌　188, 195
肝内胆汁うっ滞型黄疸　15
肝粘液性囊胞性腫瘍　197
肝囊胞　189
肝囊胞腺腫　189
肝膿瘍　185
肝膿瘍ドレナージ　353
肝脾腫　5
肝門部胆管癌　197, 198
肝門部胆管狭窄　349
肝門部領域癌の手術　410
肝良性腫瘍　203
完全静脈栄養　68
浣腸　317
患者管理鎮痛法　367
乾酪性肉芽腫　86, 87
間接ビリルビン　13
嵌頓痔核　132
感染症法　486
感染性膵壊死，ドレナージ　351
感染性腸炎　89, 486
感染性腸炎後 IBS　115
管腔内超音波検査　297, 300
関連痛　2
緩和医療　451
緩和的化学療法，食道癌　431
灌注排便法，ストーマ　402
癌性腹膜炎　272

き

キレート剤　179
気胸　35
　——, 術後合併症　371
気腹法　375
亀背　22
機械的イレウス　80
機能性腫瘍　259
機能性消化管障害　495
機能性ディスペプシア　6, 40, 43
機能的イレウス　80, 82
逆流性食道炎　18
　—— の手術　386
吸収制限術　493
吸収不良症候群　11, 66
吸入麻酔薬　367
急性胃炎　38
急性胃粘膜病変　38
　——, 術後合併症　372
急性肝炎　141
急性肝不全　144
　—— の診断基準　145
急性期医療　462
急性下痢　10, 90
急性呼吸窮迫症候群，術後合併症　371
急性心不全，術後合併症　370

急性腎不全，術後合併症　373
急性膵炎　240, 298, 492
　—— の重症度判定基準　241
急性胆管炎　213, 219, 348, 353
　—— の診断基準・重症度判定基準　220
急性胆囊炎　217, 353, 408
　—— の重症度判定基準　219
　—— の診断基準　218
急性虫垂炎　69, 83, 119, 402
　——, 腹痛　3
急性肺障害　371
急性腹症　64, 69, 83, 129, 241, 242
　—— の原因疾患　4
急性腹膜炎　270
急性閉塞性化膿性胆管炎　219
急性ポルフィリン症　180
巨大食道裂孔ヘルニア　22
巨脾　210
虚血肝　14
虚血性心疾患，術後合併症　371
虚血性大腸炎　112
狭窄形成術，Crohn 病の手術　399
狭心症，術後合併症　371
胸部 X 線検査
　——, 腹痛　4
　——, 腹部膨満　5
強直性脊椎炎　108
鏡面像　81
行政処分　456
局所麻酔薬　367
筋弛緩薬　367
筋性防御　2, 84
禁酒　175, 177
緊急内視鏡　336

く

クリップ法，止血　337, 340
グリセリン浣腸　318
グルカゴノーマ　260, 449
くり抜き法，痔瘻手術　423
区域麻酔　367
空腸瘻　401

け

ゲムシタビン　197, 199, 226, 229, 258, 425, 441, 443, 444
下血　7, 69
下痢　10, 90
　——, 抗癌薬の副作用　428
　—— をきたす疾患　11
刑事訴訟　456
経カテーテル動脈塞栓術　269
経管栄養　314
経頸静脈的肝内門脈静脈短絡術　167

経頸静脈的肝内門脈大循環短絡術　34
経口胆道鏡　216
経口内視鏡的筋層切開術　27
経静脈栄養　314
経腸栄養　68, 95, 102, 243, 314, 340
経皮経肝胆道鏡　216
経皮経肝胆囊吸引穿刺法　219
経皮経肝的胆管造影　220
経皮経肝的胆管ドレナージ　221, 353
経皮経肝的胆道ドレナージ　348
経皮経肝的胆囊ドレナージ　219, 353
経皮経食道胃管造設　316
経皮的エタノール注入　193
経皮的局所療法　358
経皮的組織生検　307
経皮的胆管造影　228
経皮的ドレナージ，胆道　353
経皮内視鏡的胃瘻造設術　316, 340
経鼻胃管　316
経鼻胆道ドレナージ　345
痙攣性イレウス　81
憩室炎　118, 270
憩室出血　118
憩室症　118
劇症肝炎　144, 172, 364
　—— の肝移植適応ガイドライン　147
血液検査，腹痛　4
血液浄化療法　363
血液透析　363
血液濾過　363
血液濾過透析　148, 363
血管外漏出　428
血管腫　75, 208
血管性痔核　422
血管性病変，小腸　77
血管造影検査　302
　—— の合併症　304
血管損傷，腹腔鏡下手術　376
血管攣縮　304
血球成分除去療法　106
血漿交換　363
血性腹水アルブミン濃度勾配　6
血糖管理，高齢者の周術期管理　382
血便　7
結核菌　85
結紮切除術，内痔核　422
結節性紅斑　107
結腸癌の手術　395
結腸通過時間正常型（便秘）　12
結腸通過時間遅延型（便秘）　13
結腸膨起　81

研究計画書 477
牽引性裂肛 134
限局性結節性過形成 193, 206
原発性硬化性胆管炎
　　　15, 107, 158, 199, 229, 236
原発性胆汁性肝硬変
　　　15, 158, 160, 175
―― の診断基準 161
原発性腹膜腫瘍 272
減黄 230
減衰型家族性大腸腺腫症 127

こ

コメット様エコー 223
コレステロール結石 213
コレステロールポリープ 222
コレラ 11, 89, 486
コレラ菌 91
孤立性胃静脈瘤 30
個人情報 472
個人情報保護法 461
鼓音 5
口腔内潰瘍 108
口内炎，抗癌薬の副作用 428
広範囲胃切除，胃・十二指腸潰瘍穿孔 392
好酸球性食道炎 26
抗 EGFR（epidermal growth factor receptor）抗体薬 437
抗 TNFα 抗体製剤
　　　95, 96, 97, 101, 107, 108
抗癌薬 425, 428
抗結核薬 88
抗肥満薬 493
抗ミトコンドリア抗体 160
肛門周囲膿瘍 96, 422
肛門周囲皮膚炎 398
後天性ヘルニア 265
高圧浣腸 317
高インスリン血症 491
高ガストリン血症 139
高コレステロール血症 163
高張ナトリウム・エピネフリン
　　　337, 340
高流量血液濾過透析 364
高齢者
　　―― の周術期管理 381
　　―― の術前リスク評価 381
　　―― の生理的特徴 381
高齢者医療 465
硬化療法
　　――，痔核 133
　　――，直腸脱 131
硬膜外麻酔 368
絞扼性イレウス 80, 82
黒色石 213

骨髄毒性 428
骨粗鬆症 163
根治的化学放射線療法，食道癌
　　　430

さ

サイトメガロウイルス腸炎 11
サラゾスルファピリジン 106, 108
サルモネラ 11, 489
サルモネラ腸炎 89, 90, 91, 92
再生医療の倫理 468
再生医療法 468
細菌性食中毒 489
細菌性赤痢 11, 89, 90, 487
細胆管細胞癌 197
臍腸管遺残 68
臍ヘルニア 264
散発性 MSI-High 大腸癌 127

し

シクロスポリン 106
シクロホスファミド 425, 450
シスプラチン 425
　　――，胃癌 54, 432
　　――，肝内胆管癌 197
　　――，食道癌 429
　　――，胆道癌 229, 441
シメプレビル 155
ショック 7, 268
シングルバルーン内視鏡 286
子宮内膜癌 127
止血鉗子 337, 340
止血法 336
　　――，消化管出血 7
支持療法 427, 452
自然排便法，ストーマ 402
死体臓器移植の倫理 467
脂肪肝 176, 177, 178
脂肪沈着の評価 293
脂肪の吸収 66
脂肪便 67, 245
視診
　　――，腹痛 3
　　――，腹部膨満 5
試料
　　―― の研究利用 471
　　―― の保存 473
地固め法 33, 326
自己免疫性胃炎 41, 138
自己免疫性肝炎 156, 175
　　―― の診断指針・治療指針 158
自己免疫性膵炎 15, 246, 247
　　―― の臨床診断基準 249
持続温熱腹膜灌流法 273
持続硬膜外麻酔 368
持続的血液透析 363

持続的血液濾過 364
持続的血液濾過透析 243, 363, 382
持続動注化学療法 440
痔核 132, 421
痔瘻 96, 133
　　―― の手術 422
痔瘻癌 400
磁気共鳴画像 292
軸保持短縮法 282
若年性ポリポーシス 135, 136
手術部位感染 373
主膵管型 IPMN 254
守秘義務 460
数珠状所見 229, 237
宗教的輸血拒否 464
終末期医療 462
終末期医療ガイドライン 463
十二指腸潰瘍 46
十二指腸乳頭部癌 230
住血吸虫症 182
重症急性膵炎 240, 365
縦隔気腫 35
出血，肝切除 406
出血性壊死性膵炎 241
出血性ショック 268
出血性腸炎 109
術後回復強化プロトコール 373
術後合併症 370
　　――，大腸癌手術 396
　　――，腹腔鏡下手術 376
術後肝機能障害 372
術後感染症 372
術後管理 368
　　――，肝移植 417
術後出血 373
術後せん妄 373
術後創感染 372, 396
術後耐糖能異常 373
術後鎮痛 367
術後補助化学療法
　　――，胃癌手術 54, 434
　　――，膵癌手術 258, 443
　　――，大腸癌手術 125, 435
術前化学療法
　　――，胃癌手術 435
　　――，食道癌手術 29, 384, 429
術前管理 366
術中合併症 368
術中偶発症，腹腔鏡下手術 376
術中出血 368
順行性胆道ドレナージ 352
小腸 GIST 72
小腸 X 線検査 76, 276, 277
小腸悪性リンパ腫 73
小腸潰瘍 102
小腸過誤腫性ポリープ 76

小腸カプセル内視鏡
　　　72, 73, 76, 78, 94, 103, 111, 284
小腸癌　70
小腸結核　85
小腸血管性病変　77
　——の内視鏡分類　79
小腸細菌増殖症候群　495
小腸内視鏡　94, 284
小腸良性腫瘍　75
消化管カルチノイド　138
消化管間質腫瘍　57, 445
消化管憩室　118
消化管出血　7, 336, 338
　——の診断のフローチャート　8
消化管神経内分泌腫瘍　448
消化管穿孔　270
消化管造影検査　276
消化管内分泌腫瘍　138
消化管ポリポーシス　135
消化器感染症　486
消化器毒性　428
消化性潰瘍　46
消化性潰瘍穿孔　392
消化態栄養剤　95
証拠保全　458
漿液性囊胞腫瘍　251, 253
上腸間膜静脈閉塞症　65
上腸間膜動静脈閉塞症　63
上腸間膜動脈閉塞症　64
上部消化管X線検査　276, 277
上部消化管内視鏡検査　279
　——, 吐・下血　8
　——の偶発症　280
静脈麻酔薬　367
食後愁訴症候群　44
食中毒　89, 489
食道・胃静脈瘤　30, 167, 326, 337
　——の内視鏡所見記載基準　32
食道癌　28, 328, 429
　——の手術　382
食道狭窄　323
食道血管腫　31
食道静脈瘤　30, 321, 326
食道切除再建術　328
食道腺癌　491
食道造影検査, アカラシア　26
食道内圧検査　26
食道バルーン拡張　322, 323
食道離断術　34
食道裂孔ヘルニア　21, 491
　——の手術　387
　——の分類　21
触診
　——, 腹痛　3
　——, 腹部膨満　5
心窩部痛　46

心窩部痛症候群　44
心筋梗塞, 術後合併症　371
心毒性　429
身体診察
　——, 腹痛　3
　——, 腹部膨満　5
神経痛症　267
神経毒性　168, 437
神経内分泌細胞癌　139
神経内分泌腫瘍　138, 255, 259, 448
侵襲　474
浸潤性膵管癌　256
深部静脈血栓症
　——, 気腹による合併症　376
　——, 術後合併症　396
診断的腹腔洗浄　268
診療情報の匿名化　472
滲出性腹水　6
人工肝補助療法　148
人工肛門造設術　64, 65, 129, 401
　——, Crohn病　400
人工的水分・栄養補給　341, 466
腎毒性　429

す
ステロイド
　95, 101, 106, 108, 143, 159, 239, 250
ステロイド抵抗性腸管Behçet病
　　　101
ステロイドパルス療法　148, 159
ステント留置　346, 348
ストーマ　401
ストーマ周囲皮膚炎　402
ストレプトマイシン　88
スニチニブ
　　　60, 73, 425, 446, 447, 448
すりガラス様所見　113
膵液胆道逆流現象　233
膵液漏　372, 379
膵液瘻　390, 411, 414
膵壊死　241, 243
膵炎, 腹痛　3
膵仮性囊胞, ドレナージ　351
膵管狭窄　246
膵管出血　246
膵管内乳頭粘液性腫瘍
　　　246, 251, 254
膵管癒合不全　235
膵癌　229, 246, 255, 492
　——の手術　412
　——の治療アルゴリズム　413
膵上皮内腫瘍性病変　256
膵神経内分泌腫瘍　259, 448
膵性糖尿病　245, 247
膵石　244, 246, 361
膵全摘　414

膵体尾部切除　257, 414
膵体尾部脾切除術　255
膵・胆管高位合流　235
膵・胆管合流異常　225, 232
膵頭十二指腸切除
　　　229, 231, 255, 257, 410, 414
膵囊胞　251
　——の診断のフローチャート
　　　252
　——の分類　252
膵膿瘍ドレナージ　353
隅越分類, 痔瘻　134

せ
セカンドオピニオン　478
セツキシマブ　125, 425, 436, 437
セリアック病　66, 68
生体肝移植　415
生体臓器移植　467
成分栄養剤　68, 95
制吐療法　428
赤痢アメーバ　488
赤痢アメーバ性大腸炎　185
赤痢菌　89, 487
脊髄くも膜下麻酔　367
切開開放術, 痔瘻手術　423
説明義務違反　457, 481
先天性胆道拡張症　187, 232
先天性ヘルニア　265
穿孔性虫垂炎　404
穿通性外傷　268
剪定状狭窄　237
腺腫, 胃　62
腺腫性ポリープ　61
選択的動脈内刺激薬注入法　261
全国遺伝子医療部門連絡会議　470
全身性炎症反応症候群　146, 373
全身麻酔　367

そ
ソナゾイド　289
ソナゾイド造影超音波検査　166
ソマトスタチノーマ　260
ソマトスタチン　261
ソラフェニブ　195, 425, 438, 439
鼠径部ヘルニア　264
鼠径ヘルニア　264
　——の手術　419
総胆管結石症　213, 229, 361
造影CT　290
造影MRI　293
造影剤
　——, 上部消化管X線検査　276
　——の副作用　292
造影剤腎症　290
造影超音波検査　289

索引

臓器移植の倫理　467
臓器売買　467
続発性アミロイドーシス　181
袖状胃切除術　493
損害賠償　457
損傷　267

た

タクロリムス　106
ダブルバルーン内視鏡　76, 286
ダメージコントロール手術　269
ダンピング症候群　372, 390
多血性肝腫瘍　192
多発性過誤腫症候群　135
多発性内泌腫瘍　138
多発性内泌腫瘍 1 型　261
多包性肝エキノコックス症　182
打診
　——, 腹痛　3
　——, 腹部膨満　5
代謝拮抗薬　425
代謝性肝障害　178
体外衝撃波結石破砕療法　246, 361
体質性黄疸　15
体性痛　2
待機的虫垂切除術　85
大腿ヘルニア　264
大腸亜全摘術　127
大腸癌　82, 123, 127, 333, 435, 491
　—— の手術　124, 393
大腸癌肝転移　201
　—— の治療方針　202
大腸憩室症　118
大腸結核　85
大腸腺腫　120
大腸全摘　397
大腸内視鏡検査　124, 281
　—— の偶発症　283
大腸内視鏡挿入法　282
大腸ポリープ　120
大腸ポリポーシス　120
大網充填術, 胃・十二指腸潰瘍穿孔
　　　　　392
代償性肝硬変　30, 165
濁音　5
濁音界の移動　5
胆管炎　213
胆管癌　227
　—— の手術　409
胆管細胞癌　195
胆管十二指腸瘻孔形成術　351
胆管（胆道）ドレナージ
　　　221, 228, 345, 348, 351
胆管内乳頭状腫瘍　197
胆管非拡張型　232
胆管閉塞　228

胆汁うっ滞性肝硬変　164
胆汁膵管逆流現象　233
胆汁漏　372, 407
胆石症　213
胆石性膵炎　240
胆道癌　440
　—— の治療アルゴリズム　199
胆嚢炎　217, 270
胆嚢癌　224, 229
胆嚢結石　217, 225, 361
胆嚢結石症　213, 492
胆嚢腺筋腫症　222
　—— の分類　224
胆嚢摘出後症候群　408
胆嚢摘出術　219, 226, 407
胆嚢ドレナージ　219
胆嚢ポリープ　222
　—— の分類　222
単孔式腹腔鏡下手術　77
単純性イレウス　80, 82
単純性潰瘍　99
単純閉鎖術, 胃・十二指腸潰瘍穿孔
　　　　　392
単包性肝エキノコックス症　182
炭水化物の吸収　66
蛋白質の吸収　66
蛋白分解酵素阻害薬　246
短腸症候群　68
男性性機能障害, 術後合併症　396

ち

チフス　89, 90
チフス菌　488
チロシンキナーゼ阻害薬　447
治験　425, 475
治験審査委員会　477
治療拒否　463
遅発性肝不全　145
遅発性下痢　428
中心静脈栄養　102, 243
　—— による胆汁うっ滞　15
中毒性巨大結腸症　107
中皮腫　272
中部胆管癌の手術　411
虫垂炎　83, 270
虫垂切除術　402
注意義務違反　457
注腸 X 線検査　276, 277
注腸療法　317
超音波エラストグラフィ　288
超音波ガイド下肝生検　306
超音波ガイド下生検　308
超音波内視鏡　223, 225, 300
超音波内視鏡下経胃細径針生検
　　　　　257
超音波内視鏡下穿刺吸引術　348

超音波内視鏡下穿刺術　300
超音波内視鏡下治療　350
超音波内視鏡下針生検　57
腸炎ビブリオ　89, 91, 489
腸炎ビブリオ腸炎　90
腸音　81
腸管 Behçet 病　98
腸管アメーバ症　488
腸管壊死　64
腸管外アメーバ症　489
腸管出血性大腸菌　91
腸管出血性大腸菌感染症　487
腸管出血性大腸菌腸炎
　　　　　89, 90, 91, 92
腸管洗浄剤　282
腸結核　11, 86
腸軸捻（転）症　82, 128
腸重積症　69, 82
腸蠕動音　5
腸チフス　89, 488
腸内細菌　494
腸内細菌叢　494
腸内フローラ　494
腸閉塞　80
　——, 術後合併症　396
聴診
　——, 腹痛　3
　——, 腹部膨満　5
直接ビリルビン　13
直腸診　3
直腸切除　395
直腸脱　130
鎮痛　367

つ・て

椎体骨折　22
テノホビル　151
テラプレビル　155
ディスペプシア症状　43
デキサメタゾン　432
低 FODMAP ダイエット　117
鉄沈着の評価　293
転移性肝癌　197, 200, 295
電気水圧衝撃波　345

と

トラスツズマブ　425, 432, 434
ドキソルビシン　425, 429, 450
ドセタキセル　425, 431, 433, 434
ドナーの条件, 生体肝移植　416
ドプラ検査　288
ドレナージ　319
　——, 化膿性肝膿瘍　186
戸谷分類　232
吐血　7
透析アミロイドーシス　181

疼痛部位 4
糖尿病 492
特殊腸上皮化生 23
特発性虚血性小腸炎 103
特発性食道破裂 35, 37
特発性門脈圧亢進症 30, 210
鈍的外傷 268

な

内肛門括約筋側方切開術 423
内視鏡手術支援ロボット 377
内視鏡的機械砕石術 344
内視鏡的逆行性膵胆管造影
　　　　　220, 257, 296, 343
内視鏡的逆行性胆管造影 225, 228
内視鏡的経乳頭的胆嚢ドレナージ
　　　　　219
内視鏡的経鼻膵管ドレナージ 297
内視鏡的経鼻胆管（胆道）ドレナージ 221, 228, 348
内視鏡的結紮療法 167
内視鏡的硬化療法 33, 167, 326, 337
内視鏡的止血 9, 336, 338
内視鏡的静脈瘤結紮術 33, 326, 337
内視鏡的ステント療法
　——，消化管 346, 348
　——，胆道 348
内視鏡的胆管ステント留置術 348
内視鏡的胆管（胆道）ドレナージ
　　　　　221, 345, 348, 353
内視鏡的治療
　——，食道・胃静脈瘤 33, 326
　——，大腸癌 124
内視鏡的乳頭括約筋切開術
　　　　　216, 243, 343, 349
内視鏡的乳頭大口径バルーン拡張術
　　　　　344
内視鏡的乳頭バルーン拡張術
　　　　　216, 344
内視鏡的ネクロゼクトミー 252
内視鏡的粘膜下層剥離術
　　　　　122, 124, 329, 331, 334
内視鏡的粘膜切除術
　　　　　122, 124, 328, 331, 334
内視鏡的バルーン拡張術，Crohn病
　　　　　96
内視鏡的ポリペクトミー 122
内痔核 133
　——の手術 421
内鼠径ヘルニア 264
内臓痛 2
内臓肥満 490

に

ニボー 4, 5, 81
二重造影法 276

肉芽腫性胃炎 42
乳酸桿菌 494
乳糖不耐症 68
尿検査
　——，黄疸 14
　——，腹痛 4
尿路感染症，術後合併症 373
妊娠性反復性肝内胆汁うっ滞 15
認定遺伝カウンセラー 470

ね

ネオアジュバント治療，GIST 446
ネダプラチン 425, 431
粘液性腺癌 273
粘液性嚢胞性腫瘍 251, 253
粘液瘤 273
粘膜下腫瘍，胃 57
粘膜性痔核 422

の

ノロウイルス 11, 89, 90, 489
ノロウイルス腸炎 89, 92
脳血管障害，術後合併症 373
脳死肝移植 415
嚢胞性肝疾患 189
　——の分類 190
嚢胞性膵腫瘍 251, 253

は

ハルトマン手術 129, 397
バニプレビル 155
バリウム 276
バルーン下逆行性経静脈的塞栓術
　　　　　34, 167
バルーン拡張術 323
　——，アカラシア 26
バルーン小腸内視鏡 94, 96
バルーンタンポナーデ法，食道・胃静脈瘤 32
バルーン内視鏡 71, 72, 74, 76, 78, 102, 103, 111, 284, 285
　——，小腸出血 9
バンコマイシン 111
パウチ 397
パウチ炎 398
パクリタキセル 425, 431, 434
パニツムマブ 125, 425, 437
パラチフス 89, 90, 488
パルスドプラ法 288
羽ばたき振戦 142
播種性血管内凝固症候群 373
肺炎，術後合併症 371
肺結核 86
肺水腫，術後合併症 371
肺動脈血栓塞栓症，術後合併症
　　　　　371

肺毒性 429
敗血症 373
排尿機能障害，術後合併症 396
排便障害，術後合併症 396
排便造影検査 130
白血球除去療法 364
花筵状線維化 247
反跳痛 2, 84
半消化態栄養 68
汎発性腹膜炎 82, 396, 403

ひ

ヒスタミン受容体拮抗薬 39
ビフィズス菌 494
ビリルビンカルシウム結石 213
ビンクリスチン 425, 450
ピラジナミド 88
びまん性大細胞型B細胞リンパ腫
　　　　　55, 73, 450
皮下気腫 35
皮膚弁移動術 423
皮膚ポルフィリン症 180
非アルコール性脂肪（性）肝炎
　　　　　165, 170, 175, 176, 191
非アルコール性脂肪性肝疾患
　　　　　158, 176, 491
非アルコール性慢性膵炎 245
非ステロイド性消炎鎮痛薬 38
非代償性肝硬変 30, 166
非特異性多発性小腸潰瘍症 102
非びらん性胃食道逆流症 18
非ホジキンリンパ腫 55
肥満 490
肥満症 490
被験者の同意 472
脾機能亢進 210
脾摘 390
微小管阻害薬 425
標準治療 479

ふ

フュージョンイメージング 289
フルオロデオキシグルコース 294
プラジカンテル 182
プレドニゾロン 106, 159, 250, 450
プレバイオティクス 494
プロトポルフィリン症 180
プロトンポンプ阻害薬 45, 48, 495
プロバイオティクス 494
不整脈，術後合併症 371
部分的脾動脈塞栓術 168
副作用の評価 427
腹腔鏡下肝生検 306
腹腔鏡下肝切除 406
腹腔鏡下経腹的腹膜前修復法 419
腹腔鏡下経腹膜外腔修復法 419

腹腔鏡下手術　374
　　――の合併症　376
腹腔鏡下大腸切除術　395
腹腔鏡下胆嚢摘出術　408
腹腔鏡検査　305
　　――の合併症　306
腹腔神経叢ブロック　351
腹腔穿刺　319
腹水　5, 6, 406
　　――, 肝硬変　167
腹水試験穿刺　6
腹痛　2
腹部CT　290
　　――, 急性腹症　4
　　――, 出血　9
腹部MRI　292
腹部X線検査
　　――, 腹痛　4
　　――, 腹部膨満　5
腹部外傷　267
腹部血管造影検査, 出血源の確認
　　　9
腹部超音波検査　287
　　――, 腹部膨満　6
腹部膨満　5
腹壁瘢痕ヘルニア　264
腹膜炎　47
腹膜偽粘液腫　273
噴門側胃切除術　389
分子標的薬　125, 425, 447
　　――, 肝細胞癌　438
分枝型IPMN　254

へ
ヘパリンブリッジ　366
ヘモクロマトーシス　178
ヘルシンキ宣言　474
ヘルニア　264
ヘルニア嵌頓　82
ベセスダガイドライン, Lynch症候
　　群　127
ベバシズマブ　125, 425
ベロ毒素　487
ベンダムスチン　450
閉鎖孔ヘルニア　264
閉塞性黄疸
　　13, 15, 228, 236, 243, 246, 348, 353
閉塞性ショック　268
閉塞性動脈硬化症　304
便通異常　10
便排泄障害型（便秘）　13
便秘　11
　　――の鑑別診断　12
　　――をきたす疾患　12

ほ
ホジキンリンパ腫　55
ホスピス緩和ケア　451
ボツリヌス菌　91, 489
ボツリヌス症　89
ポルフィリン症　180
補完的中心静脈栄養　314
補助化学療法
　　――, 胃癌　54, 434
　　――, 肝細胞癌　438
　　――, 食道癌　29, 384, 429
　　――, 膵癌　443
　　――, 大腸癌　125, 435
放射線治療, 肝細胞癌　194
放射線被曝による発癌リスク　291
蜂窩織炎性, 虫垂炎　83
縫合不全　372, 396
傍食道裂孔ヘルニア　22
傍ストーマヘルニア　264

ま
マイクロ波凝固療法　193, 358
まだら食道　28
麻酔　366
麻痺性イレウス　6, 81, 82
麻薬　367
末梢関節炎　108
慢性胃炎　40, 43
慢性期医療　465
慢性機能性便秘　12
慢性下痢　10, 90
慢性膵炎　244
慢性胆嚢炎　217
慢性非化膿性破壊性胆管炎　160
慢性腹膜炎　271
慢性閉塞性肺疾患　381

み・む
民事訴訟　456
無エコー帯　6
無気肺, 術後合併症　371
無痛性胆嚢腫大　14

め・も
メタボリック症候群　176
メッシュプラグ法, 鼠径ヘルニア手
　　術　266
メトトレキサート　425
メトロニダゾール　111, 186
迷走神経切離術, 胃・十二指腸潰瘍
　　穿孔　392
迷走神経反射　304, 306, 307
門脈圧亢進症　30, 209
門脈塞栓術　410

や
薬剤性腸炎　109
薬剤性肺障害　429
薬物性肝障害　13, 158, 169
薬物有害反応　427

ゆ・よ
輸液, 急性膵炎　243
輸血拒否　463
癒着性イレウス　82, 83
癒着剝離, 腹腔鏡下手術　375
有害事象　426, 427, 477
幽門保存胃切除術　389
幽門輪温存膵頭十二指腸切除術
　　　255
遊離ガス　4, 5
ヨード造影剤　290
溶血性尿毒症症候群　92, 487

ら
ラクツロース　495
ラジオ波焼灼術　193, 358
　　――, Barrett食道　24
　　――の偶発症　360
ラミブジン　143, 151
卵巣様間質　253

り
リザーバー動注療法　356
リツキシマブ　56, 450
リファンピシン　88
リンパ腫　55
リンパ節郭清
　　――, 胃癌手術　388
　　――, 遠位胆管癌手術　411
　　――, 肝門部胆管癌手術　199, 410
　　――, 結腸癌手術　395
　　――, 小腸癌手術　71
　　――, 食道癌手術　383
　　――, 膵癌手術　413
　　――, 大腸癌手術　393
　　――, 胆管癌手術　229
　　――, 直腸癌手術　395
利益相反　458, 476
粒子線治療, 肝細胞癌　194
倫理審査委員会　475
輪状潰瘍　87
輪状膵　235
臨床遺伝専門医　470
臨床研究　474
　　――に関する倫理指針　471, 475
　　――の登録　476
臨床試験　425, 474
臨床倫理　462, 465

れ

レゴラフェニブ　60, 73, 425, 437, 447
レボホリナート　437
裂肛　134

────の手術　423
連結可能匿名化　472

ろ

ロイコボリン　125
ロタウイルス　11, 489
ロタウイルス腸炎　90
ロボット手術　377
濾胞性リンパ腫　73
老人性アミロイドーシス　181
漏出性腹水　6